个性化
健康医疗管理服务

主　审　李兰娟
主　编　沈剑峰

人民卫生出版社

《个性化健康医疗管理服务》
专家委员会

(以姓氏汉语拼音为序)

陈德人	董茂生	干德康	蓝建平
李 红	李春光	李慧春	李兰娟
李廷玉	莫晓芬	庞 琦	邱丽倩
沈剑峰	沈毅弘	施卫星	汤 军
王慧明	王小合	徐 耕	徐盛鑫
虞群娥	张爱珍		

《个性化健康医疗管理服务》
编写委员会

(以姓氏汉语拼音为序)

陈军志	洪丽华	胡军辉	金心宇
李 棣	李显文	楼维维	马 颖
潘剑威	潘轶文	钱 海	钱亚芳
沈剑峰	孙彩虹	孙水雅	唐小平
童向民	汪国华	谢俊明	许逸飞
杨 敏	詹仁雅	张良吉	张 帅
赵剑虹	赵 鹏	周嘉强	周 颖
朱 媛			

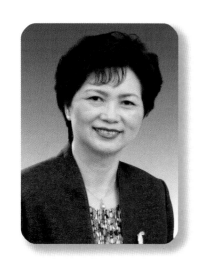

李兰娟，中国工程院院士、浙江大学医学院附属第一医院教授、主任医师、博士生导师。传染病诊治国家重点实验室主任，感染性疾病诊治协同创新中心主任，国家内科学（传染病）重点学科学术带头人。

现担任教育部生物与医学学部主任，中华预防医学会副会长，国家卫计委人口健康信息化专家咨询委员会主任，中国卫生信息协会副会长，浙江数字医疗卫生技术研究院理事长，还兼任"艾滋病和病毒性肝炎等重大传染病防治"科技重大专项"十一五"、"十二五"计划技术副总师，"综合防治示范区和现场研究"责任专家组组长，中国医师协会感染科医师分会主任委员，中华预防医学会微生态学分会主任委员，中华医学会数字医学分会副主任委员，国际人类微生物组联盟主席（4th IHMC），国际血液净化学会（ISFA）理事，浙江省医学会会长，中华医学会数字医学分会副主任委员，浙江数字医疗卫生技术研究院常务副院长；《中华临床感染病杂志》、《中国微生态学杂志》、《浙江医学》主编及 Journal of Hepatology 和 GUT 编委等学术职务。

从事传染病临床、科研和教学工作40年，是我国著名的传染病学家。擅长各类肝炎、感染性疾病、新发突发传染病诊治，尤其对肝衰竭、病毒性肝炎、肝病微生态研究有重大突破性贡献。承担了国家"863"、"973"、"十五"攻关、国家自然科学基金重点项目等课题 20 余项，获发明专利 26 项，软件著作权 3 项。发表论文 400 余篇，在 Nature、Lancet、NEJM 等 SCI 收录杂志发表 200 余篇。主编出版了我国首部《人工肝脏》、《感染微生态学》和教育部规划教材《传染病学》等专著 33 部。获得国家科技进步一等奖 2 项，国家科技进步二等奖 2 项，国家科技进步创新团队奖 1 项，浙江省科技进步一等奖 6 项，教育部高校推广应用奖二等奖 1 项。2010 年荣获"全国优秀科技工作者"称号。2014 年荣获"全国杰出专业技术人才"称号，何梁何利基金科学与技术进步奖和中央电视台年度科技创新人物。2015 年荣获第十一届光华工程科技奖。

作为总负责人承担了国家科技支撑计划课题"国家数字卫生关键技术和区域示范应用研究"项目，为实现数字卫生、健康中国而努力。该项目荣获 2014 年度浙江省科技进步一等奖。

主编简介

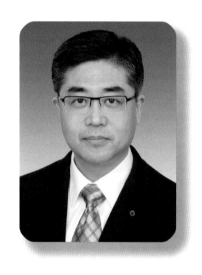

　　沈剑峰，现任国家卫生计生委规划与信息司信息统计处副处长、医学博士、研究员、兼职教授。2008 年 3 月至 2016 年 6 月任浙江省卫生信息中心副主任。中国卫生信息学会卫生信息标准专业委员会副主任委员（2014 年 6 月至今）、浙江省医院协会医疗卫生信息管理专业委员会主任委员（2010 年 4 月至今）、浙江省医学会数字医学分会副主任委员（2015 年 5 月至今）、浙江省数字卫生标准化技术委员会秘书长（2010 年 4 月至今）。浙江省医学高等专科学校兼职教授，二家医学信息专业杂志编委（中国数字医学和中国卫生信息管理杂志）。国家卫生计生委卫生信息标准特聘专家，国家居民健康卡评审专家，卫生信息标准符合性测试责任专家。

　　发表 SCI、国家级和省级论文 40 余篇，参与制定国家和行业标准 5 项，省级地方标准 4 项，主持和参与国家级、省部级和厅局级科研项目 13 项。获得 2014 年浙江省科技进步一等奖 1 项，2012 年浙江省医药卫生科技一等奖 1 项，2010 年浙江省科学技术三等奖 1 项，2012 年中国卫生信息学会"优秀论文奖" 1 项。

　　2010 年起承担国家高技术研究发展计划（"863"计划）课题"数字化医疗卫生区域示范"，课题联合浙江省、安徽省、四川省、新疆维吾尔自治区等四个省"自治区"，研究横跨中国东中西健康医疗数据共享和业务协同，课题研究实现了跨省的居民电子健康档案、电子病历调阅，实现东中西医疗机构之间的远程医疗服务协同。

全民健康
預防优先

丙申秋 桑國卫

序

　　健康是促进人全面发展的必然要求，也是经济、社会发展的基础。习近平总书记强调："没有全民健康，就没有全民小康"。2015年10月29日中共十八届五中全会首次将"健康中国"确定为国家战略。自从我国在20世纪末引入健康管理的概念以来，健康管理在提高全民健康素质，防控慢性非传染性疾病的流行，控制医疗费用和提高卫生经费的投入——产出效益等方面，已经体现出特有的优势和发展潜力。目前，中、美等国家都在提倡"精准医疗"。其关键核心就是个性化医疗，目的是提高疾病诊治、预防和康复水平。

　　在国家高技术研究项目（"863"计划）"数字化医疗卫生区域示范"项目（项目编号：2012AA02A614）支持下，沈剑峰研究员、医学博士主持编写了《个性化健康医疗管理服务》一书。该专著借鉴国际上健康发展理念的创新与实践，前半部分从健康体检、法律、信息化、金融保险、营养以及妇女、儿童、老年人等角度，探讨了各自与个性化健康服务的关系，后半部分按照"病前主动防，病后科学治，跟踪服务不间断"的基本原则，紧密结合临床专科，提出主要疾病的早期预防、危险因素控制和后期康复保健等措施。该专著为广大群众、健康管理行业客户、医疗卫生行业人员、卫生行政管理干部、健康管理服务的领导者、投资方、管理方、从业方以及需求方提供了全方位了解健康管理的多重视角。全书既有理论知识又有实践案例，既有现状分析也有具体措施，具有很强的科学性、创新性和可操作性。

当今世界，追求健康是全球民众的基本愿望。在这一迫切需求的推动下，健康管理及其相关学科发展十分迅速，希望各方学者能够更多聚焦相关领域研究，群策群力，为促进全民健康建言献策，为实现全民小康保驾护航。

中国工程院院士
中华预防医学会会长
北京大学公共卫生学院院长
第十二届全国人大常委会委员
全国人大教科文卫委员会副主任委员
原国家卫生部党组副书记、副部长

前 言

　　健康是促进人全面发展的必然要求，也是经济、社会发展的基础。自从我国在20世纪末引入健康管理的概念以来，健康管理在提高全民健康素质，控制医疗费用和提高卫生经费的投入——产出效益等方面已经体现出特有的优势和发展潜力。随着经济发展水平、人们健康意识的不断提高，更多的人开始意识到健康问题的重要性，但目前市面上健康相关类的书籍虽多，但主要集中在中医养生、食补药补、胎教幼教等方面，且质量良莠不齐，有很多甚至缺乏科学的依据。

　　为了更好地推广科学的健康医疗管理理念，为广大群众、健康管理行业客户、医疗卫生行业人员、卫生行政管理部门、健康管理服务的领导者、投资方、管理方、从业方以及需求方提供全方位了解健康管理的视角，本书依托国家"863"项目"数字化医疗卫生区域示范"课题组的专家资源，综合考察了国际上健康发展理念的创新与实践，从健康相关的各个行业出发，分析了各专科常见疾病的危险因素，并提出了预防和保健、康复的措施。

　　全书共18个章节，分为上下两篇，上篇（第1～9章）主要是研究综述、体检、法律、信息化、营养、金融保险与个性化健康服务的关系，以及老年、妇女、儿童的个性化健康服务，约45万余字；下篇（第10～18章）主要从各个临床专科的角度提出相应的健康管理措施，分别包括口腔、呼吸、代谢性疾病、心血管、血液、眼科、精神、神经以及中医与个性化健康服务等章节。

　　本书既有理论知识又有实践内容；既有现状分析也有措施方法，具有较强的科学性、创新性和可操作性。由于健康管理是一门正在快速发展的新生学科，相关理论、方法和技术也在不断发展，本书在编写中难免有所疏漏，欢迎各位读者批评指正。

编者

2016 年 8 月

目 录

上 篇

第一章　个性化健康医疗管理服务研究概述 …………………………… 2
　　第一节　相关概念 ……………………………………………………… 2
　　第二节　国内外进展 ………………………………………………… 11
　　第三节　主要发展模式 ……………………………………………… 20
　　第四节　健康产业发展前景 ………………………………………… 22

第二章　体检服务与个性化健康服务 …………………………………… 31
　　第一节　体检中心的发展与局限性 ………………………………… 31
　　第二节　体检中心向健康管理中心转型升级的必然性和优势 …… 36
　　第三节　体检中心向健康管理中心转型升级的必要条件 ………… 40

第三章　法律与个性化健康医疗管理服务 …………………………… 60
　　第一节　个人健康数据的法律界定 ………………………………… 60
　　第二节　国外个人健康数据法律规制情况 ………………………… 61
　　第三节　国内个人健康数据保护法律问题 ………………………… 68
　　第四节　我国个人健康数据法律规制策略 ………………………… 74
　　第五节　个性化健康医疗管理服务纠纷处理法律规制 …………… 86

第四章　信息技术与个性化医疗健康管理服务 ……………………… 94
　　第一节　个性化医疗健康管理服务数据标准研究 ………………… 94
　　第二节　个性化医疗健康管理服务数据平台架构研究 …………… 103
　　第三节　个性化医疗健康管理服务数据采集方式研究 …………… 111
　　第四节　个性化医疗健康管理服务数据分析及挖掘研究 ………… 114
　　第五节　物联网技术在个性化医疗健康管理服务中的应用 ……… 122

第六节　"云存储"在个性化医疗健康管理服务中的应用 ……………… 133

第七节　个性化推荐概念 ………………………………………………… 136

第八节　个性化推荐相关方法技术 ……………………………………… 137

第九节　个性化推荐的应用 ……………………………………………… 139

第十节　健康服务个性化推荐应用 ……………………………………… 145

第十一节　总结与展望 …………………………………………………… 147

第五章　金融保险与个性化健康医疗管理服务 …………………………… 150

第一节　个性化健康医疗管理服务与经济的关系 ……………………… 150

第二节　金融支持与个性化健康医疗管理服务 ………………………… 158

第三节　保险与个性化健康医疗管理服务 ……………………………… 176

第六章　营养与个性化医疗健康管理服务 ………………………………… 188

第一节　营养与健康 ……………………………………………………… 188

第二节　各类营养素的生理功能 ………………………………………… 190

第三节　各类食品的营养特点 …………………………………………… 209

第四节　合理营养与平衡膳食 …………………………………………… 215

第五节　常见慢性病的膳食指导 ………………………………………… 224

第六节　营养风险评估和个性化营养照护 ……………………………… 228

第七章　老年人个性化医疗健康管理服务 ………………………………… 237

第一节　老年人个性化医疗健康管理服务的意义 ……………………… 237

第二节　老年人个性化医疗健康管理服务面临的问题与对策 ………… 239

第三节　老年人个性化医疗健康管理服务的内容 ……………………… 241

第四节　老年人健康风险评估 …………………………………………… 248

第五节　老年人个体健康干预 …………………………………………… 257

第八章　妇女的个性化健康医疗管理服务 ………………………………… 275

第一节　概述 ……………………………………………………………… 275

第二节　常见妇科炎症性疾病的个性化管理 …………………………… 276

第三节　常见妇科内分泌疾病的个性化管理 …………………………… 289

第四节　常见女性生殖器肿瘤的个性化管理 …………………………… 299

第五节　子宫腺肌症的个性化管理 ……………………………………… 314

第六节　计划生育的个性化管理 ………………………………………… 316

第七节　产科个性化医疗健康管理服务 ………………………………… 320

第九章　儿童个性化健康医疗管理服务 …………………………………… 347

第一节　儿童个性化健康医疗管理服务的意义 ································ 347

第二节　儿童个性化健康医疗管理服务的内容 ································ 348

第三节　儿童的个体健康风险评估 ·· 370

第四节　早期儿童发展和个体健康干预 ·· 383

第五节　口腔、听力与眼保健 ··· 388

第六节　预防接种 ·· 394

下　篇

第十章　口腔系统疾病的个性化管理 ·· 406

第一节　牙体疾病的个性化管理 ··· 406

第二节　口腔黏膜疾病的个性化管理 ··· 412

第三节　颞下颌关节疾病的个性化管理 ······································· 418

第四节　儿童口腔疾病的个性化管理 ··· 420

第五节　颌面外科疾病的个性化管理 ··· 423

第六节　特定人群口腔个性化管理 ··· 426

第十一章　呼吸系统疾病的个性化管理 ·· 429

第一节　慢性阻塞性肺疾病的个性化管理 ····································· 429

第二节　支气管哮喘的个性化管理 ··· 438

第三节　支气管肺癌的个性化管理 ··· 446

第四节　肺血管疾病的个性化管理 ··· 454

第五节　胸膜疾病的个性化管理 ··· 462

第六节　睡眠阻塞性疾病的个性化管理 ······································· 469

第十二章　代谢性疾病的个性化管理 ·· 478

第一节　肥胖症的个性化管理 ··· 478

第二节　糖尿病的个性化管理 ··· 489

第三节　高脂血症的个性化管理 ··· 501

第四节　高尿酸血症与痛风的个性化管理 ····································· 507

第十三章　心血管疾病的个性化管理 ·· 515

第一节　高血压及动脉硬化的个性化管理 ····································· 516

第二节　冠心病的个性化管理 ··· 523

第三节　心律失常的个性化管理 ··· 531

第四节　先天性心脏病的个性化管理 ··· 536

第五节　心力衰竭的个性化管理 ··· 542

　　第六节　晕厥的个性化管理···548

第十四章　血液系统疾病的个性化管理···556
　　第一节　基本概念··556
　　第二节　血液系统疾病的个性化管理···557
　　第三节　贫血的个性化管理···559
　　第四节　缺铁性贫血的个性化管理···561
　　第五节　巨幼细胞贫血的个性化管理···563
　　第六节　再生障碍性贫血的个性化管理···564
　　第七节　骨髓增生异常综合征的个性化管理·······································566
　　第八节　白血病的个性化管理···568
　　第九节　淋巴瘤的个性化管理···576
　　第十节　多发性骨髓瘤的个性化管理···579
　　第十一节　骨髓增生性疾病的个性化管理···583
　　第十二节　紫癜性疾病的个性化管理···586
　　第十三节　凝血障碍性疾病的个性化管理···591
　　第十四节　弥散性血管内凝血的个性化管理·······································595

第十五章　眼科系统疾病的个性化管理···599
　　第一节　视力障碍的个性化管理···599
　　第二节　红眼的个性化管理···607
　　第三节　干眼症的个性化管理···614
　　第四节　影响视力的常见眼底疾病的个性化管理···································617
　　第五节　儿童常见眼病的个性化管理···624

第十六章　精神疾病的个性化管理···632
　　第一节　精神疾病个性化管理概述···632
　　第二节　精神分裂症的个性化管理···633
　　第三节　心境障碍的个性化管理···644
　　第四节　阿尔茨海默病的个性化管理···656
　　第五节　神经症的个性化管理···663
　　第六节　心理因素相关生理障碍的个性化管理·····································684
　　第七节　精神疾病个性化管理中常用的自评筛查量表·······························690

第十七章　神经外科疾病的个性化管理···696
　　第一节　视觉障碍的个性化管理···696
　　第二节　面瘫及听觉障碍的个性化管理···703

第三节　偏瘫及躯体感觉障碍的个性化管理……………………………………… 708

第四节　眩晕及共济失调的个性化管理…………………………………………… 716

第五节　意识障碍的个性化管理…………………………………………………… 722

第十八章　中医药的个性化健康医疗管理服务…………………………………………… 731

第一节　中医药理论的起源………………………………………………………… 731

第二节　中医药学的诊疗特征……………………………………………………… 735

第三节　中医药学的传承与发展…………………………………………………… 736

第四节　中医现代化的研究及思考………………………………………………… 741

第五节　中医现代化的价值和发展………………………………………………… 743

第六节　体质分型体现中医个性化服务…………………………………………… 746

第七节　大数据时代下的现代中医学发展………………………………………… 750

第八节　现代中医学的个性化服务理念…………………………………………… 753

第九节　中医发展仍需以个性化服务为宗旨……………………………………… 753

上　篇

第一章

个性化健康医疗管理服务研究概述

第一节　相关概念

健康是实现人的生命价值的资本和前提，是人类生存发展的要素，也是人类一切社会活动的基础。随着社会经济的不断发展，人们的健康意识也日益增强，大众的健康消费模式也从以往单一的基本医疗转向医疗、保健、健康促进等多种形式并存的形式。因此提高居民的健康意识、避免各种健康危险因素（如环境因素、不良的行为生活方式等）对人类健康的影响，充分利用有限卫生资源，减少健康资源的浪费，促进居民健康的可持续发展，使人人能够享有健康，这是健康管理的核心所在，也是我国实现小康社会的重要保证。

一、健康的定义

随着生产力的发展和人类社会的进步，人们对健康概念内涵的认识也不断深化扩展。1946 年世界卫生组织（WHO）成立时在它的宪章中提到了健康概念："健康乃是一种在身体上，心理上和社会上的完满状态，而不仅仅是没有疾病和虚弱的状态。"（Health is a state of complete physical, mental and social well-being and not merely the absence of disease or infirmity. The bibliographic citation for this definition is: Preamble to the Constitution of the World Health Organization as adopted by the International Health Conference, New York, 19 June -22 July 1946; signed on 22 July 1946 by the representatives of 61 States (Official Records of the World Health Organization, no. 2, p. 100 and entered into force on 7 April 1948)。世界卫生组织关于健康的这一定义，把人的健康从生物学的意义扩展到了精神和社会关系两个方面，把人的身心、家庭和社会生活的健康状态均包括在内。1977 年美国纽约州罗彻斯特大学医学院精神病学家和内科专家恩格尔（Engel G. L.）在著名的 Science 杂志上发表《需要新的医学模式：对生物医学的挑战》一文，标志着人类对健康概念的认识由过去注重单一的"生理健康"模式向"生理-心理-社会适应"综合健康模式的重大转变，即认为人类健康不仅仅是指躯体健康（physical health）、而且还包括心理健康（psychological health）、社会

适应良好（good socialadaptation）和道德健康（ethical health），是四个方面健康的有机统一。随着健康理念逐渐从医学、生物学等学科领域向生态学、地理学、社会学、经济学、系统学等其他学科渗透，其研究视野也逐渐从相对狭义的生物生命体的健康向更广义的、非生物的复杂组织系统的健康扩展，用健康概念表达一个复杂组织系统的良好运行状态。

世界卫生组织对健康的定义细则包括以下 10 个方面：

（1）充沛的精力，能从容不迫的担负日常生活和繁重的工作而不感到过分紧张和疲劳。

（2）处世乐观，态度积极，乐于承担责任，事无大小，不挑剔。

（3）善于休息，睡眠良好。

（4）应变能力强，适应外界环境中的各种变化。

（5）能够抵御一般感冒和传染病。

（6）体重适当，身体匀称，站立时头、肩臂位置协调。

（7）眼睛明亮，反应敏捷，眼睑不发炎。

（8）牙齿清洁，无龋齿，不疼痛，牙颜色正常，无出血现象。

（9）头发有光泽，无头屑。

（10）肌肉丰满，皮肤有弹性。

其中前 4 条为心理健康的内容，后六条则为生物学方面的内容（生理、形态）。

为满足人的健康需要而进行的活动就是健康服务，这种"健康需要"包含了健康概念的四个层次——生理健康需要、心理健康需要、社会适应健康需要和道德健康需要。所有健康服务都是围绕满足这四个层次的需要而进行的，由此，健康相关的研究也逐渐从医学、生物学学科领域向生态学、地理学、社会学、系统学等其他学科渗透，其研究视野也逐渐从相对狭义的生命体健康需求向更广义、复杂的组织系统的健康需求扩展。

1. 生理健康（physical health） 也叫做躯体健康，指人体的结构完整和生理功能正常，这是生物医学的基本认识，也是传统医学的主要研究领域。生理健康状态通常可以用各种生物参数来界定，而且它的标准值都是从正常人中普查而来，然后用统计学的方法加以计算，所以生理健康的标准较为具体、客观，判断它的健康状态时，在正常变异范围内精确、简便。例如，人体体温标准值为 37℃，心跳每分钟 60～90 次，血压在 120～140/70～85 毫米汞柱等均属于正常范围之内。只要查阅各种医学参考书或教科书就可以找到生理健康的标准值。但是，我们应该认识到这些标准值并非包括百分之百的正常人，而是只取了其中的 95%，其余 5%（超过上限的 2.5% 和低于下限的 2.5%）的正常人并非包括在内。为避免误解，我们不用"正常值"，而是用"正常变异范围"来表示。生理健康是低层次自然人的健康状态。

2. 心理健康（psychological health） 是指个体在适应环境的过程中，生理、心理和社会性方面达到协调一致，保持一种良好的心理功能状态。

德国心理学家艾滨浩斯有一句名言：心理学有一个悠久的过去，却只有一个短暂的历史。心理学自古希腊时期开始一直延续到 19 世纪上半叶是在其他学科如哲学、生物学和生理学的怀抱中孕育和发展的。学术界公认，德国心理学家冯特（Wilhelm Wundt，1832—1920）是科学心理学的创始人。他于 1879 年在莱比锡大学创立了世界上第一个心理学实验室。心理史学家墨菲（Murphy）评价道："在冯特出版他的《生理心理学原理》与创立他的实验室以前，心理学像个流浪儿，一会儿敲敲生理学的门，一会儿敲敲伦理学的门，一会儿敲敲认识论的门。1879 年，它才成为一门实验科学。有了一个安身之所和一个名字。"

在我国，人们也很早就关注到心理健康问题。《灵枢·本藏》记载："志意者，所以御精神，收魂魄，适寒温，和喜怒者也。……志意和则精神专直，魂魄不散，悔怒不起，五脏不受邪矣。"直接指出精神心理因素对健康的重要作用。中医经典著作《黄帝内经·素问》中的第一篇《上古天真论》也专门提出心理养生的准则："故智者之养生也，必顺四时而适寒暑，和喜怒而安居处"，指出了心理健康对于生理健康的直接作用。

1946 年召开的第三届国际心理卫生大会将心理健康定义为"在身体、智能及情感上他人的心理健康不相矛盾的范围内，将个人心境发展成最佳的状态"。世界心理卫生联合会则将心理健康定义为"身体、智力、情绪十分调和，适应环境，人际关系中彼此能谦让，有幸福感，在工作和职业中能充分发挥自己的能力，过着有效率的生活。"

心理学家认为，心理健康包括以下七个方面：智力正常、情绪健康、意志健全、行为协调、人际关系适应、反应适度、心理特点符合年龄。

（1）智力正常：智力是指人认识、理解客观事物并运用知识、经验等解决问题的能力，包括记忆、观察、想象、思考、判断等。智力正常是人正常学习、生活与工作最基本的心理条件，是心理健康的首要标准。世界卫生组织（WHO）提出的国际疾病分类（ICD）体系，把智力发育不全或阻滞视为一种心理障碍和变态行为。

（2）情绪健康：情绪稳定与心情愉快是心理健康的重要标志，它表明一个人的精神系统处于相对平衡的状态。如果一个人经常愁眉苦脸或喜怒无常，则是心理不健康的表现。心理健康者能经常保持愉快、开朗、自信、满足的心情，善于从生活中寻求乐趣，对生活充满希望。更重要的是情绪稳定性好。

判断健康情绪的标准主要有：

1）一致性。一致性是指情绪反应与刺激保持一致。每种情绪的发生、发展都与相应的刺激有关。该喜则喜，该怒则怒。这种一致性还表现在反应的程度与刺激的强度上，强刺激引起强的情绪反应。情绪反应与刺激不一致的，过强过弱的情绪反应，都是不健康的表现。

2）时间性。健康的情绪在产生时比较强烈，但随着时间的推移会逐渐弱化。若反复出现某种情绪或发生情绪"固着"，则是不健康的。

3）稳定性。健康的情绪还要有一定的稳定性。如果情绪反应波动太大，变幻莫测，比如无明显原因的忽喜忽悲，则是情绪不健康的表现。

4）调控性。指能够把消极情绪转化为积极情绪，保持良好心态，充满热情地工作、学习和生活。这也是健康情绪的重要体现。

（3）意志健全：健康的意志有如下特点：①目的合理、明确，有较高的自觉性；②意志果断，善于分析情况；③坚韧，有毅力，心理承受能力强；④良好的自制力，能克制干扰实现目标的愿望、动机、情绪和行为，不任性、不放纵。

（4）行为协调：一个心理健康的人，其行为受意识支配，思想与行为是统一协调的，并有自我控制能力。如果一个人的行为与思想相互矛盾，注意力不集中，思想混乱，治疗支离破碎，做事杂乱无章，就是心理不健康的表现。

（5）人际关系适应：人生活在纷繁复杂、变化多端的大千世界里，一生中会遇到多种环境及变化，因此，一个人应当具有良好的适应能力，无论现实环境有什么样的变化，都能够面对现实，接受现实，并主动去适应，这也是心理健康的标志之一。

（6）反应适度：反应适度也是人的心理健康的一个标志。每个人的行为反应都存在差异。如有人反应敏捷而另一些人反应迟缓。而且一个人在其人生的不同阶段反应也存在差异。但是反应敏捷与迟缓应在一个合理的区间内，如反应敏捷不同于反应过敏。因为反应敏捷属于正常状态，而反应过敏则属于异常。同理，反应迟缓也不等于不反应，健康人的反应应该与其年龄、角色、刺激强度相一致。

（7）心理特点符合年龄：人的一生要经历儿童、少年、青年、中年与老年各个年龄阶段。人在不同年龄阶段会表现不同的心理特点。不同年龄的人，其一般心理特点与其年龄阶段的心理特点基本符合是心理健康的表现。例如，儿童天真活泼，青年人朝气蓬勃，老年沉着老练，是符合他们各自年龄阶段的心理特点的。如果一个人的心理特点严重地偏离自己所属年龄，往往是心理不健康的表现。比如一个儿童表现为少年老成，一个青年表现老气横秋、老态龙钟，一个老年人表现天真活泼，都是不符合其年龄特点的，是心理不健康的标志。

一个人的心理特点是否符合其年龄心理特点，不能仅根据一件事的心理表现来判断。情绪激动、心情不佳、疾病等都能影响心理活动，影响人的心理特点。例如发高烧的儿童很难表现出天真活泼的特点，处于狂喜状态的老年人，也会高兴得手舞足蹈。在这种情况下，就不能认为他们的心理不健康。

3. 社会适应健康（Good Social Adaptation）　主要指人在社会生活中的角色适应，包括较强的社会交往能力、角色转换能力、环境适应能力、抗御挫折与自我调节能力、竞争与合作能力、文化认同能力，通过与社会保持良好的互动关系，实现自我主张与价值，并最终实现对社会的创造性贡献。

一般认为社会适应能力包括以下一些方面：个人生活自理能力、基本劳动能力、选择并从事某种职业的能力、社会交往能力、用道德规范约束自己的能力。从某种意义上来说就是指社交能力、处事能力、人际关系能力。同时社会适应能力是反馈一个人综合素质能力高低的间接表现，是人这个个体融入社会，接纳社会能力的表现。

社会适应不良对个体的心理健康可造成严重损害，甚至对生存构成威胁。例如自杀便是社会适应不良的典型事例。因此把社会适应的完满状态列为健康的必备条件具有重要的现实意义。怎样才算是良好的社会适应呢？

（1）能恰当地承担自己的社会角色和社会职能。

（2）具有社会交往的能力。

（3）灵活的应变能力。

（4）无非适应行为。

4. 道德健康（ethical health）　可简单解释为做人的道理和应有的品德。道德健康基本可以做如下的描述：健康者履行应尽的对社会、对他人的义务，不违背自己的良心，不以损害他人的利益来满足自己的需要，具有辨别真善美与假恶丑、荣誉与耻辱等是非观念，能按照社会道德行为规范来约束自己，以此获得心地踏实、心境平和，并产生一种价值感和崇高感，以道德健康促进整个身心健康。从这个意义上说，道德健康是人类健康的第三通道。

巴西医学家马丁斯经过十年的研究发现并用反证法证明，道德不健康会实际损害身心健康。如屡犯贪污受贿罪行的人，易患癌症、脑出血、心脏病、神经过敏等病症而折寿。与人相处善良正直、心地坦荡，遇事出以公心，凡事想着他人，这样便无烦忧，使心理保持平衡，能促进人体分泌更多的有益的激素、酶类和乙酰胆碱等，这些物质能把血液的流量、神经细胞的兴奋调节到最佳状态，从而增加机体的抗病力，这种道德健康能直接促进人身心健康。一个人不履行应尽的义务，违背自己曾经确立的良心，陷入一种道德危机感中，必然会食不香、睡不安、惶惶不可终日。这种精神负担则会在不同程度上引起神经中枢、内分泌系统的功能失调，干扰其各种器官组织的正常生理代谢过程，削弱其免疫系统的防御能力，最终导致恶劣的心境的重压，诱发各种心身疾病。

古人也有"养生必先养德，大德必得其寿"的劝世良言。道德健康是心理健康、社会适应健康的发展与升华，是个体依据社会伦理要求而确立的心理和行为模式，是最高层次的健康。

二、健康服务的定义

健康是人类的基本需求和权利，也是社会进步的重要标志和潜在动力。健康服务作为国家健康政策的主要实现载体，也是人类获得健康的主要渠道，其安全与质量、可及性与公平性，都越来越受到政府、公众和社会各界的广泛关注与重视。准确界定健康服务的定义，厘清其内涵外延，是正确分析当前健康服务供需现状的基本前提，也是科学制定今后健康服务发展目标的重要依据。

文献研究发现，现有文献大多将健康服务等同于卫生服务，因此认为，狭义的健康服务是指医疗卫生系统借助一定的卫生资源向居民提供公共卫生、医疗、保健、康复等各种活动的总称。之所以将此称为狭义的健康服务，是因为这个定义比较局限和狭隘，仅仅将健康服务框定在医疗卫生系统内部，而没有从"大健康"的层面把涉及健康的其他非医疗卫生领域，如健康保障、优生优育等包含进来。

北京大学国家发展研究院教授刘国恩指出，健康服务不同于医疗服务。医疗服务需求的前提是生病，这个需求的弹性小、服务特殊性强，市场机制作用受限。而健康服务业是以医疗服务为中心的前移和后延，生病不是前提，而需要少生病、生小病、晚生病，消费者福利增加了，这个市场需求弹性相对大、市场机制作用很大。

广义的健康服务，是指所有与健康相关的服务的总称。对于"服务"的定义，我国学者认为，"服务"是指为他人做事，并使他人从中受益的一种有偿或无偿的活动。据此，我们给出广义的"健康服务"定义：健康服务是指以满足群众健康需求为目的，以专业卫生服务为主体，以社会健康服务为导向，由政府或民间非企业机构提供的有偿或无偿活动的总称。

健康服务涉及多个部门和多个产业，国务院2013年发布了《关于促进健康服务业发展的若干意见》，《意见》作为我国首个健康服务业的指导性文件，从我国国情出发，借鉴国外经验，明确提出了健康服务业的内涵外延，"即以维护和促进人民群众身心健康为目标，主要包括医疗服务、健康管理与促进、健康保险以及相关服务，涉及药品、医疗器械、保健用品、保健食品、健身产品等支撑产业。"

医疗服务是健康服务业的关键环节和核心内容。尽管健康服务业的内涵丰富、外延宽泛，医疗服务以及提供医疗服务的医疗机构始终是发展的核心所在，没有优质的医疗服务作为支撑，其他衍生、外延服务难以持续发展。要切实落实政府办医责任，坚持公立医疗机构面向城乡居民提供基本医疗服务的主导地位。同时，广泛动员社会力量发展医疗服务，努力扩大医疗服务供给、提高服务效率。

　　健康管理与促进主要面向健康和亚健康人群，内涵丰富，发展潜力巨大。随着人民群众生活水平不断提高，对健康服务的需求正在从传统的疾病治疗转为更加重视疾病预防和保健，以及追求健康的生活方式，对健康体检、健康咨询、健康养老、体育健身、养生美容以及健康旅游等新兴健康服务的需求都在快速增加。发展健康服务业，需要在不断加强基本医疗卫生保障的基础上，不断发现并针对市场需要，创新服务模式，发展新型业态，不断满足多层次、多样的健康服务需求。

　　健康保险是健康服务业发展的重要保障机制。人民群众的健康需求能不能转化为实际消费，很大程度上取决于其购买力。国内外的经验表明，健康服务业的长足发展需要成熟的健康保险体系来保障。近年来，随着医改的深入推进，我国基本形成了覆盖城乡居民的全民医保体系，但商业健康保险发展仍然相对滞后，健康保险保费占卫生总费用的比重仅约2.8%，发展健康服务业，需要在完善全民基本医保的基础上，加快发展商业健康保险，建立多层次的医疗保障体系。

　　支撑性产业涵盖对医疗服务、健康管理与促进、健康保险服务形成基础性支撑及所衍生出来的各类产业，主要包括药品、医疗器械、保健用品、健康食品等研发制造和流通等相关产业，以及信息化、第三方服务等衍生服务。这些产业普遍存在多、小、散、乱的问题，需要进一步提高科技水平，通过支持健康相关产品的研制和应用，加快发展并形成健康服务业产业集群，增强市场竞争力。

三、健康服务的分类

（一）按服务性质分

　　1. 医疗服务　这里的医疗服务专指医疗卫生机构（包括各级各类公立医院、中医院、基层医疗卫生机构、各类民营医疗卫生机构等）为满足居民的就医需求而提供的医疗卫生服务，包括对患者进行诊断、治疗、接生、计划生育方面的服务，以及与之相关的提供药品、医疗用具、病房住宿和伙食等的业务。

　　2. 公共卫生服务　公共卫生服务是一种成本低、效果好的服务，但又是一种社会效益回报周期相对较长的服务。在国外，政府在公共卫生服务中起着举足轻重的作用，政府的干预作用在公共卫生工作中是不可替代的。在我国，公共卫生服务主要包括基本公共卫生服务和重大公共卫生服务项目。

　　基本公共卫生服务是指由疾病预防控制机构、卫生监督机构、传染病医院、职业病医院、妇幼保健院，以及城市社区卫生服务中心、乡镇卫生院等城乡基层医疗卫生机构向全体居民提供的公益性公共卫生干预措施，如传染病预防、计划免疫、精神卫生、职业卫生、公共卫生事件应急处理和妇幼保健等，主要起疾病预防控制作用。

　　基本公共卫生服务主要为三大类人群共提供11项服务：

　　（1）建立城乡居民健康档案。

　　（2）健康教育。

　　（3）传染病及突发公共卫生事件报告和处理。

　　（4）卫生监督协管。

　　（5）0～6岁儿童健康管理。

（6）孕产妇健康管理。

（7）老年人健康管理。

（8）中医药健康管理。

（9）预防接种。

（10）慢性病患者管理（高血压患者和 2 型糖尿病患者）。

（11）重性精神疾病患者管理。

其中 1~4 项为针对所有人群的服务；5~9 项为针对特殊人群的服务；10~11 项为针对患病人群的服务。有部分有条件的地方在开展：①重性精神疾病患者管理；（很多地方仅限于发现有精神病后建立档案，做记录、随访，其他均是转到规定有条件的单位）；②孕产妇健康管理（除产后访视）。

针对严重威胁妇女、儿童、老年人等脆弱人群和某些地区居民的传染病、地方病等重大疾病和主要健康危险因素，国家设立和实施的重大公共卫生项目。目前，重大公共卫生项目主要包括结核病、艾滋病等重大疾病防控；国家免疫规划；农村孕产妇住院分娩；为 15 岁以下人群补种乙肝疫苗；消除燃煤型氟中毒危害；农村妇女孕前和孕早期补服叶酸，预防出生缺陷；贫困白内障患者复明；农村改水改厕等。各地可根据当地实际情况选择重大公共卫生服务项目，如农村育龄妇女免费领取叶酸项目、农村妇女孕产妇住院分娩补助项目、孕产妇乙肝、梅毒、艾滋病免费筛查项目、农村妇女乳腺癌、宫颈癌免费筛查项目等。

3. 健康保障服务　健康保障是为促进人的健康、化解疾病经济风险而建立的资金运作系统，包括社会医疗保险（城镇职工基本医疗保险、城镇居民基本医疗保险、新型农村合作医疗），商业健康保险，医疗救助和社会慈善性医疗救助。该系统通过资金的筹集、管理、使用等服务来承担和化解疾病经济风险。

4. 康复训练服务　康复训练服务不仅仅是指疾病治疗后的身体功能康复，更涵盖心理康复、社会交往康复、职业能力康复等。也就是说，康复训练服务要从生命周期、疾病、康复、治疗整体功能的稳定等方面对康复对象进行指导和帮助，发挥自助、互助原则以及重建功能的训练，提高病、伤、残者的自我护理、自我保健意识和能力。提供康复训练服务的机构，除了一般的临床康复中心、康复医院、老年康疗中心、疗养院、护理院及康复指导管理机构等，还包括残疾人康复协会、红十字会、志愿者组织等在内的重点针对精神康复、社交康复、职业康复的服务提供机构。

5. 健康教育服务　健康教育是指通过信息传播和行为干预帮助个人和群体掌握卫生保健知识、竖立健康观念，自觉采纳有益于健康的行为和生活方式，其目的是消除或减轻影响健康的危险因素，预防疾病，促进健康和提高生活质量。健康教育的着眼点是促使个人或群体改变不健康的行为生活方式，教育人们树立健康意识、养成良好的行为生活方式。

本文所指的健康教育服务是整合了社会各部门资源的、全方位的健康理念、健康观念、健康意识、健康道德的宣教服务。服务提供方主要包括：专门的健康教育机构、医疗卫生机构、学校保健室、社区医务室、政府网站及各大门户网站、新闻传媒机构、计划生育部门、民政部门、体育部门、社会保障部门等。

6. 优生优育服务　优生优育服务是指整合卫生计生、妇幼保健和社会早教等部门资源，向社会提供"孕、生、养、育、教"等系列服务。具体指妇幼保健院、妇产医院、儿童医院、基层医疗卫生机构、计划生育指导机构、生殖服务机构、幼托早教机构等提供的孕前健康体检、产前健康检查、月子医院、科学育儿的健康教育、幼托早教等服务。

（二）按服务人群分

1. 对健康人群的健康服务 对健康人群的健康服务主要体现在各种为维持健康而进行的服务上，如预防保健、体育健身、优生优育、健康教育等。

2. 对亚健康人群的健康服务 根据中华中医药学会制定的《亚健康中医临床指南》的表述："亚健康状态是指介于健康与疾病之间的一种状态。处于亚健康状态者，不能达到健康的标准，表现为一定时间内内的活力降低，功能和适应能力减退的症状，但不符合现代医学有关疾病的临床或亚临床诊断标准。"亚健康人群主要包括老年人，还有长期处于压力状态下的人，例如因用脑过度、疲劳过度以至于体力、精力透支等，这往往会让身心都严重超负荷运转，一旦身体承受不了就会生病。另外就是生活饮食习惯不良的人，据 WHO 公布的一项全球性调查，真正健康的人只有 5%，患有各种疾病的人占 20%，而 75% 的人都处于健康和疾病的过渡状态，如果不能得到及时纠正非常容易引起心身疾病。世界卫生组织将这种机体无器质性病变，但是有一些功能改变的状态称为"第三状态"，即我国所称的"亚健康状态"。因此健康服务的主体应该是亚健康人群，尽管目前有越来越多的人认识到亚健康的危害性，但真正针对亚健康人群的健康服务还几乎处于空白阶段，如医疗卫生机构没有开设专门针对亚健康症状的诊断治疗或者是健康宣教门诊。

3. 对患者的健康服务 对患者的健康服务就是指医疗卫生服务，是躯体健康受到损害之后为修复健康而进行的各种诊断、治疗、护理和康复服务。20 世纪中期以前，主要疾病是各种传染病和营养不良，随着生物医学防治手段以及公共卫生服务的普及，慢性非传染性疾病越来越成为影响人们健康的主要形式。社会变化、心理和社会压力成为疾病的主要原因，生活方式和行为疾病成为人们健康的突出问题。对患者的健康服务不仅仅体现在疾病的诊治，而要求整合生物医学、行为医学、社会科学等多方面的研究成果，用多维的方式去解决患者的健康问题。

4. 对重点人群的健康服务 要重点关注五个重点人群的健康服务。

（1）对妇女儿童的健康服务，除了主要由妇幼保健机构提供的妇女儿童疾病预防、医疗、保健等一般健康服务外，还特别包括针对孕产妇的优生优育服务、针对儿童的学校体育等非医疗领域的健康服务。

（2）对老年人的健康服务，除了老年人疾病预防、医疗、保健和康复等一般健康服务外，还包括养老、临终关怀等服务。

（3）对残疾人的健康服务，除了作为自然人的疾病预防、医疗、保健和康复等一般健康服务外，还特别包括针对残疾人的机体功能恢复、心理疏导、社会适应、就业辅导等服务。

（4）对流动人口的健康服务，这里不是专指针对流动人口的健康服务，而是指在健康服务的范畴中，不能把流动人口排除在外，如公共卫生服务、新农合等，要使流动人口享受同等待遇。

（5）对贫困人群的健康服务，指完善健康保障服务，特别是通过医疗救助、慈善救助等，使贫困人群不会因为经济原因而无法同等享受各种健康服务。

四、健康管理的定义

虽然健康管理已经有数十年的历史，但目前健康管理还没有一个公认和统一的定义，各国研究的重点领域和方向也不尽相同。对健康管理的含义也存在不同的理解，如从健康体检的角度，认为健康管理是健康体检的扩展和延伸，健康管理就等于健康体检加检后服务；从疾病管理角度，认为健康管理是更加积极主动地筛查与及时诊疗疾病；从预防保健角度认为健康管理就是通过体检早期发现疾病，早诊断早治疗；从公共卫生的角度，认为健康管理就是找出健康的危险因素，在对其进行连续的检测和有效控制。这些理解在概念、内涵以及相关表述上均存在一定的局限性，没有一个能被普遍接受。

一般意义上讲健康管理是指对个人或人群的健康危险因素进行全面管理的过程，其宗旨是有效利用有限的资源来达到最大的健康效果。我们认为其可以分为宏观健康管理和微观健康管理两部分。宏观健康管理是指通过构建全民健康促进体系来消除或减少群体健康危险因素的过程。微观健康管理是指是以预防和控制疾病发生与发展，降低医疗费用，提高生命质量为目的，针对个体及群体进行健康教育，提高自我管理意识和水平，并对其生活方式相关的健康危险因素，通过健康信息采集、健康检测、健康评估、个性化监护管理方案、健康干预等手段持续加以改善的过程和方法。

因此，综合国内外关于健康管理的几种代表性定义，结合我国《健康管理师国家职业标准》中关于健康管理师的职业定义，我们将健康管理定义为：在现代生物-心理-社会医学模式下，以健康概念为核心（生理、心理和社会适应能力），通过采用医学和管理的理论、方法和技术，对个体或群体健康状况及影响健康危险因素的全面检测、评估与干预科学有效地调动社会资源，实现全人全程全方位的医学服务，达到以最小成本预防疾病发生、控制疾病发展、提高生命质量、获得最优效益的学科。

五、个性化健康医疗管理服务的定义及内容

个性化健康医疗管理服务是基于个体的健康现状（个人既往病史、健康体检、医疗信息、遗传基因信息、个人生活饮食习惯和周边环境等信息），对个体的生活方式和行为习惯进行调查，结合个性化的健康体检，建立个人健康档案。在此基础上，从社会、法律、金融、心理、环境、营养、运动及医学干预等方面，对个人健康危险因素进行科学、系统和专业化的健康风险全面综合分析评估，从而提出切合本人的个性化健康服务的方案。方案主要包括针对用户自身特点，制定的个性化营养、运动、理疗、健康和医疗康复教育等方面的干预措施，为个人提供全方位的个性化健康服务，使个人得到全面的健康维护和保障服务，以利于健康维护与疾病预防，降低医疗开支，提高生命质量。

因此，个性化健康医疗管理服务的目标包括：减少健康危险因素、预防患病、易患疾病早期诊断、提高临床治疗效率、消除或减少无效或不必要的医疗服务，对治疗效果进行评估和持续跟踪改进，完善健康和福利等。其主要服务人群是健康人群、亚健康人群以及慢性非传染性疾病早期或康复期的人群。个人个性化健康管理服务的两大支撑点是信息技术和金融保险，服务理念是"病前主动防，病后科学治，跟踪服务不间断"。

个性化健康医疗管理服务的具体内容包括：

1. 健康体检　健康体检是有一定疾病预测指向的、以人的健康需求为基础，按照早发现、早干预的原则选定体检项目的健康管理手段，检查的结果对后期的健康干预活动具

有明确的指导意义。健康体检项目可根据疾病预测指向的变化和个体差异、地域差异、社会形态差异、个人教育背景差异等因素进行调整。

2. 健康评估 以现代医学、心理学、社会学、管理学等学科为基础，通过统计学、数学模型、现代信息技术等手段，对个体健康史、家族史、生活方式、心理因素和人体各项理化指标进行综合的数据分析处理，为服务对象提供一系列的评估、预测和指导报告，其中包括用来反映各项检查指标状况的个人健康体检报告、个人总体健康评估报告等。

3. 个人健康咨询服务 个人健康管理咨询的实施可以通过健康管理服务中心或健康管理者来实现。内容包括：解释个人健康信息、评估健康检查结果、提供健康指导意见、制订个人健康管理计划、制订随访跟踪计划等。

4. 个人健康管理后续服务 个人健康管理的后续服务是对个人健康管理计划实施监督、完善的运行程序。以被服务个体的个性特征为依据，以个体的健康需求为服务终极目标，通过对健康计划的监督、跟踪、调整和完善来实现健康的后续服务。具体形式是以现代信息技术为平台载体，采用个人健康信息查询、健康指导、定期或不定期的健康管理提示、健康信息反馈后个体化的健康行动计划修订、监督随访等多种手段。除此，健康教育也是后续服务的重要措施，在营养改善、生活方式改变与疾病控制方面有很好的效果。

5. 专项的健康及疾病管理服务 专项的健康及疾病管理服务是对特殊个体和专属人群，按患者及健康人分类具有特定健康目标和疾病预测指向的非常规健康管理服务。对已患有慢性病的个体，可选择针对特定疾病或疾病危险因素的服务，如糖尿病管理、心血管疾病及相关危险因素管理九精神压力缓解、戒烟、运动、营养及膳食咨询等。对没有慢性病的个体，可选择的服务也很多，如个人健康教育、生活方式改善咨询、疾病高危人群的教育及维护项目等。

第二节 国内外进展

本节主要从健康保险制度、卫生事业行政管理、公共卫生政策、药品供应及安全管理、食品安全管理等热点方面进行现状分析。

一、健康保险国内外发展现状

健康保险最早起源于 19 世纪英国，其最初表现形式是伤害保险。1848 年英国铁路运输部门第一次为铁路运输意外伤害提供保险。欧洲是商业健康保险的发源地。早期的健康保险主要是疾病保险，第一份疾病保单是美国于 19 世纪中叶签发的。1886 年，瑞士的一家保险公司开始对以急性传染病为主的重大疾病进行承保，为后来南非首创的现代重大疾病保险奠定了雏形。1900 年，美国纽约州的优良意外保险公司把建立在年金基础上的意外伤害和疾病保险引进英国，并很快普及。到 1915 年英国伤害保险给付已经包括了住院、内外科治疗和看护费用，1920 年开始出现团体伤害和疾病保险。

德国于 1883 年颁布了世界上第一部社会保险法《医疗保险法》，该法规定由国家建立健康保险计划，其保险费按收入的一定比例向劳动者和雇主强制征收，保险基金由非营利性的疾病基金会管理，保险管理制度较为完善。其医疗保险的任务是在投保者及其家属生病时或采取预防措施时，提供用度和服务，以保障和恢复投保人及其家属的健康。具体内容有：增进健康、防止疾病、早期发现疾病、治疗疾病、医疗康复及病人护理等。

近年来，德国为了控制日益庞大的医疗保险支出，对医疗保险制度作了两方面的改革：一是实施固定用度制，达到病有所医，又防止奢侈浪费的目的。所谓固定用度制，保险公司和医生委员会对治疗某种处方药量和药类做出用度上的规定，规定以内的用度由保险机构承担超过规定用度由患者自理。二是建立医疗单位、疾病保险机构和医疗投保人之间经济利益约束机制。一部分地区试行保险费退还制度，假如参加医疗保险的人在 1 年之内并未使用保险费，那么投保人可获得全年保险费的 1/12 的退还款。假如一年里使用医疗用度不超过全年保险费的 1/12，退还款为全年保险费的 1/12 减去所使用的医疗费用。

美国是商业健康保险非常发达的国家，社会医疗保险只覆盖少数人群。美国在 1965 年，以 1935 年《社会保障法》修正案的形式，通过了国家医疗保险项目，分别是针对 65 岁以上老年人的医疗照顾（Medicare），和针对穷人、残疾人的医疗救助项目（Medicaid）。目前美国仍是以雇佣关系为基础的私人医疗保险为主，国家医疗保险项目为补充。大多数人群主要靠各种形式的私营健康保险，包括保险公司提供的商业健康保险、第三方管理的企业自保计划，以及蓝十字、蓝盾等非营利性组织提供的健康保险计划等。美国 1973 年颁布了《健康维护保护法案》，正式明确了管理式医疗保险，该模式以控制医疗费用为主要目的，日益受到重视，采用该模式的医疗保险机构也大量涌现。

英国实施全民医疗服务制度（National Health Service，NHS），医疗服务主要由公立医院提供，包括两个层级的医疗体系，一是以社区为主的第一线医疗网（community-based primary health care），通常由社区驻诊提供医疗保健的一般家庭医师（general practitioner，GP）及护士提供服务，第二层则为 NHS 的医院服务（hospital-based specialist services），由各科的专科医师负责并接手由 GP 所转诊（refer）的病人，或处理一些重大的意外事故及急诊患者。英国全民保健项目由社会保障主管机构将医疗费直接付给提供服务的医院和药品供应者。患病的被保险人与医院之间不发生直接的财务关系。这种免费医疗服务方式通常是由政府机关、企业或医疗保险主管机构，医生与医院或药品供应者分别签订契约，按照服务项目、类别、承治人数等，规定相应的报酬或发给固定薪金，对于医药费用则按规定实报实销。

目前国际上主要的医疗保障制度模式可分为四种：全民医疗服务型、社会医疗保险型、市场医疗保险型和储蓄医疗保险型。

全民医疗服务模式是指政府以税收方式筹集资金，直接组建医疗机构或对已有的医疗机构进行国有化，免费向全体国民提供包括预防保健、疾病诊治和护理等一揽子卫生保健服务的一种医疗保障制度；采取国家卫生服务保障制度模式的主要是一些福利国家，如英国、瑞典、加拿大、西班牙等。

社会医疗保险型是指政府采取保险形式制定强制性医疗保障制度。政府的主要责任是通过法律法规和行政规章来组织与规范医疗保障制度，对医疗保险制度的具体运作管理不直接干涉。

市场医疗保险模式是在国家商业保险法规的规范下，由市场保险组织生产和提供医疗保险产品，个人或企业团体自愿购买的一种制度模式。

储蓄医疗保障制度是依据法律规定，强制性地以家庭或个人为单位建立医疗储蓄基金，用以支付日后患病所需医疗费用的医疗保障制度。在这种制度模式下，政府的主要责任是立法强制和监督，风险责任主要由个人或者家庭分担。这种医疗保障制度模式源于新加坡，被马来西亚、印度、印度尼西亚等国家所采用。

此外，各个国家都会对低收入弱势群体提供某种形式的医疗救助或者医疗倾斜政策，如在美国，虽然实行市场化导向的医疗保障模式，但仍对老年人提供医疗照顾计划，对穷人提供医疗救助计划。

我国的健康保险是 80 年代恢复国内保险后才逐渐发展起来，当时主要由寿险公司承办医疗费用保险、疾病保险、护理保险、残疾收入保险等业务。1983 年"上海市合作社职工健康保险"是国内恢复保险业务后第一个健康保险业务。随着 1998 年底国务院颁布《关于建立城镇职工基本医疗保险制度的决定》，明确了商业健康保险的市场空间，各家保险公司开始重视健康保险的发展，在较短的时间内，几乎所有的国内保险公司都组建了健康保险专职管理机构，抢占各地医疗体制改革后职工补充医疗保险市场。2002 年年底，中国保险监督管理委员会颁布了《关于加快健康保险发展的指导意见》，提出了健康险专业化经营的指导法相，促进了健康保险的发展。

近年来，随着我国社会保障制度改革的逐步深入，健康保险的重要作用逐渐为人们所认识。我国已基本建立起以基本医疗保险为主体，其他多种形式医疗保险和商业健康保险为补充，覆盖城乡居民的多层次健康保障体系。其中，城镇职工基本医疗保险、城镇居民基本医疗保险、新型农村合作医疗和城乡医疗救助共同组成基本医疗保障体系，分别覆盖城镇就业人口、城镇非就业人口、农村人口和城乡困难人群。在推进基本医疗保险制度改革的同时，我国也在积极探索建立城乡医疗救助制度，完善补充医疗保险制度，推动商业健康保险发展。但是，健康保障体系在公平性、适应流动性、保障水平、可持续性等方面均有待进一步加强和完善。

二、国内外健康管理体制现状

各国健康管理体制的形成与发展主要取决于其社会制度、经济发展水平和对健康的社会价值取向。

从医药卫生管理体制的角度看，国际上目前主要有两种模式：一种是市场主导型；另一种是政府主导型。美国是全球市场导向最明显的医药卫生管理体制，医疗卫生的供给由市场决定。其医疗服务费用主要是以商业保险等形式筹集，而公共卫生服务是由政府提供的福利性事业。政府除了严格监管外还负责为穷人、老人提供医疗保险和公共卫生服务。英国是政府主导型医药卫生管理体制的代表，主要由政府提供医疗保健，建立了集医疗卫生服务、医疗保障和服务监管功能于一体的国民健康服务（National Health Service，NHS）体系。该体系是英国社会福利制度中最重要的部分之一。英国所有的纳税人和在英国有居住权的人都有免费享受该体系服务的权利。

从与健康有关的诸如医保、医政、环境、社会福利等事务的行政管理体制来看，美国在国家层面设立国家健康和人类服务部（United States Department of Health and Human Services，HHS），它是维护美国公民健康、提供公共健康保障服务的联邦政府行政部门，其中一项主要职责就是为没有能力参加商业医疗保险的人群提供医保服务，包括 Medicare 和 Medicaid，因此它是一个集医疗卫生管理和健康保障管理为一体的政府行政部门。州和州以下的政府设管理健康服务的部门（Department of Health Services），其管理领域包括医疗保险、居民行为健康、疾病预防控制、社区公共健康、健康环境、母婴健康、老年人居家护理、紧急救护、护理院、医院及其他保健提供者。英国在内阁中专门设有健康大臣，英联邦专门负责 NHS 的部门是健康部，由健康大臣兼任部长。联邦健康部的大部分支出用于 NHS。日本从 2008 年起将原来的厚生省改为厚生劳动省（Ministry of Health, Labor and Welfare），体现了将健康、社会保障和税收实行一体化改革的原则。

新中国成立以来，特别是改革开放以来，我国医药卫生事业取得了显著成就，覆盖城乡的医药卫生服务体系基本形成，疾病防治能力不断增强，医疗保障覆盖人口逐步扩大，卫生科技水平迅速提高，人民群众健康水平明显改善，居民主要健康指标处于发展中国家前列。尤其是抗击"非典"取得重大胜利以来，各级政府投入加大，公共卫生、农村医疗卫生和城市社区卫生发展加快，新型农村合作医疗和城镇居民基本医疗保险取得突破性进展，为深化医药卫生体制改革打下了良好基础。

新医改实施以来，在党中央、国务院领导下，各地区、各有关部门认真贯彻落实中央的决策部署，紧紧围绕加快推进基本医疗保障制度建设、初步建立国家基本药物制度、健全基层医疗卫生服务体系、促进基本公共卫生服务逐步均等化和推进公立医院改革试点等五项重点改革任务，坚持保基本、强基层、建机制的基本原则，遵循统筹协调、突出重点、循序渐进的改革方法，克服起步阶段的种种困难，大力协同，积极行动，加大投入，建立机制，有序推进五项重点改革任务，改革取得明显进展和初步成效。一是全民基本医保制度框架初步形成。基本医疗保障制度覆盖全体城乡居民两年多来，基本医保覆盖面扩展迅速。二是国家基本药物制度初步建立。建立国家基本药物制度是一项重大制度创新，旨在保障群众基本用药需求、减轻群众用药负担，同时也是破除基层医疗卫生机构"以药补医"机制的关键环节。三是基层医疗卫生服务体系逐步健全。四是基本公共卫生服务均等化水平明显提高。公共卫生服务投入力度大，标准城乡统一。五是公立医院改革试点积极推进。

但是，我国与健康管理相关的行政管理体制中也存在着不少问题，其中突出的一点是健康问题涉及至少十多个部委，有时候相关政策还互相冲突，这种分割程度是世界上独一无二的。职责交叉、政出多门的问题比较突出，各部门间很难协调配合，不利于统筹各类卫生资源配置，不利于进行有效的监管，不利于应对重大公共卫生事件，不利于提高工作效率，也不利于问责制的落实，因此必须推行健康管理行政管理体制的改革。

三、国内外健康管理政策的现状

健康管理政策的内涵可以包括医药卫生管理体制、健康保障体制、食品安全、药品安全等方面。但在体制问题确定之后，主要的就是指公共健康政策（The Policy of Public Health）。

在国外，公共健康（Public Health）通常被认为是健康体系的重要组成部分，其目的是通过推行有效的公共健康项目改善人均期望寿命和其他健康人群的标志性健康指标。公共健康包括健康促进（即激励和引导健康行为的活动）和健康保护（即保护人们不受健康危害的行动）两大方面。因此，凡是与健康促进和健康保护相关的政策均列为公共健康政策。健康促进的公共健康政策包括政府采取的控烟、促进良好生活方式及改善营养等方面的措施和指南，而健康保护方面的公共健康政策则主要包括健康监测、防止群体暴露于健康危险因素的干预措施等政府主导的旨在预防疾病的发生和扩散的措施和行动。

世界各国的公共健康政策各有不同。美国将公共健康政策界定为：社会各界针对持续和不断增多的危及公众健康的因素，共同采取的保障人民健康的措施和规定。这些危及公众健康的因素包括眼前的危机（如艾滋病的流行）、持续存在的问题（如伤害和慢性病）

及正在增大的挑战（如人口的老龄化，工业化带来的有毒物质，通过空气、水、土壤和食物传播的有害物质等）。

英国将公共卫生的职责定义为：人群健康的监测、健康需求的认识、健康促进政策的制订及健康服务的评估。欧盟组织将公共健康定义为：全社会有组织的促进健康和预防疾病的行为。

公共健康政策在我国长期被称为公共卫生政策。其背景起源于我国解放初期卫生状况不佳，无论城市和乡村都存在着不同程度的环境卫生脏、乱、差。由于环境不卫生导致传染性疾病、感染性疾病多发。通过在全国范围内群众性的爱国卫生运动，改变不卫生的习惯和环境成为当时的迫切任务和有效手段。因此，将"health"翻译成"卫生"，将管理卫生和健康的部门成为卫生部（厅、局），与公共健康相关的政策称为公共卫生政策。

我国现行的公共卫生政策可分为三大类：一是针对不同人群的健康管理政策，如针对母婴、儿童及老年人的公共卫生政策；二是针对重大疾病和健康问题和公共卫生政策，包括传染病控制、地方病防治、慢性病防治、精神卫生和伤害防治等方面的公共卫生政策；三是针对健康危险因素的公共卫生政策，包括针对环境、食品、职业危害因素的公共卫生政策等。将各个领域的公共卫生政策整理，可以归并成十大公共卫生策略，包括免疫规划、安全饮水、卫生应急、风险评估、烟草控制、合理营养、全民健身、健康教育、依托社区卫生、监测与信息系统。

四、国内外食品安全管理现状

食品安全是 1974 年联合国提出的概念，指食品无毒、无害，符合应当有的营养要求，对人体健康不造成任何急性、亚急性或者慢性危害。食品安全包括食品质量、食品营养、食品卫生等相关方面的内容，涉及食品加工、包装、存储、运输、销售、食用等诸多环节。20 世纪 80 年代后，一些国家以及有关国际组织从社会系统工程建设的角度出发，逐步以食品安全的综合立法替代卫生、质量、营养等要素立法。美国、英国、法国、欧盟、加拿大、日本等经济发达国家均已建立了较为完善的国家食品质量安全法律体系和配套的监督管理体系，从而保证了政府监管有力，国民能享受到安全、卫生的食品。

1. 英国 英国是较早重视食品安全并制定相关法律的国家之一，其体系完善，法律责任严格，监管职责明确，措施具体，形成了立法与监管齐下的管理体系。英国从 1984 年开始分别制定了《食品法》、《食品安全法》、《食品标准法》和《食品卫生法》等，同时还出台许多专门规定，如《甜品规定》、《食品标签规定》、《肉类制品规定》、《饲料卫生规定》和《食品添加剂规定》等。在英国，责任主体违法，不仅要承担对受害者的民事赔偿责任，还要根据违法程度和具体情况承受相应的行政处罚乃至刑事制裁。例如，根据《食品安全法》，一般违法行为根据具体情节处以 5000 英镑的罚款或 3 个月以内的监禁；销售不符合质量标准要求的食品或提供食品致人健康损害的，处以最高 2 万英镑的罚款或 6 个月监禁；违法情节和造成后果十分严重的，对违法者最高处以无上限罚款或两年监禁。食品安全监管由联邦政府、地方主管当局以及多个组织共同承担。

为强化监管，英国政府于 1997 年成立了食品标准局。该局是不隶属于任何政府部门的独立监督机构，负责食品安全总体事务和制定各种标准，实行卫生大臣负责制，每年向国会提交年度报告。食品标准局还设立了特别工作组，由该局首席执行官挂帅，加强对食品链各环节的监控。

　　英国法律授权监管机关可对食品的生产、加工和销售场所进行检查，并规定检查人员有权检查、复制和扣押有关记录，取样分析。食品卫生官员经常对餐馆、外卖店、超市、食品批发市场进行不定期检查。在英国，屠宰场是重点监控场所，为保障食品的安全，政府对各屠宰场实行全程监督；大型肉制品和水产品批发市场也是检查重点，食品卫生检查官员每天在这些场所进行仔细地抽样检查，确保出售的商品来源渠道合法并符合卫生标准。

　　在英国食品安全监管方面，一个重要特征是执行食品追溯和召回制度。食品追溯制度是为了实现对食品从农田到餐桌整个过程的有效控制、保证食品质量安全而实施的对食品质量的全程监控制度。监管机关如发现食品存在问题，可以通过电脑记录很快查到食品的来源。一旦发生重大食品安全事故，地方主管部门可立即调查并确定可能受事故影响的范围、对健康造成危害的程度，通知公众并紧急收回已流通的食品，同时将有关资料送交国家卫生部，以便在全国范围内统筹安排工作，控制事态，最大限度地保护消费者权益。

　　为追查食物中毒事件，英国政府还建立了食品危害报警系统、食物中毒通知系统、化验所汇报系统和流行病学通信及咨询网络系统。严格的法律和系统的监管有效地控制了有害食品在英国市场流通，消费者权益在相当程度上得到了保护。

　　此外，英国有 BRC（英国零售商协会），他们是一个代表着英国食品零售商利益的协会，他们制定了 Global Food Standard，即做英国出口的人们所熟悉的 BRC 标准，他们是把食品安全管理做到了市场的层面上，每个零售商都对供应商进行监督，这样，食品制造商要把产品放在零售商那里卖，就得符合他们的要求，所以这就是一个驱食品制造商投入进行食品安全管理的最直接动力。而这个是一个很成熟的食品市场，从国家，到民众，都对食品工业在做着监督。

　　2. 法国　在法国，保障食品安全的两个重点工作是打击舞弊行为和畜牧业监督，与之相应的两个新部门近几年也应运而生。其中，直接由法国农业部管辖的食品总局主要负责保证动植物及其产品的卫生安全、监督质量体系管理等。竞争、消费和打击舞弊总局则要负责检查包括食品标签、添加剂在内的各项指标。法国农民也已经意识到，消费者越来越关注食品安全乃至食品产地和生产过程的卫生标准以及对环境的影响。所谓理性农业，是指通盘考虑生产者经济利益、消费者需求和环境保护的具有竞争力的农业。其目的是保障农民收入、提高农产品质量和有利于环境保护。法国媒体认为，这种农业可持续发展形式具有强大的生命力，同时还大大提高了食品安全性。

　　在销售环节，实现信息透明是保证食品安全的重要措施。除了每种商品都要标明生产日期、保质期、成分等必需内容外，凡是涉及转基因的食品，不论是种植时使用了转基因种子，还是加工时使用了转基因添加剂等，都须在标签上标明。此外，法国规定，食品中所有的添加剂必须详细列出。由于"疯牛病"的影响，从 2000 年 9 月 1 日起，欧盟各国对出售的肉类实施一种专门的标签系统，要求标签上必须标明批号、屠宰所在国家和屠宰场许可号、加工所在国家和加工车间号。从 2002 年 1 月开始，又增加了动物出生国和饲养国两项内容。有了标准，重在执行。位于巴黎郊区的兰吉斯超级食品批发市场是欧洲最大的食品批发集散地，也是巴黎市的"菜篮子"，这里的商品品种丰富、价格便宜。为了保证食品质量，法国农业部设有专门人员，每天 24 小时不断抽查各种产品。

　　1996 年英国发现了疯牛病；2000 年年初，法国发现一些肉类食品中含有致命的李斯特杆菌；2001 年英国暴发口蹄疫。一味追求利润最大化导致欧盟区域内频现食品安全危

机，这使得消费者在选择食品时更加谨慎，也促使食品安全问题愈发受到重视

3. 德国 一直以来，德国政府实行的食品安全监管以及食品企业自查和报告制度，成为德国保护消费者健康的决定性机制。

德国的食品监督归各州负责，州政府相关部门制定监管方案，由各市县食品监督官员和兽医官员负责执行。联邦消费者保护和食品安全局（BVL）负责协调和指导工作。在德国，那些在食品、日用品和美容化妆用品领域从事生产、加工和销售的企业，都要定期接受各地区机构的检查。

食品生产企业都要在当地食品监督部门登记注册，并被归入风险列表中。监管部门按照风险的高低确定各企业抽样样品的数量。每年各州实验室要对大约 40 万个样本进行检验，检验内容包括样本成分、病菌类型及数量等。

食品往往离不开各种添加剂，添加剂直接关系到食品安全与否。在德国，添加剂只有在被证明安全可靠并且技术上有必要时，才能获得使用许可证明。德国《添加剂许可法规》对允许使用哪些添加剂、使用量、可以在哪些产品中使用都有具体规定。食品生产商必须在食品标签上将所使用的添加剂一一列出。

消费者自身加强保护意识也非常重要。例如，一旦发现食品企业存在卫生标准，不合格或者食品标签有误，可以通知当地食品监管部门。如果买回家的食品在规定的保质期内出现变质现象，也可以向食品监管部门举报。联邦消费者保护部开设有"我们吃什么"网站，提供多种有关食品安全的信息，帮助消费者加强自我保护能力。

值得一提的是，欧盟范围内已经初步形成了统一、有效的食品安全防范机制，即欧盟食品和饲料快速警报系统。德国新的《食品和饲料法典》和《添加剂许可法规》的一大特点就是与欧盟法律法规接轨。

如果某个州的食品监管部门确定某种食品或动物饲料对人体健康有害，将报告 BVL。该机构对汇总来的报告的完整性和正确性加以分析，并报告欧盟委员会。报告涉及产品种类、原产地、销售渠道、危险性以及采取的措施等内容。如果报告来自其他欧盟成员国，BVL 将从欧盟委员会接到报告，并继续传递给各州。如果 BVL 接到的报告中包含有对人体健康危害程度不明的信息，它将首先请求联邦风险评估机构进行毒理学分析，根据鉴定结果再决定是不是在快速警告系统中继续传递这一信息。

4. 美国 美国的食品安全监管体系遵循以下指导原则：只允许安全健康的食品上市；食品安全的监管决策必须有科学基础；政府承担执法责任；制造商、分销商、进口商和其他企业必须遵守法规，否则将受处罚；监管程序透明化，便于公众了解。

美国整个食品安全监管体系分为联邦、州和地区三个层次。以联邦为例，负责食品安全的机构主要有卫生与公众服务部下属的食品和药物管理局和疾病控制和预防中心，农业部下属的食品安全及检验局和动植物卫生检验局，以及环境保护局。

三级监管机构的许多部门都聘用流行病学专家、微生物学家和食品科研专家等人员，采取专业人员进驻食品加工厂、饲养场等方式，从原料采集、生产、流通、销售和售后等各个环节进行全方位监管，构成覆盖全国的立体监管网络。与之相配套的是涵盖食品产业各环节的食品安全法律及产业标准，既有类似《联邦食品、药品和化妆品法》这样的综合性法律，也有《食品添加剂修正案》这样的具体法规。

一旦被查出食品安全有问题，食品供应商和销售商将面临严厉的处罚和数目惊人的巨额罚款。美国特别重视学生午餐之类的重要食品的安全性，通常由联邦政府直接控制，一

且发现问题，有关部门可以当场扣留这些食品。百密一疏，万一食品安全出现问题，召回制度就会发挥作用。

民间的消费者保护团体也是食品安全监管的重要力量。比如2006年6月，一个名为"公众利益科学中心"的团体就起诉肯德基使用反式脂肪含量高的烹调油。在网络普及的美国，通过互联网发布食品安全信息十分普遍。联邦政府专门设立了一个"政府食品安全信息门户网站"。通过该网站，人们可以链接到与食品安全相关的各个站点，查找到准确、权威并更新及时的信息。

5. 俄罗斯　在保障食品安全方面，俄罗斯并不乏相关法律文件和技术标准。《食品安全法》、《消费者权益保护法》、各种政府决议及地方规定都对此有详尽而明确的要求。然而，现实生活中食品安全问题仍不时凸显，其中关键不在于无法可依，而在于有法不依、执法不严。

在俄罗斯，食品安全保障工作过去一直由国家卫生防疫部门、兽医部门、质检部门及消费权益保护机构共同负责。但俗话说"三个和尚没水吃"，婆婆太多也带来职责划分不清、推卸责任甚至相互扯皮的弊端，最终使食品安全管理工作无法落到实处。这一局面在2004年开始得到改观。当年3月，俄罗斯总统普京为理顺食品安全管理机制，命令对相关行政管理机构进行调整，在俄罗斯卫生和社会发展部下设立联邦消费者权益和公民平安保护监督局，将俄罗斯境内食品贸易、质量监督及消费者权益保护工作交由该局集中负责。

新机构的成立对于集中行政资源、监控食品质量和安全起到了积极作用。其职责范围包括：检查食品制造和销售场所的卫生防疫情况，对进口食品进行登记备案，在新食品上市前进行食品安全鉴定，对市场所售食品进行安全及营养方面的鉴定和科学研究，以及制止有损消费者权益的行为等。该局在全俄各联邦主体设有分局，负责当地的食品安全检查和监控工作。

6. 日本　早在1947年，日本就制定了《食品卫生法》，先后对《食品卫生法》进行了10多次修改。2006年新修订的《食品卫生法》中规定，日本开始实施关于食品中残留农药的"肯定列表制度"，将设定残留限量标准的对象从原先的288种增加到799种，而且必须定期对所有农药和动物药品残留量进行抽检。

为了让消费者放心，日本有关方面还建立了农产品生产履历管理系统，要求生产、流通等各部门采用电子标签，详细记载产品生产和流通过程的各种数据。日本还于2003年出台了《食品安全基本法》，并在内阁府增设了食品安全委员会，以便对涉及食品安全的事务进行管理，并对食品安全作出科学评估。另外，农林水产省设立了"食品安全危机管理小组"，建立内部联络体制，负责应对突发性重大食品安全问题。

7. 中国　改革开放以来，特别是我国逐步建立起社会主义市场经济体制以来，随着我国政府管理职能的不断健全，作为政府管理的重要方面，食品安全的监管体制已初步建立起来，形成了以《中华人民共和国食品安全法》等食品安全法规和标准体系为依据，卫生、质量监督、工商、食品药品监督、农业、环保等各职能部门实施条块管理，各司其职的管理体系。我国目前已经实施或准备实施的食品安全管理制度主要有：食品生产市场准入（QS）制度；食品流通、餐饮服务许可制度；食品安全风险监测、风险分析和风险预警制度；食品安全全过程控制制度；突发食品安全事件预防和应急控制制度；食品安全追溯制度；食品安全召回和无害化处理制度；食品安全信息收集和发布制度等。随着这些制度的逐步实施和完善，将对食品安全监管水平的提高起到积极的促进作用。

我国对食品检测实验室实行统一的认证认可管理,保证了检测结果的科学、公正。目前共有3913家食品类检测实验室通过了实验室资质认定(计量认证),其中食品类国家产品质检中心48家,重点食品类实验室35家,这些实验室的检测能力和检测水平均达到了国际较先进水平。

但是,目前国内的食品安全问题仍然比较突出,在食品的生产、加工、流通、消费等主要环节都存在安全隐患。如:农产品生产环节过量使用化肥导致农产品残留超标、耕地严重污染;药物的超剂量使用使得种植、养殖农产品中农药、兽药的残留超标;违法使用瘦肉精、增甜剂等添加剂;为改进外观、增加产量,滥用催熟剂、膨大剂等激素类药物。食品生产加工环节存在生产工艺落后,残留病源性微生物;加工原料不合格;过量使用食品添加剂;非法使用化学添加剂(如三聚氰胺)等。食品流通环节存在批发和出售伪劣食品、蓄意更改生产日期等问题。

造成上述现象的一个主要的原因就是监管不力。具体体现在:

第一,部门之间食品安全监管衔接不到位。欧美的成功经验显示,有效制约食品安全事故发生的关键在于政府的有效监管。2013年,大部制改革后,新成立的国家食品药品监督管理总局,主要负责食品加工、流通、消费等环节的质量监管,农业部负责养殖、种植农产品的质量安全和生猪定点屠宰,国家卫生和计划生育委员会负责食品安全风险的评估和食品安全标准的制定。这确实可以使多部门分管情况下,部门之间争抢利益、推诿问题的乱象得到遏制。但是仍存在国家食品药品监督管理总局的监管,与农业部的监管及国家卫生和计划生育委员会的标准未能完全"无缝衔接",在监控重点、监控标准、监控方式等方面容易造成衔接不到位、相互扯皮等问题。

第二,食品安全监管相关法律法规不够完善。有关食品安全的相关法律法规是实现食品安全监管的法律保证。一套完善的食品安全监管法律法规,应该包括基本法,以及针对不同种类食品的不同方面进行管理的专项法律。当前中国食品安全相关法律法规缺失、滞后,主要体现在:一是缺乏有针对性的相关环节配套法律法规,如《食品卫生法》仅针对食品在生产经营过程中的卫生要求做出了相应的规定,并不包括食品的种植、养殖过程;二是缺乏针对具体细节的操作规程,如中国的《食品召回管理规定》仅是一个行政规章,对召回的具体步骤、召回后缺陷产品的处理、对受害方的补偿等都没有具体的规定;《产品质量法》缺乏具体的实施细则,导致原则性条款不明确,影响执行。

第三,食品安全监管在实践操作层面上难度较大。长期以来,中国采取的是一种粗放式经济发展方式,导致食品安全监管难度较大。在农产品生产环节,主要以农户为基本生产单位,他们大多文化程度低,食品安全意识淡薄,生产方式落后,场地分散,监管难度大。在加工环节方面,食品加工企业数量多,个体工商户占比较大。各食品生产企业在设备、工艺、规模和环境等方面差别较大,造成监管困难。在食品流通环节,食品经营户数量多,以个体工商户为主,地点分散,致使监管困难。粗放式的经济发展方式对土地、水及大气都有不同程度的污染,从而间接造成牲畜、奶源、水产和种植作物的安全问题,监管起来困难不小。

第四,社会监督机制不健全。食品安全监管的主体主要包括政府、食品业、消费者、行业协会、媒体等。除政府的有效监管外,来自食品业、消费者、行业协会、媒体等的社会监督也不可或缺。目前中国食品监管社会监督机制不健全,各个主体之间不能相互有效制衡。食品业缺乏自律和自治，食品安全问题企业不能得到有效抵制，媒体报道不及时甚至隐瞒部分真相，消费者缺乏消费知识和消费理性，同时缺乏举报途径，从而导致食品安全问题频发。

五、国内外伤害防治的现状

世界各国普遍将伤害防治问题放在政府工作的重要地位，其中以安全生产和交通安全为重中之重。在安全生产方面，各国的安全法规、监督管理体制和安全文化建设等都有很多值得借鉴的经验和做法，归纳起来主要表现在：立法先行确保安全生产，实施职业安全与健康计划，工伤保险制度预防在先，严密的安全生产监察监管体制，安全科学快速发展减少事故发生，建设安全文化，重视安全培训等。

在交通安全方面，为适应管理大交通与综合运输的需要，美国交通部采取典型的大部制结构。美国国家一级设有交通运输部，在各州设有交通运输厅及车辆管理局。英国现行的交通安全管理主要职责由运输、地方事务和环境部负责，运输部由交通运输管理、环境保护及地方事务3个部门合并组成。此外，英国政府在各部之外设立若干执行局，执行局本身仍属于政府部门，负责向社会提供高质量的职能服务。此外，目前大多数的北美和欧洲国家以及部分亚洲、非洲与南美国家都已经制定了道路交通安全纲要，这些国家的道路安全状况都得到了不同程度的改善，其中瑞典和荷兰为制定道路交通安全纲要提供了较为成功的典范。在亚洲国家中，日本是较早开展道路交通安全计划的国家，从1966年开始到现在40余年来，经历2个三年计划、7个五年计划，主要效果是尽管机动车辆从2000万辆增加到近8000万辆，几乎增加了三倍，但日本全国交通事故死亡人数从1970年的16 765人减少到2002年的8326人，减少了50%。

我国政府也非常重视伤害的防治。过去50年，中国政府的相关职能部门出台了一系列与预防和控制伤害相关的政策、法律、法规，包括生产安全、道路交通安全、学生安全以及预防自杀等，形成了伤害预防与控制的相关法规体系。特别值得一提的是我国政府对地震等自然灾害的人身救治，其重视程度、效率之高、效果之好在全世界的伤害防治中首屈一指。伤害的预防、控制治疗涉及多个部门。已经成立了各类部门协调委员会，包括27个部门组成的安全生产委员会，15个部门组成的道路交通伤害防治部际联席会议等。

第三节　主要发展模式

一、公共产品

一般说来，公共产品（这里指纯公共产品）是指那些为整个社会或绝大多数人共同消费的产品。严格地讲，指具有消费或使用上的非竞争性和受益上的非排他性的产品。非竞争性是指一部分人对某一产品的消费不会影响另一些人对该产品的消费，一些人从这一产品中受益不会影响其他人从这一产品中受益，受益对象之间不存在利益冲突。例如国防保护了所有公民，其费用以及每一公民从中获得的好处不会因为多生一个小孩或出国一个人而发生变化。非排他性是指产品在消费过程中所产生的利益不能为某个人或某些人所专有，要将一些人排斥在消费过程之外，不让他们享受这一产品的利益是不可能的。例如，消除空气中的污染是一项能为人们带来好处的服务，它使所有人能够生活在新鲜的空气中，要让某些人不能享受到新鲜空气的好处是不可能的。

健康服务范畴中的"公共产品"范围是比较狭小的，主要指具有公共产品特点、健康产出所必需的健康服务项目，包括个人不愿购买和私人卫生机构不愿或难以提供的健康服务项目；以及受益面大、具有明显社会效益和外部效应，主要用于防范和化解公共卫生风险的健康服务项目。比如：食品和药品安全、环境卫生、职业卫生、学校卫生、卫生监督执法、公共场所卫生以及重大疾病预防与控制，以及政府和卫生机构针对社区的居民所实施的健康管理服务，如健康普查、免疫接种、健康教育等。新医改提出，将基本公共卫生服务制度作为一种公共产品向全民提供，这是对公共产品的一种新诠释。

二、准公共产品

准公共产品通常只具备非竞争性或只具备非排他性，它介于纯公共产品和私人产品之间，对于准公共产品的供给，在理论上应采取政府和市场共同分担的原则。公共物品理论认为，根据公共产品的不同属性和特征，安排公共产品的多元供给制度，使各种公共产品的需求与供给平衡，公决效率最优。政府出于对宪法、法律的遵从和满足公民基本权利与公平分配的需要，它必须对某些涉及国计民生、国家安全、公民基本权利与利益的纯公共物品予以提供，但同时可以通过多种组织形式，利用市场资源配置和私营部门的经营与技术优势，来有效地生产各种不同性质的准公共物品，这样既满足公平价值，又满足效率价值，并降低公共财政的支出规模，提高公众满意度。

准公共产品通常可以分为两类，第一类是具有非排他性，但非竞争性不充分的准公共产品。例如教育，在同一个班级内，学生甲在接受教育的同时，并不会排斥学生乙听课。但是随着学生人数的增加，校方需要提供的课桌椅也相应增加，老师批改作业和课外辅导的负担也会加重，所以增加学生人数的边际教育成本并不为零。如果学校的在校生超过某一限度，学校还必须进一步增加班级数和教师编制，成本会进一步增加。因而具有一定程度的消费竞争性。

第二类是具有非竞争性，但非排他性不充分的准公共产品，也被称为"拥挤的公共物品"。如公共道路，甲车在使用道路的特定路段时，就排斥其他车辆同时占有这一路段，但是一旦发生堵塞，所有人都会被堵塞在那里；当道路未达到设计的车流量时，增加一定量的车的行驶的道路边际成本为零，但若达到或超过设计能力，变得非常拥挤时，需要成倍投入资金拓宽，它无法以单辆汽车来计算边际成本。

准公共产品一般由准公共组织提供，也可以由私人提供。绝大多数健康服务属于准公共产品，如基本医疗、学校体育等。

三、私人产品

私人产品是指那些具有效用上的可分隔性，同时具备竞争性和排他性的产品。所谓效用上的可分割性（divisibility），是指产品可以分割为能够买卖的单位，而且其效用只对为其付款的人提供；所谓竞争性（rivalry），是指一种状态，即如果某个人消费了某种产品，其他人就不能再消费该产品；所谓排他性（excludability），是指排除那些没有付费的人消费该产品的能力。

私人产品按其性质又分为纯私人产品和俱乐部产品。纯私人产品是指完全具有排他性和竞争性特点的产品，由于这类产品只适宜市场供给，所以又称为市场产品。俱乐部产品是指虽然具有私人产品的基本特点，但在一定程度上又具有准公共产品的特征，然其受益范围较小或有特定的规定，如通常的一些会员制的运动俱乐部、读书社、行业协会等。

随着市场经济的发展、人们生活水平的提高，对健康服务产品的需求越来越多样化，这催生了健康服务中私人产品越来越丰富，如特需医疗、私人护理、月子医院、养生保健等。这些健康服务私人产品大多以服务高端、个性化以及价格昂贵、数量有限而吸引小部分人群享有。通常以会员制的形式提供服务，因此可将其看做是俱乐部产品。

第四节　健康产业发展前景

一、健康产业的发展背景

健康产业是在市场化条件下，通过提供健康相关产品和服务，满足人们的健康相关需求以获得盈利的经营形式。它不仅仅是一个单一的产业，而可以看做是包括所有与健康有直接或间接关系的产业体系。据发达国家经验，当一个国家人均 GDP 达到 3000 美元时，人们生活和消费的观念、方式将会快速升级，传统的就医和保健需求也会随之而变，国民将更为重视且增加对健康产品与服务的需求，应运而生的是各式各样的健康产业。健康产业涉及体检预防、健康咨询、健康管理、康复护理、健康保险、保健营养等与人类健康紧密相关的生产和服务领域。2014 年，我国 GDP 总量达到 63.65 万亿元人民币，即人均 7485 美元。按世界银行对国家经济体的认定标准，人均 GDP 到达 6000 美元，就进入中等收入国家行列，此时中产群体大量涌现，对健康服务业的需求大量增加。此外，按照国际上的标准，65 岁以上人口占总人口 7%，就进入老龄化社会；占 14% 以上，就是老年社会。我国 2014 年 65 岁以上老人就已经达到 1.5 亿人，占总人口 11%，已经进入老龄化社会。可以说，是经济和社会发展的客观因素决定了我们要加快健康服务业发展。

科技的高速发展是推动健康产业发展的又一关键力量。在医学领域，传统的基础学科如生理学、细胞学、微生物学都已进入到分子层面，基因工程已经可以描绘出人类基因的图谱，科学家已开始从遗传物质上探寻生命和生老病死的奥秘。健康产业运用的诊疗技术、健康危险因素监测等手段的更新与信息技术、生命科学、生物工程等高新技术的发展紧密相连，是众多领域最新研究成果的展示与运用，体现了相关学科的研究成果价值。因此，健康产业的产品及服务具有很高的科技附加值。目前，我国在生物基因领域上与世界先进水平的差距不大，有些方面甚至居于领先地位。我国利用基因科技来形成基因健康产业有着独到的优势，已经形成了可用于产业化和社会化服务成熟的检测技术和设备，在基因层面上为人类健康提供个性化保健服务已成为可能。

目前我国具有发展健康产业所需的市场需求、社会经济条件与健康产业相关科技基础。从国家战略来说，现在各国均在抓紧制定和实施"国家健康促进"行动规划，健康管理及其相关产业成为重点关注领域与优先发展方向。如美国实施的第三个"健康人民（healthy people）2010"规划，欧盟国家实施的第二个"欧盟成员国公共健康行动规划（the second program of community action in the field of health 2008—2013）"，日本实施的第三个"健康日本 21（healthy Japan 21）"国家健康促进行动规划，中国已制定并实施"健康中国 2020"战略规划。

这预示着我国大部分地区将迎来健康产业的快速发展时期，包含医疗卫生、疾病预防和健康保健的健康产业发展潜力将日益显现。"美国每年在健康领域的花费占其年 GDP 的15%，加拿大、日本的健康产值占10%左右，拥有13亿人口，处于健康与财富交叉点的中国，目前只占5%~6%。"国际营养品巨头康宝莱国际董事会主席兼 CEO 迈克尔·奥·约翰逊在接受北京媒体采访时乐观地表示，"中国会成为全球健康产业的最大市场，一切只是时间问题。"

二、发展健康产业的意义

（一）发展健康产业可以更好地满足人民群众日益增长的健康需求

据世界卫生组织（WHO）的一项全球性调查结果表明，全世界真正健康的人仅占人口总数的5%，经医生检查、诊断有病的人占20%，而另外75%的人则处于亚健康状态。根据中华医学会对我国33个城市33万各个阶层的人们调查显示，我国近70%左右的居民处于亚健康状态，其中沿海城市高于内地，脑力劳动者高于体力劳动者，中年人高于青年人，高级知识分子、企业管理者高于其他人群。另外，中国保健科技学会国际传统医药保健研究会对全国16个省、直辖市辖区内百万人口以上的城市调查发现，平均亚健康率为64%，脑力劳动者是高发人群。国内医务工作者的亚健康发生率为54.7%，反映出亚健康状态与高负荷、高压力的工作环境息息相关。

疾病威胁方面，我国心脑血管病发病率居全世界第一，高血压患者人数接近2亿，具有"三高三低"（患病率高、致残率高、死亡率高、知晓率低、服药率低、控制率低）的特征。同时我国结核病患者人数仅次于印度，居世界第二位，乙肝病毒感染在中国农村男性人群中已从高流行状态转变为中流行状态，但是乙肝病毒感染者和易感人群的绝对数量仍然很大，性病、艾滋病已由高危人群向一般人群扩散，2000年以来新发及不明原因传染病先后数次大流行。此外，我国重大慢性非传染性疾病情况也非常严重，国际卫生组织在《2014年全球非传染性疾病现状报告》称，全球2012年因慢病导致的死亡达3800万人，其中中国有860万人。在这860万人中，男性约四成（39%）、女性约三成（31.9%）属于过早死。据第5次国家卫生服务调查结果显示，2013年我国慢性病患病人数已达3亿左右。前几位死亡原因依次是脑卒中、癌症、老慢支、心脏病，占死亡总数的75%，导致慢性病的危险因素（抽烟、酗酒、高盐高脂饮食、静坐生活方式）处于流行高水平或者呈进行性上升的趋势，很多可控危险因素基本处于失控状态。在未来20~30年，如果不采取积极有效的控制措施，慢性病的发病和死亡率还会持续上升，慢性病患者人数会出现井喷，并带来沉重的疾病负担。

另一方面，随着人们生活水平的不断提高，健康问题会受到人们的日益重视，对健康服务的要求也会越来越高。自从20世纪70年代以来，人类疾病谱从传染性疾病逐渐过渡到了慢性非传染性疾病，使医疗模式由单纯治疗转向"预防、保健、治疗、康复"相结合，人们更加重视亚健康状态下的及时调整和恢复。随着中国经济的快速发展，中国将进入高人类发展水平国家的行列，这意味着健康会成为中国人的优先选择。这种趋势表明，当今社会已经进入大健康时代。目前我国还存在医疗费用不断上涨和人民健康需求得不到满足、人民健康素养不高的局面。因此，目前大力发展健康产业可直接满足人们日益增长的健康需求。

（二）发展健康产业是迎接人口老龄化挑战的需要

目前，中国已经成为世界上老年人口最多的国家，也是人口老龄化发展速度最快的国家之一。2010 年全国人口普查结果显示，当时我国 65 岁及以上老人有 1.19 亿，约占全国总人口的 8.87%。2010 年我国 60 岁及以上老年人患慢性病为 1.13 亿人次。国家统计局发布的数据表明，2014 年年末我国 60 周岁及以上人口数为 21 242 万人，占总人口比重为 15.5%；65 周岁及以上人口数为 13755 万人，占比 10.1%，首次突破 10%，我国正式进入老龄化社会。根据国家卫生计生委发布《中国家庭发展报告（2015 年）》，老年人看病和住院医疗费用平均为 5075 元，占其总收入的比例为 30.2%。家庭成员承担照料老人的主要责任，但仍有超过 1/4 不能完全自理的老年人缺乏照料。老年人养老最强烈的需求是健康医疗，特别对社会化需求比较强烈。2050 年我国将进入重度老龄化阶段，老年人将达到 4.37 亿，占全国总人口 30% 还多，而这个数字将超过美国人口总数，也超过法国、德国、意大利、日本和英国目前人口的总和。随着老龄化持续加剧，高龄化、空巢化问题严重。目前，我国 80 岁以上老人以每年 100 万人的速度递增，约为老年人增速的 2 倍，预计到 2050 年每 5 个老年人中就有一个 80 岁以上老人。中国城市经济研究院发布的首份中国养老地产发展研究报告提出，城市老年人空巢家庭（包括独居）的比例已达 49.8%，"养老危机"日趋明显。85% 以上的城市老年人有享受居家养老服务的意愿。老年人健康服务产业是健康产业的重要组成部分，发展空间非常大。通过发展健康产业可以更好地迎接人口老龄化的挑战。

（三）发展健康产业可以控制医疗费用过快增长

近 20 年来，越来越多的家庭面临因病致贫、看病难、看病贵等问题，医疗费用日趋增高，医疗保健费用投入日渐加大。20 世纪 70 年代的美国也面临我们今天同样的问题，人口老龄化加剧、医疗费用剧增，传统以疾病诊治为中心的服务模式不能应对新的挑战。在此背景下，健康管理模式应运而生。医疗保险公司通过健康风险评估和疾病预测技术精确地预测出高风险的个体中哪些人需要昂贵的治疗，从而开展有针对性的健康管理，通过帮助高风险人群减少对急诊、抢救或住院的治疗需求来降低医药费用，效果比较显著，保险报销费用有了较大的下降。

研究表明，在决定国民健康因素中，生活方式占 60%，环境占 15%，遗传因素占 15%，医疗服务只占 10%。可见，健康不能只靠医院和药品来解决。健康产业可为人们提供预防、诊断、治疗、康复、保健等产品与技术手段，故大力发展健康体检、健康教育、健康管理等健康产业有助于加强疾病预防和健康状态的维持，大力发展健康食品的生产和销售等健康产业可在很大程度上减少诸如慢性食物中毒等源自不良食品的疾病的发生，大力发展针对高风险人群的个性化健康管理将有助于降低医疗费用，缓解看病难、看病贵等问题。

（四）发展健康产业有助于充分利用我国丰富的中医药资源优势

全球健康产业正刮起"自然风"，中草药在国际市场上越来越成为"香饽饽"，每年以 10% 的速度增长。据 WHO 统计，目前全世界约有 40 亿人使用植物药治疗。早在 1961 年，德国在第一部药品法令中正式列入植物药，目前德国卫生部批准的可供使用的植物药有 300 种。作为中草药辅助疗法的长期支持者，英国查尔斯王子在其私人庄园中辟出一块地，用来种植中草药并制成草药产品上市销售。此外他还在英国康沃儿郡的私人领地内，研究草药的种植技术和配制方法。美国是世界植物药市场第一大国，75% 的美国居民用过植物药。对某些西药副作用的认识加深，以及欧洲普遍接受中草药的风气蔓延，近年来美国的中草药市场发展迅速。美国不仅重视中药材的本土化种植，而且还把眼光瞄准了药材种植发源地的中国。现在越来越多的美国公司到中国投资种植名贵中药材并加工成产品销售给全世界。日本民众具有服用中药的传统，日本汉方医学起源于我国古代中医学，目前汉方制剂品种有 2 万多种，收载于医疗保险药价目录中的方剂已达 233 种。为满足日益增长的中医药需求，日本积极引种中国药材，现已建成中药材种植园，栽培品种达 500 种以上。目前日本药材种植户和生产企业都不断扩大种植品种和生产规模，日本已贮藏了 1500 种药用植物的种子用于引种栽培。企业对中医药的研究开发也十分重视，其重点主要放在心脏病、癌症和老年病等常见病的治疗药物上。其在草药制药领域已占据领先地位，在国际中草药市场上的产品占有率已达 80% 左右。

众所周知，中医形成于古代中国，是一种以中医药理论与实践经验为主体，研究人类生命活动中健康与疾病转化规律及其预防、诊断、治疗、康复和保健的传统医学。中医具有其自身的完整理论体系，与其他国家和民族的传统医学相比其独特之处在于"天人合一"、"天人相应"的整体观及辨证论治。随着频繁的国际交流，中医药理论越来越为世界各国人民所接受，显示出广阔的对外服务前景，中医药医疗、教育、保健在全球将形成一种新型产业，为健康产业的发展注入新的活力。如果中国能够充分利用健康产业兴起的时机，积极创造良好的政策环境，发挥中医药领域的竞争优势，那么就可以将我国的中医药产业发扬光大，同时扩大在国际卫生行业的影响力。

（五）发展健康产业有助于促进国民经济增长

随着生活水平的不断提高和消费观念的日益更新，人们对健康的关注度越来越高，用"无限广阔的兆亿产业"来形容快速发展的健康产业，恰如其分。据统计，目前全球股票市值中，健康产业相关股票的市值约占总市值的 13% 左右。特别是在发达国家。健康产业已成为带动整个国民经济增长的强大动力，美国的医疗服务、医药生产、健康管理等健康行业增加值占 GD 比重超过 15%，加拿大、日本等国的健康产业增加值占 GDP 的比重也超过 10%。其中，在按国际标准划分的 15 类国际化产业中，医药保健成为世界贸易增长最快的 5 个行业之一，保健食品销售额每年增长 13% 以上。

健康管理与生产力发展是一个全新的健康视角，对健康的投入不是付出，而生投资。改善健康对经济发展的促进作用已经影响传统的经济核算方式，"全面收入"理论被提出，将健康改善带来的福利价值也纳入经济核算之中，以全面反映健康的实际影响。在对员工的健康管理中，美国企业每投入 100 美元，会得到 200 ~ 300 美元的回报，效益十分可观。根据"失能调整生命年"的理论研究和实证测算则表明，预防 800 万人死亡可获得 3.3 亿个失能调整生命年（DALY），每一个失能调整生命在 2015 年前可平均获得年收入 563 美元，其直接经济总效益将达到 1860 亿美元。国内的相关研究也显示，1950—1982 年间中国人口的平均期望寿命从 35 岁增加到 69 岁，由此创造的经济价值达到 24 730 亿元，平均每年约 773 亿元，相当于国内生产总值的 22%。据世界银行测算，在过去 40 年的世界经济增长中，8% ~ 10% 来自于人们健康水平的提高。美国哈佛大学的一项研究也指出：亚洲经济发展奇迹的 30% ~ 40% 来源于本地区人群健康的改善。

发展健康产业还可带动其他众多相关产业的快速发展。健康产业是一个包容性极大的产业，不仅包括第一产业，也包括第二产业和第三产业。比如中药，很大一部分要靠种养殖业来完成，这属于第一产业；制药业、医疗器械、健康食品生产基本属于第二产业；医院、医疗咨询、健康管理、休闲健身、营养保健等则属于第三产业。由此可见健康产业是一个横跨一、二、三产业的大产业，也可以说是一个综合性的大产业，它的快速发展可直接带动众多相关产业的发展，创造众多的就业机会，带动国民经济增长。

美国总统经济顾问、经济学家、《财富第五波》作者保罗·皮尔泽强调，"继 IT产业之后，健康产业将成为全球财富第五波。"目前我国健康产业高速发展，预计 2015 年该产业产值将达到 1 万亿元。健康产业的发展不但可以缓解医疗产业的供需矛盾冲突，提高国民的健康素质，同时还将带动医疗与医药产业、传统中医药产业、保健品产业、信息产业、文化与教育培训、健康运动产业、旅游与休闲度假产业、餐饮服务业、房地产业、保险（尤其是人寿与健康类保险业）以及社区卫生服务等相关或关联产业协调发展。

目前我国健康产业仅占国民生产总值的 4% ~5%，低于很多发展中国家，更大大低于发达国家。美国健康产业已达到 1.5 万亿美元的收益，而我国目前才 400 亿美元。虽然我国拥有各类生物制药企业 6000 余家，但规模普遍偏小、研发力量较弱，生产的药品中仿制药高达 97.4%。正因为健康产业的发展具有推动国民经济发展的效应，世界各国政府都正在把加快发展健康产业作为刺激经济发展的重要手段之一。美国总统奥巴马把投资医疗产业的重要性仅排在新能源之后，将其看做是保留或创造新就业岗位的重点行业。

从目前来看，我国的健康产业发展面临着西方国家更加重视中国市场和开发中国市场的巨大压力。外商对中国投资，已从来料加工、合资办厂发展到兼并中国企业独资办厂的阶段。他们不仅利用中国的市场，而且也在整合中国的资金。由此更增加了我们发展健康产业的紧迫性。因此，我同应及时启动健康产业规划，积极引导社会资本等进入健康产业领域，大力发展我国的健康产业，增强国际竞争力。

三、国外健康产业发展现状

美国实行了 20 多年的健康管理揭示出一个规律，即健康管理以及健康服务可使患者及健康人更好地拥有健康，以及有效地降低医疗支出。在美国，最大的产业是服务产业，而服务产业中最大的产业是健康产业。自 20 世纪 70 年代健康管理在美国出现，到如今美国已有 700 家健康管理公司，有 9000 万人接受健康管理服务，健康管理的产业市值达 500亿美元。美国 1/7 的成年人从事健康产业。目前医疗健康产业占到了美国经济的 17% 多。美国经济学家预测，到 2020 年，美国的医疗健康产业将占到美国经济的 25%。日本 2000年通过"21 世纪全民健康促进运动"，2002 年通过了《健康促进法》。2006 年发布了"健康促进之健身活动指导"，实施"专门健康体检制度"及"特定健康指导制度"。在日本，不到 2 亿人就有 60 多万名营养师提供专业服务。并且其他的健康产业也在蓬勃发展，如疗养产业每年产值就高达 3000 亿美元，成为日本发展最快的行业之一。目前日本的健康产业增加值占 GDP 比重也超过 10%。德国政府于 2009 年 1 月批准了 500 亿欧元的经济刺激计划，其中医疗健康产业和教育领域成为重点投资对象。2010 年，德国健康产业的产值就达到了 728 亿欧元，在各行业产值排名中位居第五。其健康医护产业占 GDP 的 10%，健康产业劳动人口数占就业人口的 13%。据预测，2030 年德国健康医药产品及服务业产值将增长三倍。加拿大目前正在实施一项"全政府"活动——现在行动，它是探索通过全政府操作的健康促进活动来控制健康关键风险因素。芬兰实施了 25 年的成人健康促进项目，其中特色健身活动就是温泉和芬兰浴。东南亚各国，如泰国、菲律宾的疗养产业成绩突出，泰国一直将泰式保健按摩服务作为旅游特色向外国游客推荐。

在过去的 50 年里，世界经济的 8% ~10% 要归功于健康产业，健康产业的增长速度几乎超过了世界上每个国家的 GDP 增速，被国际经济学界誉为"无限辽阔的兆亿产业"。而且其行业周期性较弱，具有较强的应对经济变化的能力。尤其在经济危机时期，健康产业的高速发展成为最具吸引力的产业风景线。在 20 世纪 30 年代的美国经济大萧条中，唯有卫生健康产业是直线上升的产业。在 21 世纪席卷全球的金融危机中，健康产业依然保持稳定的发展态势，持续创造着巨大的经济效益。世界上仅抗肿瘤药物的年销售额就高达 414 亿美元，排在其后的降胆固醇药物的年销售额也高达 337 亿美元。稳定的发展和良好的经济效应使健康产业成为现代世界经济发展的助推器。

现代健康相关科学技术成为世界各国健康产业发展的关键因素，生物和细胞生化科技方面的突破性研究大大降低了健康产品和服务的成本，增强了产业竞争力和经济承担能力。发达国家的健康产业一直对高端科技创新极度重视并予以大量投入。跨国医药企业、世界 500 强中的医药企业的研发投入往往占其销售收入的 10%～15%，美国辉瑞公司一年的研发费用是 80 亿美元左右。技术的领先优势也使得发达国家的健康产业，尤其是医药和保健品行业一直在全球市场上占主导地位。

四、中国健康产业发展现状与展望

(一) 发展现状

我国的健康产业萌芽于 20 世纪 80 年代中期，主要以健康食品和保健服务业的兴起为标志。2003 年 SARS 风暴过后重新唤醒了全民的健康意识，催生了健康体检行业；2009 年国务院发布了"健康中国 2020"发展战略，中国的健康产业从此进入了新的发展阶段。2012 年 8 月卫生部发布了《健康中国 2020 战略研究》报告，从国家宏观层面对发展国民健康产业提出了新的要求和目标。目前，中国健康产业体系涵盖医疗、保健、康复等各个环节，健康产业链已初步形成，整个健康产业已初具规模。

从健康消费需求和服务提供模式角度出发，健康产业可分为：医疗性和非医疗性健康服务两大类，并形成四大基本产业群体，即：以医疗服务机构为主体的"医疗产业"；以药品、医疗器械以及其他医疗耗材产销为主体的"医药产业"；以保健食品、健康产品产销为主体的"传统保健品产业"，以个性化健康检测评估、咨询服务、调理康复和保障促进等为主体的"健康管理服务产业"。

1. 医疗产业 从医疗机构来看，我国大医院、条件好的医院，基本上都在大城市，而人口众多的广大农村和城镇，医疗条件相对较差，有些地方甚至缺医少药，人民群众的健康缺乏基本保障，看病难、看病贵相对普遍，因病致贫、因病返贫也时有发生，广大老百姓迫切希望尽快改变这种状况。此外，我国医疗机构所有制结构也不合理，非公有制医疗机构发展缓慢。据统计，2013 年底全国共有医院 2.47 万所，其中民营医院 9786 所，占全国医院总数的 39.62%；但民营医院拥有的医疗资源明显偏少、经营状况明显较差，民营医院病床数量仅占全国医院的 11.03%，卫生技术人员数量占全国医院的 11.12%，门诊人次占全国医院的 8.33%，入院人次占全国医院的 8.40%；民营医院的病床使用率和出院者平均住院日也明显低于全国医院平均水平。统计资料显示，现阶段我国民营医院总体规模小，市场份额少，服务能力弱，其有限的生存空间不足以影响我国的医疗市场。

2. 医药产业 在医药方面，改革开放以来我国医药工业年均增 17%，是国民经济中增长最快的行业之一。全国政协副主席、科技部部长万钢在天津召开的 2015 国际生物经济大会上介绍说，近年来中国政府对生物技术的研发投入持续增加，年均增长率达到28%。我国现有医药生产企业4000多家，中外合资合作医药企业500多家，医药批发企业13000余家，医药零售店362000余家，医药产业总产值已经从1978年的79亿元上升到2014年的3.16万亿元，医药产业占GDP的比重也由30年前的1.28%上升到2014年的4.63%。然而，我国的制药企业普遍规模比较小，创新药的品种也很少。十一届全国人大常委会副委员长、中国工程院院士桑国卫在此次大会上也指出：我国制药企业约4700多家，多而散，销售额和利润率低，研发投入不足；当前我国医药创新的层次主要处于以仿制为主到仿创结合阶段，仿制药达96%，新药市场被国际大公司产品垄断；在产研联盟上缺乏有效机制体制和运作实体。美国辉瑞公司一家制药企业的市值就达3000多亿元，相当于我国4000余家药企销售收入的三分之一。至今我国还没有一种药品通过美国食品和药物管理局（FDA）认证，这意味着我国的药品只能在国内流通，无法行销世界。

3. 保健品产业　就保健品与运动保健行业而言，随着人们生活水平的日益提高与保健意识的日益增强，我国保健品产业发展非常迅猛，保健品企业与各类保健协会组织亦发展非常迅猛。预计到2015年，营养与保健食品产值达到1万亿元，年均增长20%；形成10家以上产品销售收入在100亿元以上的企业，百强企业的生产集中度超过50%。保健品从20世纪90年代作为一个有别于传统中药的新门类进入中国消费者的生活。20多年来，各类保健品在市场上你方唱罢我登场，保健品行业呈现了爆发式增长。而后的10年，被保健品广告的狂轰滥炸的消费者开始对保健品产生怀疑，保健品的行业发展一度有些沉寂。随着整体生活水平的提高和了解的深入，消费者对"保健品"的认识越来越客观和理性。从"治病"到"治未病"，这是对保健品本质作用认知的一种理性回归。虽然目前人们对保健品总体信任度还不是很高，但对其接受程度却在升高。传统保健品非直销销售渠道是药店，人们在药店获取其有关信息，并靠人们对其口碑传播实现销售。

但是，我国目前多数保健品企业目标市场定位时主要考虑性别与年龄等因素，而很少涉及其他个性化的因素。如没有考虑人体基因组信息可能对某些保健品存在免疫过度反应等。运动保健也存在类似问题，许多运动并不是对每个人都适合，如本身存在心血管方面遗传缺陷的人不适合过度无氧运动，有氧运动相对好些。影响中国保健行业发展的五大问题：一是低水平重复生产严重；二是过分依赖广告促销；三是产品开发力量薄弱，较少经过严密的科学论证；四是难以面对国外企业的竞争；五是产业法规不完善。目前，保健品产业还没有统一的行政归口管理部门，即没有一个操作性强的行业标准及规范统一的检测手段，在审查程序和管理办法方面也无所适从。但对于保健品企业来说，无论法律法规如何变化，第一要抓研发，第二是生产质量控制，第三才是销售。

4. 健康管理服务产业　从我国健康咨询、健康管理行业发展状况来看，我国健康管理产业起步相对较晚。2000年第一批健康管理公司开始成立；2004年9月，第一家网上健康管理公司成立；同年10月，国务院批准中国人民健康保险股份有限公司成立；2005年9月，深圳市成立了第一家健康管理中心；2005年10月，健康管理师正式成为新职业；2007年7月，在北京成立了中华医学会健康管理学分会。从此，健康管理成为我国居民健康服务体系中的一个独立产业。纵观我国健康体检及健康管理机构的发展可大体分为三个阶段。开始的十年处于初级阶段，服务概念为松散型。在发展中期，提出健康体检中心概念，开展，体检后健康咨询服务。后期为健康产业快速发展时期，健康管理机构扩大，涉及民营医疗机构和社会团体等；健康管理工作内涵提升，涉及健康体检、健康管理、医疗保健等，健康管理产业链逐步形成。根据中华医学会统计，我国的健康管理业主要集中在北京、上海、广州等大城市，其中约64%的机构是体检中心。目前全国大大小小的体检中心和健康管理公司有已经超过7000家。多数机构能按照健康管理普遍流程提供服务，但不乏拉大旗作虎皮，机构各自圈地，大小规模不一，自行设立服务类别和价格，自行进行服务的营销和推广，体检市场基本处于无标准、无规范、无管理的"三元"状态。另外，我国健康管理机构还存在体检结果互相不认可，人们还没有从传统的医疗模式中走出来。还是有病找医院，还没有把预防疾病提到日程上来。涉足健康管理的企业大多还是把重点放在产品销售上，对于核心技术与相关健康服务的整合还有待完善。目前我国的整个健康管理还没有形成系统、完善的体系，不能系统解决健康方面的问题，无法获得社会大众广泛的响应。

（二）发展与展望

我国健康产业经历了三个标志性阶段：第一个阶段，松散型向规范管理型发展，体现在医院分级管理、药厂进行GMP认证等；第二个阶段，健康产业中期，表现在商业健康体检中心的出现；第三个阶段，健康产业快速发展时期，涉及民营医疗机构、社会团体甚至国外的风险投资公司等，表现在健康管理内涵提升、健康产业链逐步形成。

中华医学会副会长、中国健康促进基金会理事长白书忠曾指出，中国的健康产业仍然处于初始阶段，在投资规模、产品质量、服务模式、操作规范和总收益等方面都与发达国家有明显差距。我国健康产业从投资项目的筛选、策略的确定到最后的退出，都尚未形成完善的产业链；分散投资多，系统、整合的大笔投资少；投入诊断治疗的多，投入预防的少。我国健康产业仅占国民生产总值的4%左右，低于许多发展中国家，但也预示着我国的健康产业尚存在巨大的发展空间。目前，我国正在着力建立起世界上最大的医疗健康保险系统，这将是我国医疗健康产业实现跨越式发展的重要契机。

随着经济的快速发展和人们生活水平的不断提高，人们消费观念的改变，人们对健康消费越来越重视，我国未来健康产业发展前景广阔。由于良好的市场前景，我国健康产业已成为国际资本关注的热点。2007年我国医疗健康产业总投资额居行业投资额首位，仅2014年，我国医疗健康企业私募股权融资案例共有41起，公开的金额涉及45.5亿元。这一方面表明我国医疗健康产业发展对于资金的巨大需求，另一方面也表明投资者对我国健康产业发展普遍看好。未来，老年健康产业将成为我国发展健康产业的重要领域之一，我国生物医药行业在国际上的地位将会逐步提升，健康产业也会得到快速发展。

◈ 参考文献 ◈

1. Moore KD，Eyestone K，Coddington DC. 2013. When a health system develops its own road map. Healthefinance Manage，67（2）：72-77.

2. Johannessen AK，Werner A，Steihaug S. Work in an intermediate unit：balancing between relational，practical and moral care ［J］. J ClinNurs，2013，5（8）：12-13.

3. Br J. Technology，health and the home：eHealth and the community nurse ［J］. Community Nurs，2013，18（5）：222-227.

4. 李华荣. 健康概念的内涵与表达 ［J］. 山西中医学院学报，2008，9（5）：52-55.

5. 黄奕祥. 健康管理：概念界定与模型构建 ［J］. 武汉大学学报，2011，64（6）：66-74.

6. 孟庆跃. 医疗服务需求管理是解决"看病难、看病贵"的关键路径 ［J］. 中国卫生政策研究. 2011，

4（6）：5-8.

7. 周路菡. 健康服务"蓝海"[J]. 新经济导刊，2014，1：32-35.

8. 潘振华. 英美等国的食品安全法规 [J]. 观察与思考，2009.

9. 吕岩. 健康产业：我国现代化进程中的重大机遇与挑战 [J]. 理论与现代化 [J]. 2011.

10. 宫洁丽. 国内外健康产业发展及趋势 [J]. 河北医药 2011，33（14）：2210-2212.

11. 任静，张振忠，王云屏. 等我国健康产业发展现状研究 [J]. 卫生经济研究. 2013（06）.

12. 李国霖. 中国健康产业将成为投资新宠——中国健康产业分析 [J]. 战略观察，2011，265：1-9

13. 王烨. 健康管理与健康产业现状与发展趋势 [J]. 河北医学. 2012，1：134-137.

14. 郑继伟. 区域视角下的健康发展战略选择 [M]. 科学出版社. 2013.

15. 朱敏，曹晓红，吴华章. 新西兰健康战略及其对我国卫生改革的启示 [J]. 中国卫生经济，2011
（11）：97-98.

16. 郭清. 健康管理学概论 [M]. 北京：人民卫生出版社，2010.

17. 王萍，李静. 中国健康产业现状简析 [J]. 解放军医院管理杂志，2010（8）：793-794.

第二章

体检服务与个性化健康服务

第一节　体检中心的发展与局限性

一、体检中心的发展

（一）概念

体检中心：是由国家授权批准的一些医院或某些机构成立的专门检查人体健康状况，拥有完整的设备和人力，能检查出身体的疾病和健康评估的场所。所以，健康体检是体检中心的主要业务。

（二）国外健康体检的发展历史

健康体检在国际上已经有 150 多年的历史了。1861 年，英格兰皇家胸科医生 Horace Dobell 首先提出健康体检的概念，他指出通过健康体检发现疾病的前期状态，可以提供有效的治疗和治愈疾病的机会，他也被后人称为"体检之父"。美国费城医生 George Gould 进一步指出，定期体检是预防疾病、提高生活质量的重要手段。目前，健康体检已经成为世界各国预防疾病、控制健康风险因素、提高生活质量的重要手段，体检在各国起到了非常重要的作用。

1. 美国和加拿大健康体检发展历程　1913 年，美国成立了第一个专门从事年度体检的机构——EHE（Executive Health Exams International），该机构致力于通过每年一次的健康体检，早期发现疾病，促进健康的生活方式。1923 年，美国医学会发表了《周期性体检：内科医生手册》，并分别在 1932 年、1940 年和 1947 年进行了修订。第二次世界大战以后，没有症状人群普遍接受了年度全面健康体检。

1984 年，美国成立了预防服务工作组，提出开展定期健康体检，当时体检和干预措施主要内容包括：①疾病筛查：以早期发现疾病为目的，检查项目包括体格检查和实验室检查等；②免疫学预防注射：根据不同人群进行预防接种，如破伤风疫苗、流感疫苗和其他预防接种；③预防性用药：如有心脏病危险因素的个体服用阿司匹林；④健康问题咨询：如戒烟、安全性行为和怀孕前补充叶酸等，并根据不同的性别和年龄制定了不同的预防性体检项目和健康管理措施建议。

近年来，美国预防服务工作组在常规年度健康体检的基础上更加强调了慢性疾病预防，制定了一系列的慢性疾病防控指南和建议，包括：烟草依赖治疗建议、酒精滥用筛查和行为干预建议、膀胱癌筛查建议、乳腺癌和卵巢癌易感性遗传风险评估和乳腺癌易感基因突变检测建议等。

加拿大也是较早开展健康年度体检的国家。在加拿大出现了医疗保险后，政府就提供每位公民每年一次年度健康体检。1976 年，加拿大卫生部成立了定期健康体检工作组，并进行了年度体检的循证医学评估。通过流行病专家、家庭医生、儿科医生、内科医生和精神科医生的深入研究，在充分的循证证据的基础上，进行了健康体检风险和收益权衡利弊分析，进一步提出了一些疾病的预防干预措施，包括各种疾病咨询、疾病筛查方案、化学药物预防（例如维生素和微量元素补充剂）以及疫苗接种等。

2. 欧洲健康体检的发展历程　欧洲各国医疗卫生相关部门提出，对健康体检工作要注意根据不同人群的体检目的进行适当的安排，注意节约医疗资源和减轻病人的负担。欧盟在最近发表的评估现有的筛查和预防方案中进一步指出，现有的一些群体疾病筛查和预防方案的有效性尚未得到有效评估，这可能会导致不恰当的干预措施拖延治疗，增加疾病负担和卫生不公平，以及增加卫生保健系统成本。建议基于个体和群体健康状况、生活质量、健康公平性、成本效益和伦理等方面的考虑，评估现有的筛查和疾病预防战略和方案。

3. 日本健康体检的发展历程　日本是世界上公认的长寿国家，国民健康水平的提高、长寿人口的增加与国家基本的健康体检服务及健康管理措施得当有着密切关系。日本政府和相关学会、协会等组织均十分强调系统的健康体检与检后生活方式的指导的重要性，这是日本成功地实施健康管理和健康促进规划的重要经验。1954 年日本医院协会开始设置了体检科，1959 年，体检正式作为协会下属的一个独立专业学科。日本健康体检服务是一种体系完善、覆盖率高、立法，明确、针对不同年龄、不同阶层进行各种各样的健康诊查服务。一般就业者或者 30 岁以上女性公民及 40 岁以上的男性公民每年都可以免费享受一次由政府安排、专门体检机构负责组织实施的健康检查保健服务。

总之，美国从 20 世纪 80 年代开始注重定期健康体检，发展到现在形成了健康体检、专病筛查、生活方式干预、健康教育和培训、疾病预防和慢性病护理等较为全面的健康管理体系。加拿大也经历了由注重年度健康体检转变为包括健康教育、疾病筛查、化学预防以及疫苗接种等较为全面的预防性干预健康管理体系。欧盟提倡根据个体或群体健康状况、生活质量、健康公平性、成本效益和伦理等方面综合评估疾病筛查和治疗预防策略。日本国民长寿与国家健康体检服务体系和制度密切相关。

（三）我国健康体检的发展历史

1. 初始阶段　我国体检初始阶段的特点是：以职业体检为主，体检项目与体检标准相对固定，总体规模较小，并没有形成独立的行业。最初从飞行员选拔体检开始，而后发展到征兵体检、入职入学体检、职业病筛查体检和出入境检疫体检等等。在此期间，各大医院所进行的体检不是面向社会大众的，而是针对升学、就业、参军等组织的专门体检，主要目的是检查员工身体健康状况是否符合招聘或选拔的要求，能否胜任未来的工作和学习，发现和避免疾病传染病和职业病。所以，内容较为简单，不能完全代替全面健康体检。

2. 发展阶段　体检发展阶段的特点是：以干部保健与公务员体检为主，体检工作制度化，体检对象和任务进一步扩大和深化。体检是干部保健工作的重要组成部分，随着生活水平的提高和医疗条件的改善，干部保健对象的年龄越来越大，平均年龄提高，患病的种类越来越多、发病率越来越高，逐步形成了以体检为基础的多学科交叉的干部体检保健模式。1986年国务院颁布了第一个出国体检的国家法规文件《国家教育委员会关于出国留学人员若干暂行规定》，2004年国家人事部、卫生部又颁布了《公务员体检通用标准（试行）》，显示了我国体检工作逐渐走向制度化。

3. 行业形成阶段　行业形成阶段的特点是：体检机构推出以"健康为中心"的体检服务，成为全国健康管理的重要组成部分，各类医疗机构包括公立的三级甲等医院建立"医检分开"的独立体检部门，并出现了以体检连锁服务为主业的民营体检机构，健康体检中心成为医院创收的新的经济增长点，全国每年有数亿人进行体检，市场规模千亿元。为促进体检行业的规范化发展，国家卫生和计划生育委员会于2009年颁布了《体检管理暂行规定》，该规定为体检做出了明确的定义：体检是指通过医学手段和方法，对受检者进行身体检查，了解受检者的健康状况、早期发现疾病线索和健康隐患的诊疗行为。另外，部分省市卫生行政部门相继成立了体检质量控制办公室，用于指导体检行业的规范化发展。

（四）健康体检发展的现状和趋势

1. 国际发展现状和趋势　2010年以来，美国疾病控制中心提出在家庭健康管理中要进行规律的健康体检，通过健康史和家族史、生活方式及身体检查，能够及时发现健康问题，有助于预防和治愈疾病，指导个体采用健康长寿的生活方式，以及选择恰当的健康医疗服务。美国疾病控制中心推荐的健康服务包括高血压筛查、血胆固醇筛查、糖尿病筛查、乳腺癌筛查、宫颈癌筛查、大肠癌筛查、前列腺癌筛查、皮肤癌筛查、艾滋病毒和艾滋病筛查、实施免疫接种计划、口腔健康评估、成人精神心理健康状况评估、减轻体重和心血管健康评估等。

加拿大强调定期健康体检（the periodic health examination），指出定期健康体检提供了受检者接受持续医学服务的机会，并得到健康指导，同时改进医患关系。预防保健体检表［The Preventive Care Checklist（PCC）Form］是周期性体检的工具，体检表的内容体现了循证医学的实践状况，反映了健康体检中的主要问题。2009年健康体检表包括四大类内容：①健康教育和咨询；②身体检查；③实验室检查；④预防接种。在健康教育和咨询中强调了对骨质疏松、戒烟和肥胖的健康管理建议；身体检查方面强调了高血压控制的靶目标、诊断标准及家庭血压监测标准；实验室检查强调了骨质疏松筛查、血脂异常筛查；最后强调了对脑膜炎、肺炎和流感等高风险人群的预防接种。

2006年日本制定了卫生保健改革法，在这个方案中提出，由政府指定公共健康保险公司负责提供大众健康体检及必要的健康行为干预工作，通过提供高效、个性化健康管理服务促进健康行为；地方卫生部门统筹安排开展健康促进服务和活动，以促进大众身体健康、延长健康寿命和控制医疗成本，并且根据健康行为改善的成果，政府对保险公司给与适当的奖励。

2. 国内发展现状和趋势　为加强体检管理，促进体检规范有序地进行，保护和增进人民群众健康，根据《中华人民共和国执业医师法》、《医疗机构管理条例》和《护士条例》等法律法规，2009年卫生部颁布了《体检管理暂行规定》和《成人体检基本数据集标准（试行）》。2010 年，卫生部按照《中共中央国务院关于深化医药卫生体制改革的意见》（中发［2009］6 号）的有关要求，为了加强慢性非传染性疾病的预防控制工作，提出了《慢性非传染性疾病综合防控示范区工作指导方案》，在这个方案中，强调重视慢性病高危人群，采取预防性干预措施，提出各类单位要定期为职工提供健康体检，以便及早发现慢性病高危人群和患者。2012 年，为了进一步遏制我国慢性病快速上升的势头，保护和增进人民群众的身体健康，促进经济社会可持续发展，卫生部等 15 个部门联合制定了《中国慢性病防治工作规划（2012—2015 年）》，进一步强调政府机关、企业事业单位要积极推行体检制度，将慢性病核心指标和口腔检查作为必查项目，建立动态管理档案，加强指导管理。基层医疗卫生机构和单位医务室对健康体检与筛查中发现的高风险人群，进行定期检测和随访，实施有针对性的干预，有效降低发病风险。各级疾病预防控制、健康教育机构开发并推广高风险人群发现、强化生活方式干预的适宜技术，并进行督导和评价。开发癌症高发地区重点癌症筛查适宜技术，开展早期筛查和治疗，结合国家免疫规划政策，加强对癌症高风险人群乙型肝炎、人乳头瘤病毒等疫苗的预防接种。

3. 我国与部分国家体检项目的比较　2014 年，中华医学会健康管理学分会颁布的"我国体检项目专家共识"提出了以下体检基本项目。

（1）体格检查：包括一般检查和物理检查两部分。一般检查包括身高、体重、腰围、臀围、血压、脉搏；物理检查包括内科、外科、眼科、耳鼻喉科、口腔科、妇科等。

（2）实验室检查：包括常规检查、生化检查、细胞学检查三部分。常规检查包括血常规、尿常规、粪便常规＋潜血；生化检查包括肝功能、肾功能、血脂、血糖、尿糖和尿酸等；还有宫颈刮片细胞学检查。

（3）辅助检查：包括心电图检查、X 线检查、超声检查三个部分。备选检查项目包括：慢性病早期风险筛查项目，包括心血管病（高血压、冠心病、脑卒中、外周血管病）、糖尿病、慢阻肺（COPD）、慢性肾脏疾病、部分恶性肿瘤（食管癌、胃癌、直结肠癌、肺癌、乳腺癌、宫颈癌、前列腺癌）等。

英国汉普郡简便体检项目包括：身高、体重、腰围、臀围、收缩压、舒张压、总胆固醇、低密度脂蛋白、高密度脂蛋白、甘油三酯、空腹血糖、谷酰转肽酶等。

美国 EHE 推行全面综合的个性化体检服务，包括个人健康顾问、回顾病史和全面体格检查、血液、尿液检查、预防接种、心脏风险评估、感觉功能测试、心肺测试、胃肠道检查、妇科检查、男科检查，健康史问卷、健康危险因素监测、健康相关服务、健康咨询、体检等。

印度全面多样化体检项目，男性包括：血常规、尿常规、血糖、肌酐、胆固醇、胸片、心电图；女性包括：血常规、尿常规、血糖、肌酐、胆固醇、巴氏涂片、心电图、胸片、钼靶妇科检查。

总之，健康体检作为慢性病防控的重要手段已成为各国的共识，各国均经历了由疾病筛查为目的的体检，逐渐发展为慢性病防控和生活方式干预的健康体检。目前各主要发达国家形成了健康能力评估和针对多发慢性病的专项体检项目组合与检后行为管理体系。然而我国健康体检目前仍然以疾病筛查为主，在健康能力评估和检后管理方面有待进一步完善。我国健康体检的发展趋势正朝着规范化、专业化、信息化和智能化的方向发展。

二、体检中心发展的局限性

（一）重数量规模，轻专业质量

随着社会不断地发展进步，居民生活水平在不断提高，人民群众医疗保健观念也随之也发生了重大的转变。人们已经不能满足于以前的看病治病的卫生需求，越来越多的民众需要的是预防疾病，使自己保持健康的状态。如此一来，催生出来许多以健康查体、健康评估、健康干预和健康促进为核心业务的体检中心。

经过十多年的发展，全国的体检中心有如雨后春笋般的涌现，呈现出一幅生机勃勃的态势。据统计当前全国的体检机构的数量在一万家左右，综合型三甲医院几乎都设置有体检中心。体检市场也是呈现一片繁荣景象，据统计，2008 年全国各级医疗机构体检创收达150 亿元人民币。

然而，在重数量规模的同时，出现了轻专业质量的现象，表现在以下几个方面。

1. 行业准入标准低。在原卫生部出台的《健康查体管理暂行规定》之前，全国各地卫生监管部门对于健康体检中心的申请、审批、资质等方面的要求没有统一的标准和规定，不能按照统一、系统、规范、完整的要求建立体检中心，使得健康体检中心类型不一、规模各异、质量参差不齐。

2. 体检中心医务人员业务水平良莠不齐。健康体检中心的医务人员应为从事临床工作多年且经验丰富的高年资人员。但在健康体检中心成立之初，由于医务人员资源短缺，体检中心大量聘请经验不足、专业不熟的年轻医生，或退休时间较长的返聘人员。尤其在一些民营医院此类现象更为突出，严重影响健康体检报告的准确性和指导性。

3. 体检人数过多，不能保证体检的完善过程。据统计，北京每年进行健康体检的人数为 457 万，上海国宾体检中心服务人次每年近 15 万。2007 年，南京军区南京总院成立，日均查体人数在 300 人左右，每年近 10 万人次，并且增幅迅速。由于体检人数过多，每个受检者的体检时间较短，不能保证准确的完善的体检过程。

（二）重经济效益与客户需求，轻科学严谨与学术研究

各大体检中心成立之初都是为了创收，以副业形式开展的。这种定位势必会造成各个体检机构的工作中心向经济利益倾斜，社会利益势必会大大削弱。表现在以下几个方面：

1. 体检套餐化，体检项目针对性不强。为了提高效益，很多医院实行体检项目套餐化，这类体检流程固定，严重缺乏针对性。从接受体检的人来看，很多人更希望通过体检来检测身体某一方面的问题。但是很多时候由于体检项目的复杂，而失去自主选择。此外，医疗中心不能仅仅针对健康的人群，更应该关注于已患有某种病症的患者，他们更需要定期的针对性的体检来监测病情的发展。有的体检单位，盲目追求经济效益，不顾忌体检者的具体情况和需要，不是从实际出发而是不该查的项目乱查；有的打起价格战不从保证质量，提高信誉让体检者满意入手，而是以低价来招揽体检者。所以说当前很多体检中心普遍存在重效益而缺乏针对性的弊端。

2. 重效益，轻科研。如今各大体检中心都还是以经济利益为第一位，对科学研究都还缺乏重视，对于科研的投入也是杯水车薪。全国各大体检中心的体检数据普遍缺乏标准化，空有海量数据，却由于数据自身的缺陷而导致数据浪费。

（三）重健康查体轻健康管理，医疗资源浪费

由于我国健康管理尚处于发展阶段，并未建立行之有效的健康管理模式。大多数医院

体检中心工作主要还停留在疾病阶段，缺乏一个全方位的健康管理方案。体检后的服务往往是缺乏的或者不到位的，检后没有系统的总结分析，没有针对性的指导受检人员做好预防保健和必要的医疗、康复。

在管理制度上，全国的体检中心都存在或多或少的问题。有些体检中心管理制度不健全、落实不到位，没有一个有效的监管机构。体检中心各个部门不能实现行之有效的分级管理，也没有有效的激励制度。在人才选拔和培养方面也缺乏统一的考核标准，使得很多体检中心工作人员的专业素质参差不齐，阻碍了体检工作的发展。

在健康体检中心成立之初，各地卫生行政部门及医院相关部门领导只是按照对健康查体的模糊认识，参照医院既有其他科室医疗及行政文书样本，规划并设计健康档案的格式、内容及项目，造成各体检中心客户档案内容不统一，书写不规范，软件不兼容，从而使得同一居民的健康档案在不同医疗单位形成信息孤岛。

重查体的同时必定会造成过度医疗，这也是对医疗资源的浪费。很多没有必要的检查在重复进行，比如大量的CT、MRI的检查。许多体检中心是设立在综合性医院里，很多所使用的设备是跟病患诊断所用设备共同使用的，侵占了正常的诊疗资源，无疑使看病越来越难。

第二节　体检中心向健康管理中心转型升级的必然性和优势

一、体检中心向健康管理中心转型升级的必然性

（一）发展定位由单纯体检向健康管理转变

随着社会经济的进步和人们生活水平的提高及健康意识的增强，生物-心理-社会-环境医学模式得到认可，健康观念开始从治疗疾病向预防疾病转变，健康体检越来越受到人们的重视。在新的医改政策指导下，健康体检作为朝阳产业和医疗服务内涵的延伸，日益受到医疗市场的追捧，公立、民营、合资性质的健康体检中心如雨后春笋般出现，具有广阔的发展空间和前景。作为新兴的健康产业，体检中心向健康管理中心转型升级成了健康体检行业的必然趋势，它直接决定着体检流程的优化、信息化水平的提升及核心竞争力的提高。

体检中心作为以单纯体检主要任务的医疗行为机构，以疾病为中心的体检模式，服务意识淡薄、信息化程度不高、健康管理专业人才缺乏、纠纷防范意识不强、组织管理不到位、品牌管理意识不强、统一的纳入标准缺乏、体检后续服务不到位、医务人员水平相对偏低等均是制约其发展的关键。

健康管理在单纯体检的基础上，通过资源的合理配置、优化体检流程提高服务质量、提升服务理念和服务意识，为客户提供一流的健康管理服务。凭借专业医疗技术队伍、先进的医疗设备、温馨舒适的环境、高效的健康管理信息平台以及人性化服务理念，形成稀缺不可复制的核心竞争力，同时通过不断的开拓创新，增强竞争优势，在激烈的市场竞争中始终保持领先，让我们时刻牢记客户是衣食父母，诚信是服务之魂，质量是生存之本，细节会决定成败，走可持续发展道路。实践证明，体检中心向健康管理中心转型升级，秉承了现代健康体检与健康管理服务理念，以客户需求为导向、以规范化管理为轴心、以品

牌建设为目标，能够促进健康体检中心的健康发展。由单纯体检向健康管理是健康体检中心品牌建设和可持续发展的必由之路。

（二）服务理念由被动应对向主动服务转变

随着生物-心理-社会-环境医学模式的普及和国家高度的政策引导，人民的防病观念日趋改变，人们对健康和疾病的关注度增加，都会促使各机构在这一领域的竞争。

如何使体检服务显得与众不同，美国一家非盈利机构对全美国医疗服务业绩作的研究表明，客人满意度的五个关键因素为：维护客人的尊严和对客人的尊重；医务人员的工作效率；客人的舒适感；与客人的沟通与交流；对客人的情感支持。其核心就是如何满足客户的要求，怎样减少客户在医院体检中心的体检时间，怎样安排客户尽快体检，怎样让客户尽快拿到体检报告。由被动应对向主动服务的关键就是检前注重咨询和策划；检中注重质控和流程优化；检后注重报告质量和后续服务。由于多数体检中心不涉及诊断和治疗，而事实上某些慢性病危险因素的控制，需要医生提供专业的诊疗服务，仅依靠健康管理师难以提供更好质量的健康管理服务，民营和独立体检中心要与大医院竞争，关键之处在检后服务。

（三）专业发展由要素向质量效益转变

1. 由于我国的健康管理大多集中在体检机构，因而需要倡导三个方面的转变一是从查体向健康体检转变，而健康体检要走规范化和个性化的道路；二是从单纯体检向检后服务延伸；三是健康管理机构从医院编外服务机构向建立健康管理学科转变，成为医疗机构的重要组成部分。

2. 规范化的机构设置和岗位管理　为了保证健康体检的质量，建立规范完善的组织机构，合理的科室功能定位及科学的人员配置模式具有重要的意义。机构设置的最终原则是以客户需求为中心，以市场需求为导向，适应体检市场发展的需要。根据目标，规划工作量的需要，编设机构，按需设岗，按岗定人。除了按《健康体检管理暂行规定》中明确需设置的业务科室外，还需设置行政办公室、总检室、信息资料室、健康管理室、健康教育室、咨询评估室、质量控制室和检后随访室。建立完善的岗前培训和继续医学教育制度对每个岗位制定详细的岗位责任书。培训的内容包括：三基训练、服务流程、服务理念、沟通技巧。服务流程的培训可以使每位医护人员按照规定的标准进行流程工作，提高工作效率，降低差错及事故的风险。服务理念的培训可以帮助医护人员牢固树立以人为本的意识，建立尊重、关心、体贴受检者的职业道德，尊重他们的生命健康权、隐私权、知情权和自主决定权。沟通技巧的培训可以提高医护人员的人际交流艺术，达到视觉上的优美感、听觉上的亲切感、环境上的舒适感。

3. 规范化的体检流程　健康体检的流程设计应包括检前准备、体检实施、体检诊断与结论、资料统计分析、体检总结报告、建立体检档案、健康管理。由于健康体检是针对健康人群的预防保健服务，受检者在体检过程中对环境的要求会更高，而各家体检中心的场地面积、结构不尽相同，所以要因地制宜对体检中心进行结构优化设计，合理设置流程。结构设计是否合理直接关系到体检中心的体检容量。体检流程的合理性关系到体检服务质量的高低、客人的舒适度。体检区域应按功能进行划分，诊室按照餐前餐后流程设置。资源交叉共享，完善预约登记、送检、确认、核对制度，实施流水线作业。分层定位客户，设计男宾线、女宾线、贵宾线三条体检线。检查室应充分考虑采光和通风的需求，同时注意保护受检者的隐私。各种标识指示要鲜明、清晰、一目了然。在公共空间提供方便的休息和生活设施，如餐饮、商业、银行终端、娱乐、健身设施等。

（四）管理路径由模块运作向信息引领转变

健康管理是一种促进人们身心健康的新的医学模式，是对人群健康危险因素进行早期识别和有效干预，以便保持或改善人的健康状态。随着现代健康管理在国内的发展，相关健康管理企业关于健康管理的数据资源、评估技术、软件开发、健康知识库整合等技术日臻完善，并被陆续引进各级体检中心。健康管理包括数据采集、风险评估、健康促进及效果评价，其核心是健康促进。数据信息采集包括个人遗传因素、生活行为方式、社会-环境-心理因素、个人医学史和体检数据等。风险评估是采用计算机健康评估系统汇总个人检前和检后信息，评价个体健康状况，预测其在一定时间内发生某种疾病或健康危险的可能性；健康促进是根据体检报告指导人群建立健康的生活方式，矫正不良行为，由被动治病向主动防病的观念转变。利用网络、移动通讯等渠道取得体检者的充分信任，获取并建立个人或团体沟通与交流的平台，为其制订可行有效的个体化保健计划和干预措施，主要内容有：明确危险因素，实施个案管理；进行一对一的健康咨询，制订个体化干预方案和定期检查计划；矫正不良生活行为，力求量化干预；制订个人生活方式指导，如个人营养及膳食指导、个人运动指导、个人心理压力指导等；落实互动计划，定期评价效果，监测血压、血脂、血糖、体重等生理指标变化，心理疏导，缓解压力。

信息化技术是健康管理服务实施所要倚重的关键技术之一。就目前来说，立足于医院和医疗服务机构，分别基于医院信息系统和区域卫生信息平台中的数据进行健康管理的研究与服务尝试，开展健康危险度评估。建立健康危险度评估是研究致病危险因素与慢性病发病率及死亡率之间数量依存关系及规律性的科学。针对一些发病率高、死亡率高、医疗经济负担较高的慢性病，分别建立单病种风险评估模型，并基于个体和临床建立细化的评估研究。

二、体检中心向健康管理中心转型升级的优势

随着社会经济、科学技术和生活水平的不断提升，人们对健康的认识和需求发生了巨大变化，对预防疾病的健康需求变得更加迫切。定期体检已经成为一种被大众所接受的早期发现、诊断和预防疾病的重要途径和保健方式。然而，传统的健康体检是把各项检查的结果简单拼凑，体检后的宣讲报告流于形式，主检终审意见、建议雷同而没有个性，没有区别于医院的健康指导方案，体检后的服务跟不上。经过多年的发展，体检中心通过增加体检机构的服务功能、完善服务体系，开始由单纯的体检自检后服务转型，继而迈向个体的健康管理和健康促进。报道显示，已经有越来越多的体检人群在体检结束后选择"检后报告解读"进行健康评估。

我国健康体检已经经历了萌芽期和成长期，目前开始已经逐步进入了成熟期。医院体检中心作为体检行业的主体，在向健康管理中心转型过程中具有明显的整体优势。首先，健康体检是健康管理的基础；其次，体检中心广大的客户为健康管理提供了良好的客户资源；再次，体检中心先进的医疗设备和平台为健康管理提供了良好的技术资源；最后，体检中心的医生团队为健康管理提供了强大的专业人力资源。

（一）健康体检是健康管理的基础

健康体检是健康管理服务的基础，通过一年一度的体检建立健康档案，记录相关健康状况，为尽早发现疾病，提出有针对性的预防、治疗和保健措施，降低潜在疾病风险水

平，实施全面的、全员的、全过程的健康管理提供重要依据。

健康体检作为疾病预防工作的切入点，是一种手段，是健康管理的第一个环节，其最终目的也是为了实施健康管理。通过健康体检，实施主动的、全面的健康管理，引导和帮助人们树立新的健康观念。同时，通过对体检结果的信息收集，开展风险评估，制定饮食、运动和生活方式等干预措施，进行健康管理和健康干预，有效实现预防疾病、减少疾病发生、降低医疗费用、以提高人群的健康水平和生活质量的目标。

（二）体检中心的客户资源优势

体检中心是一个直接面向大众、拥有大量基础人群的医疗机构，这些大流量、集中上门的体检人群是方便、快捷、标准化、大规模采集健康信息的最佳路径和基础。

然而，需要指出的是，目前国内体检市场管理相对滞后，体检普及率仍不高，即使在北京和上海这样经济发达的超大型城市，参加体检的人数比例也仅有15%～20%。同时人们的体检意识还相当弱，到医院体检的人群，80%为单位体检，10%为招工体检，个人自愿体检比例不到10%。而另一方面，有调查发现，健康体检居民有88%的人有健康管理需求，明显高于自然社区人群的56.2%，说明健康体检居民对健康管理的关注比一般居民要强，进行健康管理有更高的积极性。

因此，体检中心可通过对客户开展检前健康咨询，制定科学合理的体检方案；检中即健康体检的实施，做好全程质控；检后对体检个体及群体的健康进行分析、评估，提供健康指导及对健康危险因素进行干预，对检出的疾病进行跟踪服务、门诊诊疗、入院治疗等服务。在此基础上，可快速拓展体检人群，实现调动个人、家庭和集体的积极性，达到改善和促进健康的健康管理宗旨，真正实现健康体检向健康管理的转变。

（三）体检中心的技术资源优势

近年来，体检中心数量不断增加，提供的服务也越来越周到和人性化。体检中心先进的诊断设备、专业化的健康检查设备及成熟、系统的行政管理模式等技术资源优势为体检中心向健康管理中心转型升级提供了强有力的支撑和保障。信息化技术是未来进行健康管理服务实施所要倚重的关键技术之一。而向体检中心引入健康管理信息服务平台，很容易通过信息平台中的数据进行健康管理的研究与服务，为健康管理直接提供大量有效信息。

（四）体检中心的团队资源优势

体检中心，特别是大型医院的体检中心具有强大的医学专家队伍，可充分利用医生团队的优势，高效完成健康管理的系列工作，如慢性病管理、灾难性疾病救治等工作。在对客户进行健康体检过程中遇到的专科难题，可利用医院强大的专家优势，及时向相关科室主任咨询和探讨，必要时可直接转向专科治疗。同时，相比单纯的体检医院或健康管理公司，大型医院的体检中心专业的医疗队伍可提供更专业的健康分析和健康评估，更容易获得人们的医疗信任。

综上，体检中心作为健康管理的主要实施机构，能够充分发挥疗养康复、医疗保健和膳食营养等专业技术人才以及先进医疗设备的优势，在完成相关体检项目、体检数据汇总及健康教育的基础上，用健康管理理论指导体检中心的功能升级和服务外延，实施健康科技服务前移战略和医疗卫生服务后移战略。通过健康教育和健康管理提高民众的健康意识、增加防病知识，有效管理和促进其健康行为，彻底改变其不良的生活方式和亚健康状态。

第三节　体检中心向健康管理中心转型
升级的必要条件

一、健康管理人才队伍的构成、建设和培养

（一）存在的弊端

1. 投入力度不够　目前，各级医院在临床工作和科学研究工作中均投入了大量的人力物力，相对而言，对健康管理的重视和投入则明显不足。健康管理作为一个产业，不仅需要相关产业政策的扶持，而且还需要与健康管理产业相关的配套措施，诸如国家医疗预防投入、医疗保险体制改革、资金投入等，目前，我国政府在这些方面还有待加强。

2. 公众认知感和接受度不高　健康管理对于我们而言是一个新概念，所以公众的认识度还不高，而且健康管理的一些理念（比如，为预防疾病的发生而预先付费等）还不能被公众普遍接受。

3. 健康管理立法和监管机制不健全　在健康管理产业成熟之前，国家、健康管理公司、医院消费者、保险公司等相关方都应该为其进行投资，但目前各主体还未接受此观念。健康管理没有进入实际立法阶段，监管机制不健全，许多负面的现象还时有发生

4. 健康管理的服务对象和管理范畴较窄　由于健康管理理念在我国的接受度还不高，且由于经济因素等方面的原因，目前的健康管理服务对象主要为高端人群。在美国，政府制定了全国健康管理计划——"健康人民"。由联邦卫生和社会服务部牵头，与地方政府、社区和民间及专业组织合作，每十年一个"计划、执行、评价"循环，旨在不断地提高全国的健康水平。现在，"健康人民"计划已经进入第二个十年，叫做"健康人民2010"。计划包括两个主要目标，28个重点领域和467项健康指标。两个主要目标是提高健康生活质量，延长健康寿命、消除健康差距。在467项健康指标中，有10项是重点健康指标，包括运动、超重及肥胖、烟草使用、药物滥用、负责任的性行为、精神健康、伤害与暴力、环境质量、计划免疫和医疗保健覆盖率。他们一提到健康管理，人们会想到疾病管理、二次健康福利、第三方管理、IT解决方案、HMO组织（健康维护组织）、PPO组织（优先选择提供者组织）等，但我国目前还仅仅停留在疾病管理方面。

5. 健康管理医务人员的专业素质欠缺　健康管理工作需要专业性较强，只有具备一定的职业健康知识，掌握各种职业病的预防原理，才能从思想上重视职业健康工作，实际工作才能扎实有效。健康管理需要大量全科医学专业的医务人员去实施，但目前各级医院全科医学专业的医务人员相对不足，现有专科医务人员的知识结构又不尽合理，容易使企业健康管理工作流于形式。

（二）健康管理岗位设置及职责

1. 健康管理专家顾问

（1）岗位职责

1）负责健康管理项目的实施和推进。

2）负责指导下属人员开展健康管理服务的实施和维护。

3）负责对健康管理的流程进行设计与规范。

4）指导完成健康管理方案的设计。

5）负责健康管理中心培训方案制定并组织实施。

（2）任职资格

1）具有良好的营养学、中、西医学、运动人体科学理论与实践基础。

2）具备5年以上健康管理工作经验，3年以上健康中心运营管理经验。

3）熟悉健康管理行业现状，对行业前景有清晰认识，对健康管理的流程规范、健康管理中心培训方案制定及组织实施、服务质量控制、考核方案及标准制定等方面有较丰富的经验；

4）良好的服务意识，较好的沟通能力与表达能力。

5）良好的学习能力，善于接受新观念、新知识。

6）有医学专业工作经验，具备医师执业资格者。

2. 健康管理全科医师

（1）岗位职责

1）为客户提供医疗及健康管理方面的专业咨询。

2）负责会员的健康管理，制订个性化体检计划、健康处方、健康危险因素预警和慢病康复指导等。

3）为会员提供私人医生服务，对会员进行定期随访和医疗保健服务。

4）做好客户私人医生服务、健康管理增值服务，包括个性化健康维护、电话咨询、紧急就医指导服务、疫苗接种指导等健康指导与维护工作。

（2）任职资格

1）临床医学、公共卫生专业相关专业本科及以上学历。

2）具有行医资质的执业医生。

3）熟练掌握医学及营养基本理论，有较丰富临床医疗经验，具备客户维护能力，服务意识强。

4）5年以上医院医疗工作经验，2年以上健康管理私人医生相关工作经验。

5）善于沟通，语言表达能力强；爱岗敬业，良好的服务意识；热爱医学、保健及健康管理事业。

3. 健康管理师

（1）岗位职责

1）负责健康管理平台对会员信息资料进行分析、评估等，并对个性化健康管理干预方案进行问题解答与流程管理工作。

2）按照标准服务流程，督促与指导会员实施健康管理方案，并做好各项咨询服务工作。

3）在会员执行健康管理方案的过程中，定期协调跟踪、反馈、评估健康管理方案的效果。

4）负责采集和管理会员的健康信息，健康档案的原始记录、日常维护和跟踪管理。

5）负责相关平台健康资讯信息库的完善、评估及更新。

（2）任职资格

1）医学、护理、营养、药学等相关专业，有良好的书面和语言表达能力。

2）熟悉营养保健、心理、运动等方面知识，具备健康评估、健康指导、健康教育、健康服务的基本能力。

3）具备较强的管理、组织、协调能力。能承受工作压力，热心健康管理事业。

4）具有良好的服务意识和亲和力；较强的沟通能力、应变能力。

4. 健康管理客服

（1）岗位职责

1）收集客户及相关市场资料，建立和管理客户档案和信息数据库。

2）医院医疗相关事务处理，导医陪同服务等。

（2）任职资格

1）普通话标准，口齿清楚，声音甜美，优秀的语言表达能力和沟通能力。

2）做事细心、耐心、有责任心，有团队协作精神，听从领导安排。

3）对健康行业有浓厚的兴趣，性格乐观向上。

4）电脑操作熟练，有从事健康管理行业经验者优先考虑。

5）有良好的社会关系和一定的客户资源的优先。

5. 自媒体运营师

（1）岗位职责

1）负责运营及维护官方的自媒体平台，包括但不限于微博、微信、论坛等推广方式，灵活推广健康管理相关 APP 产品及 PC 端。

2）根据产品特性及整体运营方向，策划自媒体活动内容，分析评估活动效果。

3）定期对推广效果进行跟踪，评估，并根据分析报表，及时对推广方式进行修正。

4）负责各平台网络热点跟进，把握行业市场动态。

5）竞争对手自媒体平台运营信息的收集与整理，同行运营分析。

（2）任职资格

1）两年以上自媒体推广，活动策划经验者。

2）有电商行业或产品推广成功经验者。

3）具备较强的策划能力，良好的数据分析能力。

4）较强的文案策划能力，良好的语言及文字表达能力。

5）优秀的执行力，高度的责任心，良好的团队合作意识。

二、健康管理相关信息化支撑

（一）健康管理系统

1. 系统概况　系统具有与医院现有的信息系统进行数据连接的能力；能利用慢病风险评估模型，对收集到的客户数据进行疾病评估以及相关危险因素分析，生成个人生活方式疾病风险评估报告，并能够给出针对健康危险因素改善的个体化管理处方。让检后客户对自身的健康风险状况有一个量化了解，并获得一套切实可行的健康行动方案。

系统包括健康调查问卷、医学和健康数据库、疾病风险预测分析和营养与运动指导计划等。同时，应用先进成熟的信息网络技术构建功能强大的健康管理平台，将大幅度降低健康管理的工作量（60%左右），进一步提高管理效率和降低管理成本，是相关机构开展健康管理的必备工具。系统应支持 E-mail、手机短信、视频、语音、呼叫中心等功能，为健康干预对象进行量化的健康跟踪指导服务；同时，应为团体提供信息汇总、健康风险趋势分析，提出针对性强、目标明确的人群健康风险管理措施及建议；还应具备强大的数据分析统计功能，方便医生进行数据挖掘和开展学术研究活动，为企事业单位领导提供决策依据。

2. 系统特色

（1）定制接口：方便建立管理对象档案。健康管理的实施，首先就是健康档案的建立，而健康档案的主体就是体检数据和调查问卷。针对各医疗机构不同的信息系统，开发具备自动纠错功能的数据采集接口，能方便地与医院现有体检系统及希和问卷填写程序软件等连接并获取数据，也应支持手工录入。

（2）参数全面：促进方案个性化程度高。系统应获取管理对象的基本健康信息、体检数据及就诊住院信息，基本健康信息主要指管理对象的性别、年龄、血型等信息，并通过调查问卷掌握管理对象的饮食、运动、烟酒、心理等健康相关生活习惯。由于获取的参数越全面，生成的健康状况分析报告个性化越强。

（3）评估风险：适合国人特点，符合国情需求。慢性病正严重侵蚀国人健康，消耗巨大的医疗资源和费用。借鉴 Framingham 预测模型、哈佛癌症风险指数等国外评估模型，并参考了北京阜外心血管等国内模型，结合我国各慢性病防治指南的标准建立系统评估模型，并需通过大样本人群数据和长时间队列研究不断修正。

（4）档案归并：实现历年比对。对于同一个管理对象的健康信息，我们根据就诊号、身份证、姓名、性别、年龄、电话、单位等信息进行识别，将其所有相关信息都归并到一个主账号下。归并可设定经过人工审核，系统无法识别的可人工匹配。归并后，机构和管理对象均可以自由地进行历年数据的对比，生成健康状况变化曲线表，并对生活习惯（膳食、运动、病史）进行评估，做相应的指导及干预。

（5）精确定位：适应健康管理机构的流程化管理。系统应在多家健康管理机构的详细调研基础上开发，根据运营流程设计开发健康管理工作流，紧密贴合客户参检流程，保障速度和服务质量，同时减轻健康管理人力投入、提高效率。还应支持对客服人员的工作进行统计和管理。所有应用平台都以机构名义发布，支持数据库本地的部署，保障机构应用的专业化、信息化、系统化。同时不对个人客户运营，保障客户资料的安全性、保密性、私密性。

健康管理系统与体检业务流程紧密结合示意图，见图 2-1：

（6）开放兼容：有机整合所有相关平台。个人与团体的健康管理结合，各类健康信息有机整合，管理平台与个人空间互动结合。集成呼叫中心、短信平台、邮件平台和在线互动平台等。应支持对接各类信息系统软件，支持各类检测设备的数据传输，支持导出内部各种形式的数据。

（7）深度挖掘：充分利用现有数据。通过对管理对象数据的深度挖掘实现强大的统计分析功能，在上述统计分析的基础上，医疗机构可以很方便了解针对单位和个人的各类分析报告，各种疾病、费用、工作量等数据统计，并据此对服务、设备、人员、配套设施等进行决策调整。同时各类统计报告数据支持 EXCEL、HTML、XML 等格式导出，方便医疗机构对数据的进一步利用。

（8）干预平台：一站式健康干预操作。操作界面内应集成健康干预的主要方式与干预计划模版，包括短信、邮件、电话、在线、呼叫中心等，系统可根据预先设定的条件自动生成回访计划，并到时自动提醒健康管理师。系统还应自动对跟踪干预的过程进行记录，方便健康管理师和管理对象查询。通过分析干预后的健康变化，动态的调整促进方案的计划。应支持将客户进行分类管理，筛选出来统一进行回访处理。

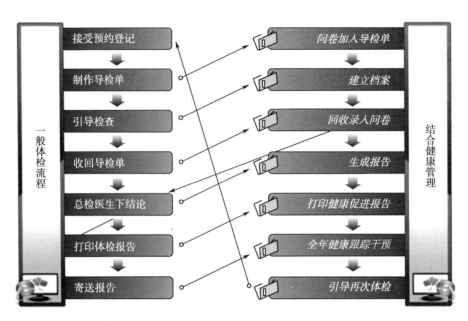

图 2-1 健康管理系统与体检业务流程紧密结合示意图

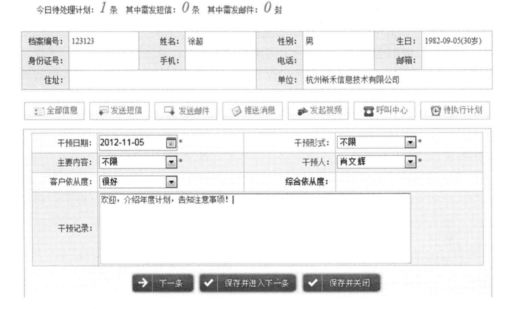

图 2-2 干预平台

3. 系统功能 系统主要包括健康管理者使用的健康管理综合平台以及健康管理对象个人使用的平台和其他一些物联网功能。综合平台在功能实现上主要分为六个子系统，即健康数据采集系统、健康档案管理系统、风险分析评估系统、健康处方系统、跟踪干预系统、知识库耦合系统。

（1）健康档案管理系统：包含体检报告、诊疗记录、每日体征检测数据、个人生活方式记录、营养状况、运动状况、工作行为、心理状态等内容。

1）体检报告：允许上传、查看、添加、删除体检报告；分别对每次体检发现的体检项目和异常情况进行解释分析；个人可设置开放程度。

2）诊疗记录：建立全面的个人健康档案，个人每次就医、住院、用药、检查等情况都有所记录。（支持手工录入也可以为医院定制数据接口）

3）调查问卷：家族史、生活习惯、运动状况、饮食习惯、营养状况、心理和体质情况等，需要通过调查问卷进行获取。支持多种输入方式。

4）每日测量：记录日常自我检查的健康数据，并支持分析，支持相关硬件设备的自动传输。

（2）风险评估分析系统：根据健康档案信息，调用系统参数和评估模型对管理对象目前健康状态进行汇总分析，对常见慢性病未来患病风险进行科学评估。

1）慢病风险：以中华医学会认证的慢病风险评估模型为工具，评估多种慢性病未来5～10年的患病风险。

2）生活方式：对客户从饮食、运动、心理、睡眠等方面进行综合分析及评分，以发现生活方式方面存在的问题。

3）心理评估：以SCI90量表为基础，从躯体表现、强迫症状、抑郁、焦虑等9个方面初步评估客户心理状况。

4）中医体质：以中医药学会的《中医体质辨识问卷》为基础，对客户的9种体质逐一进行分析辨识，并给与初步的建议。

（3）健康处方系统：为每一位参加健康管理的客户提供一份详尽的健康促进方案。通过先进的信息耦合技术调用健康知识库，展现给客户全面的分析和指导。

1）膳食处方：设计一天、一周的食谱，使人体摄入的蛋白质、脂肪、碳水化合物等比例合理，提供均衡膳食处方，提供相关禁忌、注意事项等。

2）运动处方：基本内容包括根据能量需求推荐运动项目及运动量，描述运动的要领和功效，以及推荐的运动强度、运动时间、地点等基本知识。

3）心理保健处方：以SCI90量表的结果为基础，为客户提供有效的心理调整方案，同时也包含对于睡眠状况的分析建议。

4）中医养生处方：结合《中医体质辨识问卷》的结果，为客户提供一套适合其年龄、性别、健康状况的中医养生方案。

（4）跟综干预系统：支持短信、邮件、电话、在线、呼叫中心等主要干预方式。可根据预先设定的条件自动生成回访计划，并到时自动提醒健康管理师。

1）干预计划：根据客户健康状况自动生成年度回访计划，并适时提醒健康管理师进行干预和记录。疾病异常的回访模板可单独设置。

2）在线互动：客户登录个人健康空间可与健康管理系统的操作人员及时互动沟通，支持离线留言等。

3）短信邮件：客户可以在个人空间进行健康信息或邮件的订制；还可根据用户的设置定期、定时发送自定义短信，客户可在线查看记录。

4）电话回访：系统支持对呼叫中心的衔接，也应支持对电话、上门、现场活动等情况的记录和查询统计，支持回访工作量统计。

（5）配套功能模块：为保证平台运行的系统性管理功能，应设置如操作员角色管理、质量监督管理、统计分析及其他特殊功能模块。

1）数据采集系统：通过与体检系统等健康信息软件的数据接口配置，自动采集客户数据。可以设置定时采集、按时间段采集。也支持手工录入数据。

2）问卷填写程序：系统应支持多种问卷填写方式，用户可在管理机构准备的触摸电脑、iPad 等设备上直接提交问卷。

3）统计分析：支持自助添加查询、统计条件，并可保存查询方案，可方便地将客户进行分类管理。系统应自动分析不同人群的综合健康信息，分层次、分年龄、分性别的疾病分布表及用药情况，并可与往年资料相比照。

4）权限管理：可由管理员分配每一位操作员的具体操作权限，每位健康管理师只能看到分配给他管理的客户。统计查询功能支持按时间、类型、客户满意度等生成健管师的工作量报表。

（二）医疗物联网

医疗物联网系统的目的分为两个层面：一方面是为了让机构能够有一个完善、高效的数字化、网络化健康管理服务平台，彻底解决机构在健康管理方面的需求；另一方面也让机构管理的对象能够接受全面的健康管理服务，并且激发主动参与的兴趣。

整个系统包括一个综合平台（即机构管理端）和三个应用终端（即 e 康网、e 康机、e 康站）。综合平台也就是健康管理机构的医学健康专家和健康管理师管理客户的工作平台，同时也是机构管理者监督服务质量、统计分析决策的平台，集成了健康管理的全部功能，能与多种个人终端实时互动；e 康网也就是个人健康管理空间的 PC 端，能够实现个人参与健康管理的全部功能；e 康机和 e 康站是个人健康管理空间的家庭终端和手机终端。

系统为健康管理机构及其服务对象提供一种便利的实时交互体验，一经推广将改变未来健康和医疗服务模式。

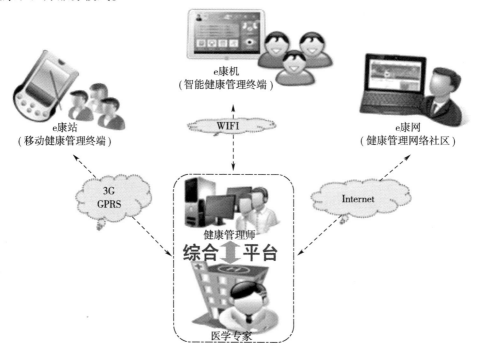

图 2-3　医疗物联网

1. 主要功能　e 康机是整个健康管理系统框架中的一部分，是个人健康管理空间的一种展现形式，因此它的功能与健康管理综合平台是紧密关联的。客户在 e 康机上的任何操作，健康管理师都能在综合平台即时看到。

（1）健康档案维护：包括体检报告、评估报告、就医用药记录、调查问卷（生活方式、心理测评、中医体质）等。其中就医用药可根据实际情况填写，问卷根据健康管理师的设置填写，同时也可由客户告知健康管理师在综合平台录入。

（2）每日保健任务：提醒用户主动参与健康改善，帮助用户实现健康目标。每日保健任务主要包括饮食、运动、检测方面的提醒和健康管理师指定的一些需要配合的干预计划提醒。

（3）远程互动咨询：为用户提供与健康管理师实时在线远程交流通信的功能，支持视频、语音、文字等形式。用户和健康管理师均可留言，健康管理师的留言还会在 e 康机上有醒目的提示。

（4）健康自助检测：全面支持主流家用检测设备（血压、血糖、能耗、心电、睡眠、干式生化等），通过无线数据传输与分析，记录所有健康数据与信息，即时提示风险预警，实现远程健康监护。综合平台界面会直接展示客户上传的数据并用不同的颜色标示正常与否。

（5）开放式健康应用：集成包括计算生理指标、评估心理状况、生成保健计划、普及养生知识在内的多种健康应用，并持续更新。作为健康小工具还应有关于各种急救的指导。

（6）膳食运动管理：支持用户记录饮食、运动情况，自动生成具体的每日饮食摄入超量、运动消耗方案，提供专业体重管理建议。综合平台也会实时显示用户提交的数据以及是否超标。

（7）健康公告：自动接收健康管理机构发布的健康公告、通知、新闻，方便用户阅读、查询。公告由综合平台公告页面发出，所有用户均可收到，在 e 康机首页会有数字标识提醒。

（8）SOS 救护报警系统：配备一键式无障碍救护报警按钮及相应完整救护体系，在突发意外情况时可快速发出求救信号，健康管理师可通过精确定位实施快速救护方案。

（9）其他功能：另外还包括家庭成员管理（轻松切换）、健康天气预报、用药提醒设置、健康宣教文章等一般应用功能。

2. 产品特色

（1）方便易用：触摸操作、语音提示、大字体显示，操作简洁、便利。

（2）功能全面：覆盖健康管理全过程，融入健康管理诸多应用。

（3）开放兼容：支持和兼容诸多厂家、品牌的健康检测设备。支持 4G、WIFI、蓝牙、LAN 以太网、USB 等多种网络连接方式。

（4）移动管理：灵活便携，随时随地实现与健康管理师的交流互动。

（5）一机多用：方便家庭多个成员共同使用，真正意义上的家庭健康管理终端仪器。

（6）视频互动：内置高清摄像头可以通过无线网络与健康管理师实时互动与交流。

3. 数据支持

（1）支持的数据种类：血压、血糖、血脂、血氧、体重、身高、体脂、能耗（计步）、心电、尿常规、睡眠（呼吸）、胎心、腰围等

（2）支持的传输方式：包括无线（WIFI）、蓝牙（Bluetooth）、通信（4G）、网络（LAN、NET）等。

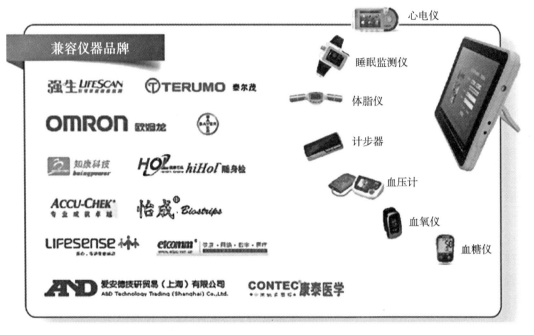

图2-4　兼容仪器品牌

（三）门户网站

个人健康管理空间是以用户（个人和家庭）为中心的健康管理网络社区，通过线上线下相结合的方式，实现用户与健康管理师/医生、用户与用户之间的互动式健康主题交流。借助网络和通信技术，构建涵盖营养、运动、心理等领域的健康管理综合平台，倡导科学健康的生活方式，促进用户改善健康状况。

1. 建立健康档案　支持用户自主上传健康指标数据，完善个人健康档案，与管理端建立健康档案互通共享。

2. 评估健康风险　对用户的高血压、糖尿病、高脂血症、冠心病等常见慢病给予科学评估，提示患病风险。同时评估生活方式、心理状况、中医体质等。

3. 明确健康目标　通过对用户日常饮食、运动健身等数据的记录，结合其个体体征，自动生成科学详细的每日饮食摄入量和能量消耗指导方案，同时提供专业的体重管理建议，帮助用户实现健康目标。

4. 改善生活方式　展示个人健康任务，提醒用户主动参与健康改善，帮助用户实现健康目标。接受健康管理师的健康监督和干预，促进用户养成良好生活方式。

5. 评价管理效果　对比管理前后健康状况的变化，评估阶段健康管理的效果，判断管理对象对健康管理的依从性，为下一步的干预措施提供依据。

6. 丰富的健康应用　集成包括计算生理指标、评估心理状况、生成保健计划、普及养生知识在内的多种健康应用。

7. 个性化健康宣教　针对用户健康特点，根据其年龄、性别、疾病、季节等要素定向推送与之匹配的相关健康宣教文章。

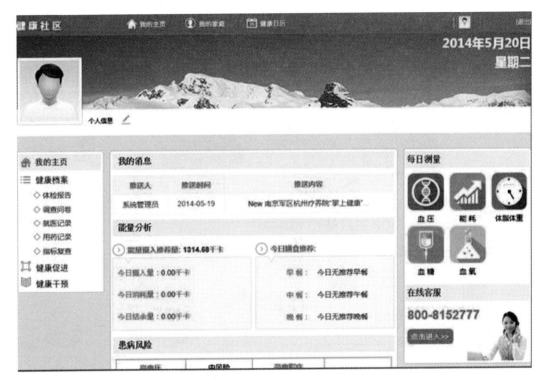

图2-5 健康平台

（四）呼叫中心平台

呼叫中心是针对健康管理工作的业务特点和流程，量身定做的一套一体化的客户服务管理系统。该系统将前台呼叫中心、后台客户服务管理系统进行无缝集成的以客户服务为中心的业务体系中，集来电自动弹出客户基本资料及以往的消费记录、健康记录、投诉记录、通话自动录音、查询功能、统计分析功能、报表生成、知识库管理等功能于一体。将电话、短信、E-Mail、Web 等不同的沟通渠道进行集成并实现一个平台和界面进行处理的一体化集成。网络架构如图：

1. TC-IPCC 主要的功能特点

（1）来电自动弹出客户基本资料、以往消费记录、投诉记录等，第一时间了解客户情况及历史服务情况。

（2）来电可以通过验证会员号等手段，提高对会员或专业客户的个性化服务。

（3）可以通过验证会员号查询消费记录情况，自动语音服务，可以节省很多人工工作时间。

（4）通话全程自动录音，实时监听通话、查询录音等服务质量有效监控管理。

（5）来电可根据语音引导及流程设置，将不同的服务转接到对应的部门或受理人员。

（6）实现来电转接、会议、多方通话、代接、监听、拦截、抢插、强拆、强制示忙/示闲、强制登出等通讯控制。

（7）详尽的话务统计分析、业务分类统计分析、人员考核、支持决策管理。

（8）提供自动听取录音信息、发送短信、发送或接收传真、语音留言等服务。

（9）全天候 24 小时接受客户服务，支持上下班、休息、节假日等作息时间管理，在工作时间或休息时间播放不同的欢迎引导词及提供不同的服务。

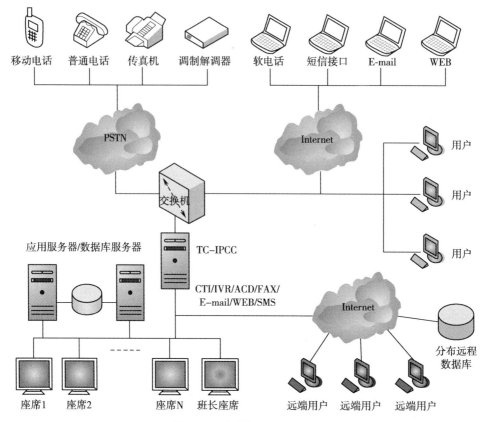

图 2-6　呼叫中心网络架构

2. 来电自动弹出及业务受理

（1）来电弹出：当客户来电时自动弹出客户的相关信息，如客户姓名、地址、联系电话、证件号码、VIP 会员号、以及以往的消费记录、投诉记录等信息，使工作人员一目了然，第一时间了解来电的相关信息。通话转移时相关信息协同转移。

（2）客户管理：用于收集、查询和管理客户信息。对客户信息可进行录入、修改、查询等操作。

（3）查询功能：可根据客户姓名、证件号码、会员号码、电话号码等查找和更新客户资料，使工作人员能在第一时间找到需要的客户资料。

（4）来电自动分类受理：客户来电时，可以根据来电区域、客户类别、会员号等等提供不同的接入服务。根据主叫号码或者请求客户输入用户编号，不同类别客户提供不同的服务流程或者接入不同的服务小组，对于黑名单可以告警或拒绝服务。

（5）自动语音查询功能：客户根据呼叫中心流程进入"自动语音查询"流程，要求输入会员号码，系统确认无误后，系统会自动播报客户要查的信息。

（6）咨询投诉管理：咨询受理功能是坐席用于记录所有客户的咨询信息，记录每个来电的咨询类别，并记录客户姓名、日期时间、联系电话、服务类型、备注等等相关信息。投诉处理主要功能是：投诉受理、分发、处理、批示、跟踪、催办、回复，以及有关统计分析。

（7）完善统计分析功能：系统提供强大的分析报表功能。统计结果以报表和图形的方式体现，形象直观，一目了然，并可导出打印。

3. 全程通话自动录音　通话实现全程自动录音，可按通话人员、日期、时间、电话号码等条件进行快速查询、播放；授权人员可实现实时监听、标注、删除、备份、转存等操作；系统支持客户留言，当客户需要留言时，自动启动留言信箱。

4. 满意度调查（服务评价）管理　系统支持满意度调查管理；客户与客户代表通话后系统自动提示用户通过按键选择对该服务质量给出评价，评价结果记录入数据库，可以进行服务质量考核、统计分析等管理。如：满意请按1；一般请按2；不满意请按3……

5. 短信关怀和短信服务　手机短信可作为客户关怀的辅助手段，如节假日、生日祝福的关怀等，客户提醒，如最新的优惠活动、最新政策等。可直接选取客户名单自动匹配手机号码或邮件进行群发。

6. 电话/语音自动外拨　可以通过将号码批量导入，然后由系统自动外呼，可以实现电话营销，提高营销的效率，同时也可以做语音自动外拨，实现电话回访，减少人工成本。

7. 知识库管理　知识库是一些常见的用户知识、产品知识、服务知识、技术支持、公告信息的汇总。它将统一对外的服务口径，让客户问题的解答趋于标准化；将各种支持信息分类存储为知识库条目，客服人员可以输入查询信息，找到解决问题的方法，也可以通过知识库采编来管理知识库，工程师也可以发布疑难问题、技术难点，或者通过系统进行培训考试等。知识库支持将查询的信息直接发送传真、Email 给客户。

（五）短信门户

短信门户是专业化企业信息发布服务平台。具有用户信息管理、信息发送、资料查询等功能，健康管理中心可用电脑同时向拥有手机的员工或客户传达通知、信息、公告等。

基于中国移动、联通、电信、网通直接提供的短信接口实现与客户指定号码进行短信批量发送和自定义发送的目的。短信门户可以专为健康管理中心发送信息而设计。

1. 短信门户信息特点

（1）信息平台全面覆盖，移动，联通，小灵通号码均可发送。

（2）信息平台可批量发送文字信息。

（3）发送速度快，50~100 条/秒。

（4）性能稳定，具有各种个性化功能。

（5）有各种二次开发接口。

（6）信息平台操作简便，信息传递一键完成，直达各客户手机。

（7）信息平台无需任何硬件，只需要一台能上网的电脑即可。

（8）信息平台具备各地移动联通电信端口，使信息更快到达客户的手机。

2. 产品特色

（1）三网合一分流发送：移动联通电信全网覆盖，后台智能分流发送，速度更快，到达率更高。

（2）账户查询记录明细：手机信息发送平台发送记录、账户消费充值记录，资费透明，让您的消费一目了然。

（3）批量导入操作方便：手机信息发送平台支持各种格式的号码批量导入，名片管理批量导入，更方便的管理通讯录。

3. 技术优势

（1）快速：健康信息发送，用户即可马上接收到健康宣教文章。

（2）针对性强：移动健康"一对一"传递信息，100%阅读率，时效性强。

（3）灵活：根据产品特点弹性选择发送时间，可以设定某个具体时间段内发布。

（4）影响广：散播性强，速度快，一分钟即时发送，可反复阅读，并随时发送给感兴趣的朋友。

（六）手机 APP

移动健康管理系统是针对智能手机用户开发的特色服务平台，通过移动通信网络实现对用户的移动健康管理服务。手机、e 康机等移动设备可以接收个人健康检测设备的数据并无线实时传输至系统服务器，经系统后台汇总分析后，即时通过 4G、WIFI 等无线通信网络把健康指导反馈到用户移动设备上；用户还可以通过这些移动设备随时随地查看自己的健康档案，与健康管理师交流互动。

1. 主要功能　主要功能模块有体检报告查看、调查问卷填写、体检预约定制、实时互动咨询、家庭自测管理、健康宣教资讯、饮食运动管理，另外还有任务提醒通知、一键呼叫助理、家庭成员切换、智能膳食推荐等功能。

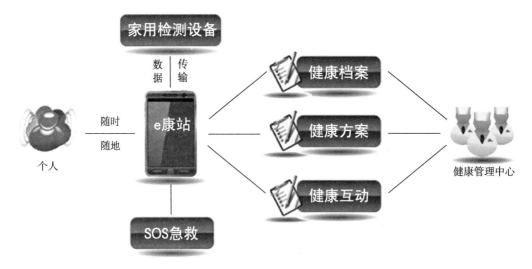

图 2-7　手机 APP 主要功能

2. 主要特点

（1）随时随地，方便连接健康管理师。

（2）功能全面，覆盖健康管理全过程。

（3）实时互动，提高个人参与积极性。

（4）开放兼容，支持功能扩展和数据接入。

（5）优势互补，充分利用智能手机的功能。

（6）资讯丰富，涵盖专业和科普健康数据。

三、健康管理相关技术支持

（一）亚健康及疾病早期筛查

1. 亚健康状态　亚健康是一种临界状态，处于亚健康状态的人，虽然没有明确的疾病，但却出现精神活力、适应能力和反应能力的下降，如果这种状态不能得到及时的纠正，非常容易引起心身疾病。亚健康即指非病非健康状态，这是一类次等健康状态，是处于健康与疾病之间的状态，故又有"次健康"、"第三状态"、"中间状态"、"游移状态"、"灰色状态"等的称谓。其个体感觉为身体和（或）精神不适，表现为食欲不振、头痛、失眠、心绪不宁、精神萎靡、注意力不集中、疲劳、健忘及性功能障碍等，但是医学检查却未能发现任何器质性病变。亚健康是一种特殊的变化阶段，危险因素的合理预防可使其向健康状态转归，而任其发展会引起器质性疾病。有调查研究表明，当前世界有75%的人处于亚健康状态，疾病人群和健康人群分别占20%和5%，亚健康已经成为21世纪人类健康最大的敌人。

2. 疾病的早期筛查　疾病的早期筛查能够有效地了解自身健康状况，警示身体变化，改变不良生活习惯，避免健康状况继续恶化而导致疾病，保持健康状态；并且疾病的早期筛查能及时发现和诊断病情，有效规避危险因素，降低疾病的发病率，及时进行干预治疗，从而降低远期并发症及死亡率。

健康体检逐渐受到更多人的重视，全国至今健康体检机构估计已超到1万多家，健康体检与疾病的早期筛查密不可分。研究发现，对于大多疾病来说，人们能够早期发现并及时治疗的大多是通过健康体检发现的。近年来，随着对健康体检重视程度的逐渐增加，除了体检中心广泛开展的常规疾病早期筛查项目，包括血常规、X线片、CT、B超等检查外，新型检测手段包括脂肪肝定量检测、睡眠检测、经络检测及基因检测的应用，为亚健康状态及疾病的早期筛查提供更多的参考依据。功能医学相关检测方法也是近年来发展的检测手段，主要评估影响器官功能的因子、器官的受损情况以及系统失衡。奥巴马在2015年国情咨文演讲中谈到了"人类基因组计划"（Human Genome Project）所取得的成果并宣布了新的项目——精准医疗计划，精准医疗由个性化医疗的概念进化而来。精准医学是对病人的不同需求而提出的一种个体化治疗手段，以基因、生物指标、生物表型或者社会心理特点为基础，将一群具有相同病症表现的病人单独区分开来。应用包括基因检测及生物分子层面在内的检测方法，提高疾病诊断的成功概率，精准医学将是未来医学中个性化检测的发展方向。

（二）非药物干预

非药物干预，即指在去药物作用下进行的自然疗法。近年来，关于慢病非药物干预模式的研究被越来越多的专家重视，目前学术界还没有对非药物干预的统一定义，有些学者将非药物干预归为生活方式干预，有些学者针对不同疾病类型对其进行整理归纳。总体来讲，可以将非药物干预定义为：包括健康行为生活方式干预、营养干预、心理干预、运动干预及健康知识宣教等在内的自然非药物干预方式。随着西医学的发展，其种种弊端也日渐显露，尤其是其医源性、药源性疾病的大量出现，医疗药物对人体的毒副作用已经成为一个非常严重的问题。在我国因药物不良反应危及患者健康及生命的问题已经发生不少。非药物治疗减轻了药物治疗疾病过程中所带来的毒副作用，减少了手术治疗对人体的创伤，在当今以慢病为主要疾病的社会，非药物治疗以其简便、无损伤的适宜技术被居民接受，符合人类"绿色"、"环保"、"回归自然"的要求。

作为与生活方式密切相关的慢病已经成为危害人们健康的头号"公敌"。面对近年来慢病的井喷发展，非药物干预针对肥胖、高血压、高血脂、糖尿病及代谢综合征的相关研究都证明了其有效治疗作用。非药物干预高血脂患者和糖尿病患者，包括健康宣教、合理膳食、控制体重、及时监测血糖血脂指标，合理运动等，并定期进行回访监督。营养干预是非药物干预中的重要内容，对高血压患者的非药物干预相关研究从营养与食疗学角度探讨建议高血压前期人群从控制饮食和热量、控制膳食钠盐量、增加钾的摄入量、限制脂肪和胆固醇的摄入、适量补充蛋白质和维生素、戒烟和戒酒、适量的运动和保持心情愉悦等多途径努力改变生活方式，有效防治高血压病。对肥胖症患者来说通过生活方式干预能够有效减轻或控制青少年重症肥胖症病理生理变化。针对代谢综合征这类疾病，通过营养干预这种非药物干预方法效果明显。关于非药物干预的研究还在不断深入，未来，非药物干预手段必将与医疗手段一起在疾病的预防和治疗中发挥作用。

（三）健康体适能及运动干预

1. **健康体适能概念及现状**　体适能是指个体拥有或获得与完成体力活动能力相关的一组要素或特征。现代医学对健康统一划分为预防、临床、康复，这其中预防与康复的阶段需要的是体能的参与。体适能的提出最重要的是强调了机体适应生活、运动与环境，例如温度、气候变化、环境或病毒等因素的综合能力，是衡量机体各项素质的重要指标，这种对生活的适应力，体现出体适能与健康之间的紧密联系。这些要素通常分为健康相关和技能相关体适能。健康体适能主要由那些与人体健康水平密切相关的体适能要素组成，通常主要包括心血管适能、身体组成、肌肉适能和柔韧适能等。其中，心肺耐力是指持续体力活动中循环和呼吸系统供氧的能力；身体成分是指肌肉、脂肪、骨骼和身体其他重要组分的相对含量；肌肉力量是肌肉最大用力能力；肌肉耐力是指肌肉在无疲劳状态下持续运动的能力；柔韧性是指关节运动的有效范围。健康体适能中每一项内容都与机体健康状况密切相关，其中心肺适能与身体成分对健康具有尤其重要的意义。

2007 年 ACSM 提出，将体力活动作为人的基本生命体征，纳入医生问诊体系中，并将运动处方作为诊疗的基本内容。大量研究数据证明静坐少动的生活方式是当今慢性疾病发生的第一独立危险因素，是 21 世纪最大的公共卫生问题，体力活动/运动是预防和延缓慢性疾病的低成本有效策略。美国 Cooper 研究所从 20 世纪 70 年代开始了一项著名的追踪研究，即有氧中心纵向研究。ACLS 研究以有氧运动能力研究为基础，探讨心肺耐力与人群健康或疾病风险间的关系，引起运动科学与公共健康领域的广泛关注。近年来 ACLS 研究团队发表了大量极具影响力的研究论文，其核心结论是心肺耐力（CRF）作为人群身体活动水平的一个客观生理指标，与各人群全因死亡率及心血管疾病死亡率高度相关。自 1995年推荐以来，多项涉及数以千计或数以万计个体的大型流行病学观察性研究已经清楚地阐述了不同种族男性和女性体力活动与冠心病风险及早期死亡之间的量效关系。同样需要着重指出的是，有氧能力［即：心肺耐力（cardiorespiratory fitness，CRF）］与全因死亡率特别是心血管疾病的早期死亡率呈负相关关系，较高水平的 CRF 与较高水平的体力活动习惯相关，也与多种健康获益相关。

2. **健康体适能的测试**　临床运动专业人员能够通过结合健康体适能测试结果与个人健康及医学检查结果，帮助受试者实现特定的体适能目标，提高整体健康状态。在进行健康体适能测试前为了确保安全要采取相应措施。首先受试者需要完成运动前安全问卷，如体力活动准备问卷（PAR-Q），（附图 1）或 AHA/ACSM 健康体适能测试参与前筛查问卷（附图 2），随后受试对象进行正式的体适能测试。健康体适能测试内容包括心肺耐力测试、肌力测试、肌耐力测试、人体成分和柔韧适能测试。目前还没有研究证明得出最佳测试顺序，一般我们以先进行安静项目测试为原则，项目之间要有充足的休息时间以保证测试的准确性和安全性。测试过程中要有专业人员的监督，特别是进行心肺耐力测试时需要有即时血压和心电图等监护设备，保证测试的安全性。

3. 运动干预与健康促进　运动对健康的促进作用毋庸置疑，大量研究数据证明，经常运动（每周 5 次）的人，与静坐少动者相比，可降低 50% 的 2 型糖尿病、胰岛素抵抗和糖代谢障碍的风险，有效增强胰岛素敏感性，降低 30% 的甘油三酯、胆固醇和低密度脂蛋白增高的风险，降低 17%、30% 和 70% 患高血压、高血脂和肥胖症的风险，综合降低脂肪肝发病风险，规律的运动能够减少血脂和体脂，同时增加整体肌肉含量和力量水平，全面改善健康状态。

在开始进行规律的运动锻炼前，首先要确立适宜的运动目标——SMARTS 原则，S（specific）针对性；M（measurable）可测性：目标客观、可测评，尽量细化；A（action-oriented）行动性：体现个体需完成的任务；R（realistic）可行性：根据运动习惯或体力活动水平，以及健康体适能水平，参考专业运动处方知识，通过实践中的反复尝试来确定目标是否科学可行，如果不科学或无法实现，则应进行适当调整，可以将最终的运动目的划分成几个更加可行的阶段性目标来实现；T（timely）及时性：限定在一定时间范围内达成目标；S（self-determined）自主性：确立自己愿意实现并坚信能够实现的目标，而不是别人强迫你去做的事情，并找到一个适合自己的方法进行目标管理、监督自己实现目标的情况（体力活动日记），奖励自己的成就。在制定完成后，根据确定好的目标制定运动处方，运动处方的制定原则为 FITT-VP 原则：F：运动频率（每周进行多少次运动）；I：运动强度（费力程度）；T：运动时间（持续时间或总时间）；T：运动方式（运动类型和模式）；V：运动量（F×I×T 的总量）；P：进度（如何增加时间、强度和量）。

目前推荐的成年人运动处方指南为：

（1）有氧运动：累计至少 30 ~ 60 分钟/天（≥150 分钟/周）中等强度，或 20 ~ 60 分钟/天（≥75 分钟/周）较大强度，或中等和较大强度相结合。（步行数：5400 ~ 7900 步/天，能量消耗目标 >1000kcal）。

（2）抗阻运动：2 ~ 3 次/周，间隔 48 小时。

（3）肌肉耐力：全身主要大肌肉群进行 1 ~ 2 组，每组重复 15 ~ 25 次甚至更多的低强度（不超过 50% 1RM）肌肉耐力练习，组间休息 0 ~ 1 分钟。

（4）肌肉力量：全身主要大肌肉群多关节练习，每一肌群练习 2 ~ 4 组，中等到较大强度，每组重复 8 ~ 12 次，组间休息 2 ~ 3 分钟。循序渐进。

（5）柔韧性练习（拉伸）：2 ~ 3 次/周，力量练习之后进行。全身主要关节和肌群，重复 2 ~ 4 次。静力性拉伸为主（轻微紧张姿势下保持 10 ~ 30 秒）、配合动力性拉伸和 PNF（3 ~ 6 秒的低到中等强度收缩，即 20% ~ 75% 最大随意收缩，紧接着进行 10 ~ 30 秒辅助拉伸）。

（6）神经动作练习：平衡、灵敏、协调、步态，如：太极拳、普拉提、瑜伽、柔力球、导引养生等，2 ~ 3 次/周，至少 20 ~ 30 分钟/次，累计至少 60 分钟/周。

（四）心理评测及干预

1. 心理评估　心理评估是依据心理学的理论和方法对人的心理品质及水平做出的鉴定。心理评估在医学心理学中的作用是非常重要的。医学心理学的一个大的领域是临床心理学，而临床心理学的两个基本任务：一是临床心理评估；二是心理治疗与咨询。显然评估是治疗和咨询的重要前提和依据，同时心理评估还可对治疗和咨询的效果做出判定。目前心理评估的方法主要包括以下内容：

（1）调查法：调查法包括历史调查和现状调查两个方面。历史调查主要包括档案、文献资料和向了解被评估者过去经历的人调查等内容。现状调查主要围绕与当前问题有关的内容进行。调查对象包括被评估者本人及其周围的"知情人"，如同学、同事、父母、亲友、老师、领导、兄弟姐妹等。调查方式除一般询问外，还可采用调查表（问卷）的形式进行。调查法的优点是可以结合纵向和横向两个方面的内容，广泛而全面。不足之处是调查常常是间接性的评估，材料真实性容易受被调查者主观因素的影响。

（2）观察法：这里所指的观察法是通过对被评估者行为表现直接或间接（通过摄影录像设备）的观察或观测而进行心理评估的一种方法。观察法可分为自然观察法与控制观察法两种形式。前者指在自然情境（如家庭、学校、幼儿园或工作环境）中，被评估者的行为不受观察者干扰，按照其本来方式和目标进行所得到的观察。后者指在经过预先设置的情境中所进行的观察。观察法的优点是材料比较真实和客观，对儿童的心理评估以及对一些精神障碍者的评估而言，观察法显得尤为重要。不足之处是，观察法得到的只是外显行为，不易重复。观察结果的有效性还取决于观察者的洞察能力、分析综合能力等。

（3）会谈法：会谈法也有称作"交谈法"、"晤谈法"等。其基本形式是一种面对面的语言交流，也是心理评估中最常用的一种基本方法。会谈的形式包括自由式会谈和结构式会谈两种。前者的谈话是开放式的，气氛比较轻松，被评估者较少受到约束，可以自由地表现自己。后者根据特定目的预先设定好一定的结构和程序，谈话内容有所限定，效率较高。会谈是一种互动的过程。评估者掌握和正确使用会谈技巧是十分重要的。会谈技巧包括言语沟通和非言语沟通（如表情、姿态等）两个方面。在言语沟通中，包括听与说。在非言语沟通中，可以通过微笑、点头、注视、身体前倾等表情和姿势表达对被评估者的接受、肯定、关注、鼓励等思想感情，从而促进被评估者的合作，启发和引导他（她），将问题引向深入。

（4）作品分析法：作品分析法也称产品分析法。所谓"作品"指被评估者所做的日记、书信、图画、工艺等文化性的创作，也包括了他（她）生活和劳动过程中所做的事和东西。通过分析这些作品（产品）可以有效地评估其心理水平和心理状态，并且可以作为一个客观依据留存。

（5）心理测验法：心理测验占有十分重要的地位，心理测验可以对心理现象的某些特定方面进行系统评定，并且测验一般采用标准化、数量化的原则，所得到的结果可以参照常模进行比较，避免了主观因素的影响。心理测验的应用范围很广，种类也十分繁多。在医学领域内所涉及的心理测验内容主要包括器质和功能性疾病的诊断中与心理学有关的各方面问题，如智力、人格、特殊能力、症状评定等。国外文献研究表明，心理评估正从早期的单一维度逐步发展为多维度评估，不少国外学者提出了相应的评估模型．当前国内心理干预效果评估的主要工具是问卷（占84.85%）。使用的问卷主要是SCL-90、SAS、SDS等，此类问卷以测量被试症状为主。由此表明，当前国内效果评估内容是以"症状"为中心，进一步的分析发现，252个采用问卷评估的研究中，总共使用了145个量表，还有29份自编问卷；7.74%的研究采用观察法评估，评估内容模糊；7.4%采用医学指标评估，评估标准不一。由此表明，目前国内采用的心理干预评估工具呈现多样化特征，尚无适合各种心理干预的效果评估工具。从技术维度上，当前国内研究主要采用统计显著性检验（占95.62%）分析评估结果。用统计显著性方法来检验结果差异是心理学的基本研究方法。总体来说，当前国内心理干预效果评估在"实验"研究阶段，评估工具多样化，缺乏对评估模型的研究。

2. 心理干预　心理干预是指在心理理论的指导下，对个体和群体的心理健康问题和行为施加策略性影响，使之发生指向预期目标的变化。心理干预可分为以下几种：

（1）强化干预：强化干预是建立在操作条件反射原理基础之上，是指系统的应用强化手段去增加慢病患者的某些适应性行为，或减弱、消除某些不适应行为的方法。具体的方法有：行为塑造，通过持续的逐一强化更为接近目标行为的行为，最终使目标行为得以形成；代币制：用代币作为强化物以促进更多的适应性行为出现的方法；消退：停止对某种行为的强化使之逐渐消失的方法。

（2）厌恶干预：采用惩罚性的厌恶刺激来减少或消除一些适应不良行为的方法。具体的方法有：橡皮圈拉弹、社会不赞成、反应代价等。

（3）放松干预：有意识、有系统的训练肌肉动作逐步达到松弛，并使呼吸减缓以获得控制身心活动强度的能力方法。具体的方法有：一般放松、丹田呼吸放松、想象放松、深呼吸放松、凝神、意念集中等。放松干预在慢性病患者的日常护理中效果尤为显著。

（4）支持性干预：又称精神支持性干预，要求干预者对患者有一定程度的了解，给予安慰、鼓励、解释、指导、疏通情感、调整环境等，激发慢病患者的自尊和自信。具体方法有：倾听、解释、鼓励、提示、暗示、调整等。

（5）家庭干预：把慢性病患者的家庭作为干预对象而实施的干预，旨在通过改变家庭成员之间的交互作用来造成对慢病患者的改变。

（五）可穿戴设备

可穿戴设备即直接穿戴在身上，或是整合到用户的衣服或配件的一种便携式设备。可穿戴设备不仅仅是一种硬件设备，更是通过软件支持以及数据交互、云端交互来实现强大的功能，将会对我们的生活、感知带来很大的转变。可穿戴设备与医疗产业的结合，将引爆医疗健康领域的一场革命。采用多种传感器的融合、创新的可穿戴设备，为提前规划和管理自身健康做好了准备，包括眼镜、手环、手表、服饰、鞋袜等与人们生活息息相关的各种物品。其不仅可以融合多媒体、无线通信、微传感、柔性屏幕、GPS 定位、虚拟现实和生物识别等最前沿技术于一体，还能结合移动互联网、大数据平台，随时随地对与人体有关的各种信息进行处理、共享、反馈，实现对个性化健康状态的管理。可穿戴医疗设备不但可以随时随地监测血糖、血压、心率、血氧含量、体温、呼吸频率等人体的健康指标，记录自身的各项生理参数，还可以通过互动信息平台实现用户与医生的互动交流，及时发现健康隐患实现自我健康管理，进行各种疾病的治疗。

在个性化健康管理的观念日益普及下，可穿戴设备逐渐成为当前的关注热点，其在健康管理领域中的应用无疑是需求最确定、功能最具革命性的一种。在现代社会每个人都处于疾病威胁之下，随着人们对自身健康的关注度提高，可穿戴医疗设备必将有更加广泛的需求基础，成为必需消费品。目前，可穿戴设备已经被应用到慢病管理、疾病预防、健康保健、居家养老等方面。在美国，应用可穿戴设备对糖尿病病人出院后进行远程监护，使每个病人的全部医疗费用降低 42%；通过远程设备将高血压病人主要生命体征信息传送到电子病历中，将两次发病看医生的间隔时间延长了 71%；在欧洲，应用远程监护接受心脏起搏器植入收入的心力衰竭病人，降低住院时间的 35%，降低住院后看医生次数 10%；在加拿大，远程监控严重呼吸疾病的病人，能有效降低住院次数 10%。可穿戴医疗设备兴起，与现在社会中慢性病的侵袭、亚健康状态的蔓延、老龄化的加速等密切相关。中国报告网调查发现，35～65岁的人群正在成为慢性病大军，其中超重和肥胖、血脂异常和脂肪肝、高血压呈明显上升趋势，发病年龄日趋年轻化。相对来说，国内可穿戴医疗设备的应用还处于实验期或推广初期，且价格偏高，商业模式仍处于探索阶段。

中国不断加剧的老龄化趋势是医疗保健增长的基础。空巢化趋势与独居老人增多，能够实现远程实时监控的可穿戴智能医疗设备需求量会不断增加。尤为需要指出的是，人力成本的上升是导致能够实现远程实时监控的可穿戴智能医疗设备需求量增加的一个重要因素。第三是慢病年轻化，患病时间长，服务需求大。专家预测，由于缺乏数据深度挖掘，盈利模式尚未形成，已面世产品与用户的实际生活仍有距离。未来，可穿戴医疗设备还需要迈过医疗信息系统建设、统一标准以及运营机制等几个障碍，以实现行业的真正发展。

◆ 参考文献 ◆

1. 白书忠，武留信，增强，等. 健康管理师健康体检分册［M］.
2. 段云峰，王小万. 日本卫生保健制度改革与发展趋势［J］. 国外医学：卫生经济分册，2002，19（4）：166-170.
3. 赵楠，梁英，谭志军，等. 中外健康体检项目比较分析［J］. 现代生物医学进展，2013（11）：2135-2141.
4. 白书忠，武留信，陈刚，等. 中国健康管理创新理论与实践［J］. 中华健康管理学杂志，2014，8（2）：75-78.
5. 刘小云，郑德君. 健康体检的管理体会［J］. 检验医学与临床，2008，5（6）：381.
6. 杨丽华，闫艳玲，叶秋芝. 健康体检中心存在的共性问题及对策［J］. 中国全科医学，2007，10（1）：56-57.
7. 杨冬梅，刘烨，垢建华. 医院现代化体检中心的管理及问题探讨［J］. 中国煤炭工业医学杂志，2014，17（012）：2088-2091.
8. 徐幻，王桂玲，翁志强，等. 浅谈当前医院体检中心存在的问题及解决对策［J］. 临床误诊误治，2010，23（10）：975-976.
9. 王雷利，冯大跃，冯雨来，等. 国内健康体检中心现状分析及科学管理初探［J］. 中国医院，2014，18（4）：77-78.
10. 梁美荣，李洪军，梁丽荣. 我国健康体检中心的发展及其服务模式探讨［J］. 长春中医药大学学报，2011，27（5）：840-841.
11. 陈帅，王桂玲，李晓华，等. 关于加强医院体检中心管理的几点思考［J］. 中国卫生质量管理，2012，19（5）：47-49.
12. 魏永堂，张塔，王庆涛，等. 健康体检中心规范化管理的现状与对策［J］. 实用医药杂志，2010，27（10）：954-955.
13. 魏永堂，张瑢，王庆涛. 健康体检中心规范化管理的现状与对策［J］. 实用医药杂志，2010，27（10）：954.
14. 卢惠娟. 浅谈公立医院体检中心存在的问题及对策分析［J］. 吉林医学，2010，31（33）：6174.
15. 杨丽华，闫艳玲，叶秋芝. 健康体检中心存在的共性问题及对策［J］. 中国全科医学，2007，10（1）：56-57.
16. 徐幻，王桂玲，翁志强，等. 浅谈当前医院体检中心存在的问题及解决对策［J］. 临床误诊误治，2010，23（10）：975.
17. 胡安梅，李尔曼，董志远，等. 健康管理在健康体检中的应用. 实用预防医学，2011，（01）：

180-181.

18. 郑成学. 健康管理在健康体检中的作用. 中国医学创新, 2011, 8 (09): 126-127.

19. 吴琴琴, 王淇, 郭丽琳, 等. 健康体检居民对健康管理需求的调查研究. 华西医学, 2014, 29 (05): 844-847.

20. 彭青渝, 郑文红. 实施以健康体检为基础的健康管理模式的探讨. 西南农业大学学报（社会科学版）, 2011, 9 (09): 194-195.

第三章

法律与个性化健康医疗管理服务

人类步入 21 世纪，特别是近年来随着互联网、物联网和云计算等信息技术日新月异的发展，世界乃至中国由信息化时代步入大数据时代，从而可以依托现代医学科技和生命科学发展，建立为国民服务的数据化信息基础平台，为国民提供终及一生的信息化健康管理服务成为现实。在此时代背景下，健康服务模式开始由传统单向的被动健康服务模式向互动的健康服务模式转变，个性化健康医疗管理服务亦应运而生，它是基于个体的健康现状，对个体的生活方式和行为习惯进行调查建立个人健康档案，继而对个人的健康危险因素进行科学、系统和专业化的健康风险全面综合分析评估，而制定出切合本人的个性化医疗健康管理服务的方案。个性化健康医疗管理服务对于个人医疗保健和医疗服务的意义自不必多言，但要实现此类服务的有序发展，无论个人健康数据的保护还是个性化健康医疗管理服务纠纷处理，法律的规制自然不可或缺，尤其需要为个人健康数据保护和个性化健康医疗管理服务法律需求寻找恰当的立足点。基于此，笔者从上述两方面入手在剖析国内外相关法律规制的基础上提出我国个性化健康医疗管理服务的法律规制策略。

第一节　个人健康数据的法律界定

一、个人健康数据与公共健康数据

由于个人健康数据与公共健康数据的法律规制无论在法律保护形式还是保护力度方面都应有所不同，因此就健康数据法律问题而言，应当先界定清楚个人健康数据和公共健康数据两者之间的根本区别，只有厘清上述概念，那么才能针对个人健康数据的法律问题深入剖析。

个人健康数据的上位概念是个人数据（个人信息），此概念始于 1968 年联合国在"国际人权会议"提出的"数据信息保护"。周汉华率领的课题组完成的《中华人民共和国个人信息保护法（专家建议稿）》使用"个人信息"这一概念。齐爱民在 2005 年 6 月的《中华人民共和国个人信息保护法示范法草案（学者建议稿）》亦涉及"个人信息"概念。郎庆斌、孙毅、杨莉在 2008 年 12 月出版的《个人信息保护概论》提出个人数据概念，是已经识别或可以识别的与个人相关的所有资料，可以被计算机系统识别、存储、加工处理。台湾学者范江真微也主张使用"个人信息"。认为个人信息是为个人控制或者拥有的与个人的人格权密不可分的各种信息数据，例如健康信息、信用信息、经济状况等。其实，概念的不同主要是源于不同的法律传统和使用习惯，实质上并不影响法律的内容。因此使用个人信息、个人数据在法律上并无实质区别。那么个人健康数据就是个人数据（个人信息）下辖的一个概念，国内亦有学者汤啸天将个人健康数据定位为个人健康医疗信息，认为它是个人信息的组成部分。笔者认为，个人健康数据与个人健康医疗信息在宏观上并无大差别，可以相互通用，但为了与本书其他章节内容结合，本章采用个人健康数据概念。即个体在医疗服务、健康体检、疾病控制、医学研究等过程中涉及个体特征、健康状况、遗传信息、病历病史等信息，而且根据上述信息能够直接识别特定个体的健康数据可以界定为个人健康数据。

公共健康数据则不同于个人健康数据，它是客观反映一个社区乃至一个地区的人群总体医疗健康状况的数据，总体上可以归之为以下三类，第一类是无差别的广谱人群的健康数据，如宣传健康教育、疾病预防、妇幼保健等相关的医疗科普数据。第二类是针对某些重点人群的公共医疗健康数据，如社区儿童健康数据、孕妇围产期和产后随访数据、老年人群健康数据等。第三类是疾病预防控制状况数据，如社区内发现的传染病发病数据、传染病防治数据、社区内患慢性病、精神疾病等高危人群的统计数据。公共健康数据与个人健康数据相比，存在着以下重大区别：

1. 数据来源有所不同，个人健康数据往往是数据主体在接受医疗服务、健康体检、疾病控制、接受医学研究过程中主动提供的数据，主体往往存在着一个主动参与的过程。而公共健康数据往往是收集者自行公布的数据，如上文所述的如宣传健康教育、妇幼保健、疾病预防等相关的医疗科普数据。另一类也是收集者主动且有目的地去调查采集此类数据，如社区内重点人群数据：儿童健康数据、孕妇围产期和产后随访数据、老年人群健康数据等。

2. 数据的识别性不同，个人健康数据作为可以直接识别主体的媒介，因此很有可能涉及数据主体的隐私权益问题，如果不进行任何无害化处理而直接公布于众，无疑有让个人健康数据主体在大庭广众之下裸奔之嫌。而公共健康数据则无法直接识别到主体，而且在采集的过程中收集者付出相当多的精力和物力，因此在法律保护方面自然不必如个体健康数据保护那样严格。

综上所述，个人健康数据是由数据主体主动参与，内容包括个体特征、遗传信息、疾病信息、健康信息、免疫信息等数据，并能根据上述信息直接或间接地识别到特定主体的数据。

第二节 国外个人健康数据法律规制情况

一、欧洲国家对个人健康数据法律规制状况

（一）《欧盟数据保护指令》有关个人健康数据的保护规定

欧洲以制定统一的个人数据保护法的形式来实现对此类数据的保护，此类立法模式被称统一模式，是采用综合方法保护隐私和个人信息数据的法律制度。欧盟对个人数据

（personal data）定义为"与识别或者可识别的自然人（数据主体）的相关的所有信息"。1995 年欧盟《个人数据保护指令》（以下简称欧盟 1995 年指令）对所有部门以及所有数据处理均有法律效力，此指令在欧洲个人数据保护发展史上具有重要里程碑的意义。由于欧洲国家对第二次世界大战中因纳粹德国恶意利用个人数据而快速将犹太人关进集中营进行残害的噩梦还记忆犹新，因此立法中更多注重人权保障基本利益的角度来实施数据保护，明确个数据主体对于个人数据的信息自决的权利，正如其在前言中指明"鉴于数据处理制度是为了服务于人类的，无论自然人的国籍或住所，必须尊重他们的基本权利和自由，特别是其隐私权，促进经济和社会进步、贸易发展和个人福祉。"鉴于此立法本意，因此要求个人数据处理以尊重个人权利原则，即便是为了国家安全、防务、犯罪预防等，也并不是直接可以超越个人数据保护原则。

虽然欧盟 1995 年指令的目标是"（1）为与本指令相一致，成员国应当保护自然人的基本权利和自由，特别是他们与个人数据处理相关的隐私权。（2）各成员国不得以与第 1款所规定的保护相关理由限制禁止成员国之间个人数据的自由流动。"但是尊重个人权利仍列为首要位置，并据此确立了个人数据保护的基本原则。

由于欧盟 1995 年指令的立法基础是以尊重个人权利为原则，因此广泛以"数据主体同意"作为基本原则，其他只有在以下五种情况下处理个人数据作为合法性基础：一是为了履行数据主体作为一方当事人所涉及的合同所必须进行的数据处理，或者是订立合同之前依据数据主体的要求采取相应措施而必须进行的数据处理。二是为了履行数据处理控制人所承担的法定义务所必须进行的数据处理。三是为了保护数据主体自身的重大利益而必须进行的数据处理，例如在危重病人房间设置监控获取其信息以便于及时救护。四是为了履行重大公共利益相关任务，或者行使已授予数据处理控制人或者接受数据披露的第三方有官方授权的任务所必须进行的数据处理。五是为数据处理控制人或者接受数据披露的第三方的合法利益的目的所必须进行的数据处理。

欧盟 1995 年指令在确立个人数据保护的基本原则同时，对于个人数据管理的法定责任和义务规定了以下原则：一是数据质量原则，即数据必须基于特定、合法、明确的目的，适当而合法的方式来准确的收集数据，并且应需要而适时更新。二是数据处理合法化原则，即数据处理必须符合法定义务经个人数据主体明确同意。三是告知原则，对于个人数据主体必须告知数据处理的目的，数据收集者身份，对问题的回答是强制性的还是非强制性的以及未回答问题有可能产生的后果，个人数据主体有查询和更正的权利。四是特殊类型敏感性数据处理原则，例如个人健康数据列入敏感性数据。

欧盟 1995 年指令将个人健康数据列入个人数据范围，这健康数据包括基因数据、揭示任何药品或酒精的医疗或非医疗用途的数据，并将此数据列入敏感性数据范围。该指令中第 8 条第 1 款规定"成员国应当禁止处理揭示种族血统、政治观点、宗教或哲学信仰、工会会员资格的个人数据之处理，应当禁止与健康或性生活相关的个人数据的处理。"对于这些特殊类型的数据处理，只有在为了预防医学、医学诊断、提供护理或治疗、保健服务管理之目的而提出数据进行处理的要求，以及根据国内法或者国内主管机关制定的相关规则负有职业保密义务的医务工作者或者负有相同保密义务的其他人所作的数据处理。由此可见，针对个人的健康数据一般没有具体规定的保护方式，只是在规定例外原则时有所涉及。

总之出于对个人权利的尊重，因此数据处理以数据主体同意为原则，这导致欧盟模式的个人数据流动方面需要付出巨大的成本，这也是欧盟 1995 年指令最让人诟病之处，正如 2003 年 5 月 15 日欧盟委员会发表了《〈个人数据保护指令〉（95/46/EC）执行情况首份报告》认为，它虽然加重了数据处理机构的负担，但也没有给数据主体带来相应的好处。

（二）2012 年欧盟个人数据保护指令修正案关于个人健康数据规定

早在 2007 年，欧盟有关部门着手对欧盟 1995 年指令修订，于 2012 年 1 月欧盟委员会又出台了《个人数据保护指令修正案》，该方案与欧盟 1995 年指令相比较，又给予了广大民众一项个人数据保护的权利，即民众有权要求相关机构删除有关他们的个人数据，同时阻止这些个人数据进一步传播，这项权利被称之为数据删除权。只有在例外情形下，数据控制者才可以拒绝承担删除个人数据的责任，其中关于个人健康数据方面，对个人数据处理在保证数据主体基本权利的同时，如果涉及以下与健康安全有关的情况，在严格保密的情况下，处理个人数据为医学专家或其他人员为了研究药物、医学诊断、医疗服务的供给和管理所用；处理个人数据在公共健康领域符合公众利益，例如是为了预防或控制严重的传染病；处理个人数据符合其他公共利益，例如提升医疗保险服务的质量和效率。

此方案的特点在于进一步赋予民众对个人数据的保护的同时，但对于公共健康领域方面，只要在保证数据主体的基本权利的前提下，有关为健康安全、公共利益方面对个人数据主体删除权作了必要的限制。

（三）若干欧洲国家关于个人健康数据的法律规定

1. 德国个人健康数据法律沿革　德国的个人健康数据法律保护体系与欧洲其他国家以欧盟 1995 年指令为指导的法律体系有所不同，由于受美国的法学理论影响，德国联邦于 20 世纪 60 年代末就开始关注个人数据，德国联邦议会自 1970 年起开始着手制定《联邦个人资料保护法草案》，最后于 1976 年通过 1977 年生效，《联邦个人数据保护法》，此法是大陆法系国家最有代表性的一个人资料保护的特别法。2008 年德国出台了《个人数据保护法》（修正草案）。

《联邦个人数据保护法》立法目的有二：第一，在个人数据处理过程中对个人隐私给予统一且充分的保护；第二，使个人数据处理行为合法化。此法同时规制联邦公共机构及私人组织对个人数据的处理行为。

《联邦个人数据保护法》对于个人数据保护主要有以下原则：第一是直接原则。即个人数据原则上应向数据主体本人收集。第二是更正原则，数据主体有权要求修改个人数据以便使个人数据在特定的范围内保持正确、最新。第三是目的明确原则，收集个人数据必须有明确特定的目的，禁止个人数据收集者超出目的范围去收集、处理数据。第四是安全保护原则，应让个人数据处于安全防护范围内，避免不当使用、泄露、灭失。第五是公开原则，让数据主体有知晓其个人数据被收集、处理及利用的情况。第六是限制使用原则，个人数据的使用必须严格限定在收集的目的范围内，不应做收集目的之外的利用。

《联邦个人数据保护法》规定数据主体享有以下权利：第一告知权，数据主体有权对其数据的内容处理利用情况要求相关部门告知的权利；第二是个人数据更正权，数据主体有权对错误或者过时的个人数据进行更正或更新权利；第三是个人数据删除权，除非法律规定或者其他约定，数据主体有权删除没有经过其同意而采集储存的数据；第四是个人信息封锁权，如果数据主体对个人数据的正确性存疑，但这数据又具有必须保存的法定理由，那么数据主体有权要求数据控制人封存这数据。这四种权利构建成德国对个人数据保护的核心内容。

《个人数据保护法》（修正草案）第 6 条规定"有关医疗、基因、性生活、健康检查及犯罪前科的个人数据，不得收集处理或利用。"上述五类个人数据中涉及个人健康数据主要有医疗、基因、健康检查数据，对于这些数据，该法案规定以尊重当事人意愿为立法取向，以必须征得数据主体书面同意为原则。但《个人数据保护法》（修正草案）第 6 条同时也规定例外情形"1. 法律明确规定；2. 法律未明文禁止收集、处理或利用，且经当事人书面同意；3. 公务机关执行法定职务或非公务机关履行法定义务所必要；4. 当事人自行公开或其他已合法公开的个人数据；5. 公共机关或学术研究机构基于医疗、卫生或犯罪预防目的，为统计或者学术研究而有必要，且数据经过处理后或依其揭露方式无从识别特定当事人。"

上述条文表明，《个人数据保护法》（修正草案）在尊重数据主体的意愿的同时，对于法定情形、履行法定义务、数据主体已自行公开等情形实行无条件免责，而对于法律没有明文禁止或者是为了医疗卫生、预防犯罪、统计或学术研究需要，实行有条件的收集、处理、利用，对于法律没有明文禁止的，必须经过数据主体的同意。对于为了医疗卫生、预防犯罪、统计或学术研究需要则要求处理或揭露后无法识别特定的数据主体为条件，这种处理两种方式。一种称为匿名处理，即修改个人数据以便使有关个人信息无法与已识别出或其他可识别出的特定自然人相对应。另一种是化名处理，用符合代替姓名和其他可识别出的特征，以便难以识别数据主体或排除识别数据主体的可能性。通过上述措施有效地实现了尊重当事人（数据主体）的意愿与合法处理利用数据之间的平衡。

2. 意大利个人健康数据法律规定　意大利 1999 年的《个人数据处理保护法》将医疗数据信息列入敏感个人信息范围，并制定了相应的保护原则。

在为了保护数据主体的身体完整或者健康状况下，即使没有授权，卫生管理职业机构和公共健康机构也可以披露个人健康数据信息。

如果是为了第三人或作为整体的公众的身体完整和公众健康，在数据主体没有作同意时，那么只有在授权的情况下才能处理个人健康数据信息。

对于无法律行为能力的个人，包括身体不健康或精神上有缺陷的人，那么披露其个人健康数据信息必须征得其同意，卫生管理职业机构及团体可以通过该数据主体的合法授权代表、或数据主体的亲戚、家人或同居的人同意，卫生管理职业机构及团体才可以作为合法披露个人健康数据的负责人。

如果个人健康数据披露或者传送给该数据主体或者其他实体时，只有被数据主体或其数据管理人指派的医生才可以来实施上述披露或传输行为。

如果是为防止、查明或控制犯罪的情况下，可以在有部门法规定的情形下披露和传播个人健康数据。

意大利法律与其他国有关法律的不同之处在于不仅仅限于将敏感数据和个人医疗数据作为例外性规定适用于保护公共卫生安全的场合，而且对个人医疗数据的披露给予法律上的承认。

二、美国个人健康数据法律规制状况

美国对个人（健康）数据立法与欧盟立法模式有所不同，美国法的模式以分散立法而不制定统一的个人信息保护法为主要特征，即在各行业各自制定有关个人信息保护的法律规则、准则，而不制定统一的个人信息保护法律。因此美国没有综合性的个人数据保护法，也没有对个人数据犹如欧盟一般下个定义，美国以"个人识别信息"概念形容个人数据，这与欧盟1995年指令相比，是指能直接识别某个特定的人的数据。

因此关于数据保护方面，虽然美国在1974年颁布《隐私权法》，此法是美国第一个规范政府行政部门在收集和传播私人信息活动中保护个人信息的综合性联邦立法，此法案规定了信息主体的主要权利，政府机关的主要义务，有关民事救济的措施，但该法案只适用于联邦部会以上的机构，对部会以下的机构或州政府的各级行政机构，以及民间企业组织均没有约束力，因此该法的规范功能因为其规范对象的严格限制而大大降低。1986年施行的《电子通讯隐私法》，该法将截取电子通讯的行为定为犯罪，并对因此造成的隐私侵犯规定了相应的民事救济途径及措施。关于个人健康数据保护方面，美国于2001年颁布的《健康保险移转与责任法》，该法规定了有关个人健康数据的保护规则。所保护的健康信息主要指以任何形式和介质保存或传递的可识别的个人健康信息。对此信息患者有获取和修改的权利，健康服务者或者健康计划组织对这些健康信息采取任何措施必须书面通知患者，如果要公布这些信息还需要征得患者的同意，防止任何可以预见的威胁、未经授权的使用和泄露。只有在一些法律有特殊要求，或者为患者健康治疗考虑或紧急情况下使用健康信息可以不经患者同意。

从以上的美国个人数据立法例可以看出，美国对待个人数据的态度与欧盟截然不同，欧盟从基本人格权益的角度出发，因此以尊重个人权利为原则，因此以取得数据主体同意为原则。美国认为，个人数据基于一种自然存在，只要是基于合法的目的，那么任何人均可以采集和记录，不以事先征得个人同意为原则，反而以数据处理自由进行为原则，对数据流动的保障更关切。但在一些特殊的领域，根据相关的特别立法，特定的个人数据必须征得数据主体同意，因此美国的各自立法模式主要依赖于市场调节和行业自律，以促进数据流通为原则，这样有利于数据的流通和增值利用，但由于将个人信息的收集、利用和加工等问题完全交由企业，由数据主体与企业以合同关系来解决个人数据流通问题，这样由于缺少统一的强有力的立法模式，对于个人数据保护力度尚待加强。

美国是行业自律模式创导者和实践者，一种是建议性行业指导，即为行业内成员提供网络隐私保护的指导建议。一种是网络隐私认证计划。在线隐私联盟制定自我规范的原则，并由第三方来制订网络隐私认证计划。但上述自我约束机制存在着明显缺陷，不参加隐私认定的不受这些认证规则的约束，即便参加隐私认证计划，那么在巨大的商业利益前，是否还会固守保护数据主体利益宗旨成为难题。企业自律一旦无法落于实处，那么会有导致保护体系土崩瓦解的危险。

但也正是由于美国对于个人数据流通采取相对宽松的政策，在有限保护个人数据的前提下充分促进数据的自由流通。因此使美国在数据的增值利用方面比欧盟更富有效率。从2010年开始，美国联邦政府开展主题为"我的大数据"的系列主题活动，例如一项被称为"蓝钮"（Blue Button）计划，每个人可以从联邦医疗保险（Medicare）和退伍军人健康管理局（VHA）数据库中获取个人健康记录，以便管理其健康、经济状况，并可以与信息提供方交换信息。

奥巴马政府在2012年3月29日正式推出"大数据研究与发展倡议"，提出在科学研究、环境保护、生物医药研究、教育以及国家安全等多个领域利用大数据技术进行突破。美国议会出台鼓励医疗保健服务供应商使用电子病历的法案，极大地提供了可供临床医生、研究者与病人使用的数据量，形成学习型医疗保健系统，有助于将临床医疗数据及时反馈给患者并且指导相应的治疗。此外，大数据在可以在预测医学领域大显身手，利用大数据技术可以深入了解一个人的健康信息及遗传信息，更好的预测某些特定疾病是否在特定个体可能发生，或者某种特定治疗方式对于特定个体可能会产生的特定反应。如好莱坞红星安吉丽娜·朱莉（以下称朱莉）2013 年 5 月 13 日致信《纽约时报》，自曝为降低罹癌风险，接受预防性乳腺切除手术，术后她患乳腺癌的概率从 87% 下降到 5%。此案例就属于针对朱莉的遗传基因而进行的特定性预防治疗手术治疗。这些与本书所涉的个性化健康医疗管理服务宗旨不谋而合。

但是由于美国宽松的数据流通法律规制现状，以至于在立法上欠缺整体的规划，导致司法上的不协调；而且适用范围有限，美国的数据立法针对政府部门，并且主要是联邦政府，不涉及州，尤其不适用于私的机构。也给大数据时代的背景下如何保护个人隐私带来挑战，因此在数据流通与隐私保护方面找到平衡点确实是各国共同面临的普遍法律问题。正因为如此，近年来美国对于个人的医疗记录数据还是日趋重视，他们认为，一个人基于医疗过程所产生的医疗记录数据，患者通常不愿意让别人知悉或者披露，因为个人所患的疾病有可能会披露某些个人行为或者个人信息，甚至会影响社会对患者的评价，有可能会引起他人的误解或恐慌。为此，美国也正在持续不断地修改或完善相关的法律法规，以便加强改变美国模式对个人数据对人格尊严保护不足的状况。

三、其他国际组织的个人健康数据法律规制状况

（一）联合国对有关个人健康数据的法律规定

联合国在 1968 年《世界人权宣言》发布 20 周年的国际人权会议上，首次提出了"数据信息保护"（data protection）概念。1990 年 12 月 14 日联合国大会通过《关于自动资料档案中个人数据信息的指南》（以下简称《指南》，此《指南》从两方面来规定个人数据保护原近则，一是个人数据保护的基本原则、监督及处罚、跨国数据流通、适用范围等对联合同成员国的个人数据国内立法设定了最低的保护基准原则；另一方面对政府间国际组织所保存的个人数据可以适用的具体规定。

《指南》对个人数据保护所遵循的八项原则是：合法合理原则，指应以合法合理的方式收集和处理个人数据；准确原则，指负责个人数据信息编辑和保存的人或者机构必须对所记录的个人数据的准确性进行检查，以保证个人数据完整性和最新性；目的明确原则，指收集的个人数据的使用应符合特定合法的目的；本人参与原则，能提供个人身份证明的数据主体有权知晓有关的个人数据是否在处理，并有权利以合法的途径免费获取个人数据，有权利对非法、不合理的数据进行修改或删除；不歧视原则，除了法律规定外，对于有可能引起的歧视的信息，如人种起源、健康、性生活等信息不应被保存；批准例外原则，只有在因为保护国家安全、公众需求、公共安全、他人的权利和自由时，尤其是由于人道主义，对那些正被迫害的人的权利和自由需要保护的情况下，可以不遵循上述原则；安全原则，数据收集者应当采取适当的措施来保证数据文件免受危险；监督处罚原则，各成员国必须设立机构根据上述原则进行监督。

《指南》在数据主体权利保护与数据自由流通这两大价值取向方面进行了平衡，要求各国在加强数据主体权利保障的同时，不得以保护隐私权为名，限制个人数所的跨国流通，但由于《指南》仅是一种纲领性文件，并无法律强制效力，因此导致其规范作用大受

限制。

（二）世界经济合作发展组织对有关个人健康数据的法律规定

世界经济合作发展组织于 1980 年 9 月 23 日通过了《隐私保护与个人数据跨国流通指南》（以下简称《流通指南》）确立保护个人数据保护的八项原则，这些原则已成为当今世界各国制定本国个人数据保护的基本性原则，主要有：

收集限制原则，《流通指南》第 7 条规定："个人数据的收集应该受到限制，任何此类数据的获得都应该通过合法和公正的方法，在适当的情况下，要经过数据主体的默示或同意。"上述条款表明，对个人数据的收集应当使用合法的、公正的手段，在必要的时候，还应得到数据主体的同意或者告知个人数据主体，这样来引导数据收集者只收集必要的数据，避免数据滥用而让人受害。

资料完整正确原则，《流通指南》第 8 条规定，个人数据应该与他们被使用的目的与该目的所需要的程度相符合，应当是准确、完整的和适时的。因为不完整或者不更新的数据会导致错误的结论，因此必须从个人数据的准确性、完整性、及时性等方面从而保证个人数据的质量。

目的特定明确原则，《流通指南》第 9 条规定，收集个人数据目的是特定明确的，如果收集后与最初的目的相抵触，那么目的变更时必须特别列明的。目的特定明确原则遵从了民法的诚实信用和公序良俗原则。对于公共部门而言，收集个人数据只能出于履行其职责为目的；对于非公共部门而言，收集个人数据只能在其特定目的的情况下收集个人数据。

使用限制原则，《流通指南》规定，如果不是依据第 9 条（目的特定明确原则）载明的目的，个人数据不应该被泄露或者被他人取得和使用。除非经过个人数据主体的同意，或者经过法律的授权。

安全保护原则，《流通指南》第 9 条规定，个人数据应当受到合理的安全保护，以防备遗失或未经授权的不法接触、修改、泄露、修改、破坏。

公开原则，《流通指南》第 12 条规定"应该制定关于个人数据的开发、实践和政策的一般的公开政策；应该确立便利的措施，以确定个人数据的存在和性质、它们使用的主要目的，以及数据控制者的身份和通常住所。"因此个人数据的收集、处理、利用等程序公开。应当制定有关个人数据的收集、处理、运用的一般公开政策。上述程序性公开原则的立法意义在于为个人数据主体的参与提供了基础性条件，如果缺乏上述公开原则，那么个人数据主体参与或者访问自身数据的权利将成为一纸空文。

个人参与原则，数据主体对数据收集者持有的自身数据有以下权利，有了解数据收集者是否保存有自身的数据，有合理有必要的情况下以合理的方式获悉了解自身的数据，有对数据资料进行删除、修改、完善的权利。例如在医疗领域，医疗机构可以充当实现个人参与目标的媒介。

责任原则，数据收集者应当遵守以上原则，如果个人数据控制人违反上述原则进行个人数据的收集、处理、利用，那么需要承担相应的责任。

尽管《流通指南》对经济合作开发组织成员国没有法律拘束力，仅仅提供参考的作用和价值，但是这个人数据保护的八项原则确定了数据信息资料的国际流通原则，成为世界各国个人数据保护的研究对象以及相关立法的示范，它尽力实现个人数据法律规制中需要并行实现的基本价值：个人数据保护与个人数据自由流动平衡。但我们纵观《流通指南》

全部内容，可以获悉并没有专门针对个人健康数据信息保护的具体规定。

第三节　国内个人健康数据保护法律问题

一、居民电子健康档案、电子病历所有权法学评析

（一）电子健康档案、电子病历发展概况

电子健康档案（electronic health rocord，EHR）是对个人健康相关活动的电子化记录，不仅包括人们接受医疗服务的记录，还包括免疫接种、接受保健服务、参与健康活动的记录等。电子病历（electronic medical rocord，EMR），对于上述两个概念的联系与区别，美国医疗信息与管理系统协会（Healthcare Information and Management Systems Society，HIMMSS）有明确阐述，认为 EMR 主要是指患者在单个医疗机构内的详细临床记录，由医疗机构管理；而 EHR 是指患者在不同医疗机构的概要临床记录。由此可见，电子病历是电子健康档案的重要数据来源，电子健康档案正是以电子病历作为主体，以信息共享为核心，它能够穿越不同机构和系统的藩篱，在不同的信息提供者和使用者之间实现医疗信息互换和共享。因此电子健康档案包括电子病历，电子健康档案的法律权属问题分析亦可涵盖电子病历，故此本文中一并分析。

我国的电子健康档案起步较晚，2009 年 3 月国务院下发《中共中央国务院关于深化医药卫生体制改革的意见》提出：以建立公民健康档案为重点，构建乡村和社区卫生信息网络平台。我国自始为城乡居民建立电子健康档案，通过建设以电子健康档案为基础的区域卫生信息平台，期望将分散于各级医疗机构的健康数据予以整合形成信息整体。由于电子健康档案可以为医务人员提供准确信息，快捷便利的实现医疗信息共享，因此一经诞生便展露出其强大的生命力。以浙江省为例，以标准化的居民健康档案和电子病历为建设核心，截止 2011 年底，浙江省已建立并上传了 120 余万份标准统一信息共享的居民电子健康档案，"国家数字卫生"项目示范区的居民电子健康档案的建档率达到 90% 以上。国务院 2012 年 10 月 19 日公布《卫生事业发展"十二五"规划》，规划提出 2015 年城乡居民规范化电子健康档案建档率达到 75% 以上。而这些可以建立在电子健康档案系统的区域卫生信息平台可以实现不同医疗机构间相通，必然能改善患者群体就医环境、完善健康数据的增值使用，从而跨越质量安全的沟壑：21 世纪新的健康体系。但在普遍建立居民健康档案、电子病历的同时，我们均无法回避其法律问题，就是电子健康档案、电子病历所有权问题，如果上述问题在法律上不能得到清晰的解决，那无疑会给如火如荼开展的卫生信息整体建设带来阻碍。

就电子健康档案的形成过程而言，主要是由居民个人和电子健康档案数据采集者共同完成，居民个人作为数据主体不断地提供居民个人基本信息、家庭信息、医疗服务信息，电子健康档案数据采集者，例如医疗机构的医生不断收集上述居民的个人信息、家庭信息、疾病信息，并且通过对患者的诊疗服务形成针对这患者的医疗服务信息，亦是医疗卫生机构为居民提供医疗卫生服务过程中的规范记录。

因此，健康档案信息主要来源于医疗卫生服务记录、健康体检记录和疾病调查记录，并由电子健康档案数据采集者将其进行数字化存储和管理。按 2009 年新标准规定的五类电子健康档案实行标准化，它们分别是：个人基本健康信息档案、疾病控制档案、妇幼保

健档案、医疗服务档案、社区卫生档案。通过这些信息可以识别具体的特定个体，这符合欧盟个人数据（personal data）定义，即"与识别或者可识别的自然人（数据主体）的相关的所有信息"。因此电子健康档案毫无疑问是属于个人健康数据的范畴。这些电子健康档案的形成即离不开居民个体，亦离不开电子健康档案数据采集者，而且健康档案需要多个相关主体共同建立，医院和个人不可能单独构建完整的档案资料。此标准化的实行，使我国的个人健康档案更加统一和规范化。统一电子健康档案的建立，实现医疗机构间的信息互联互通，健康信息共享，切实解决民众看病就医问题。那么电子健康档案的所有权问题直接影响到今后这些数据的加工利用，因此我们有必要从法律上来厘清这些电子健康档案的所有权问题。

虽然我国法律上对于电子健康档案的所有权归属并没有明确规定，但总结以往病历档案的所有权讨论主要有以下几种论点：

1. 患者所有说，持此论点的主要依据是患者前去医疗机构就诊，必须交纳相应的医疗费用作为对价，而且医疗机构对于病历本也收取了相应的工本费用，因此用患者的个人信息、健康信息所组成的健康档案在患者支付了相应的对价后应当属于患者所有。

2. 医疗机构所有说，根据《医疗机构病历管理规定（2013年版）》第10条规定"医疗机构建有门（急）诊病历档案室或者已建立门（急）诊电子病历的，经患者或者其法定代理人同意，其门（急）诊病历可以由医疗机构负责保管。"第13条规定"患者住院期间，住院病历由所在病区统一保管。因医疗活动或者工作需要，须将住院病历带离病区时，应当由病区指定的专门人员负责携带和保管。患者出院后，住院病历由病案管理部门或者专（兼）职人员统一保存、管理。住院病历由医疗机构负责保管。"因此病历档案由医疗机构直接控制和保管，病历档案的所有权归属于医疗机构。

3. 患者与医疗机构共有说，根据《医疗事故处理条例》中将病历资料分为客观性病历资料和主观性病历资料，客观性病历资料主要包括患者的症状、体征、病史、辅助检查结果、医嘱等，主观性病历资料包括医务人员在诊疗患者过程中对患者的病情观察分析讨论形成的诊疗意见等，认为客观性病历资料所有权属于患者，但根据医务人员智力成果的体现的主观性病历所有权应当归于医务人员所在的医疗机构，因为医务人员为患者提供诊疗服务属于职务行为，故所有权归属于医疗机构。因此完整的病历所有权就当归患者和医疗机构（医务人员）共有。

综上所述，对于病历档案（电子病案）的所有权归属我国亦莫衷一是，国外如日本亦有类似情况，如里村洋一在他的《电子病案——21世纪医疗的变革》一书中提到"近年来，患者强烈意识到自己的决定权。病案也是患者自己之物，在医疗上也意识到所谓信息支配权。病案应属于谁的议论还未终结"。因此有学者建议将电子健康档案所有权讨论搁置一边，着重加强电子健康档案使用权研究。笔者认为不妥，如果不能确定电子健康档案的所有权归属，那么所有权所能衍生的权利如管理权、使用权、查询权、修正权将成为无源之水。就患者而言，如果不能确定患者对个体健康档案的所有权问题，那么患者需要对个体健康档案使用、查询、修正权利无从谈起。就医疗机构及卫生行政管理部门而言，如果不能确定其对所建立的健康档案的所有权问题，那么医疗机构及卫生行政管理部门需要对健康档案行使管理、使用权利也无法实现。笔者认为电子健康档案采用共有制度较为合理，主要基于以下原因：

1. 从法律角度分析电子健康档案采用共有制度具有可行性，我国民法对于共有制度有明确的规定，是指一个物上具有两个及以上的所有权人，换言之，两个或两个以上的民事主体对同一标的物共同享有所有权，数人同时享有一个所有权，有时这样反而增强对物的使用效率。因此电子健康档案采用共有制度在法律上亦无障碍。

2. 从个人电子健康档案的增值使用的角度分析，只有确认了患者、医疗机构、卫生行政管理部门对相应的健康档案（库）具有所有权，那么上述群体才能实施所有权所衍生的其他权利如占有、使用、收益、处分权利。这样也助于各类相关群体对电子健康档案的推行自始至终保持较为积极的态度，实现有效利用现存资源达到最大的健康效果的目的。

3. 从个人电子健康档案的形成过程而言，患者提供了个人信息和健康信息，医疗机构及卫生行政管理部门的相关工作人员为收集这些信息并且进行分类加工、主观分析也付出了相应的智力劳动，电子健康档案的形成上述两类人员均不可缺少，这也为电子健康档案采用共有制度提供了事实依据。

（二）个人电子健康档案的所有权法律分析

以个人电子医疗档案形成过程为例：患者在接受医疗服务过程中，主要会经历以下步骤：第一是个人信息的采集，如患者的姓名、性别、年龄、家庭住址、电话号码等；第二是病史的采集，如现病史、既往病史、家族病史；第三是诊疗计划，医生作为诊疗者进一步了解患者情况；第四是接受诊疗服务过程，主要通过了解病史资料、辅助检查等手段了解患者病情，明确诊断；其次进一步接受如药物治疗、手术治疗等；直至出院后医院有可能再进行门诊随访。就电子医疗档案的具体内容而言，它储存了居民个人基本信息、家庭信息和医疗服务等信息。换言之，个人电子健康档案的形成过程亦大同小异，涵盖了上述三项信息。

因此，我们应从个人电子健康档案的形成过程分析，患者作为数据主体不但主动提供了个人信息、健康信息，其中健康信息是在体检、诊断、治疗、疾病控制、医学研究过程中涉及个人机体特征、健康状况、人际接触、遗传基因、病史病历等方面的信息，此类个人健康档案不但在形成过程中数据主体的提供与配合不可或缺，而且根据民法的一般原理，这些信息具有人身特定属性，且与数据主体密切相关。因此数据主体对自己的健康档案具有所有权。基于此所有权，个人健康档案所形成的个人健康数据主体可衍生其他权利，如参与权利、使用权利、修改更正权利等，从而不但能参与个人健康数据的收集、储存、利用、传递、查询、更正等过程，而且还能从上述个人健康数据获取利益，如获取自身从出生至今的健康状况的发展变化情况以及所接受的各项卫生服务记录的总和，主要包括四个方面内容。第一，个人生活习惯。包括是否有家族病史，是否有吸烟史，是否有不良的嗜好等。第二，过往就诊记录。包括到各家医院的就诊、检验检查、用药治疗、住院等信息。第三，公共卫生数据。比如疫苗注射、传染病、恶性肿瘤、生育节育等各类信息。第四，历年体检数据。包括在各家医院所出的每年体检报告等。以便个体应在获取以上信息后能顺利满足自我保健、健康管理的需要，从而缔造一个新的医学时代，合适的药物、适当的剂量，针对确实需要医治的患者提供量身订制的筛查项目，正确的医生，以及合理的医疗支出。此类个人健康数据主体权利在后文中会有详述，在此就不再赘述。

（三）医务人员的电子健康档案所有权法律分析

从电子健康档案的形成过程分析，医务人员通过自身的劳动收集患者的个人信息、健康信息，个人电子健康档案的信息来源主要由社区卫生服务机构和各级医院的门诊记录、住院记录、各种检验检查记录和体格检查记录等，如果没有具备专业医学知识的医务人员制作，那么电子健康档案是无法完成的。以居民健康档案为例，社区全科医生为其辖区的居民建档开始，医务人员通过入户调查，周期性健康体检、医疗卫生服务等多种形式，获取居民个人和家庭的基本信息，还着重收集以下三方面的内容：一是卫生服务过程中的各种服务记录；二是定期或不定期的健康体检记录；三是专题健康或疾病调查记录。从而建立居民健康档案。这健康档案的信息采集、更新、管理均出自社区全科医生之手，如果没有他们的参与，那么患者信息只是零碎的信息片段，无法凝成完整的电子健康档案。因此医务人员对于基于其工作产生的电子健康档案具有所有权。医护工作者可以对上述电子健康档案有衍生的使用权，如为诊断或治疗患者疾病而调阅和使用患者的电子健康档案；在取得患者或患者家属知情同意的情况下，利用上述电子健康档案进行医学研究、学术交流等。明确了医务人员的电子健康档案所有权，其作用是不言而喻的，因为个人电子健康档案是疾病控制、诊治过程中不可缺少的判断依据，更是医学研究中重要的基础资料，因此可以促进个人健康数据的合理使用，对于医学科学发展、维护公众健康都不无裨益。

（四）电子健康档案数据库的所有权法律分析

数据库是大量分散的信息的集合。信息作为一种资源，实现效用需要具备一定的前提条件，首先是信息的积累，只有当大量零散的信息累积到相当的数量，才有可能成为实质意义的信息资源；其次，这些累积的信息必须经过有序处理，例如判别真伪、有序排列等；其三，信息必须经过深层次的加工，让其在为有价值、有质量的信息数据库。

在1996年，欧盟率先颁布《关于数据库法律保护的指令》，这是世界上第一个给予数据库保护的法律文件，它对于数据库实行了双轨制的保护模式：原创性的数据库给予版权保护；对于虽然缺少原创性，但是开发者在内容的获得、检验、编排方面投入了大量人力与经费的数据库，提供特别保护。因此无论是原创性的数据库还是非原创性的数据库均予以了法律的保护，这种保护是针对数据库的制作者，这种保护区别于著作权保护的独创性标准。

就我国的电子健康档案数据库形成过程而言，社区医疗卫生服务机构和其他各级医疗机构是健康信息的主要收集主体，其收集的个人健康数据是建立电子健康档案的主要信息源。此外，各级疾病控制机构、卫生监督机构等公共卫生服务机构通过他们的信息汇报系统亦直接触及基层，这些机构利用自身的信息汇报系统所获取的健康数据亦是电子健康档案库的次要信息来源。上述社区医疗服务机构和其他各级医疗机构、各级疾病控制机构、卫生监督机构处理个人健康数据并形成相应的数据库，作为电子健康档案数据库制作者，理应拥有上述数据库的所有权。作为医疗卫生服务机构和公共卫生服务机构的行政主管部门，作为规范性文件《人口健康信息管理办法（试行）》规定的推进、指导、监督本行政区域的人口健康信息管理工作的部门，各级卫生行政管理部门对于所管辖的电子健康档案数据库拥有所有权。

二、国内个人健康数据法律问题剖析

（一）我国缺乏个人健康数据保护的统一法律

正如笔者前文所述，个人健康数据的上位概念是个人数据，虽然我国《民法通则》规定公民的人格尊严受法律保护，但是中国至今为止没有一部独立的全国性的个人数据保护法律，虽然在2003年起国务院就开始委托有关专家起草《个人信息保护法》，2005年专家建议稿已经完成，但迄今为止尚未给出立法进程的明确时间。由于个人数据保护法律的缺位，自然也就缺乏统一个人健康数据法律规制条款。纵观世界，已有50多个国家和地区制定了个人数据保护的法律。我国香港地区于1996年出台了《个人资料（私隐）条例》，我国台湾地区1995年制定了《电脑处理个人资料保护法》，相较之国外及我国香港和台湾地区立法情况，内地个人数据保护立法较为滞后。我国有关个人数据的保护只能零散见于各种法律中，如宪法、民法通则、邮政法、医疗卫生的法律，因此个人数据保护的法律基础和社会环境较为薄弱。

1. 个人数据法律现有间接性规定及评析　我国只有对个人数据间接的法律规定，宪法和各类部门法的保护个人数据的法律主要有以下内容：

《宪法》第40条规定"中华人民共和国公民的通信自由和通信秘密受法律的保护。除因国家安全或者追查刑事犯罪的需要，由公安机关或者检察机关依照法律规定的程序对通信进行检查外，任何组织或者个人不得以任何理由侵犯公民的通信自由和通信秘密。"宪法第33条第3款规定"国家尊重和保障人权"，上述条文成为《宪法》对个人数据保护的间接渊源，但这规定并不能涵盖个人数据保护的全部范围。而且我国宪法规范的权利只通过部门法落实，缺乏部门立法毫无疑问会弱化宪法权利保护的效力。

《民法通则》第101条规定"公民、法人享有名誉权，公民的人格尊严受法律保护，禁止用侮辱、诽谤等方式损害公民、法人的名誉。"只是从名誉权的角度提出保护公民人格尊严，这显而易见在《民法通则》中对个人数据法律规制是缺位的。

《邮政法》第3条规定"公民的通信自由和通信秘密受法律保护。除因国家安全或者追查刑事犯罪的需要，由公安机关、国家安全机关或者检察机关依照法律规定的程序对通信进行检查外，任何组织或者个人不得以任何理由侵犯公民的通信自由和通信秘密。"

《电子签名法》第24条规定"电子认证服务提供者妥善保存与认证相关的信息。"

《保险法》第116条规定"保险公司及其工作人员在保险业务活动中不得有下列行为：（十二）泄露在业务活动中知悉的投保人、被保险人的商业秘密。"

《行政许可法》第31条规定"行政机关不得要求申请人提交与其申请的行政许可事项无关的技术资料和其他材料。"

《税收征收管理法》第59条规定税务机关进行税务检查时应为"为被检查人保守秘密"。

《统计法》第15条规定"属于私人、家庭的单项调查资料，非经本人同意，不得泄露。"

《律师法》第38条规定"律师应当保守在执业活动中知悉的国家秘密、商业秘密，不得泄露当事人的隐私。律师对在执业活动中知悉的委托人和其他人不愿泄露的有关情况和信息，应当予以保密。但是，委托人或者其他人准备或者正在实施危害国家安全、公共安全以及严重危害他人人身安全的犯罪事实和信息除外。"

除了上述散见于各个法律的个人数据保护法律条款外，全国人大常委会的《关于维护互联网安全的决定》第4条和第5条分别规定，利用互联网侮辱他人或捏造事实诽谤他人、非法截获、篡改、删除他人的电子邮件或者其他数据资料，侵犯公民通信自由和通信秘密的，构成犯罪可依法追究刑事责任。信息产业部的《互联网电子公告服务管理规定》第12条规定"电子公告服务提供者应当对上网用户的个人信息保密，未经上网用户同意不得向他人泄露，但法律另有规定的除外。"

2011年1月，工信部就数据保护颁发了《信息安全技术、公共及商用服务信息系统个人信息保护指南》（以下简称《保护指南》，是我国在保护个人信息方面的最新尝试。《保护指南》对个人信息作了较为宽泛的界定——个人信息被定义为能够单独或与其他信息一同使用断定信息主体身份的信息。该定义实际上涵盖了与个人相关的所有信息。《保护指南》也指出，对个人信息的处理涉及收集、加工、转移、使用、屏蔽和删除，以及管理五个主要环节；主张个人信息保护需遵行七项基本原则，即目的明确、公开透明、质量保证、安全保障、合理处置、知情同意和责任落实。此外，《保护指南》明确了信息主体的基本权利，包括保密权、知情权、选择权、更正权、禁止权。《保护指南》对个人数据提供了较为全面的保护。但问题在于：工信部牵头制订的这个《保护指南》没有立法通过，不具有法律效力。

学者对于个人数据法律规制也进行了一些研究，部分学者提出了立法建议稿，如齐爱民于 2005 年 6 月提出的《中华人民共和国个人信息保护法示范法草案（学者建议稿），如中国社会科学院法学研究所周汉华于 2006 年出版的《个人信息保护法（专家建议稿）及立法研究报告》。但这些仅仅停留在学者研究阶段，尚未纳入现实可行的立法计划。

由于个人数据保护立法的缺位，导致个人数据保护和流通基本陷于无法可依的境地，而且与其他法律也存在难以衔接之处，如与刑法修正案（七）所规定的相关罪名脱节。

刑法修正案（七）增加作为第 253 条之一："国家机关或者金融、电信、交通、教育、医疗等单位的工作人员，违反国家规定，将本单位在履行职责或者提供服务过程中获得的公民个人信息，出售或者非法提供给他人，情节严重的，处三年以下有期徒刑或者拘役，并处或者单处罚金。"上述《刑法修正案（七）》增设的法律条款规定侵犯公民个人信息犯罪其实有两个罪名，即"出售、非法提供公民个人信息罪"和"非法获取公民个人信息罪"，由于我国尚无公民个人信息（数据）保护法，因此缺乏对个人信息（数据）的明确的概念界定，关于个人信息的内涵与外延处于模糊状态，刑法修正案（七）也没有对公民个人信息进行释明。更值得一提的是上述罪名法律构成要件之一是"违反国家规定"。但由于我国缺少统一有关个人数据保护的法律，让这"违反国家规定"的范围模糊不清，国家规定是法律、行政法规、还是地方性法规，抑或是行业规范，莫衷一是。而刑法奉行的基本原则是"法无明文不为罪"，由于刑法上述条款缺少相应的其他法律支撑，因此在执行过程中也不免会困难重重。

2. 我国个人健康数据保护间接立法现状及评析　作为个人健康数据的上位概念的个人数据保护已如前文所述，缺乏直接统一的立法模式，那么作为个人健康数据的直接保护条文是几乎空白，散见于我国各类医疗卫生法律的有关个人健康数据保护的条文有：

1999 年 5 月 1 日开始施行的《中华人民共和国执业医师法》第 37 条规定"（九）泄露患者隐私，造成严重后果的"，需要追究法律责任直至刑事责任。

2013 年修订的《传染病防治法》第 12 条规定"在中华人民共和国领域内的一切单位和个人，必须接受疾病预防控制机构、医疗机构有关传染病的调查、检验、采集样本、隔离治疗等预防、控制措施，如实提供有关情况。疾病预防控制机构、医疗机构不得泄露涉及个人隐私的有关信息、资料。卫生行政部门以及其他有关部门、疾病预防控制机构和医疗机构因违法实施行政管理或者预防、控制措施，侵犯单位和个人合法权益的，有关单位和个人可以依法申请行政复议或者提起诉讼。"同时此法第 68 条和第 69 条规定疾病预防控制机构、医疗机构不得故意泄露传染病病人、病原携带者、疑似传染病病人、密切接触者涉及个人隐私的有关信息、资料的。泄露有关信息、资料的法律责任等。

《侵权责任法》第62条规定："医务人员应当对患者的隐私保密，未经患者同意，公开患者医学文书及有关资料造成损害的，应当承担赔偿责任。"

国家卫生和计划生育委员会、国家中医药管理局于2013年11月20日发布的《医疗机构病历管理规定》第15条规定"除为患者提供诊疗服务的医务人员，以及经卫生计生行政部门、中医药管理部门或者医疗机构授权的负责病案管理、医疗管理的部门或者人员外，其他任何机构和个人不得擅自查阅患者病历。"第16条规定"其他医疗机构及医务人员因科研、教学需要查阅、借阅病历的，应当向患者就诊医疗机构提出申请，经同意并办理相应手续后方可查阅、借阅。查阅后应当立即归还，借阅病历应当在3个工作日内归还。查阅的病历资料不得带离患者就诊医疗机构。"

上述法律法规条文表明，我国现有的个人健康数据法律保护主要是从患者隐私权保护的角度加以规定。但个人数据与个人隐私是两个不同的概念，个人数据不等同于个人隐私，因此虽然各国个人数据保护立法往起步于隐私保护，但并未止步于隐私保护。个人数据保护与个人隐私的保护方式显然不同，个人数据的保护应注重事先规范预防，个人隐私的保护则应注重事后救济。个人数据保护与个人隐私的保护角度亦有所不同，个人隐私保护是着重于私权利的角度进行保护，而个人数据保护不但会涉及公权利还会涉及私权利。

因此，以保护患者隐私权的条文来规制个人健康数据显然力不从心，将个人健康数据仅仅作为个人隐私来保护，会导致个人健康数据使用者的法律地位不稳定，那么无疑会使个人健康数据流通更加举步维艰，不利于个人健康数据的增值使用，亦有悖于大数据时代推行智慧医疗、促进人类健康的初衷。

故此，个人健康数据立法取向不同于单纯的隐私保护，个人健康数据立法取向同时注重于数据保护与数据流动，隐私立法保护通常涉及人格权益。因此我们应当对两者有清醒的认识，亦不可轻而易举地仅仅借用隐私权保护理论，如果以简单的隐私权保护来应用于个人健康数据保护立法，那么会使个人健康数据流通步步受阻，亦不利于个人健康数据主体的获取并使用数据。

我们应当借鉴世界其他个人数据立法较为成功国家的经验，以世界上较有代表性两种立法模式即欧盟立法模式和美国立法模式为例：欧洲的统一立法模式有利于个人数据得到较为全面的保护，但美中不足的是数据流通成本过高，过度的偏重权利保护而忽视数据流通效率；美国的个人数据保护模式是有利于充分促进数据流通，但显而易见在个人数据隐私保护方面稍逊于欧盟。因此盲从任何一种立法模式均是不可取的，我国应从本国实际情况出发，从个人健康数据保护与促进数据有序流通双重保护的角度去尝试我国的个人健康数据立法。

第四节　我国个人健康数据法律规制策略

一、我国个人健康数据法律规制的重要性

发展大数据是在于满足人的根本价值需求，因此基于大数据而应运而生的个性化健康医疗管理服务必然成为时代所趋，其中个人健康数据法律规制必不可少，其合法有序的流动具有重要的基础性意义，因此上述命题也渐成学界乃至社会关注的焦点问题。与一般的个人数据保护不同，一般的个人数据保护主要依法开发其直接利用价值，其一为商业利用

价值，其二为公共管理方面的利用价值。而个人健康数据首要宗旨是个人数据主体能从数据流通的过程中获益，例如获得更好的就医环境，而不仅仅是着重个人数据的商业利用价值和公共管理价值。在医疗卫生领域，能够利用大数据避免和减少过度医疗和重复医疗，改进和提升医疗质量。在医疗保健领域，可以通过对临床数据和行为数据的分析为每个人提供个性化的预防保健服务。正如美国《连线》杂志联合创始人凯文·凯利认为，未来人们会在个人信息保护与个性化服务需要之间达成均衡。如果个人健康数据受到妥善的法律保护，那么个人数据主体更有可能寻求高质量的医疗服务，也更有可能同意参与医学研究，这又将为改善总的公共健康状况并增进医学事业的教学及科学研究带来福利。

个人健康数据立法除了是当今大数据时代医学科学发展所趋以外，因此立法的健全还有利于保障个人健康数据的安全性，避免个人健康数据不当泄露甚至成为他人非法牟利的工具，解决个人健康数据主体在提供数据时的后顾之忧。以往其他国家也曾发生过类似事件，如美国患者的医疗记录的档案大多由保险公司或健保局（health maintenance orgnization）保管，但也有发生医疗记录数据库的个人数据信息被泄露或沦为商品买卖的标的。如因血友病而感染人类免疫缺陷病毒（HIV）的怀特（Ryan White）因为医疗记录的不当泄露，而被印第安纳州的公立学校退学。因此我们应从立法之初对于个人健康数据的保护有比较成熟的考虑，无论在数据采集还是数据保管、数据处理均做到有法可依，避免重蹈因不当泄露而导致个人健康数据主体权益受损的覆辙，让个人健康数据主体在无后顾之忧的情况下提供相关数据，而不是出于自卫而隐瞒或提供虚假数据，导致数据的真实性难以保障。

当然个人健康数据保护并不仅仅只是以保护数据主体作为惟一出发点，而是带有两大目标：首先要确立个人健康数据处理过程中对数据主体的保护；其次也要有助于个人健康数据自由合法的流通。维护个人权利与数据自由流动，也是世界各国在个人数据保护立法中致力实现的立法宗旨。因此个人数据立法成功与否，在于数据保护与数据流动这两种利益之间的恰当平衡。域外立法为了协调数据保护与数据流动的这对核心价值，在制度选择方面可谓殚精竭虑，比如形成以欧盟为首的统一立法模式和以美国为首的行业自律的分散立法模式。

反观我国，既然没有统一的个人数据立法，那么自然个人健康数据立法也是无从谈起，鉴于个人健康数据立法严重滞后，对个人健康数据主体保护还不够充分，因此人们普遍对提供个人健康数据没有安全感，因此有时会本能地拒绝任何数据处理或者提供虚假的数据。此外，也导致数据流通方面处处受阻，如医疗机构成为内部循环的信息孤岛，一方面个人健康数据主体无法跨机构、跨部门获取自身的个人健康数据，如因更换医疗机构而重复检查的现象比比皆是，本来医检结果互认有利于合理有效利用医疗资源、降低病人就医费用、简化就医环节等方面均不无裨益，但却遭遇一些医疗机构的软抵制。个人健康数据利用处于低效率状态，据调查显示，现阶段已建成的医院管理信息系统的医院中，真正被有效利用的仅为60%左右，其余的使用效率不高。另一方面，个人健康数据也无法更好地实行增值使用，个人健康数据除了政府与公共部门公共任务之外的使用称之为增值利用，如可以通过对个体健康数据，经过资料分析、筛选、对比、加工等方法得到有价值的数据库，来研发新的医疗产品，提供个人个性化的健康服务等，而这些在现有的法律框架下运行显得步履蹒跚。

综上所述，加强个人健康数据的法律规制，对于个人健康数据的保护和个人健康数据的合法流通均至关重要，故确立相应的个人健康数据法律原则，明确各利益相关主体的权利和义务显得尤为重要。

二、我国个人健康数据法律规制基本原则

在大数据时代，对个人健康数据的收集和使用是任何人无法阻止的历史趋势，如果过分强调隐私权保护而隔绝个人健康数据，那么会使个人健康数据流通自由不当遏制，甚至会阻止社会文明进程。因此对个人健康数据的合理使用对于使用者、被使用者、对社会、对国家都不无裨益，对于卫生行政管理部门而言，有利于卫生决策与行政效率，如改善医疗资源布局，通过对疾病影响因素的研究分析地基础上做到预先干预，以抑制传染病发病传播，控制遗传疾病的影响，从而促进社会公共利益；对于其他机构而言，由于个人健康数据库将形成极其丰富的医疗信息资源，有利于满足其研究之需要或者提升其服务水平，甚至产生商业利润；对于个人健康数据主体而言，可以满足其个人保健和医疗服务所需。

我们要促进个人健康数据有序流动，就必须处理好个人健康数据流动的利益分配问题，个人健康数据流动涉及多个相关利益主体，包含个人健康数据主体、数据的收集者、数据的处理者、行政卫生管理机关等，可以参照帕累托最优原则，在分配资源方面给予最优状态标准。就个人健康数据权利保护程度不同，会形成三种结果：第一是不承认个人健康数据主体享有个人健康数据的权利，所有人均可不经过个人健康数据主体同意收集处理利用个人健康数据；第二是承认个人健康数据主体享有个人健康数据的权利，但在某些方面需要受到一定的抑制；第三承认个人健康数据主体享有绝对的排他权利，任何时候任何情况不经过数据主体同意皆不得收集、处理与利用。显而易见第一种和第二种的情况均不符合帕累托最优原则，因为第一种使个人健康数据主体完全失去了对个人健康数据的控制，那么作为数据主体为了自我保护尽可能隐匿或伪造数据。第二种个人健康数据主体完全掌控了个人健康数据，那么也会减少个人健康数据合理流动，增加社会成本，消耗大数据时代带来的好处。因此第二种成为给予个人健康数据各方主体利益分配的可选择方向，按此方向从法律的角度给予各方主体恰如其分的利益分配和权益保护，这样才能使个人健康数据保护和流通均不偏废，目标是使个人健康数据能在规范的基础上合法流通。个人健康数据处理应遵循以下原则：

（一）数据处理目的明确原则

为了使个人健康数据处于可控范围，那么需要达到数据处理有限的目的，那么主要从目的明确原则实现此目标：

收集个人健康数据的目的是指数据管理者收集、处理或利用个人信息所希望达到的目标，对于卫生行政管理机关而言是应是行使职权、履行职责而需要处理和利用这些个人健康数据的目的，对于其他民事主体而言，收集个人健康数据所基于的事业目的或商业目标。所谓目的明确原则，即要求在收集个人健康数据时目的必须明确，确立目的明确原则的根本目标在于个人健康数据主体对个人健康数据处理和控制者对于数据处理的可预见性。

世界各国有关个人数据保护时亦普遍采用了此原则。欧盟1995年指令第6条第1款b项规定，在某种程度上，收集个人数据必须"为具体、明确且合法的目的被收集，且随后不得以与该目的相矛盾的方式进行处理"；同时欧盟1995年指令第6条第1款c项规定，必须"与收集或者随后处理个人数据的目的相关，且必须是适当、相关的和不过量的"。

德国《联邦个人数据保护法》第 3a 条规定，数据处理系统的组织和选择以不会或者尽可能少地收集、处理或者使用个人数据为目标，并且应根据付出的费用和精力与所追求的保护目的之间的合理关联，尽可能地使用化名和匿名。英国《数据保护法》将身体和精神的健康状态列入敏感的个人数据信息，但基于医疗的目的，这种医疗目的指的是医疗诊疗、医学研究、健康护理，医疗专家或者是在此情况下负有与医疗专家同样的保密人员可以按法律规定处理这有关身体和精神的健康状态的敏感个人数据信息。美国在信息正当运用原则中，也包含处理个人数据"只能为收集信息时的目的而使用信息。"世界经济合作发展组织的《流通指南》规定"当信息不再服务于一个目的，如果可以行的话，删除该信息或对该信息进行匿名处理是必要的。"我国香港地区在《个人资料（私隐原则）条例》"资料保障第三原则"明确，除非获得资料当事人同意，否则个人资料只可用于在收集资料时所述明的用途或与其直接有关的用途。

简言之，目的明确原则由特定目的、明确目的和目的正当三方面的内容组成。因此我国在倡导将电子健康档案等个人健康数据建成区域信息平台，乃至形成信息整体时，应当向个人健康数据主体表明特定的收集目的，而且这目的是在法律允许的前提下进行的，并且在这有限的目的中使用，禁止从事与目的相悖的行为，避免个人健康数据因数据库并联网时完全失去控制。

当然为了避免目的明确原则的法律条款过于僵化，可以设置例外条款，几乎所有制定有个人数据保护法律的国家和地区，都有适用例外情形存在。如我国台湾地区的《电脑处理个人资料保护法》第 23 条规定，在线企业收集特定目的之外的利用信息，必在符合下列条件：为增进公共利益；为免除当事人之生命、身体、自主或财产上之急迫危险者；防止他人权益之重大危害而有必要者；当事人书面同意。因此我们可以设置以下例外使用条款，如个人健康数据主体同意，或者法律另有规定，或者避免个人健康数据主体身体的紧急危险状况，将这些作为例外使用免责条款。

（二）数据主体参与原则

1. 数据收集通知原则　数据收集通知原则是个人健康数据主体能够保证参与数据处理的首要前提，只有在数据收集时实行通知原则，个人健康数据主体才能获悉个人健康数据被收集的情况，才能进一步行使其所拥有的其他后续权利，如数据查询权、数据修正权。

欧盟 1995 年指令第 2 条 h 项规定"数据主体在被通知的情形下自由作出的明确表明其同意处理与其有关的个人数据的意思表示。"也就是说数据主体在得到明确通知并且表明同意的前提下才能数据收集。《德国联邦个人数据保护法》也有类似规定，个人数据处理的同意原则上必须以书面形式做出。

我国的个人健康数据收集处理者应在收集数据前必须告知提供个人健康数据的主体，这收集数据的特定目的或者计划的用途，具体告知的内容主要有：收集个人健康数据的机构名称及可以找到的地址；收集个人健康数据的目的；收集个人健康数据的利用期限、范围、方式；数据主体可以行使的权利及行使的方式等等。让个人健康数据主体在明确上述内容的情况下提供相应的数据。

2. 数据主体查询原则　个人健康数据主体有权依据自己的意愿查询利用个人健康数据，以满足数据主体的医疗保健等合理需要。只有在个人健康数据保护中确立了此项原则，那么数据主体能对被收集的数据的去向、用途有所掌控，对于过时、错误的数据能够予以及时更正，而且使个人健康数据主体在通过查询获取个性化的健康管理方案，因此数据查询原则是个人健康数据法律保护中不可或缺的原则。但我国对于此项原则既没有法律上的认可，亦在实践中缺乏此类平台。

我国北京、上海、浙江等经济发达地区的区域化医疗卫生信息平台建设亦缺乏以个人健康数据主体为核心的相关健康数据的统一平台，更没有可供个人健康数所主体统一查询与访问门诊数据、急诊数据、住院数据、健康体检数据、计划免疫数据、妇幼保健数据的平台。即便是作为居民电子健康档案试点进行介绍的福建惠州地区也是如此，2013 年 4 月 24 日《惠州日报》报道，城乡居民电子健康档案试点单位之一——桥东社区卫生服务中心进行了采访，目前该系统并不对外开放，在互联网上居民查询不到，只有在该"基层医疗机构管理信息系统"才能查询。如果市民需要查看自己的健康档案，需凭身份证到试点单位通过医务人员才能打开。

综上，数据主体提供个人健康数据的付出与其所能享受的权利现处于严重不对等的状态，亦严重影响了数据主体参与个人健康数据采集的积极性。因此我们在要从法律的角度对于数据查询原则以立法的形式予以明确下来，让个人健康数据主体有权确认数据控制者是否持有自身的健康数据，并能在合理的时间内以合理的方式查阅至个人健康数据。如果数据控制者无端拒绝个人健康数据主体查询，那么应该允许数据主体提出异议甚至寻求司法救济途径。

（三）数据质量安全原则

人的一生难免要接受医疗服务、保健服务，个人健康数据被收集亦成为不可阻挡的趋势，那么保证数据质量安全就成为个人健康数据流通的必备原则。数据质量原则包括二方面的内容，一方面是个人健康数据收集者有维持个人健康数据的正确性和完整性的义务；另一方面是应当对个人健康数据采取稳妥的安全保护措施，尽可能避免个人健康数据意外灭失、不当使用和泄露等危险情况产生。

美国在《健康保险流通与责任法案》（HIPAA）有关数据安全规定，必须确保敏感的个人身份信息从设备和介质中清除后，方可处置或再利用这些设备。2006 年，美国在国家层面成立健康信息隐私与安全合作组织（Health Information Privacy and Security Collaborative，HIPSC），目的在于多州合作，应当电子健康信息交换产生的隐私和安全挑战。

我国在大规模收集个人健康数据的同时，也应从立法上明确数据收集和处理机构必须采取安全有效的措施，以保障个人健康数据在存储及传输过程中的安全，对于参与或接触个人健康数据的相关工作人员应当履行保密义务。

三、个人健康数据主体的基本权利

在大数据时代，个人健康数据成为社会的重要资源，固然开发和利用个人健康数据亦成为一种时代趋势，但如果仅仅将个人健康数据定位为一种社会资源而偏重于开发和利用，忽视了个人健康数据主体的保护甚至于侵害其权利，那么显示是无助于个人健康数据的增值使用，而且对于个人健康数据主体而言亦显失公平，因此在法律上保证个人健康数据主体实现其基本权利亦应是个人健康数据立法的重要立法取向。基于数据主体对自己的个人健康数据具有所有权，那么此所有权所衍生的权利有数据的知情同意权、数据的查询权、数据的修正权等，只有让这些权利得到法律明确的确认，那么才能使个人健康数据保护妥善落于实处。

（一）知情同意权

知情同意权是指个人健康数据收集者在收集个人健康数据之初，就需要充分告知个人健康主体有关个人健康数据被收集、处理和利用的相关情况，并征得个人健康数据主体同意。这来自于个人健康数据主体的信息自决权，在大数据时代的信息自决权不再仅具有消极防御性质，而是在于明白告知个人健康数据主体有参与决定的支配权，使个人健康数据在收集、处理及使用、第三人不得非法侵害其权利。确立此项权利非常重要，因为如果个人健康数据主体完全失去对个人健康数据的控制，那么他们有可能会采取自我保护形式尽可能隐匿甚至伪造数据，例如门诊病历中很多患者对于门诊病历的某些与所需治疗的疾病关联性不大的信息采取漏填方式进行自我保密，这样阻碍了数据流动，无法保证数据的真实性，显然不利于个人健康数据的增值使用。

关于知情同意权的实施方式主要有选入制度和选出制度，选入制度的基准原则是没有明确许可即视为不同意；选出制度的基准原则是没有明确反对即视为同意。由于欧盟1995年指令对数据主体普遍采用数据主体同意的选入制度，而此种方式以其高昂的成本让人望而却步，因此我国非商业用途的个人健康数据采集使用选出制度来实施个人健康数据主体的知情同意权比较合适。个人健康数据收集者在收集个人健康数据之时，需要事先告知数据主体收集目的、处理情况等，如果个人健康数据主体没有明确表示反对就视为同意，实现选出制度成功使用的关键在于有充分的通知和便捷的反对途径。此外，需要有例外免责情形，如医疗机构为实现医治个人健康数据主体急救目的，那么在数据主体不知情、不同意的情况下的收集其个人健康数据应该属于免责情形，否则会因为必须履行这知情同意原则导致医疗机构延误抢救危重患者的不良后果。

对于商业用途采集或者传输个人健康数据那么可以采用选入制度来实施个人健康数据的知情同意权。换言之，就是为了商业目的而使用个人健康数据必须经过个人健康数据主体的同意。一些数据控制者利用自身所掌握的数据库，通过数据加工、数据挖掘等方法，分析出具有商业价值的信息资源，这种用于商业用途的采集或者传输就需要采用选入制度来征得个人健康数据主体的同意，这样才能避免个人健康数据不当泄露的隐患。

（二）**数据查询权**

个人健康数据查询权，是指个人健康数据主体可以查阅与个人数据收集、处理及利用等有关的信息的权利，保证在合理期间内，数据主体能以不过分的费用、合理的方式、容易理解的方式获取自己的个人健康数据。这是确保数据主体的关键性权利，因为只有给予数据主体这一种权利，那么才能使数据主体了解数据收集者、控制者处理使用自身数据的情况，从而确保数据主体参与原则的实际实施，也才能使个人健康数据主体能在履行数据查询权时了解被收集的数据情况，获取自身需要的个人健康数据，因为个人健康主体不可能一直固定于某一医疗机构就医，这样造成个人健康数据分散而零乱，不完整的个人健康数据是无法全面反映个体的情况的，只能赋与个人健康数据主体的数据查询权，让其就获得完整的个人健康数据，那么才能为真正实现个性化健康医疗管理服务奠定基础。

环顾域外此方面的规定，如美国医院学会在1973年制定的《病人权利典章》中明确规定病人有获取自身信息的权利。美国于2001年颁布的《健康保险移转与责任法》，规定了患者有获取和查询个人健康数据的权利。如欧盟个人数据主体可基于合法的原因，有权访问、整理有关的数据。因此数据查询权在世界各国已经确立个人数据保护立法的国家中，保障数据主体的对其个人数据的查询权属于其立法应有之义。

我国台湾地区《电脑处理个人资料保护法》第 4 条规定："当事人就其个人资料依本法规定行使之左列权利，不得预先抛弃权或以特约限制之：一、查询及请求阅览。二、请求制给复制本。三、请求补充或更正。四、请求停止电脑处理及利用。五、请求删除。"这种知情同意可以要求卫生行政管理机关及其他的数据收集者或控制者对其所掌握其数据内容的提供查询条件。个人健康数据主体一方而有权依据适当的理由提出获悉个人健康数据被收集、储存、传输的情况，另一方面作为卫生行政管理机关及其他的数据收集者或控制者也有义务提供相对应的服务。

我国香港地区的《个人资料（私隐）条例》第 18 条规定了个人查阅个人资料的权利：任何个人或代表一名个人的有关人士可提出如下查询要求：要求资料使用者告知他该使用者是否持有该名个人属其资料当事人的个人资料，如该资料使用者持有该等资料，要求该使用者提供一份该等资料的复本。

故我国在对个人健康数据提供法律保护时，亦应保障个人健康数据主体的数据查询权。数据查询权实施的具体内容主要有：数据收集的用途、数据使用的期限及范围、数据收集者所掌握的个人健康数据的具体内容、数据保护的措施等。这种查询权对于政府部门而言，个人健康数据主体可以要求政府部门提供可供自身个人健康数据查询的平台，对于其他数据收集者或数据控制者而言，亦可以让其提供被这些数据收集者或数据控制者提供其掌握的个人健康数据的权利。

为了保证个人健康数据主体的数据查询权实施，应规定如果数据控制者无故不接受个人健康数据主体的查询，那么个人健康数据主体有权提出异议并有途径可以进行司法救济。

（三）数据修正权

个人健康数据完整正确是个人健康数据保护的重要原则，因为个人健康数据的错误或者过时，那么会对个人健康数据主体的健康乃至生命带来危险。故对个人健康数据主体而言，应赋予其对于错误、过时的个人健康数据有权提出修改、完善、补正的权利。

欧盟 1995 年指令第 12 条 b 项规定"对数据作出的适当的修改、删除或者限制，如果该数据的处理不符合指令的规定，特别是因为数据的不完整性或者不准确性所致时。"英国《个人数据保护法》第 14 条规定，如果法庭经数据主体的申请，经证实属于申请人的个人数据是错误的，那么法庭有权要求数据控制者进行修改、更正、删除、销毁这些错误数据。而德国的《联邦个人数据保护法》亦有对于不能确定正确性的数据给予数据主体提出封存权的权利。

那么我国个人健康数据立法时需要充分考虑数据主体的数据修正权，确保健康数据的正确性和适时性，这亦有利于数据控制者，更有助于个人健康数据主体调阅自身正确的数据以满足正常需要的目的。

四、个人健康数据控制者的义务与权利

牛津大学互联网研究所教授、《大数据时代》作者维克托·迈尔·舍恩伯格所说，大数据的启用也不免带有阴暗性。个人健康数据有时往往与其隐私密切相关，如果完全不经过个人健康数据主体许可就转让其健康数据，那么个人健康数据控制者会面临巨大的诉讼风险。但悖论在于，如果每一项个人健康数据的使用和转让都要经过个人健康数据主体许可，那么很多主体完全可能因为颇多顾虑而拒绝披露、转让个人健康数据，那么个人健康

数据的流通效率和成本就根本无法得到保障。那么如何在保护个人健康数据主体权利和合法保障个人健康数据流通找到平衡点呢？我们可以从规范个人健康数据控制者的权利与义务入手：

（一）个人健康数据控制者的义务

1. 数据采集告知义务　数据控制者的数据采集告知义务与个人健康数据主体的知情同意权相对应。数据控制者采集个人健康数据之前，应告知数据主体个人健康数据将被采集，采集这些个人健康数据的目的和意义，采集机构及采集者的身份情况，对个人健康数据主体的希望和要求，个人健康数据的保存和利用方式，个人健康数据的传输、保管措施，作为个人健康数据主体的权利和受益情况，告知个人健康数据主体如果采集上述数据后出现侵权事实的救济途径等。这些事由必须通过清晰显著的方式向数据主体揭示，从而切实保障个人健康数据主体的知情权和同意权实施，避免通过欺骗或胁迫的手段来获取个人健康数据。

2. 数据查询配合义务　数据查询是个人健康数据主体体现数据主体参与原则的具体体现，还是保证个人健康数据主体知情权的前提，因此应保证个人健康数据以合理的方式查询下载其被收集的个人健康数据，使个人健康数据主体能将历年来收集的健康数据用于个性化医疗健康管理服务或者其他医疗保健需要。

我国香港地区的《个人资料（私隐）条例》第19条规定数据使用者提供资料查阅的义务，资料使用者必须在收到符合该条例规定而提交查阅资料要求后的40日内，依从该项查阅资料要求。如果资料使用者不能在上述指明的期间内依从查阅资料要求，必须在该期间届满前书面通知告知提出要求者他不能如此依从该项要求以及其理由。例如美国退伍军人事务部（U. S. Department of Veterans Affairs，DVA）自2010年开始利用"蓝钮"（Blue Button）计划，至今超过1.5亿的美国人能够从健康服务提供商、医药实验室、零售药房供应商与州免疫信息数据库获得他们所需的个人健康数据。因此为个人健康数据控制者为这些数据主体提供相应的查询服务是对个人数据保护较为重视的国家及地区通常选择。

从我国目前的医疗信息系统现状来看，很多数据处于归档状态，且分散存储于不同的业务系统中，如果想要快速检索还是很繁琐的。因此我国在立法时应该明确，个人健康数据主体通过合法的方式要求数据控制者提供查询服务，以便能了解自身不同阶段的健康状况和接受医疗服务的情况，进而更好地接受医疗机构的医疗服务和健康指导，数据控制者不得无故拒绝个人健康数据主体要求查询的要求。

3. 数据安全保护义务　个人健康数据控制者对其保管的个人健康数据有安全保障义务，一方面要维护这个人健康数据的正确性、适时性，另一方面，应采取法律、技术、管理层面的各种措施来防止个人健康数据被非法侵入、不当泄露、恶意篡改、意外灭失等，以保证个人健康数据的安全和完整。

为学术研究而进行的有必要的采集，例如我国2003年"非典"流行时，许多研究机构需要针对"非典"患者病情进行相应的药品研发，医疗机构应请求而提供了患者的个人健康数据信息，这是合法正当的。在教学与科研需要的情况下使用个人健康数据时，应坚持对个人健康数据作无害化处理。世界经济合作发展组织在《流通指南》第9条规定："当数据不再服务于一个目标，而且如果可行的话，将数据毁掉（删除）或将该数据进行匿名可能是必要的。"欧洲会议也对此提出了建议："发展允许数据主体匿名的技术是必要的……同时要尊重他人的权利和自由以及民主社会的价值观。匿名的存取和使用服务，采用匿名的方式进行支付，是对个人信息最好的保护。"《德国联邦资料保护法》注重匿名处理，它的第三部分规定个人数据处理的设计和选择，应在满足收集目的情况下，尽可能少或不处理和不使用个人数据。美国法对于盗用个人信息之诉讼采用了"可识别性"标准，原告必须证明在被告的使用中以识别出原告。

要达到对数据主体无侵害的目标，我国可采用类似德国的匿名或化名等无害化处理，或删除数据主体的基本身份信息，如姓名、单位、身份证号、电话与住址等，使得别人无法识别个人健康数据主体，使其不至于成为透明人而曝露于公众的视野之下，使这些个人健康数据在为他人所利用时不至于伤害数据主体的利益。同时由于使用这可识别性标准，也让个人健康数据控制者不至于轻易陷入诉讼的泥淖。

个人健康数据安全的实现，还有赖于以下方面的制度的建立及实施：医疗用途使用个人健康数据的安全措施与制度；非医疗用途（例如教学、科研等）使用个人健康数据的安全措施与制度；向个人健康数据主体提供个人健康数据的安全措施与制度；向其他机构传输个人健康数据的安全措施与制度。这些保护措施包含了物理措施、组织措施、信息措施，物理措施例如门禁系统和身份认定，组织措施主要是指数据机构的管理责任和数据处理人员的保密义务，信息措施主要是指计算机系统信息控制手段。

以个人健康数据的信息共享平台为例，对于个人健康数据保护的信息措施可以考虑以下方面，设置使用者分级权限控制制度，对于个人健康数据主体对于自身的健康数据具有最高的访问权限，不应受医疗机构和卫生管理机构的权限管理的制约。对于个人健康数据的收集者通过可以对自行采集的个人健康数据有访问权。卫生行政管理部门其所掌握的数据库有访问权，但是要通过安全、保密、访问限制等措施来保证数据安全。例如美国在2000年即制定了《个人可识别健康信息的隐私标准》，建立了一个完整的医疗隐私保护体系，针对个人健康数据信息的交易规则、医疗机构的识别、从业人员的识别、医疗档案信息系统的安全、健康体检计划识别、患者身份识别均进行了详细的规定。我国要实现资源共享、开放的医疗信息云平台，那么亦应在此方面出台相应的法律制度，确保个人健康数据流通的安全性。

数据控制者对于其所掌握的个人健康数据只有用于其本身的采集目的，或者为国家安全、公共利益目的使用，教学、科研使用，而不能擅自作为商业用途的数据的传输，甚至出卖个人健康数据。然而国内类似在接受医疗服务的过程中提供个人数据，导致非法泄露以至于严重影响生活的事例却屡见不鲜。如南京市民王女士从怀孕开始到现在孩子已经一岁多了，各种推销电话让她苦不堪言。2013年年初，王女士怀孕后到妇幼保健所做例行体检，工作人员说为了联系方便要留下电话，王女士留下了手机号。几天后王女士就接到了自称是保健所的陌生电话，说有一个地址在一个会议中心的关于母婴健康的讲座欢迎参加，再详细询问居然是一家婴儿用品公司促销活动。此后，类似推销电话隔三岔五地打来。因此为了避免类似上述案例的不良事件出现，应对数据控制者的使用进行合理的限制，擅自进行数据商业传输或者盗取、出售个人健康数据的行为应被列入严格禁止范围，并与现有刑法修正案（七）增加的作为刑法第253条之一的"出售、非法提供公民个人信息罪"和"非法获取公民个人信息罪"相接轨。

（二）个人健康数据控制者的权利

个人健康数据控制者的权利，个人健康数据控制者主要可以分为两大群体，一是以医疗机构为代表的个人健康数据储存机构，二是作为医疗卫生服务机构和公共卫生服务机构的行政主管部门的各级卫生行政管理部门。赋予个人健康数据控制者合理的权利，使他们能合法的应用数据库储存的个人健康数据，这是个人健康数据控制者愿意付出经济代价而储存个人健康数据的源动力所在。

1. 为国家利益、公共利益使用个人健康数据的权利。纵观世界各国及地区法律，个人数据主体对个人数据的权利并不是绝对的，个人健康数据主体行使其权利也必须隐忍因重大公共利益需要的限制。为了国家利益、公共健康或者救助他人的生命，医疗机构和卫生行政管理部门可以对个人健康数据采集、加工、处理。

根据欧盟的改革方案，数据控制者可以下情况下拒绝承担删除个人数据的责任：对个人数据的处理在保证数据主体的基本权利的基础上并且发生了与健康安全有关的情况：严格保密的情况下个人数据为医学专家或其他人员为了研究药物、医学诊断、医疗服务的供给和管理所用；个人数据在公共健康领域符合公众利益，例如防止严重的传染性疾病、维护医疗产品、医疗器械的品质和安全等；个人数据符合其他公共利益，例如有利于确立医疗保险系统的医疗津贴或者有利于提高医疗保险服务的质量和效率。我国台湾地区《电脑处理个人资料保护法》第 8 条及 23 条规定，公务机关或非公务机关利用个人资料，应于法令职掌必要范围内为之，并与搜集之特定目的相符。但以下情形可以不经资料主体同意合理使用：为增进公共利益；免除当事人之生命、身体、自由或财产上之急迫危险；为防止他人权益之重大危害。可见为国家利益、公共利益或救助他人生命不经授权使用个人数据是国际上通行的做法。

我国对于个人健康数据立法时，应确立为国家利益、公共利益或者救助他人生命使用个人健康数据的免责原则，例如传染病防治，众所周知传染病具有不同于一般疾病的最大特点就是具有致害性和传播性的双重属性，如果救治不力那么将危及公众健康等公共利益，为了防治传染病而使用个人健康数据就属于上述免责原则的范围之内。对于个人健康数据主体而言，亦应让渡于上述权利。

2. 为教学、科研使用个人健康数据的权利。医学研究离不开个人健康数据，传统的医学科研往往基于抽样检查，但如果能够给予医学研究人员海量的健康档案数据，那么不但会极大的提高科研工作的效率与质量，对于推动我国医学科学发展具有积极的意义。因此应当允许数据控制者在合理的限度内使用个人健康数据，并在严格管理、权限控制的情况下向医学研究人员开放，用于治疗、教学、研究。当然，这里供教学、研究的个人健康数据必须以不能损害个人健康数据主体作为基准原则。医疗机构和医务人员在承担科研教学任务时，可以在告知个人健康数据主体后，并在采取无害化处理的情况下处理，达到不能识别到数据主体时使用个人健康数据。

欧洲议会与欧盟理事会 1996 年发布的《关于数据库法律保护的指令》规定，鉴于成员国若允许数据库合法用户根据教学或科学研究进行示例说明的需要撷取，限制在一定的范围之内的教学或科研机构可获准利用该数据库内容的实质部分。德国 2008 年《个人数据保护法》（修正草案）针对医疗卫生等领域有特别规定，如果学术研究机构基于统计或学术研究目的，那么收集健康检查数据，如果依据其统计或者研究计划，在对数据进行匿名处理后，或者从公布形式而言无法再识别特定的数据主体，那么这属于数据的合理利用，以促进学术研究发展。法国《数据处理、数据文件及个人自由法》（2004 年修改）第53 条规定，为医学目的个人数据处理不受通知或授权、反对权之限制。我国台湾地区

《电脑处理个人资料保护法》第 8 条及 18 条规定，公务机关或学术研究机构基于公共利益为统计或学术研究而必要，且资料经过提供者处理后或搜集者依其揭露方式无从识别特定的当事人。那么可以不经资料主体同意合理使用个人资料。因此对于学术研究，在对个人数据进行无害化处理而使用是属于通行的做法。

我国在对个人健康数据保护的同时，应当在允许经过无害化处理的个人健康数据应用教学、科研，如在使用时坚持数据主体身份保密原则，删除个人健康数据主体的基本身份信息，如姓名、单位、身份证号、电话、住址等。值得一提的是必须禁止数据控制者在没有征得个人健康数据主体同意的情况下，将个人健康数据擅自转让给商业机构，此种将医学科研目的改变为商业盈利的目的是要着重避免的道德风险。

3. 数据控制者使用个人健康数据的其他权利。除了上述因为国家利益、公共利益使用个人健康数据的权利、为教学、科研使用个人健康数据的权利外，法律还应赋与由于数据控制者其他权利，主要是在采集个人健康数据是告告知的集目的使用数据的权利，在采集个人健康数据时已经告知个人数据主体采集目的，那么在这目的范围内使用个健康数据亦成为数据控制者的应有权利。那么在采集目的内使用个人健康数据的权利主要有哪些内容呢？主要是明确应按预先告知患者的目的使用个人健康数据，并根据这些目的去储存、处理、传输相应的个人健康数据，在没有例外情形或者法律相应授权的情况下，不得超出上述的目的去对个人健康数据进行处理、利用、传输。

鉴于数据控制者在收集、储存个人健康数据付出了巨大的经济代价，数据控制者可以在采集目的内使用个人健康数据外，数据控制者在他人或机构不是为了国家利益、公共利益、教学科研等情形下，在确保个人健康数据主体各项权利的前提下，可以参照欧盟 1996 年《关于数据库法律保护的指令》的规定，使数据控制者享有摘录权、再利用权，摘录权即禁止他人未经许可，永久或暂时地复制数据控制者控制的全部内容或在数量上（质量上）实质性内容的行为；再利用权即禁止他人未经许可，以发行、出租、传输数据控制者控制的全部内容或在数量上（质量上）实质性内容的行为。这样可使数据控制者在权利及义务上实现平衡，以提高数据控制者在投入大量财力、物力，致力于个人健康数据收集、储存的积极性。

五、个人健康数据保护纠纷的救济途径选择

（一）个人健康数据保护纠纷的立法途径选择

那么在我国尚未有统一的个人数据保护法的法律背景下，针对个人健康数据保护和流通的法律规制应当如何先行呢？

由于行业领域不同，那么对个人数据保护的要求亦不相同，故世界各国对于特定行业个人数据保护通常制定专门的法律规范，如欧盟的 1995 年指令允许各成员国就特殊领域对个人数据保护制定专门的法律规范，主要涉及新闻媒体领域、医疗卫生领域、科学研究领域、文化艺术领域等。如美国亦是在特殊领域确立了个人数据保护立法，如在医疗卫生领域有 2001 年《健康保险移转与责任法》等。

我国针对医疗卫生领域的个人健康数据亦可以单独立法的形式来实现个人健康数据的保护和合法流通，主要基于以下理由：

1. 可以及时弥补因上位法尚未到位而出现的法律漏洞，我国个人数据保护至今尚未统一立法，但根据目前大数据时代医疗发展趋势，个人健康数据法律规制已迫在眉睫，因

此必须顺应时代所需尽快制定出相关的法律法规，使个人健康数据能有序流通和合法保护。

2. 就目前卫生立法层面来看，亦有类似规范性文件出台，国家卫生和计划生育委员会于 2014 年 5 月出台了《人口健康信息管理办法（试行）》，虽然这规范性文件严格意义上讲并不属于法律范畴，而且主要针对人口健康信息进行规范，适用的机构也是针对各级各类医疗卫生计生服务机构，虽然效力、适用范围与个人健康数据保护还有很大的距离，但是至少可以为个人健康数据的保护立法提供些许参考，为结合医疗卫生领域行业特色制定个人健康数据保护立法奠定一些基础。

3. 在医疗卫生领域对个人健康数据先行立法亦不妨碍以后制定统一的个人数据保护法，在这方面《侵权责任法》已有较好的立法范例，2010 年颁布的《侵权责任法》第七章对医疗损害责任案件处理制定特别法律规定，从而达到了与处理医疗损害纠纷其他法律法规有效地衔接的效果。如果以后制定个人数据保护法，那么亦可借鉴《侵权责任法》的立法形式，其中另辟一章对个人健康数据保护的基本原则进行规定，与个人健康数据保护已有的法律法规进行接轨。

（二）个人健康数据保护纠纷的救济途径选择

权利救济是由于权利人的权利受到侵犯而有关机关或个人在法律规定范围内或依据一定的程序而采取的补救措施，以维护权利人的合法权益。那么对于个人健康数据保护纠纷的救济途径是有哪些呢？前提是要厘清个人健康数据收集处理过程中所涉及的机构以及法律关系性质，而后针对不同的法律关系实行不同的救济途径。

个人健康数据主体与数据控制者存在着两种不同的法律关系，一类是个人健康数据主体与以医疗机构为代表的个人健康数据储存机构的关系；一类是个人健康数据主体与作为医疗卫生服务机构和公共卫生服务机构的行政主管部门即各级卫生行政管理部门的关系。

个人健康数据主体与以医疗机构为代表的个人健康数据储存机构之间属于民事法律关系，上述个人与组织机构均属于平等的民事主体，两者之间因诊疗合同或健康管理合同而产生法律上的关系，个人健康数据主体也因为在接受诊疗服务或者健康管理服务中提供个人健康数据，如果因为个人健康数据的不当处置导致个人健康数据主体的权益受损，那么个人健康数据主体可以通过民事诉讼的途径来实现权利救济。

个人健康数据主体与作为医疗卫生服务机构和公共卫生服务机构的行政主管部门即各级卫生行政管理部门的关系则属于行政法律关系，作为统筹指导上述各级各类的医疗卫生服务机构和公共卫生服务机构收集个人健康数据的主管部门即卫生行政管理部门，它与个人健康数据主体之间属于行政法律关系，那么因为个人健康数据与卫生行政管理部门在个人健康数据收集、处理、储存、传输的过程中导致的纠纷亦应纳入行政诉讼的法律途径中，目前《行政诉讼法》第 12 条第十二项规定"认为行政机关侵犯其他人身权、财产权等合法权益的。"属于人民法院受理行政诉讼案件的范围。而前文所述，个人健康数据主体对自身的健康数据具有所有权，因此如果卫生行政管理部门无法按照个人健康数据保护的法律规定行事，导致个人健康数据保护纠纷，那么个人健康数据主体应可以诉诸行政诉讼，但问题是个人健康数据保护的法律体系尚未形成，即便是国家卫生和计划生育委员会于 2014 年 5 月出台了《人口健康信息管理办法（试行）》这规范性文件第 22 条也只是笼统地规定，违反该法规定的主管部门和责任单位，上级主管部门应当视情节轻重予以督导整改、通报批评、提出给予行政处分的建议；构成犯罪的，依法追究刑事责任。暂且不论上述规范性文件的效力如何，就其规定的救济内容方面，显然对于个人健康数据的行政诉讼途径并没有作出明确的规定。如果个人健康数据保护不具有司法救济的可能性，那么这个人健康数据主体和相关利益主体的各项权益也成为无牙之老虎，因为无救济亦无权利。因此这方面的法律救济途径有待于在个人健康数据保护立法中予以充分考虑，明确上述个人健康数据主体与作为医疗卫生服务机构和公共卫生服务机构的行政主管部门即各级卫生行政管理部门的关系属于行政法律关系，由此产生的纠纷纳入行政诉讼的司法救济途径。

第五节　个性化健康医疗管理服务纠纷处理法律规制

一、个性化医疗健康管理服务特性

个性化医疗健康管理服务是符合这样一个目的的理性行动：就是使用最合适的科学技术手段，努力恢复失去的健康（治愈疾病），在最理想的情况下，增强健康资本，或者，改善、稳定慢性病的病理状态。因此个性化健康医疗管理服务是顺应当代医学科学发展根本趋势的，它不同于其他方式的医疗服务，其以长期服务、个性服务、私密服务作为主要特征，由于个性化健康医疗管理服务尚属新生事物，在发展的过程中自然需要法律规制，以个性化健康医疗管理服务为特色的健康管理机构为例，近年来我国健康管理（体检）机构每年以25%的速度增长，截至2011年，全国的体检中心和健康管理公司有8000多家，他们自行确立服务类别和价格，自行进行服务营销和推广，基本处于法律监管缺失的状态，这些服务机构良莠不分，导致相应的服务隐患环生。更何况个性化健康医疗管理服务与一般的医疗服务相比显然存在着明显的差异性，因此针对个性化健康医疗管理服务的特征进行法律规范亦显得尤为重要。

（一）个性化健康医疗管理服务具有私密性的特点

顾名思义，与一般的医疗服务相比较，个性化健康医疗管理服务以私密性为显著特点，诚如所言，个性化医疗健康管理服务它是针对每个个体健康危险因素进行科学全面的评估，根据客户的主动选择，结个体健康状况的差异，从而提出个性化健康医疗管理服务的方案。

基于此特点，个性化医疗健康管理服务首先需要大量真实准确的个人健康数据作为个人健康风险评估的基础性数据。故个性化健康医疗管理服务是基于个体全生命周期的健康档案建立和调阅，包括个人的既往病史、健康体检信息、医疗信息、遗传基因信息、个人生活习惯、生活环境信息等等，它涵盖的数据非常广泛，正是基于这样广泛而全面的个人健康数据才能提供适合个体的健康服务方案，例如以基因组学技术和健康信息技术为依托的个性化医疗健康管理服务模式，就需要收集遗传基因信息。这种服务与比一般的医疗服务不同，一般医疗服务的医务人员只能掌握一次或者几次的患者接受诊疗服务的数据，而这种个性化医疗健康管理服务显然掌握个体全生命周期的信息，其信息量与零星几次就诊获得的数据量相比不可同日而语。因此个性化健康医疗管理服务具有更高的保密要求，如果相关工作人员不能恪守相应的保密义务，那么对于个体来说遭受的损害将会远甚于以往任何一种医疗损害。

其次个性化医疗健康管理服务具有因人而异的特点，可以说是每人适用一套健康服务方案，由于个性化医疗健康管理服务具有个案性，因此与以往的医疗服务相比，在可比性方面显然不同，换言之不能完全以通常的医疗服务质量标准来衡量这些个性化健康医疗管理服务的质量。因此现行的规范一般医患关系的法律法规未必完全适用于个性化医疗健康管理服务，因此需要制定出更为符合个性化健康医疗管理服务特点的法律规范。

正是由于个性化医疗健康管理服务的这些特色服务所形成的关系较一般医疗服务中所形成的医患关系来说更为隐密、个性，因此不能照搬一般医患关系的法律协调机制，故均需在法律层面提出相应的对策。

（二）个性化健康医疗管理服务具有持久性的特点

因个性化医疗健康管理服务机构担负着提供疾病治疗、医疗护理、疗养康复为主题的工作职责，个性化医疗健康管理服务具有长期持久的特点，这是一种针对个人的健康危险因素而进行的全面管理的过程，周期自然十分漫长，它不同于一般的医疗服务，以某一疾病的治愈或转归作为一个治疗周期，而个性化健康医疗管理服务则不同，它需要长期性的跟踪服务。在进行健康风险评估，主要包括健康综合评分、风险因素分析、健康趋势评估、个人健康预警；然后对健康风险干预，提出临床干预建议、健康风险规避、个人环境干预、其他特殊干预；进行对个体的健康管理进行指导，如健康促进指导、健康跟踪服务、健康知识科普、健康管理咨询等。因此在某一种健康干预措施实施一个阶段以后，需要对个体以往的干预效果进行科学的评估，以便调整或者更新健康干预措施。个性化健康医疗管理服务正是基于个体健康为中心，对个体进行健康管理的持续性过程，因此客户与从事个性化健康医疗管理服务人员之间需要有高度的信任感，这样对于从事个性化健康医疗管理服务的机构及人员理应有更高的服务要求和水准。故个性化医疗健康管理服务机构功能定位有别于其他医疗机构，其执业监管亦不同于其他医疗机构，其从业人员、执业范围、执业规则均需法律规制，这样才能使这些机构依法履行相应的职能，这些均有待立法完善。因此针对个性化医疗健康管理服务特点进行相应的立法规范，那么才会使我们在享有医学科学带来健康的同时，也能促使医学向法治化和人性化回归。

（三）个性化健康医疗管理服务具有多机构参与的特点

个性化健康医疗管理服务种类与一般的医疗服务亦不同，它不仅仅囿于一般意义上的医疗服务，还涉及到健康咨询、中医调理等等，比如为每个客户建立详细的个人终身电子档案，分阶段对比身体状况的变化，提供健康及营养咨询，并提供合理的后期健康促进和健康管理，从而实现"上医治未病"、"早发现早治疗"的目标。比如根据云健康管理平台、中医体质辨识系统、健康体检报告管理系统进行软件开发，或者利用利用物联网与健康管理服务相结合，开发健康监测设备等，甚至利用基因组学技术开展个性化医疗健康管理服务市场。故此，个性化健康医疗管理服务所涉及机构众多，至少有医疗机构、健康体检机构、信息平台支持机构等。

以个性化医疗健康管理服务为特色的健康管理机构为例，这些健康管理机构亦是五花八门，如中华医学会、中华预防医学会、中国医师协会、中国健康教育协会、中国女医师协会、中国医院协会联合组织的调查显示，在收集到的5744家健康管理相关服务机构中，名称使用数量最多的是体检中心，占64.5%，其次为健康咨询公司，占14.0%，第三是健康管理公司，占6.1%。因此根据个人个性健康服务的服务种类及参与的机构较一般医疗服务而言，无论在种类数量上突破了一般意义上的医疗服务，参与机构上也均是多机构参与。现今规范医疗机构执业的《医疗机构管理条例》并未将体检中心、健康咨询公司、健康管理公司列入医疗机构的范围，虽然原卫生部于 2009 年出台的《健康体检管理暂行规定》规定只有具备一定条件的医疗机构才能从事健康体检服务，也就是说将健康体检列入了医疗服务的范畴，体检中心的执业前提必须具有《医疗机构执业许可证》。那么其他为个体提供的健康干预服务、健康咨询服务、健康管理服务这些服务项目是否属于医疗服务范围呢？其他的提供上述健康管理服务的机构是否归属于医疗机构范围呢？故此现有医事法规远远不能适宜个性化健康医疗管理服务的需要，这些显然存在着法律上的空白。

二、个性化健康医疗管理服务的法律规制建议

个性化健康医疗管理服务与一般的医疗服务存在着明显差异性，制度建设是保证个性化健康医疗管理服务有序发展的前提条件，我们应结合个性化健康医疗管理服务的实际情况在法律层面来提出相关的法律规制建议。

（一）个性化健康医疗管理服务机构的法律定位

正如前文所述，目前个性化健康医疗管理服务机构形式趋于多元化，主要可以分为医疗机构、健康管理机构、信息平台支持机构等等，对于上述机构法律上的定位有待明确，因为定位不明确，往往使从事个性化健康医疗管理服务机构处于疏于管理的状态。笔者认为，厘定目前个性化健康医疗管理服务机构的法律主体地位是构建个性化健康医疗管理服务纠纷处理立法的前提，鉴于成文法的必然滞后性，《医疗机构管理条例实施细则》并未对个性化医疗健康管理服务机构进行相应的规定，个性化医疗健康管理服务机构也不属于现有该细则规定的 12 类医疗机构范围。因此只有在明确个性化健康医疗管理服务机构主体地位的前提下才能对其监管法律提供立论基础，但这必须在立法层面寻找突破口。

由于医学事业属于"性命所托、健康所系"的事业，我国对医疗机构执业监管的法律法规制定较为完善，对于医疗机构执业制定了《医疗机构管理条例》、《医疗机构管理条例实施细则》等法律法规。鉴于医疗机构执业已经有比较严格的审批程序和执业规范，因此它在提供诊疗服务的过程中收集相应的个人健康数据，并为个体提供相应的个性化健康医疗管理服务这在执业资质上自然无可非议，故此医疗机构作为个性化健康医疗管理服务机构的法律定位不再重点阐述。

最让人困惑的是健康管理机构的法律定位，目前这些健康管理公司、健康咨询公司遍地开花，但是其法律地位却是模糊不清的，它是医疗机构抑或是其他机构，亟待在法律层面上予以明确，以便纳入不同的管理轨道。笔者认为，健康管理机构应列入医疗机构的范畴，现有的健康管理机构主要涉及的经营范围有健康风险评估、健康干预、健康咨询、心理咨询、健康管理、健康教育等等，主要有下列经营模式：

1. 体检主导型模式，这些健康服务机构分为医疗机构主体、依托医疗机构资源而衍生的体检机构、自建体检中心的健康服务机构等三种，由于体检业务以已取得医疗机构执业许可证为前提条件，因此要开展此项业务的前提条件是必须具备一定条件的医疗机构，这样从事体检业务的健康服务机构必须是以医疗机构为依托。

2. 中医保健型，而中医原本来是临床医学学科的一种，要利用中医来进行疾病的前期预防，也是属于前期的健康监护、健康干预，而这些服务的努力目标均与 1946 年 WHO 宪章的健康定义相吻合：健康是生理、心理和社会适应的良好状态，而不仅仅是没有疾病

和虚弱。从而顺应现代医学模式从以"以疾病为中心"向"以健康为中心"的趋势,因此这些服务要求比一般的医疗服务的要求更为严苛。更何况如前文所述个性化健康医疗管理服务较一般医疗服务而言,具有私密性、长期性的特点,因此对服务机构和工作人员的要求也更为严格,如果健康管理机构连一般的医疗机构的资质都无法达到,那么确实也很难胜任这"上医治未病"的个性化健康医疗管理服务的职责。因此此类健康管理机构应列入医疗机构的管理范畴。

信息平台支持机构是从提供信息技术支撑服务为主业,它们为健康管理公司和体检机构提供一些信息服务平台和服务工具。例如提供标准式的体检报告、慢性病评估系统、亚健康评估系统等等。这些机构提供的主要是信息技术服务,这些信息技术服务不属于医疗服务的范围,因此这些机构不必列入医疗机构的范围。但是因为业务往来的原因如果接触到个人健康数据信息,那么还是要恪守保密义务,并且不得擅自将个人健康数据传输、泄露、甚至用于商业牟利。

(二) 规范个性化健康医疗管理服务机构从业资质

笔者认为,个性化医疗健康管理服务机构不同于普通的医疗机构,其准入规则也有所不同。目前尚无制定个性化医疗健康管理服务机构准入规则,这必然导致个性化医疗健康管理服务机构的良莠不齐。因此明确个性化医疗健康管理服务准入规则迫在眉睫,然而目前尚无成熟的研究成果,笔者将对此进行如下构架。

前文所述,从事个性化健康医疗管理服务的参与机构分为三类,第一类是以医疗机构为主体的体检健康服务机构,第二类是以个性化健康医疗管理服务为特色的健康管理公司,第三类是为个性化医疗健康管理服务机构提供信息技术支持的机构。那么我们要对前二类的机构予以整合,提出统一的个性化健康医疗管理服务机构的准入规则及执业人员的资质。

现有医疗机构的宗旨是救死扶伤,防病治病,为公民的健康服务为宗旨。以个性化健康医疗管理服务为特色的健康管理公司,他们致力于对个人或人群的健康危险因素进行全面管理,其宗旨是调动个人及集体的积极性,有效地利用有限的资源来达到最大的健康效果。这些机构虽然与一般的医疗机构从事疾病诊治、治疗活动为主的工作范围有所区别,但是健康管理公司比一般的医疗机构从事的工作要求更为严格,因为它首先要以高屋建瓴的角度了解每个个体所存在的健康危险因素,而后提出相应的健康干预措施,对个体进行全面的健康管理,从而达到"上医治未病"效果。目前各级各类医疗机构均有管理标准,而唯独健康管理机构还尚未有明确的执业规范,这致使健康服务市场的规范发展,在政策及制度层面受到一定限制。缺乏健康服务机构的准入标准或依据,卫生主管部门无法实施准入许可,导致管理体制不明晰。加之体检机构分散设置,多头管理,卫生行政部门的监管措施无切入口,难以进行有效的监管。

鉴于现阶段这种以从事个性化医疗健康管理服务为特色的健康管理机构缺少准入规则和执业规范的情况,笔者建议应以医疗机构执业许可为基准条件,按申请设置医疗机构的条件向县级以上地方人民政府卫生行政部门审查批准,取得《医疗机构执业许可证》,并且按医疗机构申请执业登记后获批后方可执业,从而将健康管理机构纳入医疗机构执业监管的范围。

健康管理公司工作人员除了按其相应的执业类别来要求相应的执业资质,例如从事体检业务的医疗服务人员,必须是具备相应执业类别的执业医师资质,应当有专业的能力根据客户的健康需求推荐体检项目。例如从事中医保健业务的医疗服务人员，那么应当有中医执业资质。由于个人个性化健康管理与一般的医疗服务还有所不同，因此除上述相应的执业资质外，还应当规范健康管理职业考试，目前的健康管理师都是经过一些健康管理培训机构短时期培训和考核，而取得健康管理师职业证书，就可以在健康管理机构担任健康管理师。这类短期培训即可获得相应资质人员的专业素质往往会受到公众质疑，含金量并不高。因此在健康管理执业资质监管方面还有待于继续努力，除了医学院校专门开设健康管理专业外，可以仿照执业医师考试形式，严格健康管理师的执业考试，从而提升健康管理师的服务水平。

（三）个性化健康医疗管理服务法律关系归属及调整对策

个性化医疗健康管理服务双方均可能因为合法权益受损而寻求权利救济，个性化健康医疗管理服务只有在安全有序的状态下才可能为公众提供质量上乘的服务，发生的个性化健康医疗管理服务层面的纠纷亦有相对的特殊性，在权利救济方面也需要研究细化的对策。

1. 确定健康管理合同关系　个性化健康医疗管理服务过程中健康管理机构与客户之间的关系的法律性质是什么？是医患关系抑或是合同关系？这是我们亟待明确的法律关系。

笔者认为健康管理机构与客户即接受个性化健康医疗管理服务个体之间存在的法律关系应归属于健康管理合同关系，建议普遍以健康管理合同关系来规范个人个性化健康管理行业，主要基于以下理由：一是个性化健康医疗管理服务与一般的医疗服务中的医患关系相比较，个性化健康医疗管理服务不仅仅包括医疗服务，还有一些衍生的服务，如对个体健康危险因素进行分析，针对个体的健康危险因素进行健康干预，因此范围比医疗服务更为广泛，那么利用健康管理合同可以更好的适应个人个性化健康管理的个案特点。二是接受个人个性健康服务的群体亦并非均是患者，还包括一些健康人群或者亚健康人群，接受个性化健康医疗管理服务的人群与一般接受医疗服务的患者相比有所不同，因此也不能以患者称谓涵盖接受个性化健康医疗管理服务人群，也不能以单纯的医患关系法律法规来调整。三是个性化健康医疗管理服务与一般的医疗服务相比具有择期性的特点，换言之，作为接受个性化健康医疗管理服务的客户可以有时间有权利选择健康服务，而一般的医疗服务除了通过挂号而形成的医疗合同关系外，有些是无法在完成医患双方合意的情况下医疗机构就必须提供医疗服务，如急救病人、传染病患者隔离治疗等。基于以上理由，如果以健康管理合同关系来规范个性化健康医疗管理服务，那么更能体现双方的平等主体的地位，也更能符合个性化健康医疗管理服务的特点。

正如前文所述，在合同关系的框架下处理个人个性化健康管理的纠纷更符合其特点，也富有效率。此法律关系是基于健康管理机构与客户之间的自愿平等的协商，根据个性化健康医疗管理服务的特点，对合同双方的权利和义务作出明确的规定。具体可以在健康管理合同中约定的内容主要有：个人个性化健康管理服务项目、服务期限、收费情况、保密义务等内容。由于个性化健康医疗管理服务具有私密性、长期性、多机构参与的特点，而且个性化健康医疗管理服务亦属于高端服务项目，为了保证服务质量，便于相关部门的监管，可以仿照建设工程施工合同、商品房预售合同的做法，出台示范性合同文本，对于健康管理机构与接受个人个性健康服务客户之间的权利义务具有比较清晰统一的规定。

个性化健康医疗管理服务属于多机构参与的服务，特别是个人个性化健康服在接受长期服务的过程中，在相应的健康管理机构会储存该个体海量的个人健康数据，如果这些个人健康数据一旦被不当使用、泄露灭失，那么将会给客户带来灭顶之灾。因此作为健康管理机构应做出妥善保管个人健康数据的承诺，如果因健康管理机构或其提供信息支持的机构导致个人健康数据被不当使用、泄露灭失，那么应当共同承担相应的违约责任。

2. 个性化健康医疗管理服务纠纷特殊证据要求 个性化健康医疗管理服务存在着私密性的特点，健康服务人员有时往往会单独进行服务，一旦出现个性化健康医疗管理服务纠纷，如果没有良好的证据保全意识，往往处于极为不利的地位。因此对于一些重要的措施最好使用书证的形式的固定下来。主要介绍以下几种书证的证据保全问题：

（1）个性化医疗健康管理服务访谈记录：个性化医疗健康管理服务的访谈记录不仅是服务过程中的重要医疗文书，更是重现个性化医疗健康管理服务过程的重要证据，因此需要个性化医疗健康管理服务人员在百忙之中仍需认真如实详细记录，不能出现漏记、抄袭、代签、潦草、涂改等问题，否则这种访谈记录经不起任何司法鉴定检查，不符合证据的客观性要求，而伪造记录只能是承担法律责任。

（2）重要干预措施知情同意单：接受个性化健康医疗管理服务的客户表达知情同意权具有不同的方式，健康管理服务人员对于一些重要干预措施要求接受个性化健康医疗管理服务的客户填写知情同意单。如针对健康危险因素的告知、健康干预措施的告知。在知情告知后并且健康服务人员和接受个性化健康医疗管理服务的客户双方在知情告知单上签字的前提下，方可使用。如果个性化健康医疗管理服务人员上门服务，对于一些重要的干预措施也必须由健康服务人员和接受个性化健康医疗管理服务的客户双方在知情同意书上签字。这样尽可能使个性化健康医疗管理服务人员在发生服务纠纷时避免空口无凭的被动局面。

3. 个性化健康医疗管理服务纠纷权利救济途径 由于确定了个性化健康医疗管理服务法律关系是属于健康管理合同法律关系，因此在救济途径上亦有了明确的选择。根据我国《合同法》第128条规定，合同争议主要有以下四种解决方式：即协商、调解、仲裁、诉讼等。

（1）采用协商方式解决个性化健康医疗管理服务纠纷，这是最富有效率的方式。由健康服务合同双方当事人之间自行协商解决纠纷，协商解决要秉承平等自愿原则，任何一方均没有凌驾于对方之上的权利。但一旦产生纠纷，双方当事人均会站在自身立场上思考问题，因此和解成功的概率也会深受影响。协商解决亦须遵循合法原则，双方当事人最后达成的和解协议，其内容要符合法律法规规定，不能损害国家利益、社会公共利益或他人的利益，否则有可能导致达成的和解协议无效。

（2）采用调解的方式解决个性化健康医疗管理服务纠纷，是指健康服务合同双方当事人在第三方机构的主持下，依据查明的事实和相应的法律依据，使双方当事人自愿和合法的基础上达成调解协议。这种调解方式由于中立的第三方机构介入，使调解成功的概率与自行协商和解相比大大增加，而且调解解决的费用几乎可以忽略不计，比较仲裁与诉讼方式解决纠纷更为经济。

（3）采用仲裁方式由仲裁机关解决个性化健康医疗管理服务纠纷，但这前提必须在健康服务合同上明确约定仲裁机构，一旦当事人向仲裁机构提出申请，在仲裁机构主持下达成解决合同纠纷的协议。仲裁机关案件受理费用高于法院案件受理费用，由于仲裁程序以不公开为原则，因此具有较好的私密性。根据我国《仲裁法》的规定，由仲裁机构主持形成的调解协议书、与仲裁机构所作的仲裁裁决书具有同等法律效力。调解协议书、仲裁裁决书生效后一方当事人如果不履行所规定的义务，另一方可以向人民法院提出申请强制执行要求，对方拒不执行的，那么人民法院可以依照生效的调解协议书、仲裁裁决书强制执行。

（4）采用诉讼的方式来解决个性化健康医疗管理服务纠纷，是健康服务合同的当事人通过向人民法院提起诉讼以寻求纠纷的解决。其优点在于诉讼程序公正公开，而且给予健康服务合同双方当事人充分的司法救济途径，但其缺点也是显而易见的，由于目前类似法律裁判文书如无特殊情形均上网公布，因此这不利于双方隐私、商誉的保护。

参考文献

1. 江平. 民法学. 北京：中国政法大学出版社，2003.

2. 史尚宽. 民法总论. 北京：中国政法大学出版社，2000.

3. 林志强. 健康权研究. 北京：中国法制出版社，2010.

4. 周汉华. 个人信息保护前沿问题研究. 北京：法律出版社，2006.

5. 周汉华. 个人信息保护法（专家建议稿）及立法研究报告. 北京：法律出版社，2006.

6. 蒋坡. 个人数据信息的法律中保护. 北京：中国政法大学出版社，2008.

7. 郭明龙. 个人信息权的侵权法保护. 北京：中国法制出版社，2012.

8. 郎庆斌，孙毅，杨莉. 个人信息保护概论. 北京：人民出版社，2008.

9. 张新宝. 互联网上的侵权行为研究. 北京：中国人民大学出版社，2003.

10. 郭瑜. 个人数据保护法研究. 北京：北京大学出版社，2012.

11. 齐爱民. 拯救信息社会中的人格——个人信息保护法总论. 北京：北京大学出版社，2009.

12. 周汉华. 域外个人数据保护法汇编. 北京：法律出版社，2006.

13. 张新宝. 隐私权的法律保护. 北京：群众出版社，2004.

14. 洪海林. 个人信息的民法保护研究. 北京：法律出版社，2010.

15. 马赛尔·德吕勒. 健康与社会——健康问题的社会塑造. 王鲲译，译. 南京：凤凰出版传媒集团译林出版社，2009.

16. Christoper Kuner. 欧洲数据保护法—公司遵守与管制》. 旷野，杨会永，等，译. 北京：法律出版社，2008.

17. 埃里克·托普. 颠覆医疗-大数据时代的个人健康革命. 张南译、魏薇、何雨帅译，北京：电子工业出版社，2014.

18. 戴恩·罗兰德，伊丽莎白. 麦克唐纳. 信息技术法. 宋连斌，等，译，武汉：武汉大学出版社，2004.

19. 许德泉，杨慧清. 大数据在医疗个性化服务中的应用. 中国卫生信息管理杂志，2013，4.

20. 那旭，李亚子，代涛. 国外个人健康信息安全与隐私保护法制建设及启示. 中国数字医学，2014，9.

21. 梅绍祖，齐爱民，张素华. 个人信息法律保护问题. 苏州大学学报：哲社版，2005，2.

22. 齐爱民. 中华人民共和国个人信息保护法示范法草案（学者建议稿）. 河北法学，2005，6.

23. 贺栩栩. 比较法上的个人数据信息自决权. 比较法研究，2013，2.

24. 沈剑峰，李兰娟. 关于电子健康档案相关权利的思考. 中国卫生信息管理杂志，2012，2.

25. 沈剑峰，张中华，汪崴，等. 浙江省电子健康档案建设的状况和展望. 中国卫生信息管理，

2012，3.

26. 徐敏娜. 我国公共医疗健康信息公益性增值利用研究. 情报资料工作，2011，1.

27. 姚维保、韦景竹. 个人数据流动法律规制策略研究. 人大复印资料·图书馆学、信息科学、资料工作，2008，6.

28. 朱明兰，崔伟. 西方国家病人自主权概况及浅析. 医学与哲学，2012，12.

29. 陈天培. 数字化医疗档案信息——构建居民健康数据库. 科技档案，2012，4.

30. 黄薇，代涛，李新伟，等. 美国电子健康档案发展策略及启示. 中国医院管理，2011，5.

31. 戴云云，何国平. 健康管理在中国的发展现状及挑战. 中国预防医学杂志，2011，5.

第四章

信息技术与个性化医疗健康管理服务

第一节　个性化医疗健康管理服务数据标准研究

一、健康数据标准概述

（一）数字卫生标准

1. 数字卫生标准化的背景和意义　　数字卫生标准化是对医疗卫生信息范畴内的重复性事物和概念进行统一、规范和定义，以达到各医疗单位与上级主管之间、各医疗单位之间以及各医疗单位内部信息传达的通畅，获得相应的社会效益。根据应用范围、场合和对象的不同，数字卫生标准分为五点：①医学词汇和术语标准；②数据通信和信息共享标准；③医学文档标准；④卫生信息应用系统功能标准；⑤医疗卫生行业内的相关法律法规等。

将标准化手段应用于数字卫生标准化建设中，能够加强医疗卫生领域的互联互通（医疗卫生相关信息系统）、有利于信息共享（医疗卫生利益相关方）、业务协同（医疗卫生相关部门/单位）、安全保密（个人健康信息），从而避免重复建设和信息孤岛的产生，减少医疗差错，改善医疗服务质量，提高医疗卫生管理与服务的效率。

2. 数字卫生标准化的内容　　数字卫生标准化涉及医学术语标准、医学分类标准、临床数据标准、数字卫生系统标准等方面。

（1）医学术语标准：行政管理部门及医疗质量的控制者或者研究者需要一种可以理解和评价不同医院和诊断临床记录的标准术语集；医院信息系统的开发供应商也希望有一种统一的编码系统来满足临床电子病历发展的需要；医疗保险部门同样需要标准的术语编码实现与医院及住院病人之间临床医疗诊断及治疗信息的自动化处理。

（2）医学分类标准：根据医学大类下的信息所反映的内容性质、形式和读者用途，按照知识门类的逻辑关系，从总到分，从一般到具体，层层划分，逐级展开，分门别类地系统组织医学信息。

（3）临床数据标准：临床信息来源包括临床的各个科室和临床支持科室，是医院正常工作中最多的信息来源，对其信息处理和管理的效果和效率会直接影响到医院的运作效率。

（4）数字卫生系统标准：系统标准是数字卫生中的基础标准之一。在数字卫生系统开发与管理过程中，需要一个健全、完整、系统的标准做基础，否则系统信息的交流、系统间信息的交流、系统外信息的交流都会出现通道不畅的问题。

3. 数字卫生标准制定的原则

（1）目的性原则：根据医药卫生体制改革提出的"建立实用共享的医药卫生信息系统"总体要求，现阶段我国电子病历标准化工作的主要目的是满足医疗卫生机构之间临床诊疗信息的互联互通、数据共享需要，实现以健康档案和电子病历为基础的区域卫生服务协同。

（2）等同性原则：为实现与国际接轨、避免自成体系和重复工作，尽量遵循、等同采用目前卫生领域已有的国际、国内普遍应用的成熟标准，如 HL7 临床文档架构（CDA）、国际疾病分类代码（ICD）、中医病证分类与代码（TCD）等。

（3）本地化原则：在等同性原则基础上，为了更好地满足我国电子病历标准的实际应用需求，应当对其中不符合中国实际的有关标准内容增加适当的约束或限制条件。

（4）创新性原则：根据我国电子病历与区域卫生信息化建设的实际需要，对目前没有现成可用标准的，要及时组织制定我国行业标准，应用成熟后再提升为国家标准。根据我国"中西医并重"的卫生工作方针和临床工作实际，制定适应中医、中西医结合需要的标准内容。

（5）科学性原则：以科学客观地反映事物本质为准绳，选取紧密相关的指标。

（6）可操作性原则：由于每条评价标准都要依据一系列的调查工作，因此构建的指标体系应尽量简化，评价方法应具有可操作性，评价标准应符合客观实际，选取的指标可量化、可操作、有针对性、方便获取资料，指标设置要尽可能利用现有的统计资料，便于不同研究者合作进行评估等。

（7）一致性原则：电子病历数据标准的制定应严格遵循各项上位标准，以保证电子病历与健康档案之间的顺畅无歧义衔接。上位标准包括 WS/T 305—2009 卫生信息数据集元数据规范、WS/T 303—2009 卫生信息数据元标准化规则、WS/T 306—2009 卫生信息数据集分类与编码规则，以及健康档案基本数据集编制规范、健康档案公用数据元标准以及健康档案数据元分类代码等。

（二）个性化医疗健康管理服务数据标准

1. 个性化医疗健康管理服务数据标准的定义　健康管理服务数据标准是数字卫生标准的子集，需要遵从数字卫生标准，在形式上注重术语和结构的与数字卫生标准接轨，在内容上侧重个性化医疗健康管理服务范畴，同时可根据使用者和开发者的需要做出一定的调整。

2. 个性化医疗健康管理服务数据标准的特点　与所有信息标准一样，个性化医疗健康管理服务数据标准必须具有完整性、唯一性、科学性、权威性、实用性、可扩展性和可维护性等特点。

3. 个性化医疗健康管理服务数据标准制定的方法　现阶段，包含了大量个人健康信息的由国家原卫生部组织编写的《医院基本数据集采集标准》（征求意见稿）、《公共卫生分类与基本数据集》、《社区卫生信息基本数据集》等重要基本数据集的 1.0 版均已发布，分别定义了医院业务信息描述方式、公共卫生信息数据结构和社区卫生服务信息采集标准等。此外，HL7、ICD、SNOMED、LOINC 等国际编码标准中也有很多个人健康信息的编码标准。但由于各标准间术语内涵和外延不一致，分类方式也有差异，信息由细到粗分类过程中的中间细节缺失等，完善、可行的个人健康信息数据标准很难制定。

个性化医疗健康管理服务数据标准需要通过研究制定不同等级医疗卫生服务机构内，针对不同的健康指标、疾病预警指标和采集设备的个人健康档案数据标准与规范（数据结构、数据定义、传输格式等），同时参照《中国公共卫生信息分类与基本数据集》、《社区卫生信息技术标准研究技术》、HL7 v2.3、ICD-10 以及《计算机信息系统安全保护等级划分准则》（GB 17859—1999）等标准与规范，进行制定。

二、国际健康信息编码标准

（一）国际上卫生健康标准的制定组织

国际上卫生健康相关的信息标准制定和管理已经开展了 20 多年，WHO、CEN/TC 251（欧洲健康信息学标准化技术委员会）、ISO/TC 215（国际健康信息学标准化技术委员会）、HL7 国际组织、DICOM 标准等标准相关组织及 IHE 活动等在卫生健康标准方面做了很多工作，并取得了一系列成果。

（二）国际上已有的数据标准

1. HL7（Health Level 7）数据标准化方法

（1）HL7 的应用：HL7 的主要应用领域是 HIS/RIS，用于规范 HIS/RIS 系统及其设备之间的通信，其宗旨是开发和研制医院数据信息传输协议和标准，规范临床医学和管理信息格式，降低医院信息系统互连的成本，提高医院信息系统之间数据信息共享的程度。HL7 涉及病房和病人信息管理、化验系统、药房系统、放射系统、收费系统等各个方面。目前很多机构的卫生信息标准与卫生信息系统建设都遵循 HL7 标准。

（2）HL7 参考信息模型：HL7 V3 的参考信息模型（Reference Information Model，RIM）是一个静态的卫生信息模型。RIM 定义了 6 个核心类，分别是：实体（entity）、活动（act）、角色（role）、参与（participation）、角色关系（role Link）、活动关系（act relationship），其中活动、实体和角色是 RIM 的三个主要主题域。实体是物理物体或者物理物体的组织和分组，包含了人、组织、活的有机体、装置、药物等等；角色是参与动作的对象，每个角色可以由一个实体来表现，角色中的实体作为参与者、动作的对象，可参与各种动作，也可以由一个实体来表现；活动指的是有意图的活动。医疗卫生领域的医疗活动是由一系列有意义的行为组成。一个动作的实例即是一个动作的记录。

（3）HL7 数据类型：数据类型（Data Type）是与参考信息模型（RIM）平行的另一个重要的 HL7 V3 标准，它赋予了 RIM 真正意义上的语义。HL7 V3 的数据类型是语义表达的最小单元，实际上就是类的属性的一个没有状态或标识的属性值，它用来说明一个类的某个属性所属的种类、代表的意义、取值的限定等，是一组有含义的数值。数据类型的定义确保属性的含义能被完全、确切的表达。数据类型标准化定义的作用是在数据交换时，能够明确表示该数据属性的确切含义，如数据类型是代表字符串、数字还是编码等。

HL7 数据类型包括三大类：基础数据类型（Foundation），主要是医疗卫生领域用来构建核心结构的数据类型；基本数据类型（Basic），用于卫生保健信息模型的基本构建模块，包括文本、标识符、姓名和地址等；数量数据类型（Quantities），是简单的数值类型，如数字或其他复杂概念，如物理数量和比率。

（4）HL7 临床文档架构（Clinical Document Architecture，CDA）：HL7 临床文档架构（Clinical Document Architecture，CDA）是一个用于创建临床文档的规范，例如出院小结、转院单等临床文档，这些电子化文档使用 XML 标记后，既可以支持实现计算机的语义互操作，从而进行计算和分析处理，也可以通过计算机处理后显示成为医生可以阅读和解释的 XLS 表单提供给人阅读。XML（Extensible Markup Language）是由 W3C（World Wide Web）组织，自 1998 年起所提倡的可扩展标记语言，基于 XML 技术的电子病历描述，将内容与样式关联在一起，使得文档更具有可读性，通过浏览器就可直接浏览病历内容。

CDA 继承了 HL7 RIM 和 HL7 V3 版发布的数据类型第一版，大致继承关系见图4-1-1。

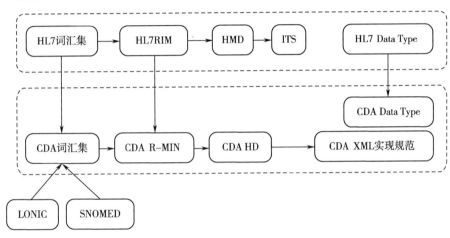

图 4-1-1　CDA 与 HL7 RIM 的继承关系示意

其中，CDA 的词汇集是由 HL7 词汇集以及受到 HL7 认可的 LOINC，SNOMED（后面介绍）等术语标准词汇集组成。CDA 标准的层级描述源自 HL7 RIM，CDA XML 实现规范亦继承了 HL7 的实现技术规范（ITS），CDA 的数据类型也是从 HL7 V3 数据类型（Data Type）上发展起来。

CDA 设计在区域电子健康档案信息共享和交换中处于举足轻重的地位。CDA 的文档内容来源于 RIM 中的定义，如何利用 RIM 模型中的定义来设计、制订 CDA 文档的内容，以及如何在 CDA 中使用各类标准术语的受控词表，是实现电子病历信息共享的关键。

2. ICD 标准编码　国际疾病分类（International Classification of Diseases，ICD）是根据疾病的某些特征，按照规则将疾病分门别类，并用编码的方法来表示的系统。目前最新版本为 ICD-10。另外还有国际疾病分类肿瘤学专辑（简称 ICD-O）。WHO 预计于 2015 年推出新版国际疾病分类（ICD-11），其中神经系统疾病分类中将出现重大改变。ICD 使得疾病名称标准化、格式化。这是医学信息化、医院信息管理等临床信息系统的应用基础。

国内相关机构对 ICD 标准开展了本地化改造与翻译工作，但是由于缺乏持续的更新维护机制及整体的管理机制，难以实现全国范围内的数据统一编码。而且 ICD 的类目宽泛，国内某些特定病种在 ICD 中无法找到对应的术语表达，也制约了该国际标准在国内大范围推广与应用。

3. OpenEHR（开放电子健康档案）规范的两层建模模型 OpenEHR 规范是一套开放的

EHR（ElectronicHealth Record）体系结构，主要包括参考模型（Reference Model，RM）、原型模型（Archetype Model，AM）以及服务模型（Service Model，SM）。其中参考模型的建模对象是医疗系统中比较稳定的概念，例如数据的结构、基本的类型等，是系统开发的基础；原型模型对应于医疗领域知识的建模，是比较容易变化的，由专业的医务人员制定，原型在系统运行时对信息施加验证约束，保证信息语义的正确性；服务模型是基本服务的建模，例如 EHR 信息访问服务等。

OpenEHR 的核心在于系统开发中采用了两层建模方法，即在 EHR 系统中构建参考模型和原型，从而将医疗领域知识从具体的临床信息中分离出来。OpenEHR 系统开发的两层建模模型如图 4-1-2 所示：

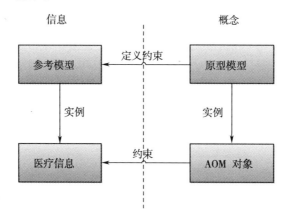

图 4-1-2　OpenEHR 两层建模模型

与以往的 EHR 系统相比，OpenEHR 的两层建模有效降低了系统底层结构对领域知识的依赖性，从而使系统对领域知识变化的适应能力大大增强，基于 OpenEHR 的系统将更加稳定且易于维护。

4. DICOM 标准　在医学影像信息学的发展和 PACS（影像归档和通信系统）的研究过程中，由于医疗设备生产厂商的不同，造成与各种设备有关的医学图像存储格式、传输方式千差万别，使得医学影像及其相关信息在不同系统、不同应用之间的交换受到严重阻碍。医学数字成像和通信（Digital Imaging and Communications in Medicine，DICOM）即是医学图像和相关信息的国际标准（ISO 12052）。它定义了质量能满足临床需要的可用于数据交换的医学图像格式，包含了档案格式的定义及网络通信协定，是以 TCP/IP 为基础，并以 TCP/IP 联系各个系统的应用协定。

DICOM 可以整合不同厂商的医疗影像仪器、服务器、工作站、打印机和网络设备，使它们都能整合在 PACS 系统中。两个能接受 DICOM 格式的医疗仪器间，可借由 DICOM 格式的档案来接收与交换影像及病人资料。它也被广泛应用于放射医疗，心血管成像以及放射诊疗诊断设备（CT，X 射线，核磁共振，超声等），并且在眼科和牙科等其他医学领域得到越来越深入广泛的应用。目前 DICOM 已经广泛地被医院所采用，并且在牙医和一般的诊所中获得小规模的运用。

5. 英国 NHS 数据模型和数据字典　NHS 的数据模型（data model）和数据字典（data dictionary）是由英国的国家卫生服务（national health service，NHS）Connection for Health 开发的标准之一。该机构是负责国家信息技术项目的国家信息技术代理机构。该标准通过类/属性/数据元及相关支持信息（supporting information）规范数据的表示，为数据提供了明确的语境和语义，数据元通过相应的数据集标准得到应用。NHS 数据模型和数据字典为保证信息标准支持英格兰的 NHS 医疗保健活动提供了一个参考点，现在已经成为收集数据和信息管理的有力工具。

6. 逻辑观测指标标识符命名与编码系统（LOINC）　逻辑观测指标标识符命名与编码系统（Logical Observation Identifier Names and Codes，LOINC）是由美国 Regenstrie 研究院创建，并一直维护和更新至今的一项临床词表标准。LOINC 数据库提供了一套通用的名称和标识代码，用于标识实验室检验项目和临床观察指标的医嘱和结果的概念表示。LOINC 代码和名称主要用于 HL7 等医疗信息交换标准消息之中的观察指标相关模块。

LOINC 概念的核心部分主要由一条代码、六个概念定义轴以及简称等组成。每个 LOINC 概念均由若干条基本概念及其组合概念（LOINC Parts）组合而成，每个基本概念又具有相应的概念层次结构及相应的首选术语、同义词和相关名称。完整的观测结果名称具有 5 个或 6 个主要部分：分析成分、观测属性类型、时间属性、系统（标本）、计量、方法。LOINC 标准对医学观察项目的描述包括数十个维度，分类代码编制的颗粒度精细，以保证标准的广泛适用性和准确性。

7. 系统医学命名法（SNOMED）　系统医学命名法（Systematized Nomenclature of Medicine，SNOMED）最初由美国病理学家学会（College of American Pathologists，CAP）提出。1999 年，CAP 和英国 NHS 联合，将 SNOMED Reference Terms 和 Clinical Terms Version 3 结合，形成了系统医学命名法——临床术语（Systematized Nomenclature of Medicine-Clinical Terms，SNOMED CT）。2007 年由若干成员国组成的国际卫生术语标准研发组织（International Health Terminology Standards Development Organization，IHTSDO）成立，共同拥有并管理、维护和向成员国提供 SNOMED CT 及相关产品，包括 SNOMED CT 的核心内容、技术设计及相关技术文档。

SNOMED CT 采用多轴编码的命名方法，形成了完整的医学术语体系，从而能够精确表达医学概念，可用来编码、提取和分析临床数据，支持医学数据的一致性索引、存储、调用，以及跨专业、跨机构集成，促进 EHR 系统的语义互操作。其中，每个概念都具有唯一的标识符，有多种描述；同一概念的所有描述之间有关联；概念与概念之间通过层次关系"ISA"相连；同一概念可存在于多个层次中。

以左手拇指的疼痛为例，所有概念按照颗粒度由"粗"到"细"形成层级结构，如图 4-1-3 所示。

8. 美国公共卫生概念数据模型（PHCDM）　公共卫生概念数据模型（Public Health Conceptual Data Model，PHCDM）是美国电子疾病监控系统（National Electronic Disease Surveillance System，NEDSS）数据体系结构标准的主要组成部分之一，它由美国疾病控制与预防中心（Centers for Disease Control and Prevention，CDC）于 2000 年开发。PHCDM 基于选定的 CDC 疾病监控系统，数据模型遵照 HL7 RIM，规范 6 个主题域涉及的类以及各个类之间的联系构建高级数据模型，确定类的属性及数据类型，用来体现卫生相关活动。如与卫生有关活动的类有观察、干预等，观察的属性有观察值和观察方法等。PHCDM 和公共卫生电子报告指南的公共信息一起为公共卫生数据的收集、管理、传输、分析以及传播的标准化提供了基础。

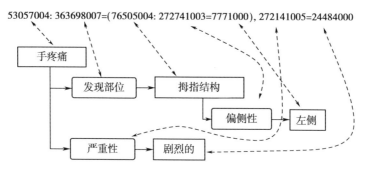

53057004: 363698007=(76505004: 272741003=7771000), 272141005=24484000

图 4-1-3　左手拇指的严重疼痛编码示例

9. 加拿大卫生信息概念数据模型　加拿大卫生信息研究院（Canadian Institute for Health Information，CIHI）参照 HL7 RIM 卫生信息框架（health information framework，HIF）的重要组成部分，开发了卫生概念数据模型（Conceptual Health Data Model，CHDM）。CHDM 将加拿大卫生领域的数据抽象为五个类：人员（People）、环境（Environment）、管理（Government）、资源（Resource）及事件（Event），卫生领域各个类之间的相互关系均是通过描述五大类之间的联系来体现。CHDM 制定的目的是使卫生领域决策者通过公正、可信、可比的信息，做出更明智的决策，有助于提高加拿大的医疗体系的绩效和加拿大人的健康。

10. 澳大利亚国家卫生数据字典　澳大利亚卫生和福利研究所（The Australian Institute of Health and Welfare，AIHW）是澳大利亚健康信息采集、发布和管理的官方机构。澳大利亚国家卫生数据字典（National Health Data Dictionary，NHDD）是 AIHW 重要的数据标准之一，该数据字典每 2 年更新一次，截止到 2015 年已经发布了第 16.2 版。字典目前已有上千个元数据项目，主要包括对象类、特性、数据元概念、值域、国家最小数据集、分类、词汇项等内容，其内容和范围尚在不断扩展增补中。对于数据元的描述遵从 ISO/IEC 11179 第三部分中的元数据规范，并按照自身需求，从 ISO/IEC11179 的 10 类 45 个属性中选择了 3 类 21 个数据元的基本属性，并没有涵盖 ISO/IEC 11179 中全部的 10 类 45 个属性。

三、我国健康信息标准

（一）国内卫生健康标准的制定组织

国内参与卫生健康信息相关标准制定的组织有管理部门、科研院所、医科院校、大型医院、协会、学会、银行、医疗保险公司、医疗卫生信息系统企业等。管理部门包括国家标准化管理委员会、原卫生部、药监局、中医药管理局、人力资源和社会保障部、国家人口和计划生育委员会、民政部、公安部、体育总局、保监会等相关部门；科研院所包括中国标准化研究院、中国医学科学院、中国中医科学院、原卫生部医院管理研究所。

（二）已经发布的国家标准

已经发布的国家标准有《健康信息学电子健康记录定义、范围与语境》、《健康信息学健康指标概念框架》、《健康信息学电子健康记录体系架构需求》、《健康信息学患者健康卡数据》系列、《健康信息学公钥基础设施》系列等 9 个标准，而其他一系列标准正在制定；另外，《疾病分类与代码》、《中医病证分类与代码》、《中医临床诊疗术语》、《育龄妇女信息系统（WIS）基础数据结构及分类代码》等基础性的标准也已经制定和发布；行业方面，原卫生部已经制定了《WS 218—2002 卫生机构（组织）分类与代码》、《WS/T 303—2009 卫生信息数据元标准化规则》、《WS/T 303—2009 卫生信息数据元数据规范》、《健康档案基本数据集编制规范》、《农村居民健康档案管理规范》、《医院信息基本数据集》、《公共卫生基本数据集》，《健康档案基本架构与数据标准》已经试行。

其中和个性化医疗健康管理服务息息相关的是《电子病历基本架构与数据标准》和《健康档案基本架构与数据标准》，现已试行，下面章节详细介绍。

（三）电子病历基本架构与数据标准

1. 背景介绍　为了促进解决"看病难、看病贵"等问题，中共中央、国务院《关于深化医药卫生体制改革的意见》中明确提出大力推进医药卫生信息化建设。在加强我国卫生信息资源规划和信息标准化基础上，重点推动以人的健康为中心、以居民健康档案为基础的区域卫生信息平台与业务应用系统建设，逐步建立医疗卫生机构之间以及相关部门之间统一高效、互联互通、信息共享的区域卫生协同服务模式。在医疗服务领域，着力推进以医院管理和电子病历为重点的医院信息化建设，充分利用现代管理和信息技术，提高医疗服务质量和效率，预防和减少医疗差错，控制和降低医疗费用。

按照国务院医药卫生体制改革领导小组的总体部署，为加强我国电子病历标准化和规范化建设，配合公立医院改革试点工作，自 2008 年起原卫生部信息化工作领导小组、卫生信息标准专业委员会、统计信息中心、原卫生部有关业务司局和国家中医药管理局等部门共同组织相关业务单位、医科院校、试点医疗机构和大批专家，开展了国家电子病历信息标准基础与应用研究，以及数字化医院试点示范建设，《电子病历基本架构与数据标准》是其中的多项重要成果之一。

2. 基本内容　《电子病历基本架构与数据标准》主要包括两部分内容，第一部分是"电子病历基本架构"，包括：①电子病历的基本概念和系统架构；②电子病历的基本内容和信息来源。第二部分是"电子病历数据标准"，包括：①电子病历数据结构；②电子病历临床文档信息模型；③电子病历临床文档数据组与数据元标准；④电子病历临床文档基础模板与数据集标准。

（四）健康档案基本架构与数据标准

1. 背景介绍　《中共中央国务院关于深化医药卫生体制改革的意见》提出要建立实用共享的医药卫生信息系统。以推进公共卫生、医疗、医保、药品、财务监管信息化建设为着力点，整合资源，加强信息标准化和公共服务信息平台建设，逐步实现统一高效、互联互通。医药卫生信息化建设是深化医药卫生体制改革、建设服务型政府、促进实现医药卫生事业健康发展的重要手段和技术支撑。

按照国务院医药卫生体制改革领导小组的统一要求，当前医药卫生信息化建设的重点是"打好三个基础、建好三级平台、提升业务应用系统"。"打好三个基础"的核心是加快卫生信息标准化建设。一是建立全国统一的、标准化的居民健康档案；二是建立国家电子病历的基本架构与数据标准；三是建立国家卫生信息数据字典。重点推动以居民健康档案、电子病历为基础的区域卫生信息平台建设。近年来，原卫生部信息化工作领导小组、原卫生部卫生信息标准专业委员会和原卫生部统计信息中心组织全国近千名专家和实际工作同志，开展了健康档案、电子病历及相关技术规范标准的科技攻关和试点应用工作，取得了包括《健康档案基本架构与数据标准》在内的一系列重要成果。

2. 基本内容　《健康档案基本架构与数据标准》主要包括两部分内容。第一部分是

"健康档案基本架构"，包括：①健康档案的基本概念和系统架构；②健康档案的作用和特点；③健康档案的基本内容和信息来源。第二部分是"健康档案数据标准"，包括：①健康档案相关卫生服务基本数据集标准；②健康档案公用数据元标准；③健康档案数据元分类代码标准。健康档案的各项标准是一个不断完善的过程，将随着业务发展和实际需要在今后应用中不断补充、不断发展。具体数据内容将在本章第四节中展现。

3. 健康档案的作用

（1）满足居民自我保健的需要。居民可以通过身份安全认证，授权查阅自己的健康档案，系统、完整地了解自己不同生命阶段的健康状况和利用卫生服务的情况，获得医疗卫生机构的健康咨询和指导，提高主动识别健康危险因素的能力和自我预防保健意识。

（2）满足卫生服务提供者健康管理的需要。持续积累、动态更新的健康档案有助于卫生服务提供者系统地掌握服务对象的健康状况，及时发现重要疾病或健康问题、筛选高危人群并实施有针对性的防治措施，从而达到预防为主和健康促进目的。基于知情选择的健康档案共享将使居民跨机构、跨地域的就医行为以及医疗保险转移逐步成为现实。

（3）满足卫生管理部门健康决策的需要。完整的健康档案能及时、有效地提供基于个案的各类卫生统计信息，帮助卫生管理者客观地评价居民健康水平、医疗费用负担以及卫生服务工作的质量和效果，为区域卫生规划、卫生政策制定以及突发公共卫生事件的应急指挥提供科学决策依据。

4. 标准对于个性化医疗健康管理服务的意义

《电子病历基本架构与数据标准》是我国卫生领域制定、发布的首部国家级具有中西医结合特点的电子病历业务架构基本规范和数据标准，有助于实现区域范围以居民为主线的临床信息共享和医疗机构互联互通、协同服务。另外，电子病历和居民健康档案也作为个性化医疗健康管理服务的主要信息来源和重要组成部分，因此《健康档案基本架构与数据标准》为我国的个性化医疗健康管理服务标准制定的内容提供了主要来源，为制定的思路提供参考。

四、健康信息标准建立面临的挑战

有关个性化医疗健康管理服务的数据类型繁多，包括结构化数据、半结构化数据以及非结构化数据，数据之间的复杂关联以及伴随时间空间发生的演变对个性化医疗健康管理服务研究和开发提出了挑战和机遇。

首先是编码标准多样化带来的问题。目前国内关于医疗卫生相关的标准繁多，HL7、ICD、SNOMED、LOINC 等国际编码标准中也有很多健康信息的编码标准。但由于各标准间术语内涵和外延不一致，分类方式也有差异，信息由细到粗分类过程中的中间细节缺失等，完善、可行的健康信息数据标准很难制定。

其次是标准化方法的科学性问题。我国目前卫生领域的数据标准化方法主要还是以整理数据项为主，虽然以数据项为基本对象制定数据标准是最直接、有效的标准化方法，但这种做法导致各种带有特殊语境的数据项层出不穷，数据项之间的关系错综复杂，且缺乏明确表达的途径和手段，在实际应用中暴露出许多弊端。如不同业务单位根据不同需求产生种类繁多的数据采集表单，衍生出了各种数据集。数据集的内容相互包含或交叉重叠，数据定义和表达格式不连贯、不一致。

因此，数据元标准化需要在通用背景上构建概念数据模型，通过建立类的层次结构、定义类的属性、规范数据类型，提炼出通用的数据元素，并在模型框架约束下，制定脱离特定应用背景下的标准化数据定义和表示方法，而不应仅着眼于从底层逐一规范信息采集的数据项。数据元标准化还需建立元数据规范，对数据元及其语境、数据元之间的相互关系等做出详细的描述，使数据元标准体系在统一的元数据框架下开发，从而有利于有序管理和利用标准。

第二节　个性化医疗健康管理服务数据平台架构研究

一、电子健康档案与个性化医疗健康管理服务

（一）电子健康档案

1. 健康档案的定义和内容　居民健康档案（Health Records）是以居民健康为核心，贯穿个人的整个生命阶段（包括婴儿期、幼儿期、学龄前期、学龄期、青春期、青年期、中年期和老年期八个阶段），是居民健康管理（疾病防治、健康保健、健康促进等）过程的规范、科学记录。涵盖各种健康相关因素，实现多渠道信息动态收集，满足居民自我保健和健康管理的信息资源。

居民健康档案主要包括两部分内容：一是问题为导向的健康记录，指因疾病去医院就诊过程中产生的健康记录，包括病人的基础资料、健康问题目录、健康问题描述、诊疗流程表、转诊和会诊记录、检查检验项目与结果等。二是以疾病预防为导向的记录，指通过预防服务的实施，达到早期发现和控制疾病及相关危险因素，并加以干预而产生的健康数据记录，包括儿童生长与发育评价、危险因素筛查与评价、疾病预防接种、周期性健康体检、重点人群（儿童、孕产妇、老人、慢性病和重症精神疾病患者）健康管理。

2. 电子健康档案的定义和内容　电子健康档案是指电子化的健康档案，国际标准化组织对电子健康档案的定义为：电子健康档案是关于医疗保健对象健康状况的信息资源库，该信息资源库以计算机可处理的形式存在，并且能够安全的存储和传输，各级授权用户均可访问。

纸质档案使用时存在诸多与生俱来的问题与缺陷，如内容的可读性差、不连贯、对档案中的信息难以进行比较与分析、更无法实现机构内部或机构之间的信息共享等特点。而电子健康档案通过将纸质档案内容转换为计算机方便处理的形式，提高了健康档案信息的利用率，提升医疗卫生服务效率、服务质量、医疗服务的可及性，降低医疗成本及医疗风险。

在中国，无论居民是否去过医院就诊，健康档案都将会记录每一位居民的健康状况信息。档案内容除了记录在医院、诊所产生的临床信息外，还记录居民的健康状况信息、妇幼保健信息（包括孕妇产前疾病筛查、家庭计划服务、产前保健、产后访视、出生登记、免疫接种、新生儿体检与保健、儿童健康体检、儿童死亡报告等），健康管理信息（如高血压、糖尿病、癌症、重症精神疾病病人的管理，老人、残疾人卫生保健，成年人健康体检）和疾病预防和控制信息（包括传染病尤其是艾滋病、乙肝、肺结核发生的监测，职业疾病、损伤、中毒和行为危险因素的监督，死亡医学证明登记等）。

3. 电子健康档案的服务目的

（1）不同部门、机构之间的数据共享。一般来说，每个人一生中都拥有很多卫生服务记录，它们来自不同机构，这些记录在不同的卫生机构之间很难互相共享和解读，甚至是同一卫生机构的不同部门之间也不便进行共享。电子健康档案能够帮助整合这些信息，便于不同机构的信息共享。

（2）健康信息的一次采集、多次利用。居民一生涉及的卫生服务记录无法随时携带，离开或变更卫生机构时记录也不会自动跟随。而使用电子健康档案，只需要提供一次信息，在居民选择的服务提供机构那里就可以一直得到这些信息，从而防止每次就诊时信息被一遍遍的重复，而且重要的信息因疏忽而遗忘或丢失。

（3）记录的结构化。电子健康档案可以提供一种标准、结构化的方法来记录卫生服务对象的信息，使这些信息方便被获取，以防止卫生服务人员用不同的方法记录信息，导致因为记录格式的不同而得不到需要的数据。

（4）健康信息的整合与调用。纸质档案在同一时间只能存在于一个地点，不同机构的卫生人员不能同时获取这些信息。电子健康档案可将分散在不同地点的个人健康信息得以整合，确保这些信息可被不同的卫生机构同时存储和调用，提高资源使用的效率。

（5）对个人的指导和预防作用。电子健康档案除了可以对已有病例及信息进行记录，更重要的是可以通过对以往健康信息的分析和预测，达到指导和预防某些疾病的作用。

（6）群体数据汇总与决策分析。电子健康档案可分析整个区域的整体健康状况，方便卫生管理人员做出合适的政策与措施。因为它能够使分散的、不关联的个体健康信息得以整合，形成系统区域化的健康信息平台或电子档案库，提高资源使用的效率。

（二）电子健康档案系统

电子健康档案系统是把健康信息以数字形式存贮在磁介质或其他媒体上，通过计算机系统（信息网络、信息平台）实现电子健康记录的功能，实际上就是结构化的"数字健康记录"或"计算机健康记录"。因此，从数据采集的范围来看，常见的电子健康档案系统可分为本地的电子健康档案系统和共享的电子健康档案系统两类。

本地的电子健康档案系统主要目的是对单个卫生机构提供服务，如村卫生室、乡镇卫生院、乡镇医院等。不同于本地的电子健康档案系统，共享的电子健康档案系统的一个重要目的是在社区内整合协同卫生服务，衔接相互关联的工作流程，支持电子健康档案摘要信息的发送和接收。虽然大多数居民在当地的社区卫生服务中能满足大部分的卫生服务需求，但当服务范围超过当地社区，达到地区级（如省、市）或国家级时，共享的电子健康档案系统就会发挥更大的作用。在许多国家，州/省、市级共享的电子健康档案系统已经被列入建设计划或已经初步建设完成了。

（三）电子健康档案与电子病历的区别与联系

病历（Medical Record）是医疗机构在特定时间内，对门诊患者、住院患者临床诊断治疗过程系统规范化的记录。电子病历（Electronic Medical Record，EMR）是以计算机可处理的形式存在的，用于记录医疗救治对象健康状况及相关医疗服务活动记录的信息资源库，医院内授权用户可对其进行访问。

电子病历与电子健康档案之间既有区别又有联系，现阶段，在我国电子病历是电子健康档案中以问题为导向的健康记录（即医疗机构就诊的临床信息），是电子健康档重要的信息来源与组成部分，而电子健康档案是电子病历在概念上的延伸和扩展，除了包含电子病历的内容外，还包含疾病控制、疾病预防、妇幼保健和健康管理等内容。

（四）以电子病历为核心的医疗信息化系统

以电子病历为核心的医疗信息化系统的三层体系结构：底层是电子病历数据库服务器，用于存储和管理病历等数据；中间层是应用服务器和 web 服务器，其中应用服务器用于实现系统的业务逻辑（例如病历管理、病历归档、病历查询、统计报表等），完成各种复杂的管理操作和数据存取，web 服务器用于提供系统的 web 服务（例如病历查询、信息公告、电子邮件、网上挂号等），还可以通过网管与外部系统进行数据交换和信息传递；最上层是客户端，如位于门诊大厅、挂号部、住院部等处的医护工作站和查询工作站，PC 端用户通过桌面程序完成相关操作。

二、居民健康卡与个性化医疗健康管理服务

"人口健康信息化重大工程"居民健康卡是国家"十三五"规划的重要内容，与个性化医疗健康管理服务息息相关。本节主要介绍居民健康卡的服务层次架构。

（一）居民健康卡的背景

居民健康卡是国家卫生信息化"3521 工程"框架提出的基于电子健康档案、电子病历和三级信息平台，实现医疗卫生服务跨系统、跨机构、跨地域互联互通和信息共享所必须依赖的个人信息基础载体，是计算机可识别的 CPU 卡。居民健康卡主要用于居民在医疗卫生服务活动中身份识别、基础健康信息存储、跨地区和跨机构就医、费用结算和金融服务等应用。居民健康卡将集新农合一卡通、医疗机构就诊卡于一身，记录一个人从出生到死亡的所有医疗信息。

2012 年 3 月 1 日，全国首批居民健康卡在河南省、内蒙古鄂尔多斯市、辽宁锦州市、广东佛山市同步举行发卡仪式。5 月 28 日，原卫生部又批复四川、河北、江苏、湖北、湖南、重庆、陕西等 10 省（市）选择部分地区作为第二批居民健康卡建设试点。2013 年 1 月，原卫生部办公厅下发《关于加快推进居民健康卡发行应用工作的通知》，要求以居民健康卡为联结介质，实现跨机构、跨地区医疗卫生信息共享和卫生信息化服务。2015 年，使居民健康卡发卡率达到 75% 以上。

居民健康卡首发以来，已有 15 个省市、14 家大型医院正在推进居民健康卡试点建设，多个省市和医院实现发卡。2013 年 7 月 12 日，国务院总理李克强主持召开国务院常务会议，研究部署加快发展节能环保产业，促进信息消费，拉动国内有效需求，推动经济转型升级。会议要求推进教育、医疗优质资源共享，普及应用居民健康卡。下一步将切实做好"信息惠民工程"—居民健康卡试点建设项目的组织实施工作，坚持"统筹规划、重点突破，以用促发，以发促用"的原则，通过卡发放应用机制改革创新，发挥政府引导与市场主导作用，以新农合参合农民、新生儿（儿童）、职业病高危人群、无偿献血者和大型医疗机构为突破口，加快发行使用居民健康卡，助力医改，惠及百姓。

（二）居民健康卡的信息共享体系

1. 两级居民健康卡信息管理平台　实现居民健康卡在全国范围就诊一卡通，关键是实现居民健康卡的发卡信息和持卡人健康信息的共享。现代网络技术的发展，使得我们可以从网络顶层开始更方便地设计居民健康卡信息共享体系，而借助高速卫生信息专网，可实现不同机构之间的健康信息高速交换。大数据技术可以集中存储和管理海量的居民健康卡持卡人身份信息和健康信息。

国家级和省级两级居民健康卡信息管理平台的设计如图 4-2-1 所示，基于两级居民健康卡信息共享平台，能够实现全国范围内的患者就诊信息共享。

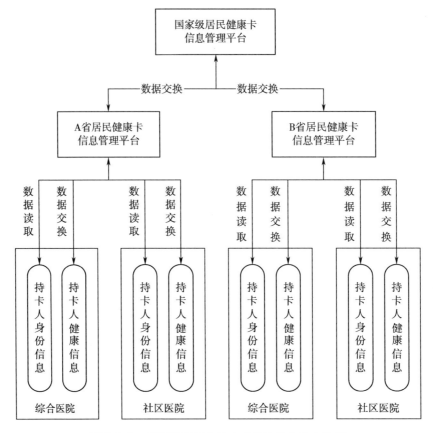

图 4-2-1 两级管理平台的患者就诊信息共享体系

持卡人信息的跨省共享：医疗机构作为数据使用终端用户，向省级居民健康卡信息管理平台查询，获取居民健康卡持卡人身份信息和持卡人健康档案信息，并将持卡人本次就诊信息上传至省级平台。省级平台与国家级平台进行数据交换，在国家级居民健康卡信息管理平台中汇集持卡人身份信息，并建立健康信息索引。

2. 居民健康卡信息联机共享 对于已经部署了磁条读卡器的医疗机构，医护工作人员可通过刷卡读取居民健康卡内的磁道信息来获取身份证号信息，并连接省级居民健康卡信息管理平台，通过身份证号码来查询持卡人姓名、性别、出生日期等身份信息，完成身份识别。当居民到医院就诊时，根据居民健康卡上的居民身份唯一标示符，可以随时调阅就诊者在不同医疗机构就诊的电子病历信息、检验/检查结果等历史就诊信息。通过不同医疗机构就诊信息的互认，可构建区域卫生信息平台，为居民建立个人健康档案。

3. 居民健康卡信息脱机共享 持卡人身份被识别之后，由于居民健康卡含有存储空间为 32K 的芯片，可以读取居民的诊疗记录和处方，以及最近的就诊摘要，避免了医生的潦草处方，方便药店获取诊疗信息和治疗情况，也方便下次就诊时医生了解患者病史。按照卫生计生委的规划，居民健康卡将与医保打通，卡内可存储电子发票用于电子报账；如果新型农村合作医疗（以下简称"新农合"）管理部门和医保部门联合接入，还可以作为新农合和医保的支付结算凭据。

（三）基于居民健康卡的个人健康档案

省级居民健康卡信息管理平台对本省范围内发行的居民健康卡发卡信息和诊疗信息进行集中管理，形成全国范围内的患者主索引服务和个人健康档案服务。

1. 通过居民健康卡的发行，可建立全国范围内的患者主索引服务。各省居民健康卡信息管理平台对本省范围内的居民健康卡发行过程进行管理，提供居民健康卡发行注册服务，对发卡单位、发卡人员、发卡时间，以及持卡人姓名、性别、出生日期、联系方式等信息进行管理。省级居民健康卡信息管理平台定时向国家级平台同步传输健康卡发行注册数据，以最终实现全国范围内的患者唯一身份识别，提供患者主索引等相关服务。

2. 依据居民健康卡关于持卡人身份的唯一标识，建立个人健康档案。省级居民健康卡信息管理平台对居民健康卡持卡人的就诊活动进行管理，包括接收医疗机构业务系统发送的诊疗记录，主要包括门诊摘要信息、病案首页信息等，形成本省居民健康档案数据中心。国家级平台为各省级平台提供健康档案索引服务，存储各个省份的健康档案索引，最终为患者建立起完整的个人健康档案。

（四）基于居民健康卡信息共享体系的就诊一卡通服务

1. 医疗机构就诊的应用场景　患者持居民健康卡可在全国范围内各级医疗机构就医。通过居民健康卡系统的建设，可通过关联个人健康档案，优化门诊服务流程，减少缴费耗时和排队耗时。患者在到医院就诊前，可通过任何银行网点将资金存入居民健康卡的银行账号；患者到医院后可首先使用自助机挂号，直接从居民健康卡中扣除挂号费用；医生看诊时，刷卡识别患者身份，调取居民健康卡信息管理平台存储的个人健康档案信息，全面了解患者病情，开立各类医嘱；接着患者直接到医技科室和药房，完成检查、检验或者取药并支付费用；最后，患者离院前在财务窗调取就诊相关费用信息，打印发票并完成结算。

2. 预约诊疗的应用场景　患者持居民健康卡可享受全方位的预约诊疗服务。随着预约挂号平台的建成和居民健康卡的发放，预约诊疗服务越来越便捷便民。以湖北省为例，患者可通过中国移动、中国电信、中国联通公益服务等电话预约专家号，实时从居民健康卡银行账号中扣除预约费用；另外，通过公共服务网站在线预约各医院的专家号，并且在线支付费用；患者还可以通过医院内自助设备完成自助预约，并从居民健康卡银行账户中扣除费用。

3. 新农合业务应用场景　在新农合业务领域，居民健康卡可提供参合身份登记、就诊费用补偿结算、跨区域转诊身份确认、参合款缴纳、报销款领取等服务。以湖北省当阳市为例，通过发放居民健康卡，通过省级居民健康卡信息管理平台与医院联网，联合居民健康卡进行医保结算，在完善现有区域卫生信息平台功能等方面探索了新思路，也提升了参合农民跨区域即时结报和新农合业务实时监管水平。

（五）居民健康卡应用前景

居民健康卡以原卫生部居民健康卡系列标准和规范为建设依据，以居民就诊服务为起点，落脚于建立居民健康信息共享体系，不仅是一张能到全国范围任何医院就诊的就诊卡，而且是银行的金融卡和新农合的报销卡，未来还将成为如献血、儿童免疫接种的综合卫生服务卡。在国务院"信息惠民工程"政策支持和各级卫生行政部门的大力推动下，居民健康卡具有在全国范围内推广的目标和价值，能显著促进卫生信息化发展，带动居民健康信息服务应用产业发展，推动网上挂号、就诊预约、结果查询等新型服务模式的创新发展。

三、国内外个性化医疗健康管理服务平台架构

（一）Indivo 系统

1. 介绍　在美国政府对 PHR 的宏观要求下，催生了很多个人控制健康档案（Personally Controlled Health Records，PCHRs）的应用平台，如图 4-2-2。开源的 Indivo 就是其中之一，Indivo 原名 PING（Personal Internetworked Notary and Guardian），在 2006 年重命名为Indivo。该系统已在波士顿儿童医院得到应用。

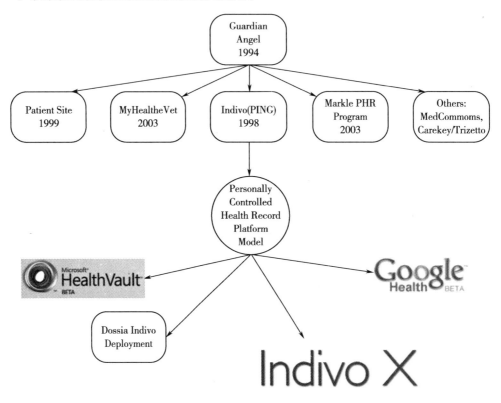

图 4-2-2　美国的个人控制健康档案应用平台

2. 特点

（1）永久免费开源的 API。

（2）支持底层数据标准如 HL7 RIM 和 LOINC 等。

（3）使患者能够参与维护自己的健康档案，称为"个人控制的健康记录"（Personally Controlled Health Records，PCHRs）。

（4）从不同医院的电子病历（EMR）中集成患者的信息，向患者提供病历记录的电子副本，存储位置由患者决定，可以是服务器群，也可以是个人网络账户，同时负责对记录进行数据加密。

（5）通过标准的 Web 协议与 Indivo 系统通信，与电子病历等信息系统的互通依赖于一个简单的原则——使用广泛采用的、标准化的方法来交换（导入和导出）数据。

（6）由用户（患者）授权，通过订阅机制从医疗机构的 EMR 系统中同步电子病历及其改动。

3. Indivo 结构概念

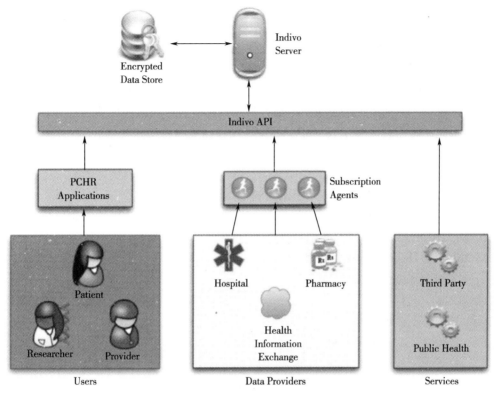

图 4-2-3　Indivo 结构概念图

图 4-2-3 中数据源包括中间的三个层次结构（医疗信息交换 health information exchange、医院和药房）、左边的用户（订阅代理）和最右边的第三方服务提供者。所有数据被 Indivo 服务器加密后存储。

（二）微软的健康云服务

HealthVault 是微软公司 2007 年 10 月推出的一个个人健康记录和管理的系统平台。它可以收集、存储、使用、共享和管理用户及其家人的健康信息。主要功能特点如下：

1. 健康信息的共享

（1）将用户所有健康记录保存在一个位置，以使这些记录井然有序并可供在线访问。

（2）通过使用家庭账户跟踪孩子的医疗记录，为学校、运动队和夏令营准备好相关信息。用户不必在每次需要记录（如免疫历史记录）时都让儿科医生办公室人员为用户传真这些记录。

（3）跟踪所有详细信息，包括药物治疗、过敏信息、健康历史记录、血压检验结果、健康状况和疾病、X 射线、扫描和其他影像，以及其他许多类型的健康与保健数据。

（4）获取一次并反复使用，不要再将用户的健康信息保留在目标单一的网站和应用程序中。

连接 HealthVault 的应用程序包括网站、计算机软件和移动应用程序，它们可帮助用户获得更多的健康信息。借助 HealthVault，其他连接的应用程序也可使用用户在某个应用程序中添加的信息。

2. 就诊数据的准备　一旦用户在 HealthVault 上创建了急诊档案，急诊人员就能够获得用户的最重要的健康信息，包括最新的药物治疗和过敏症列表、最新的家庭健康读数（如血压、血糖和体重）、用户的健康历史记录，做好就诊准备。并且能够通过个人电脑、智能手机或者平板设备使用互联网访问这些信息。

3. 多样全面的健康数据

（1）HealthVault 可以在体检中心、药房、医院和诊所获取用户的检测结果、处方历史记录和就诊记录。无论用户的记录是以电子形式传输、通过磁盘提供还是打印在纸上，用户都可以将此重要信息保存在 HealthVault 中以便在需要时使用和共享。

（2）HealthVault 可以连接家用健康设备，跟踪用户的数据以帮助监控慢性疾病，通过了解趋势、查找模式、向医生提供更完整的数据以及帮助用户做出更好的健康选择。

（3）HealthVault 连接中心可以将用户的医疗影像的副本添加到 HealthVault。

4. 辅助健康管理　除了医疗数据之外，HealthVault 同样可以帮助管理体重、指导健身和饮食，具有社交功能。

5. Microsoft Health 微软健康云服务的应用

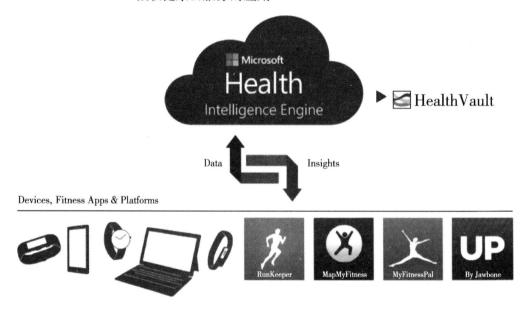

图 4-2-4　微软健康服务云的应用架构

微软在 2014 年 10 月发布了 Microsoft Health 微软健康云服务，这个健康云服务包括了个人健康和健身数据的存储，并通过智能引擎将这些数据转化为更有用的信息，并能在主流的 WP、IOS 和 Android 平台上获取到这些信息。

Microsoft Health 可以整合来自不同健康设备的数据，包括与 Microsoft Health 同一时间发布的 Microsoft Band 微软手环。Microsoft Health 也开放给第三方生厂商整合，包括可穿戴设备厂商、医疗机构以及众多开发者，一些合作伙伴已经宣布将支持 Microsoft Health，包括 UP by Jawbone、MapMyFitness、MyFitnessPal、RunKeeper。当然，可穿戴设备厂商、医疗机构以及众多开发者要使用这些人体健康数据，同样需要受到相应法律法规的约束。可以把 Microsoft Health 看作是一个大数据分析平台，可穿戴设备厂商、医疗机构以及众多开发者将可以对这些数据进行二次利用，开发出移动应用程序，帮助医疗机构、医务人士预测诊断病人的病症。另外，微软也会提供将 Microsoft Health 连接到 HealthVault 的选择，可以安全地与医院共享这些数据。

（三）苹果（Apple）的个人健康布局

2015 年 6 月 3 日，苹果在全球开发者大会（Apple Worldwide Developers Conference，WWDC）上公布了 HealthKit 平台，包含一款名为 Health（健康）的应用，它和 HealthKit 一起随苹果的 IOS 8 系统的发布而正式应用。

HealthKit 平台是苹果用户健康数据的中心，使用户能实时跟踪与健康有关的信息，并且在不断扩展中。目前已经迅速在美国大型医院普及，HealthKit 服务可以存储管理病人包括血压、体重、心率等健康信息。初步试点结果表明，医生利用该服务，可实现低成本远程监测病人健康状况。这样的健康系统可使医生发现某些疾病的早期症状，并在病情恶化前进行干预治疗，并能够避免医院重复治疗，降低病人费用支出。

第三节　个性化医疗健康管理服务数据采集方式研究

一、个性化医疗健康管理服务数据的组成

根据个人健康档案的基本概念和系统架构，健康档案的基本内容主要由个人基本信息和主要卫生服务记录两部分组成。

1. 个人基本信息　包括人口学和社会经济学等基础信息以及基本健康信息。其中一些基本信息反映了个人固有特征，贯穿整个生命过程，内容相对稳定、客观性强。基本信息主要包括人口学信息、社会经济学信息、亲属信息等内容。主要有：

（1）人口学信息：如姓名、性别、出生日期、出生地、国籍、民族、身份证件、文化程度、婚姻状况等。

（2）社会经济学信息：如户籍性质、联系地址、联系方式、职业类别、工作单位等。

（3）亲属信息：如子女数、父母亲姓名等。

（4）社会保障信息：如医疗保险类别、医疗保险号码、残疾证号码等。

（5）基本健康信息：如血型、过敏史、预防接种史、既往疾病史、家族遗传病史、健康危险因素、残疾情况、亲属健康情况等。

（6）建档信息：如建档日期、档案管理机构等。

2. 主要卫生服务记录　健康档案与卫生服务活动的记录内容密切关联。主要卫生服务记录是从居民个人一生中所发生的重要卫生事件的详细记录中动态抽取的重要信息。按照业务领域划分，与健康档案相关的主要卫生服务记录有：

（1）儿童保健：出生医学证明信息、新生儿疾病筛查信息、儿童健康体检信息、体弱儿童管理信息等。

（2）妇女保健：婚前保健服务信息、妇女病普查信息、计划生育技术服务信息、孕产期保健服务与高危管理信息、产前筛查与诊断信息、出生缺陷监测信息等。

（3）疾病预防：预防接种信息、传染病报告信息、结核病防治信息、艾滋病防治信息、寄生虫病信息、职业病信息、伤害中毒信息、行为危险因素监测信息、死亡医学证明信息等。

（4）疾病管理：高血压、糖尿病、肿瘤、重症精神疾病等病例管理信息，老年人健康管理信息等。

（5）医疗服务：门诊诊疗信息、住院诊疗信息、住院病案首页信息、成人健康体检信息等。

二、数 据 来 源

健康档案信息量大、来源广且具有时效性。其信息收集应融入到医疗卫生机构的日常服务工作中，随时产生、主动推送，一方采集、多方共享，实现日常卫生服务记录与健康档案之间的动态数据交换和共享利用，避免成为"死档"，并减轻基层卫生人员的负担。

由于人的主要健康和疾病问题一般是在接受相关卫生服务（如预防、保健、医疗、康复等）过程中被发现和被记录，所以健康档案的信息内容主要来源于各类卫生服务记录。主要有三个方面：一是卫生服务过程中的各种服务记录；二是定期或不定期的健康体检记录；三是专题健康或疾病调查记录。

卫生服务记录的主要载体是卫生服务记录表单。卫生服务记录表单是卫生管理部门依据国家法律法规、卫生制度和技术规范的要求，用于记录服务对象的有关基本信息、健康信息以及卫生服务操作过程与结果信息的医学技术文档，具有医学效力和法律效力。

与健康档案内容相关的卫生服务记录表单主要有以下六个部分：

1. 基本信息　个人基本信息：个人基本情况登记表。

2. 儿童保健

（1）出生医学登记：出生医学证明。

（2）新生儿疾病筛查：新生儿疾病筛查记录表。

（3）儿童健康体检：0~6岁儿童健康体检记录表。

（4）体弱儿童管理：体弱儿童管理记录表。

3. 妇女保健

（1）婚前保健服务：婚前医学检查表、婚前医学检查证明。

（2）妇女病普查：妇女健康检查表。

（3）计划生育技术服务：计划生育技术服务记录表。

（4）孕产期保健与高危管理：产前检查记录表、分娩记录表，产后访视记录表、产后42天检查记录表，孕产妇高危管理记录表。

（5）产前筛查与诊断：产前筛查与诊断记录表。

（6）出生缺陷监测：医疗机构出生缺陷儿登记卡。

4. 疾病控制

（1）预防接种记录：个人预防接种记录表。

（2）传染病记录：传染病报告卡。

（3）结核病防治：结核病人登记管理记录表。

（4）艾滋病防治：艾滋病防治记录表。

（5）血吸虫病管理：血吸虫病病人管理记录表。

（6）慢性丝虫病管理：慢性丝虫病患者随访记录表。

（7）职业病记录：职业病报告卡、尘肺病报告卡、职业性放射性疾病报告卡。

（8）职业性健康监护：职业健康检查表。

（9）伤害监测记录：伤害监测报告卡。

（10）中毒记录：农药中毒报告卡。

（11）行为危险因素记录：行为危险因素监测记录表。

（12）死亡医学登记：居民死亡医学证明书。

5. 疾病管理

（1）高血压病例管理：高血压患者随访表。

（2）糖尿病病例管理：糖尿病患者随访表。

（3）肿瘤病病例管理：肿瘤报告与随访表。

（4）精神分裂症病例管理：精神分裂症患者年检表、随访表。

（5）老年人健康管理：老年人健康管理随访表等。

6. 医疗服务

（1）门诊诊疗记录：门诊病历。

（2）住院诊疗记录：住院病历。

（3）住院病案记录：住院病案首页。

（4）成人健康体检：成人健康检查表。

三、健康档案数据集

针对健康档案的主要信息来源，目前已制定出健康档案相关卫生服务基本数据集标准共 32 个。按照业务领域（主题）分为 3 个一级类目：基本信息、公共卫生、医疗服务。其中"公共卫生"包含 4 个二级类目：儿童保健、妇女保健、疾病控制、疾病管理。表 4-3-1 列出了健康档案相关卫生服务基本数据集标准目录。

表 4-3-1　健康档案相关卫生服务基本数据集标准目录

一级类目	二级类目	数据集标准名称
A 基本信息		个人信息基本数据集
B 公共卫生	01 儿童保健	出生医学证明基本数据集
		新生儿疾病筛查基本数据集
		儿童健康体检基本数据集
		体弱儿童管理基本数据集
	02 妇女保健	婚前保健服务基本数据集
		妇女病普查基本数据集
		计划生育技术服务基本数据集
		孕产期保健服务与高危管理基本数据集
		产前筛查与诊断基本数据集
		出生缺陷监测基本数据集

一级类目	二级类目	数据集标准名称
B 公共卫生	03 疾病控制	预防接种基本数据集
		传染病报告基本数据集
		结核病防治基本数据集
		艾滋病防治基本数据集
		血吸虫病病人管理基本数据集
		慢性丝虫病病人管理基本数据集
		职业病报告基本数据集
		职业性健康监护基本数据集
		伤害监测报告基本数据集
		中毒报告基本数据集
		行为危险因素监测基本数据集
		死亡医学证明基本数据集
	04 疾病管理	高血压病例管理基本数据集
		糖尿病病例管理基本数据集
		肿瘤病例管理基本数据集
		精神分裂症病例管理基本数据集
		老年人健康管理基本数据集
C 医疗服务		门诊诊疗基本数据集
		住院诊疗基本数据集
		住院病案首页基本数据集
		成人健康体检基本数据集

第四节 个性化医疗健康管理服务数据分析及挖掘研究

一、数据挖掘分析和数据挖掘技术

(一)数据挖掘概念

数据挖掘（Data Mining）是数据库知识发现（Knowledge-Discovery in Databases，KDD）中的一个步骤。是揭示存储在数据里的模式及数据间的关系的学科，强调对大型数据的处理。数据挖掘一般是指从大量的数据中通过算法搜索隐藏于其中信息的过程。数据挖掘通常与计算机科学有关，并通过统计、在线分析处理、机器学习、情报检索、专家系统（依靠过去的经验法则）和模式识别等诸多方法来实现上述目标。

数据挖掘是统计学的超集，它和统计分析之间有着明显的联系和共同的目标，就是发现数据间的隐藏关系。和统计分析比较，数据挖掘有下列几项特性：

1. 处理大型数据和异构数据具有优势，且不需要非常专业的统计背景。

2. 数据挖掘技术比传统统计学更加强调探索性、实践性和灵活性。

3. 数据挖掘技术不仅涉及统计学分析原理，还包括数据库管理、人工智能、机器学习、模式识别，以及数据可视化等技术。

4. 数据挖掘并不过分依赖于严格的逻辑推理。数据挖掘技术的核心是算法，算法及可实现性是最重要的。同时也需要考虑模型和可解释性。它所强调的首先是发现，其次才是解释。

（二）数据挖掘的方法

数据挖掘通常采用的方法为：统计方法、机器学习方法、神经网络方法和数据库方法。统计方法可细分为：判别分析、回归分析、聚类分析、探索性分析等。机器学习方法中，可细分为：归纳学习方法、遗传算法、基于范例学习等。神经网络方法中，可细分为：前向神经网络、自组织神经网络等。数据库方法主要是多维数据分析或 OLAP 方法。下面介绍一下常用的几个方法。

1. 分类法　分类法是最普通的数据挖掘方法之一，它试图按照事先定义的标准对数据进行归类。分类法大至上可分为决策树归纳法、规则归纳法和神经网络法。

2. 遗传算法　遗传算法是基于达尔文的进化论中基因重组、突变和自然选择等概念。这些算法作用于对某一特定问题的一组可能的解法。它们试图通过组合或"繁殖"现存的最好的解法来产生更好的解法。利用"适者生存"的概念使较差的解法被抛弃，从而导致解法的集会，即繁殖的结果得到改善。

3. 神经网络　人工神经网络是模拟人类的形象直觉思维、在生物神经网络研究的基础上，根据生物神经元和神经网络的特点，通过简化、归纳、提炼总结出来的一类并行处理网络。利用其非线性映射的思想和并行处理的方法，用神经网络本身结构可以表达输入与输出的关联知识。它完成输入空间与输出空间的映射关系，是通过网络结构不断学习、调整，最后以网络的特定结构来表达的，没有显式函数表达。

4. 聚类法　聚类算法是通过对变量的比较，把具有相似特征的数据归于一类。因此，通过聚类以后，数据集就转化为类集，在类集中同一类中数据具有相似的变量值，不同类之间数据的变量值不具有相似性。区分不同的类是属于数据挖掘过程的一部分，这些类不是事先定义好的，而是通过聚类算法采用全自动方式获得。

5. 模糊论方法　利用模糊集合理论，对实际问题进行模糊判断、模糊决策、模糊模式识别、模糊簇聚分析。系统的复杂性越高，精确能力就越低，模糊性就越强。

（三）数据挖掘的常见应用

目前数据挖掘的应用领域主要集中在：

1. 商业领域　在商业领域中，数据挖掘的应用主要包括客户关系管理、电子商务等方面。数据挖掘能发现电子商务中客户的共性和个性的知识、必然和偶然的知识、独立和关联的知识、现实和预测的知识等，所有这些知识经过分析，能对客户的消费行为如心理、能力、动机、需求、潜能等做出统计和正确地分析，为管理者提供决策依据。

在客户关系管理中，数据挖掘可用于将客户分类、保持客户、获得新客户、交叉销售、分析客户盈利能力等。而借助决策支持系统、数据仓库、知识发现、联机分析处理等工具，数据挖掘可用于预测股市行情，也可以分析电信、移动通信、服装、医药行业市场、深入了解客户、提升服务、改进业务。

2. 科研领域　数据挖掘在科研领域的应用主要包括教育、地理、军事、生物信息、医学等方面。数据挖掘在远程教育中的应用，教师可以根据学习者不同的特征参数，对学生学习活动进行跟踪和记录。针对学习者个性特点建立个性化的学习策略库，动态地获取学习者当前学习过程信息，将挖掘处理后的信息反馈在学习界面上，给学习者及时恰当的学习指导。

数据在地理方面的应用主要体现在空间数据挖掘的研究与应用上。所谓空间数据挖掘是在数据挖掘的基础之上，结合地理信息系统，遥感图像处理，全球定位系统，模式识别，可视化等相关的研究领域而形成的一个分支学科，目前空间数据挖掘已成为国际研究的一个热点。将这种空间数据挖掘技术应用在军事领域，可以很好地对战场环境、情报、战场态势等进行分析。

二、个人健康数据挖掘

（一）医疗大数据的概念

用先进的信息技术和网络技术辅助个人的主动健康服务引起人们的重视。广义上的"大数据"是指所涉及的资料量规模巨大到无法透过目前主流软件工具，在合理时间内达到撷取、管理、处理，并整理成为帮助企业经营决策更积极目的的资讯。临床实验数据，居民的行为与健康管理数据形成了"大数据"，利用好"大数据"可以提升医疗价值，形成个性化医疗，即基于基因科学的医疗模式，同时通过对居民健康影响因素进行分析，对患者健康信息进行整合，为疾病的诊断和治疗提供更好的数据证据，进行居民健康知识库的积累，从而改进居民健康。

"大数据"是一种社会现象，医疗数据积累起来以后，如果不加以利用，就会像埋在地下的石油一样，不能凸显其价值。当积累了一定的医疗数据之后，我们应找到方法去汲取、策划和分析这些数据，让它们发挥更大的价值，助个性化医疗服务一臂之力。

（二）医疗大数据的特点

个人健康数据挖掘和其他领域的数据挖掘不同，一定程度上是原数据特性不同导致的。个人健康数据包括医疗数据和自我记录的数据。其中医疗数据是在对个体的体检、诊断治疗或者临床监护中获得的，包括医疗认证的检测设备获得的数据，医生与病人的交谈记录、医疗影像数据、化验检测数据、医生的观察说明和诊断等；自我记录的数据包括个人健康设备监测到的数据，如血压、心电、血糖、用药记录、体重变化，以及日常摄入和消耗的热量等。

随着国家积极倡导"3521"医疗系统建设，我国医疗领域信息化程度得到了很大的提高，预计在全国会出现上百个医疗数据中心，每个数据中心都将承载近1000万人口的医疗数据，数量多、更新快且类型繁杂，使医院数据库的信息量飞速膨胀，医疗大数据由此产生。医疗大数据通常具有以下特征：

1. 数据巨量化　依照医疗行业的相关规定，患者的数据通常至少需要保留50年，而且区域医疗数据通常来自于拥有上百万人口和上百家医疗机构的区域，所以积累的医疗健康数据呈指数级增长的趋势。

2. 存储形式多样化　医疗数据的存储形式多种多样，包括了从管理到临床等丰富的内容，几乎覆盖了所有的数据类型。例如各种结构化数据表、非（半）结构化文本文档、医疗影像等，还有细胞学和病理学的影像以及胃镜、腔镜等动态的、非平面的影像。

3. 服务实时性　医疗信息服务中会存在大量在线或实时数据分析处理的需求。例如：健康指标预警、临床中的诊断和用药建议等。

4. 可分析性　电子病历作为重要的临床资料，在科研、教学、循证医学、流行病防治、医院管理等方面有着广泛的统计、分析、挖掘的需求。

5. 二重性　电子病历系统所存储的信息可以用二维表来进行描述，这些信息包括管理数据，比如病人费用，化验单等等。一个完整的电子病历必须有层次结构，从业务角度上也是符合医生的实际工作习惯的，因为医生看病翻阅病历也是按时序、分层结构来看数据的。因此，这种情况下，病理信息的复杂度和难度给电子病历系统的实施带来了巨大挑战。目前，业界、技术界都在寻求既可以满足灵活结构的要求，又具备开放性的工具来更好地处理医疗卫生行业数据，以避免商务风险。

6. 高价值性　如何在海量的医疗大数据中提取信息的能力正快速成为战略性发展的方向，通过大数据分析挖掘出有价值的信息，将对疾病的管理、控制和医疗研究都有着非常高的价值，对国家乃至全球的疾病防控、新药研发和顽疾攻克都有着巨大的作用。

（三）医学数据挖掘的基本过程

前面介绍过，数据挖掘一般是指从大量的数据中通过算法搜索隐藏于其中信息的过程，具体来讲，就是一种从大量的、不完全的、模糊的、随机的实际数据中提取隐藏的、新颖但又是潜在存在价值和用途的高级处理过程。医学数据挖掘的基本过程包括：

1. 数据选择，确定业务对象，清晰地定义问题和范围。

2. 数据准备，挖掘需要的健康医疗数据，并搜索所有与目标业务对象有关的内部和外部数据信息，然后对数据进行清洗和去噪等前处理，使得数据更好地应用到挖掘算法中去。

3. 数据挖掘，选择合适的挖掘算法，对准备好的数据进行训练，然后基于训练好的模型对目标数据进行预测，如使用关联分析进行药品需求预测，从而得到数据挖掘的结果。

4. 结果分析和解释，使用的分析方法一般应根据数据挖掘操作而定，一般利用可视化技术进行展现，并且对数据挖掘发现的新知识进行合理的解释。

5. 知识应用，将分析获得的医学关联知识综合应用到医疗诊断系统的组织结构中去。

三、大数据技术在个性化医疗方面的应用

随着社会经济及技术的发展和对传统医学先进理念的吸收融合，人们健康服务模式开始从传统单向的"被动健康服务模式"向双向互动的"主动健康服务模式（如图4-4-1）"转变，"以健康为中心"和"治未病"理念成为现代医疗服务的发展趋势，具体体现在：一是"未病先防"（即预防保健）；二是"既病防变"或"已病早治"；三是连续性的医疗服务。医疗个性化服务在主动健康服务体系中占据了重要的角色。

下面就大数据技术在医学信息管理、基因测序、个性化药物及个人健康管理等医疗个性化服务方面的作用展开论述。

（一）大数据与医学信息管理

1. 大数据与医学信息系统处理　医院信息指的是医院、体检中心等医疗机构的内部

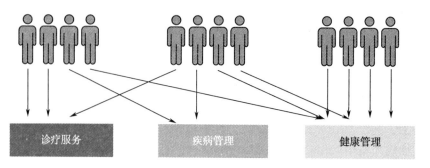

图4-4-1　早期干预、视点前移，以疾病/人为中心的服务模式（主动服务模式）

管理信息，包括设备、药械、财务以及以患者为中心的数据等。以初级操作为基础，辅助诊断资料，通过对信息的数据关联性分析，能够预测分析未来的发展走向，其中包括某种疾病的发生以及治疗规律、药品的使用频率、体检套餐的需求预测等。

2. 大数据辅助医疗活动参考诊断　对某种特定病历，通过对海量患者历史医疗数据的处理和挖掘，能够发现针对这种病例的典型发展和诊断规律。其一，由于历史诊疗的数据量大、范围广，这些发展和诊断的规律具有较好的普遍适用性；其二，依据特定患者全面的指标信息和数据的记录等其他信息，能够得到适合该患者的诊断结果，保证诊断的依据性和公正性，从而更加有利于医学治疗活动有效性的提高。

3. 医疗质量信息管理　医疗机构不断提高的服务要求与质量效率问题日益被人重视。医疗质量的重要指标是可以用不同的数据指标来衡量的数据、标准与计划。数据挖掘技术能够找到新的指数规律并验证有效性，在此基础上最大调整并改善质量方案，从而能够用数据来帮助医疗质量管理，为发现提高临床质量潜力以及服务效率证据方面提供很大的帮助。

4. 医学图像系统应用　组织的特性分析是图像处理领域的主要应用，也就是图像特性的自动提取与模式识别。在医学方面，计算机断层成像（CT）、正电子发射型计算机断层显像（PET）、单光子发射计算机断层成像（SPECT）、核磁共振成像（MRI）等诊断工具的应用越来越广泛，图像的数据量非常庞大，对图像的分析需求也日益增长。借助于数据挖掘技术医学图像分析的功能将会更加强大。

（二）大数据与基因测序

基因测序是一种新型基因检测技术，能够从血液或唾液中分析测定基因全序列，预测罹患多种疾病的可能性。早期的基因测序成本高昂，但伴随着科学技术的不断发展，基因测序成本已经逼近1000美元，普通百姓也能够承受得起。据统计，目前美国有2000多家公司开展了人类基因序列分析业务，而且预测未来会有更多的企业将涉足这一领域。

一个完全测序的人类基因组包含了100G到1000G字节的数据量。因此，这在分析和解读人类基因上有很大的困难，需要专门的数据库和数据分析技术进行数据信息的横向与纵向比对分析。很多国外公司都开发了基因测序业务相关的大型数据库和软件进行快速数据分析，例如SevenBridges Genomics在人类基因组测序和分析中综合应用了云计算和NoSQL数据技术，并推出了EC2、S3和MongoDB等；Myriad genetics公司研发了专有数据库来进行大数据的一体化分析，可以用来解释不确定的遗传检测结果；Illumina公司针对生物学研究领域开发了新一代测序云计算平台BaseSpace，使用云计算服务进行数据的快速自动化分析和储存，让省生物实验室能够省去维护IT设备带来的高昂费用。

目前，从基因测序中获得的遗传信息越来越多，因此未来对基因组进行可扩展分析的需求显然将会越来越强烈。虽然短期来看，基因分析技术仍需要数年时间来发展，个性化医疗相关技术和产品对基因测序公司的收入贡献仍然有限，但是从长远来看，它们可能对我们的健康产生很大影响。个性化医疗时代距离我们已不再遥远，随着市场的不断拓展，基因分析对相关公司未来收入将带来可观的增量贡献。

（三）大数据与个性化药物

精准医疗概念最早在 2011 年由美国国家研究委员会提出。而此前人们已经提出了"4P 医疗模式"，即预测、预防、参与、个体化医疗。在精准医疗中，精准成为第五个 P。2015 年初，美国总统奥巴马在国情咨文中宣布了一个精准医学计划的 2.15 亿美元预算。精准医疗作为医疗模式的革新对提高我国国民健康水平有重要意义，未来的投入有望提升，并且将在基因测序技术发展和国家政策的推动下迎来高速发展期。

精准医疗结合了数字医疗和大数据，也被称作是个性化医疗。在一些领域，精准医疗和个性化医疗两者之间的差别可以忽略不计，但精准医疗更强调分子水平的信息，从个体的基因构成、环境、生活方式和其它特定信息出发，不仅可以预测个体未来的健康，还能表征出个体对治疗选择的反应。

人类基因组计划的研究表明，个体对药物反应的差异性，以及药物在体内的代谢与个人遗传因素密切相关。在精准医疗中，以基因检测为基础，大数据分析为手段所得到的信息可为个体化药物设计提供指导，实现"量体裁药"。

目前，"药物基因型检测"在众多预测性基因检测项目中最具有实际应用意义。药物基因型检测项目针对人体发病基因片段设计靶向药物，并用大数据分析药物将要产生的反应、药效、敏感性以及副作用的情况，同时利用患者的遗传信息或生物学特征和检测方法，提供最佳治疗方法和个体化的给药方案。"量体裁药"将在很大程度上减少临床用药不当，提高疗效与降低医疗费用。

（四）大数据与个人健康管理

健康管理系统利用大数据技术，对个人健康进行全生命周期管理，实现在任何时间、任何地点都可以访问相关健康信息，从而保证了信息的一致性、连续性。这方面已有的平台包括了苹果的 HealthKit、微软的 HealthVault 等。健康管理系统的主要特点就是：个人的健康状态得到了连续观测，健康分析人员能够有效地对个人健康状况进行分析，以便在身体处于非健康状态时得到及时的干预；个人健康数据可以跨平台调用，以便用户、医生在各种场景中使用数据。

在健康管理领域中关键问题是如何及时发现身体的健康异常和重大疾病风险预警。传统健康管理通过年度体检来实现这一要求，但是体检时间跨度大，同时地域的覆盖能力也不足够，可穿戴式设备能够实现跨地域、大人群身体异常实时发现。通过体征数据（如心率、脉率、呼吸频率、体温、热消耗量、血压、血糖和血氧、激素和 BMI 指数，体脂含量等）监测来帮助用户管理重要的生理参数。目前可以利用的体征数据传感器主要包括：①体温传感器；②热通量传感器：用来监测热量消耗能力，可以用于血糖辅助计算和新陈代谢能力推算；③体重计量传感器：用于计算 BMI 指数；④脉搏波传感器：推算血压，脉率等数据；⑤生物电传感器：可用于心电、脑电数据采集，也可用来推算脂肪含量等；⑥光学传感器：推算血氧含量，血流速。通常，监测设备将一天设定数十个检测点。对于具体的一类监测参量，只需累积 28 个检测结果即可建立个人初级模型；积累一段时间的数据后利用大数据技术对所有产生数据进行分析，汇总成一个健康风险指数；用户可以看到自己的健康风险指数和同龄、同性别人群的平均风险指数，并且能明确自己的健康风险在同龄人群中的排位。同时，利用大数据技术，设备会根据使用者实际情况进行调整，一旦数据显示异常，就会加大检测密度，反之则会拉长检测间隔，进行动态调整。

这些数值交叉分析结果可以用来分析用户当前的健康状态和体质状况，进行健康风险评估，并可以结合监测数据给出几项关键生理活动（例如睡眠、饮食、运动和服药）的个性化改善建议，让用户保持一个稳定的身体健康状况。

四、数据挖掘与临床决策支持系统

（一）决策支持系统概述

1. 决策支持和临床决策的概念　医院信息化的一个具体实现就是电子病历分析，利用大数据技术对电子病历中的数字化信息进行分析处理，不仅让医生的诊疗有迹可循，还可以发现有效的临床路径，从而及时为医生提供最佳的诊疗建议。这样既节约了医院的医疗资源，也为降低了患者的医疗成本，大大缓解老百姓就医难、就医贵的现状。

除此之外，医院领导层做出的决策关系到医院的发展、医生的治疗模式、患者的就医体验。而传统的决策模式都是以人的意志为主导，往往是不准确的。但随着医院规模的扩增，各类信息系统上线，医疗数据爆炸性增长，医院的实际情况不是根据几个人的体验就能完全掌握的。大数据时代可以通过大数据分析技术找到医院医疗质量的薄弱环节和医疗资源分配不合理之处，从而为领导提供更为准确和全面的决策依据。

2. 专家系统的概念　专家系统是早期人工智能的重要分支之一，可以视作是一类具有专门知识和经验的计算机智能程序系统。一般采用人工智能中的知识表示和知识推理技术来模拟通常由领域专家才能解决的复杂问题。

自1968年费根鲍姆等人研制成功第一个专家系统 DENDEL 以来，专家系统获得了飞速的发展，被广泛应用于医疗、军事、地质勘探、教学、化工等领域并产生了巨大的经济效益和社会效益。现在，专家系统已成为人工智能领域中最活跃、最受重视的领域之一。

一般来说，专家系统＝知识库＋推理机，因此专家系统也被称为基于知识的系统。一个专家系统必须具备三要素：领域专家级知识、模拟专家思维、达到专家级的水平。

典型的专家系统有美国斯坦福大学研制的 MYCIN 系统和美国苹果公司的 Siri 系统。MYCIN 系统是一种使用了人工智能的早期模拟决策，用来进行感染菌诊断以及抗生素给药推荐的系统。Siri 是一款内置在苹果 iOS 系统中的人工智能助理软件。此软件使用自然语言处理技术，用户可以使用自然的对话与手机进行交互，完成搜索数据、查询天气、设置手机日历、设置闹铃等许多服务。

3. 临床决策支持系统　决策支持系统（Decision Support System，DSS）是一种协助医护人员进行医疗决策的交互式专家系统。决策支持系统在 20 世纪 70 年代初由美国学者 Michael S. Scott Moron 首次提出，80 年代中期引入我国。决策支持系统以管理科学和控制学等为基础，以计算机和信息科学为手段，辅助人们在行为进程中进行决策，是具有人机交互功能的智能化信息系统。它是人工智能理论在医疗领域的主要实践成果，并且仍在不断更新和完善中。

决策支持系统在医疗的应用，即临床决策支持系统（Clinical Decision Support System，CDSS），是面向病人能辅助医生开展医疗工作的更高级的信息系统，为医疗决策提供诊断、治疗、检查、检验、护理和费用等方面的医学决策支持，通过调用各种信息资源、知识库和分析工具，帮助医生提高医疗水平和质量。

（二）临床决策支持系统的分类

临床决策支持系统可根据维度不同而进行划分，包括内部决策机制、系统功能、建议方式、人机交互、交流方式、决策支持程度等，见表4-4-1。

表4-4-1　CDSS维度划分

分类维度	内容
内部决策机制	基于贝叶斯算法、决策树分析法、预定规则流程的方法、神经网络、相似性算法等
系统功能	当前诊断的判断，当前诊断的后续策略
建议方式	自动提醒（主动），主动查询（被动）
人机交互	独立系统（可独立存在），整合系统（与其他系统整合）
交流方式	顾问式、批评式
决策支持程度	直接（给出决策结论）、间接（提供决策参考）

（三）临床决策支持系统的构成

临床决策支持系统的应用与电子病历（Electronic Medical Record，EMR）密切相关，在美国医学信息和管理协会（HIMSS）的 HIMISS Analytics 机构开发了电子病历应用模型（EMR Adoption Model，EMRAM）和我国原卫生部推出的《电子病历系统功能应用水平分级评价方法及标准（试行）》当中均对临床决策支持系统有着明确的要求，并且根据电子病历的级别不同对临床决策支持系统的要求也不同。

临床决策支持系统一般由数据基础（患者数据、临床路径、临床指南等科学数据、循证文献、病例报告等经验型数据）、系统内部机制（人机交互和逻辑推理）、系统用户界面和系统用户（医师、护理人员、检验人员和患者）四部分组成，见图4-4-2。

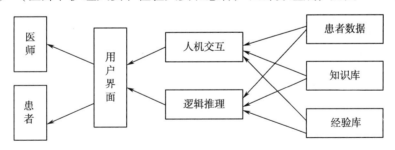

图4-4-2　临床决策支持系统的主要构成

（四）决策支持系统的发展进程/前景

世界上第一个功能较全面的临床决策支持系统是20世纪70年代由斯坦福大学的 ShortLiffe 等人研发的用于诊断和治疗细菌感染病的专家咨询系统 MYCIN。MYCIN 扩展了知识库必须独立于推理机的观念，并且它基于规则的推理机是建立于反向推理（目标驱动）的控制策略上的。MYCIN 定位于医生顾问，拥有解释功能，充分地影响了该领域的研究。1982年匹兹堡大学的 Miller 等研制成功著名的 Internist-I 内科计算机辅助诊断系统，其知识库包含572种疾病，4500多种症状。1991年哈佛医学院开发的"DXPLAIN"系统包含 2200 种疾病和 5000 多种症状。现有的临床决策支持系统规模大小各异，除了多疾病大型专家系统外，针对某一种疾病的专项医学专家系统更是举不胜数。1990 年，Umbaugh 开发了皮肤癌辅助诊断系统。Provan 等人研制了用于诊断慢性腹痛的决策支持系统。1996 年 Birndorf 等人开发了贫血诊断报告系统。2000 年 Wells 等人开发了计算机辅助乳腺治疗计划系统。

在我国，1975—1979 年，北京中医医院与中国科学院自动化研究所、北京第二医学院合作研究编制出中医关幼波教授对肝炎的辨证论治诊疗经验的电子计算机程序，是我国最早基于中医理论的临床决策支持系统。20 世纪 80 年代以来，国内陆续涌现了一批专科临床决策支持系统，例如肝病营养疗法专家系统、昏迷诊断计算机专家系统、急性肾衰诊断系统、颈腰疾病专家系统、精神疾病诊断系统、甲亢诊断系统、贫血鉴别系统、肺癌诊断系统、心功能辅助诊断系统、针灸专家系统及医病诊疗用药系统等。

尽管临床决策支持系统具有诸多优点，但由于系统无法与临床工作流和电子病历很好地结合，目前这些临床决策支持系统大多停留在研究阶段，很少在临床中进行大规模或开展长期的应用。近几年，临床决策支持系统在系统设计中更多地试图解决与电子病历系统的集成、与临床工作流结合等实际应用问题，开始针对特定临床应用场景、针对患者个体信息提供报警、提出诊断、治疗建议，以满足临床实际应用需求。

第五节　物联网技术在个性化医疗健康管理服务中的应用

一、物联网概要

（一）物联网的由来与定义

物联网（Internet of Things，IoT）通过智能感知、识别技术与普适计算、云计算、泛在网络的融合应用，被称为继计算机、互联网之后世界信息产业发展的第三次浪潮。物联网在计算机互联网的基础上，利用 RFID 技术、传感器与传感网技术、EPC 标准、无线数据通信技术等，构造了一个实现全球物品信息实时共享的实物互联网，它将广泛地应用于工业、农业、医疗卫生、环境保护、防灾救灾、安全保卫与军事等领域，物联网未来的发展前景十分广阔。2010 年中国国际物联网大会预测物联网将成为全球信息通信行业的万亿元级新兴产业，到 2020 年之前，全球接入物联网的终端将达到 500 亿个。

（二）物联网背景下智慧医疗的发展趋势

智慧医疗的关键技术是现代医学和通信技术的重要组成部分。智慧医疗通过打造以电子健康档案为中心的区域医疗信息平台，利用物联网相关技术，实现患者与医务人员、医疗机构、医疗设备之间的互动，逐步达到全面信息化。

1. 智慧医院服务　主要指在医院范围内部展开的智能化业务，一方面有方便患者的智能化服务，如患者无线定位、患者智能输液、智能导医等，在药品配发、输液耗材配发、人药匹配上均自动化实现；另一方面有方便医护人员的智能化服务，如防盗、视频监控、一卡通、无线巡更、手术示教、护理呼叫等。此外，医院之间的远程会诊也是智慧医疗业务的重要组成部分。

2. 区域医疗服务信息化　是以用户为中心，将公共卫生、医疗服务、疾病控制甚至包括社区自助健康服务的内容相互联系起来。该信息化服务以健康档案信息的采集、存储为基础，自动产生、分发、推送工作任务清单，为区域内各类卫生机构开展医疗卫生服务活动提供支撑。

3. 区域医疗服务平台　是连接区域内的医疗卫生机构基本业务信息系统的数据交换和共享平台，是不同系统间进行信息整合的基础和载体。通过该平台，将实现以电子健康档案信息为中心的妇幼保健、疾控、医疗服务等各系统信息的协同和共享。从业务角度看，平台可支撑多种业务，而非仅服务于特定应用层面。

健康监护业务：主要直接针对个人类或家庭类客户，主要实现方式为通过手机、家庭网关或专用的通信设备，将用户使用各种健康监护仪器采集到的体征信息实时或准实时传输至中心监护平台，同时可与专业医师团队进行互动、交流，获取专业健康指导。实现形式多种多样，也可结合区域医疗服务信息化平台，开展全民建档及电子健康档案信息更新，还与应急指挥联动平台结合，根据定制化手机或定位网关提供一键呼、预报警等功能。

二、在个性化医疗健康管理服务背景下物联网的技术需求

（一）以传感器及传感网为主体的感知类技术

1. 感知类技术简述　传统的医疗健康感知终端主要应用范围包括医院病房、急症监护中心、体检中心，以及部分社区医疗服务中心等专业医疗机构，在疾病的检查、治疗和诊断上发挥着重要的作用，而智慧医疗领域的感知类技术，除了包含传统医疗健康所涉及的疾病检查、治疗和诊断技术以外，更包含了无线传感技术、体域网技术以及低功耗通信技术等信息化技术。

（1）无线传感网：无线传感网（Wireless Sensor Network，WSN）的概念起源于美国国防先进技术研究计划署中的一个研究项目，由于无线传感网结合了感测、运算以及网络连接的能力，不同传感器在其感测范围之内监控和侦测周围环境与特定目标的状态，并通过无线网络将这些状态回传到主机，系统管理者在收到这些信息时，就能据此做出适当的处理。无线传感器网络是由大量低成本且具有传感、数据处理和无线通信能力的传感器节点通过自组织方式形成的网络。他独立于基站或移动路由器等基础通信设施，通过分布式协议自组成网络 WSN 中的传感器节点，通常是一个微型的嵌入式系统，它的处理能力、存储能力和通信能力相对较弱，通过携带能量有限的电池供电。从网络功能上看，每个传感器节点兼顾传统网络节点的终端和路由器双重功能，除了进行本地信息收集和数据处理外，还要对其他的节点转发来的数据进行存储、管理和融合等处理，同时与其他的节点协作完成一些特定任务。

体域网，英文为 Body Area Networks（BAN），是无线传感网的一个分支，是附着在人体身上的一种网络，由一套小巧可移动、具有通信功能的传感器和一个身体主站（或称 BAN 协调器）组成。每一传感器既可佩戴在身上，也可植入体内。协调器是网络的管理器，也是 BAN 和外部网络（如 3G、WiMAX、Wi-Fi 等）之间的网关，使数据能够得以安全地传送和交换。由于这些传感器通过无线技术进行通信，所以体域网也叫无线体域网（WBAN）。体域网是一种可长期监视和记录人体健康信号的基本技术，早期应用主要是用来连续监视和记录慢性病（如糖尿病、哮喘病和心脏病等）患者的健康参数，提供某种方式的自动疗法控制。

　　医疗传感器节点主要包括处理器、数据存储、传感器模块和射频通信 4 部分。处理器具有低功耗、处理能力强的要求；存储器部分主要用于存储传感器所采集的临时数据，在处理器将数据传输之后，传感器节点内不对数据进行大量存储。

　　（2）面向远程医疗的终端直通技术：终端直通通过小区资源复用、协作中继和网络编码等技术，改善覆盖，增强区域容量，是 IMT-Advanced 未来关键技术之一。目前，有普通 DTD（Device to Device）终端直通模式、中继直通模式和网络参与的直通模式三种。在运营商参与的智慧医疗业务场景中，未来有望采用网络参与的直通模式，可以在网络覆盖信息微弱的地方应用，当网络负荷过重时，通过提高系统的容量来解决。

　　（3）近场定位技术

　　1）红外线室内定位技术：通过红外线（IR）标识发射调制的红外射线，通过安装在室内的光学感测器接收进行定位。虽然红外线具有相对较高的室内定位精度，但直线视距和传输距离较短这两大主要缺点使其室内定位的效果很差。当标识放在口袋里或者有墙壁及其他遮挡时就不能正常工作，需要在每个房间、走廊安装接收天线，造价较高。因此，红外线只适合短距离传播，而且容易被荧光灯或者房间内的灯光干扰，在精确定位上有局限性。

　　2）超声波定位技术：超声波测距主要采用反射式测距法，通过三角定位等算法确定物体的位置。超声波定位系统可由若干个应答器和一个主测距器组成，主测距器放置在被测物体上，在微机指令信号的作用下向位置固定的应答器发射同频率的无线电信号，应答器在收到无线电信号后同时向主测距器发射超声波信号，得到主测距器与各个应答器之间的距离。超声波定位整体定位精度较高，结构简单，但超声波受多径效应和非视距传播影响很大，同时需要大量的底层硬件设施投资，成本较高。

　　3）蓝牙技术：蓝牙技术通过测量信号强度进行定位。这是一种短距离低功耗的无线传输技术，在室内安装适当的蓝牙局域网接入点，把网络配置成基于多用户的基础网络连接模式，并保证蓝牙局域网接入点始终是主设备，就可以获得用户的位置信息。蓝牙室内定位技术最大的优点是设备体积小，易于集成，易推广普及。其不足在于蓝牙器件和设备的价格比较昂贵，而且对于复杂的空间环境，蓝牙系统的稳定性稍差，受噪声信号干扰大。

　　4）射频识别技术：射频识别技术利用射频方式进行非接触式双向通信交换数据以达到识别和定位的目的。这种技术作用距离短，一般最长为几十米，但他可以在几毫秒内得到厘米级定位精度的信息，且传输范围很大，成本较低，具有非接触和非视距等优点。缺点是作用距离近，不具有通信能力，而且不便于整合到其他系统之中。

　　5）超宽带技术：超宽带技术是一种全新的，与传统通信技术有极大差异的通信新技术，它不需要使用传统通信体制中的载波，而是通过发送和接收具有纳秒或纳秒级以下的极窄脉冲来传输数据，从而具有 GHz 量级的带宽。具有穿透能力强、功耗低、抗多径效果好、安全性高、系统复杂度低、能提供精确定位精度等优点。因此，超宽带技术可以应用于室内静止或者移动物体以及人的定位跟踪与导航，且能提供十分精确的定位精度。

　　6）WiFi 技术：无线局域网络（WLAN）是一种全新的信息获取平台，可以在广泛的应用领域内实现复杂的大范围定位、监测和追踪，而网络节点自身定位是大多数应用的基础和前提。当前比较流行的 WiFi 定位是无线局域网络系列标准之 IEEE 802.11 的一种定位解决方案。该系统采用经验测试和信号传播模型相结合的方式，易于安装，需要很少基站，能采用相同的底层无线网络结构，系统总精度高。目前，它应用于小范围的室内定位，成本较低。但无论是用于室内还是室外定位，WiFi收发器都只能覆盖半径90m以内的区域，而且很容易受到其他信号的干扰，从而影响其精度，定位器的能耗也较高。

7）ZigBee技术：ZigBee是一种新型的短距离、低速率无线网络技术，它介于射频识别和蓝牙之间，也可以用于室内定位。它有自己的无线电标准，在数千个微小的传感器之间相互协调通信以实现定位。这些传感器只需要很少的能量，以接力的方式通过无线电波将数据从一个传感器传到另一个传感器，所以它们的通信效率非常高。ZigBee最显著的技术特点是它的低功耗和低成本。

（4）可重构的生理信号采集和处理技术：传统的生理信号采集针对不同的生理信号，其采集方法和信号处理方法都是不相同的，采集设备笨重而且昂贵，能耗也很高，大部分的生理信号采集设备只适用于医院，对于移动健康，这类设备明显不合适。由于常用生理信号在其频谱及噪声特征上有一定的相似性，可以在其采集和处理上进行设备的重构和复用，从而减小设备的体积，降低功耗和成本，使其适用于移动健康的需要。

（5）移动健康设备电池友好的能量管理技术：目前，移动健康终端大多采用的依旧是传统移动通信终端所采用的能量管理技术，随着医疗终端对续航能力的需求提高，能量管理需要合理利用电池的非线性特性与恢复效应，以低能耗通信系统设计为基础，根据当前各种任务的优先级、电流消耗的大小、任务的约束以及任务之间空闲时间状况，从电池角度对信号采集和通信系统低能耗设计进行优化。

2. 感知类技术应用特点

（1）灵活性高：在医院环境中，感知类设备主要指医疗传感及标识设备，这类终端主要用来测量各种人体生理指标，比如体温、血压、脉搏、血糖和血氧等，传感器还可以对某些医疗设备的状况或者治疗过程情况进行动态监测，所获得的数据信息通过各种通信方式传输到医疗监护展示设备和数据分析设备中，医疗传感器节点可以根据不同的需要而设置。因此，该系统要求具有极大的灵活性和扩展性。

（2）场景适应性强：近年来，随着新型可穿戴、植入式无线传感器等技术的进步，无线体域网（WBSN）技术正被拓展应用于从临床到家庭的广泛领域的健康检测，一方面，无线体域网可以优化网络内资源的使用；另一方面，无线体域网也可以加强整个系统的控制和编程，以适应不同的人体环境和外部环境，在提高生活质量和医疗服务水平等方面日益发挥重要作用，并且推动了移动健康和远程医疗等技术的发展，无线体域网在医院和养老院等需要人员监护的场所有广阔的应用前景。

（3）安全性高：在目前的医疗环境中，无线传感网络节点通常由大量计算能力和存储能力有限的8/16位处理器，以及通信速度低和距离短的无线通信模块组成，采用电池供电。传统加密算法因需要复杂计算和大量存储空间，因而不适用于医疗无线传感网领域，需对传统的密码系统进行轻量化改造，使之适应无线传感器网络领域。目前，常用于无线传感网的公钥加密算法为RSA算法和ECC算法。

（4）抗干扰性强：当前在医疗健康传感网络的无线传输方面，医院应用的医疗监护设备对电磁辐射的要求都比较高。对于设备来讲，辐射的电磁波既不能够干扰其他设备正常工作，同时也应具有一定的抗干扰能力，不受其他设备辐射出的电磁波干扰。因此，医院或者使用无线通信的家庭医疗设备在设计中必须对此方面进行考虑。

（二）智慧医疗网内通信技术

1. 通信技术概况

（1）无线局域网（WLAN）：所谓无线局域网，是指以无线多址信道为传输媒介来构成的计算机网络，它通过无线射频信号（RF）在空中传播各种类型的数据。作为有线局域网的延伸和补充，它能迅速、方便地解决通过有线方式不易实现的网络信道连通问题，让通信的移动化、个性化和多媒体应用得以实现。WLAN 的构成可以从物理实体和逻辑分层两个方面加以分析，从物理实体上讲，WLAN 包括访问点（Access Point）、无线网卡（WNIC）、无线网桥（WLAN Bridge）等。访问点 AP，是连接到有线网络的设备，可以把WNIC 和有线网络连通成无线网络，在数十米至数百米的范围内通过分配好的无线信道与移动 PC 终端交换数据，实现资源共享。从逻辑分层上讲，WLAN 可以分成物理层、MAC层、IP 层等。物理层负责无线信号在空中接口的实际传输。当传输成为可能时，MAC 层基于物理层返回的各项参数实现发送和接收数据，并且，当发生误帧或未收到证实帧时，MAC 层负责数据重传。IP 层为应用层维护数据，并拥有相应的机制来保证数据的完整。

无线网络与医疗仪器的相互干扰和影响取决于设备的摆放位置、发射频率、输出功率，以及设备自身的抗干扰能力。经研究表明，如果设计合理，无线局域网设备不会与医疗设备产生影响。这主要是由于无线局域网设备的调制方式和所用频段两个方面。

WLAN 常见标准有以下几种：

IEEE802.11a：使用 5GHz 频段，传输速度 54Mbps，与 802.11b 不兼容

IEEE802.11b：使用 2.4GHz 频段，传输速度 11Mbps

IEEE802.11g：使用 2.4GHz 频段，传输速度主要有 54Mbps、108Mbps，可向下兼容 802.11b

IEEE802.11n 草案：使用 2.4GHz 频段，传输速度可达 300Mbps，标准尚为草案，但产品已层出不穷。目前 IEEE802.11b 最常用，但 IEEE802.11g 更具下一代标准的实力，802.11n 也在快速发展中。

IEEE802.11b 标准含有确保访问控制和加密的两个部分，这两个部分必须在无线 LAN中的每个设备上配置。在拥有成百上千台无线 LAN 用户的状况下需要可靠的安全解决方案，可以从一个控制中心进行有效的管理。IEEE802.11b 标准定义了两种机理来提供无线LAN 的访问控制和保密：服务配置标识符（SSID）和有线等效保密（WEP）。还有一种加密的机制是通过透明运行在无线 LAN 上的虚拟专网（VPN）来进行的。无线 LAN 中经常用到的一个特性是称为 SSID 的命名编号，它提供低级别上的访问控制。SSID 通常是无线LAN 子系统中设备的网络名称，它用于在本地分割子系统。IEEE802.11b 标准规定了一种称为有线等效保密（或称为 WEP）的可选加密方案，提供了确保无线 LAN 数据流的机制。WEP 利用一个对称的方案，在数据的加密和解密过程中使用相同的密钥和算法。

（2）基于移动通信网络的医疗信息架构：患者侧的移动健康设备中安装有移动网络的SIM 卡。SIM 卡已经在移动产业中存在了 20 多年，它的作用是确保 GSM 家族的技术具有安全、泛在和通信能力。SIM 卡对签约者的身份进行管理，它确保了消费者和移动通信网络之间的信任关系。SIM 卡不仅安装在患者侧的移动设备中，也会安装在医务人员侧的设备中。为了增强安全性，移动健康的应用可使用带有 SIM 应用的 UICC 卡，或者使用 UICC上的移动健康应用来确保端到端的安全。

移动健康平台是患者侧设备的应用，移动健康设备与移动健康平台之间具备接口互通能力。

医务人员侧的移动医疗设备能够让医务人员浏览数据。由于医疗数据的敏感性，医务人员侧的移动医疗设备需要高度的安全性。医务人员侧的移动医疗设备上的 UICC 卡和相应的应用可以满足安全性的需求。

移动网络医疗业务涉及的移动网络核心网元素包括 HLR（Home Location Register）、签约管理实体、计费网元、终端远程配置技术（Over The Air，OTA）及短信中心（SMSC）中心等。

业务支撑平台　本质上，移动健康支撑平台是一个 IT 平台，该平台使用移动网络产生的数据来提供增强的移动健康业务，其主要功能包括安全功能、B2B 医疗数据交换、B2B 管理、开通与确认、Web 门户、计费、通知等。

（3）有线网络：目前，我国的智慧医疗中的医疗服务机构之间固定通信网络大多是采用电信运营商的电子政务外网。电子政务外网可以被划分为公用网络区、专用网络区和互联网接入区 3 个业务区域。这 3 个区域采用 MPLS VPN 逻辑隔离，所有部门的应用会根据其需求部署在这 3 个区域当中。各级政府部门通过公用网络区实现互联互通，部署资源共享和业务协同类业务系统；专用网络区为有特定需求的部门开辟虚拟专网，同时也为少数具有敏感数据的部门提供相对隔离的通道；互联网接入区是各部门通过逻辑隔离安全接入互联网的网络区域，政府部门供公众访问的互联网门户网站及相关业务系统均部署在该区域。

卫生信息平台还需要与众多的其他政府部门的业务系统进行数据交换，一般的卫生信息平台及相关的业务系统部署在政务外网的公共网络区。对于个别有保密要求的业务系统则建立卫生系统 VPN，提供相对隔离的传输通道。

（4）通信安全概述：智慧医疗信息网络是医疗类传感器网络与电信网络融合的异构网络，其采用的安全技术应该能够对无线传感器网络的访问加以控制，确定网关身份真实有效以及私密性，保证用户行为不可抵赖、传输和存储数据的机密性和完整性，以及电信网络的可用性；防止网络、业务遇到偶然的、被动的和主动的威胁以及蠕虫等病毒的扩散，对影响网络、业务的意外事故具有应急措施。

智慧医疗接入网关存储了大量的用户基本信息及部分健康档案隐私信息，因此网关应根据数据和文件的敏感性，按敏感、私有和普通级别进行分类存储及匿名化处理，不同级别采取不同的安全措施。由于网关丢失和破坏的可能性很大，因此需要网关在数据丢失或受到破坏时能做出必要的响应。智慧医疗接入网关可以通过平台对其应用程序进行下载和更新，此时相关应用须具备平台安全认证要求的相应数字签名，同时也要确保用户软件的访问控制权限，服务系统在响应用户操作前应先查看用户权限，并根据用户权限提供相应服务。智慧医疗中的各类系统使用的操作系统应该能实现系统代码的完整性认证、数据流的安全监控和应用程序的安全服务等，以保证网关在工作时，进入一个安全、可信的工作环境。其次，网关还应具有完善的安全控制策略和程序的域隔离策略，以实现用户的身份认证、程序的访问权限控制和程序间通信的安全可靠性功能。

智慧医疗接入网关的存储芯片应具备完整性和机密性保护机制。完整性是指数据免遭非法更改或破坏的特性。为了实现对不同区域数据的不同层次的保护，网关芯片应对存储区域进行划分，通过数据配置、地址配置和控制配置等手段，实现对不同存储区域不同层次的保护。为了实现数据的完整性和机密性，网关存储芯片应将数据进行加密存储。

访问控制与数据传输需要满足如下安全要求：

访问控制要求 当末端节点与管理平台直接相连时，节点和管理平台需要进行访问控制，包括进行双向鉴权和身份认证。

数据时效性 当无线传感器节点与管理平台直接相连时，节点和管理平台需要保证接收到数据的时效性，确保没有恶意节点或重放的消息。

数据完整性 当无线传感器节点与管理平台直接相连时，节点和管理平台需要监测数据是否被修改，确保消息没被非法修改。

数据机密性 当无线传感器节点与管理平台直接相连时，节点和管理平台应能确保具有保密性要求的数据在传输过程中不被泄露给未授权的节点。

密钥管理 当无线传感器节点与管理平台需要直接通信时，要保证密钥的安全性，采用动态下载密钥参数与动态更新登录密码的方式来实现密钥的安全性。

2. 通信技术应用特点

（1）智慧医疗对移动通信网络技术的需求和特点

1）灵活的组网能力：智慧医疗涉及的移动通信终端种类多、数量大，如何实现这些终端的灵活组网和即插即用，成为关键问题。IP 技术为组网奠定了良好基础，移动 IP 业务是为满足移动节点在移动中保持其连接性而设计的网络服务，实现跨越不用网段的漫游功能。

未来的移动通信网络将是一个全 IP 的网络架构。移动 IP 技术是在原有 IP 技术的基础上引入的一种新的路由策略，上层基于 IP 地址的业务不会因为节点的移动而中断，这种可移动性是建立在第三层的基础上的，因而可以屏蔽底层链路的异质性。

2）高效的数据传输：远程医疗及社区医疗信息化需要传输的数据量巨大，一方面需要对医学信号进行压缩处理，采用有效压缩医疗传感器数据流的压缩算法，提高医学信号的处理效率。另一方面，需要实现高能效传输技术，可采用传感器网络分布式协作分集传输算法，从而提高传感器节点及整个无线传感器网络的能效。此外，医疗环境下采用的终端将越来越多是具有无线移动通信特性的终端，考虑在主机可以移动的状态下，如何安全高效地实现用户与后台应用系统的数据传输也是需要解决的问题，为此需要研发传输效率更高的传输机制。

3）精确的无线定位：由于老人、幼儿监控系统主要针对家庭网络或室内机构，而视频设备不一定能完全覆盖家庭或监护机构的所有区域，需要切换视频设备监控的区域范围，因此需要网络具有较精确的定位功能，并建立与视频监控系统统一合作机制。

在实现对医护人员、患者和医疗设备等移动条件下的精确定位基础上，可利用位置等上下文信息改善医疗服务流程。

4）Qos 的保障能力：远程医疗及社区医疗通信的通信业务种类多，包括视频、数据和短信等内容，对传输质量有极高的要求，因此网络需要有较高的服务质量（QoS）的保障能力。

远程意料中含有大量的视频和图像数据，通常，视频数据采用传统的 UDP 协议，为满足视频的实时传输要求，牺牲了一定的数据传输质量。然而，对于诸如婴幼儿的视频监视等环境，需要准确地判定婴幼儿面部表情、肢体动作和声音等信息，从而准确对婴幼儿状态做出判定。因此，需要在保证视频数据高速传输的基础上，保证数据的传输质量。

当使用无线移动网络进行医疗数据传输时，应尽可能地减小对移动通信网原有业务的影响，保障医疗数据传输业务的 QoS 要求，为此，对支持远程医疗及社区医疗的无线移动网络接入控制机制需要进行相应的改进。

5）轻量级的移动性管理：传统的无线移动网络的移动性管理机制是按照 H2H 通信应用需求设计的，因而不能很好地支持智慧医疗应用需求。典型 H2H 通信的终端类型主要是手机设备，而且其终端能力包括带宽、存储能力、处理器能力及移动能力近年来一直呈现为逐渐上升趋势。相比之下，智慧医疗应用中的终端更可能是低成本、低耗电、低移动性的设备，因而需要轻量级、更灵活的移动性管理机制。

6）高效的资源调度能力：从通信资源管理分配的角度分析，远程医疗及社区医疗业务通信具有数据源数目巨大，通信的业务数据量小，并且多种 QoS 类型业务并存的特点。又由于该业务与传统的 3G 语音、数据业务共享无线信道资源，所以如何在 QoS 和资源利用率之间取得折中，是资源调度的关键。为此，可按照应用场景不同，将业务分为三类：紧急业务、周期业务以及实时业务。紧急业务是针对控制等应用场景中产生的业务，通过无线网络发出指令对机器进行远程控制。实时业务主要是指监控/报警等类型的业务。这类应用会周期性地将采集的数据向后台 IT 系统传输，由后台系统完成存储、融合处理，所以这一类业务具有一定的时延要求，但是可靠性要求不如紧急类业务高，具有较高的优先级。实时业务针对视频监控等这一类多媒体传感业务具有一定的时延要求，需要有最低速率保障。针对不同的业务，开展不同的业务策略。

7）抗电磁干扰能力：临床环境中医疗设备对抗电磁干扰的要求较高，必须解决移动通信网络及无线传感网对医疗设备的电磁干扰问题。为此，首先需要对医疗环境中的电磁干扰和电磁兼容性进行测量和评估，如测量多径环境中当具有多个移动用户及射频干扰源时对医疗设备产生的电磁干扰影响，并对干扰进行建模，在此基础上，提出电磁干扰避免/电磁抑制技术，解决实际医疗环境中的电磁兼容性问题。

8）高安全性：智慧医疗对信息安全及隐私保护有严格要求，其对网络安全的需求体现在以下几个方面：

①机密性：确保网络节点间传输的重要信息是以加密方式进行的。

②完整性：网络节点收到的数据包在传输过程中未被插入、删除和篡改。

③真实性：能够核实消息来源的真实性。

④可用性和鲁棒性：即使部分网络收到攻击，不能完全破坏系统的有效工作以及导致整个网络瘫痪。

⑤新鲜性：要求接收方收到的数据包都是最新的、非重放的。

⑥访问控制：要求能够对访问 WSNs 的用户身份进行确认，确保其合法性。

（三）医疗信息处理技术

1.医疗信息处理技术概况

（1）普适计算：普适计算强调把计算机嵌入到日常环境或工作中去，让计算机本身从人们的视野中消失，从而让人们注意的中心回归到要完成的任务本身上去。其目标是"要建立一个充满计算和通信能力的环境，同时使这个环境与人们逐渐地融合在一起"。普适计算是一种信息空间与物理空间的融合，而在这个融合的空间中人们可以随时随地、透明地获取数字化的服务。其中的"随时随地"是指人们可以在工作、生活的现场就可以获取服务，而不必离开这个现场专门去端坐在计算机面前，而"透明"是指获得这种服务并不需要花费过多的注意力，即这种服务的访问方式是十分自然的，甚至是用户本身注意不到的，即所谓的蕴涵式的交互（Implicit Interaction）。相对于"随时随地"的特性，"透明"是普适计算更本质的要求，是其与桌面计算模式最本质的区别。

普适计算的特性：

1）无所不在的（Pervasive）：用户可以随地以各种接入手段进入同一信息世界。

2）嵌入的（Embedded）：计算和通信能力存在于我们生活的世界中，用户能够感觉到它和作用于它。

3）游牧的（Nomadic）：用户和计算均可按需自由移动。

4）自适应的（Adaptable）：计算和通信服务可按用户需要和运行条件提供充分的灵活性和自主性。

5）永恒的（Eternal）：系统在开启以后再也不会死机或需要重起；部件可以因需要、出错或升级来去，但整个系统则永远可用。

普适计算的本质就是力图真正实现计算技术的"以人为本"。在智慧医疗领域，普适计算技术主要是针对所处不同性质的网络、终端及平台提供统一的开发平台及应用服务，是一种在网络计算普适环境中实现资源服务共享的有效形式。网络计算的思路是将过剩的计算能力以及其他闲置的 IT 资源联系起来，提供给在一定时间内需要较高计算能力的医疗健康相关系统使用。简单地说，就是将网络上的众多计算资源整合为一台虚拟的超级计算机，实现全面共享。

（2）云计算相关技术：云计算（Cloud Computing）是基于互联网的相关服务的增加、使用和交付模式，通常涉及通过互联网来提供动态的、易扩展的且经常是虚拟化的资源。狭义的云计算是指 IT 基础设施的交付和使用模式，通过网络以按需且易扩展的方式获得资源，而广义的云计算指服务的交付和使用模式。这种服务可以是与 IT 软件和互联网相关服务，也可以是其他服务，这也就意味着计算能力也可作为一种商品通过互联网进行流通。

在智慧医疗中，基于云计算的存储技术，主要是指海量医疗信息的数据存储处理技术。针对电子健康档案存储数据的特点，医疗信息化研发机构正在对相应关键技术进行研究。智慧医疗的云平台管理技术，具体包含了系统计算和存储资源管理、数据管理和资源调度、虚拟机配置管理以及服务质量控制和优化等。传统的数据中心和高性能计算平台，由于计算资源和存储资源都是以物理的方式被使用和访问的，资源并没有得到充分有效地使用，从而导致资源的浪费。通过基于虚拟化技术实现的虚拟资源配置和管理方式可以使系统硬件资源得到更为充分的使用，基于策略的数据管理和资源调度可以保证云平台总是能够获得合理的资源并保持高效运行，关于云计算的应用会在下一节作更详细的描述。

（3）医疗信息的数据挖掘技术：数据挖掘是一门利用人工智能、机器学习、数理统计等方法从数据中提取有价值的信息的新兴技术。数据挖掘（DM）也称为数据库知识发现（KDD），出现于 1989 年，指从数据库中提取隐含在其中的、人们事先未知的、潜在的有用信息和知识，所提取的知识可以表现为概念、规则、规律和模式等形式。这些知识可以用于决策支持、信息管理和科学研究等多个领域。数据挖掘技术的分类标准有根据发现知识的种类分类、根据挖掘的数据库种类分类、根据采用的技术分类等几种。根据数据挖掘采用的技术主要包括决策树方法、人工神经网络方法、粗糙集方法、可视化技术、遗传算法、统计学方法、模糊集方法等。在医疗卫生领域的数据挖掘，其关键性技术主要体现在以下四个方面：

1）数据预处理：医疗数据库中含有海量的、不同来源的信息，其中包含了大量模糊的、不完整的、带有噪声和冗余的信息。在数据挖掘之前，需要对这些信息进行清理和过滤，以确保数据的一致性和确定性，并将其变成适合挖掘的形式。

2）信息融合技术：医疗信息是由文字、数据、波形信号、图像，以及少量的语音和视频信号所组成的。对这些不同属性的医疗数据，应采用不同的技术和措施来进行处理，使其在属性上趋于接近，再对处理的结果进行整合。医疗信息具有多源性、时序性和非时序性数据共存、数字型和非数字型数据共存的特点，这也加大了信息融合的难度。

3）快速的、鲁棒的挖掘算法：医疗数据库是一种涉及面广、信息量大的信息库。要通过这样庞大的数据库提取知识，需要花费大量的时间，因此必须考虑到医疗数据挖掘的效率问题。快速的挖掘算法对于远程医疗和社区医疗具有深远的意义，并将直接影响其响应速度和成本。同时，医疗数据库的类型多样，又是动态变化的，这要求挖掘算法具有一定的容错性和鲁棒性。

4）提供知识的准确性和可靠性：医疗数据挖掘的主要目的是为医疗活动和管理提供科学的决策，因此挖掘算法所提供的知识的准确率和可靠性必须得到保证。如何降低医疗数据挖掘过程中存在的风险、提高挖掘结果的准确性和科学性，成为医疗数据挖掘能否得到实际应用的关键所在。

2. 医疗信息处理技术特点

（1）海量数据存储与处理：针对智慧医疗中涉及的电子健康档案、电子病历以及各种海量健康数据集成平台，在弹性计算及海量信息存储方面的需求，需要引入物理资源虚拟化技术，来实现数据的分布式存储和并行访问，使得在无须购置大量高性能昂贵设备的情况下，就能满足海量数据存储和高性能处理需求，并通过分布式存储技术，实现对大量硬件资源的合理调度与分配。

（2）业务协同：针对跨区域、跨部门、跨系统的远程数字医疗特性，智慧医疗领域正广泛地开展关于业务协同管理技术的研究，通过业务协同技术来整合现有的医疗系统和平台，提供统一的远程数字医疗和社区医疗服务平台，把各个智慧医疗相关的业务系统整合后的内容进行个性化，并直观地传递给医疗卫生系统内部和外部的用户。通过采用该技术，可以协同不同医疗专业领域的工作流程，使远程数字医疗、社区医疗系统和第三方系统能提供更加易用的服务。

（3）多类型信息并行处理：智慧医疗涉及的数据处理大致可以分为操作型处理和分析型处理两个大类。操作型处理是对数据库的日常操作，通常是对一个或一组记录的查询或修改，主要用于特定的应用，所以应当关心其响应时间、数据的安全性和完整性。分析型处理主要运用于管理人员需要的决策分析，这种处理通常需要访问大量的历史数据，包括一些典型的大码流数据。数据仓库是数据分析及智能决策支持系统等分析型处理的基础，它能对大量基于事务处理的传统数据库数据进行清理、抽取和转换，并按照决策主题的需要进行重新组织。在传统数据库中存储的数据是操作型数据，而数据仓库中的数据则是分析型数据。操作型数据与分析型数据的主要区别在于传统数据库面向应用进行数据组织，而数据仓库中的数据是面向主题进行组织的。数据仓库的建立也是数据智能分析中的一项重要技术。

（4）海量医疗健康数据挖掘：随着大数据在生命科学领域的广泛应用和不断扩展，其数量和种类之多都无法估量。例如：一个 CT 图像就含有大约 150MB 的数据量，而一个基因组序列文件大小更是达到了 750MB，而一个标准的病理图则有接近 5GB 的大小。如果再考虑上人口数量和平均寿命，仅一个社区医院或一个中等规模制药企业就可以产生数个 TB 甚至数个 PB 级的结构化和非结构化的数据。分布式计算、并行计算是解决海量数据挖掘任务的有效手段，其中云计算是并行计算、分布式计算和网格计算等计算机科学概念的商业实现，云计算可以将计算任务分布在大量互连的计算机上，使得各种应用系统能够根据其需求获取相应的计算资源、存储资源和其他服务资源。按照中国电子学会云计算专家委员会的学术定义，云计算是一种基于互联网的、大众参与的计算模式，其计算资源包括计算能力、存储能力、交互能力等，它是动态的、可伸缩的、被虚拟化的，并以服务的方式提供。

三、个性化健康设备介绍

（一）便携医疗器械简介

便携式医疗电子产品可分为家用便携设备和医用便携设备两大类，其中家用便携设备包括便携式电子血压计、便携血糖仪和数字体温计产品等，而医用便携设备包括便携心脏除颤器、动态脑电图、多参数便携监护仪、便携式超声诊断仪等。

全球人口老龄化、人们生活水平提高以及偏远地区对医疗服务需求提高等因素促使了传统医疗方式发生变革，移动性和便携性逐渐成为影响医疗电子产业的重要因素。另一方面，半导体技术的发展推动了医疗创新的步伐，在快速处理计算、高精度模数转换和无线网络等技术进步的带动下，医疗电子产品正不断走向便携化和小型化。便携医疗电子产品的出现起源于家庭医疗护理趋势的兴起和消费者对自身健康关注的增加，越来越多的人开始主动关心自身的身体健康状况，这直接促使了个人消费者对医疗保健和简单诊断产品的需求。类似于血糖仪、血氧计、疾病控制和诊断监视系统等设备开始走向便携化，这正是由于目前这些产品开始进入家庭的趋势。目前在便携医疗电子设备领域比较热的应用主要包括带液晶显示的体温计、血糖仪、血氧计、生化分析仪、胰岛素注射泵和心脏除颤仪等产品，在其中血压计是便携医疗设备应用最广的一个市场。便携医疗设备进入家庭与人们生活水平的日益提高密切相关，在欧美地区，血压计和血糖仪等检测产品已成为家庭必备的医疗设备，而在中国目前还没有形成这样的环境，预计随着人们对于自身健康的关注程度不断提升，便携式医疗设备也会不断走进中国家庭当中。

由于大量医疗电子产品被广泛应用，中国企业经过多年的积累，开始在中高端产品投入研发，产品的性能也不断提高，市场规模也有较快的发展，正在逐步占据国际知名电子企业的市场份额。从市场发展的趋势来看，便携式小型设备将成为中国企业产品的主要发展方向，以应对高速增长的农村医疗、社区医疗以及家用医疗产品的强劲需求。生化分析仪、血压计、血糖仪、脉搏血氧饱和度测试计、无线心电图机、远程监护等便携医疗设备和无线传送设备将被广泛应用。

（二）展望可穿戴设备在个性化健康检测中的应用

可穿戴健康监测设备正在越来越多地受到社会的关注，随着生活水平和生活质量的不断提高，人们对于自身健康状况的关注度不断上升，而可穿戴设备作为近几年越来越流行的智能设备形式，正逐步受到消费者的欢迎，许多厂家看到了可穿戴医疗设备的潜力，开始进行相关产品的研发和推广，这其中包含了众多创业公司也不乏品牌响亮的大公司，使得可穿戴健康设备在近年来得到了快速地发展。同时为了增强设备功能的完整性和延展性，一款较优秀的可穿戴健康监测设备也会配备适应于产品的相关系统，这些系统及相关应用程序主要实现了串联可穿戴设备和用户的功能，同时对设备所记录的数据加以分析，使得用户可以较为轻易地得知由设备得到的相关健康数据和健康状况。

目前的产品还存在着很多问题，消费者对可穿戴设备的依赖性并不强，其原因一是产品本身的质量有待提高，电池续航能力不足，云端数据同步困难，穿戴不舒适等问题影响了消费者对于穿戴式设备的体验；二是产品的功能限制依然比较大，同时对于其他智能设备，如智能手机的过度依赖，加之当下越来越多的运动健身类应用的出现使得运动健康类穿戴式设备显得并不必要；三是从产品的医疗价值与实用性角度考虑，大多数的智能手表和智能手环仍然停留在初级监测的阶段，提供的医疗健康数据的数据量和数据的准确度都有待提高，在医疗角度，很难得到广泛应用。同时，可穿戴健康检测设备想要发展，还有许多需要研究和改进的地方。

对可穿戴设备的研究已从原有的围绕每日步数、距离的记录，卡路里消耗情况及相关数据的测算和夜间睡眠质量的跟踪记录，提升到了对于血糖、血压、心电等更有价值的生命体征的测量上来，所以，未来的可穿戴健康设备在现有技术的基础上，更将有可能在医疗检测方面有着诸多作用，尤其可能在无创血糖监测，体内电解质评估等方面获得进步，不可否认的是，穿戴式健康检测设备具有巨大的发展潜力，对于健康愈来愈多的关注和对于智能设备更加频繁的使用，使得该领域有着良好的前景，并将有望在未来的医疗健康领域占据十分重要的地位。

第六节　"云存储"在个性化医疗健康管理服务中的应用

一、"云存储"概念介绍

(一) 云存储的概念与发展

云存储就是将资源放到网络上供人存取的一种新兴方案。使用者可以在任何时间、任何地方，透过任何可连接网络的设备方便地存取数据。云存储已成为信息存储领域的一个研究热点。相比于传统的存储设备，云存储不仅仅是一个硬件，更是一个网络设备、存储设备、服务器、应用软件、公用访问接口、接入网和客户端程序等多个部分组成的系统。云存储所提供的是存储服务，通过网络将本地数据存放在存储服务提供商（SSP）提供的在线存储空间。用户不再需要建立自己的数据中心，而只需要向 SSP 申请存储服务，从而避免了存储平台的重复建设，节约了昂贵的软硬件基础设施投资。然而在方便的同时，存储的安全性以及良好的兼容性必须得到重视，还必须考虑它在扩展性与性能聚合方面等诸多因素。首先，作为在线的存储服务最重要的就是安全性，数据中心存放着众多用户的数据，如果存储系统出现问题，所带来的影响必将远超分散存储的时代，因此存储系统的安全性就显得愈发重要。其次，在数据中心所使用的存储必须具有良好的兼容性，由于云的存在，资源都将被收归到数据中心之中，再连同配套的存储空间一起分发给用户，因此，站在用户的角度上是不需要关心兼容性的问题的，但是对于数据中心而言，兼容性却是一个非常重要的问题。

云存储系统相比与传统存储系统，具有如下不同点：第一，从功能需求来看，云存储系统是面向多种类型的网络在线存储服务，而传统存储系统则面向如高性能计算、事务处理等应用；第二，从性能需求来看，云存储服务首先要考虑的是数据的安全性、可靠性、效率等指标，同时由于用户规模大、服务范围广、网络环境复杂多变等特点，实现高质量的云存储服务必然要面临更大的技术挑战；第三，从数据管理来看，云存储系统不仅要提供传统文件访问，还要能支持海量数据管理，并提供公共服务支撑的功能，以方便云存储系统后台数据的维护。

（二）医疗健康云

"健康云"采用 SaaS（软件即服务）的方式，向拥有云计算产业的区域所属的医疗卫生单位和当地医院提供居民健康档案管理和医院管理等应用服务。这是一种医疗卫生信息扩大化的产业模式，将各个医院作为连接点。

医院管理机构，同时连接了医药管理，保健管理，医疗设备的管理等，并将其整合为一个"健康云"的强大平台，为产业链内的居民和患者提供更加便捷和智能的医疗服务，相比于运用云平台实现医院内部管理的内部私有云，"健康云"是一种混合云的搭建模式，也是一个新的产业研究发展方向。从技术的角度来看，"云计算"基本功能的实现取决于两个关键因素，即数据存储能力和分布式计算能力，我们可以把"云计算"分为"存储云"和"计算云"。存储技术是大型分布式计算资源存储，计算则是对资源的虚拟化以及并行计算，其中并行计算会将大规模的计算任务分解派发到云节点，然后分别进行计算，最后将计算结果进行收集整理。虚拟化技术的实现在于节省资源，对云中的资源进行优化并合理的配置，能够运用云中较少的硬件计算资源解决更多的并行计算任务。

以往的医疗服务系统是将就诊病人的信息独立管理在医院内部，病人在不同医院就诊时就仅能依靠以往医生的手写病历、化验单据以及影像图片来陈述病史，病人所能提供的信息不仅片面，也使得医务人员获取病历信息极为被动。大力推进区域医疗的信息化，就可以将病人所有的医疗信息集中整合起来，让医务人员作为信息的管理者录入和维护病人的病案资料，并将以病人为主体的医疗健康档案全部连贯起来。电子健康档案系统的开发应用，作为整个医疗信息化产业的基础工作，主要依托于区域医疗的云计算平台，按照国家颁布的《健康档案基本架构与数据标准》，通过集中存储云端数据、分布式用户管理、分离读写数据技术，运用云计算高效弹性的特点，形成了电子健康档案系统的整体架构。

二、"云存储"在医疗健康领域的具体应用

（一）OpenEHR 的使用和云端数据交互方式

OpenEHR 规范作为一套开放的 EHR（Electronic Heath Record）体系结构，其核心在于将医疗领域的知识从具体的临床信息中分离出来，并分别建立了相关模型——参考模型（Reference Model，RM）和原型模型（Archetype Model，AM）。按照 OpenEHR 规范的设计，系统底层结构的开发主要是基于参考模型，而系统中所涉及到的领域知识概念则由原型定义，这样就能有效降低系统底层结构对领域知识的依赖性，从而使系统对领域知识变化的适应能力大大增强。OpenEHR 机构以发展开放的、可互操作的健康处理平台，实现 EHR 系统内部以及不同 EHR 系统之间健康信息的交互为目标，并为此建立了相应的体系，作为构建 OpenEHR 健康管理平台的理论基础和指导。OpenEHR 健康管理平台（Health Computing Platform）主要包括健康信息平台（Health Information Platform）、健康集成平台

（Health Integration Platform）、应用程序开发平台（Application Development Platform），以及知识管理平台（Knowledge Manage Platform）四个部分。在健康管理平台的基础上，为包括临床决策、临床路径以及知识挖掘等更高应用层次的系统功能提供了支持。其中健康信息平台是整个 OpenEHR 健康管理平台的核心和基础。健康信息平台主要由以下几部分构成：参考模型（RM）、原型（Archetype）和模板（Template）等。

在健康档案标准中，对个人健康档案数据从三个纬度，分别为生命阶段、健康和疾病问题、卫生服务活动（或干预措施）进行分析，进而将其归结为个人基本信息和主要卫生服务记录两个部分，其中个人基本信息是贯穿整个生命过程的，其内容相对稳定，而卫生服务记录则是具有时效性的卫生服务记录。将这些内容和 OpenEHR 中的模型定义对应，可以看出，个人基本信息可以用人口信息模型中的 Person 对象来保存，而卫生服务事件则是对应 EHR 信息模型中的 Compositions，但仍需要根据实际情况区分为事件还是持久组件，比如随访是一个事件，但是随访产生的数据则可能成为持久组件中的内容。在健康档案标准中，最重要的是给出了一千多个健康数据元的定义，其中包括数据类型、长度、语义等内容，这些内容是个人健康档案的建立基础。将这些数据元，使用 openEHR 的数据类型进行封装，就可以将其应用于健康档案框架中。

（二）常见的远程辅助诊疗服务

1. 电子健康档案系统整体框架

（1）数据层：数据层集中存储"云"终端的健康档案记录信息，并且可以通过交换层进行数据交换以及通过支撑层对系统应用进行支持。

（2）数据交换层：数据交换层用于提供数据抽取清洗、索引共享、封装转换、分发订阅等功能，是非常重要的基础功能层。电子健康档案系统通过这一层来进行对来自区域医疗机构、公共卫生机构、居民社区等健康保健病历信息的传送和转换。

（3）支撑层：支撑层为系统应用提供了信息索引服务、注册认证服务、数据服务、数据挖掘服务。

（4）应用层：应用层基于 Web 2.0 的浏览器，通过系统授权的管理人员及个人用户可以由客户端进入系统浏览信息；应用层拥有健康档案浏览系统、服务门户系统、业务管理系统和决策支持系统。

2. 社区远程诊疗系统 社区远程诊疗系统是通过计算机网络技术实现医院医疗服务的系统，它打破了医疗服务原有时间和空间的限制。社区远程诊疗系统主要集医疗咨询、会诊、远程病理图象诊断、医疗保健、医疗数字化管理等多项功能于一体，采用的体系结构为 B/S 体系。用户通过浏览器完成一系列操作，包括打开社区远程诊疗系统的网页，注册个人信息，登录系统，输入个人信息登录后在网页中，便可以获得查询远程专家的个人信息、远程服务请求、远程服务请求答复等一系列功能。通过先进成熟的 Internet 服务，完成网上远程看病。看病者通过网络可以实现异地挂号，选择专家进行远程看病，在当地医院看病的流程，我们通过通信技术和计算机技术在网络上实现。同时患者的咨询、诊断和治疗等服务还可以借助远程视频技术来实现。化验报告和 X 线片可以通过高清扫描仪实现远程传输，供专家医生会诊。病人有疑问需要咨询医生，可以通过高清摄像头和话筒实现提问，专家医生也可以利用该设备在线和患者进行在线答疑、交流、讲解注意事项。最后，医生根据病人的综合情况确定具体的治疗方案。社区远程诊疗服务系统改变了传统的看病方式，使医生的看病空间得到延伸，使患者在农村社区都能享受到三甲医院专家级的医疗服务。

第七节　个性化推荐概念

"个性化推荐"这一概念的提出是在 20 世纪 90 年代。在 1997 年之前,推荐系统主要应用于信息过滤,如电子邮件的过滤、新闻的过滤等,其中具有代表性的系统有 TAPSTRY, Grouplens, PHOAKS, Fab 等。在 1997 年之后,推荐系统开始慢慢涉足于电子商务领域。Resnick 和 Varian 将"电子商务个性化推荐"定义为利用网站向客户提供商品信息和建议,帮助用户决定应该购买什么产品,模拟销售人员帮助客户完成购买过程。目前,个性化推荐已经开始渗透到各个行业领域中,如书籍、媒体(电视节目、电影、新闻、音像等)、制造服务、电子政务服务等。

个性化推荐所运用的主要方法有基于内容的推荐、协同过滤和混合方法。它们将用户的个性化特征融入到推荐的过程中,使推荐结果更加准确。早期的推荐方法通常是基于关键字的,即根据用户所输入的需求信息来进行文本或者语义的匹配,这样所得出的最终推荐结果往往还是很多,而且并不十分准确。用户面对这样的推荐结果有时仍然是一头雾水,不知所措。同时,该推荐结果对于每个人来说都是一样的,也缺少了个性化的特点。个性化推荐能够在此基础上将推荐结果的定位更加精准化,缩小推荐目标的参考范围,为用户进一步选择提高效率,提升整体服务的满意度。

现今信息技术的快速发展和互联网用户数量的不断增加促使大量用户行为数据的产生,为个性化推荐的进一步发展和改善提供了可能。Amazon, ebay, 淘宝, 网易云音乐(如图 4-7-1)等一些相关网站和应用都已经有了个性化推荐的功能,它们利用用户友好

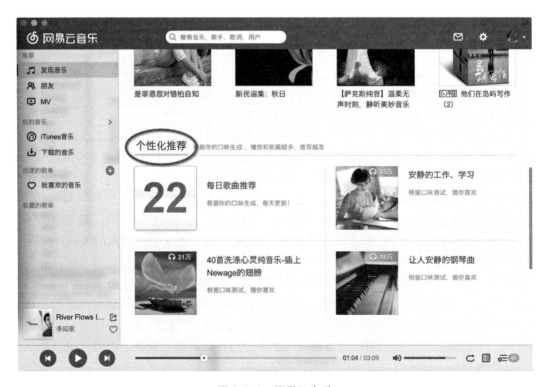

图 4-7-1　网易云音乐

的页面来采集有利于个性化推荐的用户数据，如兴趣、年龄等，从而建立推荐模型，根据用户的个性化特征和历史行为数据对其未来的行为发展做出预测。在电子商务领域，个性化推荐的研究和应用已经十分广泛且深入，但是针对其他领域的研究却为之甚少，尤其是在电子健康这一新兴服务领域。

第八节　个性化推荐相关方法技术

现今的个性化推荐方法有很多，包括基于内容的个性化推荐方法、基于协同过滤的个性化推荐方法，基于知识的个性化推荐方法、基于关联规则的推荐和基于两种或多种方法的混合推荐方法。

目前主要的个性化推荐算法有以下几种：

一、基于协同过滤的个性化推荐方法

基于协同过滤的个性化推荐（Collaborative filtering-based personalized recommendation）是指利用当前用户及相似用户对于某个资源项目的评分，来预测出其对该资源项目的评分，从而根据预测评分的大小来做出最终的推荐。文献［5，9］分别将协同过滤应用到电子政务和制造服务应用领域，为用户做出个性化的推荐。

协同过滤可以被分为基于用户的协同过滤（User-Based Collaborative Filtering）和基于项目的协同过滤（Item-Based Collaborative Filtering）。基于用户的协同过滤是指利用相似用户的对于某项目的评分来的预测其对该项目的评分，而基于项目的协同过滤是指利用用户对相似项目的评分来预测其对该项目的评分。Mekouar 等针对 P2P（Peer-to-Peer）系统提出了一种改进的基于用户的协同过滤推荐方法，利用相似用户的隐性评分来预测目标用户对该项目的评分，进行文档的推荐。Shambour 和 Lu 运用基于用户的协同过滤方法为企业用户提供电子政务服务。而 Guo 等使用了基于项目的协同过滤，将语义相似度融入到传统的项目相似度计算过程中，为公民提供电子政务服务，使推荐结果更加准确。Amazon 网站也利用基于项目的协同过滤为用户推荐与其所阅读或者购买过的图书相似的其他图书。

在传统的协同过滤中，用户/项目相似度的计算方法有皮尔逊相关系数方法和余弦方法：

（一）皮尔逊相关系数方法

皮尔逊相关系数法（Pearson correlation coefficient，PCC）是所有方法中使用最多并且最广泛的一种方法。公式（1）是用户 A 和用户 B 之间的 PCC 相似度的计算方法：

$$PCC(A,B) = \frac{\sum_{i=1}^{n}\left(R_{A,i} - \overline{R_A}\right) \times \left(R_{B,i} - \overline{R_B}\right)}{\sqrt{\sum_{i=1}^{n}\left(R_{A,i} - \overline{R_A}\right)^2} \times \sqrt{\sum_{i=1}^{n}\left(R_{B,i} - \overline{R_B}\right)^2}} \qquad \text{公式（1）}$$

其中，$R_{A,i}$ 和 $R_{B,i}$ 分别指的是用户 A 和 B 对于项目 i 的评分，而 $\overline{R_A}$ 和 $\overline{R_B}$ 分别代表用户 A 和 B 对于他们所共同使用过的 n 个项目的平均评分。

（二）余弦方法

在传统的协同过滤方法中，通常用公式（2）来表示用户 A 和 B 之间的余弦（Cosine measure）相似度，并用两个向量来表示用户 A 和 B 对于他们共同使用过的 n 个项目的评分。

$$Cos(A,B) = \frac{\overrightarrow{R_A} \times \overrightarrow{R_B}}{|\overrightarrow{R_A}| \times |\overrightarrow{R_B}|} = \frac{\sum\limits_{i=1}^{n} R_{A,i} \times R_{B,i}}{\sqrt{\sum\limits_{i=1}^{n} (R_{A,i})^2} \times \sqrt{\sum\limits_{i=1}^{n} (R_{B,i})^2}} \qquad 公式（2）$$

在上述公式中，同样的，$R_{A,i}$ 和 $R_{B,i}$ 分别指用户 A 和 B 对于项目 i 的评分。

项目之间相似度的计算方式与用户之间相似度的计算方法非常相似，故在此不做赘述。

通常我们将协同过滤方法与 K 近邻算法（K-Nearest Neighbour，KNN）相结合，利用相似度计算方法，找到与目标用户/项目相似度最高的 K 个用户/项目，同时利用这 K 个用户/项目的历史评分来进行评分预测，从而做出最终的推荐。

传统的协同过滤推荐方法有许多问题和缺点：

（1）冷启动问题（Cold Start）。对于一个刚进入系统环境、并没有使用过任何一个项目的新用户（New User）来说，我们无法利用它的评分计算用户相似度，因此就无法找寻其相似用户进行预测评分；同样，对于一个新的项目（New Item）的首次出现，由于没有其历史评分，也就无法找到它的相似项目来进行评分预测和推荐。所以在遇到这类问题时，协同过滤就无法发挥它的作用，故而推荐的效果就非常差。

（2）矩阵稀疏性（Sparsity）。在实际生活中，通常无法使每个用户对每个项目都进行评价，用户通常只对他感兴趣的或者使用过的项目进行评分，而这种项目的数量非常稀少。在电子商务网站中，用户购买或评分的商品相对于总商品数量仅占有限的百分比，为总数量的 1% 以下（如 200 万本书的 1% 是 2 万本书）。所以在形成的用户-项目的矩阵中通常会出现很多的空缺，而这种空缺也会影响到最终的推荐定位的准确性。

（3）可扩展问题（Scalability）。当推荐系统的用户和项目的数量不断增加，计算量也会变得越来越繁重，在有限的空间中搜索出合适的相似近邻（用户/项目）就变得非常耗时。因此，改进算法的可扩展性是非常重要的。

与基于内容的推荐相比，它的优点也非常明显：

（1）考虑到用户-用户之间，用户-项目以及项目-项目之间的关系，当用户的内容信息/数据非常稀少或者难以挖掘时，仍然可以根据其历史评分和相似用户/项目进行预测和推荐，可以说是利用了群体智慧。

（2）这种推荐方法非常的新颖。在商业应用上，除了 Amazon，MovieFinder 等也采用了协同过滤的技术来提高服务质量。

二、基于内容的个性化推荐方法

基于内容的个性化推荐（Content-Based Personalized Recommendation）是通过用户使用过的历史资源、服务或者是其隐含的兴趣特征等，根据用户需求并结合用户档案和内容信息来预测其对所需相关服务或者资源的评分，从而找到与用户的需求和个性特征匹配度比较高的资源或服务。安悦等提出了基于内容的热门微话题推荐方法，通过计算微博用户与微话题的相似性，为微博用户提供个性化的微话题推荐，节省了用户时间，使之能更有效地使用微博，增强使用体验。王洁等也提出了一种基于社区网络内容的个性化推荐算法，通过用户的访问日志信息和用户兴趣特征挖掘出新的内容推荐项。基于内容的推荐方法通常是利用用户的内容与目标资源的内容进行文本匹配，或者是根据用户的内容挖掘出用户的个性化特征模型，为用户进行资源推荐。

这种方法的优点是：

1. 推荐的内容/资源完全根据用户自身的内容信息来决定，所以并不会出现协同过滤推荐方法中的冷启动和用户-评分矩阵稀疏的问题。

2. 由于其所推荐的内容是根据用户自身的特征、特点来进行匹配的，所以最终推荐结果的可解释程度比较高。

3. 能根据用户的特殊兴趣爱好来为其进行推荐，个性化程度比较高。

4. 能够为用户提供新的资源项目。

5. 其推荐技术相对来说已经比较完善和成熟。

但是该方法也存在一些缺点：

1. 由于其推荐的内容/资源完全根据用户自身的内容信息来决定，它对用户自身信息的完整性要求非常高，然而在现实生活中，用户通常不会提供太多的个人信息，这种情况可能会导致用户内容和目标资源项目之间的信息匹配不准确，从而降低推荐的目标用户定位准确性。

2. 这种方法仅仅考虑到了用户本身的特征，但并没有考虑到与该用户相关的其他用户的使用经验及其过去的选择和决定，简而言之，它只是单打独斗，并没有像协同过滤那样利用到群体智慧。

三、混合的个性化推荐方法

混合的个性化推荐方法（Hybrid Personalized Recommendation）就是将两种或两种以上的推荐算法融合在一起的推荐方法。其方法的准确性一般要明显高于仅仅使用一种算法的推荐方法。目前大部分的学者都选择混合的推荐方法来进行预测和推荐。Wan 和 Zhao 将基于内容的推荐方法和协同过滤相结合，而 Nilashi 将协同过滤与模糊数学，多目标决策相结合，两者都应用在 e-learning 平台上，为教师和学生推荐合适的学习资源。陈勇则先使用聚类算法将项目和用户进行分组，并引入内容特征，再结合协同过滤方法，构造出一种混合的推荐方法，并证实该方法在较高稀疏度下优于一般的协同过滤算法。

通常我们需要用一些数据集和评价指标来验证所提出推荐方法的优越性。现今用于验证和评价个性化推荐方法的公开数据集有很多，包括 MovieLens，EachMovie，BookCrossing，Jester Joke，Netflix 等。不同的数据集本身具有不同的领域行业特点，其所拥有的字段和属性也不同。而方法准确性的评价指标也非常多，常用的有平均绝对误差（Mean Absolute Error，MAE），准确率和召回率等。当然，不同的评价指标也有不同的特点。因而，选取合适的数据集和评价指标也至关重要。

第九节　个性化推荐的应用

不同个性化推荐方法在各个领域的应用都非常广泛，接下来我们分别根据音乐和电子商务两个领域来介绍不同个性化推荐方法的应用，并进一步以旅游行业为例，重点讲解基于内容以及分类的个性化推荐方法在该领域的应用。

一、音乐个性化推荐应用

随着互联网的普及，越来越多的数字音乐出现在互联网上。由于数字音乐的品质不会因为下载、复制和播放而发生变化，又可以通过网络来传播，这使得数字音乐刚一出现就获得了人们的认可，人们对数字音乐的需求在不断地增加，网络在线音乐等服务获得了空前的发展。自 2007 年起，全球数字音乐销售额以每年超过 20% 的速度增长，前景十分乐观。我国数字音乐虽然起步较晚，但是近几年来发展势头迅猛，仅 2011 年在线音乐增长就达到 35.0%，收入超过 3.8 亿元。

由于数字音乐数量高速的增长，用户在搜索音乐时遇到了一些困难，比较典型的就是用户在用传统搜索引擎（如百度 mp3 和酷狗音乐）搜索音乐时，需要输入音乐的关键字，如音乐的名称、歌手名、专辑等，这是比较困难的；并且，无论是互联网还是移动网络，每天都会有成千上万的新音乐发布到互联网上，如何在这海量的新音乐中选取用户喜欢的音乐成为用户一个巨大的挑战。在这种背景下，音乐推荐技术应运而生。

所谓音乐推荐技术，就是根据用户的兴趣爱好和音乐的内容，为用户推荐他们喜欢听的歌曲。这种技术不仅可以根据用户以往的记录快速地找到用户喜欢的歌曲，还可以挖掘出用户潜在的音乐爱好。

目前音乐推荐的主要方法有协同过滤推荐、基于内容的推荐、基于专家的推荐、基于上下文的推荐、基于关联规则的推荐和组合推荐。

协同过滤推荐是目前应用最为广泛的推荐技术，最先由 Goldberg 提出，它主要是根据用户过去音乐的使用记录，计算出一些具有相似兴趣爱好的用户，这些相似兴趣爱好的用户成为目标用户的近邻，利用这些相似用户音乐的使用记录、评价信息来预测出目标用户的对某些歌曲的喜好程度，然后根据喜好程度的大小来做出相应的推荐。但是，这种技术也有很大的缺点，它只能根据现有评分来推荐音乐，因此，他所推荐的都是那些评价较多，受欢迎程度高的音乐，对于新进入的音乐，由于缺少评价而很难推荐给用户，并且新进入的用户由于没有评价信息，发现近邻也比较困难。

基于内容的推荐主要是根据用户过去使用过的音乐内容来寻找与其音乐爱好相近的音乐。这种技术通过应用数字信号处理技术提取音频信号中的特征参数，如音调、音色等，计算这些参数的相似程度，根据计算出的相似程度来推荐音乐。这种方法可以避免协同通过滤推荐方法出现的新进入者的数据稀疏性问题，在较广的范围内搜索目标用户喜欢的音乐。但是，这种推荐方法也有很大的缺点，它忽略了用户的评价信息，无法发现用户潜在的音乐兴趣爱好。目前主要是通过人工标注的方法来解决这个问题，然而在特征参数中加入人的主观成分，增加了系统推荐的不确定性。

基于专家的推荐主要是根据专家对音乐的评论来推荐音乐。这种推荐方法推荐的音乐质量高，并且可信度也很高。但是这种方法推荐的音乐全凭专家的评价，缺乏用户的个性化，并且由于音乐数量过多，在人力成本上有很大有的限制，因而覆盖面窄，可扩展性差。

基于上下文的推荐主要是根据时效性，在音乐推荐时考虑到用户的时间、地点、心情等环境因素，在理解上下文信息的情况下做出推荐。目前这种推荐方法尚在起步阶段，但是随着移动网络迅猛的发展，其市场应用前景将会越来越广阔。

基于关联规则的推荐以数据挖掘中关联规则为基础，通过分析目标用户历史使用记录，收藏记录等数据，找出隐约之间的相关程度，提炼出相应的规则，然后根据这些规则找出目标用户喜欢的音乐。这种推荐方法的难点在于规则的提炼，需要系统有很强的学习能力，对算法要求较高。

组合推荐的思想是利用两种以上的上述推荐方法推荐音乐给用户。这样可以解决单一推荐方法出现的弊端，获得较好的推荐。这种方法应用最多的是把协同过滤和基于内容的推荐结合起来推荐，既可以解决协同过滤出现的数据稀疏性问题，又可以考虑到音乐的内容，推荐效果比较理想。在组合推荐上，研究人员还提出了一些思路：首先是综合利用多种推荐技术的结果产生推荐的加权混合模式；其次是一个系统采用多种模式，并给出不同模式的推荐结果，让用户自己选择混合模式；再次，比较常用的是先使用一种推荐技术对数据进行处理，再使用另外一种推荐技术进行预测的特征组合技术；最后还有很多其他方式，例如特征扩充的混合模式、元级别的混合模式等。

上述典型的音乐推荐方法总结如表4-9-1：

表4-9-1　典型音乐推荐方法总结

音乐推荐方法	所需数据源	优点	缺点	典型网站
协同过滤推荐	用户对音乐的评价	机器自动分析，发现潜在兴趣	数据稀疏性问题，冷启动问题	虾米网 豆瓣网 Last.fm SongTaste
基于内容的推荐	音频信号特征	用户独立性强，推荐结果直观透明	数据抽取困难新用户问题	虾米网 Pandora SongTaste
基于专家的推荐	专家评价	可信度高，准确度高	覆盖面窄，可扩展性差，个性化程度低	友播 AllMusic eMusic
基于上下文的推荐	时间、地点和情感等环境	和当前环境契合度高	上下文信息难于提取	Poolcasting
基于关联规则的推荐	用户的历史记录	能发现新兴趣，不需要专家知识	规则抽取难，费时	—

下面是典型应用案例：

（一）Last.fm

Last.fm 是世界上最大的音乐社交平台，它于2002年在英国成立，其乐库包含超过1000万的歌手以及1亿多首音乐曲目（其中300多万首可以收听）。平均每个月有250个国家的2000万听众在 Last.fm 查找、播放、交流自己感兴趣的音乐，并且其用户的数量还在不断地增加。

Last.fm 这个名的意思是"你所需要的最后一个音乐网站"。该网站的创始人 Martin Stiksel 在解释其取名寓意时说道，"通过音乐分享、社交网络，我们试图把全世界的音乐爱好者集中到一起，把人类历史上一切与音乐有关的内容（音频、视频、艺术家、Wiki、照片、演唱会、专辑列表）都汇集到一个地方，你无需再去别的地方浪费时间"。

Last·fm 的同步记录基本上是一种"懒人找新音乐"的办法——听众几乎不需要做什么，只要在自己的电脑上安装 Last·fm 的客户端软件，这个软件都会把听众在电脑、iPod或者 iTunes 上播放的每一首音乐忠实地记录下来，分析哪首歌曲播放的次数最多，然后自动添加元数据在 Last·fm 上的个人音乐主页，推荐听众可能喜欢的新音乐。听众可以随意地听，也可以做一些简单的操作，表示你喜欢或者跳过、禁止这首音乐。这个私人电台还会深入你的音乐生活，将你与同样喜欢这些音乐的人连接起来，创建音乐小组，彼此分享和推荐好音乐。就像朋友之间互相比较唱片收藏，既然品味相似，那么他的唱片中必然有你喜爱而未曾听过的音乐。

Last·fm 推荐音乐利用的是"群体的智慧"。举个最简单的例子，如果你喜欢王菲，而与你同样喜欢王菲的朋友在听谢霆锋的歌曲，Last·fm 就会把谢霆锋的歌曲放到你的播放列表上。Last·fm 围绕音乐建立了一个庞大的社区，是这个社区帮助听众提炼'推荐'。Last·fm 推荐的音乐是从 2000 多万人真实的收听习惯中提取出来的。所以，你播放音乐的次数越多，Last·fm 上的用户越多，推荐结果就越准确。不仅如此，它还能发现音乐与音乐之间的意想不到的关联，甚至无意间泄露你最近的心情。

Last·fm 注重扶持新人，希望能够以此鼓励和教导年轻音乐人在这个平台上追逐自己的音乐梦想，创作出属于自己的音乐。

二、电子商务个性化推荐应用

在电子商务快速发展的今天，网上消费越来越得到人们的认可，成为人们很重要的一种消费方式，由于商品的数量和用户的数量都在急剧的增加，为了能够给用户提供良好的购物体验，培养忠诚的顾客，大多数购物网站（如亚马逊、阿里巴巴、当当网等）都能够为用户提供个性化的推荐。个性化推荐系统变得越来越重要。一些数据可以体现出这种重要性。亚马逊作为个性化推荐系统应用的先驱者，其有 35% 的销售额来自推荐系统（Gerg Linden）；据美国 ChoiceStream 公司调查结果表明，与没有推荐系统的网站相比，有 45% 的用户更愿意到有推荐功能的网站上去购物，对于高端消费者，这种比例又有了惊人的增加，达到 69%；有人统计，消费者在推荐系统的帮助下，平均只需要查看 6.6 个商品就可以找到自己想要购买的商品，如果没有推荐系统，消费者平均需要查看 11.7 个商品才能找到自己想要购买的商品；在有推荐系统的情况下，有 93% 的消费者能够选择到其更满意的商品，没有推荐系统，这个比例只达到 65%；并且，推荐系统可以使消费者决策更有自信，在推荐系统的帮助下，有 79% 的消费者不会对其最初的决定做改变，离开了推荐系统，这个比例将缩减为 40%。推荐系统之所以能够为企业和电子商务平台带来巨大的收益，为用户提供良好的购物体验，关键在于推荐系统能够根据一定的算法和用户的历史数据推断出用户的消费兴趣爱好，根据用户的消费兴趣爱好推荐商品。

电子商务推荐系统主要有三个方面的作用：

对于买家来说，推荐系统能够提升消费者的购物体验，帮助消费者提高购物质量与效率，还可以为消费者提供优质而又差异化的服务，使消费者获得良好的购物体验。

对于卖家来说，推荐系统可以帮助卖家提高其商品的曝光机会与成交率，从而提高卖家的收益。卖家如何让自己的商品在如此浩瀚的商品中脱颖而出，提高其在消费者眼前的曝光率，进而提高销售额，这需要推荐系统的帮助来实现。

对于网站平台、服务公司来说，推荐系统可以留住老顾客，吸引新顾客，提升买家的忠诚度，提高卖家续签率，提升商品点击率及 P4P（按效果付费）的收益。同时还可以挖掘用户潜在的消费倾向，提高消费。特别是对于那些随意浏览商品的用户，如果推荐系统能够推荐引起这些浏览者兴趣的商品，这些浏览者就很可能成为商品的购买者。

电子商务推荐系统要解决的问题是根据一定的算法将合适的商品推荐给客户。其主要由三大部分构成：输入模块、推荐方法模块和输出模块。输入模块负责数据的收集。数据有很多，如用户的点击量、搜索的关键字、购买历史等，其中最重要的信息是用户的评价。推荐方法模块根据一定的算法和用户的使用数据，计算出用户的对特定商品的兴趣度，根据兴趣度大小把商品推荐给用户，它是推荐系统的核心，也是个性化推荐系统研究的主要内容。在算法的选择上，往往是采用多种算法组合，通过组合各种算法的优点，以平衡各种算法的不足，从而达到整体最优。输出模块主要是指把计算出的结果以一定的形式推荐给用户。主要的推荐形式有：

（1）建议，分为单个建议、未排序建议列表和排序建议列表。典型的是 top-N 建议，即根据用户的计算出的喜好程度推荐最有可能吸引用户的 N 个产品给用户。

（2）预测，即系统对特定商品的总评分。

（3）个体评分，即输出其他客户对商品的个体评分。

（4）评论，即以文本的形式输出其他客户对商品的评价。

下面是该领域的典型应用案例：

（一）亚马逊图书推荐

个性化推荐系统应用最成功的当属亚马逊，亚马逊是一个虚拟的网上书店，它没有自己的实体店铺，全部是在网上销售。亚马逊是最早应用个性化推荐技术的网店，1997 年，也就是个性化推荐系统刚刚提出两年后，亚马逊的创始人杰夫·贝索斯就开始尝试根据用户过去的消费记录来为其推荐可能喜欢的图书，其他的互联网公司都是在 2001 年（IBM）以后才把个性化推荐技术应用到服务中，因此，在个性化推荐应用上，亚马逊公司遥遥领先于其他互联网公司。

亚马逊最早的推荐系统准确度非常低，它在处理大量的用户数据时采用了原始的统计方法，并以此为依据为用户推荐书籍，直至 1998 年，亚马逊首次提出"item-to-item"协同过滤技术，并将这种技术应用到其网站上才使得亚马逊的个性化推荐系统变的开始完善起来。现在，亚马逊书店可以为用户提供非常先进的个性化推荐功能，它能根据用户的兴趣爱好自动地为用户推荐符合其兴趣需要的书籍。亚马逊的推荐系统能够对用户曾经购买过的书以及该用户对其购买的图书的评价进行分析，然后根据分析结果将用户可能喜欢的新书生成推荐列表，反馈给用户，用户只要用鼠标点一下，就可以很容易地买到该书。亚马逊的这种推荐是因人而异的，并且读者的上一次的浏览信息能够被系统保存，这样顾客下次来时就能很容易找到以往的访问记录。

三、旅游服务个性化推荐应用

近几年来，我国旅游业发展迅猛，《2013 年中国旅游业发展报告》显示，2013 年我国首次成为全球第一大出境旅游国，与此同时，我国的国内旅游发展势头也持续强劲，拥有全球最大的国内旅游市场。随着我国经济社会的飞速发展，人们的口袋变鼓了，可支配收入增多了，精神追求也不断提高，旅游服务消费量每年呈指数型增长。面对形形色色的旅游服务类别和千差万别的旅游消费需求，如何向不同的旅游者提供个性化的旅游服务推荐，引起了越来越多研究者的注意和探讨。

旅游服务是指旅游业服务人员通过各种设施、设备、方法、手段、途径等，保证旅客在整个旅游活动期间能够满足其生理和心理的需要，创造一种和谐的气氛，使旅客在接受服务的过程中产生幸福之感的综合性经营活动。

（一）旅游服务构成

旅游服务涉及接待旅客过程中所提供的各种服务，主要包括导游服务、饭店服务、交通服务等。下文将从旅游服务的饮食、住宿、交通、购物和娱乐这五个方面进行简要介绍。

1. 旅游饮食服务　旅游饮食服务是包括宾馆、餐厅，以及酒吧间在内的为旅客在旅游过程中提供的餐饮服务。旅游经营者需要了解不同旅客的消费能力和兴趣爱好等因素，从而推荐并提供让旅客满意的餐饮服务。

2. 旅游住宿服务　简单地说，旅游住宿服务是包括星级酒店、快捷酒店、私人旅馆、青年旅舍等在内的为旅客在旅游过程中提供的住宿服务。旅游经营者一般根据旅客的经济条件与行为偏好来为旅客提供相应的住宿服务。

3. 旅游交通服务　旅游交通服务是旅游经营者为旅客提供的包括飞机、火车、轮船、汽车等在内的实现旅客空间转移的交通服务。旅游经营者需要满足旅客的交通工具自由选择的偏好与需求。

4. 旅游购物服务　旅游购物服务是为了满足旅客的购物需求而向其提供的各种商品买卖服务和为顺利完成商品买卖而提供的其他相关服务。旅客在旅游购物服务中的消费较高，旅客的消费意愿和消费数量直接受到旅游购物服务质量水平的影响。旅游购物服务提供者不仅需要熟知旅游景点商品的特色，同时还需要深入挖掘旅客的偏好及经济条件，从而促成愉快的商品买卖交易。

5. 旅游娱乐服务　旅游娱乐服务是包括高尔夫球场、赌场等在内的为旅客提供休闲娱乐的服务。旅游经营者需要根据消费者的消费偏好和经济条件，为消费者提供相应的满足高层次需求的旅游服务。

当然，旅游服务还少不了旅客在旅游之前的相关网上网下咨询。对于出入境旅游，还需要旅客个人办理或旅游团统一办理签证。

（二）旅游服务消费群体一般分类及其推荐

1. 旅游初体验型　此类旅游群体对旅游充满了遐想和憧憬，"涉世未深"的他们对整个旅游活动并不是很了解，对将要提供的旅游产品和服务也了解不多，他们是旅游管理人员重点保护对象。对该类群体进行旅游服务推荐时，应说明产品利弊（包括硬件、软件、历史、人文），让旅游消费者在旅游管理人员的带动下购买和使用最适合他们的旅游服务，培养旅游者健康的旅游消费习惯。

2. 假成熟型　此类旅游群体对整个旅游活动有一个基本的了解，对旅游服务的选择和消费考虑比较全面成熟。假成熟型消费群体在参团旅游中非常懂得保护自己的权益，但是他们却很少有真正意识到导游和旅行社的价值和旅行的真正意义所在。此类群体有一定的经济能力，也有一定的文化素养，是旅游管理人员着重发展的对象。旅游经营者对该类群体进行旅游服务推荐时，应该含蓄地提出自己的意见，并有理有据的讲出利弊，建立消费者对自己的信任，从而赢得建议的科学性、客观性和权威性。

3. 成熟旅游型　此类旅游群体对旅游活动中所存在的旅游产品和服务基本上有了全面的了解和认识，并有选择适合自己旅游产品和服务的能力和观念。对该类群体进行旅游服务推荐时，要做的是合理引导他们跟着自己的思想慷慨消费，以主要提供个性化的服务为主，尽量让游客的满意程度达到最佳。

（三）基于旅游者年龄特征的旅游服务推荐

旅游者按其年龄特征可以分为学生寒暑假群体，大学生群体，老年群体。

对于学生寒暑假群体，一般年龄较小，喜欢集体活动，充满好奇心，且只有放假有时间，费用有点高。对该类群体进行旅游服务推荐时，宜推荐一些夏令营、科技馆和动植物园等旅游服务。

大学生群体一般资金有限，时间也比较自由，一般是从生活费挤出钱来旅游。对该类群体进行旅游服务推荐时，要根据其资金情况推荐合适的旅游服务。青年旅舍廉价且因为其独有的特点，是许多大学生喜欢和选择的一种方式，他们还能从中结识不同的大学生朋友。

老年群体资金不成问题，时间很自由，一般淡季出游。对该类群体进行旅游服务推荐时，宜推荐速度慢、长路线、不剧烈的旅游服务。

（四）基于旅游者性格特征的旅游服务推荐

1. 对于比较理智，做事井井有条，不期待什么意外惊喜，也不希望出任何"漏子"这样的旅游者来说，推荐一些旅行团，对于他们来说方便又省事，会得到很好的推荐效果。

2. 对于个性独立、富于创造性，很少被传统思想所束缚，喜欢冒险和追求刺激的旅游者来说，推荐一些背包自助游，甚至露营、自驾游等旅游方式。

3. 对于个性上略显保守，不喜欢与很多人混在一起，渴望远离喧嚣、享受孤独的旅游者来说，推荐一些海边沙滩等旅游服务。

4. 对于通常充满活力，喜欢挑战自我，为人谨慎、责任心强的旅游者来说，推荐一些如爬山、攀岩之类的旅游服务。

5. 对于富于幻想、追求潮流，向往逍遥自在生活的旅游者来说，推荐一些如爬山、攀岩之类的旅游服务或出国旅游服务。

第十节 健康服务个性化推荐应用

近些年来，人们已经开始将目光从传统、低效的医疗方式转移到了互联网和远程医疗上，而不仅仅依赖于去医院或者一些医疗机构等亲身实地去查询适合自己的服务。电子健康恰巧能实现这一点，它是信息与通信技术（ICT）在健康领域的全方位应用，同时也是一种满足所有居民健康需求的有效手段，它使居民足不出户就能查找到合适的电子健康服务，甚至能够体验到全套的服务过程。

由于"电子健康"是一个新近发展的概念和领域，尽管各个研究者对于电子健康的定义和阐述有很多，但至今仍没有形成一个统一的看法。孙启贵和宋伟综合了各种关于电子健康的定义，将电子健康初步界定为：为满足公众日益增长的健康需求，改善人类的健康水平，提高医疗保健的效率，有效利用和整合包括信息、资金在内的各类健康资源，集成现代医疗技术和信息与通信技术，建立相应的基础设施，通过政策制定者、医疗保健用户、医疗保健机构、健康服务提供者等社会行动者的互动和协同，实现从预防、诊断、治疗和健康监测与管理以及卫生保健的全方位健康服务的一种新型的医疗保健模式。所以电子健康服务是一个需要各个机构人员相协调的、全面的、完整的服务，它需要整合各种资源，所涉及的面非常广。除此之外，根据 Oh 等的评论，几乎所有关于电子健康的定义都提及"健康与技术"及其"情境"（context）两个方面。因此，电子健康技术的改善和发展必须要与公民（用户）当前的使用情景相结合，故而电子健康服务的推荐也要考虑用户所处的环境（人口、社会、经济、文化等），用户处在一个什么样的情景下，系统就可以据此为他推荐与之相匹配的服务。

电子健康服务的应用领域覆盖范围很广，主要有电子健康档案、健康在线、基本的医疗法管理、家庭保健、医院和病人的管理、远程医疗和远程会诊、继续医学教育、监控与管理等。现今一些关于电子医疗的网站，如好大夫、39 健康网、有问必答等，都为公民提供相关的电子健康服务。公民利用互联网就能确定自己所需且合适的电子健康服务，而不用像过去一样亲自去医院或者其他医疗机构查询和询问信息。

然而，电子健康网站众多，服务品种多样，仅靠人工查询或是简单的关键字检索已经满足不了用户日益增长的需求，并且会耗费大量的时间和精力。公民对精准推荐的需要开始变得越来越强烈。如何为公民推荐准确的、合适的、满意的电子健康服务已经成为当务之急。

个人个性化医疗健康管理服务是基于个体的健康现状（个人既往病史、健康体检、医疗信息、遗传基因信息、个人生活饮食习惯和周边环境等信息），对个体的生活方式和行为习惯进行调查，结合个性化的健康体检，建立个人健康档案。随着信息技术和互联网的发展，电子健康服务得到高度重视和迅猛发展，通过信息技术来提高电子健康服务质量，成为改善公共医疗卫生条件的有效方法。电子健康服务推荐是通过对个人健康危险因素进行科学、系统和专业化的分析与评估，结合服务用户的行为偏好和需求特点等因素，从而提出适合用户且用户满意的个性化医疗健康管理服务。

Web 服务技术和信息技术的发展，一方面使得传统的医疗卫生服务不断地向电子医疗服务转移，医生和患者之间的关系发生了巨大的变化；另一方面，由于电子健康服务的特殊性、医学专业的复杂性、消费者对医学知识和信息的缺乏，使医疗服务消费者很难对服务正确地判断和选择。我国的健康医疗卫生服务信息化发展势头强劲，取得了许多优秀的学术研究成果和应用效果。但是电子健康医疗卫生服务的个性化推荐方面的研究和应用还处于萌芽阶段，面对当前形形色色的现有的和潜在的服务用户的个性化需求，和种类繁多的电子健康医疗卫生服务内容，如何将用户与服务进行最优匹配，从而进行个性化的健康服务推荐，提高用户的服务满意度，增强国民的身体健康素质，是一个很值得思考和研究的问题。

传统推荐系统的研究已经非常成熟，其为电子健康服务推荐系统的研究提供了参考，但是，其推荐方法往往基于某一种事物而言，因此对于比较复杂的电子健康服务推荐系统来说，并不是太适合。医学技术日新月异，医疗行业竞争日益激烈，现代医学模式已经逐渐由以疾病为中心的技术性操作，向以患者为中心的舒适性、人性化服务转变。因此，医护人员在具备专业精湛医术的同时，还需要具备人性化的服务规范，以患者的需求和利益为出发点，满足患者心理和生理上的需求，从而大幅提高用户服务满意度，有效的推荐一定是深入分析用户需求特点的结果。

由于电子健康服务推荐平台非常稀少，推荐数据稀缺，难以采用其他的方法来进行个性化的推荐，所以针对电子健康领域，可以采用基于内容以及分类的推荐方法。下文将从年龄、性别和职业三方面对不同健康服务人群的服务需求及其服务推荐进行介绍。

一、基于年龄层面的服务推荐

不同年龄阶段的人群易出现的健康问题不同，他们对健康服务的需求亦不同，因此对其提供的服务推荐不同。这里以少年儿童和老年群体举例说明。

少年儿童一般存在以下健康问题：营养不良和肥胖、近视、龋齿、贫血和心理卫生问题等。因此，对于此类人群，有关机构可以向其推荐个性化的电子健康服务，如：营养健康食品、儿童户外运动、学校体育活动、健康用眼小知识和心里咨询服务等。

老年群体一般存在以下健康问题：心脑血管疾病、恶性肿瘤、糖尿病、呼吸系统疾病、老年性痴呆和心理健康问题。因此，对于此类人群，有关机构可以向其推荐个性化的电子健康服务，如：低脂低糖低盐的食品与饮食观念、心理咨询、老年户外运动、养老和临终关怀等服务。

二、基于性别层面的服务推荐

由于男性和女性在生理和心理上都有很大的不同，所以男性和女性的患病倾向、兴趣爱好和保健方式亦有较大的不同，因此对男性女性的健康服务推荐应具有个性化的特点。

男性群体一般存在以下健康问题：不育症、性功能障碍、前列腺疾病、肠胃问题和肺癌等。因此，对于此类人群，有关机构可以向其推荐个性化的电子健康服务，如：健康的生活饮食习惯、定期检查、户外运动和健胃清肺保健食品等。

女性在不同的年龄段面临不同的健康问题。例如，女性迈入中年后，几大癌症如乳腺癌、宫颈癌等爆发率不断上升，而且还呈年轻化趋势。因此，对于不同年龄段的女性，要向其推荐个性化的健康服务，如血糖、血脂、甲状腺功能、肝肾功能体检，乳房X线片检查和肠镜检查等。

三、基于职业层面的服务推荐

不同职业领域的人群面临不同健康问题的困扰。如白领人群容易出现眼睛酸累、思维迟钝、便秘和腰椎间盘突出等健康问题；强体力劳作人群容易出现盆骨、"腰肌"受伤等问题；应酬族人群因为过度酗酒、膳食不均衡，容易出现高血脂高尿酸血症、肥胖、高血压、心血管等疾病；工厂车间，尤其是石油化工印刷工厂，不仅有噪音污染，还有许多有害化学物质，工人的听力、呼吸系统和血液系统等容易出现健康问题。对不同职业群体，提供个性化的健康服务。

通过对用户的年龄、性别、职业特点以及健康隐患进行深入分析，了解电子健康用户需求特点，进而向不同的电子健康用户推荐个性化的健康服务。同时为了提高推荐的效果和效率，可以进一步分析不同用户群体的活动特点，进行广告推荐，如对在校学生这一服务群体，可以开展健康服务讲座、图书馆健康服务图书推荐等等；对于老年退休这一服务群体，可以在公园、老年社区等老年群体聚居较多的地方举行交流会；对于上班族这一群体，可以在快餐店、咖啡厅等处所进行传单和电视推荐。

第十一节　总结与展望

综上所述，针对电子健康行业，我们可以根据性别、职业、年龄等维度来对用户进行细分，确定不同特点的用户与不同的电子健康服务之间的关联规则以及相关性程度，并据此为不同的用户做出符合其自身要求的、富有个性化特点的推荐。

现今社交网络的出现和迅猛发展为个性化推荐的进一步优化提供了可能。在电子健康领域，我们经常发现一些论坛以及互动平台（包括微博、微信等）。这些平台不仅可以促进医患之间的交流，同时我们也可以从患者与医生的交流信息中挖掘出有利的信息，分析出患者的潜藏健康状况以及医生所擅长的专业诊治领域，为患者与医生做出最合适的匹配，为医生和患者节省时间并提高效率。同时，我们也可以利用这些社交网络信息为用户匹配出最合适的电子健康服务。

此外，目前电子健康服务分布比较散乱，并没有一个统一的规范和标准，也没有一个统一服务平台以供用户方便查询和使用。通常情况下，用户需要查询多个网站、平台才能够从中找到合适的电子健康服务。大量的网页搜索工作既浪费时间，而且效率又低，很可能找到的服务也并不是最合适的。

同时我们也需要尝试更多的挖掘社交网络中的医患互动信息，建立统一的服务平台，利用各种不同的评价维度，为用户提供方便、快捷、高效的服务查询和个性化推荐。

◆ 参考文献 ◆

1. 李兰娟. 数字卫生标准化. 北京：科学出版社，2013.
2. 李晴辉. 个人健康管理信息系统技术研究. 中国数字医学，2009，4（3）：28-30
3. Health Level Seven, Inc.（Accessed Mar 15, 2012, athttp：//www. hl7. org/）]　[Dolin RH, Alschuler L. Approaching semantic interoperability in Health Level Seven. Journal of the American Medical Informatics Association：JAMIA，2011，18：99-103.
4. BOrgun, J Vu. HL7 ontology and mobile agents for interoperability in heterogeneous medical information systems. Computers in biology and medicine，2006，36：817-836.
5. 徐勇勇，刘丹红，杨鹏，等. 以临床过敏观察活动为例探讨 HL7V3 信息模型. 中国数字医学，2009，4（11x）：30-34.
6. Spahni S, Lovis C, Mercille R, et al. Implementing a new ADT based on the HL7 version 3 RIM. International journal of medical informatics，2007，76：190-194.
7. Gutierrez- Godoy JE, Peña- Paz L. Model for exchange of electrodiagnostic test reports using version 3 of the standard of clinical messages health level（HL7）. Clinical Neurophysiology，2008，119：S166-S167.
8. Liu D, Wang X, Pan F, et al. Web- based infectious disease reporting using XML forms. International journal of medical informatics，2008，77：630-640.
9. Goossen WT, Ozbolt JG, Coenen A, et al. Development of a provisional domain model for the nursing process for use within the Health Level 7 reference information model. Journal of the American Medical Informatics Association：JAMIA，2004，11：186-194.
10. HL7 V3. Data Types- Abstract Specification, Release 2. Last Ballot：Normative Ballot 4- September，2009.
11. 孙震，梁秀娟. 浅论基于 HL7 CDA 标准和 XML 技术在电子病历系统中的应用. 当代医学，2007，（11）：133-135.
12. 侯丽，李亚子，李姣. 国内健康数据标准 ICD 应用现状及对策探析. 中华医学图书情报杂志，2014，（9）：12-16.
13. 邓颖，郎漫芝，王晖，等. OpenEHR 研究综述及对我国电子健康档案的启示. 中国数字医学，2012，07（9）：36-39.
14. Committee NHD. National Health Data Dictionary Version 16. 2. Australian Institute of Health & Welfare，2015.

15. 刘丹红，王霞，徐勇勇，等. 卫生信息标准化：从整理数据元到构建语义模型. 中国卫生信息管理，2012，9（4）：7-12.

16. Payne TH, tenBroek AE, Fletcher GS, et al. Transition from paper to electronic inpatient physician notes. Journal of the American Medical Informatics Association：JAMIA，2010，17：108-111.

17. Were MC, Shen C, Bwana M, et al. Creation and evaluation of EMR-based paper clinical summaries to support HIV-care in Uganda, Africa. International journal of medical informatics，2010，79：90-96.

18. Yang P, Pan F, Xu YY, et al. Creating content modules for Chinese EHR documents and their trial implementation in Wuwei city. Journal of medical systems，2012，8.

19. Liu D, Wang X, Pan F, et al. Harmonization of health data at national level：a pilot study in China. International journal of medical informatics，2010，79：450-458.

20. Holroyd-Leduc JM, Lorenzetti D, Straus SE, et al. The impact of the electronic medical record on structure, process, and outcomes within primary care：a systematic review of the evidence. Journal of the American Medical Informatics Association：JAMIA，2011，18：732-737.

21. Trinh NH, Youn SJ, Sousa J, et al. Using electronic medical records to determine the diagnosis of clinical depression. International journal of medical informatics，2011，80：533-540.

22. Amatayakul M. EHR versus EMR：what's in a name? Healthcare financial management：journal of the Healthcare Financial Management Association，2009，63：24.

23. DT M. Defining the differences between the CPR, EMR, and EHR. Journal of American Health Information，2004，75（9）：74-75，77.

24. 于志华，郑子荣. 居民健康卡技术简介. 医药前沿，2014，（19）：141-143.

25. 张晓祥，汪火明，任宇飞，等. 居民健康卡实现全国就诊一卡通的探讨. 中华医院管理杂志，2014，30（2）：130-132.

26. 李翔，唐慧. 多方式实时付费预约挂号平台的设计与实施. 中国医院管理，2011，31（5）：70-71.

27. 洪弘，李玲娟. 医疗数据挖掘的特点、过程及方法. 价值工程，2011，30（32）：166-167.

28. 张惠萍. 数据挖掘及其应用. 科技资讯，2007，8.

29. 刘先花. 浅谈数据挖掘技术及其研究现状. 现代情报，2010，30（3）：167-169.

30. 许德泉，杨慧清. 大数据在医疗个性化服务中的应用. 中国卫生信息管理杂志，2013，（4）：301-304.

第五章

金融保险与个性化健康医疗管理服务

第一节　个性化健康医疗管理服务与经济的关系

一、个性化健康医疗管理服务与经济

随着社会文明的不断发展和科学技术的不断进步，人们在追求物质生活的同时，越来越关注自己的身体健康。俗话说得好，健康是人生的第一财富。在大自然面前，人的生命一直都很脆弱。因此，自古以来，健康就是人类一个永恒的话题。而在现代社会，随着社会经济的不断发展，人们的健康意识也在日益增强，大众的健康消费模式也从以往比较单一的基本医疗转向医疗、保健、健康促进等多种形式并存的方式。人们越来越重视健康问题，因为只有拥有健康的生命体，人类才有追寻自己价值的可能性。因此提高居民的健康意识、避免各种健康的危险因素（如环境因素、不良的行为生活方式等）对人类健康产生的影响，充分利用有限的卫生资源，减少健康资源的浪费，促进居民健康的可持续发展，使人人能够享有健康，这才是健康管理的核心所在，也是我国实现小康社会的重要保证。那么健康是什么？第一，健康是财富，是人类从事各种社会经济活动的前提条件，是活力的源泉，是社会文化进步的动力。第二，健康是人力资本的重要组成部分，也可以说是人力资本的载体。第三，健康是大力发展生产力的坚实的基础，它既对经济的发展发挥了协同性，又对经济的发展有着积极的促进作用。

总而言之，健康是实现人的生命价值的资本和前提，是人类生存发展的重要要素，也是人类一切社会活动的基础。在 2013 年 9 月国务院公布的《关于促进健康服务业发展的若干意见》中，就明确指出，健康服务业以维护和促进人民群众身心健康为目标，覆盖面广，产业链长。加快发展健康服务业，是深化医改、改善民生、提升全民健康素质的必然要求，是进一步扩大内需、促进就业、转变经济发展方式的重要举措，对稳增长、调结构、促改革、惠民生，全面建成小康社会具有重要意义。李克强总理也多次在国务院常务会议中提出，加快发展商业健康保险，助力医改提高群众医疗保障水平，提高群众医疗保障水平、满足多层次健康需求，推进健康服务业发展、扩大就业，促进经济结构调整和民

生改善。

近年来，随着我国社会经济平稳较快的发展，人民的生活水平得到了明显的改善，人民对健康、美好、和谐生活的愿望日益增强，呈现出多层次、多样化的特点。可见，大力发展个性化健康医疗管理服务对于现代社会经济体来说，已经是一项刻不容缓的、需要积极推进的迫切任务。那么什么是个性化健康医疗管理服务呢？所谓个性化健康医疗管理服务是基于个体的健康现状（个人既往病史、健康体检、医疗信息、遗传基因信息、个人生活饮食习惯和周边环境等信息），对个体的生活方式和行为习惯进行调查，结合个性化的健康体检，建立个人健康档案。在此基础上，从社会、法律、金融、心理、环境、营养、运动及医学干预等方面，对个人健康危险因素进行科学、系统和专业化的健康风险全面综合分析评估，从而提出切合本人的个性化健康医疗管理服务的方案。方案主要包括针对用户自身特点制定的个性化营养、运动、理疗、健康和医疗康复教育等方面的干预措施，为个人提供全方位的个性化健康医疗管理服务，使个人得到全面的健康维护和保障服务，以利于健康维护与疾病预防，降低医疗开支，提高生命质量。

（一）从人力资本角度看个性化健康医疗管理服务对经济的促进作用

从身体素质角度来看，无论从事哪一行业，只有在身体最舒适的劳作状态下，才会发挥最大潜能和才能的最优配置。俗话说，身体是革命的本钱。因此在经济发展中，人是最关键的生产要素，那么作为人力资本载体的健康素质就发挥了至关重要的作用。

人力资本，是诺贝尔经济学奖获得者西奥多. W. 舒尔茨在 1960 年提出的，当时第二次世界大战结束不久，作为战败国的德国和日本经济受到了很大的打击，根据以往的经济学观点，它们的经济复苏需要极长的一段时间，但是事实上，仅仅花了 15 年，两国的经济就奇迹般的得到了恢复，并且持续稳健发展，分别成为了世界第二大和第三大强国。用传统经济学理论已经无法解释这一现象，在这样的背景下，舒尔茨提出了著名的人力资本观点，他认为，在影响经济发展的诸多因素中，人力才是其中最关键的因素，一个国家的经济发展水平的高低并不是由以往认为的自然资源的丰富与否，也不再是由物质资本的充足与否来决定，而是由人的质量所决定。战后德国和日本的经济之所以能在短时间内迅速复兴，最重要的就是两国长久以来对国民文化、教育、科技推出了一系列的倾向政策，在这样的政策支持下，培养了一大批高素质、高效率的优秀国民，储备了大量的人才资源，这些人才在两国的重建和振兴中，发挥了不可磨灭的作用。由此看来，想要发展经济实力，必然先提高人力资本的质量，而提高人力资本效率最关键的问题是提高人力自身的健康素质，为其发挥自身作用时提供坚实的基础。那么想要提高人体自身健康素质，必然对健康服务的要求更上一个高台阶，大众化的医疗服务水平显然已经无法满足现代经济所需人才的健康要求，随着国家高技术研究发展计划（863 计划）的大力发展，个性化健康医疗管理服务将会带来更完美的医疗效果，从而使得发展现代化经济发挥最大贡献的人力资本大大提高效率，从而进一步促进经济更快更好的发展。

从预期寿命来看，随着医疗水平的不断创新和超越，现代人的寿命越来越长，面临的问题就是退休年龄越来越迟，从原先的 55 岁延迟到了 60 岁，如今已经延迟到了 60 岁以上，那么个性化健康医疗管理服务将会把人口老龄化从忧患巧妙的转化成为一种延长的人力资源。如果人的平均预期寿命只有 75 岁，那么他的劳动能力最高只能到 60 岁，而且在退休之后不仅不能发挥自己的才能，还很可能需要别人的照顾，对他的家人发挥自身力量，投入本职工作产生了一定的阻碍作用。而倘若我们充分发展个性化健康医疗管理服务，针对个人疾病能够及时的发现并且给予专业的医疗服务和针对性的医疗设备以及针对个人出现的问题给出个性化的匹配的治疗方案，那么预期寿命将会大大延长，人体健康水平也会得到大幅提升。所以一方面退休年龄延迟了，人的一生的劳作时间更长了，对于社会经济体来说，既使得他本身可以为国家经济事业的发展服务更长时间，同时也减少了培养新人更新换代速度，减少了相应人才培养的各种人力、物力成本，另一方面，健康水平的提高也降低了一批要照顾退休老人的年轻人的成本，帮助他们更好的投身于本职工作，发挥自身的聪明才干。在大力推动发展个性化健康医疗管理服务的情况下，对于社会经济体的发展来说，时间成本和人力成本都能大大降低，而经济发展却运行地更加高速高效，从而大力促进经济发展。

从教育角度来看，舒尔茨认为，现代经济发展已经不能单纯依靠自然资源和人的体力劳动，生产中必须提高体力劳动者的智力水平，增加脑力劳动者的成分，以此来代替原有的生产要素。而脑力劳动者的培养，技术知识的灌输和积累，最主要的培养手段就是依赖于不同层级、不同专业的教育。因此，依靠教育的人力资本在经济增长中会更多地代替其他生产要素。例如，在农业生产中，对农民的教育和农业科学研究、推广、应用，可以代替部分土地的作用，促进经济的增长。也可以毫无疑问的说，教育能十分有效的促进经济的增长。当教育水平提高了，劳动者拥有的知识水平和技术水平也就提高了。受过更多教育的人相比起受过较少教育的人来说，具有更高的专业技术水平和职业技能。在当今资本密集型和技术密集型的社会经济体中，劳动者需要不断接受新的教育和知识的培训，以此来提高自身的智力水平和对现代社会经济体的适应能力，从而不断推进社会经济增长。那么良好的健康水平是劳动者智力得到正常发挥或者提高智力水平的基础和前提条件。对于缺乏相关专业知识和技术水平的劳动者来说，他们可能从事一些劳动强度极大、工作时间长、工作环境差、收入低的工作，那么健康状况对于他们来说就更加重要了。教育，在提高人口素质的前提下，也会相对的降低出生率，从而提高人力资本的质量。教育，不仅能够培养高素质人才，更能提高劳动生产率，人力资本是通过教育得到提高的，而健康状况保证了人力资本的积累。在这种形势之下，个性化健康医疗管理服务发挥的效果将是无法估量的。

（二）从相关产业的发展角度看个性化健康医疗管理服务对经济的促进作用

宏观来看，健康产业包括了与维持健康、修复健康以及促进健康相联系的一系列产品、服务、信息技术的传播与发展，涵盖了疾病治疗、身体检查、健康营养、康复治疗、健身娱乐、精神休养等多领域、高综合的产业集合。从根据近几年的调查数据显示，我国经济增长的速度和国民健康提高速度产生了很大的矛盾，但是自从 1991 年以来，卫生投入速度已经较快，为什么矛盾还会不断加深。大致原因可以归结为：第一，国民健康水平受到往期居民健康水平影响较大。在合作医疗制度瓦解以前，它曾经是我国农村最基本的医疗保障制度，瓦解之后直接导致了许多地方病和传染病的死灰复燃；第二，经济增长对国民健康素质的提高具有滞后性。因此，更有针对性的个性化健康医疗管理服务显然更能适应我国目前国民对健康的多样化需求，缓解我国日益增长的经济速度与相对滞后的国民健康产业的矛盾。

从修复健康的角度来解释，医疗水平的高低影响个性化健康医疗管理服务对经济的促进作用，是直接客观明了的。医疗水平可以大致分为医疗卫生机构（包括各类公立医院、私立医院、基层民营医疗卫生机构、农村私人诊所等）、医师力量的强弱、医生的个人素质和水平的专业性、药物资源的先进性等等。针对病人来说，大型的公立私立医院，虽然医生和护士以及器材药物都比较充分，然而却缺少了至关重要的一点，那就是缺乏针对性。其实，每一位病人，大致的症状或许相同，但个体内发生的化学反应是绝对不会一样的，倘若每一位病人都是根据自身实际情况，加之先进的医疗设备，精湛的医术和个性化一对一的照料，是大大节约了时间成本的。针对护理人员来说，只有自身的健康指数提高了，其个人的专业素质才会提高。由此可见，个性化健康医疗管理服务无论对医生还是对病人，都有着减少时间成本和提高效率的作用。

在身体素质不断提高的过程中，除了药物治疗以外，我们平常更需要的是维持健康，而不是修复健康。据调查显示，现在的绝大多数人都处在一种亚健康的状态。所谓亚健康状态，是指虽然说不出明确的疾病名称，但却会出现精神恍惚，免疫力和适应能力都下降的情况，如果不能得到及时纠正和治疗，亚健康的人非常容易引起身体以及心理疾病。世界卫生组织将这种机体无器官质变，但是身体的一些功能发生改变的状态称为"第三状态"，我国称为"亚健康状态"。从我国目前的形式上来看，对于亚健康人群的健康服务本应作为健康服务的主体，目前尽管已经有越来越多的人认识到亚健康的危害性，但真正针对亚健康人群的健康服务在我国可以说还是处于空白阶段，如医疗卫生机构没有开设专门针对亚健康症状的诊断治疗或者是健康宣教门诊。所以健身产业、康复产业以及营养师、营养食疗产业等一系列有关维护健康的产业得到了青睐，个性化健康发展变成了这些产业发展的基础和新兴的载体，从而有利地促进了经济的发展。

现如今，我国大部分地方都笼罩在雾霾的阴影之中，电视上、新闻里油漆甲醛超标，尾气排放超标黑幕频频曝光，毒奶粉、地沟油、镉大米等安全事件更是时有发生，黑作坊、黑工厂，甚至一些国内外知名企业亦未能幸免，大家在对这些事件深恶痛绝、强烈谴责的同时，也日益关注起自身和家人的安全健康，追求更加健康环保的生活方式，在如此背景下，有机绿色食品、天然保健品、健康的餐饮服务以及环保的家具材料成为了大家购物的首选；健康农业、健康食品业、体育健身业、健康旅游业、健康传媒业得到了蓬勃发展；医疗卫生业、健康管理服务业、药品机械业、健康保险业成为了核心发展产业，而这些产业的蓬勃发展背后，意味着大量新兴岗位的产生，催生了数量巨大的招工需求，从而为解决成千上万国民的就业问题，既有助于维护社会的安定和谐，又进一步刺激了经济的可持续发展，而这些都属于个性化健康医疗管理服务的涵盖范围。

（三）从公共设施的发展角度看个性化健康医疗管理服务对经济的促进作用

改革开放30年以来，我国公共需求的全面和快速的增长与公共服务不到位、基本公共产品短缺产生了严重的矛盾。公共服务需求的快速增长和公共服务供给的严重不足之间的矛盾制约着我国经济的协调发展。近年来，政府和一些社会上的学者开始认识到基本公共服务这一非经济因素对经济增长的至关重要性，他们提出了它既是促进社会公平的"稳定器"，又能够通过各种作用机制促进经济的短期和长期增长。从现在看来，公共服务要与经济发展水平相协调，但在我国确是供不应求的状态。

公共设施主要包括了公共产品和准公共产品，其性质与私人产品产生对比。公共产品是指为整个社会或绝大多数人共同消费的产品。严格地讲，是指具有消费或者使用上的非竞争性的和受益上的非排他性的产品。健康服务范畴中的"公共产品"范围是比较狭小的，主要指上述按服务性质分的八类服务中完全由政府部门负责提供、充分体现公益性的服务，比如：卫生监督执法，食品和药品安全、职业卫生、环境卫生、学校卫生、公共场所卫生等监督监测,重大疾病预防与控制等。新医疗改革对公共产品做出了一种新诠释:将基本公共卫生服务制度作为一种公共产品向全民提供。准公共产品通常只具备非竞争性或只具备非排他性。第一类是具有非排他性,但非竞争性不充分的准公共产品,如教育。另一类是具有非竞争性,但非排他性不充分的准公共产品,如公共道路。准公共产品一般由准公共组织提供,也可以由私人提供。绝大多数健康服务属于准公共产品,如基本医疗、学校体育等。

然而,随着市场经济的发展、人们生活水平的提高,对健康服务产品的需求越来越多样化,政府公共产品,甚至准公共产品的提供已无法满足大众日益增长的个性化需求,这催生了健康服务中私人产品越来越丰富,如特需医疗、私人护理、月子医院、养生保健等。但是这些健康服务私人产品在实现服务高端、质量精良的同时也以价格昂贵、数量有限只吸引小部分富有人群享有。对于政府来说,做到人人拥有个性化的健康服务并且做到价格合理化才是健康服务发展的方向。如果公共设施包括公共产品在内的服务能够采取私人产品个性化的方向,发展个体个性化健康医疗管理服务,即积极扩大产品供给,使得普通大众能在最低花费、最低成本的条件下,享受最优质的服务,如加大食品和医药安全、改善公共环境卫生(如何减轻雾霾污染、治理水污染)、加强校园安全与食品卫生健康等,向全民提供最优质、最安全、最便捷、最可靠、最优惠的服务,通过扩大社会公共产品、私人产品等各方面的供给,来加强个人个性化服务的推广,提高居民健康水平,从而促进经济又好又快的发展。

二、国内外发展现状

(一) 个性化健康医疗管理服务在国外的发展

健康服务在国外的发展起步较早,尤其是美国。美国是一个信息技术高速发展的国度,其金融实力远远超过了它的实际生产能力,并且美国是以服务型经济为导向的经济模式,其 GDP 占全球的比重为 35%,而美国资本市场市值占全球资本市场的 54%。目前美国的经济重心开始转向服务业,其产业结构呈现出"工业型经济"向"服务型经济"转型的总趋势,形成了以服务业为主导的"三、二、一"经济结构,即产业结构排序为第三产业、第二产业、第一产业。因此其服务产业占 GDP 的比重也成了判断一个国家经济是否发达的重要指标。

自此,美国的健康服务业快速增长。2011 年,美国服务业占 GDP 的比重为 68.1%(不包括政府服务),其中健康服务业增加值占 GDP 的比重超过 15%。美国商务部相关经济调研数据显示:目前,全球服务业增加值占国内生产总值(GDP)比重达到 60% 以上。美国的以金融服务业为主的第三产业占 GDP 的比重已达到 80% 以上,而以农业为主的第一产业只占 GDP 总值的 1%,以新能源、新材料、生物科技、高新技术产业为主的第二产业占 GDP 总值的 20% 左右。现代服务业占据产业链的最高端,具有较高的附加值和对第一产业、第二产业的巨大的整合功能。美国服务业就业人口占全部就业人口的比例达到 70% 以上,居民社会消费总额占 GDP 总值的 80%。

美国最大的产业是健康服务业,而且其还将健康管理服务产业分为制药与药品、医疗器械和健康服务业,三者相得益彰。其中又以健康服务业为首,占 65%。在健康服务业中,以健康管理为枢纽,形成了家庭及社区保健服务、医院医疗服务、专业健康风险管理、医疗商品(含药品和药械等)、长期护理服务和临床检验的第三方外包服务等构成系统的健康服务产业链。可以说美国目前的健康服务业不仅在技术上达到了一定水平而且已经深入人心。美国公民也在这种大环境的渲染下，对自己的身体状况相当重视，基本每个美国成年人每年都至少会做一次年检。

虽然美国的健康服务业是其重点，而且也起步相对较早，但是其在个性化服务这点上也存在的很大的提升空间。现在的体检项目都太过统一化，而真正要做到人性化这一点需要根据每个对象的生活习惯、癖好、工作性质等来为其量身定做检查科目。收集信息的阶段可能会比较耗时，最好是利用大数据，但一旦建立起这个大数据，不仅能更有效的检查而且能省去很多不必要的检查科目及费用。

（二）个性化健康医疗管理服务在国内的发展

我国的个性化健康医疗管理服务体系相比美国来说还有很多的不足之处，原因在于：第一，目前我国的产业发展速度远远低于国际的先进水平，我国产业规模和发展速度相对落后。相比起国外，一些和健康服务相关的产业，例如有机绿色食品、天然保健品、健康的餐饮服务以及环保的家具材料；健康农业、健康食品业、体育健身业、健康旅游业、健康传媒业；医疗卫生业、健康管理服务业、药品机械业、健康保险业都还有很大的发展空间。第二，我国对药物的创新性研究的资金投入严重不足。据数据调查，2008年，我国的R&D经费为665亿美元，其中用于医药制造业的全部费用仅79.1亿美元，至今仍没有一项生物基因制药取得自主知识产权的新药问世。而美国，在1995—2005年间，用于药物研发的R&D经费从150亿美元增长到了390亿美元，增长率达到了160%，并且还在2005年获得了审批的新药就达到了44项，到2008年美国用于R&D经费总支出达到3688亿美元，占到GDP的2.68%。第三，我国的个性化健康医疗管理服务项目种类较少。就目前而言，国内可用于临床的基因检测服务项目仅有2007年卫生部批准的27项，而其余检测项目大多是由市场上的基因检测公司直接向消费者提供．检测标准和质量都还有待商榷。但是，在欧美等国家，用于临床的基因检测已经达到上千项，使用基因芯片的即时检测服务2009年市场份额已经达到27亿美元，成为个性化医疗的第二大市场。第四，我国的法律法规体系尚不健全。发达国家在个性化健康医疗管理服务产业发展之前，均采取立法的形式严格规范基因检测市场、保护个体的隐私权，防止出现新技术所带来的基因歧视和其他社会伦理问题，从而降低新兴产业所带来的社会风险。国内目前还没有相关法律出台，市场准入和监管的法规体系尚未建立，企业权责利不明确，市场乱象仍然存在。第五，我国缺少专门的政策出台来推动个性化健康产业的进程。2003年以来，美国政府就积极推动个体化医疗联盟成立，来推进个体化用药进程；2008年，日本厚生劳动省出台政策确定药物基因组学在开发新药的临床试验和上市后临床试验中的作用；2009年8月，欧洲成立了首个个体化医疗诊断联合会。我国目前还尚未有一项关于个性化健康医疗管理服务的政策出台。

（三）国外健康服务的医疗保障体系

1. 美国健康服务业　在美国有超过3700万人没有保险，占人口比例的12%还要多。美国的医疗保险都是私人保险公司经营。2004年开始实施的医疗保障法案，政府主导的医疗保险主要为中低收入阶层及老年人提供服务。商业医疗保险分为保费较高的自选计划（PPO）和相对低价位的管理式保险计划（HMO）。所有的保险保费都会根据投保人的年龄、健康记录、参加保险前的体检结果和保险项目不同而变化。私立保险公司通过经营自己的医疗网络控制风险和医疗成本的支出。

2. 日本健康服务产业　日本的医疗保险分属企业在职职工医疗保险和国民健康保险两个系统。医疗费用 30% 个人承担，70% 由保险承担。日本通过社会保险制度的医疗保险和基于国家财政的公费负担这两个途径，对国民实施医疗保险。财政负担了大部分医疗保险费用。以"国民全体保险"为前提，根据保险的对象范围、保险金的比率，以及保险的方式及提供的医疗服务的不同分为 9 类。国民可以根据自己的需要，选择不同类型的保险方式。为了减少和节约国民健康保险资金的支出，保险机构、卫生行政部门和保健所会共同开展健康促进活动。

3. 英国健康服务产业　英国的医疗健康服务市场主要由国家健康保障体系（National Health Service，NHS）占主导地位。为所有居民提供全套建立在公共基金之上的医疗服务。服务按需提供，与支付能力没有关系，经费来源为国家税收和国家保障体系。商业健康保险主要包括收入损失险，重大疾病险，长期护理保险，私人医疗保险，健康基金计划和牙医保险等；主要客户为收入较高人群。英国医疗健康保障体系的主要问题在于 NHS 经费资源有限，就诊等待时间过长，另外 NHS 提供的服务并不能覆盖所有的医疗要求（如眼科、牙科）；而作为补充的商业健康保险价格昂贵，相当一部分国民很难接受。

4. 澳大利亚健康服务业　澳大利亚的健康保险制度比较规范。由全民健康保险基金和私立健康保险组成，政府鼓励并扶持私立健康保险。全民健康保险基金 20% 源于税收，80% 来源于政府的拨款；私立健康保险资金来源为个人缴纳保费。政府非常重视医疗信息系统建设和健康教育，以减少不必要的医疗，节约医疗费用。

目前国际上主要的医疗保障制度模式可分为四种：全民医疗服务型、社会医疗保险型、市场医疗保险型和储蓄医疗保险型。

全民医疗服务模式是指政府以税收方式筹集资金，直接组建医疗机构或对已有的医疗机构进行国有化，免费向全体国民提供包括预防保健、疾病诊治和护理等一揽子卫生保健服务的一种医疗保障制度；采取国家卫生服务保障制度模式的主要是一些福利国家，如英国、瑞典、加拿大、西班牙等。

社会医疗保险型是指政府采取保险形式制定强制性医疗保障制度。政府的主要责任是通过法律法规和行政规章来组织与规范医疗保障制度，对医疗保险制度的具体运作管理不直接干涉。

市场医疗保险模式是在国家商业保险法规的规范下，由市场保险组织生产和提供医疗保险产品，个人或企业团体自愿购买的一种制度模式。

储蓄医疗保障制度是依据法律规定，强制性地以家庭或个人为单位建立医疗储蓄基金，用以支付日后患病所需医疗费用的医疗保障制度。在这种制度模式下，政府的主要责任是立法强制和监督。风险责任主要由个人或者家庭分担。这种医疗保障制度模式源于新加坡，被马来西亚、印度、印度尼西亚等同家所采用。

三、发展健康服务业的国际经验借鉴

（一）美国

美国作为一个市场经济比较发达的国家，其健康医疗服务领域已经形成一个结构完整、运行有序、独具特色的体系。美国的健康医疗制度主要的变化轨迹和特点是：从最初的完全市场机制作用转向政府和第三方逐渐介入到医疗服务市场，然后再重新强调加大市场机制的作用转变。美国的健康医疗系统主要由医疗服务机构、医疗保险组织、医疗保险

参加者组成。其医疗服务机构体系具备多样化、分层次、网络化特点，满足不同类型和不同层次的健康医疗需求，主要包括各类医院、诊所、家庭健康机构、康复中心、养老院、精神病院、临终关怀医院、药品与医疗保健品供应商等。按提供的服务种类，分为综合医院和专科医院；按住院的时间长短，分为短期住院的医院（社区医院）和长期住院的医院（如慢性病医院、结核病医院）；按所有制形式，分为非营利性医院、投资人所有的营利性医院、政府医院（如军人医院、精神病医院）。其中社区医院是美国医院的主体，共有5015家，拥有床位数占总床位数的83.0%。社区医院分三类，即非营利性医院、营利性医院、州及地方政府医院，主体是非营利性医院，营利性医院仅占13%。同时，其诊疗过程也是分层次进行，一般分为三级：初级诊疗是获得医疗或保健服务的起点，由社区全科医生提供一些基本常规的较低费用的检查和治疗，视病情需要再把病人转给专科医生诊治，这种初级诊疗被称为医疗保险的"守门人"，未经此程序而看专科医生的，保险公司将不予付费；二级诊疗提供病人常规住院治疗、常规外科处置、专科或专家门诊，这是一些较高级和复杂的短期治疗；三级诊疗是具有高精尖技术的机构才能提供的疑难复杂疾病的诊疗，主要由大学的教学医院或附属医院承担，如器官移植、冠状动脉搭桥术等，其病人主要来自完成初级或二级诊疗过程的病人。在以上三级诊疗过程中，病人根据病情的转归在各级医疗机构之间双向流动。美国主要的医疗付费制度分为四种：个人自付、私人保险、雇主保险、政府资助。按照医疗费用筹措来源划分，美国医疗保险组织可分为政府医疗保险计划与商业医疗保险计划，总共覆盖了84%。医疗保险计划主要为医疗保健计划与医疗救助计划。前者主要为65岁以上的老年人、残障者及晚期肾病者提供医疗保险，医疗费用来源于联邦政府税收和个人缴纳的少量保险金，由政府下属的卫生财务管理局统一管理，其覆盖了13%的居民，占总的医疗支出的20%。后者主要为穷人提供医疗保险，费用由各州政府支付和自行管理，其覆盖了12%的居民，占医疗总支出的14%。商业医疗保险主要由私人承办，由1200家营利性与非营利性的保险公司组成，由个人或雇主购买，其覆盖了33%的居民，占医疗总支出的33%，比较有名的如双蓝保险公司，还有诸如健康维持组织、选择者提供组织等。同时，为有效的控制医疗费用、提高医疗质量，自80年代中期采取了管理式医疗，改革医疗费用付费方式，采取DRGs预防制、按人头付费、医疗服务优惠价的优选制、控制医疗服务量的使用管理等方法。

（二）日本

20世纪60年代后，日本建立了一个全面覆盖、标准收益、公平支付、效率相对较高的医疗服务体系。日本实行全民医保计划，每一个年满20岁的日本国民都要加入医疗保险体系，已经投保的日本国民可持医疗保险卡到其中任何一家医院、诊疗所就诊。其中主要为雇主医疗保险，约占62.8%。其诊疗费用与用药价格都由国家确定统一标准，与经验、能力、地点等无关，政府还经常根据物价因素等对诊疗项目及用药的价格进行调整。日本的医疗服务提供者主要为私营医院与医师。在日本，大约95%的诊所（医师办公室）、80%的医院是私营；而享有盛誉的大型医院则主要为公共教学型医院。私人诊所与私营医院门诊部实施初级医疗服务，其竞争也相当激烈。同时，日本所有的医院均为非营利性，禁止营利性医院经营。在日本，医疗费用包括三部分，患者看病时个人交付的费用、国民的健康保险费、国家和地方政府的医疗补助。各地方政府在上一年医疗费总额中，减去政府的补助和患者交付的部分，剩下的就是国民健康保险金，根据每家和每位居民的收入分摊，收入不同，交付的国民健康保险费不同；医疗费用总额不同，每人每年交付的保险费也不一样。保险费包括雇主为雇员缴纳的保险费、投保者缴纳的保险费及地方与中央政府补贴。目前日本医疗保险费率为工资收入的 8% 左右。医院、诊疗所经医疗保险组织审核批准，取得为被保险者提供医疗服务的资格。医疗机构定期将医疗结算清单送交医疗保险部门，并由其委托医疗费用支付基金会和国民健康保险团体联合会（第三方机关）进行审查，在无资源浪费情况下进行支付。

（三）新加坡

新加坡医疗部管理整个新加坡的健康服务体系。它制定健康医疗政策、完善健康医疗设施，并通过公共医院、联合诊所提供预防、医疗服务。1987 年，医疗部成立新加坡健康集团公司，统一拥有并管理公共医院。另外，其下属医疗服务部门主管政策规划局及医疗服务的其他五个分支部门，包括公共医疗、服务、老年医疗等。健康服务提供者按其所有制划分主要分为公有与私有。两家公有的健康服务集团——国家健康服务集团和新加坡健康服务集团拥有绝大多数的医院与医疗资源，共拥有 16 家医院与医疗中心、约 6200 张病床。私人机构有 Parkway 健康服务集团（拥有 3 家医院与医疗中心）、Raffles 医疗集团、MountAlvernia 医院等。在初级健康服务阶段，80% 由私人开业者提供，20% 由政府综合医院提供。长期医疗服务（如社区医院、看护、康复等）主要是由政府资助的福利性组织提供。政府提供 90% 的资本性支出、50% 的日常开支支出，其他则通过社区捐赠。另外新加坡主要的医疗付费制度分为四种：个人自付、政府资助、公共保险、私人保险。

第二节　金融支持与个性化健康医疗管理服务

在不同的国家，不同的个人对于健康保险的项目和医疗的需求是不一样的。个性化健康医疗管理服务的需求与其收入、年龄、受教育程度、健康状态、婚姻状态、出生地、职业和工作状态等直接相关。个人实际所获得的健康服务中，有一部分并不包含在一般的健康保险项目之中，这部分就需要由个人来支付，事实上对于这种个性化的健康需求还是非常大的。

医疗健康服务产业在欧洲、北美等发达国家已经被当作一个战略产业来进行经营，且医疗健康服务产业在这些国家中得到了大量人力和财力的支持，在部分发达国家中医疗健康产业甚至已经成为了最为活跃的科技创新领域。随着我国经济的不断发展，以及人们对于健康的不断关注，医疗健康产业必然将会成为未来投资的热点，个性化健康医疗管理服务中的金融支持将日益凸显出重要性。

没有有力的金融支持作为基础，个性化健康医疗管理服务或者是具有公共性的一般健康服务都难以可持续地维持和发展。下面介绍世界上一些国家健康服务中的金融支持项目并予以比较，以期为我国发展健康产业提供金融支持提供参考。

一、国际医疗储蓄账户计划及绩效评价

20 世纪 70 年代，美国关于应对私营医疗保险市场道德风险问题的讨论催生了医疗储蓄账户的设想。20 世纪 80 年代起，这一思想在新加坡、南非、美国和中国先后得以发展并付诸实践。目前世界上仅有 4 个国家实施了这种医疗储蓄账户计划，按照参与对象的不同，医疗储蓄账户计划大致可分为美国和南非的自愿参加、市场提供以及新加坡和中国强制参加政府提供两大类。

(一) 美国的医疗 (健康) 储蓄账户计划

1. 美国医疗 (健康) 储蓄账户的发展沿革 20 世纪 70 年代美国为解决私营医疗保险市场的道德风险问题学术界开始出现对于设立医疗储蓄账户的探讨和争论。但是由于对道德风险的认识并不充分，因此医疗储蓄账户的影响范围极小。直到 80 年代初，也仅有少数几家保险机构提供医疗储蓄账户产品。

90 年代，特别是在 1993 年和 1994 年美国全国对克林顿医改方案的激烈讨论中，医疗储蓄账户逐渐被各方重视。尽管当时的医改方案未能进入国会投票阶段，即被否决。但是克林顿政府仍积极推动解决大量美国人无医疗保障的问题，试图将医疗储蓄账户作为已夭折的医改计划的折中方案，为之后全面推行医疗储蓄账户计划 (Medical Savings Accounts, MSAs) 积累经验。因此克林顿政府先于 1996 年签署并生效了健康保险可携带和责任法案 (Health Insurance Portability and Accountability)，允许私营保险机构提供阿彻医疗储蓄账户计划 (Archer Medical Savings Account)，进行医疗储蓄账户试点。1997 年美国政府又签署了平衡预算法案 (Balanced Budget Act)，允许私营保险机构提供成为老年医疗照顾可选择计划 (Medicare Choice) 的医疗储蓄账户产品。

2000 年乔治·沃克·布什将医疗储蓄账户作为其竞选的重要砝码，承诺将放宽医疗储蓄账户计划受益人条件，拓展老年医疗照顾计划 (Medicare)。因此在其当选后为兑现竞选承诺将医疗储蓄账户计划和老年医疗照顾计划相结合提出了新的健康储蓄账户计划 (Health Savings Accounts, HSAs)。2004 年 1 月正式实施的老年医疗照顾计划处方药、改进措施和现代化法案 (Medicare Prescription Drug, Improvement, and Modernization Act)，开始允许各保险公司为那些参加且仅参加符合规定的高起付线的医疗保险计划的美国人提供相应的健康账户产品。2008 年共有 610 万参加私营医疗保险的美国人拥有健康储蓄账户。

2. 美国现有的医疗健康储蓄账户计划 美国共颁发三个法案允许保险机构提供三种各不相同的医疗 (健康) 储蓄账户产品，上述三种医疗健康储蓄账户产品可以 2004 年为分界点，将其分为遗留的医疗储蓄账户计划和新建立的健康储蓄账户计划两部分。

3. 遗留的医疗储蓄账户计划 一般而言，遗留的医疗储蓄账户计划主要有两种，一是覆盖自雇者和拥有 2 ~ 50 名雇员的小企业雇员的阿彻医疗储蓄账户计划；另一种是与老年医疗照顾计划相结合的可选择计划 (Medicare Choice)。

阿彻医疗储蓄账户计划受 1996 年生效的健康保险可携带和责任法案条件约束，只允许自雇者和拥有 2 ~ 50 名雇员的小企业雇员自愿选择参加，是一种由联邦制定产品设计基本要求，由私营医疗保险人自愿提供的医疗储蓄账户计划。医疗储蓄账户中的资金可以来自雇主或雇员任意一方的缴费，并享受缴费的税收减免以及积累利息的免税待遇。但是，联邦法案对医疗储蓄账户中存款上限有所规定，要求供款不能高于医疗计划的每年起付线标准的 65% ~ 75%，不能高于自雇人士的年净收入。

同时，医疗储蓄账户中的资金只被允许用于医疗费用支出，如果用于其他用途，则需要补缴相应的税款并处以一定比例的罚款。这一计划设计之初，以 75 万人参加试点为目标，并拟于 2000 年 12 月结束。但由于参加者的资格设定严格，符合资格的人数少，因此项目延期至 2002 年 12 月。同时，2004 年布什政府在建立新的健康储蓄账户时允许个人选择继续使用原计划或转到新计划中，因此部分人群仍保留该计划。

另一项基于 Medicare 计划的可选择产品计划 (Medicare Choice)，则依据 1997 年通过的平衡预算法建立，原定在 1999 年正式启动。依据法案，符合相应标准的 Medicare 受益人可以自愿选择参加这一计划，但依据制度设计之初估计，计划适用人群仅为 39 万。这一项目中 Medicare 的受益者必须首先选择一款与之配合的高起付线的统筹计划。但是，直到 2001 年 Medicare 也未批准一项与医疗储蓄账户相适应的高起付线的统筹计划，因此，该计划实质上并未建立。

4. 新建立的健康储蓄账户计划　布什政府于 2003 年推动国会通过了老年医疗照顾计划处方药、改进措施和现代化法案提出建立新的健康储蓄账户来取代原有的医疗储蓄账户，原有的医疗储蓄账户计划不再开设新账户，原有账户拥有者可以选择继续使用旧条款或将其升级为新的健康储蓄账户。这一账户的目的是激励劳动者提高费用控制意识，谨慎就医，减少医疗费用支出，同时进行纵向积累为其老年医疗费用支出储蓄资金。

与医疗储蓄账户相同健康储蓄账户也必须与高起付线的统筹计划配合使用，2009 年这一起付线标准为单人 1150 美元家庭 2300 美元。同时要求参加健康储蓄账户的计划除了该高自付费用的计划外，不得参与其他任何统筹计划。政府规定这一统筹计划的最高自付费用标准，超出这一标准由该统筹计划全额支付，这一标准 2009 年为单人 5800 美元，家庭 11 600 美元。

健康储蓄账户所有人及其雇主可以单独或共同为相应账户缴费，这一缴费享受免税待遇，但对每年最高存入量进行规定，2009 年最高不得超过个人账户 2600 美元，家庭账户 5150 美元。并且健康储蓄账户中资金只能用于支付医疗费用，若因各种原因丧失健康储蓄账户享有资格，则积累资金在补缴所得税后可以被提取。

5. 医疗储蓄账户与健康储蓄账户的异同点　医疗储蓄账户与健康储蓄账户在基本结构、提供主体、政府作用、风险控制、支出途径、缴费主体等方面基本相同，但二者也存在一定的差异。首先两种账户的年度存入限额不相同。健康储蓄账户高于医疗储蓄账户，医疗储蓄账户允许的最高供款额只要求达到个人统筹计划起付线标准的 65%，家庭为 75%，且不能高于自雇者的年纯收入；而健康储蓄账户计划最高供款额则以当年财政部规定的年度金额上限为限。其次，两种账户的参加者条件各不相同。医疗储蓄账户的准入制度较健康储蓄账户更加严格，医疗储蓄账户参加者仅限于自雇者或是拥有 2 ~ 50 人的小型企业的雇员，健康储蓄账户则允许任何人参加，只需要参加者满足高起付线标准的统筹计划。再次，与两种账户相配合的高起付线统筹计划的起付线标准不同。阿彻医疗储蓄账户高于健康储蓄账户计划，阿彻储蓄账户 2001 年的个人和家庭账户最低起付线为 1600 美元和 3200 美元；而健康储蓄账户 2009 年的个人账户的最低起付线为 1150 美元，家庭为 2300 美元。

医疗储蓄账户与健康储蓄账户的比较见表 5-2-1。

表 5-2-1　医疗储蓄账户与健康储蓄账户的比较

比较项目	医疗储蓄账户	健康储蓄账户
基本结构	传统保险计划和个人账户相结合的方式	传统保险计划和个人账户相结合的方式
提供主体	私营保险机构或其他金融机构	私营保险机构或其他金融机构
政府作用	制定规则监管，对缴费和利息免税	制定规则监管，对缴费和利息免税
风险控制	年度最高自付费用总额限制	年度最高自付费用总额限制

比较项目	医疗储蓄账户	健康储蓄账户
支出用途	仅限医疗服务费用	仅限医疗服务费用
缴费主体	个人或雇主	个人、雇主或两者合并
年供款限额	个人账户——统筹计划起付线的65% 家庭账户——统筹计划起付线的75%	以财政部规定当年限额为限
参加者条件	自雇者2~50人小企业雇员 符合标准的统筹计划参保人	所有人符合标准的统筹计划参保人
起付线标准	1600美元/个人；3200美元/家庭	1150美元/个人；2300美元/家庭

6. 美国医疗健康储蓄账户计划的绩效评估

（1）对医疗储蓄（健康）账户计划绩效的正面评价

1）医疗（健康）储蓄账户计划可以降低国家和雇主为其公民和雇员提供医疗保障的成本，如各项行政管理成本等。同时，Bond等通过研究俄亥俄州27家参加医疗储蓄账户计划企业的情况，支持了这一观点。

2）医疗（健康）储蓄账户计划的实施有助于缓解医疗费用支出增长，控制医疗费用支出。部分学者的相关数据模拟和理论分析研究认为，这得益于相应计划带来的参保者节省医疗费用的动机，以及计划参加群体较年等原因，参加医疗（健康）储蓄账户计划群体医疗费用控制效果较传统医疗保险计划要好。

3）医疗（健康）储蓄账户计划的实施使参保者更加注重自身健康，强化了个人的预防保健意识。一些基于严格条件假设的研究支持了这一观点，在假设相应计划可以依据个体风险水平分别制定保费或起付线的前提下，得出了这一结论。

4）医疗（健康）储蓄账户计划间接提高了美国的社会储蓄水平。部分研究支持了这一观点，IRS检验医疗储蓄账户发现，账户资金使用率不高，有大量资金沉淀，间接提高了美国储蓄率水平。Fronstin则在分析和审视120万健康储蓄账户余额时，发现健康储蓄账户带来了资金储蓄的快速增长有利于提高美国的储蓄水平。

5）医疗（健康）储蓄账户计划可以提高医疗资源的利用和配置效率。部分学者分别从理论和实践研究中证明了这一观点。如Scheffler等提出个人对医院的自由选择，可以提高医疗资源配置效率；Masri、Oetjen、Campbell则通过分析对比现有多款消费者导向医疗保障计划，发现健康储蓄账户计划改善了医疗资源使用效率。

（2）对医疗储蓄（健康）账户计划绩效的质疑

1）对已有支持医疗（健康）储蓄账户计划正面效果研究法的质疑。一是现有研究医疗储蓄账户与医疗费用关系的研究并未区分医疗储蓄账户计划参加人群的年龄及其疾病风险结构，因此简单对比医疗储蓄账户计划和传统医保计划的支出不科学，相应的减少医疗费用支出结论的可信度也较低；二是相应研究并未考虑政府及相应各方对医疗储蓄账户计划的投入以及为此所支付的费用，因此难以简单得出医疗储蓄账户对医疗总费用存在控制效果；三是现有支持美国医疗储蓄账户的研究多是在严格的假设条件下进行的，数据模拟这些严格的假设并不适应现实情况。

2）医疗（健康）储蓄账户计划的自愿参加特性引致的个体风险选择问题。这种风险选择导致大量健康、低风险人群选择参加医疗（健康）储蓄账户计划，而高风险、低收入人群聚集在传统医疗保险计划和政府托底的安全网计划中，进而导致传统医疗保险计划保费上升，政府财政支出份额快速增加，严重影响到传统医疗保险计划乃至整个医疗保障体系的可持续性，甚至导致其解体。

3）医疗（健康）储蓄账户计划的一些制度设计的既定目标难以实现。一是医疗储蓄账户难以有效控制总医疗费用支出，即使在不考虑健康账户各项相关费用的最佳状态下，医疗健康储蓄账户对医疗费用的控制效果也是中性的；若考虑其他因素，则实际上难以有效控制总医疗费用支出，甚至导致政府的税收减少，而对卫生方面的投入增加。二是医疗储蓄账户对解决无保障人群医疗保障问题的效果也呈中性，在部分情况下甚至会增大无保障人群的数量。三是医疗（健康）储蓄账户虽可以降低管理成本，但在医学信息极度不对称的情况下，个人自主选择医院使个人可能遭遇更高的交易成本，可能在实质上增加总的医疗费用支出。

4）医疗（健康）储蓄账户的运行也带来了一些新问题。一是项目的运行加剧了社会不公平。研究发现，高收入、低风险、高学历人群从制度中获益较低收入、高风险、低学历人群更多，是一项逆向转移支付机制，加剧了社会不公平。二是医疗健康储蓄账户在消减个人或家庭不必要医疗服务消费的同时，也消减了必要医疗服务消费特别是预防保健服务消费。

5）部分学者对医疗储蓄账户计划是否是一个医疗保障制度表示质疑，认为更多的是一种避税用的金融工具，而不是一种医疗保障措施。同时还有人发现医疗（健康）储蓄账户会减少保险公司收入，影响私营医疗保险市场的发展，淡化了个体的保险意识。

（二）南非的医疗储蓄账户计划

南非的医疗储蓄账户计划建立于 1994 年，是医保项目（Medical Schemes）的重要组成部分。医保项目计划由私营医疗保险公司提供是一种基于大数法则的传统医疗保险产品。按照 2000 年生效的新医保项目法（Medical Schemes Act）规定，医疗储蓄账户是医保项目计划的重要组成成分。按照典型的医保项目计划，其医疗服务供给分为日常诊疗服务和大病诊疗服务两种。其中，大病诊疗服务部分又分为最低福利包（Prescribed Minimum Benefits，PMBS）和之上部分，最低福利包服务享有无起付线、无自付且无补偿上限，包括所有的急诊服务、270 种医学状态和 28 种慢性疾病状态。对于之上的大病费用则有起付线、自付费用和最高待遇支付上限的要求。对于日常医疗服务则分为年固定待遇、医疗储蓄账户支付、自付和传统保险计划支付 4 个层次，其中年固定待遇和传统保险计划支付待遇为有起付线、自付费用和最高待遇上限限制。医疗储蓄项目的用途就是用于支付各种共付机制带来的自付费用。南非医疗储蓄账户的供款及利息都免税，因此更多地被视为一种避税手段。自 2000 年起，为防止个人过多利用该计划避税，南非政府立法规定医疗储蓄账户项目的年供款不得超过相应医保项目计划保费的 25%，同时，对医疗储蓄账户的支付范围限定在支付个人自付部分和医保项目计划不予覆盖的医疗服务费用。

（三）新加坡的医疗储蓄账户计划

新加坡的医疗卫生在国际上处于较高水平，新加坡政府创造性的建立了储蓄型医疗保险制度，取得了较好的效果。新加坡医疗保障体系具有以"个人负责"作为制度设计总理念、精细化管理、体现公平正义理念、具有服务型社会治理内涵、进行积极调节、具有激励约束机制的特点。

1. 新加坡保健储蓄计划的成因和医疗制度完善进程　1984 年之前，新加坡的医疗保障制度主要是承袭英国殖民地时代的旧制：基本免费医院护理和有补贴的诊所服务，1971—1981 年，新加坡医疗费用从 0.59 亿新元提高到 2.57 亿新元，在 10 年期间上涨了 4 倍，住院率从 1971 年 7.6% 增长至 1980 年 11%。

在经历了 70 年代医疗卫生费用的急剧增长之后，新加坡政府意识到必须对过去福利型医疗保健制度进行改革，李光耀总理提出提供免费医疗服务的理想和人类的实际行为是互相抵触的，在新加坡肯定如此提供良好的保健服务，但是同时要求人们负担一些费用，以确保它不致被滥用又能控制成本。1981 年，卫生部长宣布像英国国民保健署及其他福利国家所实施的由生到死照顾周全的医疗制度，并不适用于新加坡。

新加坡及时调整了国家医疗保健的指导思想，由过去国家大包大揽，转变为强调以个人责任为基础，政府分担部分费用来保证基本医疗服务。1983 年 2 月，新加坡卫生部发布国家健康计划蓝皮书（The National Health Plan- A Blue Paper），在该报告中提出，随着经济增长放缓和人口老龄化，而民众对医疗服务的需求还会增长，因此必须未雨绸缪，进行医疗改革。国家健康计划的目标是通过主动的疾病预防和健康生活方式的宣导，保证全民健康、积极和富有劳动能力的状态。蓝皮书提出两项重大改变：第一项政策是建立强制性医疗计划 - 保健储蓄计划（Medisave），把医疗保障的财政负担由政府转移到个人和雇主；第二项是将政府医院改为企业化运作的医院，1984 年 4 月，保健储蓄计划开始实施。

1990 年 7 月，为了应付严重疾病的大额医疗费用，新加坡推出具有社会医疗保险性质的健保双全计划（Medishield）1994 年 7 月，针对部分民众较高的医疗保障需求，推出了增值健保双全计划（Medishield Plus）。

1993 年 4 月，为了解决低收入弱势群体的医疗需求，新加坡政府设立保健基金（Medifund）2007 年 11 月，为更有针对性对 65 岁及以上的新加坡居民提供医疗援助，政府设立了乐龄保健基金（Medifund Silver）。2013 年 3 月起，专为 18 岁以下人群设立一个少儿保健基金（Medifund Junior），以帮助有需要的家庭减轻孩子医药费负担。

2002 年 6 月，为适应老龄化社会的发展趋势，满足老年护理保障基本需求，新加坡推出乐龄健保计划（Elder Shield），乐龄是新加坡对老年人的尊称。

2007 年 9 月，为满足居民更高程度的护理保障需求，推出了乐龄健保补充计划（Elder Shield Supplements）。同年 11 月，设立乐龄保健基金。

2014 年 2 月，新加坡政府拨款 80 亿设立建国一代基金，并推出建国一代援助方案，以感谢年长者为新加坡早期建设所做的贡献。所谓"建国一代"是指 1950 年以前出生、1987 年之前成为公民、在本地生活或工作的第一代新加坡人，预计有 45 万人。他们将终身获得如下额外医疗援助：①以低于现行健保双全的保费参加福利更多的终身健保双全计划，主要用于支付住院医疗费用。②政府将透过社保援助计划，为那些到综合诊所、专科门诊以及家庭诊所接受治疗的建国一代提供更多津贴。③政府每年将填补建国一代的保健储蓄账户。

目前，新加坡已建立保健储蓄计划、健保双全计划和保健基金的 3M 计划，并辅以增值健保双全计划/乐龄健保计划/乐龄健保补充计划为补充的医疗保障体系网，从不同层次规划和分担每个人医疗开支，保证公平性和可及性。

表 5-2-2 新加坡医疗保障制度构成

开始时间	主要内容
1984 年 4 月	推出保健储蓄计划
1990 年 7 月	推出健保双全计划
1993 年 4 月	设立保健基金
1994 年 7 月	推出增值健保双全计划
2002 年 6 月	推出乐龄健保计划
2007 年 9 月	推出乐龄健保补充计划
2007 年 11 月	设立乐龄保健基金
2013 年 3 月	设立少儿保健基金
2014 年 2 月	设立建国基金

2. 新加坡的保健储蓄计划概述 保健储蓄计划是一种由国家强制实施的社会契约储存制度，要求每个有收入的国民在年轻时就要为其终生医疗需求储蓄资金，疾病风险在个人生命周期不同阶段之间分散，从而避免医疗费用的代际转移。保健储蓄计划刚推出时只包括雇员，1992 年自雇人员也获准加入计划。

（1）账户缴费率：新加坡中央公积金缴费一部分来自雇员，一部分来自雇主缴费，按照不同比例计入个人普通账户（Ordinary Account）、保健储蓄账户（Medisave Account）和特别账户（Special Account）账户，其中普通账户用于购买组屋支付获准情况下的投资保险和教育支出等；保健储蓄账户用于支付本人或亲属的获准情况下的医疗支出；特别账户用于养老和特殊情况下的应急支出。

保健储蓄账户刚推出时，计入保健储蓄账户的比例为 6%，从 1992 年起，考虑到不同年龄需要医疗费用的情况差别较大，开始采取差别性的计入比例，之后逐年调整，但随着医疗费用的上涨，计入比例整体呈现上升态势。

2012 年 9 月 1 日至 2013 年 12 月 31 日，所有受雇的新加坡公民和永久居民（从成为永久居民的第 3 年起），月收入超过 1500 新元，每月需将工资的 7%～9.5% 存入个人保健储蓄账户，同时设置了收入上限（2013 年为年收入 30600 新元），收入高于上限的收入无须供款，年薪超过 6000 新元的自雇人士根据上一年的净销售收入缴纳一定的比例。

表 5-2-3 2012 年 9 月至 2013 年 12 月缴费率及存入账户

雇员年龄（岁）	缴费率（%）			存入账户（%）		
	雇主	雇员	总计	普通账户	特殊账户	保健储蓄账户
35 岁及以下	16	20	36	23	6	7
36～45 岁	16	20	36	21	7	8
46～50 岁	16	20	36	19	8	9
51～55 岁	14	18.5	32.5	13.5	9.5	9.5
56～60 岁	10.5	13	23.5	12	2	9.5
61～65 岁	7	7.5	14.5	3.5	1.5	9.5
65 岁以上	6.5	5	11.5	1	1	9.5

资料来源：新加坡中央公积金局。

（2）账户供款上限和最低限额：为避免保健储蓄计划滚存的金额过多，以致公积金成员过度使用医疗服务，新加坡政府 1986 年起开始规定供款上限（Medisave Contribution Ceiling），当年为 15000 新元，以后每年提高，2013 年 7 月起上限为 45500 新元，对于 55 岁以下人员，超过上限的金额将转入特别账户，对于 55 岁以上的人员转入退休账户。

为确保公积金会员在年老时有足够的保健储蓄金额来应付所需的医疗费用，新加坡政府对于 55 岁以上的人员，设置了最低限额（Medisave Minimum Sum），1984 年为 5000 新元，以后逐年增加，2013 年要求不低于 40500 新元。所有者去世后，账户余额以遗产的方式给继承人，不缴纳遗产税。

（3）保障范围：保健储蓄计划可用于支付患者的住院治疗费用以及部分门诊费用。新加坡政府设定了在各种情况下的可使用限额，这些限额一般够支付重组医院（Restructured Hospitals）的 B2 病房（每间病房设有 6 张病床，无空调，政府根据公民收入最高补贴 65% 的医疗费用）与 C 级病房（每间病房设 8 ~ 10 张病床，无空调，最高补贴 80% 的医疗费用）的所用开支。至于 A 级（每间病房设 1 ~ 2 张病床，有空调，政府不补贴）和 B1 级病房（每间病房设 3 ~ 4 张病床，有空调，最高补贴 20% 的医疗费用）的住院费用，病人须以现金支付超出保健储蓄的差额。不同等级病房只是住院环境不同，服务由同样的医生和护理人员提供，保健储蓄计划只提供住院 8 个小时以上的住院费用（除非病人被确认为日间手术）。

（4）雇主发起的额外储蓄基金供给计划：新加坡政府通过税收优惠鼓励雇主向新加坡公民和永久公民的雇员提供额外储蓄基金供给计划（Additional Medisave Contribution Scheme），享受每年最高 2% 工资总额的税收减免，每人每年最高限额 1500 新元，自雇人士不享受该计划。缴费额单独计算，不受保健储蓄计划供款上限的限制。缴费超过此额度的金额将退还给雇主且不享受利息。享受额外储蓄基金供给计划的雇员及金额由雇主决定。

雇主可使用额外储蓄基金供给计划购买可转移医疗保险计划（Portable Medical Benefits Scheme），也可将其划入雇员的保健储蓄账户。可转移医疗保险计划是一个雇主发起的团体医疗计划，享受该项福利的雇员范围（不少于 50%）由雇主确定，保障至雇员正常退休年龄（目前为 62 岁）。参加该计划的雇员可以获得无论任何原因离职后长达 12 个月的住院医疗保护，12 个月内，雇员找到新的同样提供可转移医疗保险计划的雇主，视同连续参保。

表 5-2-4　保健储蓄计划保障项目及限额

保障项目	索赔限额
住院治疗	
每日病房及治疗费用	
内科/外科住院费	每日限额 450 新元
经批准的日间外科手术费	每日限额 300 新元
精神病治疗	每日限额 150 新元，每年限额 5000 新元
入住经批准的社区医院	每日限额 250 新元，每年限额 5000 新元
入住经批准的安护中心	每日限额 160 新元
家庭缓解治疗	终身限额 1500 新元
日间康复中心	每日限额 20 新元，每年限额 1500 新元
分娩费用	顺产最多住院以 3 天为限，最高限额为 2550 新元；剖宫产最多住院以 4 天为限，最高限额为 4400 新元

保障项目	索赔限额
门诊治疗	
批准的预防接种	每个账户每年限额 400 新元
批准的慢性病	病人需事先支付 30 新元和余额的 15%，保健储蓄计划用于赔付剩余金额，每年限额 400 新元
治疗癌症病人 MRT、CI 扫描和其他诊断费用	每年限额 600 新元
辅助受孕疗程	第一、二、三治疗周期限额分别为 6000 新元、5000 新元和 40000 新元
肾透析治疗	每月限额 450 新元
放疗	
外部治疗	每次治疗限额 80 新元
需要外部放疗的近距离放射治疗	每次治疗限额 300 新元
无需外部放疗的近距离放射治疗	每次治疗限额 360 新元
浅表性 X 射线	每次治疗限额 30 新元
立体定向放疗	每次治疗限额 2800 新元
化疗（包括镇痛药物和抑制治疗）	7 天治疗周期限额 300 新元，21/28 天治疗周期限额 1200 新元
抗逆转录病毒治疗的艾滋病患者	每月限额 550 新元
地中海贫血症治疗	每月限额为 350 新元
高压氧治疗	每次治疗限额 100 新元
门诊静脉注射抗生素治疗	每周限额 600 新元，每年限额 2400 新元
长期氧气治疗和婴儿连续气道正压通气治疗	每月限额 75 新元
抑制药物（如环孢素）	每月限额 300 新元

资料来源：新加坡卫生部

（四）我国城镇职工医保个人账户和新加坡保健储蓄计划的比较

我国和新加坡在建立个人账户时面临的抑制医疗费用过快增长、强化个人医疗责任等制度背景、强制性要求、设置供款收入上限、供款基金享受税收优惠、基金只能用于医疗支出等方面基本相同，但由于以下几个方面的差异，使制度实施效果差别较大：

1. 账户使用范围和限制　新加坡保健储蓄计划主要用于本人及亲属（包括配偶、子女、父母和祖父母，其中祖父母必须是新加坡公民或者永久居民）的住院以及部分昂贵门诊医疗费用，并可用来缴纳健保双全计划/增值健保双全计划，乐龄健保计划/乐龄健保补充计划等保险费用。保健储蓄计划对于普通门诊和小病医疗费用不予支付，并且设定了各种情况下的使用限额。

我国个人账户主要支付门诊及药店购药费用、住院个人自付费用等，没有设定使用限额，有些地方甚至完全放开不管，"只管建账，不问去向"。少数地方探索参保城镇的家人也可使用个人账户资金支付医疗费用、购买商业保险等。

可以看出，新加坡保健储蓄计划主要是保"大病"，积累功能是其本质，我国的个人账户主要是"保小病"，边积累边消费，个人账户使用范围较宽，基金积累功能不足。

2012 年底，我国城镇职工医保个人账户人均积累金额为 1018 元。而新加坡保健储蓄账户人均积累金额为 19000 新元，这虽然是受两国的工资水平、划入账户比例等因素的影响，但最重要是由于我国个人账户不注意积累导致。

表 5-2-5　近年我国城乡职工医保个人账户的积累情况

年份	2008	2009	2010	2011	2012	2013	2014
参保人数（万人）	19996	21937	23735	25227	26486	27443	
账户余额（亿元）	1142	1394	1734	2165	2697	3323	预计 4000 以上
人均累计金额（元）	571	635	731	858	1018	1211	

资料来源：中华人民共和国人力资源和社会保障部各年度人力资源和社会保障事业发展统计公报

2. 基金保值增值效果　1984 年 4 月至 1986 年 2 月，新加坡保健储蓄账户记账利率为 6.5%，1986 年 3 月至 2001 年 9 月，记账利息在 2.5%～5.78% 之间，2001 年 10 月起，为了更快积累医疗储蓄账户基金，将记账利率提高到 4%。从 2008 年 1 月起，保健储蓄账户记账利率的确定方式是在 10 年期政府债券过去 12 月的平均收益率的基础上加 1%，并规定记账利率不低于 4%。2010 年 1 起，新加坡允许中央公积金所有账户中的第 1 个 6 万新元资金的记账利率额外提高 1%。目前每季度公布一次记账利率，2001 年 10 月至今，医疗储蓄账户实际记账利率为 4%，大部分时期都超过同期居民消费物价上涨幅度，基金保值增值效果较好。我国《国务院关于建立城镇职工基本医疗保险制度的决定》规定，基本医疗保险基金的银行计息办法是：当年筹集的部分，按活期存款利率计息；上年结转的基金本息，按 3 个月期整存整取银行存款利率计息；存入社会保障财政专户的沉淀资金，比照 3 年期零存整取储蓄存款利率计息，并不低于该档次利率水平。从表 5-2-6 可以看出，2008—2013 年，我国个人账户中计息最高的 3 年期零存整取，其平均收益水平（3.3%）也没有"跑赢"同期平均居民消费物价上涨幅度，我国个人账户基金保值增值效果不佳，这也导致参保职工对于个人账户没有积累愿望。

表 5-2-6　近年我国居民消费物价上涨幅度与存款利率

年份	2008	2009	2010	2011	2012	2013	均值
居民消费价格上涨幅度	5.9	-0.7	3.3	5.4	2.6	2.6	3.18
活期存款利率	0.72	0.36	0.36	0.36	0.5	0.35	0.44
3 个月期整存整取利率	3.33	1.71	1.71	2.25	3.1	2.85	2.49
3 年期零存整取利率	3.78	1.98	2.2	2.5	3.3	2.9	2.78

资料来源：居民消费价格指数上涨幅度摘自中华人民共和国国家统计局，存款利率采用每年年初中国人民银行规定的各类存款利率。

3. 对退休人员的医疗保障功能　根据新加坡政府测算，最低限额能保证病人终生利用政府补贴的低等级病房所需的医疗费用。2012 年，新加坡年龄超过 55 岁的公积金会员，60% 的人员保健储蓄账户能达到最低金额要求（2012 年为 38500 新元）。这主要归功于以下原因：一是保健储蓄计划从 1984 年 4 月起启动至今，已有近 20 年的账户积累期；二是记账利息较高，特别是从 2001 年 10 月起，保健储蓄账户记账利率提高至 4%；三是 2010 年 9 月起，雇主增加工资 0.5% 划入保健储蓄账户；四是 2012 年 9 月起，50～60 岁的人增加工资 0.5% 划入保健储蓄账户。

我国对于个人账户没有设置最低金额限制,账户积累效果不佳,个人账户难以满足退休人员终生医疗。

(五) 新加坡、美国、南非、中国医疗储蓄账户计划对比

1. 设立的目的和基本结构类似　四国医疗储蓄账户计划都是在缺乏全面覆盖和有效保障全体国民医疗保障制度背景下建立的。虽然较传统医疗保险计划而言,个人账户可能保障不足,但相对于保障缺乏状况,医疗储蓄账户计划仍是一种帕累托改进。在医疗储蓄账户计划的基本结构方面,四国均采用了医疗储蓄账户项目与传统医疗保险项目相结合的广义统账结合模式,且在制度的演进中,传统医疗保险项目的份额不断增大。这与医疗储蓄账户项目风险自留方式难以有效分散风险有极大关系,必然遭遇保障能力不足的困境,需要相应的传统医疗保险作为补充提高计划的保障能力。

2. 制度目标以改善医疗保障状况,控制医疗费用增长为主　四国医疗储蓄账户计划的建立都以改善医疗保障系统绩效,提高医疗保障水平,强化个人费用意识,控制医疗支出为主要目标。其中,美国计划源自改善无保障人群医疗保障状况的努力,随后其避税功能被布什政府强调,演进为健康储蓄账户计划;南非医疗储蓄账户源自使用个人账户支付费用比个人自付更有效率的认识,但实践中过多强调避税功能,保障功能成为附属;新加坡和中国则将医疗储蓄账户作为医疗保障体制改革的一种政策工具,强调这一工具既能改善参加者医保状况,又不增加政府负担。

3. 医疗储蓄账户项目基本设计相同　四国医疗储蓄账户项目仅在参加原则和服务供给部门方面存在不同,其中美国和南非医疗储蓄账户项目由全体国民自愿参加,私营部门提供相关服务;而中国和新加坡则强制劳动人口参加,由公共部门提供服务。但是基本设计十分相近,如对医疗储蓄账户项目供款及利息都享受免税待遇,支付范围仅限医疗费用支出;账户年供款上限和积累总额进行限定等。

4. 医疗储蓄账户计划中的传统医疗保险项目设计基本相仿　四国医疗储蓄账户计划中传统医疗保险项目都采用强制或近乎强制的方式要求医疗储蓄账户项目参加者必须同时参加特定的传统医疗保险项目。如美国和南非政府给出传统医疗保险项目基本设计相应指标的边界,私营保险人可在边界内自主设计;中国和新加坡的政府部门则直接设计与医疗储蓄账户项目相配合的传统医疗保险计划,强制参保者参加。这些国家计划设计上存在两点不同:一是传统医疗保险项目的提供者不同。如南非、美国所有私营保险部门都可提供,新加坡指定数家提供,我国由政府部门提供;二是中国和新加坡制度对个体年最高待遇予以限定,遵循有限待遇、无限自付原则。而美国则对个体最高自付费用进行限定,遵循有限自付,无限待遇原则。

表 5-2-7　美国、南非、新加坡和中国医疗储蓄账户计划的对比

项目	美国	南非	新加坡	中国
制度建立背景				
制度结构	统账结合	统账结合	统账结合	统账结合
制度目标	保障和减税	保障和减税	保障	保障

续表

项目	美国	南非	新加坡	中国
个人医疗储蓄账户项目				
制度目标	控制费用，减免税收	控制费用，避税	增强个人责任，控制费用	增强个人责任，控制费用
账户计划参加	自愿	自愿	强制	强制
提供主体	私营保险组织	私营保险组织	中央公积金局	社会保障部门
覆盖人群	全体国民可选	全体国民可选	全体劳动者	城镇职工
供款主体	所有人	—	雇主和雇员	雇主和雇员
年供款上限	以财政部规定当年限额为限	与之配合的统筹计划年缴费的25%	按工资的一定比例	按工资的一定比例
账户总额上限	—	—	有最低和最高储蓄余额限制	无
免税部分	供款和利息	供款和利息	供款和利息	供款和利息
支付范围	仅限参加者医疗开支	—	参加者及其家属医疗开支	参保者及其家属各种支出
能否用于其他支出	否	否	否	是，但限于定点医疗机构和药店
对应传统医疗保险项目				
提供主体	私营保险组织	私营保险组织	私营保险组织	社会保险部门
设计	自主设计，自主选择	自主设计，自主选择	公积金局统一设计	政府统一设计
规定	联邦规定起付线和最高自付	—	规定年支付限额和一生索赔额	规定年度最高索赔额

二、中国健康服务的现状与金融支持

（一）中国健康服务现状

在全球的股票行业中与医疗健康产业相关的股票所占的市值就已经超过了10%，特别是在欧美等发达国家，这个比例更大，在部分发达国家甚至经济增长的主要动力就来自于医疗健康产业。在美国、加拿大、日本等国家医疗健康产业增加值在 GDP 中所占的比例均超过 10%，而在我国医疗健康产业增加值所占的比例不足 5%，这个比例不仅远远低于美国、加拿大以及日本等发达国家，甚至落后于部分发展中国家。有相应的研究显示，若医疗健康产业的增加值在 GDP 中所占的比例均超过 15%，则医疗健康产业将会成为刺激国民生产总值增长的巨大动力。在当今中国经济飞速发展的大背景下，我国的医疗健康产业必将迎来巨大的发展。

1. 中国医疗器械行业与制药行业的发展现状 就目前总体的医疗器械行业销售额来说，中国已经成为全球排名第三的市场，在总体的市场规模上中国仅次于美国和日本，在过去 10 年中整个医疗行业的收入平均增速超过了 20%，利润的平均增速则是超过了 40%。从目前国内整体的医疗设备情况来看，总体的医疗装备情况仍然偏低，特别是在基层的医院，连最基本的医疗器械都较为缺乏。对于基层医院来说，这些医院具有"填平补齐"的巨大潜力。基层医院医疗器械的更新换代将会保证我国在未来很长的一段时间内医疗器械销售处于一个快速增长的时期。目前我国制药行业每年的销售收入大约在 7000 亿元左右，利润总额在 600 亿元左右，近几年来每一年的增长速度都较快，平均每年的增幅都超过了 10%，因而制药行业仍然会是未来投资的热点。

2. 中国医疗服务行业的发展现状 从 2003 年开始，我国政府每年都保证对于医疗卫生事业的投资处于一个增长的状态，且每年的增幅都在 20% 以上。在卫生总费用中卫生支出所占的比例目前已经超过 40%，据相应的调查显示，在 2020 年左右我国的医疗健康市场的总体规模将会超过 1 万亿元，预计到 2015 年以后中国的医疗健康市场规模将会超过日本，成为仅次于美国的世界第二大市场。我国目前医疗健康市场在 GDP 中所占的比例仍然不高，大约为 6% 作用，而美国医疗健康市场在 GDP 中所占的比例则在 16% 左右，可以说我国目前的医疗健康市场具有极大的投资增长潜力。

3. 中国医疗健康产业的投资趋势 有国外学者指出，医疗健康产业将会成为继 IT 产业之后的"全球第 5 波财富"，从中国近 10 年的经济发展趋势来看，中国每年的 GDP 增速都保持着高速增长的态势，可以说未来世界的金融中心有往中国转移的可能。在国内医疗健康这个领域有着巨大的商机，对于国内外的投资机构而言，医疗健康领域是他们投资的热点区域之一。虽然我国的医疗健康市场较美国、加拿大以及亚洲的日本等国家开发的较晚，但是因为中国庞大的人口基数以及巨大的消费潜力，特别是在新医改的引领下，医疗健康产业必然将会成为未来投资的热点。

（1）医疗器械以及制药、研发领域的投资趋势：医疗器械目前已经被列入发改委的发展规划指导意见中，这使得在不远的未来，医疗器械行业将会吸引大量投资的进入。目前有相应的统计数据显示，在医疗体系的建设投资中，目前医疗器械所占的比例已经超过了 30%。而目前医疗器械行业的投资热点已经开始逐步向家用医疗器械以及微创相关的医疗器械方向转移。我国制药领域目前的实际情况为，大部分制药厂以生产仿制药物为主，国内缺乏足够的研发能力，国产制药公司能够研发的药物极少，大部分制药公司仍然是长期依赖国外的核心技术。造成上述现象的原因在于我国的制药企业缺少足够的新药研发能力，研发能力的缺乏是因为缺少专业的技术人员以及相应的设备配置。因而在未来对于制药行业的投资必然集中在那些研发能力较强，拥有专利技术较多的公司上。进一步细分，那些在抗肿瘤药物、生物制药等已经在海外上市的公司能够拥有更多地被投资的机会。对于那些特大型的跨国医药公司来说，他们的核心竞争力之一就是在新药的研发上，对于一个医药公司而言，掌握了一个新药就能够掌握未来的市场。随着新药研发在各个公司的不断被重视，与之相关的新药研发的外包也将会成为投资的热点之一。

（2）医疗机构、健康管理服务的投资趋势：在国家大的政策层面上，相应的管理机构已经暗示将不会给口腔、眼科以及医学美容的专业以更大的投资支持，且国家将会逐步吸引并鼓励社会资本来办医院。目前境外相当一部分的风险投资投给我国境内的以口腔、眼科以及医学美容为主的医院。随着我国市场经济的不断深入以及医疗改革的不断推进，对于公立医院改革的进程也在不断加快。在不久的未来，公立医院将展开一系列的改革措施，政府也将进一步改革我国公立医院偏多，不合理的布局，并且将通过不同的方式引入民间资本来办医院，这一措施将会大幅度刺激我医疗机构的民间投资热潮。随着社会压力的不断增大，环境的不断恶化，很多一部分人长期处于一个亚健康的状态，人们也愿意花更多的钱来关注自己的健康。很多人开始选择以体检为开始的健康服务管理，且随着人们健康观念的不断改变，人们愿意花费在健康管理上的费用也会更多，而这些都将更进一步的刺激投资往健康服务管理方面涌入。综合各种因素进行分析可以看出，中国的医疗健康产业正在逐步步入高速发展的阶段，特别是就医疗健康产业其本身而言，这个行业就是关系到国计民生的一个刚性需求的重要行业，且医疗健康行业会在较长的一段时间内一直保持着一个旺盛需求的态势，因而可以预见，在未来的数十年中，医疗健康产业必然是我国的一个投资热点。

（二）中国健康服务的金融支持

新常态下，健康产业应该走什么样的路径能够促进市场发挥更多的正能量，应该做出怎样的战略选择，能够促成企业、市场以及消费者多赢的局面产生，企业家在其中应该扮演怎样的角色？

近些年，疾病的模式出现了多种并存的新特点，慢性非传染性疾病发生率高达80%以上，而健康产业主要就是针对这一人群提供健康指导和服务的。2013年10月，国务院发布《关于健康服务业发展的若干意见》40号文件，明确将健康服务业为提升健康素质，改善民生，提升服务业水平，促进经济转型升级的重要转折点。深处健康产业中的企业应该积极循着国家政策的脉络，寻找新的发展点，做大蛋糕，为产业发展提供正能量，并成为不可或缺的中坚力量。

1. 养老产业将成发展重点之一　根据联合国世界卫生组织关于老龄化社会的定义，当一个国家或地区60岁及以上老年人口占总人口数的10%，或65岁及以上老年人口占人口总数的7%，即意味着这个国家或地区的人口处于老龄化社会。据国家统计局公布的人口普查数据显示：2012年，全国60岁及以上老年人口占总人口的14.3%，2013年占总人口的15%。根据全国人口数量和人口年龄结构变化趋势进行测算显示，2030年我国60岁及以上人口占比将达25%左右，预计到2050年左右，老年人口会达到4.4亿人左右的峰值，约占总人口的三分之一。

中国的老龄化催生相关服务产业的发展已是大势所趋。2013年、2014年，在国家政策鼓励下，老年电商风起云涌，居家养老超市、社区居家养老中心、机构养老中心等也都逐渐形成态势，2015年，这些行业新形态将呈现井喷式发展。许多具有前瞻眼光的企业纷纷从原有的销售模式转型，或寻求整合发展，或谋求股权交易，迈上上市之路。以往产业内企业"抱团取暖"的局面正逐渐过渡到"抱团求发展"。未来，将会淘汰一系列小的不规范的、不符合市场游戏规则的企业，大品牌、大企业集团将会浮出水面。养老保险是社会发展的产物，它的目的是为了保障劳动者在退休以后有可以依靠的经济来源，来保障其退休后的基本生活。由于养老保险制度和每一个劳动者及其家庭的切身利益息息相关，因此养老保险制度的改革对社会的稳定和发展都具有极其重要的影响。

（1）养老保险基金投资运营的必要性：养老保险基金的投资运营使养老保险制度稳定

可持续发展。随着人口老龄化进程的不断加快，我国养老保险制度所面临的压力越来越大。政府、企业、社会都已经感到养老保障方面的压力正在显著加大，而投资收益作为养老保险基金收入的来源之一是整个制度稳定可持续发展的必要保证。在巨大的养老保险基金支付压力下，养老保险基金的投资运营就显得非常必要。

养老保险基金自身性质决定了其只有通过投资运营才能更好地实现制度目标。只有储备充足的养老保险金，才能满足养老保险金的支付需要，养老保险基金只有通过投资运营确保保值增值，才能应对通货膨胀的风险，才能确保在不提高养老保险缴费率的同时，提高待遇水平。

养老保险基金进入资本市场投资运营是一种双赢的选择。由于养老金属于一种劳动补偿的延迟支付，所以养老保险基金在投资工具方面的选择一般集中于一些长期投资回报率较高的资产组合，从而改善资本市场结构、强化资本市场的长期性投资，对于提高资本配置效益有积极影响。

（2）我国养老保险基金投资运营中存在的主要问题："统账结合"下的混合管理——"空账"。我国的基本养老保险实行的是社会统筹与个人账户相结合的模式。原有的现收现付制度向部分积累制转轨时，由于没有妥善解决转制成的问题，而只是先使用个人账户空账，再通过逐步填补的方法，所以其中没有明确历史债务的责任，而是又把社会统筹这种现收现付养老保险计划与个人账户这种部分基金制养老保险计划放在一起。当社会统筹不足时直接动用个人账户基金，使个人账户变成空账。这种制度没有从根本上分开两种基金，而是用借取个人账户基金的方式偿还历史债务，这种借用没有数额方面的规定，也没有借款利息和偿还期限方面的规定，而成为一种直接的占用。

投资渠道单一，资本市场不完善。在基本养老保险基金中的社会统筹部分，规定基金结余额除了预留相当于两个月的支付费用之外，其余资金全部用于购买国债和存入银行专户，严格禁止其他投资。我国对高风险的投资进行了比例限制，但在现实中，股票市场走势是不能预测的，加上我国的各种监管制度不完善，养老基金在证券投资方面的收益难以有所保障。

个人账户基金产权不完整导致投资低效率。按我国目前的制度规定，政府承担着对养老金的运营的责任。个人账户的所有者一方面出于对政府维护个人财产能力的完全信赖，另一方面，在现有制度框架内，个人获取基金经营状况的信息成本很大，这就导致了缴费者个人基本上放弃了关心自己资金的使用情况。正由于这一点，使得政府不具备足够的责任心和强大的增值压力来管理好这比资金，造成基金低效率运行，甚至出现有的地方政府把个人账户基金作为一种廉价的资本来源，用于平衡政府财政预算、补偿政府的债务和行政支出等情况。

2. 互联网思维营造健康服务发展平台　互联网以其开放性、互动性，将信息进行数字化处理，使之易于储存、编辑和发送；医学作为一门古老却又永远年轻的科学，因其严谨、专业，而又不断发展，需要大量的信息。随着以信息技术为代表的"第五次浪潮"，正在以前所未有的速度改变经济、科技等各个社会领域，互联网技术在医学上的应用为医学发展提供了一个新的契机。中国第一次网上医疗求助发生在1995年2月，山东女孩杨晓霞身患怪病到北京求医，这一罕见疑难、尚无治疗把握的病例让会诊医生遇到很大困难，于是通过互联网向国际社会求援，包括美国国家科学基金会，美国国立医学图书馆），美国亚特兰大疾病控制中心等网上多个消息组，消息发出7小时后，便收到来自香港中文大学病理系李川教授的第一封邮件和诊断建议，很快 200 余条信息从世界各地传回北京，病因最终被确诊为一种噬肌肉的病菌。这是国内首次利用互联网进行医疗求助的尝试，不仅为杨晓霞的治疗提供了有意义的线索，也生动而形象地证明了互联网的强大的功能。

如今，互联网已渗透到医学科学的各个领域，人们通过互联网可以了解世界医疗技术的新发展、新动态，可以足不出户的在网上与同行或医学专家交流学术信息，发送和下载最新医学情报，同时患者还可以在网上寻医问药，请专家进行远程会诊，甚至网上订购药品……这些活动都基于种类繁多，形式多样的互联网站。

（1）根据网站建设主体的不同，有关医疗健康的网站包括如下几种：

1）政府网站。由卫生部及各级政府卫生行政部门主办的网站，用于公布国家政策法规，重要通知等权威信息，不以盈利为目的。

2）医学院及医学科研机构网站。医科大学或科研机构用于介绍其概况，发布信息，提供校园网服务的网站，属于教育网通道。

3）医院及卫生事业社会组织网站。各级医院和有关社会机构的网站。提供医院、医疗卫生社会组织的公开信息，部分医院还提供网上预约就诊等服务。

4）商业网站。提供医疗保健信息的商业性网站，属盈利性网站，此类网站数量众多，竞争激烈，其中只提供医疗保健信息的独立网站，还有一些综合性网站的健康频道，这些网站通常比非盈利性网站信息量大，更新速度快。

5）个人网站。医疗工作者或非专业人员建立的有关医疗健康的网站，它们大都是由专业的医生制作，包含的内容也限于专业的领域，如眼科、皮肤科等。这些网站往往拥有专业的医学编辑或网站管理、营销人员，提供医学情报，医疗健康信息等有偿服务，或者以丰富的内容吸引网民浏览，形成有效的广告机会，并开展企业对企业和企业对顾客的业务。

（2）国外医疗健康网站概况：根据世界卫生组织研究报告，人类三分之一的疾病通过预防保健是可以避免的；三分之一的疾病通过早期发现是可以得到有效控制的；三分之一的疾病通过有效的信息沟通是可以提高其治疗效果的。由此，可以看到医学健康市场的几大领域：健康信息服务、个人健康管理服务、医药电子商务、健康社区等。以目前医学健康市场最发达的美国为例，国外健康网站大致分为四类：第一类是健康信息类，简而言之，就是提供和医学健康概念有关的一切资讯和相关知识。这又细分为综合型和专业型两种，综合型主要是健康门户网站，为广大消费者、医务人员、卫生健康专家、企业雇主提供健康信息，并且发布美国的健康报告，盈利模式主要靠网站流量和大量的广告；专业型的则是专门面向医学专业人士，提供他们与专业有关的学习、进修、培训的信息，通常都有集合了大量专业医护人员的交流论坛，大部分访客都是低年资的准医师或住院医师。赢利模式主要是销售广告位给专业企业或电子商务、收费会员服务等。第二类是电子商务类，是企业与企业之间通过互联网进行产品、服务及信息的交换，这里主要指药品批商等之间的交易；即表示商业机构对消费者的电子商务，一般以零售业为主，也就是针对个人，包括药品销售、健康保险和健康管理等等。

第三类是在线医疗类，其中包括电子病例和医疗搜索两类。电子病历旨在存储和管理用户健康信息，帮助建立属于用户自己的在线医疗档案，从医生和药房下载医疗档案，获得个性化的医疗指南和相关新闻，查询资质医生和接入快捷服务，与家人或看护人分享医疗信息等；而医疗搜索能根据用户的病例来优化搜索结果，提供更加具有针对性的医药搜索结果。这些结果不仅包括药品，还包括症状的具体描述、可能的治疗方法、具有资质的医生或者诊所、相关的费用等等。第四类是健康社区类，也就是为患者和医生提供一个交流的平台。患者也可以与医生进行进一步交流，患者之间也可以通过这样一个"同病相怜"的社区，得到心理和精神的共鸣。网站还会围绕患者提供特定信息，比如提示他们什么时候可以去体检，天气热了要注意什么，冬天到了要注意什么等等，这种精确的服务对他们是比较重要的。厂商和医疗机构也需要这些信息，以方便他们有针对性地投放广告。

（3）我国医疗健康网站发展现状：正当谷歌、微软纷纷推出线上健康医疗业务，互联网大鳄和软件巨人在数字医疗服务领域正式交锋时，中国的健康网站也遍地开花。据权威的数据统计，目前我国有相关医药健康类专业网站（其中包括综合网站中的健康频道2000家左右。由于中国国情和医疗体制不同于美国，简单的模仿势必不能成功，真正闯出旗号的更是寥寥无几。经过近几年的不断发展，一些知名的中文医疗健康网站逐渐浮出水面，也获得了风险投资，他们在研究国外健康网站成功经验的同时，试图找到属于自己的盈利模式。根据不同的对象、内容、服务和盈利模式，目前我国医疗健康网站大致可分为以下几个方面：

1）医学信息类：定位于医院和医生、建立在大型医学、药学信息数据库基础上的医学网站。此类网站主要为医护人员和医药从业人员提供查询专业信息、学术动态、文献检索，学术交流，继续教育，为医院提供技术服务等相关内容，其中具代表性的有好医生、37℃医学网，丁香园，首席医学网等。此类网站的特点是内容专业，涵盖医学、药学、护理、生命科学等多个领域，并提供文献检索、投稿功能，以其学术性吸引临床医护人员、医学科研人员、医务管理者、医学院校生，同时也向大众提供各类疾病的预防、调理和康复的指导，部分网站还提供专业书籍，医院挂号，信息化产品销售等增值服务。

2）健康门户类：面向患者和普通人群，提供健康保健知识的大型卫生健康类网站。这些网站有充沛的资金和人力，拥有门类较齐全的医学及健康资料，内容丰富，服务项目多样化，拥有医药专业背景支持，以及专业健康数据库和医药健康行业搜索工具，目前比较知名的有三九健康网，寻医问药网等。这种类型的网站大小不一，数量众多，在所有医疗健康网站站中占据了大部分的比例，它们的特点是：内容广泛而通俗，多为常见病、慢性病和多发病，针对患者和网民提供疾病自诊，药品药价查询，健康保健知识，医生和医院服务咨询，同时为医药企业、医院提供网络宣传推广的服务。

3）导医服务类：主要面向患者提供就医参考信息，在线提问，病友交流，预约挂号、部分网站还有医院医生点评，就医全程陪护，接诊和就诊服务。其中较有代表性的有好大夫在线，有问必答网，中国导医网等。此类网站以收集患者对指定医生的提问或点评，提供回答或推荐就医，同时对有需要的患者提供收费的预约挂号和医院内导医服务。特点是医患互动，为病人提供比较可靠的就医指南，同时有效引导更多的目标患者就医，帮助医生提高知名度。

4）电子商务类：主要提供网上药品、保健食品、美容护肤、健康用品的销售、配送服务。根据国家食品药品监督管理局（SFDA）《互联网药品交易服务审批暂行规定》：只有经过审批获得《互联网药品交易服务资格证书》的网站才有资格在互联网上为药品生产企业、药品经营企业、医疗机构及个人提供药品交易服务。目前获得证书的共25家企业，其中包括向个人消费者提供药品的如上海药房网，第三方交易服务平台如药品检索大全，以及与其他企业进行药品交易如九州通医药网等。

中国医疗健康网站商业模式:"爱康国宾"案例研究医疗健康网站概述此类网站的特点是以网上交易为主,针对性强,促进了医药行业相关企业的业务发展。但根据国家有关法规,目前向个人消费者提供药品的网上药店只能销售非处方药,不能销售处方药,也不能使用医保卡,尽管如此网上药品非法销售的情况仍十分严重。

5) 健康管理类:通过网站向包括患者和健康人在内的所有人群提供体检、医疗、家庭医生、慢病管理、健康保险等健康管理服务,同时为保险公司提供第三方的管理服务,为医疗机构提供保险对接服务等。其中,好人生健康网,国康网,爱康国宾都曾经获得风险投资注资,目前分别处于早期、发展期和扩张期,具有一定的代表性。此类网站均有明显的品牌特色,既是企业的官方网站,又提供网上订购健康管理,预约就医服务,也是企业客户解决方案的服务窗口。本文的案例研究对象爱康国宾集团有限公司依托旗下健康医疗服务中心、IT 技术平台和强大的客户服务体系,已成为该类公司中的领先者。

3. 险企在健康服务的金融支持上起到榜样作用

(1) 险企的自营健康服务业务:随着老龄化发展,养老和健康产业给险资提供了巨大的商机。上市险企纷纷圈地建立养老社区、健康管理中心,国寿、平安、新华都已纷纷动手。未来,购买保险产品符合一定条件,将可直接入住险企的高端养老社区,社区内将有健康管理、健康护理、医疗等一条龙服务。例如,新华保险已在北京延庆养老家园建各类自理型高端养老公寓约 400 多套,在北京莲花池大厦项目则面对各类需要护理的高端老年人建 205 套公寓。

与此同时,太保主导的"轻资产"模式显得更加新颖。太保已在行业成立首家养老产业投资管理公司,将以开发上海中心城区市场为起点,逐步辐射长三角、珠三角、环渤海地区,五年内将拓展至全国各地的一二线重点城市,借地方政府处置不良资产进行自建,改建旧楼等方式拿地。该公司首个养老项目圈定对旧物业进行改建,并预计 2018 年之前启动 20 余个项目,投资规模为三四十亿元。在行业内也属于大规模的健康投资了。

养老产业与健康管理相伴而生,尤其保险业新"国十条"实施以及关于健康险发展的新规出台,为险资进入健康领域不断开闸。险企除了提供健康保险外,正在延伸到健康体检、健康促进、亚健康评估、调理等多元化服务发展。例如,新华保险通过加大健康管理服务增强自身的业务竞争优势,新华保险已在 12 个城市投资建立健康管理中心,"养老社区"绝不是卖房子,而是把健康服务配套也建立起来,同时启动健康产业,为养老社区配套提供医疗、康复、看护等服务。

由于投资渠道放开,险企投资推陈出新,不断将存款、债券、权益投资转向实业、股权、债券计划等,而欲从互联网中发现投资商机则是下一个逐利点。但目前险企借助互联网还停留在业务层面、服务层面,将营销和服务嫁接于互联网,进一步提高了效率。险企资金投向互联网产业以追求未来的成长点和高收益铺路。

目前,险企的股权投资正在向互联网服务企业渗透。例如,平安保险除了拥有自己的健康险公司外,目前旗下还建立了平安健康互联网公司。平安还大手笔投资国内领先的 P2P 汽车共享租车平台宝驾租车,并投近亿元入股凯立德,以期从车联网上分得一杯羹。目前,平安在互联网方面的投资有陆金所、万里通、网上车市、网上房市、第三方支付等。保险公司正在从利用保证保险到资本直接投资来化解中小微企业的融资难题，搭建起立体式融资通道。2014 年最后一天，保监会批准保险资金设立私募基金支持中小微企业发展。

（2）险企的非自营健康服务业务：保险资金发起设立专项基金投资中小微企业，是保险业贯彻落实国务院部署，缓解融资难、融资贵问题的又一实践探索，有利于提升保险资金投资小微企业的主动性和针对性，进一步增强保险资金服务实体经济的能力。在此之前，险企主要通过保险产品间接化解小微企业的融资难题，如提供贷款履约保证、增进贸易信用、保单质押直接贷款、创新产品服务便利投保理赔等。

为了支持中小微企业融资，保险监管层曾在去年底密集出台支持新政。2014 年 12 月15 日，保监会还下发《关于保险资金投资创业投资基金有关事项的通知》，允许保险资金投资创业投资基金。据估算，此举可为小微企业间接提供近 2000 亿元的增量资金。至此，险资通过资本运作形式可参与小微企业经营的全流程中。

除此之外，保险机构还根据小微企业的行业风险特点，创新开发了许多特色化的保险产品。

如单用途商业预付卡履约保证保险，专门针对淘宝网等小微商户的互联网保险，针对城乡个体工商户的小额贷款保证保险等，不同程度地缓解小微企业的融资难题。

（三）总结——金融工具助力国内健康服务

实现中国梦，首先要幸福。要幸福首先要保证有好身体和安全的食品，有洁净的空气和水，这必然会对健康产业的投资提出更高的要求。近年来我国的慢性病增长很快，再加上人们生活方式的改变，使得人们对于健康的消费升级也提出了更高的要求。当前的医疗改革刻不容缓。如果不解决目前国有垄断医疗市场多层次化的格局，不解决灰色交易的问题，就难以保证医疗行业的投资价值。另外，创业者在这种环境中一定要坚持和坚守。只有长期坚守，放弃暴利心态，才能迎来真正的春天。

2015 年起的中国市场，让互联网金融、大资本充分进入健康服务行业，充分发挥出市场化的力量，让中国大金融行业快速发展的同时，带动健康服务行业再上一个崭新的台阶！

第三节　保险与个性化健康医疗管理服务

在许多工业化国家中健康保险的金融基础正变得越来越不稳定。健康部门的技术进步意味着疾病能够比 100 多年前更为成功地被发现和被治愈。这对于每一个身患重病的人来说是一种解脱，也给了我们一种确定性那就是当我们生病的时候应当得到治疗并治愈。但是，新的治疗手段和对生活期待的提高也导致了投保中的高额成本。结果，公共和私人的投保者需要寻找一些措施来限制在健康开支上的提高。

在考察公共健康保险时，我们经常发现不同的国家在各自的体系中附有不同的金融选择的权重。有一些通过捐赠为其健康体系来提供金融支持，而有一些则通过一般的税收收入。持续的健康医疗成本已经导致在不同的国家中进行大量的改革，许多则将要进行类似的改革。在健康医疗上的金融支持的变化经常包括了这些改革。这也许对于收入的公平性有着重要的含义，因为这样的一些改革常常会引起在不同健康风险和收入群体间的再分配效应。改革确实也许会在获得健康服务的公平性上或者在健康医疗服务的使用上产生影响。然而，关注健康医疗金融支持上的方式变化，对于这两种公平性的影响是间接的，而它们将直接与收入的公平性直接相关。因为这个原因，为了评估健康医疗改革和将来对收入公平性方面提出建议，有必要弄清楚再分配的金融选择的含义。

自古以来，耶路撒冷一直以来者吸引着来自全世界的旅游参观者们。19 世纪，在以色列大地上疾病泛滥，成为土耳其一个被忽略的角落。于是，一些欧洲组织建立了大量的诊所，为犹太人和基督教社区提供健康服务，甚至为那些无力支付医疗费用的人们提供免费医疗服务。目前以色列建立的健康体系，是在 1918—1948 年英国人托管时期由犹太人社区所建立的。因此，当 1948 年以色列建国时，就已经有了一个发展较好的医疗基础设施了。健康保险和医疗服务由四个贸易联合会和政党运行的"疾病基金"所提供。医院属于这个"疾病基金"、政府和一些国际犹太人慈善组织。这个基金由政府补充资金，是为了保障福利接受者、新移民和退伍军人。结果全国人口的 96% 都得到了保险。经过了漫长的政治辩论后，于 1995 年颁布了国民健康保险法案。该法案为以色列的所有居民提供了标准化的一揽子医疗服务项目。医疗服务由这同样的四个疾病基金提供，不管年龄或者健康状况。资金主要由政府提供，来自于每个月通过国家保险机构收取收入 4.8% 的健康保险税。而且基金会根据受保险人数加权的平均数目再度资助，一般以年龄加以计算得出。

以色列得益于单位资本上的相对多数量的医生，这些医生或者被疾病基金或者由属于政府或者慈善组织的医院所雇佣。高级医生允许在晚上或者周末开展业务，也经常对于怎样最好地利用免费公共服务予以咨询。关于私人服务的规则并不完全清晰，其中的一些属于所谓的"黑色经济"。

疾病基金也为其成员提供补充的健康保险。尽管这些保险项目，有 40% 的人口参与，部分地也包括了一些高级医生的咨询服务，但不包含可以选择在公立医院的手术。补充的健康保险政策由 8 个商业保险公司销售，并分保给私人医生，以充分地补偿因病人选择医生执行手术所产生的成本。这样的保险政策被 12% 的以色列家庭所接受。

实证研究显示，在许多国家工作的状态、健康保险和健康医疗的运用之间存在着联系。在美国，关于自我雇佣和工资收入者在健康保险覆盖人群和医疗服务使用方面引起了人们的高度关注。美国的工资收入者可以在健康保险的成本上因雇主参与而获益，但自我雇佣者的成本会更高。结果他们的覆盖率较低而得到的医疗服务也更少。人们自然会期待通过国家健康保险来消除自我雇佣者和工资收入者间的这种差异。而且，据估计在英国对于私人医疗保险的需求，同样也发现在群体间的一个差异：自我雇佣者比工资收入者在国家健康体系展望中更少受到限制。在德国，有 99.9% 的人口覆盖了健康保险，但自我雇佣者比工资收入者更少去看医生，其解释是看医生的影子价格上有差异，因为自我雇佣者看医生的时间会有收入上的损失，而这个损失是得不到赔偿的。在以色列也同样，自我雇佣者比工资收入者因疾病放弃工作会导致更多的收入上的损失，工资收入者通常在劳动合同上会注明劳动者可以因自己或家人生病而可以请病假。报告的病假天数和雇主以及因病离开工作引起的收入损失上存在着明显的联系。

随着我国城镇居民生活水平提高，民众对健康问题愈来愈重视。作为公共卫生的补充，个性化健康医疗管理服务展示其魅力，吸引需求者和相关参与者。参与个性化健康医疗管理服务对于保险机构具有非常的重要意义，两者具有双赢的相互促进的关系。

一、健　康　保　险

商业健康保险（Commercial Health Insurance）简称健康保险。关于商业健康保险的定义，欧洲最大的商业健康保险公司，即德国健康保险股份公司（DKV Deutsche Krankenversicherung AG）将其定义为："补偿因疾病和意外事故而导致的经济损失的险种"，它被分成为医疗费用保险、住院日额津贴保险和收入损失补偿保险（失能保险）三种类型。结合我国实际，将健康保险定义为：当被保险人因为意外伤害事故和疾病所遭受身体健康上的伤害以及收入上的损失时，由保险人对因此产生的医疗需求、护理费用和收入损失进行经济补偿的保险。

（一）商业健康保险的特征

1. 方式上具有补偿性　商业健康保险保险金的支付是为了补偿被保险人因遭受疾病与意外伤害所造成的医疗费用支出及收入损失。在这点上它与财产保险有相似之处，它们同属于补偿型保险，相对来说人寿保险属于给付型保险。因此，商业健康保险在费率的计算依据和责任准备金提取都与财产保险相类似，并且保险的最终赔偿额与被保险人的实际经济损失相关。

2. 风险上具有复杂性　由于商业健康保险的承保对象特殊，它是以人的身体为保险标的，在该市场中道德风险和逆向选择比较突出，由于承保风险的决定因素不易掌握导致其不确定性很大，所以对于风险的评估与控制都要较其他险种要复杂，需要相关医学专家和医疗机构的合作。同时，因商业健康保险在经营过程中涉及到的主体多，包括了保险公司、被保险人以及医疗健康机构，所以整个保险过程中所要承担和进行控制的风险要比其他类型的保险要多，所以商业健康保险的风险更为复杂。

3. 合同上具有条款特殊性　为了加强商业健康保险的风险控制工作，所以在其合同中有专门设计一些条款来对这些由信息不对称所产生的问题进行一定的防范。其中包括：

（1）体检条款：为了保证被保险人提出的索赔有效，保险公司会为其安排指定的医疗机构进行身体检查，以便对是否索赔及索赔金额做出决定。

（2）观察期条款：为了尽可能降低保险中的逆向选择，健康保险合同会专门设计一个观察期，如果在该期间内被保险人发病即属于违反了保险的最大诚信原则，保险公司可以选择拒保或增加保险费承保。

（3）等待期条款：被保险人患病后不会马上得到赔偿，需等待一段时间。这一条款的设计主要为减少被保险人的道德风险，减少其小病索赔和自伤索赔的情况，同时也为保险公司提供时间对索赔的合理性进行调查。

（4）免赔额条款：保险公司对超过免赔额的医疗费用负责赔偿，但对免赔额以下的费用不负责赔偿。该条款避免了保险公司的频繁的小额赔款，也促使被保险人更注重自身健康。

（5）比例赔偿条款：保险公司对超过免赔额的医疗费用采取一定比例的赔偿，被保险人有一定的自负额约束。

（6）限额赔偿条款：保险合同中规定了单项医疗费用保险公司所负担的最高赔偿限减少因医疗费用相差悬殊造成的一部分被保险人利益的损害。

（二）个性化健康医疗管理服务与商业健康保险专业化经营

对于个性化健康医疗管理服务，保险公司可以通过对健康保险的专业化经营来实现深度介入，并实现自身的发展。商业健康保险专业化经营，是相对健康险兼业经营而言的，是指健康保险业在专属经营和监管的环境下，创新健康保险管理技术、延长健康保险产业链、加强与医疗机构的合作，并积极参与政府医疗保障项目，为消费者提供综合质优的健康管理服务的保险。

具体来说，健康保险公司以商业健康保险为业务核心，以为民众提供多层次、多样化的医疗保障和健康管理服务为目标，建立起一整套专业的集精算定价、产品设计、风险管理、营销展业、核保理赔和客户管理于一体的健康保险管理体制的经营过程。即这一专业化过程要围绕经营理念和管理制度的专业化展开，建立起集产品开发、风险控制、经营服务于一体的体系，并配以专业化的技术标准、考评核算要求以及人员培训标准，在符合健康保险自身规律的基础上，促进整个健康保险行业发展繁荣。

（三）国外商业健康保险专业化经营的经验及其对我国的启示

1. 与医疗健康机构密切结合，有利于控制道德风险和增强自身竞争力。从德国和美国的健康保险经营上可以看出，专业化的保险公司与医疗保健机构都有着密切的联系。在德国最大的商业健康保险公司 DKV 旗下，不仅在每个服务领域都有着自己专业负责分公司，并且每一家分公司都有与医疗机构合作，甚至会投资建设自己的医疗机构（门诊、医院和护理机构），以完成整个保险保障。美国的运作模式更为有效，健康管理组织 HMO 采用的"管理式医疗"全面取代了传统的"买单式医疗"。这种商业健康保险公司与医疗健康机构的合作方式，一方面从根源上控制了医疗费用的增长，因为当两者归属于同一利益集团的时候也就拥有了共同的利益目标，从而信息也可以在整个集团内部变得更加透明，一定程度上减轻了道德风险带来的损失；另一方面，这种模式提高了整个医疗健康服务的质量，因为商业健康保险公司介入到医疗保健机构的日常运营中，势必会提高后者的经营管理水平，进而督促后者提高整体的服务水平。所以大型的商业健康保险公司往往会与私人医疗机构相合作，减少等待时间增加就诊时间，提供更具技术含量的诊治服务，使全程治疗服务更温馨周到，使被保险人对整个保障过程更加满意的同时建立起自己的品牌，扩大影响能力。

2. 能够提供多样化保险产品，以满足消费者个性化需求。德国及美国的商业健康保险专业化经营有着成熟的理念，以为被保险人提供优质的医疗健康保障为目标，深度经营整个健康保险产业链。在该经营理念的指导下，国外商业健康保险市场的运行要规范且更加有效率。德国和美国的商业健康保险提供主体众多，他们能够根据不同群体的不同需求，设计出被保险人满意度很高的产品。根据不同治疗保健需要，在不同保险公司和医疗健康机构的合作下能提供种类繁多的治疗手段和药品设备；也有根据不同的服务要求分成的全保类、定额类和补充附加类保险，以所缴保费为依据提供相应服务质量的保障；也有根据不同群体需求差异，设计团体和个人保险。

在保险产品多样化的基础上，健康保险公司从保险保障层面提升到健康服务上，为客户选择最适宜的产品组合，进行健康规划，建立属于自己公司的服务体系，使健康保险的消费者尽可能在一家保险公司消费，这就意味着消费者在每一阶段的每一种需求该保险公司都可以满足他，保险公司和医疗健康机构所提供的医疗保障服务形成了以整个产业链，这种专业性的经营能够起到最大的规模效益。

3. 专业监管有利于健康保险的发展。德国对商业健康保险有着非常明确并且严格的法律规定，自十九世纪八十年代以来相继通过了《疾病医疗保险法》、《意外伤害保险法》

和《伤残老年保险法》等一系列法律，二十世纪九十年代后又推出了《疾病保险费用控制法》、《护理保险法》和《法定医疗保险现代化法》，这些法律都对德国医疗保障系统的两大分系统——法定医疗保险和商业健康保险有着严格的界定和约束，使两者之间界限清晰分明的，为商业健康保险的发展和发挥提供了广阔的空间。并且，政府在对商业健康保险的监管方面也有着严格的分工。在德国和美国，商业健康保险独立于人寿保险和财产保险经营，在市场上有着自己的份额，所以政府及行业对健康保险实行专业监管。德国保险业协会 PKV 在对商业健康保险进行监管的过程中也起到了非常大的作用，该协会及美国凯撒保险这样的非营利机构都可以出具专业的保险调查数据，为整个保险业的监管和发展都起到了重要的作用。

（四）我国健康保险现状

1. 整个健康保险行业增长速度较快但仍有不足　由图 5-3-1 我们可以首先看到，我国商业健康保险的保费收入分别在 2001 年、2003 年、2007 年和 2009 年有小幅的下降，但总体上呈一个上涨的趋势，并且在 2007—2008 年出现了最大的上涨幅度，保费增长 203.1 万元，从绝对量和相对量上来看都是商业健康保险在我国一次高速的发展。随着个人卫生支出总体增速减慢，虽然商业健康保险的保费收入占个人卫生支出的比例逐渐上升，近五年都保持在 7% 以上，但是这一比例始终波动较大，处于一年上升一年下降的情况。并且可以看出，商业健康保险保费收入占卫生总费用的百分比始终很低，近几年一直徘徊在3.5% 左右，且均没有超过 4%。从国际上的数据来看，2007 年美国的商业健康保险筹资占卫生总费用的比例超过 35%，法国、德国、加拿大、澳大利亚等国家的商业健康保险占卫生总费用的 10% 左右，西班牙、新西兰、奥地利、韩国等国的商业健康保险占卫生总费用的 5% 左右。可见我国与发达国家相比，商业健康保险占卫生总费用支出的比重还是有一定差距，并没有发挥出其应有的作用。

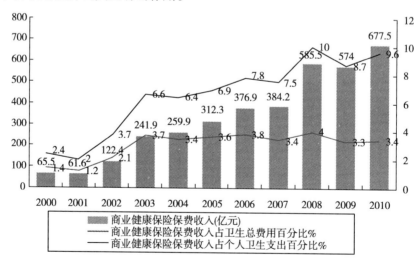

图 5-3-1　2000—2010 年商业健康保险保费总体情况

数据来源：保监会网站

2. 健康保险专业化程度低　目前我国只有四家专业健康保险公司，与商业健康保险市场运作成熟的国家相差甚远。从图 5-3-2 中我们可以看到，专业健康保险公司的保费收入占健康保险总保费收入的百分比始终低于 15%，只有在 2008 年因为人保健康保费收入的大幅增加上升到 24.04%，但是这一比率始终处于一种波动的状态。可见我国专业健康保险公司的规模小，发展不稳定，不能在整个健康保险市场上形成自己的规模效应。从整个人身保险市场上来看，专业健康保险公司的保费规模所占比例就更低了，从 2005 年以来，这一比率从来没有超过 2%，远远低于发达国家的水平，见图 5-3-3。

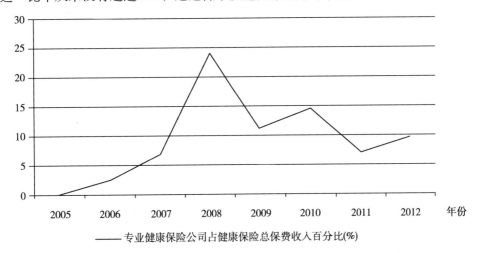

图 5-3-2　2005—2012 年专业健康保险公司保费收入占健康险总保费收入情况
数据来源：保监会网站

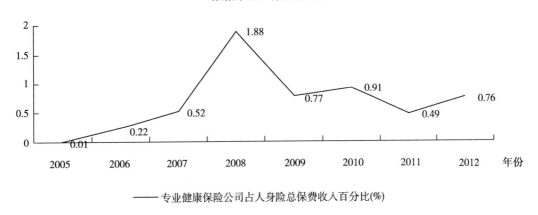

图 5-3-3　2005—2012 年专业健康保险公司占人身险总保费收入情况
数据来源：保险会网站

3. 经营主体发展水平悬殊

（1）经营规模差距大：我国四家专业经营健康保险的保险公司中最早成立的是人保健康。它是 2005 年由中国人民保险公司联合德国商业健康保险公司 DKV 设立的中国最大的专业健康保险公司，起步早使其在市场占有率上有很大的优势。人保健康在注册资本规模上具有绝对的优势，这也是其在中国健康保险市场上保费收入相对其他三家专业健康保险公司占有绝对优势的主要原因之一。

（2）保费收入差距大：4 家专业的健康保险公司中人保健康的保费收入始终是最高的，并且于 2008 年达到 1377691.44 万元的顶峰，虽然 2009—2012 年四年间保费收入波动幅度很大，但是其他三家保险公司在保费上始终无法超越人保健康。和谐健康的前身是

2006 年成立的瑞福德健康保险公司，2010 年保监会批准安邦财产保险股份有限公司对其进行重组，增加了公司的注册资本金，改善了原瑞福德的偿付能力，所以和谐健康保费收入在 2012 年有了明显的改善。平安健康保险公司是于 2005 年末成立于上海的专业健康保险公司，2010 年 8 月中国平安保险（集团）股份有限公司与南非最大的健康保险公司 Discovery 签署合作协议，从此平安健康保险公司的性质由中资转变为外资，而这种投资的引进也加快了保险公司的发展收入，其 2010 年之后的保费收入规模明显要大于 2010 年之前的规模。

4. 赔付率高且不稳定　国外一般将健康保险视为独立于财产保险和人寿保险的第三种保险，而我国因其与人寿保险的标的都是人的生命和身体健康，所以将其与人寿保险共同经营。商业健康保险在人身保险中存在着所占份额较小，且赔付额较大的问题。商业健康保险保费收入占人身保费收入的比例比较平稳，始终处于 6%—9% 之间。虽然健康保险的保费收入在人身保险保费收入中的比例不超过 10%，但是健康保险的赔付额在整个人身保险的赔付额中却在大数年份中都高于 10%，甚至在 2005 年健康保险的赔付额占到人身保险赔付总额的 23.57%，同年其保费收入却只占整个人身保险保费收入的 8.45%。商业健康保险赔付额在人身保险赔付额中所在比例的变化更突出了健康险管理问题多、赔付额波动始终很大的问题。

健康保险市场总体赔付率较高的问题，在专业健康保险公司的经营情况中体现得更加明显。2006—2009 年，由于专业健康保险公司处于起步阶段，各公司的赔付率波动比较大，但总体都处于一个可以接受的水平。但是在 2010 和 2011 两年，由于各公司业务波动水平过大，内部风险控制不力引发了赔付支出增长规模急剧增加，赔付率都上升到 50% 以上，其中处于业务调整阶段的和谐健康赔付率高达 500% 以上。可见目前我国专业健康保险公司中普遍存在着赔付率高且不稳定的现象。

二、我国保险机构介入个性化健康医疗管理服务的原因分析

1. 保险公司面临业务同质化　保险行业的竞争日益激烈，各个保险公司提供的产品同质化严重，例如全国健康保险产品数量有 300 多种，虽然数量上很丰富，但实际产品多数雷同，严重阻碍着保险业的持续健康发展。保险应该采用差异化战略，细分保险消费市场，研究不同地区、不同客户的潜在及现实保险需求，开发设计出符合实际需要、富有个性化的产品和服务，特别是重视高端客户。因为不论是从消费心理、投资理财观念、道德观念，还是保险保障需求等方面来看，目前市场上的保险产品已经很难或者是不能满足他们的个性化需求。对于这样的群体来说，他们期望的是高保险金额、责任范围全面的保障、更周详稳健的投资理财计划和服务。这群高端客户带来的高端业务，其缴纳的保费与业务规模将会成为保险公司重要的利润源。目前国内的高端保险市场上供需之间还存在很大的空白。

2. 解决健康保险的风险问题　在国外，健康保险与个性化健康医疗管理服务不仅仅体现在前者提供个性化健康保险，两者有相互促进的健康关系。从健康保险的经营目标看，个性化健康医疗管理服务通过提供专业化、个性化服务，满足客户健康服务的需求；通过实施专业化的健康诊疗风险控制，降低保险公司的赔付率，扩大利润空间。从健康保险的现实需要看，个性化健康医疗管理服务涉及医疗服务全过程的管理，风险控制效果理

想，是在保险经营各环节中实现费用保障与服务保障相结合的有效手段。高水平的健康管理服务能够体现健康保险专业化经营的水准，是体现健康保险专业化经营效益和水平的重要标志。

现有的健康保险医疗费用控制模式，最明显的弊端就是作为承担最终责任的保险机构，缺少中间（过程）控制手段，只是在医疗费用支出既成事实后，被动地承担经济补偿责任。其关键的环节就是保险机构与医疗机构之间，没有建立起"风险共担，利益共享"的合作机制。

而保险公司深入介入个性化健康医疗管理服务，则在为客户提供医疗服务保障和医疗费用补偿的过程中，利用医疗服务资源或与医疗服务提供者的合作，所进行的健康指导和诊疗干预管理活动。它可以有效预防疾病、降低医疗费用支出，促进商业健康保险业的发展，具体表现为：

对被保险人而言，可以降低疾病的发生率，提高生命质量。被保险人可以更好地了解个人的健康状况，通过自身行为的纠正和改善以预防和抑制危险因素的产生，不再是出现疾病后才被动地关心健康医疗问题，从而可以有效减少疾病危险因素发生的频率和幅度，改善健康状况，提高生命质量。这是一种低投入高收益的优质健康投资方案，得到了各国的普遍认可。

对保险公司而言，可以降低医疗费用支出，提高核心竞争力。一方面，健康信息管理便于保险公司收集被保险人第一手健康信息资料，有效防范投保人的逆选择和道德风险。通过健康评估和健康改善，可有效减少疾病危险因素，以事前较少的预防费用投入获得超值的健康回报和个人的健康改善，减少医疗费用的支出。另一方面，健康管理使服务内容得以扩展，除传统的疾病发生后的医疗费用给付外，服务还包括健康咨询、预防保健和诊疗等，从而可以提供更全面和更人性化的服务，提高公司核心竞与对了，更好地吸引和发展客户。

3. 递延服务领域，巩固优质客户，扩大业务规模。个体化健康服务是以一定层次的健康需求为前提，较高的支付能力为保证的医学服务，是以个人行为、生活方式、预保健、慢病管理为重点的全面地、连续地、一对一地健康服务过程。

富裕人群经济实力很强，往往不太需要单纯补偿其医疗费用，而是希望通过保险公司的资源整合和系统管理能力，购买高端健康保险及附加的个性化健康医疗管理服务产品，获得量身定做的系统化、持续性的优质的医疗、健康服务。据汇丰人寿《中国富裕人群调查报告》显示，在提供的健康管理服务项目中，50%受访者看重医疗服务品质，其中，37%看重安排专家医生手术及治疗，90%受访者最希望在国内的知名医院接受治疗，88%受访者表示海外就医对重疾治疗有帮助；90%以上受访者认为早期诊断、及时治疗、保持良好心态、控制饮食、适度运动及定期全面的深度体检是预防疾病的有效方式。

保险公司提供保险的延伸服务领域，包括定期免费体检、健康咨询、附加康复护理等。欧美一些大型保险公司甚至有自己的急救医院、康复中心，客户可以在那里享受优惠的服务，投保数额大的客户还可享受免费疗养。保险延伸服务已成为国外各保险公司竞争的主要手段，非常强的消费粘性，可以帮助保险公司稳定高收入消费市场。

保险公司应用IT行业的"服务解决方案"思路，根据客户的不同情况和需求，将公司的各类产品有机组合，为客户设计科学合理的保障计划，扩大了公司业务规模。

三、保险机构介入个性化健康医疗管理服务的模式分析

根据介入的程度，保险公司介入个性化健康医疗管理服务的形式分为提供个性化健康保险产品险种和与个性化健康医疗管理服务机构合作或股权介入。国外个性化健康医疗管理服务体系运行较为成熟，保险公司直接参与医疗服务机构的管理。目前条件下，我国保险公司参与个性化健康医疗管理服务主要集中在提供针对高端客户的全程健康管理服务和与医疗服务机构之间通过契约的方式建立利益共享、风险共担机制，以更好地服务客户、控制风险。

1. 开发并提供个性化健康保险险种　健康保险产业会直接影响消费者的个人负担，进而影响健康服务需求，从需求上影响健康服务产业的发展。健康保险是指保险公司通过疾病保险、医疗保险、失能收入损失保险和护理保险等方式对因健康原因导致的损失给付保险金的保险。

高端健康保险特点在保障内容上，主要包括：

（1）高额医疗费用及基本医疗保障范围以外的费用报销。

（2）高额疾病保险、护理保险和失能收入损失保险等服务，补偿因疾病带来的其他经济损失。

（3）就诊医疗机构一般不作限定，甚至可以在外资医院就诊，并直接结算等服务。

（4）对传统保险产品不报销的因艾滋病、性病、自杀等产生的费用，一般不作限制。

（5）不少产品还提供如健康咨询、诊疗绿色通道、专家会诊、慢性病管理、家庭医生、二次诊疗、心理治疗等服务。

保险公司提供的产品个性化主要体现在以下方面：

（1）个性化产品设计：保险公司在细分市场的前提下，为不同的客户量身打造一些保障服务，提供全方位的人身保障和个性化保险产品，用一体化的服务解决方案来满足客户差异化的服务需求。根据富裕人群健康保障需求特点，细化目标市场和服务人群，开发系列化的健康保险产品和健康管理服务计划，逐步形成涵盖健康、亚健康、疾病等健康周期，病前健康维护、病中诊疗管理、病后康复指导等全过程，既补偿医疗费用，又提供健康服务的全面健康保障产品体系。如高端商业医疗保险、疾病保险、护理保险等健康保险产品。

（2）个性化客户服务：保险公司建立一个比较完善的客户服务系统，通过不断改进服务内容和服务方式，向客户提供更人性化、个性化、现代化、专业化的服务，使客户不断得到实惠和方便。公司可以建立专门的医疗保健体系、健康管理体系和救援服务体系。如进行体检时，可以使被保险人减少等待时间，并且享受一个比较舒适的环境。保险公司还可以针对一些亚健康客户，定期组织健康讲座，通过电子邮件等其他途径提醒客户健康注意事项，随时把最新的医疗信息和保健知识通报给客户。

在健康保险主合同基础之上，根据当地医疗服务水平，与客户签订健康服务合同，通过社区医院为客户提供年度体检、健康教育和预防保健等一系列的健康服务；为客户建立完整的健康信息档案，并通过互联网实现随时查询，为临床医生对客户治疗提供全面详实的参考资料，也有利于保险公司全面了解和掌握客户的详细健康状况，有效降低客户道德风险。

2. 与个性化健康医疗管理服务机构展开合作或参股及控股　富裕人群财富并不缺乏，

对生活品质和质量更加重视，且具备一定的健康认知能力，但由于生活、工作和精神压力大，很多人带有这样那样的健康问题，甚至处于疾病状态，因此更加注重健康管理服务，希望购买包括家庭医生（或私人保健医生）、诊疗绿色通道、专家诊疗、健康体检及其他健康管理服务（如健康咨询、健康讲座、健康评估、健康监测、饮食运动管理心理咨询与干预和慢性病管理等）费用。

由于医疗资源短缺，好医院（如三甲医院）并没有太多意愿与保险公司进行合作。随着外资、民营资本投资的医疗竞争主体不断出现，现有的医疗系统供不应求的局面会有所缓解；同时，高端客户群不断形成，他们的需求（如注重隐私、个性化保健服务、高品质的服务）会更加多样化，医院会开始考虑吸引高质量的客户群，更好地做好客户服务。医院与保险公司合作，能共享保险公司带来的稳定的客户群，同时可突破社保严格的用药限制，为患者提供更好的服务。另一方面，保险公司为加强合作，需要构建有吸引力的医保合作框架。不同类型的医院经营状况与需求不同，中资保险公司经营健康险，着手与医院的合作，需要充分了解不同医院的需求，建立有吸引力的合作框架。例如，三甲医院各项医疗资源先进，就诊量饱和，与保险公司合作的意愿不是太强，但它希望避免过多诊断而产生的医疗纠纷，也希望抓住一部分高端客户。保险公司在与其合作框架中，可考虑为该医院提供一揽子的医疗责任险，将海外急难救助客户的治疗定点到医院。

进一步地，伴随着个性化健康医疗管理服务工作经验的积累和医疗卫生体制改革的深入，可以选择以自建医院或以股权方式控股医院，使保险公司既承担医疗费用风险，又能为客户提供健康管理服务，最终实现管理型医疗。

在保险公司与医疗健康机构之间搭建起一个共同的风险控制平台，使得健康保险公司能够更直接地对医疗健康机构和被保险人的行为进行约束和控制，并且医疗健康机构通过这种方式能够筹集到更多的资金，享受到大量的固定客户。健康保险公司与医疗健康机构的股权管理关系的确立，能促进针对不同消费人群的医疗诊治方案、连续的健康咨询和保健服务、疾病管理服务的推出，无论对被保险人还是对我国多层次医疗保障体系的建设都有着深远的意义。

四、我国保险公司参与个性化健康医疗管理服务的现状

在国内保险机构介入个性健康服务主要集中保险产品层面上，部分保险公司已经提供个性化保险产品。国泰人寿推出了"国泰关怀一生终身医疗保险计划"，该产品除提供一般性的医疗保障外，重点突出防癌保障，是第一个专业防癌医疗险，填补了市场上同类产品的空白。中国人寿的"国寿康源团体医疗保险（B型）"，不仅提供了通常的住院津贴，还包括从被保险人急救医疗费用，到住院期间的住院津贴、外科手术津贴，以至遗体转运、安葬等一个完整的就医链条保障。从最低保障到最高保障有四种计划可供选择，适合不同经济条件和保障需求的团体客户。光大永明的"康顺无忧重大疾病保障计划"，涵盖了包括癌症、急性心肌梗死、良性脑瘤、肢体瘫痪等40种重大疾病，不仅有重大疾病的全面保障，更提供癌症复发额外保障及保证费率。中国人寿面向特殊需求推出的女性安康保险、长期护理保险、农村小额医疗保险，泰康人寿开发的"吉祥住院津贴保险"等产品，极大地丰富了健康保险品种种类。

人保健康在保险业内率先提出并确立了"健康保障＋健康管理"的经营理念，开创了健康保险业健康管理的先河。2006年成立的昆仑健康保险坚持"以人为本"，以客户的健

康为中心，秉承"治未病"的传统思想，创建了中医特色健康保障服务模式，为客户提供融健康文化、健康管理、健康保险为一体的健康保障服务。

在提供个性化客户服务方面，目前太平人寿就率先推出了 SOS 卓越全球服务卡，当持卡客户在国内或海外进行商务活动或旅游度假期间，只需拨打 24 小时服务热线，即可获得及时的服务。当有报案发生时，保险公司应及时进行赔案处理，尽量减少纠纷，以维持公司良好的声誉。

在深入介入个性化健康医疗管理服务上，国内实力较强的保险公司也开始尝试。2007年初，中国人保健康保险公司与复旦大学附属的 9 家医院、上海复旦医院管理有限公司开展战略合作，涉及医疗服务、健康管理、预防保健等领域。2009 年 4 月，上海市首先将商业医疗保险覆盖到社区卫生服务中心。2013 年新华保险与美兆集团形成战略联盟为保险客户打造个性化的健康管理平台，今后，北京美兆健康体检中心将为新华保险中高端客户提供个性化的健康管理服务，提供最完善的一站式健康体检及健康促进服务。

五、存在的问题

1. 医疗服务市场竞争的不充分　目前，医疗服务市场上存在着垄断竞争的局面，许多公立医院并不需要保险公司为它们增加客源，极大地影响了健康管理效用的发挥。这主要表现在：事后付费的方式无法使保险公司在相对固定的保费基础上承担传送医疗服务的风险，无法使医生和医院承担起费用控制的职责。保险公司在和医疗机构合作中没有话语权和主导权。公司对医疗服务机构诊疗行为的监督和制约能力微乎其微，诊疗干预更是无从谈起。健康管理的开展只是保险公司单方面的行为，得不到医疗服务机构的配合支持。

2. 健康保险信息系统不完善　健康保险信息系统是保险公司健康管理的技术基础，完善的信息系统有利于减少信息不对称的现象，它使得保险公司、医疗服务的需求方和医疗服务的供给者之间实现资源共享，从而可以使保险公司在承保前了解被保险人的具体风险情况，决定是否承保或以什么条件承保，有效地对被保险人进行监控评价，并据此提出健康改善措施，实时地介入客户的医疗管理过程，从而实现医疗费用的控制。但目前医疗信息资源尚未整合，保险公司和医疗服务机构的信息联网未实现，使同时参加了基本社会医疗保险和商业健康保险的参保者，出现"一次看病、两次报销"或是"医院说能报，保险公司不给报"等诸多问题。这不仅不便于患者进行实时医药费用结算，影响了参保者的积极性，也不利于保险公司对医疗服务机构诊疗行为的风险管控。

3. 保险公司健康管理水平不高　我国健康保险的个性化健康医疗管理服务处于起步阶段，和国外还存在较大的差距：其业务及管理费用支出较大，管理成本高。保险公司在数据收集、理赔调查和费用控制等各环节经验都不足，导致理赔率高，保费厘定不准确。另外，我国经营健康险业务的保险公司众多，市场陷于非理性价格竞争中。大部分公司关注短期利益，出于抢占市场的目的，普遍重视开发客户与收取保费，忽略个性化健康医疗管理服务，这使得大多数保险公司的健康管理得不到广大客户的认可和接受。

六、相关政策及建议

1. 优化和培育良好的医疗卫生环境　政府应加快实施《"十二五"期间深化医药卫生体制改革规划暨实施方案》，着力在全民基本医保建设、基本药物制度巩固完善和公立医院改革方面取得突破，增强医保的基础性作用。这必将有利于医疗机构竞争机制的形成，增加保险公司选择合作医疗机构的范围和机会，从而促成健康管理医疗服务系统的形成。另外应加大对医疗服务市场行为的监督力度，避免医疗服务风险。

2. 协调建立完善的健康保险信息系统　健康保险对于信息管理的要求较高，数据分析功能十分重要，需要获得大量、有效的基础数据，开展大范围的市场调研。政府应尽快打通保险机构和医疗服务机构、社保机构之间的医保信息通道，彻底解除束缚商业健康保险发展的技术性障碍。实现保险公司和医疗服务机构的良好对接，将分散的医疗资源进行有效整合、改善信息和医疗服务的信息协调机制，不仅能及时为医疗服务机构提供医学最新进展，分析最佳治疗方案，检测医疗费用。而且有利于保险公司实现与社保机构的联动审核和一站式医疗结算服务。通过该平台查询参保人员基本医疗保险的参保、理赔信息，既可帮助保险机构在承保时更有针对性地制订、优化商业健康保险的承保方案，又可进行远程专家会诊，提高疾病的诊断和治疗效率，这对提升保险公司形象和业务拓展具有重要意义。

3. 给予税收等政策的优惠　相对于寿险而言，健康保险的发展还很不成熟，其发展壮大离不开外部环境的支持。政府应给予一定的税收优惠和财政支持，采取免征健康保险业务营业税和所得税等措施，即企业购买商业健康保险可以税前列支、计入成本，个人购买的收入部分可免交个人收入所得税等。同时，国家应以法律形式，确定商业健康保险在整个医疗保障体系中的功能定位，明确规定其补充医疗保险的性质，从法律层面明确医疗保险应完全交由商业保险公司经营，以扩大商业健康保险的客户群，增加保险公司在医保利益共同体中的谈判砝码，促进健康保险健康管理的有效应用，支持商业健康保险的发展。

第六章

营养与个性化医疗健康管理服务

第一节　营养与健康

营养学是研究膳食、营养素及其他食物成分对健康影响的科学。营养学研究的内容包括：营养素和其他食物成分在人体中消化、吸收、利用和排泄的过程及其对人体健康和疾病的作用；食物的营养特点和营养素强化，植物化学物和保健食品；膳食营养素参考摄入量和膳食指南；营养缺乏病和营养相关慢性病的预防，营养支持和营养干预；社区和个体化的营养管理和营养教育，食物营养政策和营养法规等。

营养学与生物化学、生理学、病理学、临床医学、预防医学、运动医学、食品科学、农业科学等学科有着广泛和密切的联系，属于自然科学范畴，具有很强的实践性。从应用角度看，营养学既可以用于指导群体或个体合理安排饮食，预防保健，改善国民体质，也可以影响国家宏观的食物生产、分配及食品加工政策，促进社会经济发展。

膳食营养对人类健康非常重要，膳食的质和量是人类健康和疾病的一个关键决定因素。不同的食物含有不同的营养素成分，具备不同的营养特点，如主食中富含碳水化合物，动物性食物富含脂肪和优质蛋白质，蔬菜水果中含有大量维生素、矿物质和膳食纤维……这些营养素具有独特的生理功能：宏量营养素包括碳水化合物、蛋白质和脂肪，是人体所需能量的主要来源，也是构成机体的重要组成部分；而微营养素包括各种维生素、矿物质和微量元素，虽然在人体中含量相对较少，人类对其的膳食需要量也常常用毫克或微克衡量，但是它们在调节生理功能，保持正常代谢过程和健康状况方面却起着重要作用。天然食物中还存在着大量非膳食营养素的生物活性成分（尤其在蔬菜和水果中），被称为"植物化学物"。这些曾经被认为是对机体毫无作用甚至有害的食物成分，如今却发现能在一定程度上促进健康。如膳食纤维可以预防便秘和大肠癌，白藜芦醇有助于预防乳腺癌，吲哚-3-甲醇能预防结直肠癌，番茄红素能预防前列腺癌和乳腺癌等。有关能量和膳食营养素的生理功能，以及不同食物所含营养成分的特点将在第二、三节详细介绍。

除了膳食营养素的质和量以外，膳食营养素之间的比例、相互关系也是影响健康的重要因素。膳食中各类食物的数量及其在膳食中所占的比例称为膳食结构，不同的种族以及个体，由于饮食习惯、爱好的不同，选择的食物有非常大的差异，导致膳食结构的巨大差异。有学者认为，膳食结构对健康的影响要远远超过单一的营养素或食物对健康的影响。进入 21 世纪以来，随着我国经济发展和城市化进程的加快，中国居民的膳食结构和生活方式也在不断发生变化，居民生活水平从温饱型逐步向小康甚至中等发达国家的水平过渡。2015 年 6 月公布的《中国居民营养与慢性病状况》显示，2012 年中国居民每人每天平均能量摄入量为 2172kcal，蛋白质摄入量为 65g，脂肪摄入量为 80g，碳水化合物摄入量301g，三大营养素供能充足，能量需要得到满足，居民的总体膳食营养状况得到改善。全国 18 岁及以上成年男性和女性的平均身高分别为 167.1cm 和 155.8cm，平均体重分别为66.2kg 和 57.3kg，与 2002 年相比，居民身高、体重均有所增长，尤其是 6～17 岁儿童青少年身高、体重增幅更为显著。成人营养不良率为 6.0%，比 2002 年降低 2.5 个百分点。儿童青少年生长迟缓和消瘦率分别为 3.2% 和 9.0%，比 2002 年降低 3.1 个百分点和 4.4个百分点。6 岁及以上居民贫血率为 9.75%，比 2002 年下降 10.4 个百分点。

但另一方面，城乡居民尤其是沿海经济发达地区居民的膳食结构，正在从传统的以粮谷类为主的膳食结构模式逐渐向以高能量、高脂肪为主的西方膳食结构模式转化。动物性食物摄入量增加，人均食用油从过去平均每人每月消费 250g 增加到平均每人每天 50g，平均膳食脂肪供能比超过 30%；而主食和蔬菜水果的摄入量有所下降，钙、铁、维生素 A、维生素 D 等部分微营养素缺乏依然存在。18 岁以上的成年男性中，18% 的人平均每天酒精的摄入量超过了 25 克，女性有 1.4% 超过了 15g，营养相关的慢性病负担逐渐加重。2012 年我国 18 岁及以上成人超重率已达 30.1%，肥胖率为 11.9%，比 2002 年分别上升了 7.3% 和 4.8%。6～17 岁儿童青少年超重率为 9.6%，肥胖率为 6.4%，比 2002 年分别上升了 5.1% 和 4.3%。全国 18 岁及以上成年人高血压的患病率是 25.2%，糖尿病患病率是 9.7%，与 2002 年相比，患病率呈上升趋势。2012 年全国居民慢性病死亡率为 533/10万，占总死亡人数的 86.6%。

处在不同年龄阶段、不同生理时期甚至不同环境中的个体，对能量和营养素的需求都是不相同的。根据机体的需要摄取适量、均衡的营养，保持合理的膳食结构，可以最大限度预防营养缺乏病和相关慢性病的发生。中国营养学会制定的中国居民膳食营养素参考摄入量（DRIs）以及膳食指南是针对健康人群（包括一般人群和特定人群）膳食行为的指导准则。不健康膳食是慢性病发生和发展的重要可控危险因素，而营养干预对慢性病的预防与治疗有关键作用。该部分内容将在第四、五节详细介绍。

现代医学技术的发展正在使个体化诊疗成为现实，并且带动医学模式从生物-心理-社会模式向 "4P" 模式发展，即预防性（Preventive）、预测性（Predictive）、个体化（Personalized）和参与性（Participatory）。"4P" 医学模式以解决慢性病问题为首要目标，强调预防为上，但是由于个体的生活环境、身体体质、个性心理和社会经济条件都有所差异，因而 "4P" 医学更强调个体的特异性。将 "4P" 原则应用到现代临床营养支持和治疗领域，并且在标准化的营养照护流程中得以体现，从而充分发挥个性化营养干预在慢病防治中的作用，该部分内容将在第六节详细介绍。

综上所述，营养科学问题直接关系到我国 13 亿人口的健康，是当前我国重大战略需求问题。不合理膳食引发的慢性病已经成为影响人类健康和社会发展的挑战，而预防是全球防治慢性病的基石。我们希望通过科学和技术的发展，医生、营养师和患者的密切配合，政策和环境的良好支持，最终实现通过合理膳食预防疾病和促进健康，真正做到每个人都能"吃出健康"。

第二节　各类营养素的生理功能

营养素是机体以食物形式摄入的一些必需物质，包括碳水化合物、蛋白质、脂类、矿物质、维生素和水六大类。营养素能提供人类为维持体温以及各种生理活动及体力活动所需的能量；提供构成细胞组织自我更新以及生长发育所需的材料；调节生理活动，使机体内的物质代谢能够协调运行。除了营养素以外，食物中还包含其他一些重要成分，如膳食纤维和植物化学物，这些成分也都有重要的生理功能或保健作用。

本节主要介绍食物中各类营养素的生理功能以及缺乏所造成的健康危害。

一、能　　量

人类为了维持生命，从事各种活动都需要能量的供应。即使在睡眠状态，为了维持呼吸、心跳和腺体分泌等也都需要能量。这些能量的来源就是碳水化合物、脂类和蛋白质，因此这三类营养素也被称为产能营养素。

（一）能量单位

能量的国际单位以焦耳（joule，J）或千焦（kilojoule，kJ）或兆焦（megajoule，MJ）表示。1J 是指用 1 牛顿的力把 1kg 物体移动 1m 所消耗的能量。目前营养学上惯用的能量单位是千卡（kilocalorie，kcal），1kcal 指 1kg 纯水的温度从 15℃ 上升到 16℃ 所吸收的能量。能量单位换算如下：

1kcal = 4. 184kJ

lkJ = 0. 239kcal

1000kcal = 4. 184MJ

1MJ = 239kcal

（二）能量来源

1. 产能营养素　我国居民所摄取食物中的营养素，以碳水化合物所占的比重最大，碳水化合物也是最经济的能量来源。脂肪是重要的能源物质，在短期饥饿情况下，则主要由体内的脂肪供给能量，但它不能在机体缺氧条件下供给能量；脂肪也是集体储存能量的重要形式，当人体摄入能量过多不能被利用时，就转为脂肪储存起来。蛋白质在特殊情况下供能，如长期不能进食或消耗量过大时，体内的糖原和贮存脂肪已大量消耗之后，将依靠组织蛋白质分解产生氨基酸来获得能量，以维持必要的生理功能，在一般情况下主要利用碳水化合物和脂肪氧化供能。

2. 能量系数　每克产能营养素在体内氧化所释放的能量值被称为"能量系数"。

食物可在动物体内氧化，也可在动物体外燃烧。1g 碳水化合物在体内氧化的平均产能值是 17. 15kJ（4. 1kcal），蛋白质在体内不能完全氧化，经测定 lg 蛋白质体内氧化的产能值为 18. 2kJ（4. 35kcal），lg 脂肪的平均产能值是 39. 54kJ（9. 45kcal）。

由于食物中的营养素在消化道内并非 100% 吸收。一般混合膳食中碳水化合物的吸收率为 98% 、脂肪 95% 、蛋白质 92% 。所以，三种产能营养素在体内氧化实际产生的能量值为：

1g 碳水化合物：17. 15kJ×98% = 16. 81kJ（4. 0kcal）

1g 蛋白质：18.2kJ×92% = 16.74kJ（4.0kcal）

1g 脂肪：39.54kJ×95% = 37.56kJ（9.0kcal）

此外，1g 酒精在体内产生的能量相当于 29.29kJ（7.0kcal）。

（三）能量消耗

在体重平衡的状态下，机体的能量摄入量等于能量消耗量，即遵守能量守恒定律。人体的能量消耗主要用于维持基础代谢、体力活动、食物热效应以及生长发育等。

1. 基础代谢　基础代谢是指用于维持体温、心跳、呼吸、各器官组织和细胞基本功能等最基本的生命活动时所需要的能量消耗。一般是机体在清晨安静和恒温（一般 18～25℃）状态下，禁食 12 小时后，静卧、放松、清醒时测得的能量消耗。基础代谢率（basal metabolic rate，BMR）是指机体在单位时间内（如小时）单位体表面积（如平方米）基础代谢消耗的能量。

基础代谢 = 体表面积（m²）×基础代谢率［kJ/（m²·h）］×24h。

2. 体力活动　体力活动是指任何由骨骼肌收缩引起的导致能量消耗的身体运动。体力活动可分为工作、家务、体育和娱乐活动等，根据活动的频率、持续时间与强度等可将体力活动分级，见表 6-2-1。影响体力活动能量消耗的因素包括：

（1）肌肉越发达者活动时消耗能量越多。

（2）体重越重者做相同运动所消耗的能量越多。

（3）工作越不熟练者消耗能量越多。

表 6-2-1　中国营养学会建议的中国成人活动水平分级

活动水平	职业工作时间分配	工作内容	PAL 男	PAL 女
轻	75%时间坐或站立 25%时间站着活动	办公室工作、修理电器钟表、售货员、酒店服务员、化学实验室操作以及教师讲课等	1.55	1.56
中	25%时间坐或站立 75%时间特殊职业活动	学生日常活动、机动车驾驶、电工安装、车床操作、精工切割等	1.78	1.64
重	40%时间坐或站立 60%时间特殊职业活动	非机械化劳动、炼钢、舞蹈、体育运动、装卸和采矿等	2.10	1.82

摘自：葛可佑. 中国营养科学全书［M］. 北京：人民卫生出版社，2004：27.

3. 食物热效应　食物热效应又称为食物特殊动力作用，指机体因摄食而引起能量额外消耗的现象，是摄食后发生的一系列消化、吸收、转运以及营养素与其代谢产物之间相互转化过程中所消耗的能量。食物热效应的高低与食物的营养成分、进食量以及进食频率等相关。摄食蛋白质食物产生的热效应最大，约占食物本身热量的30%左右，碳水化合物约占5%～6%，脂肪约占4%～5%，混合性食物一般为10%左右。

4. 生长发育及影响能量消耗的其他因素　处在生长发育过程中的婴幼儿、儿童以及青少年，其一天的能量消耗还应包括生长发育所需要的能量。孕妇为保证胎儿的生长发育、乳母泌乳等均会增加能量的消耗。此外，机体能量消耗还受情绪、精神状态和疾病的影响。

（四）能量需要量

中国营养学会推荐的中国居民成年人膳食能量需要量（EER）如表6-2-2所示：

表6-2-2 中国居民（18~79岁）膳食能量需要量

年龄（岁）	体力消耗	EER（kcal/d）	
		男	女
18岁~	轻体力活动	2250	1800
	中体力活动	2600	2100
	重体力活动	3000	2400
	孕妇（中）	/	+300
	孕妇（晚）	/	+450
	乳母	/	+500
50岁~	轻体力活动	2100	1750
	中体力活动	2450	2050
	重体力活动	2800	2350
65~79岁	轻体力活动	2050	1700
	中体力活动	2350	1950

摘自：《中国居民膳食营养素参考摄入量》速查手册. 中国营养学会，2014.

二、蛋 白 质

蛋白质是机体细胞、组织和器官的基本成分，是一切生命活动的物质基础，没有蛋白质就没有生命。蛋白质也是人体氮的唯一来源，碳水化合物和脂肪不能替代。

（一）氨基酸

氨基酸是蛋白质的基本组成单位，人体内约有20种氨基酸，它们以不同种类、数量、排列顺序和空间结构构成了种类繁多、功能各异的蛋白质。

1. 氨基酸的种类　按照化学结构可以分为脂肪族氨基酸、芳香族氨基酸和杂环氨基酸。

根据氨基酸分子中所含氨基和羧基数目的不同，可将氨基酸分为酸性氨基酸（天冬氨酸、谷氨酸）、碱性氨基酸（组氨酸、精氨酸、赖氨酸）和中性氨基酸（其他氨基酸）。

从营养学角度可分为必需氨基酸、条件必需氨基酸或半必需氨基酸、非必需氨基酸。

2. 必需氨基酸　必需氨基酸是指不能在体内合成或合成速度不能满足机体需要，必须由食物供给的氨基酸。已知人体的必需氨基酸有9种，即异亮氨酸、亮氨酸、赖氨酸、蛋氨酸、苯丙氨酸、苏氨酸、色氨酸、缬氨酸及组氨酸（仅儿童需要）。

3. 条件必需氨基酸或半必需氨基酸　半胱氨酸和酪氨酸在机体内可分别由蛋氨酸和苯丙氨酸转化而成，如果膳食中能直接提供这两种氨基酸，则人体对蛋氨酸和苯丙氨酸的需要量可分别减少30%和50%。所以半胱氨酸和酪氨酸称为条件必需氨基酸或半必需氨基酸。

4. 非必需氨基酸　非必需氨基酸是指能在体内合成，但并非体内不需要，食物中缺少也无妨的氨基酸。包括丙氨酸、精氨酸、天冬氨酸、脯氨酸、谷氨酸、谷氨酰胺、甘氨酸、丝氨酸、天冬氨酸。

5. 氨基酸模式　氨基酸模式是指某种蛋白质中各种必需氨基酸的构成比例。以含量最少的色氨酸为 1 计算出的其他氨基酸的相应比值，这些比值就是该蛋白质的氨基酸模式。营养学上常用氨基酸模式来反映人体蛋白质和各种食物蛋白质在必需氨基酸的种类和含量上存在的差异。把人体必需氨基酸需要量模式作为参考蛋白质，用以评价食物蛋白质的营养价值。食物蛋白质氨基酸模式与参考蛋白质的氨基酸模式越接近，必需氨基酸被机体利用的程度就越高，食物蛋白质的营养价值也相对越高。反之，食物蛋白质中的限制氨基酸种类越多，其营养价值越低。

通常以鱼、肉、蛋、奶以及大豆的蛋白质氨基酸模式与参考蛋白质接近，从而必需氨基酸的利用率相对较高，属于优质蛋白。其中人奶和鸡蛋蛋白质的氨基酸模式与人体最为接近，也常被作为参考蛋白质。

6. 限制氨基酸　食物蛋白质中一种或几种必需氨基酸与参考蛋白质比较含量相对较低，导致其他必需氨基酸在体内不能被充分利用而使蛋白质营养价值降低，这些含量较低的必需氨基酸称为限制氨基酸。含量最低的称第一限制氨基酸，余者类推。植物蛋白质中，赖氨酸、蛋氨酸、苏氨酸和色氨酸含量相对较低，所以营养价值也相对较低。谷类中赖氨酸含量最低，则赖氨酸为谷类的第一限制氨基酸。

（二）蛋白质的生理功能

1. 构成机体组织、器官的重要成分　人体蛋白质含量约占体重的 16%，细胞内除掉水分以外，蛋白质约占细胞内物质的 80%。人体内各种组织细胞的蛋白质始终在不断更新，只有摄入足够的膳食蛋白质才能维持组织的更新。

2. 调节生理功能　蛋白质在体内是构成多种具有重要生理活性物质的成分，参与调节生理功能，如具有催化作用的酶；调节各种代谢过程的激素；输送各种小分子物质、离子的运输蛋白；具有防御功能的免疫球蛋白；具有调节体内的酸碱平衡及血浆胶体渗透压的血浆蛋白质等。

3. 供给能量　供能是蛋白质的次要功能，但在特殊情况下，糖和脂肪摄入不足时，蛋白质也可用于产能。

（三）蛋白质推荐摄入量及食物来源

1. 膳食参考摄入量　中国营养学会提出 18 岁以上成年男女的蛋白质推荐摄入量（RNI）分别为男性 65g/d；女性 55g/d，孕妇（中期）+15g/d，孕妇（晚期）+30g/d，乳母 +25g/d。

2. 食物来源　蛋白质的食物来源可分为植物性蛋白质和动物性蛋白质两大类。植物蛋白质中，谷类含蛋白质 10% 左右，由于是我国居民的主食，所以仍然是膳食蛋白质的主要来源。动物蛋白质中鱼、肉、蛋、奶的蛋白质是优质蛋白质重要来源；大豆是植物蛋白质中非常好的优质蛋白质来源。一般要求动物性蛋白质和大豆蛋白质占膳食蛋白质总量的 30% ~ 50%。

三、脂　类

脂类由脂肪和类脂（磷脂、糖脂、固醇类等）组成。

（一）脂肪及其生理功能

脂肪又称甘油三酯，是由一分子甘油和三分子脂肪酸结合而成，它是人体重要的组成成分，同时又是热量密度最高的营养物质。脂肪的生理功能包括：

1. 贮存和供给能量　当机体内能量不能被及时利用或富余时，能量就会以脂肪的形式储存起来。当机体需要时，脂肪通过氧化释能，供给机体所需（一般为饥饿情况下）。

2. 维持体温和起保护作用　脂肪不易传热，故可维持体温正常和恒定；脂肪组织在体内对器官有支撑和衬垫作用，可保护内部器官免受外力伤害及减少器官间的摩擦。

3. 促进脂溶性维生素的吸收。

4. 其他　增加饱腹感；改善食物的色香味形，增加食欲；此外，脂肪细胞还具有内分泌功能，可以分泌瘦素、肿瘤坏死因子、白细胞介素、雌激素等。

（二）类脂及其生理功能

1. 磷脂是一类甘油三酯中一个或两个脂肪酸被含磷酸的其他基团所取代的脂类。磷脂是细胞膜的重要成分，可提供能量，改善心血管和神经系统的功能，还具有乳化剂作用。

2. 糖脂是糖和脂类结合形成的物质，是细胞膜、细胞表面抗原的组成成分。

3. 固醇类是一类含多个环状结构的脂类化合物，因其环外基团不同而不同。胆固醇是人和动物体内重要的一种固醇类化合物。

（1）胆固醇的生理功能

1）细胞膜和细胞器膜的重要结构成分。

2）血浆脂蛋白的组成成分：在血液中可携带运输甘油三酯和胆固醇酯。

3）是体内合成维生素 D_3 和胆汁酸的原料。

（2）胆固醇的来源：胆固醇的来源包括外源性胆固醇（食物中摄取）和内源性胆固醇（体内合成）。人体内合成胆固醇的部位主要是肝脏和小肠，正常情况下体内合成可自动调节以保持平衡。外源性胆固醇主要来自动物性食物。其中动物脑中含量最高，动物内脏、蛋黄、鱼子、蟹黄、鱿鱼中含量也很高。

（三）脂肪酸

1. 脂肪酸的分类

（1）按脂肪酸碳链长度分为长链脂肪酸（含 12 碳以上）、中链脂肪酸（含 6~12 碳）和短链脂肪酸（含 4~6 碳）。

（2）按脂肪酸饱和程度分为饱和脂肪酸（SFA）、单不饱和脂肪酸（MUFA，含一个双键）和多不饱和脂肪酸（PUFA，含二个或以上双键）。

（3）按脂肪酸空间结构分为顺式脂肪酸和反式脂肪酸。

天然食物中的油脂，其脂肪酸结构多为顺式脂肪酸。人造黄油是植物油经氢化处理制成，其结构由顺式变为反式。反式脂肪酸可以使血清低密度脂蛋白胆固醇（LDL-C）升高，而使高密度脂蛋白胆固醇（HDL-C）降低，增加心血管疾病的危险性，所以目前不主张多食用人造黄油。另外，反式脂肪酸会干扰必需脂肪酸的代谢，可能影响儿童的生长发育。

2. 必需脂肪酸　必需脂肪酸（EFA）是指机体不能合成，必须从食物中摄取的脂肪酸。n-6 系列的亚油酸和 n-3 系列的 α-亚麻酸是人体必需的两种脂肪酸。亚油酸可在体内转变成 n-6 系不饱和脂肪酸。α-亚麻酸可转变成 n-3 系不饱和脂肪酸，如二十碳五烯酸

（EPA）和二十二碳六烯酸（DHA）。

3. 必需脂肪酸的生理功能

（1）构成线粒体和细胞膜的重要组成成分：必需脂肪酸参与磷脂的合成，并以磷脂的形式存在于线粒体和细胞膜中。

（2）合成前列腺素的前体：前列腺素存在于许多器官中，可抑制甘油三酯水解、促进局部血管扩张、影响神经刺激的传导等。

（3）参与胆固醇代谢：胆固醇需要和亚油酸形成胆固醇亚油酸酯后，才能在体内转运，进行正常代谢。如果必需脂肪酸缺乏，胆固醇不能进行正常转运代谢，在动脉沉积形成动脉粥样硬化。

（4）参与动物精子的形成。

（5）维护视力：α-亚麻酸的衍生物 DHA（二十二碳六烯酸），是维持视网膜光感受体功能所必需的脂肪酸。另外，DHA 也是大脑中最丰富的两种长链多不饱和脂肪酸之一。

但过多地摄入必需脂肪酸，也可使体内氧化物、过氧化物等增加，同样对机体产生不利影响。

（四）膳食脂肪参考摄入量及食物来源

1. 膳食参考摄入量　结合我国膳食结构的实际，中国营养学会提出成人脂肪适宜摄入量（AI）占总能量的20%～30%；饱和脂肪酸每日摄入量不超过总能量的10%。

2. 食物来源　除食用油脂含约100%的脂肪外，含脂肪丰富的食品为动物性食物和坚果类。动物性食物以畜肉类含脂肪最丰富，且多为饱和脂肪酸，鱼类富含不饱和脂肪酸，所以老年人宜多吃鱼少吃肉。植物性食物中以坚果类（如花生、核桃、瓜子、榛子、葵花子等）含脂肪量较高，多以亚油酸为主，是多不饱和脂肪酸的重要来源。

四、碳水化合物

碳水化合物是由碳、氢、氧三种元素组成的有机化合物，是人体能量的主要来源。

（一）碳水化合物的生理功能

1. 供给和储存能量　碳水化合物是人体最主要、最经济的能量来源。人体所需的能量中，50%-65%由碳水化合物提供。中枢神经、成熟的红细胞只能靠葡萄糖提供能量，故碳水化合物对维持神经组织和红细胞功能有重要意义。但过多摄入的碳水化合物会转化为脂肪储存。

2. 构成机体组织细胞的成分　主要以糖脂、糖蛋白和蛋白多糖的形式存在。核糖核酸和脱氧核糖核酸是核酸的成分，糖脂是组成神经组织与细胞膜的重要成分。

3. 节约蛋白质　机体需要的能量，主要由碳水化合物提供。当摄入足够量的碳水化合物时则避免体内蛋白质作为能量被消耗。膳食中碳水化合物供应不足时，则通过糖原异生作用动用蛋白质以产生葡萄糖，供给能量。

4. 抗生酮作用：当膳食中碳水化合物供应不足时，草酰乙酸供应相应减少，体内脂肪加速分解为脂肪酸来供应能量。由于草酰乙酸不足，脂肪酸不能彻底氧化而产生过多的酮体在体内蓄积，以致产生酮血症和酮尿症。膳食中充足的碳水化合物可以防止上述现象的发生。

5. 解毒和保护肝脏：摄入充足的碳水化合物可以增加肝糖原，有助于增强肝细胞的再生，促进肝脏的代谢和解毒功能，从而起到保护肝脏的作用。

6. 增强肠道功能：非淀粉多糖类如纤维素和果胶等膳食纤维虽不能在小肠消化吸收，但刺激肠道蠕动，增加了结肠内的发酵，发酵产生的短链脂肪酸和肠道菌群增殖，有助于正常消化和增加排便量。

（二）血糖生成指数（GI）

血糖生成指数简称血糖指数，指餐后不同食物血糖耐量曲线在基线内面积与标准糖（葡萄糖）耐量面积之比，以百分比表示。

$$GI = （某食物在食后 2 小时血糖曲线下面积/相当含量葡萄糖在$$
$$食后 2 小时血糖曲线下面积）×100\%$$

GI > 75 为高生糖指数；55 ~ 75 为中生糖指数；< 55 为低生糖指数。

GI 高的食物或膳食，表示进入胃肠后消化快、吸收完全，葡萄糖迅速进入血液，血糖浓度波动大；反之则表示在胃肠内停留时间长，释放缓慢，葡萄糖进入血液后峰值低，下降速度慢，血糖浓度波动小。

GI 可作为糖尿病患者选择多糖类食物的参考依据，也可广泛用于高血压病人和肥胖者的膳食管理、居民营养教育等。

（三）碳水化合物的膳食参考摄入量与食物来源

1. 膳食参考摄入量　中国居民膳食营养素参考摄入量中的碳水化合物适宜摄入量（AI）为占总能量的 50% ~ 65%。限制纯能量的精制碳水化合物摄入，提倡"摄入营养素/能量密度"高的食物，以保障人体能量和营养素的需要及改善胃肠道环境和预防龋齿的需要。

2. 食物来源　膳食中淀粉的来源主要是全谷类和薯类食物。单糖和双糖的来源主要是蔗糖、糖果、甜食、糕点、甜味水果、含糖饮料和蜂蜜等。

（四）膳食纤维

1. 膳食纤维的定义　膳食纤维是指那些不能被人体所消化吸收的多糖。分为可溶性膳食纤维（阿拉伯胶、琼脂、果胶、树胶、部分半纤维素等）和不溶性膳食纤维（纤维素、木质素、部分半纤维素等）两大类。

2. 膳食纤维的生理功能

（1）改善肠道功能：可促进肠道蠕动，减少有害物质与肠壁的接触时间，尤其是果胶类吸水浸胀后，使大肠内容物的体积相对增加，有利于粪便排出。

（2）调节肠内菌群和预防恶性肿瘤：可改善肠内菌群，使双歧杆菌等有益菌活化、繁殖，从而抑制肠内有害菌的繁殖。还能促使多种致癌物随粪便一起排出，降低致癌物的浓度。

（3）控制体重和肥胖：大多数富含膳食纤维的食物，仅含有少量的脂肪；而且膳食纤维能与部分脂肪酸结合，使脂肪酸的吸收减少。不溶性食物纤维能促进人体胃肠吸收水分，使人产生饱腹感，有助于减肥。

（4）降低胆固醇：能结合胆固醇的代谢分解产物胆酸，促进胆固醇向胆酸转化，降低血浆胆固醇及甘油三酯的水平，从而预防动脉粥样硬化和冠心病等心血管疾病的发生。

（5）降低血糖：膳食纤维中的可溶性纤维可延缓消化道对糖类的消化吸收，抑制餐后血糖值的上升，改善组织对胰岛素的敏感性。

（6）减轻有害物质所导致的中毒和腹泻：膳食纤维可减缓许多有害物质对肠道的损害作用，从而减轻中毒程度。

但是，由于膳食纤维中具有糖醛酸残基，羧基能与钙、铁、锌等阳离子结合，可能影响人体内某些矿物质元素的吸收。

3. 膳食纤维的参考摄入量与食物来源　一般认为膳食纤维的适宜摄入量为25g/d。膳食纤维主要来自植物性食物。

五、维生素和矿物质

（一）维生素A

维生素A又称视黄醇或抗干眼病因子。维生素A可维持上皮组织细胞结构的完整性；构成视觉细胞内的感光物质，维持正常视觉功能；还对维持和促进机体正常免疫功能、以及促进生长发育等有重要作用。

维生素A缺乏表现为：

1. 夜盲症：早期为暗适应下降，严重者为夜盲症，俗称"雀目眼"。

2. 干眼病：结膜角化、泪腺分泌减少形成干眼病，进一步发展可出现失明、结膜皱褶和毕脱斑等症状。

3. 皮肤改变：毛囊角化过度症、蛋壳甲、毛发干枯脱落等。

4. 生长发育迟缓。

维生素A过量可引起急性、慢性及致畸毒性。

类胡萝卜素来自于植物性食物，在体内可转化为维生素A，因此被称为维生素A原，其中转化活性最高的是β-胡萝卜素。

食物的视黄醇当量（RE）指的是食物中的维生素A（视黄醇）和食物中的类胡萝卜素折算成视黄醇以后的总和。它们之间的换算关系如下：

$$1\mu g\ 视黄醇当量 = 1\mu g\ 视黄醇（VitA）= 6\mu g\beta - 胡萝卜素$$

$$1IU\ 视黄醇（VitA）= 0.3\mu g\ 视黄醇当量 = 0.3\mu g\ 视黄醇（VitA）$$

中国营养学会建议，成年男性维生素A推荐摄入量为800μgRE/d，成年女性维生素A推荐摄入量为700μgRE/d，可耐受摄入量均为3000μgRE/d。

维生素A的良好来源是动物的肝、鱼肝油、全奶、蛋黄等。植物性食物只含类胡萝卜素，在深绿色或红黄色蔬菜水果中含量丰富，如番茄、胡萝卜、辣椒、雪里蕻、芒果、杏、香蕉、柿子等。

（二）维生素D

维生素D是类固醇的衍生物，又叫抗佝偻病维生素。以维生素D_3（胆钙化醇）和维生素D_2（麦角钙化醇）两种形式最为常见。

从口摄入与皮肤内维生素D原转化而来的维生素D，在体内羟化成1，25-二羟基维生素D_3（1，25-$(OH)_2$-D_3），即维生素D的活性形式。维生素D经代谢活化才能发挥其生理功能，包括促进小肠钙和磷的吸收转运；调节血钙平衡，促进骨组织的钙化和骨骼钙的动员；促进肾小管对钙、磷的重吸收。

维生素D缺乏会导致：

1. 婴幼儿佝偻病。

2. 成人（尤其是孕妇、乳母）和老年人骨质软化症。

3. 老年人骨质疏松症。

4. 手足痉挛症。

维生素 D 过量可引起中毒，其中毒表现为厌食、呕吐、头痛、嗜睡、腹泻、多尿、发热，血清钙磷增高，以致发展成动脉、心肌、肺、肾、气管等软组织转移性钙化和肾结石，严重者维生素 D 中毒死亡。

中国营养学会建议成年人维生素 D 推荐摄入量为 $10\mu g/d$，可耐受摄入量为 $50\mu g/d$。

维生素 D 的来源包括自身合成和食物来源。维生素 D_3 是人体皮肤表皮和真皮内的 7-脱氢胆固醇经紫外线照射转变而来，所以经常晒太阳是维生素 D_3 最好的来源。维生素 D_2 是植物体内的麦角固醇经紫外线照射转化生成。7-脱氢胆固醇和麦角固醇被称为维生素 D 原。维生素 D 良好的食物来源为脂肪含量高的海鱼、动物肝脏、蛋黄、奶制品等，鱼肝油中维生素 D 含量很高。植物类食物不含维生素 D。

（三）维生素 B_1

维生素 B_1 又称硫胺素、抗神经炎因子，在体内主要以焦磷硫胺素（TPP）的形式存在。

维生素 B_1 的生理功能，一方面是以硫胺素焦磷酸（TPP）的活性形式发挥辅酶的功能，在体内参与酮酸的氧化脱羧反应和磷酸戊糖途径的转酮醇作用，从而影响能量代谢。此外，在神经组织中可能具有一种特殊的非辅酶功能，当维生素 B_1 缺乏时可影响某些神经递质如乙酰胆碱的合成和代谢，乙酰胆碱有促进胃肠蠕动和腺体分泌作用了，它可以被胆碱酯酶水解成醋酸和胆碱而失去活性。

维生素 B_1 缺乏可引起脚气病，包括干性脚气病、湿性脚气病和婴儿脚气病。

1. 干性脚气病　以多发性神经炎症状为主，下肢倦怠、无力、肌肉无力、肌肉酸痛（腓肠肌为主）；还有上升性对称性周围神经炎，肢端麻痹；消化道症状为恶心、呕吐、食欲不振、腹痛、腹泻或便秘、腹胀。

2. 湿性脚气病　以水肿和心脏症状为主，出现水肿、心悸、气促、心动过速、心前区疼痛等症状；严重者表现为心力衰竭。

3. 婴儿脚气病　多发生于 2~5 个月大的婴儿，多是由于乳母维生素 B_1 缺乏所致。其发病突然，病情急，初期食欲减退、呕吐、兴奋和心跳快，呼吸急促和困难；晚期出现发绀、水肿、心脏扩大、心力衰竭和强直性痉挛，常在症状 1~2 天后突然死亡。

中国营养学会建议，维生素 B_1 推荐摄入量：成年男子 1.4mg/d，成年女子 1.2mg/d。

维生素 B_1 最丰富来源是葵花子仁、花生、大豆粉、瘦猪肉；其次为小麦粉、小米、玉米、大米等谷类食物；鱼类、果菜含量较少。谷物碾磨度不要精细，可防止维生素 B_1 缺乏。

（四）维生素 B_2

维生素 B_2 又称核黄素，呈棕黄色，水溶性较差，在中性或酸性溶液中，对热稳定，短期加热也不致破坏，但在碱性溶液中加热较易破坏。游离型维生素 B_2 可被紫外线破坏，如将牛奶日光照射，2 小时内核黄素可破坏一半以上。食物中的维生素 B_2 主要是结合型，与磷酸和蛋白质结合，对光比较稳定。

其生理功能表现为：

1. 参与体内生物氧化与能量代谢。

2. 参与维生素 B_6 和烟酸的代谢。

3. 参与机体抗氧化防御体系。

4. 其他维生素 B_2 与铁吸收、储存及动员有关等。

维生素 B_2 缺乏主要临床表现为眼、口腔和皮肤的炎症反应。

1. 眼怕光、流泪、视物模糊、结膜充血、角膜周围增生等。

2. 口腔唇炎、口角炎、舌炎（地图舌等）等。

3. 皮肤脂溢性皮炎、阴囊炎等。

4. 其他维生素 B_2 缺乏常伴有其他营养素缺乏，如影响维生素 B_6 的代谢；干扰体内铁的吸收、贮存及动员，严重时可导致缺铁性贫血；维生素 B_2 缺乏还会影响生长发育，妊娠期缺乏维生素 B_2 可致胎儿畸形。

一般，维生素 B_2 不会引起过量中毒。

中国营养学会建议，维生素 B_2 的推荐摄入量为：成年男子 1.4mg/d，成年女子 1.2mg/d。

以动物内脏如肝、肾、心肌等含量最高；其次是蛋类、奶类；大豆和各种绿叶蔬菜也含有一定数量。

（五）烟酸

烟酸又名维生素 PP、尼克酸、抗癞皮病因子等。烟酸溶于水和乙醇，对酸、碱、光、热均稳定，一般烹调损失甚小，但易随水流失。烟酸主要以辅酶（辅酶 I 和辅酶 II）形式存在，经过消化后于胃及小肠吸收。

其生理功能为：

1. 参与体内物质和能量代谢。

2. 与核酸合成有关。

3. 降低血胆固醇水平。

4. 葡萄糖耐量因子的组成成分。

烟酸缺乏会引起癞皮病，典型症状为皮炎、腹泻和痴呆，即所谓的"3D"症状。癞皮病早期表现为食欲不振、体重减轻、疲劳、记忆力减退等。随后出现皮肤、消化系统和神经系统症状。

1. 皮炎多成对称性，分布于身体暴露部位，如面颊、手背和足背，开始表现为皮肤红肿，水泡及溃疡，随后皮肤转为红棕色，表皮粗糙、脱屑、过度角化、色素沉着。

2. 消化系统症状主要表现为食欲减退、消化不良、腹泻。同时可出现口腔黏膜和舌部糜烂以及猩红热。

3. 神经系统症状表现为抑郁、忧虑、记忆力减退、感情淡漠，甚至痴呆，有的出现躁狂和幻觉。

烟酸摄入过量主要表现为皮肤发红、眼部不适、恶心、呕吐、高尿酸血症和糖耐量异常等，长期大量摄入会对肝脏造成损害。

中国营养学会建议，烟酸的推荐摄入量为：成年男子 15mgNE/d，成年女子 12mgNE/d。

烟酸及烟酰胺广泛存在于食物中。植物性食物以烟酸为主，动物性食物以烟酰胺为主。烟酸及烟酰胺在肝、肾、瘦畜肉、鱼以及坚果类中含量丰富。谷类烟酸主要存在于种皮中，加工影响较大；玉米种烟酸含量也不低，但主要为结合型，不能被人体吸收利用，烹调加碱处理能使结合型烟酸分解为游离型，可被机体利用。

（六）叶酸

叶酸又称维生素 M。叶酸是与蝶酰谷氨酸功能和化学结构相似的一类化合物的统称。

叶酸在体内的活性形式是四氢叶酸，它是体内重要生化反应中一碳单位的载体。叶酸微溶于水，不溶于乙醇、乙醚等有机溶剂，其钠盐易溶于水，对光、热、酸均不稳定。

叶酸在嘌呤、胸腺嘧啶的合成、甘氨酸与丝氨酸的相互转化、组氨酸向谷氨酸转化以及同型半管氨酸向蛋氨酸转化的过程中充当一碳单位的载体。因此，叶酸不仅可以通过腺嘌呤、胸腺嘧啶影响 DNA 和 RNA 的合成，而且还可以通过蛋氨酸代谢影响血红蛋白合成。

叶酸缺乏会导致：

1. 巨幼红细胞贫血。

2. 对胎儿的影响是孕妇摄入不足，胎儿易发生先天性神经管畸形。

3. 对孕妇的影响是叶酸缺乏会使孕妇先兆子痫、胎盘早剥的发生率增高。

4. 高同型半胱氨酸血症。

5. 其他叶酸缺乏与结肠癌、直肠癌、乳腺癌以及宫颈癌的发生相关。

大剂量服用叶酸可产生副作用，表现为影响锌的吸收而导致锌缺乏；使胎儿发育迟缓，低出生体重儿增加；干扰抗惊厥药物的作用而诱发病人惊厥；掩盖维生素 B_{12} 缺乏症状，干扰诊断。

中国营养学会建议，成年人叶酸的推荐摄入量为 $400\mu gDFE/d$，孕妇乳母 $+200\mu gDFE/d$，可耐受最高摄入量 $1000\mu gDFE/d$。

叶酸广泛存在于各种动、植物食品中。富含叶酸的食物为动物肝、肾、鸡蛋、豆类、酵母、绿叶蔬菜、水果及坚果类。

（七）维生素 B_6

维生素 B_6 是吡啶的衍生物，以吡哆醇、吡哆醛和吡哆胺三种形式存在，这三种形式性质相近且均有维生素 B_6 的生物活性。这三种形式通过酶可互相转换。在动物组织中多以吡哆醛和吡哆胺的形式存在，而植物中以吡哆醇形式存在为主。

维生素 B_6 易溶于水及乙醇，微溶于有机溶剂，在酸性条件下稳定，在碱性条件下易被破坏。各种形式对光均较敏感，高温下可被破坏。

其生理功能为：

1. 参与氨基酸代谢。

2. 参与糖原与脂肪代谢。

3. 促进体内烟酸合成。

4. 参与造血。

5. 促进体内抗体的合成。

6. 可促进维生素 B_{12}、铁和锌的吸收。

7. 其他参与神经系统中许多酶促反应，使神经递的水平升高。

缺乏与过量的典型临床症状：

1. 皮肤改变，眼、鼻和口部脂溢性皮炎、伴有舌炎和口腔炎。

2. 神经系统周围神经炎，伴有滑液肿胀和触痛，特别是腕滑液肿胀（腕管病）。

3. 高同型半胱氨酸血症。

中国营养学会指出，成人维生素 B_6 的推荐摄入量为 $1.4mg/d$，50 岁以上为 $1.6mg/d$。

维生素 B_6 广泛存在于动植物食物中，含量最高的食物为白色肉类（鸡肉和鱼肉）。其他良好来源为肝脏、豆类、坚果类等，水果、蔬菜也是较好的来源，如香蕉、卷心菜、菠菜等，但柠檬类水果、奶类等食品中含量较少。

（八）维生素 B_{12}

维生素 B_{12} 又称钴胺素，是唯一含有金属元素的维生素。维生素 B_{12} 必须与内因子结合，在碱性肠液与胰蛋白酶的作用下才能被吸收。

维生素 B_{12} 为红色结晶体（金属钴的颜色），可溶于水，在弱酸环境中稳定，在强酸和强碱环境中容易分解，遇热易破坏，紫外线、氧化剂和还原剂均可使维生素 B_{12} 受到破坏。

在体内以两种辅酶形式发挥生理作用，即甲基 B_{12}（甲基钴胺素）和辅酶 B_{12}（5-脱氧腺苷钴胺素）参与体内生化反应。

1. 参与同型半胱氨酸甲基转变为蛋氨酸。
2. 参与甲基丙二酸-琥珀酸的异构化反应。
3. 参与细胞的核酸代谢。
4. 与神经物质的代谢密切相关。

维生素 B_{12} 缺乏，膳食因素较少见，素食者、消化吸收功能下降是维生素 B_{12} 的主要原因。缺乏的临床表现为：

1. 巨幼红细胞贫血。
2. 高同型半胱氨酸血症。
3. 可引起弥漫性的神经脱髓鞘，出现四肢震颤及痛感觉异常、精神抑郁、记忆力下降等症状。

中国营养学会建议，成年人维生素 B_{12} 的推荐摄入量为 $2.4\mu g/d$。

维生素 B_{12} 主要食物来源为肉类、动物内脏、鱼、贝壳类及蛋类，乳类及乳制品中含量少。植物性食物基本不含维生素 B_{12}。

（九）维生素 C

维生素又称抗坏血酸，溶于水，不溶于乙醇和脂肪，极易氧化，在铜离子或存在或碱性条件下易被破坏，在酸性条件下较稳定。

其生理功能为：

1. 促进胶原组织的合成。
2. 抗氧化作用。
3. 参与机体的造血机能。
4. 预防恶性肿瘤。

维生素 C 缺乏主要引起坏血病，临床表现为：

1. 非特异性症状激动、软弱、倦怠、食欲减退、体重减轻等，也会出现呕吐、腹泻等消化紊乱症状。
2. 出血症状表现为毛细血管脆性增加，牙龈肿胀与出血，牙齿松动、脱落、皮肤出现淤血点与淤斑，关节出血可形成血肿，鼻衄，便血，月经过多等。
3. 其他缺乏可致伤口愈合不良，胶原合成受阻，导致骨骼有机质形成不良而出现骨质疏松。维生素 C 缺乏影响非血红素铁的吸收导致贫血。

维生素 C 毒性很低，但是一次性口服 $2\sim8g$ 时可能会出现腹泻、腹胀；结石病人长期摄入可能增加尿中草酸盐的排泄，增加尿路结石的危险。

中国营养学会建议，成人维生素 C 的推荐摄入量为 $100mg/d$，可耐受摄入量为 $2000mg/d$。

维生素 C 主要来源为新鲜蔬菜和水果，一般叶菜类含量比根茎类多，酸味水果比无酸味水果含量多。含量较丰富的蔬菜有辣椒、西红柿、油菜、卷心菜、花菜、苋菜等。维生素 C 含量较多的水果有沙棘、猕猴桃、酸枣、樱桃、石榴、柑橘、柠檬、柚子和草莓等，而苹果和梨含量较少。干豆类及种子不含维生 C，但当豆类发芽后可产生维生素 C。

（十）钙

钙是人体含量最多的无机元素，约占成人体重的 1.5% ~ 2.0%。其中约 99% 存在于骨骼和牙齿中。约 1% 以游离的或结合的离子状态存在软组织、细胞外液及血液称为混溶钙池。

其生理功能为：

1. 构成骨骼和牙齿主要以羟磷灰石或磷酸钙两种形式存在。骨钙的更新速率随年龄的增长而减慢。

2. 维持肌肉和神经的正常活动如血清钙离子浓度降低时，肌肉神经的兴奋性增高，可引起手足抽搐；而钙离子浓度过高时，则损害肌肉的收缩功能，引起心脏和呼吸衰竭。

3. 参与血凝过程钙有激活凝血酶元的作用。

4. 维持血管正常的通透性体液中钙含量降低，毛细血管通透性增大，血液中的成分渗出血管外，诱发某些过敏性疾病。

5. 促进体内某些酶的活性，体内某些酶如脂肪酶、蛋白酶、三磷酸腺苷酶、琥珀酸脱氢酶等都需要钙的激活。

6. 其他如参与激素分泌、维持体液酸碱平衡等作用。

（1）钙缺乏会导致

1）佝偻病，常见于婴幼儿。

2）骨质软化症。

3）骨质疏松症，常见于老年人。

4）手足抽搐症。

（2）钙过量会导致

1）增加肾结石的风险。

2）引起奶碱综合征。

3）影响其他矿物质的吸收。

中国营养学会建议的钙适宜摄入量成年人为 800mg/d，孕中晚期妇女在非孕的基础上 +200mg/d，乳母 +200mg/d，50 岁以上人群为 1000mg/d。

奶和奶制品是钙的最好食物来源，含量丰富，且吸收率高。豆类、坚果类、绿色蔬菜、瓜子、虾皮、海带、芝麻酱等含钙量高，也是钙的重要来源。

（十一）磷

磷是人体内含量较多的元素之一，成人体内含磷约 600 ~ 700g，约占体重的 1%。磷是细胞膜和核酸的组成成分，也是骨骼的必需构成物质。人体内磷约 85% ~ 90% 以羟磷灰石形式存在于骨骼和牙齿中，其余 10% ~ 15% 的磷与蛋白质、脂肪、糖及其他有机物结合，分布在细胞膜、骨骼肌、皮肤、神经组织及体液中。

其生理功能为：

1. 构成骨骼和牙齿的重要成分。

2. 参与能量代谢。

3. 构成细胞的成分。

4. 组成细胞内第二信使环腺苷酸、环鸟苷酸和肌醇三磷酸等成分。

5. 酶的重要组成成分。

6. 调节细胞因子活性。

7. 调节酸碱平衡。

中国营养学会建议的磷适宜摄入量成年人为 720mg/d。

（十二）镁

正常成人身体镁总含量约 20 ~ 28g，其中 60% ~ 65% 存在于骨、齿，27% 分布于软组织。镁主要分布在细胞内，细胞外液中的镁不超过 1%。镁在红细胞及血浆中以 32% 结合镁、55% 游离镁和 13% 镁盐的形式存在。

其生理功能为：

1. 多种酶的激活剂。

2. 抑制钾、钙通道。

3. 促进骨骼生长和神经肌肉的兴奋性。

4. 促进胃肠道功能。

5. 对激素的调节作用。

中国营养学会建议的钙推荐摄入量成年人为 330mg/d，孕早、中、晚期妇女在非孕的基础上 +40mg/d、

绿叶蔬菜、大麦、黑米、荞麦、麸皮、苋菜、口蘑、木耳、香菇等食物含镁较丰富。食物中糙粮、坚果也含丰富的镁；肉类、奶类、淀粉类中的镁含量中等。精制食品的镁含量很低。从饮水中也可以获得少量镁，硬水中含有较高的镁盐，软水中含量相对较低。

（十三）钾

钾是人体一种重要的常量元素。体内钾主要存于细胞内，约占总量的 98%，其他存在于细胞外。

其生理功能为：

1. 参与碳水化合物、蛋白质的代谢。

2. 维持细胞内正常渗透压。

3. 维持神经肌肉的应激性和正常功能。

4. 维持心肌的正常功能。

5. 维持细胞内外正常的酸碱平衡。

6. 降低血压。

长期禁食或少食、频繁的呕吐腹泻、长期使用缓泻剂或轻泻剂都易引起钾缺乏。低血钾常见的临床表现为消化功能紊乱、口苦、食欲不振、恶心呕吐、腹胀、肠麻痹、表情淡漠、软弱无力、出现四肢不同程度的弛缓性瘫痪，严重者呼吸肌麻痹，腱反射减弱甚至消失、心音低钝、心律失常、心电图异常。

血钾过高常见于肾衰等疾病。

中国营养学会建议，成人钾的适宜摄入量为 2000mg/d。

瘦肉类、家禽、鱼类、乳制品及豆类都是钾的良好来源。各类蔬菜、水果是钾最好的来源。

（十四）钠

钠是人体中重要无机元素，食盐（NaCl）是人体获得钠的主要来源。

其生理功能为：

1. 调节体内水分与渗透压。

2. 维持酸碱平衡。

3. 钠泵。

4. 增强神经肌肉兴奋性。

5. 维持血压正常。

钠平时不易缺乏。当禁食、少食、膳食钠限制过低、高温、重体力劳动、胃肠疾病、反复呕吐、腹泻（泻剂应用）等时，易缺乏。症状为倦怠、淡漠、无神、甚至起立时昏倒。中重度失钠可出现恶心、呕吐、血压下降、痛性肌肉痉挛、视力模糊、心率加速、脉搏细弱、血压下降、休克，终因急性肾衰竭而死亡。

钠摄入量过多、尿中 Na^+/K^+ 比值增高，是高血压的重要因素，与高血压正相关。钠急性中毒时表现为：出现水肿、血压上升、血胆固醇升高、脂肪清除率降低、胃黏膜上皮细胞受损等症状。

中国营养学会建议，成年人钠适宜摄入量为 1500mg/d。

动物性食物钠含量高于植物性食物。但人体钠主要来源：食盐（钠）、加入钠（味精、鸡精及小苏打等）食物、酱油、盐渍或腌制肉或烟熏食品、酱咸菜类、发酵豆制品、咸味休闲食品等。

（十五）铁

铁是人体必需微量元素中含量最多的一种，成人体内铁总量为 3~5g，其含量随年龄、性别、体重、营养与健康状况的不同而有较大的个体差异。铁有两种存在形式，"功能性铁"是成人体内铁的主要存在形式，约占总铁量的 75%，主要存在于血红蛋白、肌红蛋白和含铁酶中；其余 25% 的铁是储存铁，以铁蛋白和含铁血黄素形式存在于肝、脾与骨髓中。人体器官铁含量，以肝、脾为最高，其次为肾、心、骨骼肌与脑。

其生理功能为：

1. 参与体内氧的运送和组织呼吸过程。铁为血红蛋白与肌红蛋白、细胞色素 A 以及一些呼吸酶的成分，参与体内氧与二氧化碳的转运、交换。

2. 铁与红细胞形成和成熟有关，铁在骨髓造血组织中，进入幼红细胞内，与卟啉结合形成正铁血红素，后者再与珠蛋白合成血红蛋白。缺铁时，血红蛋白量不足，影响 DNA 的合成及幼红细胞的分裂增殖，还可使红细胞寿命缩短、自身溶血增加。

3. 铁可增加免疫力，增加中性粒细胞和吞噬细胞的功能。

4. 另外，铁还有催化促进 β-胡萝卜素转化为维生素 A、参与嘌呤与胶原的合成、抗体的产生及药物在肝脏的解毒等功能。

（1）铁缺乏是常见的营养缺乏病，特别是在婴幼儿、孕妇、乳母中更易发生。铁缺乏，引起含铁酶减少或铁依赖酶活性降低，使细胞呼吸障碍，从而影响组织器官功能，降低食欲。铁缺乏的儿童易烦躁，对周围不感兴趣，成人则冷漠呆板。当血红蛋白继续降低，则出现面色苍白、疲劳乏力、头晕、心悸等。儿童少年出现体力下降、注意力与记忆力、学习能力降低。

（2）铁过量急性中毒常见于误服过量铁剂，多见于儿童，主要症状为消化道出血，且死亡率很高。多种疾病如心脏病、肝脏疾病、糖尿病及某些肿瘤等与体内铁的储存过多也有关。肝脏是铁过载损伤的主要靶器官，过量铁可致肝纤维化、肝硬化、肝细胞瘤。铁过多导致机体氧化和抗氧化系统失衡，直接损伤DNA，诱发突变，与肝、结肠、直肠、肺、食管、膀胱等多种器官的肿瘤可能有关。

铁在体内代谢中，可被身体反复利用，一般除肠道分泌和皮肤、消化道、尿道上皮脱落损失少量外，排出铁的量很少。只要从食物中吸收加以补充，即可满足机体需要。中国营养学会建议，成人铁的适宜摄入量：成年男性为12mg/d，成年女性为20mg/d；可耐受最高摄入量男女均为42mg/d；孕中期摄入量在非孕的基础上+4mg/d，孕晚期+9mg/d，哺乳期+4mg/d。

铁广泛存在于各种食物中，但分布极不均衡，吸收率相差也极大，一般动物性食品铁的吸收率高于植物性食品。动物性食物铁的含量和吸收率均较高。因此膳食中铁的良好来源，主要为动物肝脏、动物血、畜禽肉类、鱼类。蔬菜、牛奶及奶制品中含铁量不高，且吸收率也低，油菜、苋菜、菠菜、韭菜等所含的铁利用率不高。此外，桂圆、大枣、鹿茸、地黄、细辛、当归等含铁量较高。

（十六）碘

碘是一种人体必需的微量元素。其中70%~80%的碘存在于甲状腺中，剩余的碘分布于皮肤、骨骼、淋巴结和脑组织中。

其生理功能为：

1. 促进生物氧化。
2. 调节蛋白质、碳水化合物和脂肪代谢。
3. 促进生长发育。
4. 调节组织中的水盐代谢。
5. 促进维生素的吸收和利用。

碘缺乏的临床表现如下：

（1）胎儿期流产、死胎、先天畸形，围产期和婴幼儿期死亡率增高。胎儿期或出生不久就发生的甲状腺功能减退症称为呆小症，又名克汀病。

（2）新生儿期新生儿甲状腺功能减退、甲状腺肿。

（3）儿童期和青春期甲状腺肿、青春期甲状腺功能减退、亚临床型克汀病、单纯聋哑等，严重为呆小病。

（4）成人期单纯性甲状腺肿、甲状腺功能减退。

碘过量会导致高碘甲状腺肿、高碘性甲亢，通常发生在饮水和食物中碘含量高的地方。

中国营养学会建议，成人碘的推荐摄入量为120μg/d，孕妇在非孕的基础上+110μg/d，乳母+120μg/d，成人、孕妇和乳母碘的可耐受最高摄入量均为600μg/d。

人类所需的碘，主要来自食物，其次为饮水与食盐。海洋生物含碘量很高，如海带、紫菜、鲜海鱼、蚶干、蛤干、干贝、淡菜、海参、海蜇、龙虾等。陆地食品含碘量以动物性食品高于植物性食品，蛋、奶含碘量相对稍高，其次为肉类，淡水鱼的含碘量低于肉类。

（十七）锌

锌分布于人体所有的组织、器官、体液及分泌物。锌对生长发育、智力发育、免疫功能、物质代谢和生殖功能等均有重要作用。

其生理功能为：

1. 金属酶的组成成分或酶的活性剂。

2. 促进生长发育。

3. 促进机体免疫功能。

4. 维持细胞膜结构。

5. 其他锌与唾液蛋白结合成味觉素可增进食欲，缺锌会影响味觉和食欲，甚至发生异食癖；锌对皮肤和视力具有保护作用。

锌缺乏的临床表现主要有：

1. 生长发育障碍。

2. 性发育障碍，性功能低下。

3. 味觉、嗅觉、视觉障碍。

4. 影响皮肤功能。

5. 肠原性肢体皮炎。

锌过量是可引起锌中毒，临床症状表现为急性腹痛、腹泻、恶心呕吐等。日常膳食不会导致锌的过量。

中国营养学会建议，成年男女锌的推荐摄入量分别为 12.5mg/d 和 7.5mg/d。

锌的来源较广泛，贝壳类海产品（如牡蛎、扇贝等）、红色肉类及其内脏均为锌的良好来源。蛋类、豆类、谷类胚芽、燕麦、花生也富含锌。蔬菜水果含锌量较低。

（十八）硒

硒是人体必需微量元素之一。硒遍布于人体各组织器官和体液中，肝、肾、胰、心、脾、牙釉质和指甲中浓度较高，肌肉、骨骼和血液中次之，脂肪组织中最低。

其生理功能为：

1. 抗氧化作用。

2. 促进生长、保护视觉器官以及抗肿瘤。

3. 保护心血管和心肌。

4. 解毒。

5. 增强免疫力。

硒缺乏是发生克山病的重要原因。临床上主要症状为心脏扩大、心功能失偿、心力衰竭或心源性休克、心律失常、心动过速或过缓等，严重时出现房室传导阻滞、期前收缩等。此外，缺硒与大骨节病也有关，补硒可以缓解一些症状。

硒过量会导致中毒，中毒症状为头发脱落、指甲变、肢端麻木、抽搐，严重者可致偏瘫、死亡。

中国营养学会建议，硒的成年人推荐摄入量为 60μg/d。

硒的良好来源是海洋食物和动物内脏及肉类。如鱼子酱、海参、牡蛎和动物肾脏等。食物含硒量会随地区不同而变化。

（十九）铬

铬在人体中的含量甚微，总量约为 5-10mg，骨骼、大脑、肌肉、皮肤和肾上腺中含量较高。一般组织中铬含量随年龄增长而下降，新生儿含铬量高于儿童，儿童 3 岁以前含铬量高于成人，3 岁后逐渐降至成人水平，成人随年龄的增长铬的含量逐渐减少，常造成老年人缺铬。

其生理功能为：

1. 增强胰岛素作用。

2. 促进葡萄糖的利用及使葡萄糖转化为脂肪。

3. 促进蛋白质代谢和生长发育。

铬缺乏多见于老年人、糖尿病患者、蛋白质-热能营养不良的婴儿以及全肠外营养的病患。长期铬摄入不足可出现生长停滞、血脂增高，葡萄糖耐量异常，并伴有高血糖及糖尿病等症状。

由于三价铬毒性较低，食物中含铬较少且吸收利用率较低，以及安全剂量范围较宽等原因，尚未发生膳食摄入过量铬而引起的中毒的报道。但研究发现职业性接触铬化物会发生过敏性皮炎、鼻中隔损伤，肺癌发生率上升等现象。

中国营养学会建议，成人铬的适宜摄入量为 $30\mu g/d$。

铬广泛分布于各种食物中，其中动物性食物以肉类和海产品（牡蛎、海参、鱿鱼等）含铬较为丰富。植物性食物中如谷类、豆类、坚果类、黑木耳、紫菜等含铬也较为丰富。啤酒酵母和动物肝脏中的铬以具有生物活性的糖耐量因子形式存在，其吸收利用率较高。

（二十）氟

氟是人体所必需的微量元素，过量又可引起中毒。主要存在于骨骼和牙齿中，少量分布于毛发、指甲及其他组织。机体内氟含量与地球环境和膳食中氟的水平有关。

其生理功能为：

1. 维持骨骼和牙齿结构稳定性氟可部分取代骨骼中羟磷灰石晶体中的羟离子，形成骨盐的组成成分。适量氟有利于钙和磷的利用，促进骨的形成和增强骨质坚硬性，加速骨骼生长。

2. 防治龋齿氟可与牙釉质中羟磷灰石作用，在牙齿表面形成具有抗酸性腐蚀的氟磷灰石晶体保护层，抑制糖酵解，减少酸性物质生成。

氟缺乏时，由于牙釉质中不能形成氟磷灰石，牙釉质易被微生物、有机酸和酶侵蚀而发生龋齿。老年人缺氟时，钙、磷的利用受到影响，可导致骨质疏松。

长期氟过量可引起中毒，主要表现为氟斑牙和氟骨症。

中国营养学会建议，成年人氟的适宜摄入量为 $1.5mg/d$、可耐受摄入量为 $3.5mg/d$。

动物性食品中氟含量高于植物性食品，海洋动物中氟高于淡水及陆地食品，鱼和茶叶氟含量很高。饮水中的氟可完全吸收。

六、水

水是机体的重要组成成分，也是维持生命的重要物质基础。相比之下，断水对生命的威胁比断食更为严重。机体内水的来源有饮水、食物水以及代谢水。水的排泄主要通过肾脏以尿液形式排出，其次是肺的呼吸、皮肤和粪便的排出。

（一）生理功能

1. 构成细胞和体液的重要成分　健康成人体内水分含量约占体重的50%～60%，广泛分布于组织细胞内外，从而构成了人体的内环境。细胞内液约占总水量的2/3，细胞外液约占1/3。各组织器官的含水量相差很大，血液中含水量最多，80%以上是水份，而脂肪组织含水量较少，只有约10%左右。女性体内脂肪含量较多，故含水量低于男性。

2. 参与物质代谢 水的溶解力强且有较大的电解力，可使水溶性物质以溶解状态和电解质离子状态存在。水也具有较大的流动性，在消化、吸收、循环、排泄过程中，可协助营养物质的运送和废物的排泄，使人体新陈代谢和生理化学反应顺利进行。

3. 调节体温 水的比热值大，大量的水可吸收代谢过程中产生的能量，在 37℃ 体温的条件下，蒸发 1g 水约可带走 2.4kJ 的能量。因此在高温下，体热可随水分经皮肤蒸发散热，以维持人体体温的恒定。

4. 润滑组织与关节 在人体的关节、胸腔、腹腔和胃肠道等部位，都存在一定量的水分，对器官、关节、肌肉、组织起到缓冲、润滑、保护的作用。

（二）水的过量与不足

水的摄入量超过肾脏排出能力时，会引起体内水过多或引起水中毒。这样的情况常发生于疾病状况下，如肾脏病、肝病、充血性心力衰竭等。

水摄入不足或水丢失过多，可引起体内失水，即脱水。根据水与电解质丢失的比例不同可分为高渗性脱水、低渗性脱水和等渗性脱水。

1. 高渗性脱水 以水的流失为主，电解质流失相对较少。当机体的失水量达到体重的 2%～4% 时，为轻度脱水，主要表现为口渴、尿少、尿比重升高以及工作效率降低等；当失水量达到体重的 4%～8% 时，为中度脱水，除上述症状外，还可见皮肤干燥、口舌干裂、声音嘶哑及全身无力等表现；当失水量超过体重的 8%，即为重度脱水，可见皮肤黏膜干燥、高热、烦躁、精神恍惚等；失水量达体重的 10% 以上者可危及生命。

2. 低渗性脱水 以电解质流失为主，水的流失较少。这种脱水的特点是循环血量下降，血浆蛋白质浓度增高，细胞外液低渗，可引起脑细胞水肿，肌肉细胞内水过多并导致肌肉痉挛。早期多尿，晚期少尿甚至闭尿，尿比重降低，尿 Na^+、Cl^- 降低或缺乏。

3. 等渗性脱水 水和电解质按比例流失，体液渗透压不变，这种类型的脱水临床上较为常见。其特点是细胞外液减少，细胞内液一般不减少，血浆 Na^+ 浓度正常，兼有上述两型脱水的特点，有口渴、尿少、口腔黏膜干燥；眼窝凹陷、皮肤弹性下降；严重者可发生休克、肾衰竭等。

（三）水的需要量

个体对于水的需要量会受到年龄、生理状态、体力活动、代谢情况、温度、膳食等因素的影响，因此不同个体之间水的需要量差别很大。

成人每消耗 1kcal 的热量，需水量约为 1ml，考虑到正常健康人发生水中毒的危险性极小，以及由于体力活动、出汗及溶质负荷等的变化，水的需要量常增至 1.5ml/kcal。一般健康成人每天水的需要量为 2500ml 左右，其中食物来源的水约 1000ml，内生水约 300ml，因此常温下轻体力活动的成年人每日至少饮水 1200ml。

婴幼儿体表面积较大，体内水分和基础代谢水平较高，对水的需求量也较高，因此以 1.5ml/kcal 为宜。孕妇和乳母每天需额外增加水的摄入，一般孕妇每日需要额外增加 30ml，哺乳期的妇女每天需额外增加 1000ml 以供泌乳所需。在高温或重体力劳动的条件下，饮水量应适当增加。

饮水应做到少量多次，主动饮水，不要等到口渴了再喝水。饮用水最好的来源是白开水。

第三节　各类食品的营养特点

一、各类食物的营养特点

（一）谷类的营养

谷类包括大米、小麦、玉米、小米、高粱、莜麦、荞麦等。谷类是人体能量的主要来源，此外，谷类食物还可供给较多的 B 族维生素和矿物质。

1. 营养价值　谷类蛋白质含量因品种、土壤、气候及加工方法等不同而不同。谷类蛋白质氨基酸组成中赖氨酸含量相对较低，因此谷类蛋白质生物学价值不及动物性蛋白质。为提高谷类蛋白质的营养价值，常采用蛋白质互补和氨基酸强化的方法。

谷类碳水化合物含量最为丰富，主要集中在胚乳中。稻米中含量较高，小麦粉中含量次之，玉米中含量较低。碳水化合物存在的主要形式为淀粉，以支链淀粉为主。

谷类中脂肪以不饱和脂肪酸为主。小麦胚粉中最高，稻米类最低。

谷类中的维生素主要以 B 族维生素为主，如维生素 B_1、维生素 B_2、烟酸、泛酸、吡哆醇等，小麦胚中还含有丰富的维生素 E，黄玉米、小米中有少量类胡萝卜素。谷类维生素主要分布在谷皮和糊粉层中。

谷类的矿物质主要分布在胚芽和糊粉层中，主要是钙和磷，多以植酸盐形式存在，不易被消化吸收。

2. 合理利用

（1）谷类加工：谷类加工去除了杂质和谷皮，不仅改善了谷类的感官性状，而且有利于食用和消化吸收，但由于蛋白质、脂类、矿物质和维生素主要存在于谷粒表层和谷胚中，因此加工精度越高，营养素损失就越多。影响最大的是维生素（尤其是 B 族维生素）和矿物质。应提倡粗细粮混合食用方法来克服精白米面的营养缺陷。

（2）谷类烹调：适当的加工烹调方法可使谷类减少营养素的损失，方法如下：

1）采用适当的烹调方法，尽量减少加碱蒸煮、油炸等。

2）减少淘米次数，浸泡时间不宜过长。

3）煮饭不丢米汤。

4）面食以蒸为佳。

5）利用好面汤。

6）沸水煮饭。

（二）豆类的营养

豆类食品是植物性蛋白质的主要来源。豆类的品种很多，按营养成分，可分为大豆（黄豆、黑豆、青豆）和其他豆类（豌豆、蚕豆、绿豆、芸豆等）。

1. 营养价值　豆制品蛋白质含量差别较大。大豆及其制品的蛋白质含有人体需要的全部氨基酸，属完全蛋白，虽然赖氨酸含量较多，但硫氨基酸（蛋氨酸和胱氨酸）含量较少，与谷类、动物蛋白质互补，混合食用可提高营养价值。

豆类中的碳水化合物含量以其他豆类为最高，大豆类含量中等，豆制品含量普遍较低。大豆中 50% 的碳水化合物为可利用淀粉、阿拉伯糖、半乳聚糖、蔗糖，50% 为人体不能消化吸收的膳食纤维、大豆低聚糖（棉籽糖、水苏糖等），存在于大豆细胞壁，但能促进益生菌的生长，细菌在肠道内生长繁殖过程中能产生过多的气体而引起肠胀气。低聚糖和膳食纤维还具有润肠通便的作用。

豆类脂肪含量以大豆类为高，在15%以上；其他豆类较低，豆制品脂肪含量差别较大。脂肪组成以不饱和脂肪酸为主。

大豆中含有胡萝卜素、维生素 B_1、维生素 B_2、烟酸、维生素 E 等，相对于谷类而言，胡萝卜素含量和维生素 E 较高。

大豆中富含钙、磷、钾、镁、铁、锌、硒等，其中钙、铁含量最为丰富。大豆中还含有铜、锰等。

大豆中还含有其他活性成分，如大豆异黄酮（具有降血脂和雌激素样作用）等。

2. 抗营养因素　豆类含有不少抗营养因子，影响了人体对豆类食物的消化吸收。主要包括

（1）胰蛋白酶抑制剂。

（2）植物红细胞凝集素。

（3）脂肪氧化酶。

（4）植酸。

3. 合理利用　生的大豆或大豆制品含有抗营养因子，如胰蛋白酶、红细胞凝集素等。因此，生豆浆或未煮开的豆浆会引起恶心、呕吐、腹胀、腹痛和腹泻等，通过加热可去除这些抗营养因子。

大豆经发芽后大豆蛋白质的含量有所减少，但种类没有变化，游离氨基酸增多，赖氨酸含量减少；脂类含量也减少；膳食纤维被部分降解；膳食纤维被部分降解；豆芽中植酸酶活性增大，植酸被分解，提高了钙、锌、铁、镁等元素的利用率；干豆类经发芽后可产生维生素 C，以及维生素 B_1 和维生素 B_2 含量均增加。

（三）蔬菜和水果的营养

蔬菜和水果种类繁多，富含人体所必需的维生素（维生素 C、胡萝卜素）、矿物质（钙、钾、钠、镁）、膳食纤维，含水分和酶类较多，含有一定量的碳水化合物和蛋白质，肪含量很少。

1. 叶菜类　叶菜类食物主要包括白菜、菠菜、油菜、韭菜、苋菜等。叶菜类是胡萝卜素、维生素 B_2、维生素 C、矿物质及膳食纤维的良好来源。绿叶蔬菜和橙色蔬菜维生素含量较为丰富，特别是胡萝卜素的含量较高。

2. 根茎类　根茎类食物主要包括萝卜、胡萝卜、藕、山药、芋头、马铃薯、甘薯、葱、蒜、竹笋等。碳水化合物含量相差较大。

3. 瓜茄类　瓜茄类食物包括冬瓜、南瓜、丝瓜、黄瓜、茄子、番茄、辣椒等。瓜茄类因水分含量高，营养素含量相对较低。胡萝卜素含量以南瓜、番茄和辣椒为最高，维生素 C 含量以辣椒、苦瓜较高。番茄中的维生素 C 含量虽然不很高，但受有机酸保护，损失很少，且食入量较多，是人体维生素 C 的良好来源。辣椒中还含有丰富的硒、铁和锌，是一种营养价值较高的食物。

4. 鲜豆类　鲜豆类食物包括毛豆、豇豆、四季豆、扁豆、豌豆等。与其他蔬菜相比，鲜豆类营养素含量相对较高。

5. 菌藻类　菌藻类食物包括食用菌和藻类食物。食用菌是指供人类食用的真菌，常见的有蘑菇、香菇、银耳、木耳等品种。常见的供人类食用的藻类有海带、紫菜和发菜

等。菌藻类食物富含蛋白质、膳食纤维、碳水化合物、维生素和微量元素。

6. 水果 鲜果种类很多，主要有苹果、橘子、桃、梨、杏、葡萄、香蕉和菠萝等。新鲜水果的水分含量较高，营养素含量相对较低。蛋白质、脂肪含量一般均不超过 1%，碳水化合物含量差异较大，低者为 5%，高者可达 30%。硫胺素和核黄素含量不高，胡萝卜和抗坏血酸含量因品种不同而异，其中含胡萝卜素含量较高的水果为柑、橘、杏和鲜枣；含抗坏血酸丰富的水果为鲜枣、草莓、橙、柑、柿等。矿物质含量除个别水果外相差不大，其中枣中铁的含量丰富，白果中硒的含量较高。

干果是新鲜水果经过加工晒干制成。由于加工的影响，维生素损失较多，尤其是维生素 C。但干果便于储运，并别具风味，有一定的食用价值。

7. 蔬菜和水果的合理利用

（1）蔬菜水果合理选择与利用：蔬菜含丰富的维生素，除维生素 C 外，一般叶部的维生素含量比根茎部高，嫩叶比枯叶高，深色的菜叶比浅色的菜叶高，因此在选择时，应注意选择新鲜、色泽深的蔬菜。

蔬菜水果尽量带皮食用，其表皮含有多种维生素，特别是维生素 C 含量丰富，茄子皮也富含极有价值的维生素 P。若表皮被农药污染无法清除时就只能削皮食用。

（2）蔬菜的合理加工与烹调

1）先洗后切。

2）切块不宜太细小。

3）切后不浸泡。

4）猛火快炒。

5）尽量不挤汁、不焯水。

6）不用碱性溶液焯水。

7）适当加醋。

8）烹调好尽快食用。

（四）乳类及其制品的营养

乳类及其制品几乎含有人体需要的所有营养素，除维生素 C 含量较低外，其他营养素含量都比较丰富（特别是乳类及其制品含丰富的优质蛋白和钙），所以使用价值较高。

1. 营养价值 牛乳中的蛋白质含量比较恒定，在 3.0% 左右，牛乳蛋白质以酪蛋白为主，人乳蛋白质以乳清蛋白为主。酪蛋白在胃酸作用下形成不易消化吸收的凝块，不利于婴儿吸收；乳清蛋白在胃酸作用下则形成乳凝块细小而柔软，易被消化吸收。

牛乳中的脂肪颗粒小，呈高度分散状态，易于消化吸收。牛乳中胆固醇含量较低，所以高脂血症患者不必过分限制饮用牛乳。牛乳中还含有少量卵磷脂。

牛乳中碳水化合物主要以乳糖形式存在。乳糖有促进胃液分泌和胃肠蠕动的作用，在肠道中可被乳糖酶分解成乳酸，有助于肠道中乳酸杆菌的繁殖和抑制肠道条件致病菌的生长，调节肠道菌群平衡。此外，乳糖有促进钙吸收的作用。对于部分不经常饮奶的成年人来说，体内乳糖酶活性过低，大量食用乳及其制品可能引起乳糖不耐受的发生。

牛乳中含有几乎所有种类的维生素，包括维生素 A、维生素 D、维生素 E、维生素 K、各种 B 族维生素和微量的维生素 C。

牛乳中的矿物质主要包括钠、钾、钙、镁、氯、磷、硫、铜、铁等，大部分与有机酸结合形成盐类。

乳制品主要包括炼乳、奶粉、酸奶等。炼乳为浓缩奶的一种，分为淡炼乳和甜炼乳。炼乳中维生素因受加工影响而遭受一定的破坏，常须强化。淡炼乳在胃酸作用下，可形成凝块，便于消化吸收，适合婴儿和对鲜奶过敏者食用。甜炼乳是鲜奶中加了约15%的蔗糖，糖含量可达45%左右。因糖分过高，需经大量水冲淡，营养成分相对下降，不宜供婴儿食用。甜炼乳利用糖的渗透压作用抑制微生物的繁殖。

奶粉是鲜奶经脱水干燥制成，可分为全脂奶粉、脱脂奶粉、调制奶粉等。全脂奶粉是将鲜奶浓缩除水而成；脱脂奶粉是将鲜奶脱去脂肪而成，脱脂过程中脂溶性维生素损失较多，一般供腹泻婴儿及需要低脂膳食的患者食用。调制奶粉又称"母乳化奶粉"，以牛奶为基础，参照人乳组成的模式和特点，进行调整和改善，使其更适合婴儿的生理特点和需要。酸奶是在消毒鲜奶中接种乳酸菌并使其在控制条件下生长繁殖而制成的。发酵后游离氨基酸和肽增加，更易消化吸收；乳糖减少，使乳糖酶活性低的成人易于接受；乳酸菌进入肠道可抑制一些腐败菌的生长，调整肠道菌相，防止腐败胺类对人体的不良作用。

干酪也称奶酪，为一种营养价值很高的发酵乳制品原料乳中加入适量的乳酸菌发酵剂或凝乳酶，使蛋白质发生凝固、压榨排除乳清之后的产品。干酪制作过程中大部分乳糖随乳清流失，少量在发酵中起到促进乳酸发酵的作用。干酪中含有原料中的各种维生素，其中脂溶性维生素大多保留在蛋白质凝块中，而水溶性的维生素部分损失，但含量仍不低于原料牛奶。原料乳中微量的维生素 C 几乎全部损失。

2. 合理利用 鲜奶水分含量高，营养素种类齐全，十分有利于微生物生长繁殖，因此须经严格消毒灭菌后方可食用。常用的方法有煮沸法和巴氏消毒法。鲜奶在光照 1 小时后，B 族维生素很快消失，维生素 C 也所剩无几；即使是微弱的阳光下照射 6 小时，B 族维生素也仅剩一半，所以奶类应避光保存。

（五）蛋类的营养

蛋类包括鸡蛋、鸭蛋、鹅蛋、鹌鹑蛋、鸽蛋、鸵鸟蛋、火鸡蛋、海鸥蛋及其加工制成的咸蛋、松花蛋等。蛋类的营养素含量不仅丰富且质量也很好，是一类营养价值较高的食品。

1. 营养价值 蛋类蛋白质含量一般在 10% 以上。蛋黄中的蛋白质是与脂类相结合的脂蛋白和磷蛋白。蛋类的蛋白质是优质蛋白，也被称为参考蛋白质。红皮鸡蛋和白皮鸡蛋中氨基酸种类和数量相同。鸡蛋与鸭蛋相比，蛋白质中氨基酸含量没有差别，但含量鸡蛋高于鸭蛋。

蛋清中几乎不含脂肪，主要集中在蛋黄中。脂肪以单不饱和脂肪为主，其次是亚油酸、饱和脂肪酸。蛋黄是磷脂良好的来源，主要是卵磷脂和脑磷脂，除此外还有神经鞘磷脂。卵磷脂具有降低血胆固醇的作用。另外，蛋黄中胆固醇含量也较高。

蛋中含碳水化合物含量较低，蛋黄略高于蛋清。蛋清中主要是甘露糖和半乳糖，蛋黄中主要是葡萄糖，多与蛋白质结合形式存在。

蛋中维生素含量十分丰富，且品种较为完全，包括所有的 B 族维生素、维生素 A、维生素 D、维生素 E、维生素 K 和微量的维生素 C。其中绝大部分的维生素 A、维生素 D、维生素 E 和大部分维生素 B_1 都存在于蛋黄中。蛋类的维生素含量受品种、季节和饲料的影响。

蛋中的矿物质主要存在于蛋黄部分，蛋清部分含量较低。蛋中铁含量较高，但由于是非血红素铁会与蛋黄中的卵黄磷蛋白结合而对铁的吸收具有干扰作用，故而蛋黄中铁的生物利用率较低，仅为 3% 左右。

2. 合理利用

（1）少用油煎炸，多用蒸和煮蛋。用不同的烹调方法，维生素损失率有较大的差别。

（2）恰当加热蛋类加热过度会引起蛋白质凝固程度加大，不仅口感不好，而且也难以消化吸收。

（3）不能生吃，也不宜用开水冲服生蛋中含大量致病菌，如沙门氏菌、变形杆菌、金黄色葡萄球菌等。另外，生鸡蛋中含有抗胰蛋白酶和抗生物素蛋白，前者抑制人体消化液中的蛋白酶，从而影响蛋白质的吸收，后者使人缺乏生物素。

（六）畜、禽、鱼的营养

1. 畜禽类的营养价值　畜禽肉包括畜肉和禽肉，前者指猪、牛、羊等的肌肉、内脏及其制品，后者包括鸡、鸭、鹅等的肌肉及其制品。

畜禽肉中的蛋白质含量因动物种类、年龄、胖瘦程度以及部位而异。脂肪含量因动物的品种、年龄、肥瘦程度、部位等不同有较大差异。肉类蛋白质均为优质蛋白，禽肉蛋白质比畜肉蛋白质容易消化吸收。

畜禽肉脂肪以饱和脂肪酸为主，主要分成甘油三酯、少量卵磷脂、胆固醇和游离脂肪酸。动物内脏脂肪含量少，胆固醇含量高。动物脂肪营养价值低于植物油脂，其中禽类脂肪所含必需脂肪酸的量高于家畜；家畜脂肪中，猪的脂肪必需脂肪酸含量又高于牛、羊类。

畜禽肉碳水化合物含量较少，主要以糖原的形式存在于肌肉和肝脏中。动物在宰前过度疲劳，糖原含量下降，宰后放置时间过长，也可因酶的作用使糖原含量降低。

畜禽肉可提供多种维生素，主要以 B 族维生素和维生素 A 为主。内脏含量比肌肉中多，其中肝脏中最为丰富，瘦肉中的含量高于肥肉，内脏高于瘦肉。

矿物质含量，瘦肉高于肥肉，内脏高于瘦肉。动物肝和血含铁量较多。畜肉比禽肉中含铁量高，畜禽肉主要以血红素铁的形式存在，消化吸收率高。肝脏锌的含量也较高。肾脏含硒较多。

2. 畜禽类的合理利用　畜禽肉蛋白质营养价值较高，含有较多赖氨酸，宜与谷类食物搭配食用。因畜肉的脂肪和胆固醇含量较高，脂肪主要由饱和脂肪酸组成，食用过多易引起肥胖和高脂血症等疾病，膳食中比例不宜过多。禽肉的脂肪含不饱和脂肪酸相对较多，故老年人及心血管疾病患者宜选用禽肉。其内脏含有较多的维生素、铁、锌、硒，特别是肝脏中维生素 B_2 和维生素 A 的含量丰富，因此宜适当食用。

3. 鱼类的营养价值　水产类是蛋白质、矿物质和维生素的良好来源。鱼可分为海水鱼和淡水鱼。根据生活的海水深度，海水鱼又可以分为深水鱼和浅水鱼。

鱼类蛋白质的氨基酸组成较平衡，与人体需要接近，营养价值很高。鱼肉的肌纤维短而纤细，含水分较多，比畜肉更易消化。

脂肪含量平均为 5% 左右，主要存在于皮下和脏器周围。鱼类脂肪以不饱和脂肪酸为主。海鱼的脂肪中还含有较多的二十碳五烯酸（EPA）和二十二碳六烯酸（DHA）。鱼类胆固醇含量与畜、禽类瘦肉相近，但低于畜、禽类肥肉和内脏以及蛋类。

鱼类碳水化合物的含量较低，主要以糖原形式存在。肌肉中的糖原含量与其致死方式有关，捕后即杀者糖原含量最高；挣扎疲劳后死去的鱼类，体内糖原消耗严重，含量降低。

鱼肉中含有一定数量的维生素 A 和维生素 D，维生素 B_2、烟酸等含量也较高，维生素 C 含量则很低。一些生鱼制品中含有硫胺素酶和催化维生素 B_1 降解的蛋白质，因此大量食用生鱼可能造成维生素 B_1 的缺乏。鱼油和鱼肝油是维生素 A 和维生素 D 的重要来源，也是维生素 E 的来源。

鱼类矿物质含量为 1%～2%，其中硒和锌的含量丰富，此外，钙、钠、氯、钾、镁等含量也较多，海产鱼类富含碘。

4. 鱼类的合理利用　鱼类因水分和蛋白质含量高，结缔组织少，较畜禽肉更易腐败变质。鱼类的多不饱和脂肪酸含量较高，所含的不饱和双键极易氧化破坏，能产生脂质过氧化物，对人体有害。因此打捞的鱼类需及时保存或加工处理，防止腐败变质。有些鱼含有极强的毒素，如河豚鱼，其卵、卵巢、肝脏和血液中含有极毒的河豚毒素，若加工处理方法不当，可引起急性中毒而死亡，为避免中毒应不食用。

（七）食用油脂的营养

食用油脂根据来源可分为植物油和动物油。常见的植物油包括：豆油、花生油、菜子油、芝麻油、玉米油等；常见的动物油：包括猪油、牛油、羊油、鱼油等。油脂中的色素主要是天然色素，包括类胡萝卜素和叶绿素，脱色后往往被去除。

1. 营养价值　植物油脂肪含量通常在 99% 以上，不饱和脂肪酸较多，此外含有丰富的维生素 E 和少量的钾、钠、钙和微量元素。植物油常温下呈液态，消化吸收率高。动物油以饱和脂肪酸为主，熔点较高，常温下一般呈固态，消化吸收率不如植物油高。

2. 合理利用　植物油是必需脂肪酸的重要来源，在膳食中不应低于总脂肪来源的50%。动物油的脂肪组成以饱和脂肪酸为主，长期大量食用，可引起血脂升高，增加心脑血管疾病的危险性。

植物油因含有较多的不饱和脂肪酸，易发生酸败，产生一些对人体有害的物质，不宜长时间储存。动物油脂虽然不如植物油容易发生酸败，但储存时间也不宜过长。

二、加工食品和预包装食品

随着食品工业的发展，研发了越来越多以动植物为原材料，运用工业制造的流程和化学配方生产的各类加工食品。这类食品可以延长食物的保存期，防止食物在保藏和运输过程中发生腐败变质；通过各种各样的调味、制作而获得良好的口感和风味，极大地丰富了人类的餐桌。但同时，也带来了不少营养与食品安全方面的隐患。

预包装食品是经预先定量包装或者制作在包装材料和容器中的食品。从预包装食品的定义看，①它属于食品；②该食品由包装材料或容器进行了定量包装、盛放；③包装、盛放是在消费者购买之前预先进行的。由此可以，预包装食品并非食物的新种类，仅仅是为与裸装食品加以区别而已。此外，为了防止运输过程污染的运输包装或商店称量销售的简易包装水果、蔬菜、水产食品、畜（肉）、禽（肉）、蛋类、小块糖果、巧克力、即食快餐盒饭等等，也不属于预包装食品。

2011 年 11 月 2 日，国家卫计委公布了我国第一个《预包装食品营养标签通则》（GB 28050—2011），要求所有预包装食品应通过食品营养标签向消费者提供该食品客观真实的营养信息和特性。营养标签包括营养成分表、营养声称和营养成分功能三个部分，其中，营养成分表是指标有食品营养成分名称、含量和占营养素参考值（NRV）百分比的规范性表格，强制标示内容包括能量以及蛋白质、脂肪、碳水化合物和钠 4 种核心营养素的含量值，及其占营养素参考值（NRV）的百分比。通则规定，食品配料含有或生产过程中使用了氢化和（或）部分氢化油脂，在营养成分表中应当标示出反式脂肪（酸）的含量。对能量和营养成分的高低、有无、增减等描述，通则都规定了具体的含量要求和限制条件。通过营养标签，消费者可以了解预包装食品的关键营养信息，从而指导自己的消费行为。

三、强化食品与保健食品

天然食物可能或多或少存在一些膳食营养素方面的缺陷，食物在加工、运输和储存的过程中也会遭遇营养素流失或损失的问题。根据不同人群的营养需要，向食品中添加营养素或天然食物成分，以提高食品的营养价值使其更适合人体需要的食品深加工方法被称为食品强化。被强化的食品称为载体，所添加的营养素称为营养强化剂，最终获得的成品就称为强化食品。

食品强化的目的包括：①弥补某些食品天然营养成分的缺陷；②补充食品在加工过程中营养素的损失；③为使某种食品达到特定的营养需要；④特殊人群预防疾病需要。

保健食品是食品的一个特殊种类，它既具有一般食品的共性，又具有特殊的调节人体生理功能的作用，适于特定人群食用，但不以治疗疾病为目的。

保健食品与药物和普通食品的区别在于：普通食品被一般人食用，人体从中摄取各类营养素，并满足色、香、味、形等感官需求；药物被病人所服用，以达到治疗疾病的目的；而保健食品则通过调节人体生理功能从而达到提高健康水平的目的。

第四节 合理营养与平衡膳食

平衡膳食是指膳食中所含的营养素种类齐全，数量充足，比例恰当，膳食所供给的营养素与机体的需要，两者保持平衡。正常健康人群依据平衡膳食的原则，不仅能满足机体的生理需要，也能预防多种疾病的发生。

一、DRIs 的概念

膳食营养素参考摄入量（DRIs）的基本概念是为了保证人体合理摄入营养素而设定的每日平均膳食营养素摄入量的一组参考值。随着营养学研究的发展，DRIs 内容逐渐增加。2000 年第 1 版包括四个参数：平均需要量、推荐摄入量、适宜摄入量、可耐受最高摄入量。2013 年修订版增加了与非传染性慢性病（NCD）有关的三个参数：宏量营养素可接受范围、预防非传染性慢性病的建议摄入量和某些膳食成分的特定建议值。

（一）平均需要量（estimated average requirement，EAR）

EAR 是指某一特定性别、年龄及生理状况群体中个体对某营养素需要量的平均值。按照 EAR 水平摄入营养素，根据某些指标判断可以满足某一特定性别、年龄及生理状况群体中 50% 个体需要量的水平，但不能满足另外 50% 个体对该营养素的需要。EAR 是制订 RNI 的基础，由于某些营养素的研究尚缺乏足够的人体需要量资料，因此并非所有营养素都能制定出其 EAR。

（二）推荐摄入量（recommended nutrient intake，RNI）

RNI 是指可以满足某一特定性别、年龄及生理状况群体中绝大多数个体（97% ~

98%）需要量的某种营养素摄入水平。长期摄入 RNI 水平可以满足机体对该营养素的需要，维持组织中有适当的储备以保障机体健康。RNI 相当于传统意义上的 RDA。RNI 的主要用途是作为个体每日摄入该营养素的目标值。

RNI 是根据某一特定人群中体重在正常范围内的个体需要量而设定的。对个别身高、体重超过此参考范围较多的个体，可能需要按每公斤体重的需要量调整其 RNI。

能量需要量（estimated energy requirement，EER）是指能长期保持良好的健康状态、维持良好的体型、机体构成以及理想活动水平的个体或群体，达到能量平衡时所需要的膳食能量摄入量（WHO，1985）。

群体的能量推荐摄入量直接等同于该群体的能量 EAR，而不是像蛋白质等其他营养素那样等于 EAR 加 2 倍标准差。所以能量的推荐摄入量不用 RNI 表示，而直接使用 EER 来描述。

EER 的制定须考虑性别、年龄、体重、身高和体力活动的不同。成人 EER 的定义为：一定年龄、性别、体重、身高和身体活动水平的健康群体中，维持能量平衡所需要摄入的膳食能量。儿童 EER 的定义为，一定年龄、体重、身高、性别（3 岁以上儿童）的个体，维持能量平衡和正常生长发育所需要的膳食能量摄入量。孕妇的 EER 包括胎儿组织沉积所需要的能量；对于乳母，EER 还需要加上泌乳所需的能量需要量。

此次提出 EAR 和 RNI 的营养素有蛋白质、总碳水化合物、维生素 A、维生素 D、维生素 B_1、维生素 B_2、维生素 B_6、维生素 B_{12}、维生素 C、烟酸、叶酸、钙、磷、镁、铁、锌、碘、硒、铜、钼、水、膳食纤维。

（三）适宜摄入量（adequate intake，AI）

当某种营养素的个体需要量研究资料不足而不能计算出 EAR，从而无法推算 RNI 时，可通过设定 AI 来提出这种营养素的摄入量目标。AI 是通过观察或实验获得的健康群体某种营养素的摄入量。例如纯母乳喂养的足月产健康婴儿，从出生到 4~6 月，他们的营养素全部来自母乳，故摄入母乳中的营养素数量就是婴儿所需各种营养素的 AI。此次提出 AI 的营养素有：亚油酸、亚麻酸、EPA + DHA、维生素 E、泛酸、生物素、钾、钠、氯、氟、锰、铬。

（四）可耐受最高摄入量（tolerable upper intake level，UL）

UL 是营养素或食物成分的每日摄入量的安全上限，是一个健康人群中几乎所有个体都不会产生毒副作用的最高摄入水平。对一般群体来说，摄入量达到 UL 水平对几乎所有个体均不致损害健康，但并不表示达到此摄入水平对健康有益。对大多数营养素而言，健康个体的摄入量超过 RNI 或 AI 水平并不会产生益处。因此，UL 并不是一个建议的摄入水平。目前有些营养素还没有足够的资料来制定 UL，所以没有提出 UL 的营养素并不意味着过多摄入这些营养素没有潜在的危险。此次提出 UL 的营养素及膳食成分有：维生素 A、维生素 D、维生素 E、维生素 B_6、维生素 C、叶酸、烟酸、胆碱、钙、磷、铁、锌、硒、氟、锰、钼、叶黄素、大豆异黄酮、蕃茄红素、原花青素、植物甾醇、L- 肉碱、姜黄素。

（五）宏量营养素可接受范围（acceptable macronutrient distribution ranges，AMDR）

AMDR 指蛋白质、脂肪、和碳水化合物理想的摄入量范围，该范围可以提供这些必需营养素的需要，并且有利于降低发生非传染性慢性病（NCD）的危险，常用占能量摄入量的百分比表示。蛋白质、脂肪和碳水化合物都属于在体内代谢过程中能够产生能量的营养素，因此被称之为产能营养素。它们属于人体的必需营养素，而且三者的摄入比例还影响微量营养素的摄入状况。另一方面，当产能营养素摄入过量时又可能导致机体能量储存过多，增加 NCD 的发生风险。因此有必要提出 AMDR，以预防营养素缺乏，同时减少摄入过量而导致 NCD 的风险。传统上 AMDR 常以某种营养素摄入量占摄入总能量的比例来表示，其显著的特点之一就是具有上限和下限。如果个体的摄入量高于或低于推荐范围，可能引起必需营养素缺乏或罹患 NCD 的风险增加。

（六）预防非传染性慢性病的建议摄入量（PI-NCD，简称建议摄入量，PI）

膳食营养素摄入量过高导致的 NCD 一般涉及肥胖、高血压、血脂异常、中风、心肌梗死以及某些癌症。PI-NCD 是以 NCD 的一级预防为目标，提出必需营养素的每日摄入量。当 NCD 易感人群某些营养素的摄入量达到 PI 时，可以降低发生 NCD 的风险。此次提出 PI 值的有维生素 C、钾、钠。

（七）特定建议值（specific proposed levels，SPL）

近几十年的研究证明传统营养素以外的某些膳食成分，具有改善人体生理功能、预防 NCD 的生物学作用，其中多数属于植物化合物，特定建议值（SPL）是指膳食中这些成分的摄入量达到这个建议水平时，有利于维护人体健康。此次提出 SPL 值的有：大豆异黄酮、叶黄素、蕃茄红素、植物甾醇、氨基葡萄糖、花色苷、原花青素。

二、一般人群膳食指南

中国居民膳食指南是根据营养科学原理，紧密结合我国居民膳食消费和营养状况的实际情况制定的指导广大居民实践平衡膳食，获得合理营养，促进身体健康的指导性意见。最新版《中国居民膳食指南（2016）》是由中国营养学会组织专家修订，并于 2016 年 5 月 13 日正式发布的。

《中国居民膳食指南（2016）》由一般人群膳食指南、特定人群膳食指南和中国居民平衡膳食实践组成。

一般人群膳食指南适用于 2 岁以上的健康人群，有 6 条核心内容：

1. 食物多样，谷类为主。

（1）每天的膳食应包括谷薯类、蔬菜水果类、畜禽鱼蛋奶类、大豆坚果类等食物。

（2）平均每天摄入 12 种以上食物，每周 25 种以上。

（3）每天摄入谷薯类食物 250～400g，其中全谷物和杂豆类 50～150g，薯类 50～100g。

（4）食物多样、谷类为主是平衡膳食模式的重要特征。

2. 吃动平衡，健康体重。

（1）各年龄段人群都应天天运动、保持健康体重。

（2）食不过量，控制总能量摄入，保持能量平衡。

（3）坚持日常身体活动，每周至少进行 5 天中等强度身体活动，累计 150 分钟以上；主动身体活动最好每天 6000 步。

（4）减少久坐时间，每小时起来动一动。

3. 多吃蔬果、奶类、大豆。

（1）蔬菜水果是平衡膳食的重要组成部分，奶类富含钙，大豆富含优质蛋白质。

（2）餐餐有蔬菜，保证每天摄入 300～500g 蔬菜，深色蔬菜应占 1/2。

（3）天天吃水果，保证每天摄入 200～350g 新鲜水果，果汁不能代替鲜果。

（4）吃各种各样的奶制品，相当于每天液态奶 300g。

（5）经常吃豆制品，适量吃坚果。

4. 适量吃鱼、禽、蛋、瘦肉。

（1）鱼、禽、蛋和瘦肉摄入要适量。

（2）每周吃鱼 280～525g，畜禽肉 280～525g，蛋类 280～350g，平均每天摄入总量 120～200g。

（3）优先选择鱼和禽。

（4）吃鸡蛋不弃蛋黄。

（5）少吃肥肉、烟熏和腌制肉制品。

5. 少盐少油，控糖限酒。

（1）培养清淡饮食习惯，少吃高盐和油炸食品。成人每天食盐不超过 6g，每天烹调油 25～30g。

（2）控制添加糖的摄入量，每天摄入不超过 50g，最好控制在 25g 以下。

（3）每日反式脂肪酸摄入量不超过 2g。

（4）足量饮水，成年人每天 7～8 杯（1500～1700ml），提倡饮用白开水和茶水；不喝或少喝含糖饮料。

（5）儿童少年、孕妇、乳母不应饮酒。成人如饮酒，男性一天饮用酒的酒精量不超过 25g，女性不超过 15g。

6. 杜绝浪费，兴新食尚。

（1）珍惜食物，按需备餐，提倡分餐不浪费。

（2）选择新鲜卫生的食物和适宜的烹调方式。

（3）食物制备生熟分开、熟食二次加热要热透。

（4）学会阅读食品标签，合理选择食品。

（5）多回家吃饭，享受食物和亲情。

（6）传承优良文化，兴饮食文明新风。

三、特定人群膳食指南

特定人群膳食指南是在一般人群膳食指南的基础上进行了补充（0～24 月龄婴幼儿喂养指南除外）。

（一）备孕妇女膳食指南

1. 调整孕前体重至适宜水平。

2. 常吃含铁丰富的食物，选用碘盐，孕前 3 个月开始补充叶酸。

3. 禁烟酒，保持健康生活方式。

（二）孕期妇女膳食指南

1. 补充叶酸，常吃含铁丰富的食物，选用碘盐。

2. 孕吐严重者，可少量多餐，保证摄入含必要量碳水化合物的食物。

3. 孕中晚期适量增加奶、鱼、禽、蛋、瘦肉的摄入。

4. 适量身体活动，维持孕期适宜增重。

5. 禁烟酒，愉快孕育新生命，积极准备母乳喂养。

（三）哺乳期妇女膳食指南

1. 增加富含优质蛋白质及维生素 A 的动物性食物和海产品，选用碘盐。

2. 产褥期食物多样不过量，重视整个哺乳期营养。

3. 愉快心情，充足睡眠，促进乳汁分泌。

4. 坚持哺乳，适度活动，逐步恢复适宜体重。

5. 忌烟酒，避免浓茶和咖啡。

（四）6 月龄内婴儿母乳喂养指南

1. 产后尽早开奶，坚持新生儿第一口食物是母乳。

2. 坚持 6 月龄内纯母乳喂养。

3. 顺应喂养，建立良好的生活规律。

4. 生后数日开始补充维生素 D，不需补钙。

5. 婴儿配方奶是不能纯母乳喂养时的无奈选择。

6. 监测体格指标，保持健康生长。

（五）7~24 月龄婴幼儿喂养指南

1. 继续母乳喂养，满 6 月龄起添加辅食。

2. 从富含铁的泥糊状食物开始，逐步添加达到食物多样。

3. 提倡顺应喂养，鼓励但不强迫进食。

4. 辅食不加调味品，尽量减少糖和盐的摄入。

5. 注重饮食卫生和进食安全。

6. 定期监测体格指标，追求健康生长。

（六）学龄前儿童膳食指南

1. 规律就餐，自主进食不挑食，培养良好饮食习惯。

2. 每天饮奶，足量饮水，正确选择零食。

3. 食物应合理烹调，易于消化，少调料、少油炸。

4. 参与食物选择与制作，增进对食物的认知与喜爱。

5. 经常户外活动，保障健康生长。

（七）学龄儿童膳食指南

1. 认识食物，学习烹饪，提高营养科学素养。

2. 三餐合理，规律进餐，培养健康饮食行为。

3. 合理选择零食，足量饮水，不喝含糖饮料。

4. 不偏食节食，不暴饮暴食，保持适宜体重增长。

5. 保证每天至少活动 60 分钟，增加户外活动时间。

（八）老年人膳食指南

1. 少量多餐细软；预防营养缺乏。

2. 主动足量饮水；积极户外活动。

3. 延缓肌肉衰减；维持适宜体重。

4. 摄入充足食物；鼓励陪伴进餐。

（九）素食人群膳食指南

1. 谷类为主，食物多样；适量增加全谷物。

2. 增加大豆及其制品的摄入，每天 50~80g；选用发酵豆制品。

3. 常吃坚果、海藻和菌菇。

4. 蔬菜、水果应充足。

5. 合理选择烹调油。

四、平衡膳食模式及应用

（一）中国居民平衡膳食宝塔

中国居民平衡膳食宝塔是平衡膳食的原则转化成各类食物的数量和比例的图形化表示。

不同能量摄入水平的平衡膳食模式表（如表6-4-1所示）列出了1000～3000kcal能量需要量水平下的膳食构成，适用2岁以上儿童全人群。

表6-4-1　不同能量需要水平的平衡膳食模式和食物量［g/（d·人）］

食物种类（g）	不同能量摄入水平（kcal）										
	1000	1200	1400	1600	1800	2000	2200	2400	2600	2800	3000
谷类	85	100	150	200	225	250	275	300	350	375	400
——全谷物及杂豆	适量			50～150							
——薯类	适量			50～100					125	125	125
蔬菜	200	250	300	300	400	450	450	500	500	500	600
——深色蔬菜	占所有蔬菜的二分之一										
水果	150	150	150	200	200	300	300	350	350	400	400
畜禽肉类	15	25	40	40	50	50	75	75	75	100	100
蛋类	20	25	25	40	40	50	50	50	50	50	50
水产品	15	20	40	40	50	50	75	75	75	100	125
乳制品	500	500	350	300	300	300	300	300	300	300	300
大豆	5	15	15	15	15	15	25	25	25	25	25
坚果	–	适量		10	10	10	10	10	10	10	10
烹调油	15～20	20～25			25	25	25	30	30	30	35
食盐	<2	<3	<4	<6	<6	<6	<6	<6	<6	<6	<6

注：膳食宝塔的能量范围在1600～2400kcal；薯类为鲜重

摘自：中国营养学会. 中国居民膳食指南（2016）. 北京：人民卫生出版社，2016.

中国居民平衡膳食宝塔共分为5层，其形象化的组合，遵循了平衡膳食原则，体现了一个在营养上比较理想的基本构成（图6-4-1）。宝塔右边注释的食物数量是根据不同能量需要而设计，其能量在1600～2400kcal之间。宝塔各层位置和面积均不相同，一定程度上反映了各类食物在膳食中的地位和应占比重。

谷类为底层，推荐成人每人每天应该摄入谷类250～400g之间，其中全谷类50～150g（包括杂豆类），新鲜薯类50～100g。蔬菜水果居第二层，在1600～2400kcal能量需要水平下，推荐每人每天应该摄入蔬菜300～500g，水果200～350g。鱼、肉、禽、蛋等动物性食物居第三层，在1600～2400kcal能量需要水平下，推荐每人每天应该摄入水产品类40～

75g，畜禽肉类 40～75g（少吃加工类肉制品），蛋类 40～50g。乳类、大豆和坚果居第四层，在 1600～2400kcal 能量需要水平下，推荐每人每天应摄入相当于鲜奶 300g 的奶类及奶制品，大豆和坚果 25～35g。烹调油和盐居第五层，在 1600～2400kcal 能量需要水平下，推荐每人每天应该摄入烹调油 25～30g，盐不超过 6g。宝塔左边是饮水和运动，推荐轻体力活动成年人每天至少饮水 1500～1700ml，在高温或强体力活动的情况下，应适当增加。推荐正常成人每天至少进行相当于快步走 6000 步以上的身体活动。

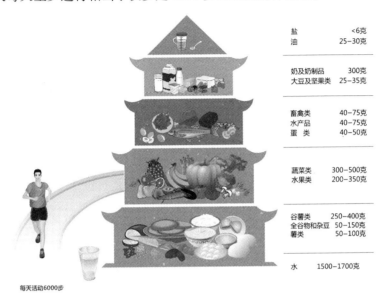

图 6-4-1　中国居民平衡膳食宝塔（2016）

（二）中国居民平衡膳食餐盘

中国居民平衡膳食餐盘（图 6-4-2）在不考虑烹调油和盐的情况下将餐盘分成 4 部分，分别是谷薯类、动物性食品和富含蛋白质的大豆、蔬菜和水果，餐盘旁的牛奶是提示其重要性，此餐盘适用于 2 岁以上的健康人群。

若按照 1600～2400kcal 能量需要水平计算食物类别和重量比例，详细可见表 6-4-2。与平衡膳食宝塔相比，平衡膳食餐盘更加简明，给大家一个框架性认识，容易记忆和操作。但膳食指南强调的细节，如全谷类的摄入、喝水不喝含糖饮料、选择低盐食物等都不能再平衡膳食餐盘中得到表达，故详细的膳食指导还需参照中国居民膳食指南的 6 条内容详细解读。

表 6-4-2　平衡膳食餐盘中食物重量比例计算

食物	1600kcal	1800kcal	2000kcal	2200kcal	2400kcal	均值	平衡餐盘图形设计比例
谷薯类	28%	27%	26%	26%	27%	27%	25%
蔬菜	34%	36%	36%	34%	34%	35%	35%
水果＋坚果	23%	22%	25%	23%	24%	23%	25%
动物性食物＋大豆	15%	15%	13%	17%	15%	15%	15%
牛奶及制品	300g						

摘自：中国营养学会．中国居民膳食指南（2016）．北京：人民卫生出版社，2016.

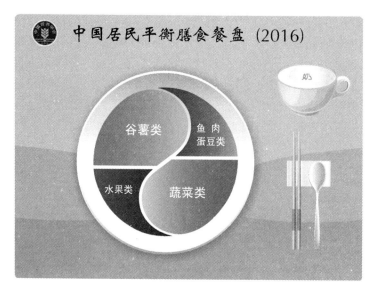

图 6-4-2　中国居民平衡膳食餐盘（2016）

（三）中国儿童平衡膳食算盘

平衡膳食算盘主要针对儿童，把算盘分成 6 行，此算盘份量按 8～11 岁儿童中等活动水平计算。用不同色彩的彩珠标示食物多少（图 6-4-3），橘色表示谷物，绿色表示蔬菜，蓝色表示水果，紫色表示动物性食物，黄色表示大豆和奶类，红色表示油盐。

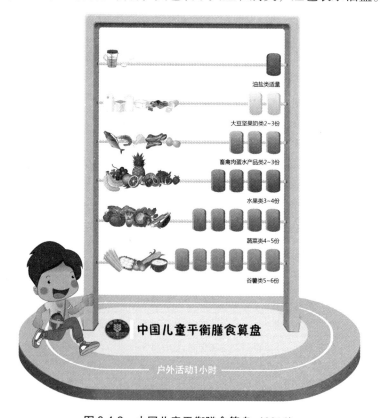

图 6-4-3　中国儿童平衡膳食算盘（2016）

中国儿童平衡膳食算盘简单勾画了膳食结构图，食物份量据表6-4-3计算而来，可以给儿童一个大致膳食模式的认识。

表6-4-3　不同年龄儿童青少年的膳食组成[*]　　　　　　　（单位：份/天）

食物组	7 岁 ~	11 岁 ~	14 岁 ~
谷薯类	4.5 ~ 5.5	6 ~ 7	6.5 ~ 9
——全谷类和薯类	适量		
蔬菜	3 ~ 4.5	4.5 ~ 5	4.5 ~ 6
——深色蔬菜	至少1/2		
水果	2 ~ 3	3 ~ 3.5	3 ~ 4
畜禽肉类	1	1 ~ 1.5	1.5 ~ 2
蛋类	0.5 ~ 1	1	1
水产品	1	1 ~ 1.5	1.5 ~ 2
乳类	1.5	1.5	1.5
大豆	0.5	0.5 ~ 1	1
坚果	适量	0.5	

[*] 按中等身体活动下能量需要量水平计算，7 岁 ~（1600 ~ 2000kcal/d），11 岁 ~（2000 ~ 2500kcal/d），14 岁 ~（2200 ~ 3000kcal/d）

摘自：中国营养学会.中国居民膳食指南（2016）.北京：人民卫生出版社，2016.

五、膳食结构对居民健康的影响

膳食中各类食物的数量及其在膳食中所占的比例称为膳食结构。不同的种族以及个体，由于饮食习惯、爱好的不同，选择的食物有非常大的差异，导致膳食结构的巨大差异。有学者认为，膳食结构对健康的影响要远远超过单一的营养素或食物对健康的影响。

目前，世界各国的膳食结构主要分为四种模式：

1. 东方膳食模式　以植物性食物为主，动物性食物为辅，大多数发展中国家属于此类型。该膳食结构模式的特点是：谷类食物消费量大，动物性食物消费量小，容易出现蛋白质、能量营养不良，导致体质较弱，健康状况不良，劳动能力低下，但有利于肥胖、血脂异常和心血管疾病等慢性疾病的预防。

2. 西方膳食模式　以动物性食物为主，是多数欧美发达国家的典型膳食结构，属于营养过剩型膳食。食物摄入特点是：粮谷类食物消费量小，动物性食物及食用糖的消费量大。这类膳食模式容易造成肥胖、高血压、冠心病、糖尿病等营养过剩性慢性病发病率上升。

3. 日本模式　动植物食物较为平衡的膳食结构模式，以日本为代表。膳食中动物性食物与植物性食物的比例比较适当。该膳食模式既保留了东方膳食的特点，又吸取了西方膳食的长处，少油、少盐、多海产品，蛋白质、脂肪和碳水化合物的供能比合适，有利于避免营养缺乏病和营养过剩性疾病，膳食结构基本合理。

4. 地中海膳食模式　居住在地中海地区居民的传统膳食模式，意大利、希腊可作为该膳食模式的代表。该膳食模式的主要特点为富含植物性食物，包括谷类、水果、蔬菜、豆类、果仁等；每天食用适量的鱼、禽、少量蛋、奶酪和酸奶；每月食用畜肉（猪、牛和羊肉及其产品）的次数不多，主要的食用油是橄榄油；大部分成年人有饮用葡萄酒的习惯。此膳食结构的突出特点是饱和脂肪摄入量低，不饱和脂肪摄入量高，膳食中含有大量的复合碳水化合，蔬菜、水果摄入量较高。地中海地区居民心脑血管疾病的发生率很低，引起了西方国家的强烈兴趣，并纷纷参照这种膳食模式改进自己国家的膳食结构。

第五节 常见慢性病的膳食指导

一、肥胖症的膳食指导原则

1. 限制总能量摄入 能量供给量应低于消耗量，但是能量限制要逐渐降低、避免骤然降至最低安全水平以下。每人每天能量摄入量不应少于 800 ~ 1200kcal，这是较长时间能坚持的最低水平。体重也不宜骤减，一般成年轻度肥胖者以每月减重 0.5 ~ 1.0kg 为宜，成年中度以上肥胖者以每周减重不超过 1.0 ~ 2.0kg 为宜。

2. 限制脂肪摄入 过多摄入脂肪可引起酮症，所以要限制总能量首先必须限制脂肪的供给，脂肪应占总能量的 20% ~ 25%，不宜超过 30%。饮食中以控制肉、蛋、全脂乳等动物性脂肪为主，烹调用油控制在 10 ~ 20g/d，宜用植物油，以满足机体对脂溶性维生素和必需脂肪酸的需要。

3. 适当减少碳水化合物摄入 膳食碳水化合物占总能量的 45% ~ 60% 为宜，过低易产生酮症，过高会影响蛋白质的摄入量。尽快选择复合碳水化合物，如全谷类、杂豆类等少用或不用富含精制糖的食品，如蔗糖、麦芽糖、果糖、蜜饯及甜点心等。

4. 蛋白质供给要满足需要 低能量膳食中蛋白质供给应充足，否则不利于健康。但过多蛋白质也不利于减重。一般蛋白质占总能量的 20% ~ 30% 为宜，每公斤理想体重 1g/d 以上，其中至少有 50% 为优质蛋白质，来自牛奶、鱼、瘦肉、禽肉、蛋及豆制品等。

5. 限制食盐 食盐能致口渴和刺激食欲，并能增加体重，多食不利于肥胖症的治疗，食盐摄入量 3 ~ 5g/d 为宜。

6. 充足的维生素、无机盐和膳食纤维 减肥时除了限制总能量摄入，适当调整三大宏量营养素的比例，其他营养素包括各种无机盐和维生素应供给充足，且比例要均衡。膳食中适当增加蔬菜水果的供给，必要时可适量补充维生素和无机盐补充剂，以防低能量膳食造成微营养素的缺乏。

7. 其他

（1）养成良好的饮食习惯：晚餐不宜吃得过多过饱；少吃零食、甜食和含糖饮料；吃饭应细嚼慢咽；饥饿时可先吃些低能量的蔬菜类食物，然后再吃主食。

（2）积极运动：宜采用中高强度的有氧运动，如慢跑、快走、骑自行车、游泳、上下楼梯等，消耗体内多余脂肪，控制体重增长。积极并坚持运动，既可增加能量消耗，减少体脂，又可保持肌肉组织强健。

（3）限制饮酒：酒精不利于脂肪和糖代谢，应尽量少饮，甚至不饮。

（4）烹调方法：食物宜以蒸、煮、炖、拌、卤等少油烹调方法制备为主，以减少用油量。

二、糖尿病的膳食指导原则

1. 控制总热量 糖尿病人控制总热能摄入非常重要。热能应维持或略低于理想体重，能量限制要逐渐降低，避免骤然降至最低安全水平以下，应适可而止，辅以适当体力活动，增加热能消耗。

2. 戒烟限酒　糖尿病人不能吸烟，也最好不饮酒（尤其是甘油三酯偏高者，酒精除了给身体提供更多的热量外，还可以刺激甘油三酯合成，使血中甘油三酯升高）。如需饮酒应限量（每天不超过 1 个酒精当量，相当于葡萄酒 120ml，白酒 40ml，啤酒 360ml。且酒精所含的热量要从一天的热能摄入中除去，酒精的热量值是 7kcal/g），且不宜空腹饮用。

3. 选择适宜的主食　主食摄入不宜过精，宜多食用粗粮（如荞麦、燕麦、玉米、薏米、小米、红豆、绿豆、薯类等）以降低主食的血糖指数。病人如果甘油三酯处于临界状况，建议每天摄入主食量 200～250g，其中一半或一半以上使用杂粮（可以在米饭中掺一些杂粮一起煮，晚餐建议以杂粮为主）。

4. 动物性食物要适量　动物性食物中饱和脂肪和胆固醇含量比较高，应适当限制摄入。全日烹调油不宜超过 20g；胆固醇摄入量应少于 200mg/d，避免进食富含胆固醇的食物，如动物脑和肝、肾、肠等动物内脏、鱼籽、虾籽、蛋黄和软体类（如鱿鱼、墨鱼等）。但可以选择瘦肉、鱼、禽、牛奶、蛋、豆制品等食物，确保优质蛋白质的摄入量。

5. 新鲜蔬菜水果摄入要充足　新鲜蔬菜水果中含有丰富的膳食纤维，维生素和矿物质。膳食纤维具有较好的防治糖尿病的作用，且能预防便秘。建议膳食纤维供给量 20～35g/d，一天食入 500g 的新鲜蔬菜和 150g 水果膳食纤维。但糖尿病人需根据血糖水平选择蔬菜水果。

6. 多吃大豆和豆制品　大豆的饱和脂肪量低，不含胆固醇，却有丰富的蛋白质，最适合用来替代动物蛋白，可降低血液中的总胆固醇、LDL 胆固醇、甘油三酯。其所含丰富的大豆异黄酮和膳食纤维亦能降低胆固醇。病人可在老豆腐（80g）、嫩豆腐（140g）、豆腐丝、豆腐干（50g）、豆浆（250ml）等豆制品中进行选择。

7. 合理的餐次　糖尿病人要养成定时定量，少量适当加餐的习惯，三餐供能比最好控制在 3∶4∶3，晚上的饮食要清淡简单些。

8. 良好的饮食习惯　糖尿病人不要吃得太咸，每天食用盐不宜超过 5g；烹调方法以蒸、煮、炒、炖、煨等为主，红烧、油炸食物请尽量少选择；尽量不吃腌过的食物（榨菜、雪菜、腌黄瓜、咸鱼、腊肉等）和辛辣食物；晚餐尽量选择少油腻菜肴，外食可在餐前半小时补充膳食纤维片，或餐前喝汤（清汤）；若喝奶请选择低脂或脱脂奶，鸡蛋建议清蒸或煮；每日建议饮水量 1200～1800ml，可选择绿茶、普洱茶、乌龙茶等。

三、高血压的膳食指导原则

1. 减少钠盐　WHO 建议每人每日食盐用量以不超过 6g 为宜。我国居民食盐摄入量的，平均值是 WHO 建议量的两倍以上。我国膳食中的钠主要来自烹饪时的调味品和含盐高的腌腊制品，包括食盐、酱油、味精、咸菜、咸鱼、咸肉、腊肉酱菜等。因此限盐首先要减少烹调用调料，并少食各种腌制品。

2. 限制总能量　限制总能量的摄入以降低体重，将体重减至标准体重范围内，能量限制要逐渐降低、避免骤然降至最低安全水平以下，应适可而止，辅以适当体力活动，增加热能消耗。

3. 减少膳食脂肪，适量补充优质蛋白质　低脂的动物性蛋白质能有效地改善一部分慢性病的危险因素。大豆蛋白具有显著降低血浆胆固醇水平的作用。作为低饱和脂肪膳食的一部分，动物性和大豆蛋白质的摄入总量应占总能量的15%或以上。

4. 注意补充钾和钙　蔬菜和水果是钾的最好来源。每100g食物含量高于800mg以上的食物有麸皮、赤豆、杏干、蚕豆、扁豆、冬菇、竹笋、紫菜等。奶和奶制品是钙的主要来源，其含钙量丰富，吸收率也高。发酵的酸奶更有利于钙的吸收。每100ml的牛奶约含100mg左右的钙。奶中钙、钾、镁三种元素都有降低血压和卒中危险性的作用。此外，奶是低钠食品，对降低血压更有好处。奶制品还能降低血小板凝集和胰岛素抵抗作用。

5. 多吃蔬菜和水果　素食者比肉食者有较低的血压，其降压的作用可能是由于水果、蔬菜富含膳食纤维、低脂肪的综合作用。

6. 补充水溶性维生素　维生素C和B族维生素，具有改善脂质代谢，保护血管结构与功能。多食用此类新鲜蔬菜和水果，有助于高血压病的防治。

7. 戒烟限酒　尼古丁能使血压一过性地升高，还能降低服药的顺应性，增加降压药物的剂量，因此提倡高血压者戒烟；过量饮酒会增加高血压脑卒中等病的危险，而且饮酒可增加对降压药物的抗性，故提倡高血压病人应戒酒。研究发现少量饮酒对心血管系统有一定的保护作用，但不建议用饮酒治疗心血管疾病。饮酒量男性每天应限制在2个酒精当量（约含酒精25g）或以下，女性应少于1个酒精当量，青少年不应饮酒。

8. 其他　规律的有氧运动可以预防高血压的发生。体力活动还有助于降低体重，两者结合更有利于血压降低。要根据自己的身体状况，决定自己的运动种类、强度、频率和持续运动时间。可选择步行、慢跑、太极拳、门球、气功、舞蹈等项目。运动强度需因人而异，运动频率一般要求每周3～5次，每次持续30～60分钟，还可根据自己的身体状况、所选择的运动项目和气候条件等而定；减轻精神压力、保持心理平衡等。

四、高甘油三酯的膳食指导原则

1. 限制总能量的摄入　以降低体重，将体重减至标准体重范围内作为能量摄入量的依据，能量限制要逐渐降低、避免骤然降至最低安全水平以下，应适可而止，辅以适当体力活动，增加热能消耗。

2. 不宜吃精制的碳水化合物　例如蔗糖、果糖、水果糖、蜂蜜、以及含糖饼干、糕点、罐头食品及中草药糖浆；烹调菜肴及牛奶、豆浆均不加糖。

3. 限制脂肪的摄入，限制胆固醇<300mg/d，每周食用鸡蛋不超过3只。

4. 适当补充优质蛋白质　可选豆类及其制品、瘦肉、去皮鸡鸭等。适当进食鱼类。

5. 多选新鲜蔬菜以增加膳食纤维及饱腹感，并供给足量矿物质及维生素。

五、高胆固醇血症的膳食指导原则

1. 限制总能量的摄入以控制体重　将体重控制至标准体重范围内，能量限制要逐渐降低、避免骤然降至最低安全水平以下，应适可而止，辅以适当体力活动，增加热能消耗。

2. 限制胆固醇和动物性脂肪摄入　胆固醇轻度增高者，胆固醇摄入<300mg/d；中度和重度增高者，胆固醇摄入<200mg/d。食用油以植物油为主，P/S（多不饱和脂肪酸/饱和脂肪酸）比值以1.5～2.0为宜。

3. 宜多食新鲜蔬菜及瓜果类以增加膳食纤维及饱腹感，并供给足量矿物质及维生素。

4. 其他　多食洋葱、大蒜、香菇、木耳、苜蓿、大豆及其制品等具有降胆固醇作用的食物。

六、痛风的膳食指导原则

1. 限制嘌呤　病人应长期控制嘌呤摄入。根据病情，限制膳食中嘌呤的含量。在急性期应严格限制嘌呤摄入少于 150mg/d，可选择嘌呤含量低的食物（<25mg/100g）。在缓解期，可根据病情限量选用嘌呤含量中等的食物（25～150mg/100g）。其中肉、鱼、禽肉用量 60～90g/d，煮熟弃汤为宜。另外可自由选用含嘌呤低的食物，禁用含嘌呤高的食物（>150mg/100g），如动物内脏、沙丁鱼、凤尾鱼、小虾、扁豆、黄豆、浓肉汤及菌藻类等。

2. 低能量　应控制能量摄入尽量达到或稍低于理想体重，体重最好能低于理想体重 10%～15%。能量供给平均为 25～30kcal/（kg·d），约 1500～2000kcal/d。减少能量应循序渐进，切忌速减，否则引起体脂分解过快会导致酮症，抑制尿酸的排泄，诱发痛风的急性发作。

3. 低蛋白质　食物中的核酸与蛋白质合成核蛋白存在于细胞内，适量限制蛋白质供给可控制嘌呤的摄取。其供给量约为每千克理想体重 0.8～1.0g/d，并以含嘌呤少的谷类、蔬菜类为主要来源，优质蛋白质可选用不含或少含核蛋白的乳类、干酪、鸡蛋等。尽量不用肉、鱼、禽类等，如一定要用，可经煮沸弃汤后少量食用。

4. 低脂肪　脂肪可减少尿酸排泄，应适量限制，其供能比约占总能量的 20%～25%，并用蒸、煮、炖、卤、煲、灼等用油少的烹调方法。

5. 合理供给碳水化合物　碳水化合物有抗生酮作用和增加尿酸排泄的倾向，故应是能量的主要来源，约占总能量的 55%～65%。但果糖可增加尿酸的生成，应减少其摄入量。

6. 充足的维生素和矿物质　各种维生素应足量，尤其是 B 族维生素和维生素 C 应足量供给。多供给富含矿物质和维生素的蔬菜水果等成碱性食物，有利于尿酸的溶解与排出。由于痛风病人易患高血压、高脂血症和肾病，应限制钠盐摄入，通常用量 2～5g/d。

7. 多饮水　每天水摄入量应保持 2000～3000ml，以维持一定的尿量，促进尿酸排泄，防止结石生成。睡前或半夜应适量补充水分，以防止夜尿浓缩。可多选用富含水分的水果和食物，并设法使尿液呈碱性。但若伴有肾功能不全，水分应适量。

8. 戒酒及限制刺激性食物　酒类中的乙醇可使体内乳酸增多，抑制尿酸排出，并促进嘌呤分解使尿酸增高，诱发痛风发作，故不宜饮酒。此外，刺激性食物可使自由神经兴奋，可能会诱发痛风急性发作，故强烈的香料和调味品（如辛辣调味品）也不宜食用。茶、可可和咖啡可适量食用。

七、骨质疏松症的膳食指导原则

1. 充足的钙摄入　接受雌激素治疗的绝经期妇女钙推荐摄入量为 800mg/d，一般情况下妇女和老人钙推荐摄入量应达到 1000mg/d。奶和奶制品钙含量较高且吸收率也高，是优先选用的食物，一些连骨或壳吃的小鱼、小虾和一些硬果类，含钙也较高。必要时可用适量钙补充剂，但总钙摄入量不超过 2000mg/d，过量钙摄入会增加肾结石等的危险性。

2. 适量的磷摄入　磷的适宜供给量为 720mg/d，合适的钙磷比例有利于钙的吸收利用和减慢骨钙丢失。但磷摄入过多可能会加重骨质疏松症的危险性。食物中普遍富含磷，食品在加工中会添加多种含磷添加剂。

3. 充足的维生素　维生素 D 能够促进钙的吸收和利用，适量晒太阳可以增加体内维生素 D 的合成。维生素 A 能够促进骨骼发育，维生素 C 能够促进骨基质中胶原蛋白的合成，故应足量供给。

4. 适量的蛋白质　蛋白质能够促进钙的吸收和储存，但过量的摄入也会促进钙的排泄，故应适量供给。可优先选择奶类及其制品。

5. 科学的烹调　谷类含植酸，某些蔬菜富含草酸，它们与钙会结合成不溶性钙盐从而降低钙的吸收，故应采取适当的烹调方法以去除干扰钙吸收的因素，如沸水焯、发酵、浸泡等方法。

第六节　营养风险评估和个性化营养照护

一、营养不良和营养风险

在进行任何营养相关的干预与治疗之前，我们首先应该评估患者（Patients）或客户（Clients）是否存在营养不良的状况或营养风险。

营养不良（Malnutrition 或 Malnourishment）是指因能量、蛋白质和其他营养素摄入缺乏或过度，营养不均衡或营养素吸收受损而导致机体功能低下乃至临床结局发生不良影响。营养不良包括营养不足和营养过剩。

营养不足（Undernutrition 或 Undernourishment）亦称"营养缺乏"，指机体从食物中获得的能量和营养素不能满足身体需要，从而影响生长发育或生理功能的现象。临床上最常见的营养缺乏是蛋白质-能量营养不良（Protein-energy malnutrition，PEM），包括能量和/或蛋白质摄入不足或吸收障碍者，体重指数（body mass index，BMI）<18.5 者，血清白蛋白<30g/L 者。PEM 在临床上，尤其是住院病人当中普遍存在，严重影响患者的疾病康复能力和生活质量水平。微量营养素的缺乏往往比较隐匿，只有当缺乏情况比较严重时才会出现相应的临床症状，如维生素 C 缺乏导致坏血病，钙和维生素 D 缺乏导致骨质疏松等。

营养过剩（Overnutrition）是指机体从食物中获得的能量和营养素超过了身体需要，导致超重和肥胖症的发生。超重与肥胖症是当前糖尿病、代谢综合征和心血管疾病等慢性非传染性疾病公认的主要危险因素。国际生命科学学会中国肥胖问题工作组定义中国成年人 BMI 在 24-27.8 之间为超重，BMI≥28 为肥胖。

相比而言，"营养风险"的概念出现在近期，并且主要局限在临床营养领域。2002年，欧洲肠内肠外营养学会（European society of parenteral and enteral nutrition，ESPEN）的专家组在 128 个随机对照临床试验的基础上，正式提出了"营养风险"（Nutritional risk）的概念，指现存或潜在的，与营养和代谢因素相关的导致患者出现不利临床结局（如感染相关并发症，住院日等）的风险。从这个定义可以看出，所谓的"营养风险"并不是指发生"营养不良的风险"（The risk of malnutrition），而是描述了一种与临床不良结局相关的营养和代谢状况。

针对营养不良或有营养风险的对象，制定恰当的营养支持方案，可以改善患者或高危人群的机体功能和临床结局，缩短住院或康复时间等；而不恰当地应用营养支持，可能并不能改善他们的健康状况，甚至导致不良后果。目前，许多临床医师和营养师已逐步形成共识：只有改善临床结局的营养支持才能使患者真正受益，所以改善临床结局是临床营养支持与治疗的终点。

二、营养风险筛查和营养调查

营养风险筛查和营养调查都是用于快速或全面评估营养干预对象或潜在对象的营养状况，以及与营养相关的临床风险水平的具体方法。

（一）营养风险筛查

1. 营养风险筛查的定义　ESPEN 认为，营养风险筛查是"一个快速而简单的过程，通过筛查，若发现病人存在营养风险，即可制订营养支持计划；若病人存在营养风险但不能实施营养计划，以及不能确定病人是否存在营养风险时，需进一步进行营养评估。"可见，营养风险筛查是发现病人是否存在营养问题和是否需要进一步进行全面营养评估（即营养调查和评估）的过程。

2. 营养风险筛查的常用工具　目前，在临床工作中应用的营养筛查工具有十余种，包括使用单一指标和复合指标两大类。单一指标如体质指数（BMI）、腰围、血红蛋白（Hb）、血清白蛋白（ALB）等，但都有一定的局限性。近年来发展比较迅速的复合指标筛查工具，包括：主观综合营养评估（PG-SGA）、营养不良通用筛选工具（MUST）、简易营养评估（MNA）、营养风险指数（NRI）以及营养风险筛查 2002（NRS2002）等。这些筛查工具各有优缺点，在实际工作中可根据不同筛查对象的特点和疾病状况选择适当的筛查工具。其中的 NRS2002 是迄今为止唯一有循证基础的营养筛查工具，同时在国内也成为成人营养风险筛查的金标准。

（1）主观综合评估（PG-SGA）：PG-SGA 的全称是病人提供的主观综合营养评估（Scored Patient-Generated Subjective Global Assessment），它是美国肠外肠内营养学会推荐的临床常用营养评估工具之一，通过详尽的病史和身体评估参数综合判断病人的营养状况，具有简单性、易重复性、有效性及前瞻性的特点。病史主要包括：体重变化、进食变化、现存消化道症状、活动能力变化以及患者疾病状态下的代谢需求；身体评估也包括 5 个方面内容：皮下脂肪丢失，肌肉消耗，踝部水肿，骶部水肿和腹水。但 PG-SGA 也有一定局限性，比如它更多反映的是疾病状况而非营养状况；侧重反映慢性或已存在的营养不足，而不适用于区分轻度营养不足，不能及时反映病人营养状况的变化；缺乏筛查结果与临床结局的证据支持；信息不够全面且受主观影响，使用者要接受专门培训，不能满足临床快速筛查的目的，因此该工具作为常规营养风险筛查工具并不实用。

（2）营养不良通用筛查工具（MUST）：MUST（Malnutrition universal screening tool）是由英国肠外肠内营养协会多学科营养不良咨询小组开发的一种营养风险筛查工具，主要用于 PEM 及其风险的筛查，包括 3 个方面的评估内容：①BMI；②体重减轻；③疾病所致进食量减少。通过三部分评分得出总分，分为低风险、中等风险和高风险，并指导相应的临床营养支持与治疗措施。MUST 的优点在于容易使用和快速，一般可在 3~5 分钟内完成，适合于不同的医疗机构和不同的专业人员使用，如护士、医师、营养师、社会工作者和学生等，并适用于所有的住院病人。MUST 可预测老年住院患者的死亡率和住院时间，即使是无法测量体重的卧床老年患者；并且有很好的表面效度和内容效度，其预测性也得到证实。但作为新近发展的营养风险筛查工具，MUST 还需要进一步的临床干预研究证明其预测性和有效性。

（3）简易营养评估（MNA）：MNA（Mini nutritional assessment）是由 Vellas，Garry，Guigoz 等人在上世纪 90 年代创立和发展的一种营养筛查和评估工具，MNASF（MNA short form）是 MNA 的精简版本。MNA 快速、简单、易操作，一般 10 分钟左右即可完成，主要适用于 65 岁及以上，有营养不良或营养不良风险的老年患者的营养评估，是老年住院患者营养评估的首选工具。MNA 包括 6 个方面的评定内容：BMI 近 3 个月体重丢失；近 3 个月有无饮食量减少；近 3 个月是否有应激或急性疾病；活动能力；神经精神疾病。有研究证明，MNA 既可用于有营养不良风险的病人，也可用于已发生营养不良的住院病人。此外，MNA 还可用于预测健康结局、社会功能、病死率、就诊次数和住院费用等。但对是否能监测病人对治疗的反应，MNA 评分与病人临床结局的关系等，还需进一步的研究。

（4）NRS2002：NRS（Nutrition risk screening）2002 是由丹麦肠外肠内营养协会开发，并由 ESPEN 推荐使用的一种营养筛查工具。该工具是迄今为止唯一以 128 个随机对照研究作为循证基础的营养筛查工具，其信度和效度已在欧州人群中得到验证，适合于住院患者的营养风险筛查。NRS2002 包括四个方面的评估内容，即人体测量、近期体重变化、膳食摄入情况和疾病的严重程度；NRS2002 的评分则由三个部分构成，营养状况评分、疾病严重程度评分和年龄调整评分（若病人≥70 岁，加 1 分）。三部分评分之和为总评分，总评分为 0～7 分之间，若 NRS2002 的评分≥3 分，即可确定病人存在营养不良风险。

NRS2002 突出的优点在于能预测营养不良的风险，并前瞻性地动态判断病人营养状态变化，便于及时反馈病人的营养状况，并为调整营养支持方案提供证据。而且，NRS2002 使用简便、易于进行医患沟通，通过问诊和简便测量即可在 3 分钟内迅速完成，故病人易于接受。NRS2002 的不足之处在于当病人卧床无法测量体重或有水肿、腹水等影响体重测量，以及意识不清无法回答评估者的问题时，该工具的使用受到限制。近年来国外的一些研究显示，不经过培训的使用者得到的结果信度较低，表明 NRS2002 在使用前最好对使用者进行专门的培训。

（二）营养调查

1. 营养调查的定义　营养调查（nutritional survey）是指运用各种科学的手段，准确了解某一个体或人群各种营养指标的水平，用来判断其当前的营养状况。营养调查的工作内容包括：①膳食调查；②人体测量；③人体营养水平的实验室检查；④营养不足或缺乏的体格检查。

通过营养调查可以了解居民膳食摄取情况及其与营养推荐供给量之间的对比情况；了解与营养状况有密切关系的居民体质与健康状态，发现营养不平衡的人群，为进一步营养监测和研究营养政策提供基础情况；做某些综合性或专题性的科学研究，如某些地方病、营养相关疾病与营养的关系，研究某些生理常数、营养水平判定指标，复核营养推荐供给量等。

2. 营养调查的组成

（1）膳食调查：膳食调查的目的是了解在一定时间内被调查对象通过膳食所摄取的热能和各种营养素的数量和质量，长期的饮食习惯和膳食结构，借此来评定其正常营养需要能得到满足的程度。膳食调查是营养调查工作中的一个基本组成部分，但它本身又是相对独立的内容。单独膳食调查结果就可以成为对所调查的个体或人群改善营养和进行咨询指导的主要依据。膳食调查通常采用下列几种方法：①称量法（或称重法）；②查账法；③询问法；④化学分析法。

住院患者的膳食调查一般采用询问法（24 小时回顾法），回顾过去的 24 小时、3 天或一周内每日所摄取的食物种类和数量，通过膳食分析软件或食物成分表计算膳食营养素摄入量，并与膳食营养素参考摄入量（DRIs）进行比较、分析。

（2）人体测量：身体形态和人体测量资料可以较好地反映营养状况，而且方法简便、成本低廉，因此成为获取客观数据的有效方法之一。但不同年龄人群选用的人体测量指标不同。常用的人体测量指标包括：身高、体重、腰围、上臂围与皮褶厚度等。深入调查时还可以选用胸围、头围、骨盆径、小腿围、背高、坐高、肩峰距和腕骨 X 线等。

（3）人体营养水平的实验室检查：人体营养水平的实验室检查指的是借助生化、生理实验手段，发现人体临床营养不足、营养储备水平低下或营养过剩，以便较早掌握营养失调征兆和变化动态，及时采取必要的预防措施。常用的实验室检查指标包括血清白蛋白、前白蛋白、转铁蛋白、视黄醇结合蛋白、血红蛋白、血清铁、血清免疫球蛋白、肌酐、总淋巴细胞计数等化学指标。例如，血清白蛋白小于 35g/L 时，需要立即对患者进行营养治疗。

（4）营养不足和缺乏的体格检查：进行体格检查时，检查者先观察患者或被调查对象的一般情况，体型消瘦还是肥胖，重点检查有无皮肤黏膜改变、有无贫血貌、肝脾肿大、水肿、有无营养素缺乏引起的体征：如缺乏维生素 A 引起的夜盲症，缺乏维生素 C 引起的皮肤黏膜出血，缺铁引起的贫血等。

综合的营养调查和评估能全面了解被调查对象的营养状况以及分析营养不良的病因，有利于实施个体化的营养干预。但是综合的营养调查和评估过程繁琐，耗时耗力。所以，在繁重的临床工作中，医务人员通常先对住院患者进行营养风险筛查，再进行全面的营养调查和评估。

三、个性化营养照护

通过营养风险筛查或综合性的营养调查发现患者或被调查者的营养问题及其产生的原因，由专业营养师通过健康教育、合理膳食、食物的营养强化或膳食补充剂的使用等手段进行干预，临床上通过治疗膳食、肠内肠外营养等进行营养支持与营养治疗，目的是提高患者或被调查者的营养水平，改善营养风险和不良的临床结局，这个过程被称为营养照护（Nutrition Care）或营养管理（Nutrition Management）。

（一）美国营养学会营养照护流程和模型（NCPM）

2003 年美国营养学会（American Dietetic Association，ADA）首次提出了包括四个标准步骤的营养照护流程和模型（Nutrition Care Process and Model，NCPM），并通过规范的语言来记录和描述营养照护过程。通过 5 年的宣传和推广，NCPM 获得了各国营养专业人员的普遍认可，2008 年 ADA 对营养照护流程进行了修订，并出版了与 NCPM 配套的标准化语言《国际饮食与营养学术参考手册》（International Dietetics and Nutrition Terminology Reference Manual，IDNT）。目前，该手册已经更新至第四版（2012）。

NCPM 是营养专业人员为解决营养相关问题和提供安全有效高质量的营养照护时，用于批判性思考和决策所采用的一个系统解决问题的方案。它包括四个不同但互相关联的步骤，①营养评估；②营养诊断；③营养干预；④营养监测和效果评价。这四个步骤中每一步的完成都是建立在上一步营养照护工作的基础上，从而形成一个闭环，见图6-6-1。

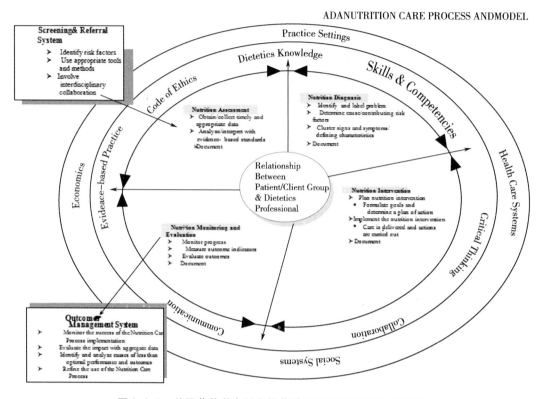

ADANUTRITION CARE PROCESS ANDMODEL

图6-6-1　美国营养学会制定的营养照护流程和模型（2003）

NCP和医学营养治疗（Medical Nutritional Therapy，MNT）的概念是有区别的。MNT是整体营养照护的一个方面，而NCP为临床营养医师在进行MNT时提供了一个标准的步骤。一些公共卫生领域的社区营养干预项目，并不属于MNT，但却是NCP的一部分。

1. 营养评估　营养评估（Nutrition Assessment）是营养照护流程的第一步，是一种用于获取、验证和解读与营养相关问题及其成因和重要性的一套系统性方法，它是一种持续的，非线性的，动态的过程，包括初始数据的收集、随后的重新评估，和循证标准比较并分析患者状态的过程。

营养评估包括以下三个步骤：①获得与收集及时和适当的数据；②与循证标准进行比较和分析；③记录。

2. 营养诊断　营养诊断是营养评估和营养干预之间的关键步骤，是识别和标记特定营养问题的过程。营养诊断和医学诊断不同，医学诊断是描述一种疾病或器官与身体系统的病理状况，而营养诊断是确定一个特殊的营养问题是否存在，以便营养专业人员通过其后的营养干预措施解决或改进。

营养诊断的描述需要以特定的格式书写，即PES语句格式：营养问题/诊断标签（problem，P）related to 病因（etiology，E）as evidenced by 症状/体征（sign/symptoms，S）。

营养诊断包括四个步骤：①识别和标记已存在的营养问题；②确定病因和风险因素的贡献；③收集症状和体征/定义特征；④记录。

3. 营养干预　营养干预的目的是根据患者的需求制订干预计划并实施适当的干预行动，解决或改善已确定的营养问题。营养干预方式的选择由营养诊断及其病因或相关的危险因素而决定。营养干预为监测进展和衡量结果提供基础。

营养干预包括三个步骤：①制订干预计划，包括制定目标并确定行动计划；②实施营养干预，开展行动，进行治疗；③记录。

制订干预计划的具体内容包括：①营养诊断排序（按照问题的严重程度）；②回顾循证指南；③为每一个诊断制定以患者为中心的预期结果；④和患者/陪护者协商；⑤确定治疗计划和策略；⑥确定治疗的时间和频率；⑦确定需要的资源。而实施干预计划的具体内容包括：①沟通治疗计划；②实施计划。

4. 营养监测与效果评价　营养监测与效果评价主要用于定义营养照护的结局，确定患者是否达到了营养干预的目标或理想结局。它的目的是判断营养干预策略是否在解决营养问题、营养诊断、病因及症状体征上起作用，预期结果是否达到。为达到这个目的，在营养干预的过程中需要定期进行再评估以确定营养相关问题是否仍然存在，以及在解决问题上取得的进展。

营养监测与效果评价包括四个步骤：①监测过程；②测量结果指标；③评估结果；④记录。

如果患者已达到营养干预的目标，则进入结果管理系统，包括①监测实施 NCP 的成果；②用汇总的数据评价 NCPM 的影响；③识别、分析未达到理想结局的原因与结果；④优化 NCP 的使用。如果患者未达到营养干预的目标，经过再评估需进一步实施营养照护，则继续进入下一个流程，周而复始，直到达到终止营养照护的标准而进入结果管理系统。

（二）营养照护流程和模型的应用情况

2003 年 ADA 建立了营养照护流程和模型（NCPM），并于 2005 年首先在美国加利福尼亚州阿灵顿的弗吉尼亚中心医院和圣地亚哥退伍军人医疗服务中心建立了 NCPM 试点。结果表明，运行 NCMP 以后，两家试点医院的营养治疗流程逐渐规范，医疗服务质量也有了明显改善。2009 年，加拿大最大的医疗保健机构之一温哥华普罗维登斯医院开始使用 NCPM 用于营养诊断；2010 年 6~8 月期间，急症护理和长期护理的营养诊断完成率均达到了 92%，为其开展下一步的营养干预奠定了良好的基础。澳大利亚营养师协会通过电子调查表的方式评估了昆士兰州卫生局营养师对于 NCPM 与 IDNT 的认识，结果表明，大多数人（84%）非常认同 NCPM 和 IDNT 在临床实践中的应用价值，但只有少数人（31%）能熟练掌握 NCPM 和 IDNT 的应用。

在亚洲，早在 2008 年我国台湾地区的市立联合医院的金惠民等就将 IDNT 第一版引进了台湾，并将原来针对住院及门诊个案的营养照护记录由原先的 SOAP（Subjective, Objective, Assessment, Plan 即主观、客观、评估、计划）方式，改为 NCMP 方式，并将这些营养照护记录单更新并纳入到医院的信息系统中。此外，他们还将营养诊断的标准描述、营养问题、病因及症状体征等均纳入资料库中，供营养师参考应用。2011 年，ADA 在亚洲一些国家如韩国、马来西亚、日本等纷纷成立了工作组，开始在亚洲正式推广 NCPM。2012 年，Eun 等通过电邮对韩国 82 家医院进行了 NCPM 应用情况的调查，发现虽然只有不到三分之一的医院实施了 NCMP，并且实施医院中有半数医院的实施时间都不足一年，但 NCPM 易于判断和有利于沟通的特点已经为营养专业人员节省了大量的工作时间，作者呼吁有必要制定长期的教育和培训计划，以便于将 NCPM 成功地应用到更多医院中去。

（三）我国的临床营养工作流程

2009 年，由中国医师协会营养医师专业委员会起草、卫生部医政司出台的《临床营养科建设与管理指南》中，将探索建立临床营养的业务模式、业务范围、诊疗流程以及有效开展营养诊疗工作，作为完善医院医疗质量的一项重要任务。指南推荐的标准化临床营养工作流程见图6-6-2，指出临床营养科应组织实施对入院患者进行营养风险筛查与评估（筛查结果记录放入大病历），对无营养风险的患者定期复查；对存在营养风险、且有营养治疗适应证的患者在接到会诊单后24小时内进行营养会诊（条件不足的可针对医院相关重点专科，如外科、慢性疾病、危重症、肿瘤、消化、老年及干部保健的住院患者进行营养筛查，为制定营养支持计划提供依据）。

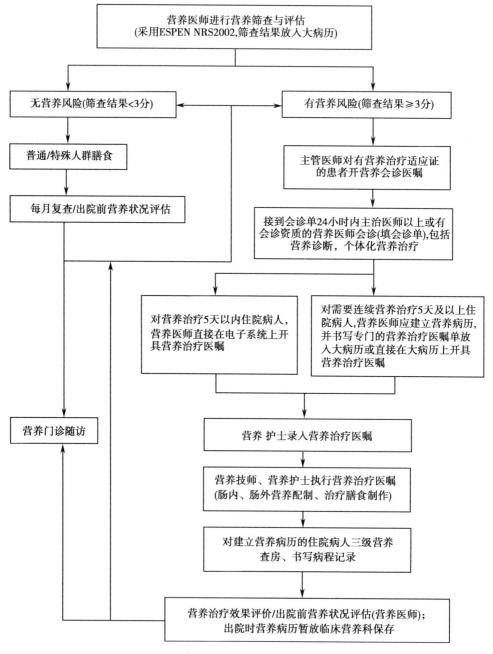

图6-6-2 住院患者营养支持/治疗的流程图

通过必要的营养监测、评估和诊断，给予患者个体化营养支持与治疗方案。对于需要连续营养治疗5天及以上的患者，营养医师应建立营养病例，并书写专门的营养治疗医嘱单放入大病例或直接在大病例上开具营养治疗医嘱。对建立营养病历的患者进行三级营养查房、书写病程记录。

对于实施个体化营养支持与治疗的住院患者，定期进行营养治疗效果评价或出院前营养状况评估，对于出院时仍存在营养风险与营养不良的患者，应继续通过营养门诊随访。门诊随访病人的营养支持与治疗工作流程如图6-6-3所示。

这些标准化的营养工作流程（standardized

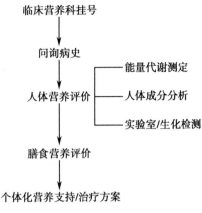

图6-6-3　门诊患者营养支持/治疗的流程图

process）通过使用连续的结构和框架来提供营养照护，以提高营养医师的工作效率，并保证营养照护的高质量。但标准化并非意味着要求所有病患与客户接受一样的营养照护，相反，在以上工作流程中不断体现出个体化营养支持与治疗的重要性。以营养治疗（干预）过程为例，首先不同的个体出现的营养问题以及问题的严重程度都有所不同；其次，不同的营养问题有不同的解决方案和循证指南；第三，在解决问题的过程中，工作流程强调营养师应以患者为中心，通过与患者或其主要照护者的充分协商来制定干预治疗的计划和策略，包括治疗的时间、频度、经济状况等，并根据患者的实际情况来确定所需要的资源。这样，就使得标准化的营养照护流程和个性化的营养照护策略得到完美的统一，有助于营养专业人员向患者与客户提供高质量的营养照护服务。

参考文献

1. 焦广宇. 临床营养学. 第3版. 北京：人民卫生出版社，2010.
2. 蔡东联. 实用营养学. 第2版. 北京：人民卫生出版社，2012.
3. 葛可佑，等，国家职业资格培训教程公共营养师（基础知识）. 北京：中国劳动社会保障出版社，2012.
4. 中国营养学会. 中国居民膳食指南（2016）. 北京：人民卫生出版社，2016.
5. 韦利萍. 健康管理师. 广州：广东高等教育出版社，2013.
6. 孙长颢. 营养与食品卫生学. 第7版. 北京：人民卫生出版社，2012.
7. 程义勇. 中国居民膳食营养素参考摄入量2013修订版简介. 营养学报，2014，36（4）：313.
8. 梁晓坤，揭彬，蒋朱明. 营养风险理念解读. 中国临床营养杂志，2007，15（3）：167.
9. 于康. 营养风险与营养风险筛查. 内科急危重症杂志，2010，16（2）：57.
10. 杜晓亮，陈冬利，王为忠. 常用的营养风险筛查方法. 肠外与肠内营养. 2010，17（5）：309.
11. 赵卫伟，黄献军，郑基强，等. 临床营养治疗流程（NCPM）的理论与实践. 广州医药. 2014，45（5）：66.
12. Hakel-Smith N，Lewis NM. A standardized nutrition care process and language are essential components of a conceptual model to guide and document nutrition care and patient outcomes. J Am Diet Assoc，2004，104：1878-1884.
13. Lacey K，Pritchett E . Nutrition Care Process and Model：ADA adopts road map to quality care and outcomes

management. J Am Diet Assoc, 2003, 103: 1061-1072.

14. Writing Group of the Nutrition Care Process/Standardized Language C. Nutrition care process and model part I: the 2008 update. J Am Diet Assoc, 2008, 108: 1113-1117.

15. Writing Group of the Nutrition Care Process/Standardized Language C. Nutrition care process part II: using the International Dietetics and Nutrition Terminology to document the nutrition care process. J Am Diet Assoc, 2008, 108: 1287-1293.

第七章

老年人个性化医疗健康管理服务

在我国这样一个"未富先老"的国家，在养老、医疗、长期照护服务等社会保障体系还未完善建立的情况下，如何使老年人的健康服务需求得到满足，保障和改善老年人的生活质量是一个严峻的课题。本章讨论为老年人提供个性化医疗健康管理服务的意义、面临的问题与对策、主要内容以及健康评估、健康干预相关知识。

第一节　老年人个性化医疗健康管理服务的意义

本文所指老年人个性化医疗健康管理服务，指针对 60 周岁以上老年人个体或群体，主要以健康、亚健康及非急性病人为服务对象，对他们收集健康信息进行健康评估，并根据他们的需求提供有针对性的疾病预防控制与健康干预等服务。目的是使健康或亚健康者少生病，以及已生病者减少病痛、尽快康复，不断提高生活质量和健康水平。

它与被动的疾病治疗与疾病管理有明显的区别，它是尊重个性需求的、主动地、管理健康和促进健康的活动。它与一般、通俗的理解有一定区别。按字面含义，服务是指为他人做事，使他人从中受益的一种无偿或有偿的活动，健康服务则可以定义为所有以健康目的的服务活动。按这样理解，健康服务的内容比较庞大而宽泛：不仅包含以病人为对象、以专业技术为手段的临床医疗服务，而且包括对非病人，如健康、亚健康人群，以及慢性病、康复期病人，为增加健康而给予的各种服务。前者属于临床医学的专门研究范畴，后者是除前者以外的、所有促进健康的服务，包括预防保健、康复养生、体育锻炼、健康管理、健康保障等，内涵仍然很广。当然，这是因为健康是人类生存、生活的基础和所追求的主要目标之一，人类的大多数活动都直接或间接地以健康为目标。个性化是在大众化基础上，将活动目标和对象主要针对个体或者某种特性的群体。在快速发展和信息多元的社会背景下，需要把每一个个体作为一个细分市场，充分了解每一位个体的需求。国外学者将个性化医疗健康管理服务定义为：综合考虑人类个体的基因构成和表达等遗传相关因素以及性别、年龄、种族和生活方式等环境相关因素，为个人"量身打造"的一系列健康服务。我国学者陈君石等从健康风险评估的角度给出了相似定义：通过大量的个人健康数据（包括基因组信息）分析，来建立生活方式、环境、遗传等危险因素与人们健康状态之间的量化关系，据此按人群的需求提供有针对性地控制与干预，以帮助政府、企业、保险公司和个人，用最少的成本达到最大的健康效果。

探讨老年人个性化医疗健康管理服务具有十分重要的意义。老年人作为一个特殊群体，有不同的健康特点，其健康服务需求有很强的特殊性。他们不仅面临衰老、疾病、行动不便、家庭空巢等普遍性问题，而且在我国社会快速老龄化、经济总体还不发达的背景下，还有许多特殊性问题，如物价与医疗费用快速增长、社会保障体系还不健全、独生子女政策下人口结构失衡、现代养老模式尚未形成等多方面挑战。

一、老年人个性化医疗健康管理服务是老年型社会的客观需要

人口老龄化对任何一个国家的经济社会、文化心理和生活方式都将带来严峻的、深远的影响。我国是老年人绝对数最多和人口老龄化速度最快的国家之一。第五次全国人口普查结果显示，2000年我国人口年龄结构已步入老年型社会，65岁以上老年人超过总人口的7%。截至2013年年底，我国60岁及以上老年人口达2.03亿，占总人口的14.9%。据有关专家预测，在中等生育率与病死率假定方案下，我国65岁以上老人占人口比例在2030年将达到15.8%。随着近十年来工业化和城镇化的加速，大量青壮年劳动力源源不断从农村流入城市，农村地区实际老龄化程度更为严重。同时，老龄化进程与计划生育（尤其是独生子女政策）、家庭小型化、空巢化相伴随，与经济社会转型期的矛盾相交织，如果老龄化问题处理不好，将影响社会的和谐稳定和可持续发展。

老年人对生活最基本、最重要的需求，除了生活照料，就是健康服务。《老年人权益保护法》指出："国家和社会应当采取措施，健全对老年人的社会保障制度，逐步改善保障老年人生活、健康以及参与社会发展的条件，实现老有所养、老有所医、老有所为、老有所学、老有所乐。"其中，老有所养、老有所医是保障老年人生存的重要需求和健康生活的必要条件。对老年人健康服务的好坏，直接影响老年人的生活质量和满意程度，也是关系到社会和谐与稳定的重要因素。有调查表明健康状况是影响老年人生活满意度最主要的因素。因此，做好对老年人的健康服务是老年型社会的客观需要。

二、老年人个性化医疗健康管理服务是老年型社会对现代医学发展的新需求

医学的目的是促进和维护人类健康，关系千家万户的幸福。健康是人全面发展的基础，也是人类发展的目的。一些新老传染病和慢性非传染性疾病等不断威胁人类的健康。老年人因其生理、心理、社会方面的改变，如老年人对疾病的抵抗力更低，常常会出现悲观、失落、孤独等负面情绪，使得老年人患各种疾病的概率逐渐增加。由于社会心理因素而导致的疾病，占老年人全部疾病的50%左右。一个人的疾病主要集中在老年阶段。老年人对医疗保健需求将越来越多，客观上要求社会更加注重向老年人提供医疗保健服务。

随着老年社会的到来，老年人疾病和相应的保健需求也不断增多，如生活照料、营养餐饮、保健康复护理、精神慰藉和各种急救服务等老年人有特殊要求的服务，都需要现代医学更加重视对老年人疾病、健康问题的关注。现代医学在提高医疗诊断水平的同时，更需要拓展服务范围，创新服务模式，以真正实现21世纪人人健康的目标。

三、老年人个性化医疗健康管理服务是新世纪下
创新养老模式的需要

我国在长期的历史发展过程中，形成了稳定的家庭养老模式。但自 1978 年开始实行计划生育政策（尤其是独生子女政策）以后，传统的家庭结构发生了巨大变化，出现所谓的"421"问题（即一对夫妇供养双方四位老人，还要抚养一个孩子），使得传统单一的家庭养老模式不堪重负，家庭养老功能日益弱化，需要社会照料的失能、半失能老人数量剧增，因此，迫切需要发展包括健康服务在内的各项老年人服务业，建构以社区为依托、居家养老形式为主、以社会化养老为延伸和补充的健康服务模式，发展和创新适合我国国情的养老模式。

不可否认，面对我国社会的老龄化这一严峻的问题，虽然已有一些保障政策，对新时期养老模式也有一些探索，但总体上看，整个社会的养老服务体系在结构、机制体制等方面还有较大欠缺，老年医疗、长期照护、社会保障体系尚未形成，老年人个性化医疗健康管理服务需要引起全社会更多的关注。

第二节 老年人个性化医疗健康管理服务
面临的问题与对策

随着老龄化进程不断推进，以肿瘤、心脑血管疾病、精神疾病为主的慢性退行性、非传染性疾病所带来的疾病负担逐渐加重，老年健康服务业具有十分巨大的发展前景。目前，开展针对老年人的个性化医疗健康服务还面临许多问题，服务体系与目前和将来的需要存在较大差距。

一、主 要 问 题

（一）针对老年人的服务管理存在明显分割脱节现象

目前相关老年人生活、医疗的服务分散在不同部门，如医疗由卫生部门管，养老由民政部门管，付费由社保部门管，但老年人（尤其是失能和半失能老人）长期照护及其保障问题，没有明确的部门或组织负责，没有专门的制度和资金保障。大多数养老福利机构仅设有门诊。老年人看病只能任意选择医院，盲目求医。有的地方虽有家庭照料、社区服务中心、综合医院和老年病专科医院，但它们之间没有形成完善的信息化服务网络。多数地方社区卫生服务中心和医院对老年人的服务严重脱节，双向转诊难以落实。老年人长期照料护理产生昂贵的费用只能由个人买单。

（二）个性化服务相关的法律法规等方面存在空白

个性化服务是以个人健康信息的评价为基础的，但是，个人健康信息，尤其是遗传信息，涉及个体的隐私权和健康风险，涉及到伦理和法律问题，因此，相关的市场准入、体检和基因检测等行为的监管需要尽快制定相关制度加以规范、约束。

（三）老年服务机构数量缺乏

发达国家的养老服务机构每千老年人拥有养老床位为 50～70 张，而我国仅为 23.5 张。截止 2009 年年底，我国各类老年福利机构 38060 个，床位 266.2 万张，缺口在 300 万张以上。以浙江省为例，据民政部门统计，2012 年浙江省机构养老床位为 25.8 万张（其

中护理型床位 4 万张），每千老年人养老床位为 32.25 张；有社区居家养老服务站（中心）2.3 万个，仅有 60% 的县内建立了"六有"（即有机构、职责、编制、人员、场地和经费标准）的养老服务中心，仅能覆盖 300 万老年人口。面对全省 800 多万老年人口，老年服务机构的缺口数量较大。

（四）老年健康服务方面的专业人才匮乏

据统计，全国所有老年服务机构的护理人员仅有 20 余万人，其中，浙江省为 2 万人左右。护理人员仅为 2 万，需要服务的老年人则有几百万。数量上明显不足，质量上也存在较大差距。近几年，民政部门开展老年养护机构的护理员培训，卫生部门开展医疗机构全科医师和护士岗位培训，这些受到培训的人员成为目前开展老年健康服务的主要力量。但如果从专业和法律角度说，只有全科医师和护士组成的团队才能为老年人提供合法的、专业的医疗卫生服务。能开展老年人个性化医疗健康管理服务的专业人才更加匮乏。

二、对　策　建　议

（一）及时完善相关管理体制和政策法规

明确合适的管理部门来统一管理对老年人相关的生活和健康服务，尤其是长期照料护理服务及资金保障。

制定相关法律法规，规范体检、基因检测和各种医疗健康服务中的个人健康信息，尤其是遗传信息的收集。对相关机构建立市场准入制度，规范体检等相关市场行为，防止出现信息泄漏、基因歧视和其他社会伦理问题，保障个人权益不受侵犯。

在政府领导下，卫生部门与民政方面协同，加快建立合理的老年健康服务体系。加强家庭照料、社区卫生服务、老年病专科医院和综合医院之间，针对老年人服务的衔接，形成综合医院老年病科、老年病专科医院、社区卫生服务中心和社区照料、家庭照料的良性互动健康服务模式。强化社区卫生服务中心对老年人的健康服务。建议对所有 60 岁以上居家老年人，建立老年家庭照料护理制度，由社区居委会负责，社区卫生服务中心承担，分区管理，提供定期健康检查、疾病治疗、精神陪护等服务。

（二）加快老年服务人才培养，加快相关技术转化和产业化，降低健康服务成本

人才是决定事业成功的基础。在老年健康服务方面，要从以下三个方面加强人才培养：一是加强以全科医生为重点的老年医学教育。在课程设置中增加慢病管理、老年康复等培训内容。二是加强护理人员老年护理知识培训。发挥社区护士岗位培训项目平台，将老年护理专业知识作为重点培训内容，系统、规范地开展培训，使社区护士成为老年护理人才的骨干，指导社区、家庭、个人做好老年护理工作。三是加强医学生、医务人员队伍老年医学知识的教育。

重视老年医学的学科建设和发展。老年医学起步晚，水平参差不齐，很多医院未设立老年病科，病人只能分散到各个专科，重急性期疾病治疗、轻失能病人长期照护、忽略亚急性期治疗。要参照多学科团队医疗模式，构建融合老年医疗健康服务，包括疾病预防、康复保健、医疗和长期照料护理、健康促进和健康教育等各方面内容的医疗健康服务模式，以提供老年人所需的失能、失智、精神障碍等多方位、全过程、多功能的健康服务，提高老年病的诊治水平。

目前针对老年人的个性化医疗健康管理服务的技术手段不够成熟，服务项目较少，且

价格昂贵，主要面向高端人群，受益对象范围窄。需要深入探索基因构成与慢性病的关系，积极发展基因技术和健康风险评价技术，加快研究成果的应用和产业化速度，降低相关服务成本价格，使之惠及更多普通人。要注意保护我国基因资源，占领相关产业的制高点。

（三）加强宣传，推广个性化医疗健康管理服务

医学已进入一个崭新的时代，即以预警、预防和个性化为核心的"3P"（Prediction；Prevention；Personalization）医学时代。分子遗传学及遗传流行病学研究可建立起慢性病的易感性构架，明确导致疾病的环境因素和遗传因素，帮助人们进行疾病早期预测、预防和诊断，开展具有较高成本效益的个性化医疗健康管理服务。如通过控制饮食、加强运动和戒除吸烟等干预措施，可预防70%的脑卒中和超过80%的冠心病以及超过90%的2型糖尿病。但人们对此还缺乏一定的了解和信任，或者不够重视。需要加强宣传和政策引导，促进相关人员投入或接受个性化医疗健康管理服务，发挥其优良效益。

对老年人健康评估具有较好的社会经济效益，应积极推行老年人健康综合评估，包括老年人的一般医学评估、躯体功能评估、精神心理评估、社会经济评估、环境评估和生活质量评估等，全面评价个体的身心功能状况和社会环境影响因素，以便有针对性地制定全面的预防、保健、治疗、康复和护理计划，对老年人疾病急性期医疗服务、亚急性和慢性期的长期照护、临终关怀等服务均有良好的安排和落实。注重老年人健康评估和康复护理等方面适宜技术推广，注重老年医疗健康服务过程的质量评价。

积极推动全社会参与老年人健康保健。依托医疗护理专业人才，加强对养老机构、老年协会、家政公司和社区相关人员的专业指导、培训，提高他们的服务水平。积极推行家庭护理人员基本护理知识和技能培训。充分发挥社区责任医师、护士在老年人健康服务中的作用，开展高血压、高血糖、高血脂相关知识普及和其他不同疾病的健康知识普及，有重点、有针对性地开展合理膳食、健康运动、中医养生等健康科普活动，调动老年人参与健康活动的积极性。此外，通过电视、广播、网络等媒介加强老年护理常识宣传，推动护理知识和服务进家庭和社区。

积极倡导各个年龄层次人群树立和坚持健康生活方式。倡导从年轻开始，积极养成健康生活方式，牢记"合理膳食、戒烟限酒、适量运动和心态平衡"的健康要诀。广泛宣传科学合理的健康养老理念，促进全体人群健康知识素养的提高。

第三节 老年人个性化医疗健康管理服务的内容

由于老年人有不同的生理、心理、社会角色特点，有不同的患病特点和健康服务需求，因而，针对老年人应该开展与这些特点相适应，具有针对性的老年人健康服务。

一、老年人健康与疾病特点

（一）老年人的生理特点

随着年龄的增长，人体生理和心理都会发生一系列的变化。老年人会出现生理老化，主要表现在体内脏器、组织萎缩，重量减少，实质细胞总数减少，再生能力降低，储备能力降低，内环境稳定性降低，感染防御能力降低。

1. 运动系统　骨皮质变薄，骨胶质减少，碳酸钙减少，骨密度降低，导致骨质疏松，

使老年人容易出现骨折。关节退行性改变，关节软骨、韧带老化，肌肉总量和弹性下降，使老年人运动功能逐渐减弱。

2. 消化系统　既有消化系统形态的改变，也有消化功能的降低。老年人牙周膜变薄、牙龈水肿、角化变薄或消失，牙齿的支持组织向根部萎缩。牙釉质渗透性下降，脆性增加。牙髓敏感性降低，牙髓钙化变性增加，从而导致老年人咀嚼能力下降。唾液腺萎缩，腺体组织减少，导致唾液分泌减少，唾液内纳、钾、镁及免疫球蛋白、酶类等成分发生改变，进而导致口腔黏膜干燥，口腔自洁能力下降，影响食物吞咽和消化。老年人的食管收缩力减弱，蠕动幅度变小，食管黏膜萎缩，弹力纤维增加，导致老年人吞咽动作障碍，食管排空不完全。

随着年龄的增加，胃肠血流量减少，胃腺细胞分泌功能减弱，胃黏膜的分泌细胞减弱的尤为明显，胃酸分泌减少，导致老年人营养吸收障碍，胃黏膜修复能力差。60岁以上老年人胃黏膜萎缩比例相当大。胃平滑肌变薄或萎缩，收缩力降低，胃蠕动减弱，排空延迟，导致消化不良和便秘。老年人肠道吸收功能降低，小肠运动和血液减慢，肠道菌群改变，从而影响对葡萄糖、脂肪、氨基酸、维生素等营养物质的吸收。

3. 呼吸系统　整个呼吸系统随着年龄的增加而老化。随着呼吸肌与韧带的萎缩，肋骨硬化，肺和气管弹性减弱以及呼吸系统化学和神经感受器敏感性的降低，引起呼吸道阻力增加及呼吸功能下降，对缺氧和酸碱平衡的调节能力减弱。鼻、支气管的黏膜和腺体萎缩，导致纤毛运动减弱和分泌物黏性增加，增加老年人患呼吸道感染的几率。

4. 心血管系统　老年人心脏结缔组织增加，类脂质沉积，心脏各瓣膜和其他结构钙化，传导系统退行性变、脂肪浸润，窦房结的自律功能降低，心肌供血量减少等改变，导致老年人心肌兴奋性、自律性、传导性和收缩性降低，心脏泵血功能减弱，发生心率失常的几率升高。老年人血管中层进行性增厚，腔径增大，管壁弹性减弱，导致动静脉硬化，静脉曲张，动脉粥样硬化等问题。

5. 泌尿系统　肾脏随着年龄增长，会出现重量减轻，体积缩小，肾单位减少，肾小球率过滤降低，浓缩功能下降等改变，但在一般生理情况下，不表现出机体受严重影响。当环境因素突然出现大的变化，超过老年人肾脏负担能力时，会导致内环境改变。膀胱肌肉萎缩，括约肌松弛，导致夜尿增多，排尿反射减弱，缺乏随意控制能力，易出现尿失禁等现象。男性前列腺及女性尿道球腺分泌减少，抗菌能力下降，感染发生率增高。

6. 神经系统　脑体积变小，脑沟增宽、加深，神经细胞减少导致脑力劳动能力降低，反应减慢；同时，周围神经系统中神经束内结缔组织增生，神经内膜增生和变形，神经纤维进行性变性，导致周围神经系统老化，自主神经系统功能紊乱，从而出现体液循环、气体交换、物质吸收与排泄、生长发育和繁殖等各内脏器官的功能活动失调、反射减弱。

7. 内分泌系统　老年人内分泌器官的重量，随年龄增加而减少，腺体分泌功能也呈下降趋势。

8. 感官功能　老年人泪液减少，使结膜、角膜干燥，容易诱发结膜炎、角膜炎。结膜、视网膜、晶状体、玻璃体、视神经等老化导致老年人视力下降。耳道变宽、鼓膜变薄，听神经纤维数减少，听觉中枢细胞数减少，导致老年人听力下降。脑嗅球细胞丧失和鼻内膜感觉细胞减少，导致老年人嗅觉下降。还有皮肤弹性降低，变薄、松弛；汗腺减少导致皮肤干燥；皮肤神经末梢密度减少，导致皮肤的痛触温度觉减弱，对不良刺激的防御功能降低；皮肤再生与愈合能力减弱。

在生理性老化基础上，老年人多合并各种慢性疾病，进一步加重器官老化。

（二）老年人的心理特点

老年心理是指老年人的心理过程及个性心理特点。包括老年人的认知特征（如感觉、知觉、记忆、思维、注意等方面）、情绪特征、意志行为特征及个性的特征。

1. 感知觉　老年人的视觉、嗅觉、听觉、味觉均开始退化，使得食物的味道对人们食欲刺激的力度减弱，所以老年人为了刺激食欲，常常会买零食吃，需要给予理解。

2. 记忆　老年人的记忆较青壮年减弱，主要特点是：记忆速度和能力下降；有意记忆为主，无意记忆为辅；意义识记尚好，无意义的机械记忆较差；再识能力尚好，回忆能力较差；远事记忆尚好，近事记忆较差。

3. 智力　老年人大脑逐渐萎缩，重量逐渐减轻，但脑细胞数量上减少不明显。经过长期研究表明，老年人的智力与青年人相比未必衰退，仍有很大的可塑性。主要是操作智商明显衰退，而语言智商衰退不明显。所以老年人仍要坚持动脑，有意识地保持和发展自己的智力水平。

4. 反应迟钝　老年人认知感觉及运动功能的衰退，导致老年人出现动作缓慢，反应迟钝，同时对外界刺激的反应性变慢，使得老年人情绪反应不如年轻人激烈。

5. 抑郁、情绪多变　随着衰老、精神情感变化日益明显，表现为内心空虚，易出现抑郁等情绪反应。

6. 疑病　老年人由于从繁忙的工作中脱离，关注中心从外界事物转移到自身。并且这些关注，可因某些主观感受而加强，以及顽固、执拗的个性，出现疑病症状，如头部不适、耳鸣、胃肠道功能异常以及失眠等，常为此感到心神不安，甚至反复求医就诊。

老年人心理对老年人老化过程，对老年人的健康长寿及老年病的治疗，都有非常大的影响。老年人的心理状况，不仅反映了老年人的生理及所处社会、生活环境的改变，更直接或间接地影响老年人的健康和疾病情况，如长期的精神压抑会导致胃溃疡、消化系统疾病。因此，应当多了解、研究老年人特殊的心理状况。

（三）老年人患病特点

1. 隐匿性　由于老年人机体各项功能逐渐退化，对外界刺激及自身生理变化反应迟钝，同时，由于抵抗力减弱，在受到外界的感染时，没有足够的症状体征引起患者本人及家属的注意，造成老年人患病时，通常表现神情淡漠、倦怠、乏力或以昏迷状态就诊，从得病到发作没有明显的阶段性，比较隐匿，容易掩盖病情，耽误最佳治疗时机。

2. 迁延性　老年人脏腑功能退化，细胞再生及机体修复能力减弱，因而老年人在患病后机体康复缓慢，需要较长的治疗和恢复时间，使得疾病容易反复发作，病情迁延。

3. 非典型性　老年人整体反应性低下，一些疾病的临床表现在老年患者上，往往不典型，如无症状性的心肌梗死，无症状性高血压等。有些老年性甲状腺功能亢进患者，往往以心房颤动就诊，而自身并没有典型的甲状腺功能亢进表现，仅仅是在治疗排查过程中发现甲功异常。因此，对于老年病的防治需要多学科协作。

4. 复杂性　老年人患病往往表现出多器官受累、错综复杂的情况，多种慢性病并存是

5. 常见的现象　慢性病之间的相互影响，加之衰老、疾病叠加，会导致老年病临床治疗复杂化。病史不清：一些老年人诉说不清自己病情的过程，加之对于各种刺激不敏感，而使医生无法获得完整、准确的病史，给疾病诊断增加难度。因此，需要建立老年人健康档案，收集完整的病历资料及体检结果，以便为老年人及时确诊病情提供重要依据。

（四）老年人对医疗卫生服务利用的特点

1. 以日常护理和医疗照顾为主。随着现代医学科技的发展，生活方式的改变，老年人更多地被心脑血管疾病、代谢性疾病等慢性退行性疾病所困扰。调查表明，老年人的卫生服务更需要的是日常医疗护理和医疗照顾，这是相对其他年龄段患者的一个明显特征。

2. 就诊地点选择上更注重就近、方便。根据老年人的两周患病情况看，主要是上呼吸道感染及一些常见慢性病，这些问题大多都可以在基层医疗机构解决，加上老年人行动不便，需要家庭照顾，所以，他们在选择医院时，更加看重就诊机构的距离、是否容易到达等方面。

3. 医疗资源消耗大、费用高。据调查，60 岁以上老年人生活中大约有三分之二的时间，处于带病状态，慢性病患病率是全人口的 3.2 倍，伤残率是全人口的 3.6 倍，消耗的卫生资源是全人口平均消耗的 1.9 倍。资源消耗大，造成老年人医疗费用支出远高于一般人群。根据经合组织国家测算，65 岁以上人口人均医疗费用大约是 65 岁以下人口的 2 ~ 8 倍。中国的调查也显示，65 岁以上年龄组的医疗服务费用明显高于其他年龄组。

4. 卫生服务利用率较低。调查显示，由于经济等原因，老年人对医疗服务高需求与医疗服务低利用同时存在。老年人的卫生服务利用率仅为总人口的 1.6 倍，老年人对医疗服务的利用率低于总人口的平均水平，而且有三分之二左右的老年人患病未就诊，是总人口未就诊率的 2 倍，至少半数的患病老人需住院而未住院治疗。

二、老年人个性化医疗健康管理服务的基本内容

老年人个性化医疗健康管理服务是以老年健康及亚健康人为主要服务对象（也不排除慢性病患者），以健康管理活动为主要服务内容的健康服务。因此，它的基本内容应该以老年人的健康为中心，坚持"病前主动防，病后科学管，跟踪服务不间断"、与老年人的特殊需求相适应等原则，开展健康体检、健康评估、健康干预及疾病管理等各项健康管理服务。

（一）健康体检

随着我国经济社会的快速发展，城乡居民生活方式的转变以及人口老龄化的加剧，慢性病、因行为生活方式不良导致疾病与日俱增。有人认为，不良的生活方式是居民健康问题的主要因素，不合理饮食和缺乏运动是健康教育的重点内容。如何使人们采纳有益于健康的行为和生活方式，消除或减轻影响健康的危险因素，需要开展健康教育和健康促进。如何使人们寻求非疾病治疗内容的健康服务，接受和配合新型的健康服务模式，需要进行有意识地引导和宣传教育。这是开展个性化医疗健康管理服务的基础。

健康服务宣教结合健康体检进行，可以有更好的效果。健康体检包括一般体格检查和辅助检查。检查项目应根据个人年龄、性别、职业特点等因素，以及以往体检结果，针对可能存在的健康风险和阳性指标，进行选择和调整。服务部门一般可针对老年人特点，分别制定体检标准套餐和针对心血管风险、糖尿病风险、高血压风险、血脂异常风险等常见健康风险体检套餐。客户在医生指导下，结合个人需求和健康关注自行选择体检套餐，或由医生根据个体情况进行体检项目增减和个性化设计。

健康体检是依据"早发现、早诊断、早治疗"的一级预防原则要求，以健康需求为基础，选择合适的体格检查项目进行检查，以评估健康状况、指导后期健康干预的过程。体检项目一般应根据个人年龄、性别、职业特点等因素进行选择和调整。健康体检结果是健

康管理和健康服务的基础和依据。

健康检查的一般内容包括:

1. 一般检查 血压、体重、皮肤、淋巴、乳腺、心脏、肺部、腹部、四肢肌肉关节等体格检查以及视力、听力和活动能力。

2. 辅助检查 每年检查 1 次空腹血糖。血常规、尿常规、大便潜血、血脂、B 超、眼底检查、肝肾功能、心电图检查以及认知功能和情感状态的初筛检查。

健康检查后,应及时将相关信息记入健康档案。

体检项目一般应满足后续健康干预的要求,但也应避免体检项目过多过滥,缺乏针对性,不计成本效益等问题。

（二）健康评估

对有需求的客户,首先要在健康体检基础上,进一步开展健康评估和健康信息收集。健康信息包括个人情况（性别、年龄等）、健康状况和疾病家族史、生活方式（膳食、吸烟、饮酒等）、体格检查（身高、体重、血压等）和血、尿实验室检查（血脂、血糖等）等。有条件时,还可以利用现代技术手段收集个人遗传信息。2003 年人类基因组"草图"的绘制完成,使人们有可能从"生命密码"中破译出疾病信息,并用于疾病防治。以基因组学为基础,使用基因芯片的基因检测技术已发展成为快速收集个人遗传信息的手段。在一些地方,根据家族史和个体基因构成进行慢性病风险预测已经应用于实践。

健康评估主要是生活方式和健康状况评估,一般通过专门或自制的问卷调查进行,主要为健康危险因素评价和后续的健康干预提供依据。问卷内容一般为吸烟、饮酒、体育锻炼、饮食、睡眠等行为生活方式相关因素,以往所患疾病与治疗状况,目前所患慢性疾病、常见症状、用药情况和生活自理能力等资料,目的是为了分析个人健康史、家族史、生活方式和精神压力等方面的情况,了解个人健康状况和精神压力。

（三）健康咨询与健康教育

健康咨询是指个人通过当面或者电话、互联网络等方式与健康咨询人员进行沟通,就相关健康问题进行求助、咨询,健康咨询人员为个人解释健康信息、健康评估结果、制订健康管理计划、提供健康指导等方面的服务。基本公共卫生服务项目规范要求对所有老年居民进行慢性病危险因素、疫苗接种、骨质疏松预防及防跌倒措施、意外伤害和自救等方面的健康指导。

健康教育是指通过有计划、系统的社会教育活动,目的是使人们自觉地采纳有益于健康的行为和生活方式,消除或减轻影响健康的危险因素。其核心是教育人们树立健康意识、促使人们改变不健康的行为生活方式,养成良好的行为生活方式,以降低或消除影响健康的危险因素。健康的生活方式不可能被药物和其他所替代。改变生活方式永远都不晚,即使到晚年再开始健康的生活方式,也能从中受益良多。

（四）健康干预及疾病管理服务

健康干预是指对健康危险因素进行处置的过程。它根据健康评估得到的疾病和健康危险因素,制订和实施科学有效的健康促进计划,创造有利于健康的环境,改变不良行为生活方式,降低健康危险因素,以预防疾病、促进健康和提高生活质量。

疾病管理服务是指对已患有慢性疾病的个人,提供有针对性的健康管理服务,如糖尿病人、慢性阻塞性肺炎病人以及心血管疾病人及相关危险因素的管理。

一般对老年人健康干预的内容是:

1. 对发现已确诊的高血压患者和 2 型糖尿病患者纳入相应的慢性病患者管理。

2. 对存在危险因素且未纳入其他疾病管理的居民要定期随访，如冠心病、肿瘤等疾病。

3. 告知居民一年后进行下一次健康检查。

4. 对所有老年人进行慢性病危险因素、流感疫苗接种知识、骨质疏松预防及防跌倒措施、意外伤害和自救等健康教育。

5. 积极应用中医药方法为老年人提供养生保健、疾病防治等健康指导。

三、老年人个性化医疗健康管理服务的步骤与流程

（一）健康服务的基本步骤

开展老年人健康管理，首先必须重视登记管理和宣传告知工作，掌握辖区内老年人口（尤其是 65 岁及以上老人）的信息，宣传健康服务内容，使老年居民知晓和愿意接受相关服务。其次，进行健康危险因素调查和一般体格检查，掌握老年人的健康与疾病信息。在此基础上，提供健康指导、疾病预防、自我保健及伤害预防、自救等服务。

老年人个性化医疗健康管理服务提倡以较少投入获得较大的健康效果，体现预防为主和成本效益理念。因此，它的基本步骤如下：

第一步，了解和掌握个体的健康，开展健康状况检测和信息收集。因为只有了解个人的健康状况，才能有效地维护个人的健康。了解个体健康，具体地说，就是了解服务对象的个人健康信息。个人健康信息包括：个人情况（性别、年龄等）、健康状况和疾病家族史、生活方式（膳食、吸烟、饮酒等）、体格检查（身高、体重、血压等）和血、尿实验室检查（血脂、血糖等）。

第二步，评价个体的健康，开展健康风险评估和健康评价。根据所收集的个人健康信息，对个人的健康状况及未来患病或死亡的危险性，用数学模型进行量化评估。其主要目的是帮助个体认识健康风险，鼓励和帮助他们纠正不健康的行为和习惯，制订个性化的健康干预措施，并对实施效果进行评估。患病危险性的评估，是估计具有一定健康风险的个人，在一定时间内发生某种疾病的可能性，是慢性病健康管理技术的核心。

第三步，改善和促进个体的健康，开展健康危险干预和健康促进。在前两步的基础上，以多种形式帮助个人采取行动，纠正不良的生活方式和习惯，控制健康危险因素，实现个人健康管理计划的目标。与一般健康教育和健康促进不同的是，健康管理过程中的健康干预是个性化的，即根据个体的健康危害因素，由健康管理师进行个体指导，设定个人目标，并动态追踪效果。

（二）健康服务的基本流程

参照国家卫生计生委《老年人健康管理技术规范》（WS/T 484—2015）的流程图，老年人健康管理服务的基本流程是信息采集（询问、体检、辅助体检）、健康评估、健康干预（指导）。

1. 准备工作　包括信息采集、健康体检前注意事项等。

（1）了解本辖区内 60 岁（或 65 岁）以上老年人愿意加入健康管理的人数，准备健康档案记录表，包括个人信息表和健康体检表。

（2）为每一位签约老年人准备一个文件夹，用以保存建立的健康档案，或建立电子档案。

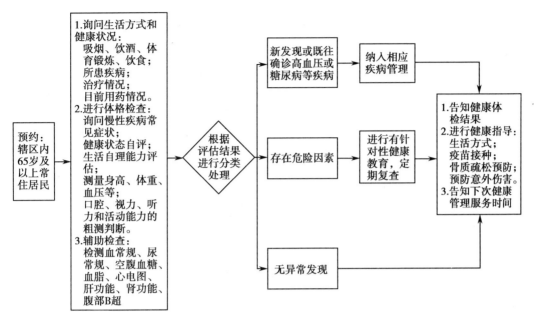

图 7-3-1 老年人健康管理服务基本流程

（3）健康查体每年一次，实行预约，根据预约人数决定医生护士数量，建议每一个单元（一个上午或下午）护士、医生、老年人比例为1∶1∶10。

（4）提前告知老年人参加健康查体注意事项：查体前7天低脂饮食，尽量素食；查体当天在家留晨尿和大便标本，装在干净的容器内，带到服务机构；查体当天空腹前往查体，取血后方可进食。

2. 健康评估 完成整个健康评估内容，需要两次。第一次为健康查体及留取相应的辅助检查标本（约需1小时）；第二次为了解健康评估结果，接受相应的处理（约需半小时）。

第一次评估

（1）医护人员先向老年人发放服务卡，为每位老年人准备文件夹，并填写好编号、姓名、性别、联系方式等。

（2）医护人员为老年人抽取血标本，或快速检测血糖，填写在健康体检表上。指导老年人留取尿和大便标本。

（3）医护人员指导帮助老年人填写个人基本信息表和健康体检表中生活方式部分内容，指导老年人做生活自理能力自我评估。

（4）医护人员测量体温、脉搏、呼吸、血压、身高、体重、腰围，以及心电图检查、胸片检查等，并填入表中。

（5）医护人员检查老年人评估表格资料，确认完成查体。预约下次评估时间，并在表格上标明。如老年人需要转诊的应帮助其转诊，并将相关资料转交给相关医师。

第二次评估与健康干预

（1）老年人按照预约时间，第二次到服务机构时，应将第一次查体文件夹及化验检查结果给医生。

（2）医生填写完成健康体检表。

（3）医生根据老年人体检资料全面评价老年人健康状况。告知老年人检查结果、是否需要转诊、转诊注意事项等。

（4）医生对老年人进行个体化健康教育与指导，开具健康教育处方，对于需要干预的危险因素提出下次体检目标。

（5）与老年人预约第二年健康评估时间。

随访与健康干预指导

对于评估中发现问题需要转诊的老年人，医生需在两周内随访（可预约到服务机构或电话），并将随访结果及时填入健康体检表中。

评估中发现有任何异常的老年人，包括症状、检查异常、存在危险因素等，医生需每3个月随访一次，了解老年人的症状变化、危险因素干预情况、健康教育处方执行情况等，并填入随访表格中。

第四节　老年人健康风险评估

一、健康风险评估概念

健康风险评估是对个体或群体的健康状况和健康危险因素导致特定疾病或死亡的频率，以及潜在健康损失程度的描述和估计，是研究危险因素与慢性病发病及死亡之间数量关系及其规律的一种方法。它研究人们在生产环境、生活方式和医疗卫生服务中存在的各种危险因素，对疾病发生和发展的影响程度，以及通过改变生产和生活环境，改变人们不良的行为生活方式，降低危险因素的作用，可能延长寿命的程度。健康风险评估的目的是促进人们改变不良的行为生活方式，降低危险因素，提高生活质量和改善人群健康水平。

健康风险评估的种类，广义地，包括临床评估，健康与疾病风险评估，健康过程和结果评估，生活方式和健康行为评估，公共卫生和人群健康评估等；狭义一般包括以下四类：一般健康风险评估、疾病风险评估、生命质量评估和生活行为方式评估。

健康风险评估的重要性来自于慢性病的发展过程。

慢性病自然史一般分为六个阶段：

1. 无危险阶段　此阶段人们的内外环境和行为生活方式中尚无危险因素存在。通过健康教育，使人们认识危险因素的有害影响，防止可能出现的危险因素，保持良好的生产生活环境和健康生活方式。

2. 出现危险因素　随着年龄增加和环境改变，在人们的生产、生活环境中出现了危险因素，由于作用时间短暂及程度轻微，危险因素并没有产生明显危害，或者对人体危害作用还不易被检出。如果进行环境因素检测或行为生活方式调查，能够发现危险因素的存在。

3. 致病因素出现　随着危险因素数量增加及作用时间延长，危险因素转化为致病因素对机体产生危害的作用逐渐显现。这一时期人们处在可能发生疾病的危险阶段，由于机体防御机制的作用使致病因素弱化，疾病尚不足以形成。如果及时采取干预阻断措施，停止危险因素的作用，可以防止疾病的发生。

4. 症状出现　这一阶段疾病已经形成，症状开始出现，组织器官发生可逆的形态功能损害，用生理生化的诊断手段可以发现异常的变化。用筛检手段在正常人群中及时发现无症状患者是有效的预防策略，通过早期发现病人、早期治疗，及时阻止危险因素继续作用，可以使病程逆转、恢复健康。

5. 体征出现　症状和体征可能并行或程度不一地先后出现。患者自己能够明显感觉发现形态或功能障碍，并因症状和体征明显而主动就医。即使停止危险因素的继续作用，一般也不易改变病程。采取治疗措施，可以改善症状和体征，推迟伤残和减少劳动能力的丧失。

6. 劳动力丧失　是疾病自然发展进程的最后阶段。由于症状加剧，病程继续发展，丧失生活和劳动能力。这个阶段的措施是康复治疗。

可见，慢性病的发生、发展一般有从正常健康人→低危人群→高危人群（亚临床状态）→疾病→并发症等过程。健康风险评估从疾病自然史第一阶段开始，即在疾病尚未出现时就采取措施，通过评价危险因素对健康的影响，教育人们保持良好的生活方式，防止危险因素出现。在危险因素出现的早期，测定其严重程度，分析其对健康造成的可能损害，积极开展健康干预，将产生明显的健康效果，是预防慢性病发生的一项有效措施。

研究发现，冠心病、脑卒中、糖尿病、肿瘤及慢性呼吸系统疾病等常见慢性非传染性疾病都与吸烟、饮酒、不健康饮食、缺少体力活动等几种健康危险因素有关。危险因素与慢性病之间的内在关系已基本明确。许多慢性病的危险因素都是可以通过人们的自觉行动加以控制的，如控制体重、健康饮食、戒烟等，控制越早，效果越好。当健康风险评估的结果被用于指导人们改变不良健康行为时，它的效用便得到了充分的体现。

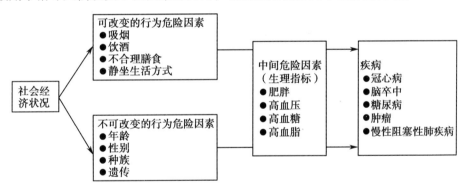

图 7-4-1　常见慢性病及其共同危险因素之间的关系

二、健康风险评估的方法

健康风险因素评估因评估的对象、目的不同，采用不同的方法。在健康管理学科的发展过程中，涌现出了很多种健康风险评估的方法。传统的健康风险评估一般以死亡为结果，多用来估计死亡概率或死亡率。近年来，随着循证医学、流行病学和生物统计学的发展，大量数据的积累，使得更精确的健康风险评估成为可能。健康风险评估技术的研究主要转向发病或患病可能性的计算方法上。传统的健康风险评价方法已逐步被以疾病为基础的患病危险性评估所取代，因为患病风险比死亡风险更能帮助个人理解危险因素的作用，有助于有效地实施控制措施。

患病危险性的评估，也被称为疾病预测。可以说是慢性病健康管理的技术核心。其特征是估计具有一定健康特征的个人，在一定时间内发生某种健康状况或疾病的可能性。健康及疾病风险评估及预测一般有两类方法（表7-4-1）。第一类方法建立在评估单一健康危险因素与发病概率的基础上，将这些单一因素与发病的关系以相对危险度来表示其强度，得出的各相关因素的加权分数即为患病的危险性。由于这种方法简单实用，不需要大量的数据分析，是健康管理发展早期的主要健康风险评价方法。目前也仍为很多健康管理机构和项目所使用，包括美国卡特中心（Carter Center）及美国糖尿病协会（ADA）。第二类方法建立在多因素数理分析基础上，即采用统计学概率理论的方法来得出患病危险性与危险因素之间的关系模型，能同时包括多种健康危险因素。所采用的数理方法，除常见的多元回归外，还有基于模糊数学的神经网络方法及 Monte Carlo 模型等。这类方法的典型代表是 Framingham 的冠心病模型。

表 7-4-1　两类常用健康评价方法的比较

评价方法	定义	方法	结果表示
单因素加权法	判断个人死于某些特定健康状况的可能性	多为借贷式计分法，不采用统计概率论方法计算	多以健康评分和危险因素评分的方式
多因素模型法	判断一定特征的人患某一特定疾病或死亡的可能性	采用疾病预测模型法，以数据为基础，定量评价，可用于效果评价（费用及健康改善）	患病危险性，寿命损失计算，经济指标计算

患病危险性评估的一个突出特点是其结果定量、可比较。由此可根据评估的结果将服务对象分成高危、中危和低危人群，分别施以不同的健康改善方案，并对其效果进行评价。

健康风险评估，一般采用问卷收集信息，用单因素或多因素方法计算风险，然后结合社会生活环境、习俗，采用文字、图表等形式，通俗易懂、如实客观地描述个体或群体存在的健康危险因素，总结评估结果，提出健康干预的建议措施。

健康风险评估的基本方法是：

（一）收集当地性别年龄别的疾病死亡率

这些资料可以通过死因登记报告、疾病监测资料、居民的健康档案等途径获得，也可以通过回顾性的社区居民健康咨询抽样调查获得。健康风险评估首先要掌握有关疾病的危险因素与死亡率之间的数量关系，因此选择哪一种疾病作为评估的具体病种，对获得结论并对其作出合理的解释是非常重要的。通过选择一些重要的病种作为调查的对象。选择一种疾病，而不是一类疾病，是因为一种疾病的危险因素一般较为具体明确，容易进行评估。而一类疾病由多种疾病组成，不易确定相应的危险因素进行评估。对目前不能明确危险因素的前 10～15 种疾病作为评估的病种。表 7-4-2 列举了某地 41 岁男性健康风险评估，表中第（1）、（2）项是疾病别每 10 万人口的平均死亡概率，如冠心病死亡概率为 1877。

（二）收集个人健康危险因素

这类资料一般用询问调查或自填式问卷方式收集。个人危险因素资料一般包括以下5类：

1. 行为生活方式　吸烟、饮酒、体育锻炼、体力活动和使用安全带等。

2. 环境因素　经济收入、居住条件、家庭关系、生产环境、工作环境、心理刺激和工作紧张程度。

3. 生物遗传因素　性别、年龄、种族、身高、体重、疾病遗传史等。

4. 医疗卫生服务　是否定期进行健康检查、X 线检查、直肠镜检查、乳房检查、宫颈涂片检查等。

5. 疾病史　详细了解个人的患病史、症状、体征及相应的检查结果。

表 7-4-2 中（3）、（4）项列举各种疾病的相应危险因素及其指标值。

（三）将危险因素转换成危险分数

当被评估个体的危险因素相当于某地人群平均水平时，其危险分数定为 1.0，即个体发生某病死亡的概率大于当地死亡率的平均水平，危险分数越高，死亡概率越大。危险分数小于 1.0，即个体发生某病的死亡率小于当地死亡率的平均水平，危险分数越低，死亡概率越小。

（四）计算组合危险分数

流行病学研究表明，一种危险因素可能对多种疾病产生作用，多种危险因素可能对同一疾病产生联合协同作用，联合作用对疾病的影响程度更加强烈。计算组合危险分数可较好地反映危险因素之间的联合作用。计算组合危险分数时分两种情况：

1. 与死亡有关的危险因素只有一项时，组合危险分数等于该死因的危险分数。如 40～44 岁男性每天吸烟 20 支时，肺癌的危险分数是 1.5，其组合危险分数是 1.5。

2. 与死亡原因有关的危险因素有多项时，要考虑到每一项危险因素的作用。计算组合危险分数时将危险分数大于 1.0 的各项分别减去 1.0 后的剩余数值作为相加项分别相加，1.0 作为相乘项；小于或等于 1.0 的各项危险分数值作为相乘项分别相乘；将相加项和相乘项的结果相加，就得到该疾病的组合危险分数。如表 7-4-2 中冠心病的危险因素有 7 项，分别是血压为 16.0kPa/9.3kPa，风险因素为 0.4；胆固醇的危险分数为 0.6；糖尿病史为 1.0；体力活动是坐着工作为 2.5；家族史为 0.9；不吸烟为 0.5；体重是超重 30%，危险分数为 1.3。组合危险分数考虑每一项危险因素对冠心病死亡率的综合作用。计算组合危险分数：2.5－1.0＝1.5，1.3－1.0＝0.3，1.5 和 0.3 就是相加项；危险分数小于或等于 1.0 的其余各项以及坐着工作和超重被减去 1.0 的剩余值都作为相乘项。相加项之和：1.5＋0.3＝1.8；相乘项之积：0.4×0.6×1.0×1.0×0.9×0.5×1.0＝0.108；组合危险分数＝1.8＋0.108＝1.91，此即冠心病组合危险分数，列于表 7-4-2 第（6）项。

（五）计算存在死亡危险

存在死亡危险表明的是在某一种组合危险分数下，因某种疾病死亡的可能危险性。存在死亡危险＝疾病别平均死亡率×该疾病组合危险分数，即表 7-4-2 中第（2）栏和第（3）栏之乘积，结果列于第（7）栏。本例冠心病的组合危险分为为 1.91，40～44 岁男子冠心病的平均死亡率为 1877/10 万，即该个体今后 10 年冠心病死亡的概率为 3585/10 万，是当地该人群平均死亡水平的 1.91 倍。

（六）计算评价年龄

评价年龄是依据年龄与死亡概率之间的函数关系，按个体所存在的危险因素计算的预期死亡水平而求出的年龄。具体方法是将各种死亡原因的存在死亡危险相加，得出总的存在死亡危险值。然后用合计存在死亡危险值查阅健康评价年龄表（表 7-4-3）

表7-4-2　某地某41岁男性健康风险评估表

死亡原因(1)	死亡概率(1/10万)(2)	疾病诱发原因(3)	指标值(4)	危险分数(5)	组合危险分数(6)	存在死亡危险(7)	根据医生建议改变危险因素(8)	新危险分数(9)	新组合危险分数(10)	新存在死亡危险(11)	降低量(%)(12)	危险降低程度百分数(13)
冠心病	1877	血压(kpa)	16.0/9.3	0.4			-	0.4				
		胆固醇	192	0.6			-	0.6				
		糖尿病史	无	1.0			-	1.0				
		体力活动	坐着工作	2.5	1.91	3585.07	定期锻炼	1.0	0.11	206.47	3378.6	47%
		家族史	无	0.9			-	0.9				
		吸烟	不吸	0.5			-	0.5				
		体重	超重30%	1.3			降到平均体重	1.0				
车祸	285	饮酒	不饮	0.5			-	0.5				
		驾车里程	25000km	2.5	1.9	541.5	-	2.5	1.9	541.5	0	0
		安全带使用	90%	0.8			100%	0.8				
自杀	264	抑郁	经常	2.5	2.5	660.0	治疗抑郁	1.5	1.5	369.0	264.0	4%
		家族史	无	1.0			-	1.0				
肝硬化	222	饮酒	不饮	0.1	0.1	22.2	-	0.1	0.1	22.2	0	0
脑血管病	222	血压(kpa)	16.0/9.3	0.4			-	0.4				
		胆固醇	192	0.2	0.19	42.18	-	0.6	0.19	42.18	0	0
		糖尿病史	无	1.0			-	1.0				
		吸烟	不吸	0.8			-	0.8				
肺癌	202	吸烟	不吸	0.2	0.2	40.4	-	0.2	0.2	40.4	0	0

续表

死亡原因(1)	死亡概率(1/10万)(2)	疾病诱发原因(3)	指标值(4)	危险分数(5)	组合危险分数(6)	存在死亡危险(7)	根据医生建议改变危险因素(8)	新危险分数(9)	新组合危险分数(10)	新存在死亡危险(11)	降低量(%)(12)	危险降低程度百分数(13)
慢性风湿性心脏病	167	心脏杂音	无	1.0			-	1.0				
		风湿热	无	1.0	0.1	16.7	-	1.0	0.1	16.7	0	0
		症状体征	无	0.1				0.1				
肺炎	111	饮酒	不饮	1.0			-	1.0				
		肺气肿	无	1.0	1.0	111.0	-	1.0	0.1	111.0	0	0
		吸烟	不吸	1.0				1.0				
肠癌	111	肠息肉	无	1.0			-	1.0				
		肛门出血	无	1.0	1.0	111.0	-	1.0	0.3	33.3	77.7	1%
		肠炎	无	1.0			-	1.0				
		直肠镜检查	无	1.0			每年检查一次	0.3				
高血压	56	血压(kpa)	16.6/9.3	0.4	0.7	39.2	-	1.0	0.4	22.4	16.8	0.2%
心脏病		体重	超重30%	1.3			降到平均体重	0.2				
肺结核	56	X线检查	阴性	0.2	0.2	11.2	-	1.0	0.2	11.2	0	0
		结核活动	无	1.0			-	1.0				
其他	1987	经济社会地位	中等	1.0	1987		-	1.0	1.0	1987	0	0
合计	5560				7167.45					3430.3	3737.1	52.2%

表 7-4-3 健康评价年龄表

男性存在死亡危险	实际年龄最末一位数					女性存在死亡危险	男性存在死亡危险	实际年龄最末一位数					女性存在死亡危险
	0	1	2	3	4			0	1	2	3	4	
	5	6	7	8	9			5	6	7	8	9	
530	5	6	7	8	9	350	4510	38	39	40	41	42	2550
570	6	7	8	9	10	350	5010	39	40	41	42	43	2780
630	7	8	9	10	11	350	5560	40	41	42	43	44	3020
710	8	9	10	11	12	360	6160	41	42	43	44	45	3280
790	9	10	11	12	13	380	6830	42	43	44	45	46	3560
880	10	11	12	13	14	410	7570	43	44	45	46	47	3870
990	11	12	13	14	15	430	8380	44	45	46	47	48	4220
1110	12	13	14	15	16	460	9260	45	46	47	48	49	4600
1230	13	14	15	16	17	490	10190	46	47	48	49	50	5000
1350	14	15	16	17	18	520	11160	47	48	49	50	51	5420
1440	15	16	17	18	19	550	12170	48	49	50	52	53	6330
1500	16	17	18	19	20	570	13230	49	50	51	52	53	6330
1540	17	18	19	20	21	600	14340	50	51	52	53	54	6850
1560	18	19	20	21	22	620	15530	51	52	53	54	55	7440
1570	19	20	21	22	23	640	16830	52	53	54	55	56	8110
1580	20	21	22	23	24	660	18260	53	54	55	56	57	8870
1590	21	22	23	24	25	690	19820	54	55	56	57	58	9730
1590	22	23	24	25	26	720	21490	55	56	57	58	59	10680
1590	23	24	25	26	27	750	23260	56	57	58	59	60	11720
1600	24	25	26	27	28	790	25140	57	58	59	60	61	12860
1620	25	26	27	28	29	840	27120	58	59	60	61	62	14100
1660	26	27	28	29	30	900	29210	59	60	61	62	63	15450
1730	27	28	29	30	31	970	31420	60	61	62	63	64	16930
1830	28	29	30	31	32	1040	33760	61	62	63	64	65	18560
1960	29	30	31	32	33	1130	36220	62	63	64	65	66	20360
2120	30	31	32	33	34	1220	38810	63	64	65	66	67	22340
2310	31	32	33	34	35	1330	41540	64	65	66	67	68	24520
2520	32	33	34	35	36	1460	44410	65	66	67	68	69	26920
2760	33	34	35	36	37	1600	47440	66	67	68	69	70	29560
3030	34	35	36	37	38	1760	50650	67	68	69	70	71	32470
3330	35	36	37	38	39	1930	54070	68	69	70	71	72	35690
3670	36	37	38	39	40	2120	57720	69	70	71	72	73	39250
4060	37	38	39	40	41	2330	61640	70	71	72	73	74	43200

（资料来源：李鲁. 社会医学. 第 3 版. 北京：人民卫生出版社，2007）

健康评价年龄表左边一列是男性合计存在死亡危险值，右边一列是女性合计存在死亡危险值，中间部分的最上面一行数值是个体实际年龄的最末一位数字，主体部分是评价年龄值。健康评价年龄表 7-4-3 列举了 41 岁男子总的存在死亡危险为 7167.45/10 万人口。查表，在左边一列接近这一数值在 6830 和 7570 之间。该男性实际年龄是 41 岁，最末一位数字是 1，据此自中间相应的部分查出 6830 的评价年龄为 43 岁，7570 的评价年龄是 44 岁，得出该男子的评价年龄 43.5 岁。

（七）计算增长年龄

增长年龄是根据已存在的危险因素，提出可能降低危险因素的措施以后的预计死亡水平而求出的评价年龄，又称预期年龄。表 7-4-2 中第（8）栏到（11）栏都是用来计算增长年龄的，计算方法与计算评价年龄相似。首先将医生根据评估对象存在危险因素的性质和程度所建议的可能改变的危险因素列于第（8）栏，危险因素中有些是属于可以改变的危险因素，如吸烟、饮酒、体力活动等。有些是不可以改变危险因素，如生化测定值及疾病史、家族史等。降低或改变了的危险因素的指标值，即查表或计算所得的新危险分数、新组合危险分数。新存在死亡危险值分别填入第（9）栏至（11）栏。第（11）栏是第（12）栏乘第（10）栏所得出的新的存在死亡危险值，也就是采用降低危险因素的措施后计算得到的死亡概率再算出的一个相应的年龄。根据计算得到新的存在死亡危险，查阅评价年龄表，即可得到增长年龄。增长年龄是对健康危险因素危害减轻以后情况的一种估计。本例 41 岁男子如果遵照医嘱，完全去除可以改变的危险因素，重新计算的合计死亡危险为 3430.35/10 万人口，查表增长年龄为 36 岁。

（八）计算危险因素降低程度

危险降低程度表示，如果评价对象根据医生建议改变现有的危险因素，危险能够降低的程度。用存在死亡危险可降低的绝对量或占改变前总的存在死亡危险的比例表示。表 7-4-2 中第（12）栏是危险降低的绝对量，是由第（7）栏的存在死亡危险减去第（11）栏新存在死亡危险求得。第（13）栏为降低死亡危险程度的比例，是危险降低的数量在总存在死亡危险中所占的比例，由每种死因的危险降低量第（12）项除以总死亡危险得到。例如：冠心病死亡危险降低量 = 3585.07 − 206.47 = 3378.6，冠心病程度降低百分比 = 3378.67/7167.45 × 100% = 47%，依次类推。合计危险程度降低百分比是 3737.1/7167.45 × 100% = 52.14%。

（九）评价个体健康类型

通过比较被评对象的实际年龄、评估年龄和增长年龄三者的差别，了解健康危险因素对寿命的可能损害程度，以及降低危险因素后寿命可能延长的程度。一般来说，如果评估对象的评估年龄大于实际年龄，则表示其存在的危险因素高于平均水平，即死亡概率可能高于当地同性别年龄组人群的平均水平，反之则低。增长年龄与评估年龄的差数，表示评估对象接受医生的建议并采取降低危险因素的措施后可能延长寿命年数。

根据个体实际年龄、评估年龄和增长年龄三者间关系和量值，一般将个体评估结果分为 4 种类型：

（1）健康型：个体的评估年龄小于实际年龄，说明个体具有的危险因素较平均水平低，低于人群的平均水平，预期健康状况良好。也就是说，47 岁的个体可能处于 43 岁年龄的死亡概率，健康水平优于同龄人。虽然有进一步降低危险因素的可能，但延长预期寿命有限。

（2）自创性危险因素型：个体的评估年龄大于实际年龄，而且评估年龄与增长年龄的差值大。说明危险因素较人群的平均水平较高。如实际年龄为41岁，评估年龄为43.5岁，增长年龄为36岁，评估年龄与增长年龄相差较大。其危险因素是自创性的，主要来自个人的不良行为和生活方式，可以通过自身行为改变降低和去除，可较大限度地延长预期寿命。

（3）难以改变的危险因素型：个体评估年龄大于实际年龄，评估年龄与增长年龄之差较小。如个体的实际年龄为41岁，评估年龄为47岁，增长年龄为46岁，评估年龄与增长年龄相差1岁，说明个体的危险因素主要来自既往病史或生物遗传因素，个人不容易降低或改变，即使有所改变，效果也不明显。

（4）一般性危险型：个体的实际年龄与评估年龄相近，评估年龄与增长年龄相近，死亡水平相当于当地的平均水平，个体存在危险因素类型与水平接近当地人群的平均水平。

除了分析危险因素的严重程度及其可能降低的程度，以及三种年龄之间的关系外，还可以针对某一种危险因素对个体预期寿命可能影响的程度作进一步分析。如减少吸烟或控制超体重的危险因素，计算评估年龄和增长年龄两者的差值大小，或者计算总危险因素的降低程度，可以反映某一种危险因素对个体预期寿命的影响程度。

三、健康风险评估结果的应用

根据健康风险评估的结果，我们可以为个体和群体制订健康计划。个性化的健康管理计划是鉴别及有效控制个体健康危险因素的关键。将以那些可以改变或可控制的指标为重点，提出健康改善的目标，提供行动指南以及相关的健康改善模块。个性化的健康管理计划不但为个体提供了预防性干预的行动原则，也为健康管理师和个体之间的沟通提供了一个有效的工具。

（一）用于指导个人健康管理

1. 帮助个体全面认识健康危险因素　健康危险因素是指能使疾病或死亡可能性增加的因素，或者是能使健康不良后果发生概率增加的因素，包括行为生活方式、环境因素、医疗卫生服务、生物遗传因素、疾病史等因素。行为生活方式包括吸烟、饮酒等不良行为，以及熬夜、高盐饮食等生活方式；环境因素包括居住条件、家庭关系、生产工作环境等；生物因素包括血糖、血脂、血压、体重等；医疗卫生服务包括是否定期体格检查、X线检查、直肠镜检查等。一种疾病可以有多种危险因素，而多种危险因素可以共同导致一种疾病，而且多种危险因素之间可以产生协同作用。而危险因素具有的潜伏期长、特异性弱、联合作用强、广泛存在等特点，往往不利于个体觉察。而健康风险评估通过对健康状况及未来患病危险性的全面考察和评估，有利于帮助个体全面、正确地认识自身存在的健康危险因素及危害。这就是健康风险评估的重要作用之一，发现潜在危险因素，提前干预避免，保持健康状况。

2. 帮助个体修正不健康的行为　健康风险评估的结果是进行健康教育的一个很有说服力的工具，而健康教育就是通过系统的教育活动，促进人们自愿地改变不良的健康行为和影响健康行为的因素，从而达到促进健康，提高生活质量的目的。健康风险评估通过个性化、量化的评估结果，指出个人应该努力改善的方向，帮助人们针对性地修正不健康的行为。这就是健康风险评估的重要作用之二，发现不健康生活方式，帮助激发和教育个体建立健康的生活方式。

3. 制订个性化的健康干预措施　通过健康风险评估，能够明确个体存在的危险因素，并分辨出哪些因素是自创性危险因素（例如吸烟、控制体重等可以通过自身的行为改变或降低的因素）；那些是重要因素，哪些是难以改变的危险因素（如生物遗传等个人不容易改变或降低的因素）；哪些是重要因素，哪些是次要因素。由于健康问题及其危险因素是多重的，个体之间均存在差异，通过健康风险评估来制订个性化的健康干预措施会更有针对性，能够获得更佳效果。这就是健康风险评估的重要作用之三，预测疾病进程，提前进行健康风险干预，阻止疾病发生发展。

4. 评价个体健康干预效果　收集、追踪和比较关键评价指标的变化，对健康干预措施进行实时监测和修正。通过客观实际与预期结果的比较，或者通过健康干预前后健康风险评估结果差异的比较，掌握健康干预的进展或实施效果，发现存在差异、分析原因、修正干预计划。

（二）用于指导人群健康管理

可以将健康管理人群进行分类。按照健康风险的高低和医疗花费的高低，将人群进行不同风险分类，对不同人群采取不同的干预手段，以达到资源利用和健康效果的最大化。

在个体评估基础上，可以将人群根据每人所属健康类型分为健康组、危险组（分自创性危险因素型、难以改变的危险因素型）、一般危险组，根据不同组所占人群比重大小，确定不同人群的危险程度，进一步进行危险程度分析和采取有针对性的健康干预措施。将危险程度最高的人群列为重点防治对象。

第五节　老年人个体健康干预

一、健康干预概述

健康干预是指对影响健康的、不良的行为生活方式、生活习惯以及其他危险因素进行处置的措施与手段，如健康咨询与健康教育、营养与运动干预、心理与精神干预、健康风险控制与管理，以及就医指导，等等。它根据健康评估得出的危险因素结果，根据个体的健康危险因素，由健康管理师进行个体指导，制订干预方案和健康促进计划，设定个人目标，以多种形式帮助个人采取行动，纠正不良的生活方式和习惯，控制健康危险因素，实现个人健康管理计划的目标，并动态追踪效果。与一般健康教育和健康促进不同的是，这种健康干预一般为个性化制定和实施。通过有组织有计划地开展一系列活动，创造有利于健康的环境，改变被干预对象的行为和生活方式，降低健康危险因素。它是社区慢性非传染性疾病综合防治的核心手段，变被动的疾病治疗为主动的管理健康，能有效地预防疾病，节约全社会疾病负担，维护和促进人群健康。对提高老年人生活质量也是一项良好的措施。

健康干预按对象不同，可以实施重点干预和一般干预。重点干预是指对筛选出的高危人群和疾病人群，借助专家资源，有针对性地指导干预对象掌握疾病防治技术和自我管理方法。一般干预是指针对非重点对象的健康干预，其内容一般包括：

（1）进行能量量化管理，使干预对象掌握自身饮食摄入、运动情况，随时提供健康咨询。

（2）以"搞好自我健康管理，预防控制慢性生活方式疾病"为主题，利用讲座等各种媒介和多种形式进行控制健康危险因素的系列健康教育。

（3）开发健身场所资源，积极组织干预对象群体健身活动。

健康干预的流程一般为：

（1）为干预对象量身订制个性化的健康干预方案。

（2）按照健康干预方案制定具体实施计划。

（3）按规定时限对干预对象进行电话随访，及时了解干预对象的健康状态。

（4）按规定时限上门随访，进行面对面的健康指导。

（5）按时完成阶段性工作小结和年度健康管理工作总结。

（6）发现干预对象健康状态恶化要及时报告，以便专家组及时发出健康语境并采取相应措施。

二、健康干预的模式、策略与原则

健康干预的模式，一般分为四种：

1. 契约管理干预模式　以契约（健康合同）的形式将健康管理者与被管理者之间的责任和义务固定起来。每个签约的管理对象都有自己的家庭医生，对管理对象定制个性化的干预方案，定期进行随访追访。

2. 自我管理干预模式　自我管理是指通过系列健康教育课程教给管理对象自我管理所需知识、技能、信心以及交流的技巧来帮助管理对象在健康管理者更有效的支持下主要依靠自己解决健康危险因素给日常生活带来的各种躯体和情绪方面的问题。自我管理干预措施的目的在于促进提高管理对象的自我管理行为，例如：提高饮食和锻炼的行为，提高认知行为能力，从而对危险因素进行有效的管理等。

3. 家庭管理干预模式　家庭干预是指对患者家庭成员进行疾病知识教育或由健康管理者定期家访进行干预性训练两者结合的方法，以提高管理对象的依从性和改善生活质量。如对高血压患者实施家庭干预，通过对患者和家属进行了共同的宣传教育，强调参与和监督，改变家庭的不良生活方式，改善生活质量，提高遵医行为，降低患者的血压水平和患者的医疗费用。

4. 社区干预模式　社区干预是指对居民社区内高血压病人进行有计划有组织的一系列活动，以创造有利于健康的环境，改变人们的行为和生活方式，降低危险因素，从而促进健康，提高高血压病人生活质量。对高血压及高危人群进行健康教育是社区综合干预的重要手段。社区干预的方法有建立健康档案、开展健康教育、进行行为和心理干预等。

由于健康危险因素的规范性、复杂性与聚集性，因此健康干预一般采取社区综合干预的策略。

社区综合干预策略是指根据社区诊断的结果和综合防治规划的要求，在社区内针对不同的目标人群，有计划、有组织地实行一系列健康促进活动，以创造有利于健康的活动，改变人们的生活方式与行为，促进人群的健康，这个过程就是社区综合干预。社区综合干预要选择合适的干预类型，选择可行性和可接受性都好的干预措施。同时，选择干预效益好的因素进行干预，即干预一个危险因素能预防多种疾病的因素。这一阶段的关键是明确干预措施的筛选原则，并保证干预措施的可行性和有效性。干预既要针对群体，也要针对个体进行。

针对群体进行干预时，注意以下几点：

（1）树立群体榜样：以小群体中态度明确坚定、技能掌握较快的人作为典型示范，带动大家。

（2）制定群体规范：在大家同意的基础上规定出必须遵守的一些规则，用以规范人们的行为。对违犯或危害他人健康的行为及时运用群体压力加以纠正或给予惩罚。

（3）加强群体凝聚力：一方面加强集体决策，同过大家一起讨论，确立共同目标，提高参与意识；另一方面，加强成员间的信息交流，加深彼此了解，增强群体内部的团结，进而促进群体健康行为的形成和巩固。

（4）提倡互帮互学：通过互相交流经验体会，互相指出不足，共同进步。

（5）有效利用评价和激励手段：适时进行总结评价，以口头表扬、物质奖励等激励手段对以改变的态度和行为给予支持和强化。

针对个体进行干预时，注意以下几点：

（1）了解干预对象的状态、愿望和目标。

（2）了解干预对象行为改变所处阶段，采取相应策略。

（3）干预策略要个体化、具体化、人性化。

（4）每阶段针对一个主要问题。

（5）健康生活方式终生培养，终生保持。

健康干预重在生活方式养成，而生活方式养成非一日之功，因此健康干预应坚持如下原则：与日常生活相结合，注重习惯养成；循序渐进，逐步改善；点滴做起，持之以恒；定期随访，分析障碍；及时提醒，指导督促。

三、健康干预方案的制定

健康干预的方案，包括疾病的预防知识、营养干预方案、运动干预方案、心理干预方案、中医养生调理方案等各种解决方案，其内容涵盖了各种常见疾病和亚健康状态的解决方案等。

（一）疾病预防知识概述

慢性病已经成为城乡居民常见病和多发病。引起慢性病患病和死亡的危险因素很多，概括起来有以下四类：

（1）环境危险因素。

（2）行为生活方式危险因素。

（3）生物遗传危险因素。

（4）医疗卫生服务中的危险因素。

上述危险因素本身及其对健康的特征是：

（1）潜伏期长。

（2）特异性弱。

（3）联合作用。

（4）广泛存在。

随着我国平均期望寿命的延长，老龄人口的增加，传染病的进一步控制和死亡率的下降，以及工业化和城市化进程的加速等导致慢性病危险因素增加和行为生活方式变化，我国主要慢性病的患病率在今后一段时间还将继续呈上升趋势。这与慢性病的危险因素迟迟得不到控制有直接的因果关系。因此，慢性病的预防是疾病预防控制的主要方面。

对慢性病的预防，根据慢性病的发病因素和疾病自然史的各个阶段，在生物-心理-社会医学模式指导下，实施三级预防：

一级预防，又称病因预防，是在疾病尚未发生时针对病因采取的措施，也是预防、控制和消灭疾病的根本措施。在慢性病自然史中，处于接触危险因素或致病因素阶段，并无任何临床表现。一级预防的目的是消除疾病的危险因素，预防疾病的发生和促进健康，其具体内容为：

（1）认识和收集慢性病危险因素。

（2）针对慢性病危险因素进行健康行为的培养，不良行为（吸烟、酗酒等）的纠正。

（3）中老年精神心理卫生辅导。

（4）适度体力运动，控制超重。

（5）普及科学营养膳食。

（6）保护环境、改善居住条件。

（7）开展中老年保健和妇幼保健。

开展一级预防常采取双向策略，即把对整个人群的普遍预防和对高危人群的重点预防结合起来。前者称为全人群策略，旨在降低整个人群暴露于危险因素的平均水平；后者称为高危策略，旨在消除高危个体的特殊暴露。

一级预防的主要手段是健康促进和健康保护。健康促进是通过创造促进健康的环境使人群避免或减少慢性病危险因素的暴露，改变集体的易感性，其具体措施包括健康教育、自我保健、环境保护、优生优育、卫生监督等。其中，通过健康教育提高全体居民的自我保健意识和自我保健能力是一级预防的核心。运用健康促进方法来控制慢性病成为疾病预防工作发展的必然，并已被国际成功经验所证实。健康保护是对暴露于慢性病危险因素的高危易感人群实行特殊保护措施，以避免疾病的发生，其具体措施有劳动保护、戒烟戒酒、控制饮食。

二级预防，亦称发病前期的预防，在慢性病的自然史中属临床前期（亚临床期），为了阻止或延缓疾病的发展而采取措施，以达到阻止疾病向临床阶段发展，减轻疾病的严重程度，防止并发症的目的。该阶段体内疾病病理过程已潜在，但仍无临床症状，但通过体检和实验室检查可以发现异常。

二级预防的措施是早期发现、早期诊断和早期治疗，即"三早"。目前许多慢性病的病因不明，开展一级预防并不现实。但由于慢性病发生、发展的时间较长，做到早期发现、早期诊断、早期治疗是可行的，并且可以明显改善预后。二级预防的实施有时受医疗条件或科学水平的限制，工作成效会有较大差异，有的不能完全达到早期发现、早期诊断的目的，但对可能逆转、停止或延迟其发展仍具有重要意义。

二期预防的核心是早期诊断，而早期诊断的基础是早期发现。早期发现的措施包括筛查，定期健康体检、设立专科门诊，如高血压的筛查、乳房癌的筛查、子宫颈刮片脱落细胞涂片检查、糖尿病专科门诊等，也可以通过群众的自我检查早期发现，如自我检查乳房可以早期发现乳腺癌。早期诊断导致早期治疗，可以改善预后。

做好慢性病的二级预防，需要向群众宣传慢性病防治知识和有病早治的好处；提高医务人员对慢性病"三早"的业务水平；开发适宜慢性病筛查的检测技术。

三级预防是疾病在临床期阶段（又称发病期），为了减少疾病的危害而采取的措施，其目的是防止伤残和促进功能恢复，提高生命质量，延长寿命，降低病死率。三级预防一般有住院治疗（对症治疗）和社区家庭康复（康复治疗）两个阶段组成。住院治疗的目的在于积极治疗慢性病、促进康复，防止病情恶化，减少合并症，防止伤残，争取患病者病而不残。康复阶段是在病情控制后，转入社区，在家庭病床或经家庭护理后，促使患者躯体、功能、心理进一步康复，争取患者残而不废，或者带病延年。

慢性病的保健对于疾病本身来说属于第三级预防的范畴，但对于提高慢性病病人的体质，预防发生其他疾病则属于第一级预防。因此，慢性病的医疗必须与保健结合，特别是与自我保健相结合。患者熟悉慢性病的医疗和自我保健，有利于患者真正从自我保健中体会到自身的努力对防治慢性病的有利影响。医务人员在临床场所实施临床预防也成为医学发展的一大趋势。近年来，随着社区卫生服务的开展，疾病控制中心的建立和医院扩大预防的趋势，临床预防预防医学也已经在我国一些慢性病综合防治示范点上得到了应用。

（二）营养干预

营养干预主要根据老年人生理特点和所患慢性病的不同要求制定相应的干预方案。

1. 老年人的膳食指导　随着年龄的增加，人体各种器官的生理功能都会有不同程度的减退，尤其是消化和代谢功能，直接影响人体的营养状况，如牙齿脱落、消化液分泌减少、胃肠道蠕动缓慢，使机体对营养成分吸收利用下降。故老年人必须从膳食中获得足够的各种营养素，尤其是微量营养素。

（1）食物要粗细搭配、松软、易于消化吸收。粗粮含有丰富的 B 族维生素、膳食纤维、钾、钙、植物化学物质等。老年人消化器官生理功能有不同程度的减退，咀嚼功能和胃肠蠕动减弱，消化液分泌减少。因此老年人选择食物要粗细搭配。事物的烹制宜松软，易于消化吸收。

（2）合理安排饮食，提高生活质量。家庭和社会应从各方面保证其饮食质量、进餐环境和进食情绪，使其得到丰富的食物，保证其需要的各种营养素摄入充足，以促进老年人身心健康，减少疾病，延缓衰老，提高生活质量。

（3）重视预防营养不良和贫血。60 岁以上的老年人由于生理、心理和社会经济情况的改变，可能使老年人摄取的食物量减少而导致营养不良。另外随着年龄增长而体力活动减少，并因牙齿、口腔问题和情绪不佳，可能导致食欲减退，能量摄入降低，必需营养素摄入减少，而造成营养不良。60 岁以上老年人低体重、贫血患病率也高于中年人群。

（4）多做户外活动维持健康体重。老年人适当多做户外活动，在增加身体活动量、维持健康体重的同时，还可接受充足紫外线照射，有利于体内维生素 D 合成，预防或推迟骨质疏松症的发生。

2. 常见慢性病的营养指导

（1）高血压患者的营养指导

1）限制钠盐摄入量。健康成人钠的生理需要量为 0.5g/d，多余的钠是导致高血压病的重要原因。因此，对于全人群及不同高血压患者食盐摄入量建议如下：对于全人群，北方先降至每日 8g，再降至每日 6g；南方可控制在每日 6g 以下。对轻度高血压患者或有高血压家族史者，每日 3 ~ 5g 食盐（或折合酱油 15 ~ 25ml）。对中度高血压患者，每日 1 ~ 2g 食盐（或折合酱油 5 ~ 10ml）。对重度高血压患者，应采用无盐膳食。

2）限制总能量。体重增加所导致超重和肥胖是高血压的独立危险因素。

3）减少脂肪和胆固醇的摄入量。高血压患者膳食以脂肪 40 ~ 50g/d，胆固醇限制在 200mg/d 以下为宜。

4）减轻体重。

（2）血脂异常：研究表明，血清总胆固醇约 80% ~ 90% 来自体内肝脏的合成，而从摄入事物中吸收的仅占 10% ~ 20%，因此，选择食物时，不应只简单地考核膳食中胆固醇的含量，更应该关注生胆固醇指数（衡量食物摄入后引起血胆固醇的一项生理指标），有些食物尽管胆固醇含量很低但进入机体后，能增加体内胆固醇的合成，选择生胆固醇指数低的食物更有助于控制血胆固醇水平。

（3）糖尿病：糖尿病的发生与摄入能量过多。动物性脂肪摄入量过多等营养不平衡因素有密切关系，因此，科学合理的营养与膳食指导是糖尿病预防及健康管理的基本手段。

1）合理控制总能量。控制总能量是糖尿病膳食治疗的首要原则，能量的摄入以能够维持理想体重或略低于理想体重为宜。理想总能量摄入的参考标准是：理想总能量摄入 = 理想体重 × 生活强度（25 - 30），理想体重 = 22 × 身高（米）^{2}；生活强调：轻度（如司机及脑力劳动者）- 30，中轻度（如电工、木工）- 35；由于每个人的基础代谢和胃肠的吸收率不同，因此，在评估摄入总能量时，除了参考营养调查的计算结果外，应重点观测体重的变化。

2）合理分配碳水化合物。碳水化合物应占总能量的 60% ~ 65%；要限制脂肪（包括植物油）的摄入量，使其占总热能的 25% 以下；蛋白质的摄入量则与正常人相近，占总热能的约 15%。

3）每日进食充足的蔬菜和适量的水果，补充足够的维生素和矿物质。

4）高纤维素与与低盐饮食。

5）限制饮酒。饮酒和糖尿病的关系比较复杂，没有明确、直接的相关，但大量饮酒（超过 40ml 酒精/日）是高血压、脑卒中等心血管疾病的危险因素，同时饮酒常常伴随总能量摄入的增加，因此，糖尿病的预防及健康管理也应提倡限制饮酒。

（4）冠心病

1）控制总热能摄入，维持理想的体重。热能摄入过量会导致肥胖，冠心病患者合并吵体重或肥胖者较多。一般热量可摄入 2000 ~ 2800kcal。

2）低脂肪和胆固醇的摄入。长期大量摄入脂肪是引起动脉粥样硬化的主要原因，脂肪供热应控制在总热能的 25% 以下。减少饱和脂肪酸的摄入，而适量增加单不饱和脂肪酸和多不饱和脂肪酸的摄入，如每周食 3 ~ 4 次鱼。减少摄入高胆固醇食物，如蛋黄、动物内脏等。

3）多摄入植物性蛋白质，少摄入甜食。大豆蛋白有很好地降低胆固醇和预防动脉粥样硬化的作用。动物蛋白质占总蛋白的 20% ~ 30% 为宜。甜食摄入过多可引起肥胖和高脂血症。

4）保证充足的维生素与膳食纤维。膳食纤维，尤其可溶性纤维有明显降低血胆固醇的作用。维生素 C 可降低胆固醇，增强血管韧性；维生素 E 可防止动脉硬化。提倡多摄入蔬菜、水果和粗粮。

5）饮食宜清淡，低盐。世界卫生组织提出每日摄入盐量应控制在6g以下。

6）注意食物选用。多摄入各种谷类粗粮、去脂乳及其制品、鱼虾类、蛋类、豆类及其制品、瘦肉、蔬菜、水果、大蒜、洋葱、海带、香菇、芹菜、木耳；限制摄入动物性油脂、高胆固醇食物（鱼子、脑、肝、松花蛋等）、高糖高热量食物、刺激性食物（辣椒、芥末等），尤其严禁酗酒。

（5）骨质疏松：骨质疏松症是绝经后妇女和老年人最为常见的骨代谢性疾病。目前普遍认为，骨质疏松症已经成为严重威胁人类健康的公共卫生问题。其预防与控制措施：在注意平衡膳食，保证足够热能、蛋白质的基础上，提供充足的钙摄入很重要。儿童青少年时期为：1200～1500mg/d。不能或拒绝接受雌激素的妇女钙摄入量至少为1000～1500mg/d，70岁以上的老年人，除保证1500mg/d的钙摄入外，还应补充维生素D 400～800IU/d。膳食中除多摄入含钙丰富的食物之外，还可适当从45岁其摄入补钙强化食品，但摄入量不要超过2000mg/d，否则会对人体产生不良影响。

（6）痛风

1）限制嘌呤的摄入。从食物中摄入的嘌呤与集体代谢过程产生的嘌呤最终分解产物差异甚大，后者在多种酶的作用下经过复杂的代谢过程主要分解为核酸，被组织细胞利用，少部分分解成尿酸。食物来源的嘌呤绝大部分生产尿酸，很少能被集体利用。所以从食物中摄取嘌呤量的多少，对尿酸的浓度影响很大，故痛风症病人长期限制膳食中嘌呤摄入量非常必要。正常人每日膳食中摄入600～1000mg嘌呤，急性痛风患者膳食中嘌呤含量应控制在150mg以下，缓解期可适当增加，但仍需禁食高嘌呤膳食，慢性期宜选用没100g食物嘌呤含量小于75mg的食物，禁用含嘌呤高的第一、二类食物。有限量的选用含嘌呤中等量的第三类食物。

2）限制热能。体重指数与痛风呈正相关，因此痛风伴肥胖者应限制热能，降低体重。热能供给一般宜低于正常人10%～15%，体重最好能低于理想体重10%～15%。限制热能应循序渐进，以免体内脂肪过度分解，引起或加重痛风症急性发作。

3）适量的碳水化合物。由于碳水化合物可防止脂肪组织分解代谢产生酮体，还有增加尿酸排出的倾向，故应是热量的主要来源，占总能量的65%～70%。果糖在糖水化合物中所占比例不要太大，应尽量减少分解代谢后成为果糖的蔗糖或甜菜糖的摄入，不宜食用果糖较高的蜂蜜。

4）适当的蛋白质和脂肪。蛋白质摄入量应限制在每天每公斤体重0.8～1.0g，以植物蛋白为主，动物蛋白可选用牛奶、干酪、鸡蛋、鱼类、禽类等，如一定要用，由于嘌呤易溶于汤中可将少量瘦肉、禽肉等经煮沸弃汤后使用。脂肪可减少尿酸正常排泄，故应适当限制脂肪的摄入，宜控制在每日50g左右。应选用含脂肪少的动物性食品及用油少的烹调方法。

5）注意选用碱性食物。碱性食物是指食物在体内代谢后，产生偏碱性物质，主要指蔬菜、水果和牛奶类食物。碱性食物可降低血液和尿液的酸度，并可使尿液碱性化，提高尿酸盐的溶解度，有利于尿酸的排出，故患者宜适当多食用蔬菜、水果等碱性食物，蔬菜每日可供给1000g左右，水果每日可食用4～5次；蔬菜和水果还富含维生素C，能促进组织内尿酸盐的溶解和清除。

6）多饮水或食用含水分多的食物。每日液体摄入量宜在2000～3000ml以上，以增加尿量，促进尿酸排出；如有肾功能不全，液体摄入量应适当调整。应选用白开水、矿泉水和果汁。咖啡、浓茶和可可等饮料所含的咖啡因、茶碱和可可碱在体内代谢中虽并不产生尿酸盐，也不在痛风石里沉积，但有兴奋自主神经系统的作用，可能会引起痛风发作，故应尽量避免使用。

7）禁酒和刺激性食品。酒中的主要成分乙醇可诱导糖原异生障碍，导致体内乳酸和酮体积聚，乳酸和酮体中羟丁酸能竞争性抑制尿酸的排出，而使血清尿酸含量升高，诱发痛风发作。因此不饮酒为好。辣椒、咖喱、胡椒、生姜、芥末等浓烈香料及辛辣调味品，均能兴奋自主神经，诱使痛风急性发作，应尽量避免应用。

8）痛风易合并高血压和高脂血症。应限钠盐摄入，多高钾低钠食物，每日食盐摄入量为 2~6g。钾、镁可抑制尿酸沉淀作用。因此多食高钾低钠食物利于尿酸排出体外（如香蕉、西兰花、西芹等）。

（7）恶性肿瘤：越来越多的资料显示，恶性肿瘤与饮食有一定关系。

1）饮食与癌症。高热能可导致肥胖，而肥胖与肠癌和乳腺癌有关；高蛋白饮食，恶性淋巴瘤发生较多，低蛋白饮食可使肝癌与食管癌发病率增高；高脂肪饮食可导致乳腺癌、肠癌、前列腺癌发病率增高；膳食纤维可预防肠癌，但过多易引起胃癌；烟熏食物易患肺癌、肝癌；喜食烫食者易患食管癌、胃癌；而大豆、茶叶、洋葱、蘑菇等的摄入量与癌症呈负相关关系。

2）膳食要求。生活中注意饮食平衡，做到饮食多样化，多食新鲜的蔬菜、水果、豆类、以粗加工的含淀粉的食物为主。以营养适宜的植物性食物为主，适当增强含纤维素丰富的食物。常食大豆、红薯、菜花、芹菜、花菜、带鱼（带鱼体表的银白色油脂中，含有一种抗癌成分——硫化鸟嘌呤）蘑菇、木耳等食物。少吃烟熏、腌制、腐败变质的食物。每天红肉（牛、羊猪肉及其制品）摄入量在 80g 以下，维持适宜体重，保持体力活动。建议多食下列有利于防癌抑癌的食品：

草莓、葡萄、葡萄干、樱桃：富含排毒物质，有利于抑制消灭血液中加速癌变的物质。

大蒜：含有微量元素硒，对预防恶性肿瘤有益，每周生吃两次可抗胃癌。

洋葱：含有栎皮黄素，有阻止癌细胞生长功能。

椰菜、卷心菜、生吃白菜心：常吃能减少结肠癌和乳癌发病率 50%。

鱼：富含脂肪酸，能杀灭癌细胞。

水：每天 8 杯（500ml 杯），能有效抑制预防膀胱癌。

绿茶：主要成分之一茶多酚能与致癌物相结合，使其分解，达到抑制目的。但以每天一杯为宜。

胡萝卜：富含维生素 A（缺乏者患癌发病率为正常人 2 倍多）。

番茄：富含氧化物番茄红素，对抑制乳癌、胃癌、消化道癌、前列腺癌有益。

大豆：富含异黄酮，可断绝癌细胞营养供应。

柑橘类：含丰富胡萝卜素。蛋黄酮。维生素 C 等抗癌物质。

海洋蔬菜：如海带、紫菜等富含抗癌物质褐藻胶。

麦胚芽：富含维生素 E，增强免疫力抗癌。

（三）运动干预

运动干预是指进行适当体力活动，以增强机体功能。体力活动是指任何有骨骼肌收缩引起的导致能量消耗的身体运动。体力活动，这种非药物、经济、安全、有效的措施对提高人民生活质量和健康水平具有重要作用。提倡体力活动已成为许多国家提高人民健康水平和预防慢性病的一个重要举措，其主要原因有两个方面：一是慢性病已成为危害人民健康的首要因素，而缺乏体力活动是引起慢性病的一个主要危害。二是适量的运动有益于各年龄组人群的健康、体能和减少慢性病危险因素。

大多数慢性病受多种因素影响。慢性病的发生是遗传基因和环境因素相互作用或共同作用的结果。但遗传基因缺陷者，在不利的环境因素作用下易患慢性病，其发病年龄提前，病情严重。但遗传基因缺陷者如能注意合理营养，适量体力活动和健康生活方式，可能不发病或病情轻。相反，无基因缺陷者，如长期处于不利的环境因素下（包括缺乏体力活动、膳食不合理、吸烟、酗酒等不健康的生活方式）也可引起发病。

体力活动产生效益的关键在于维持合理体重和体脂的作用。成年人保持体重的基本原理是热能摄入量与消耗之间的平衡。长期体重的维持是遗传特征和环境因素相互作用的结果。增加体力活动或运动有利于保持健康的体重。

有资料表明，体力活动不足是导致发达国家居民死亡、疾病及伤残的主要危险因素之一。WHO 估计全球每年有 65% 的人口没有进行足够的体力活动，WHO 在 2002 年世界卫生报告中指出，每年由于体力活动不足导致全球 190 万人死亡，12% 的缺血性心脏病，11% 的缺血性脑卒中，14% 的糖尿病，16% 的结肠癌及 10% 的乳腺癌由体力活动不足引起的。疾病负担的增加必然导致经济的损失，如澳大利亚每年由于体力活动不足导致 37 亿美元的经济损失。经常性的、规律性的体力活动可以降低心血管疾病、糖尿病、结肠癌、乳腺癌、肥胖及精神性疾病发生的危险性。

1. 体力活动分类和强度　日常生活的体力活动可以分为工作、家务、体育运动、娱乐活动等。目前，在发达国家中，体力活动一般指运动、锻炼、娱乐性体力活动及自由性活动等闲暇时间体力活动和伴随发生的体力活动。早期开展的有关体力活动方面的研究主要集中在职业性体力活动和健康的关系上。随着科学技术的发展，职业性体力活动的强度降低，锻炼逐步成为人们增加体力活动，改善健康状况的重要手段，也成为体力活动研究的焦点。许多研究表明，不同形式的中等强度的体力活动都可以产生对健康有益的影响。闲暇时间中等强调体力活动包括运动、以锻炼身体为目的的步行、中等强调家务劳动等，它们与健康的关系受到研究者的重视。体力活动减少，必然导致久坐少动生活方式时间的增加，因此，久坐少动时间与健康的关系为许多研究所关注。1996 年，美国公共卫生局在总结了大量流行病学研究的基础上推荐，每天进行 30 分钟中等强调体力活动以促进健康。次推荐为许多国家认可，应用于各自的国家体力活动指南，以增加本国居民体力活动，改善健康状况，预防慢性疾病。

一日内增加 30 分钟的中等强调活动量，从能量消耗计算约相当于 150～400kcal，1 次活动量也可分成 3 次 10 分钟累计。从实际出发，活动方式才采取走路、慢跑游泳、爬山、上台阶、室内或庭院内活动。美国运动医学会和疾病预防中心发表文件鼓励所有美国人每天进行 30 分钟中等强调活动，同时还发展了为促进健康的体力活动金字塔，表述一种理想、循序渐进并按周安排的活动目标。对静态生活者，起始目标是一日内有常规的文娱和闲暇的体力活动，再下一步为促进心脏和呼吸系统耐力加入一些有氧运动的内容，如走路、慢跑、体操等，每周 3～5 次，并可加上 2～3 次的柔韧和力量性的训练（对于中老年人和有心血管病风险因素者，在开始一些较为剧烈的运动前应有医生指导），包括定期增加新的活动，树立坚持一生运动的计划，尽量少坐在静态生活（如看电视和电脑工作等）

的塔尖上。健身活动的主要原则是：有氧运动、包括大肌肉群、规则、重复的方式、每周3～5次，最好每天一次，每次持续30～60分钟、强度达到50% VO$_2$max，根据年龄和身体情况安排，每次活动的能量消耗为240～300kcal，循序渐进，然后保持在一定的活动量和强度。

2. 体力活动的要素

（1）频率（frequency）：在指定的时间内体力活动的次数。

（2）持续时间（duration）：一次体力活动的时间。

（3）强度（intensity）：参加体力活动的生理努力程度。

（4）其他因素：体力活动类型和环境。

3. 体力活动的测量方法　试图精确地测量体力活动是一件很困难的事情。理想的测量方法应该具有这些特点：准确、客观、简便易行、低成本、无干扰、易于被接受、可以记录体力活动的细节、可以在人群中大规模地应用。但目前还没有一种理想的方法。可以进行精确的常用的测量方法有：行为观察法，双标水法（DLW），间接热量测定法，心率测试法，运动传感器和问卷法。

4. 体力活动程度的指标　衡量体力活动量的指标主要是代谢当量、最大心率比例和主观感觉以及由相当能量消耗推算出的某种运动的时间、速度和距离。

（1）代谢当量（metabolic equivalent，MET）：以安静、坐位时的能量消耗为基础，表达各种活动时相对能量代谢水平，1MET = VO$_2$3.5ml/（kg·min）。它是运动时的代谢率与安静时代谢率的比值，很多有氧训练器械都会用它来显示运动强度，估计热量消耗。1MET 也被定义为每千克体重每分钟消耗 3.5 毫升氧气，大概相当于一个人在安静状态下坐着，没有任何活动时，每分钟氧气消耗量。5METs 的活动表示运动时氧气的消耗量是安静状态时的 5 倍。一般采用运动试验的强度推算，代谢当量的临床判断意义：

<5METs—— 65 岁以下的患者预后不良

5METs——日常活动受限，急性心肌梗死恢复期

10METs——正常健康水平

13METs——即使运动试验阳性，预后仍然良好

18METs——有氧运动员水平

22METs——高水平运动员

试验证明，建议每人每周进行相当于 23 个健身活动量的"生活运动"。各项生活运动的代谢当量见表 7-5-1。

表 7-5-1　各项生活运动的代谢当量表

强度	生活活动	运动
3 代谢当量	步行 5 分钟	轻微的肌肉伸展运动20 分钟；打排球 20 分钟
4 代谢当量	骑车 15 分钟；陪孩子玩 15 分钟	快步走 15 分钟；打高尔夫 15 分钟
6 代谢当量	上下楼梯 10 分钟	慢跑 10 分钟；有氧跳操运动 10 分钟
8 代谢当量	搬运重物 7～8 分钟	跑步 7～8 分钟；游泳 7～8 分钟

（2）最大心率比例：以最大心率的百分比值确定不同的运动强度在我国的健康教育工作中应用广泛，其依据是运动中的心率与最大吸氧量的相关关系。但是一些研究发现，不

同体能的人，最大心率比例反映的最大吸氧量比例不同，因此，他们在以同一最大心率比例运动时，实际的运动负荷强度却不同。

5. 疾病状态体力活动的干预管理

（1）高血压的体力活动干预管理：高血压的体力活动类型要以有氧代谢运动为原则。主要有：气功、太极拳、医疗体操、步行、健身跑、有氧舞蹈、游泳、娱乐性球类、郊游、垂钓，等等。

气功：气功练习每天至少一次，每次 30~40 分钟。

太极拳：高血压患者练完一套简化太极拳后，收缩压可下降 1.33~2.66kPa（10~20mmHg），长期练习太极拳的老人安静时收缩压的平均值约比同龄组老人低 2.66kPa（20mmHg）左右。

步行：步行可按每分钟 70~90 步开始，每小时步行 3~4km 的速度，持续 10 分钟。主要适用于无运动习惯的高血压患者作为一种适用性锻炼过程。以后可逐渐加快。

健身跑：在进行健身跑前要做好心电图运动试验以检查心功能和血压对运动的反应性。健身跑是高血压患者的心率一般控制在 130 次/分钟以内。

但高血压患者在进行体育锻炼时，注意不要做动作过猛的低头、弯腰，不要做体位幅度变化过大以及用力屏气的动作，以免发生意外。老年人如患有多种慢性病，体育锻炼时更应注意，最好在医师指导下进行锻炼。

（2）糖尿病的体力活动干预管理：运动可以使热量消耗增加，与饮食管理一起共同配合维持理想的体重，改善或纠正高血糖及代谢异常，对大多数人来说运动可以降低血压，因此运动不但可以改善胰岛素抵抗状态，全面纠正多种代谢异常，同时可以改善身体健康状态，提高生活质量。

如何确定运动量、运动强调是十分重要的，有条件者可在医生指导下进行适当的运动。运动的强调与时间要依据自身健康状况而定，对血压控制不良、心绞病频发、新近发生心血管事件与脑血管意外、糖尿病病人血糖很高或有严重并关发症如糖尿病足以及有骨关节疾病者必须在医生指导下开展运动。运动过程中要防止受伤或低血糖出现，如血压明显升高、心脏病发作、心率失常类型改变或加重，或其他症状加重，出现意外等情况时要终止运动并求助医生。对一般人来说，运动强调要由弱到强、运动量由少到多，逐步适应。最好通过主观感觉和运动后心率恢复正常所需的时间来衡量运动量与运动强调是否合适。

预防运动中发生低血糖：饭后 0.5~1 小时开始运动较为合适；如果进行较大活动量的运动，运动前增加饮食量或者适当减少降血糖药量（包括胰岛素）；运动不宜在降糖药物作用最强的时间进行；注射胰岛素治疗的患者，不宜清晨空腹，尤其不宜在注射胰岛素后，吃饭前运动；随着运动量的增加，血糖会有所下降，应酌情调整治疗方案。

（3）骨质疏松症的体力活动干预管理：由于原发性骨质疏松的发生多见于中老年人，因此从运动的安全性、有效性角度考虑运动量与强度宜选择中等为好。运动强度达到最大吸氧量的 50%~60%，或达到最大心率的 60%~90% 即（220 - 年龄）×（60%~90%）示为运动最佳心率范围。骨质疏松症患者不宜进行高强度短时间的运动，应进行低强度较长时间的运动。无论是耐力性训练还是力量性训练。每次运动时间为 40~60 分钟，每周训练次数最好 3~5 次。运动如果少于 3 次，运动的效果就不佳。

（四）心理干预

慢性非传染疾病由于病程长、见效慢、易反复、患者要经受疾病的长期折磨和消耗，不仅在生理上受到很大的影响，也会逐渐显现出悲观、失落、疑心重重等病态的心理，将直接影响到患者的治疗效果，对疾病的转归与身心健康会产生负面的效应。

常见慢性病病人的心理变化主要有：①受疾病的折磨，或自己照料能力较差，或不能自理而引起的孤独、颓废的情绪。②疾病久治不愈，不知何日才能摆脱，以及疾病造成的经济上的沉重负担等引起的焦虑和烦躁不安。③对医疗水平过高的期望，或对医疗差错事故造成疾病，无法彻底治愈疾病等引起的失望、不满和抱怨、愤怒等，表现为对医护人员的指责、埋怨、甚至作出过激行为。④患有一些预后不佳的疾病，或难以忍受疾病的痛苦，或所患疾病是现代医学尚无治疗办法的绝症，或医疗费用昂贵，无力支付而引起的恐惧、失望、甚至是完全绝望。⑤对医生持怀疑态度，担心人财两空，或不能接受残酷的现实而引起的沮丧、悲观、消极、抵触、不愿意配合治疗护理，甚至想要放弃生命。⑥病变在颜面、皮肤、四肢等暴露部位或外阴等隐秘处，或觉得自己成为家庭负担而感到自尊心受损，表现为敏感、自卑、自惭、多疑。⑦因相信因果报应等说法而引起的迷信和对秘方、巫术的偏信。⑧个别病人本身有较高的文化修养和（或）良好的家庭环境，对疾病有一定的认知能力，表现为对疾病的平淡心态和对治疗康复的积极配合。

慢性病病人心理问题防治的要点为：①医务人员要使用各种治疗方法，帮助病人积极治疗原发疾病。②使用认知疗法，使得病人通过健康教育来正确认识和对待疾病。③鼓励病人树立信心，提供与疾病斗争的支持性心理治疗。④应用以恢复或增进自我生活料理能力为主的行为治疗。⑤根据患者的实际情况辅以适当的功能锻炼。⑥对于失眠、抑郁或严重的精神症状如幻觉、妄想兴奋躁动等，在必要的情况下进行药物治疗。⑦合理的营养与休息，适宜的文娱、体育活动等支持治疗。

1. 常见的不良心理应对措施　常见的不良心理有：自卑心理、猜疑心理、嫉妒心理、虚荣心理、报复心理、逆反心理、空虚心理、完美主义心理和病态怀旧心理等，这些不良心理的本质都是缺乏自信和安全感。

2. 自卑心理　自卑是一种心理状态，是人群中普遍存在的一种负性情绪。自卑的人通常对自己的知识、能力、品质、等作出过低的评价，进而否定自我。克服自卑心理需要：①主动改变认识，培养自信，要学会发现自己的长处，接受自己的不足。②培养良好的性格和生活习惯，接纳自己的同时也接纳别人。③与他人相比较时，要有正确的自我定位，应看到自己的不断进步和成长，对自我作出一定的肯定和接受，不要总是用别人的长处和自己的短处比。④锻炼自己的心理承受能力，提高心理素质，不要因为一次失败就全盘否定自己。⑤选择目标时要考虑实现的可能性，不要对自己提出过高的要求。⑥要学会知足常乐。

3. 猜疑心理　猜疑心理是一种由主观推测而对他人产生不信任感的复杂情绪体验。克服猜疑心理需要：①培养理性，防止感情用事。②培养自信心，加强与他人的交流，拉近心理距离。③完善个性品质，避免自私、嫉妒等不良心理。④学会自我安慰。

4. 嫉妒心理　嫉妒心理是指在意识到自己对某种利益（潜在）的占有受到威胁（潜在）时产生的一种情绪体验，是一种普遍情绪。克服嫉妒心理需要：①充分认识嫉妒心理的危害性。②调整自己的需求，尽量不要与他人攀比，而是以自身的内在准则要求自己。③学会平静、客观地面对现实。

5. **虚荣心理**　虚荣心理是为了取得荣誉而引起普遍注意而表现出来的一种不正常的社会情感，是自尊心的过分表现。克服虚荣心理需要：①树立正确的荣辱观。②准确把握攀比的尺度。③学习良好的社会榜样，对不良的虚荣行为进行自我心理纠偏。

6. **报复心理**　报复心理多是心胸狭隘，缺乏道德修养的表现，是一种"以牙还牙、血债血还"的反应性心理。克服报复心理需要：①学会换位思考，减少矛盾的产生。②认识报复心理和行为的危害性。③学会宽容、理解、感动和关爱。

7. **逆反心理**　逆反心理是一种为了维护自尊、肯定自我，对他人的要求偏偏采取相反的态度和言行的心理状态。克服逆反心理需要：①正确认识和提升自我。②提高文化素养，丰富生活阅历，逐渐自我完善。③提高心理适应能力。④培养想象力，开阔思路，摆脱偏执。⑤培养读书兴趣，拓宽人际交往，积极参与社会实践活动。

8. **空虚心理**　空虚心理是指一个人感受不到生活的意义，没有追求和目标，没有寄托和精神支柱，无所事事，百无聊赖。克服空虚心理需要：①调整人生追求的目标，重新定位当前的实际需求与心理需求，校正生活的目标，找到前进的动力。②尽量安排些短期的举起的事情去做，带着积极的情绪，体验着成功的快乐。③改变走路的方式，挺胸抬头迈大步面部保持着微笑。④自我鼓励，提高自我评价，从积极的方面看待人和事，投身到团队中去寻求社会支持。

9. **完美主义心理**　完美主义心理是指过度地要求完美，不会变通。克服完美主义心理需要：①接受瑕疵，接受挫折。②客观认识自我，树立信心。③设定短期的。合理的工作或生活目标。④学会放松，排解不快的情绪。

10. **病态怀旧心理**　病态怀旧心理是一种不能适应环境的表现和结果，表现为怀旧。否认现在和将来。从主观方面看，怀旧实质上是一种对现实生活的躲避和逃遁。克服病态怀旧心理需要：①积极参与现实生活，了解并接受新生事物。②寻找新旧事物之间的最佳结合点，接受新事物。③发挥怀旧的积极功能，避免不良影响。

11. **压力管理的方法和技能**　压力是为了适应周围环境引起的刺激时，个体的身体或精神上的生理反应。压力对个体心理和生理健康状况的影响可以是积极的，也可以是消极的。压力管理，就是适应压力的过程，既要处理造成压力源的问题，还要处理压力所造成的情绪、行为及生理等方面的反应。压力管理的方法和技能为：①感受和觉察压力。②保持躯体与精神的平衡。③掌握必要的心理技能如自我暗示放松、渐进放松、自生训练、生物反馈技术、冥想、系统脱敏等。④有效的管理自己的时间。⑤调整自己的个性和行为。

（五）中医养生

中医养生，就是指通过各种中医方法颐养生命增强体质，预防疾病从而达到延年益寿的一种医事活动。中医养生重在整体性和系统性，目的是提前预防疾病，治未病。中医养生理论基本理念是：①天人合一。人在天地之间，宇宙之中，所有的生命活动都与大自然息息相关。中国传统医学认为：人身是个小天地，人与自然是个大天地，它们都相通相应。不论季节气候，昼夜晨昏，还是日月运行，地理环境，各种变化都会对人体的生理、病理产生影响，从而直接影响到人的情志、气血、脏腑以及疾病的产生。因此，掌握和了解四时六气的变化规律和不同自然环境的特点，顺应自然，保持人体与外界环境的协调统一，才能达到养生保健防病的目的。②形神共养。形即形体，神即神志、意识、思维。形与神两者相互影响，密不可分。形神共养要求人在日常生活中既要重视形体的保健，更要重视心理和精神的调养。在具体应用上就是调和情志，保持心态的安闲清静，并与保养形体相结合，通过合理饮食，适当运动，规律生活，使人气血调畅，形体强健，情志安和。③动静互涵。动和静，是物质运动的两个方面或两种不同表现形式。人体生命运动始终保持着动静和谐的状态，维持着动静对立统一的整体性，从而保证了人体正常的生理活动功能。体现在中医养生，一是要静以养神，我国历代养生家十分重视神与人体健康的关系，认为心神清静，可致长寿。二是动以养形，运动可促进精气流通，气血畅达，疏通经络、通利九窍、防治健身。三是动静适宜，提倡动静结合，形神共养。只有做到动静兼修，动静适宜，才能"形与神俱"达到养生保健的目的。④正气为本。中医所知的"正气"是维护人体健康的脏腑生理功能的动力和抵抗病邪的抗病能力。正气充盛，可保持体内阴阳平衡，更好地适应外在变化，故保养正气是养生的根本。保养正气，就是保养精、气、神。其根本在于护养脾肾。在中国传统医学里，肾为先天之本，是人体阴阳的根本，与人的生长发育和衰老有极为密切的关系。脾为后天之本，为水谷之海，是气血华之源，脾肾二脏关系极为密切。脾气健运，必借肾阳之温煦。肾精充盈，有赖脾所化生的水谷精微的补养。两者相互促进，相得益彰。这是全身形、防早衰的重要途径。⑤辨证施养。辨证施养是从辨证分析的角度，通过观察个体的反应状态和体质差异，充分考虑个体所在的时间和地域的不同，进行个体化的养生保健治疗。它很好地体现出中医养生保健的价值和特色。辨证施养的突出环节就是因时、因人、因地制宜。也就是说养生保健要根据时令、地域以及人的体质、性别、年龄等不同，制订相应的方法。

1. 传统养生技能　传统养生技能主要有针灸、推拿、按摩、刮痧、拔罐、沐浴、熨烫、磁吸、器物刺激等方法，目前以针灸、推拿、刮痧、拔罐、沐浴等使用较为广泛。

（1）针灸是针与灸的合称。针法是把毫针吃入患者体内一定穴位，通过实施、提、插、捻、转、迎、随、补、泻等不同手法来治疗疾病。灸法是用燃烧的艾绒熏灼一定穴位的皮肤，利用热能刺激治疗疾病。

1）针刺保健，是通过针刺人体一定穴位，激发经络之气，使人体新陈代谢旺盛，从而达到强壮身体，益寿延年的目的。针刺治病着眼于纠正机体阴阳、气血的盛衰，而针刺保健则着眼于保健的针刺手法刺激强度宜适中，选穴不宜多，主要以具有强壮功效的穴位为主。

2）灸法是采用艾绒或其他药物，借助于药物烧灼，熏熨等温热刺激，温通气血，以局部温度的刺激来达到调整集体的作用。保健灸法是中国独特的养生方法之一，通过在身体某些特定穴位上施灸，可以达到和气血、调经络、养脏腑、延年益寿的目的。灸法有时还可以起到针、药不能起到的作用。不仅可用于强生保健，也可用于久病体虚之人的康复。

（2）推拿、按摩：推拿、按摩是用手或辅助器械对人体的经络、腧穴、肢体、关节等处，施以按、点、揉、搓、推、拿、抓、打、压等手法，以舒筋活血，调和表里，达到保健、治病的目的。均以手法为主，以不同手法达到不同的目的。由于推拿、按摩能够疏通经络、使气血周流、维持集体的阴阳平衡，所以在推拿按摩后可感到肌肉放松、关节灵活、使人精神振奋，消除疲劳，对保持身体健康有重要作用。

常见的各种推拿保健方法有：全身推拿、踩背、运动推拿、足部反射区推拿、自我按摩等。

（3）刮痧是用刮痧板蘸刮痧油反复刮动，摩擦患者某处皮肤，以治疗疾病的一种方法。是我国传统的自然疗法之一。以中医十二经脉及奇经八脉理论为基础，用器具（牛角、玉石、火罐）等在皮肤相关部位刮拭，刀刀疏通经络、活血化瘀之目的。现代医学研究证明：刮痧可以扩张毛细血管，增加汗腺分泌，促进血液循环。因此，对高血压、中暑、肌肉酸痛等所致的风寒痹症有立竿见影之效。经常刮痧，可起到调整经气，舒筋活络，解除疲劳，增加免疫功能的保健作用。

（4）拔罐是一种以杯罐作工具，借热力排去其中的空气产生负压，使之吸着于皮肤，造成淤血现象的一种疗法。古代医学家在治疗疮疡脓肿是用它来吸血排脓，后来又扩大应用与肺痨、风湿等内科疾病。

拔罐产生的真空负压有较强的吸拔之力，其作用在经络穴位上，可将毛孔吸开并使皮肤充血，体内的邪气毒素通过皮肤毛孔被吸出体外，从而使经络气血得以疏通，脏腑功能得以调整，达到防治疾病的目的。

（5）沐浴指利用水、日光、空气、泥沙等有形或无形的天然物质，通过沐浴来锻炼以防病健身的方法。沐浴可引起到发汗解表、祛风除湿、行气活血、舒筋活络、调和阴阳、振奋精神等作用。现代医学认为，沐浴可促进机体体温调节，改善血液循环和神经系统的功能状态，加速和组织器官的新陈代谢。浴身的方法有多种，主要有冷水浴、热水浴、蒸汽浴、矿泉浴、药浴和其他（日光浴、空气浴、森林浴和花香浴）等。

四、健康干预计划的制订

根据个体和群体健康评估结果，确定优先干预的健康危险因素，干预的短期目标和长期目标，并制订相应干预计划。

1. 阶段性健康管理干预计划

（1）个人健康管理干预指导计划：根据上述的依据来制定其控制目标和降低危险因素的指导计划和方案。

（2）提出健康干预指导方案：通过系统软件自主生成相应的健康干预指导方案，包括饮食、营养、运动、中医养生、心理疏导、药物治疗等多方面建议处方，传送到客户手中，请客户协助配合，进行阶段性地改善和调整干预指导方案，利于客户接受，并取得良好效果。

2. 年度健康管理干预计划　在设计阶段性管理干预计划的同时，还应制定出年度的干预管理计划，并在阶段性干预计划实施过程中，不断地调整和修改年度干预计划。

3. 个体干预　制订个体干预计划的依据：个人因素、行为因素、环境因素等进行评估。步骤：

（1）评价：在评估的基础上了解主要危险因素、主要健康问题。

（2）建议：提出健康干预的目标、计划。

（3）认同：干预对象认同，提高依从性。

4. 群体干预　群体干预的依据：风险评估、期望评估、环境评估。

步骤：

（1）评价：在评估的基础上了解主要危险因素、主要健康问题。

（2）分类：分别按低危、中危、高危人群进行分类干预。

（3）计划、认同：干预对象认同，可行性。

（4）调整：结果反馈，调整计划，再进入下一个周而复始的循环。

五、健康干预计划的实施

依据制定的干预短期目标和长期目标，分阶段实施健康危险因素干预计划，对方案实施过程进行监控及调整，评估干预的过程和结果等。

从组织、人员和制度上确保健康干预的落实。

健康管理服务方应组建专家委员或（专家组）和一线服务队伍（健康管理师），重点从事健康干预工作。要制定明确的岗位责任及相关的工作制度。

1. 专家组成员的主要职责是：

（1）为管理对象量身订制个性化的健康干预方案。

（2）对管理对象进行面对面的健康指导。

（3）对分管的一线健康维护小组进行业务指导。

2. 一线健康维护小组的主要职责是：

（1）按照健康干预方案制订更具体实施计划。

（2）按规定时限对管理对象进行电话随访，及时了解管理对象的健康状态。

（3）按规定时限上门随访，进行面对面的健康指导。

（4）认真完成管理对象家庭健康助理的培训任务。

（5）按时完成阶段性工作小结和年度健康管理工作总结。

（6）发现管理对象健康状态恶化要及时报告，以便专家组及时发出健康预警并采取相应措施。

（一）个体实施方法

1. 个体干预原则　讲计划，达到明白；列清单，达到清晰；教方法，力求互动；找障碍，激励支持；用工具，简单有效；小记录，赢大改变；常随访，长线在手；小改变，健康在望。

2. 个体健康干预的主要考评指标

（1）个性化健康教育计划是否落实。

（2）家庭健康助理培训计划是否落实。

（3）是否按规定时限对干预对象进行随访。

（4）健康检测方案是否落实。

（5）不良生活方式和行为是否得到有效的校正。

（6）危险因素（体重、总胆固醇、甘油三酯、血压、血糖等）的控制。

（7）易患疾病患病危险性的下降幅度。

（8）干预对象的满意度评价。

（二）群体实施方法

1. 群体干预的原则　分类指导，找共同点；分级干预，阶段渐进；核心信息，切中要害；知识技能，态度关键。

2. 群体健康干预的主要考评指标

（1）健康教育计划是否落实。

（2）健康检测方案是否落实。

（3）不良生活方式和行为是否得到有效校正。

（4）危险因素（体重、总胆固醇、甘油三酯、血压、血糖等）的控制程度。

（5）整体健康水平是否提高。

（6）慢性非传染性疾病的患病率是否下降。

（7）医疗总费用的下降幅度。

（8）干预对象的满意度评价。

（三）全面健康干预管理

依据健康方案，阶段性的实施计划和督导。根据管理对象情况，定期随访，询问健康方案的执行情况，实行个人健康维护与健康日记管理，对存在的健康问题予以指导和修正调整方案，并进行全面的干预管理。

1. 生活状态管理　对生活环境、饮食结构、营养搭配、生活起居等对健康状态影响的程度进行管理。

2. 疾病状态管理　对患有某种疾病影响了机体的健康，要进行系统的积极治疗和康复管理。

3. 亚临床状态管理　对因多种因素导致的亚临床状态给予早期干预管理，逆转亚临床，防治疾病的发生，使机体恢复到健康水平。

4. 慢性疾病的综合管理　针对老年人合并多种慢性疾病的情况，给予综合考虑，针对疾病之间的相互影响，指导生活行为的改变，指导合理用药。

5. 心理状态管理　对老年人特有的心理状态进行心理调整，调整心态，增强自信心，增强生活乐趣，放松身心。

6. 应激状态管理　及早发现老年人症状体征的变化趋势，对应激突发状况提高警惕，及早采取预防措施，为疾病救治争取时机。

案例：

高血压病的健康干预内容与方法见表 7-5-2。

表 7-5-2　高血压病的健康干预内容与方法

健康干预内容与方法	目标
减肥	减少摄入的热卡，增加运动量使体重指数保持在 20～24
膳食限盐（人均摄盐量）不饮或少饮酒	北方地区先降至 8g/日后，再降至 6g/日；南方地区可控制在 6g/日一下，提倡不酗酒。每日饮酒量应≤1 两白酒（酒精 30 克的量）
减少膳食脂肪	每日所食入脂肪的热量＜30% 总热量，饱和脂肪＜10%（高血压患者＜7%），增加新鲜蔬菜和水果
开展戒烟教育	不吸烟，已吸烟者劝其戒烟
增加及保持适量体力活动	保持理想体重
松弛与应急处理训练	通过练气功、练瑜伽、打太极拳、听音乐、练书法以及绘画等活动，降低交感神经系统活性，提高副交感神经系统的应激水平
定期测量血压	学会家庭内定期自测血压或到社区卫生保健服务点测量血压

资料来源：北京市卫生局. 常见慢性病社区综合防治管理手册健康教育手册. 北京：人民卫生出版社，2007.

━━━◆ **参考文献** ◆━━━

1. 郭清. 健康管理学概论［M］. 北京：人民卫生出版社，2001.

2. 熊韵波，刘勤，齐玉龙. 我国老年健康管理模式构建 [J]. 中国老年学杂志，2012，(3)：662-664.

3. 袁红，向燕萍，张丽华，等. 社区老年慢性病健康管理模式的探讨 [J]. 公共卫生与预防医学，2011，01：127-128.

4. 金新政，詹引. 老年健康管理综合策略研究 [J]. 医学与社会，2010，01：46-48.

5. 席焕久. 新编老年医学 [M]. 北京：人民卫生出版社，2001.

6. 张建. 中国老年卫生服务指南 [M]. 北京：华夏出版社，2004.

7. 阎青春. 养老护理基础知识与初级技能 [M]. 北京：华龄出版社，2011.

8. 郑继伟. 区域视角下的健康发展战略选择：以浙江为例的实证研究 [M]. 北京：科学出版社，2013.

9. 李鲁. 社会医学. 第 2 版 [M]. 北京：人民卫生出版社，2003.

10. 郭清. 中国健康服务业发展报告 2013 [M]. 北京：人民卫生出版社，2014.

11. 北京市卫生局. 常见慢性病社区综合防治管理手册健康教育手册 [M]. 北京：人民卫生出版社，2007.

12. 王晋伟，陈京，胡永华，等. 慢性病个性化医疗健康管理服务在基因组时代的研究和应用现状 [J]. 中国慢性病预防与控制，2010，18 (6)：578-580.

13. 刘怡，沈堂彪，马伟杭. 老年医疗服务体系现状与展望 [J]. 浙江医药卫生科技，2014，16 (1)：29-32.

第八章

妇女的个性化健康医疗管理服务

第一节 概 述

一、妇女个性化医疗健康管理服务的意义

俗话说，妇女能顶半边天，在当今男女平等的大时代背景下，妇女走出家庭迈向社会，在各行各业都发挥了极其重要的作用。很多成功人士中，都活跃着女性的身影。但是由于女性独特的生理特点，很大程度上限制了女性的发展。女性要想在这个竞争激烈的社会中立足，必须有强过男性的身体素质和毅力。因此，女性的健康保健一向是妇女健康管理的重要工作之一。其中妇女保健学就是一门专门对妇女健康保驾护航的学科。

妇女保健学是一门综合性交叉性边缘学科。学科以妇女为对象，运用现代医学和社会科学的基础理论、基本技能及基本方法，研究妇女身体健康、心理行为及生理发育特征的变化及其规律，分析其影响因素，制订有效的保健措施。该学科涉及女性的青春期、生育期、围产期、绝经过渡期和老年期等各阶段，综合运用临床医学、保健医学、预防医学、心理学、社会学、卫生管理学等多学科的知识和技术，保护和促进妇女身心健康，提高人口素质。

传统的妇女保健学关注的是妇女整个群体，缺少针对妇女的个性化医疗健康管理服务，很多情况下，无法真正解决个体出现的具体问题。比如多囊卵巢病人，其肥胖程度、生活习惯和饮食习惯不同，都会直接影响疾病的转归。因此，本章节将从妇女不同的生理阶段、疾病的不同特点等各个方面进行个性化健康剖析和解答，并给出具有可操作性的健康指导，真正为不同的个体提供健康指导，让女性朋友健康地度过每一个年龄阶段。

二、妇女个性化医疗健康管理服务的内容

女性一生共经历7个重要的生理时期：胎儿期、新生儿期、儿童期、青春期、性成熟期、绝经过渡期、绝经后期。尤其是出生后，由生到死，每一个生理时期对于女性来说，都是一次"凤凰涅槃，浴火重生"的过程。每一个阶段，都有不同的健康关注侧重点。儿

童期，需要关注女孩的身体成长和内分泌轴的健康管理。青春期，需要关注月经来潮与否以及月经的规律性、第二性征的变化等等。性成熟期，需要通过月经的规律性来关注女性的生育能力，生殖器官的健康管理。围孕期的健康管理。绝经过渡期，需要关注女性的月经改变、情绪波动，及一些常见癌前病变的早期诊治问题。绝经后期，需要关注生殖器官的病变问题，预防骨质疏松等问题。

因此，本章节将按照女性出生后的各个生理时期，分别按照各时期的常见疾病给出不同的个性化医疗健康管理服务提示。

同时建议有需求的女性朋友，在发现身体出现不适时，尽快到正规综合性医院或者当地妇产科专科医院（妇女保健院）就诊，不要因为"难为情"自己到药店买药治疗或者到非正规医院就诊，以免延误诊治时机。

第二节　常见妇科炎症性疾病的个性化管理

一、外阴阴道假丝酵母菌病（VVC）的个性化管理

（一）就诊场景

患者："医生，我下身很痒有火辣辣的感觉，还很干涩很痛。"

医生："哦，还有什么不舒服吗？"

患者："还有白带很多，像豆腐渣，有时还有水一样的白带。"

医生："白带什么颜色？有没有异味？"

患者："奶白色的，有时候还会发黄发绿，异味倒是没有。"

医生："这种不舒服的感觉持续多长时间了？"

患者："最近是大约一周左右了，不过以前也经常会发作，好像反反复复经常出现，烦死人了。"

医生："最近劳累吗？工作累不累？睡眠好不好？"

患者："最近是有点累，晚上睡得比较晚，而且正好是月经刚来。好像整个人都不好了。我现在特别怕发作，一发作真是头皮发麻，浑身不舒服。"

问完病史，即便是一位刚工作的住院医师也对患者的疾病有了大概的诊断。然后，例行妇检，大体会发现患者外阴红肿、有湿疹样改变，白带多如豆腐渣样，阴道窥器检查可以发现阴道充血明显，阴道内会有大量豆腐渣样或脓样黄绿色白带。取白带化验后，结果会发现假丝酵母菌阳性，最终诊断明确。

医生："你得的是外阴阴道假丝酵母菌病，也就是通常所说的霉菌性阴道炎或者真菌性阴道炎。"

患者："医生，怎样才能根治念珠菌性阴道炎？"

医生："对不起，无法根治！"

患者："为什么？不就是阴道炎吗？难道比癌症还难吗？"

医生："是阴道炎，所以问题很小，但因为念珠菌是一种条件致病菌，一直存在于阴道内，在抵抗力下降的时候，这股恶势力就会抬头，就会出来兴风作浪。"

患者："那要怎么办？不会好了吗？"

医生："说难不难，说不难也难，关键在于你自己。只要提高抵抗力，平时注意自身

健康保养，就会让它永无抬头之日。那就是你们所要的'根治'"。

大多数患外阴阴道假丝酵母菌病的患者，一坐下来就会有诸如上面的主诉。一直以来，这个看似"貌不惊人"但却"祸害无穷"的妇科常见病，成为患者最为头痛和焦虑的痛苦根源。每一位患者在描述的时候，都是眉头紧锁、痛苦不堪。而这类疾病，却是和自身健康管理是否得当有着非常密切的关联性，所以，本章讲对这一妇科常见病做详细的个性化管理建议和指导。

（二）外阴阴道假丝酵母菌病的临床表现及诊断

1. 认识女性生殖道　要想认识外阴阴道假丝酵母菌病（vulvovaginal candidiasis, VVC）并做到知己知彼，首先需要了解病菌的居住地——女性生殖道。女性生殖道特有的解剖、生理生化特点，保证了女性外阴阴道具有比较完善的自然防御功能。这其中包括外阴、阴道、子宫颈、子宫内膜、输卵管、生殖道的免疫系统等方面，其中阴道是重要一环。因为有了这道屏障，才使得女性得以健康地生活。

女性阴道由于盆底肌的作用是阴道口处于闭合状态，阴道前后壁紧贴，防止外界微生物污染；阴道分泌物中的粘蛋白可形成网状的非特异性物理屏障，防止微生物损伤阴道上皮细胞；在正常生理状态下，阴道局部的雌激素使阴道上皮增生变厚并富含糖原，增加对病原体的抵抗力；正常阴道内有多种菌群共存，数量最多的是乳杆菌，占总菌群的95%，因此，正常阴道的微生态以酸性为主，其pH≤4.5，多在3.8~4.4，以此抑制其他病原体生长。阴道内这几种天然屏障的共同作用，被称为阴道自净作用。

如果由于各种原因导致阴道正常微生态平衡受到破坏，就会导致阴道炎的发生。

2. 外阴阴道假丝酵母菌病的诊断

（1）发病率：外阴阴道假丝酵母菌病是由假丝酵母菌引起的一种常见外阴阴道炎，通俗地被称为"霉菌性阴道炎或念珠菌性阴道炎。"是妇科疾病中非常常见但却治疗困难的一类疾病。作为一名女性，一生中约75%的妇女至少有过一次外阴阴道假丝酵母菌病的感染，其中40%~50%的患者经历过一次或一次以上的复发。

（2）发病诱因：外阴阴道假丝酵母菌病的致病病原体80%~90%为白假丝酵母菌，10%~20%为光滑假丝酵母菌、近平滑假丝酵母菌、热带假丝酵母菌等。白假丝酵母菌是一种条件致病菌，10%~12%非妊娠妇女及30%孕妇阴道中有此菌寄生。在机体身心健康，全身或者局部免疫力强时，此菌数量极少，并呈现酵母相，不会引起症状。一旦机体免疫力下降，尤其是局部细胞免疫力下降时，假丝酵母菌便会"凶相毕露"，大量繁殖，并转变为菌丝相，导致阴道炎发作。因此，凡是引发免疫力下降的诱因存在时，如月经期前后、感冒、妊娠、糖尿病、贫血、甲状腺功能减退、感染因素、大量应用免疫抑制剂及广谱抗生素、个人卫生情况等情况下，就容易导致阴道微生态平衡发生改变，抑制乳酸菌生长，pH值升高，白色假丝酵母菌成为主导菌群。其他的诱因还包括频繁性交（精液润滑黏液的强碱性、性交后短时间内阴道微环境无法及时恢复）、避孕工具（避孕套、子宫帽、阴道隔膜、阴道橡皮圈、宫内节育器的外留尾丝等）、胃肠道假丝酵母菌、含高剂量雌激素的避孕药、穿紧身化纤内裤、卫生巾等经期用品、阴道或宫颈手术、阴道消毒剂和阴道冲洗及肥胖等。

（3）临床表现：从开始的医患就诊场景中，我们可以知道外阴阴道假丝酵母菌病的主要典型的临床表现有外阴阴道瘙痒、烧灼感、刺痛，有时还同时伴有尿频、尿痛等尿路感染症状，同时会出现性交痛及性交困难。患者常常有阴道分泌物增多，呈现豆渣样或白色稠厚状白带，有时也会出现黄绿色脓性白带。此外，外阴往往会出现湿疹样改变，外阴红肿，局部会出现触痛小颗粒状结节，还会出现会阴皮肤裂开糜烂及浅表溃疡等体征。

（4）分类：根据临床表现、微生物学、宿主情况及对治疗的反应，同时也为利于治疗及比较治疗效果，临床上讲外阴阴道假丝酵母菌病分为二类：（1）单纯性外阴阴道假丝酵母菌病：偶然发作或非经常发作，症状和体征不严重，病原菌大多为白色假丝酵母菌，宿主免疫力通常比较正常。（2）复杂性外阴阴道假丝酵母菌病（complicated VVC）：反复频繁发作，症状严重，影响患者正常生活。常见于机体免疫力低下、糖尿病、大量使用广谱抗生素、妊娠期、应用免疫抑制剂者。

复杂性外阴阴道假丝酵母菌病中最常见的是复发性外阴阴道假丝酵母菌病（recurrent vulvovaginal candidiasis，RVVC）：指若患者经过治疗，临床症状及体征消失，真菌学坚持阴性后，有出现症状，真菌学坚持阳性，一年内有症状的 VVC 发作 4 次或 4 次以上者。这类患者由于经常被外阴瘙痒、灼痛等症状困扰，导致生活工作均受影响，精神容易处于焦虑状态。近年来对于 RVVC 的研究发现，该病与阴道局部非特异性免疫细胞因子 SP-A、LL-37、Toll 样受体等有关。阴道上皮细胞的细胞因子可以对抗白假丝酵母菌，组成重要的阴道防御屏障。RVVC 还和阴道局部特异性免疫有关。在 VVC 中分泌型 IgA（secreted Ig，sIgA）常作为观察指标之一，以衡量阴道局部免疫反应能力。有学者认为阴道高致敏状态、阴道局部 Th1/Th2 平衡失调也是 RVVC 高发的病因之一。

（5）诊断：典型病例妇科检查即可得出初步诊断。常规取白带，放置于盛有 10% KOH 或生理盐水玻片上，混匀后在显微镜下观察。由于 10% KOH 可溶解其他细胞成分，假丝酵母菌检出率高于生理盐水，阳性率为 70%～80%。若在分泌物中找到假丝酵母菌的芽孢及菌丝即可确诊。因为还有 20% 的假阴性率，因此白带检查未发现假丝酵母菌时，可根据医生肉眼检查及患者主诉做出诊断。此外，还可以进行阴道分泌物培养，以确诊。

（三）外阴阴道假丝酵母菌病的临床治疗

1. 生活方式调整　坚持健康生活方式，规律生活，早睡积极运动，增强体质，提高抵抗力是关键。

2. 诱因治疗　如有糖尿病，需积极控制血糖；停用光谱抗生素、雌激素及皮质类固醇激素。

3. 单纯性 VVC 的治疗：

（1）局部阴道用药。

（2）口服用药选择：单纯性 VVC 治疗可以选择局部用药或口服用药，不必连用。一般用药后 2～3 日后症状减轻或消失，有效率 80%～90%。

（3）随访：用药后停药 7-14 天回医院复查，一般复查两次，真菌学检查均为阴性为一疗程结束。

4. 复发性外阴阴道假丝酵母菌病（RVVC）的治疗　①初始治疗：治疗药物及方案同单纯性 VVC，一般建议延长治疗时间，可连续阴道用药 7～14 天，或口服用药，第 4 日、第 7 日各加服 1 次。②维持治疗。

5. 妊娠期 VVC　以局部引导用药为主，以克霉唑栓剂、硝酸咪康唑栓剂或制霉菌素栓剂等。禁用口服唑类药物。

6. 性伴侣治疗问题如有症状需要一起治疗。一般不需常规治疗。

7. 阴道冲洗问题　阴道因为有各种自身防御机制因此有自净作用。根据机体免疫力不同，阴道内微生态也一直处于一个动态平衡的调节状态。阴道冲洗易破坏阴道内微生态环境，导致逆行性感染几率增加，同时增加盆腔感染性疾病，对输卵管功能有间接影响。因此，不建议任何情况下进行阴道冲洗。一般可在急性炎症发作期可外阴冲洗或擦拭。

8. 平时注意外阴保洁工作，尽可能不穿紧身裤或非棉质内裤。

（四）外阴阴道假丝酵母菌病的个性化管理策略

对各年龄阶段所有女性，无论有没有得过外阴阴道假丝酵母菌病，作为医生，都需要积极引导提倡健康规律的生活方式，调整机体及心理状态于正常平衡状态，多喝酸奶等有利阴道处于酸性环境的食物，少进食肉类和糖类食品。对于 VVC 患者首先要从心理来安慰，尤其是复发性外阴阴道假丝酵母菌病患者。长期受到 VVC 的症状困扰，对疾病的不甚了解，导致无法把控自己的身体，会使患者产生烦躁、焦虑的心理障碍。这些心理障碍都需要医生及时给予关怀，并给出正确的引导。除了心理疏导外，还需要进行以下个性化管理建议。

1. 对于无性生活女性的个体化管理建议　因该时期患者没有性生活，如排除原发性遗传性免疫疾病导致免疫力下降外，都只需要外阴软膏或口服唑类药物治疗即可。平时注意保持外阴清洁工作，注意个人卫生管理。

2. 有性生活无生育要求患者的个体化管理建议　注意性生活的卫生管理，性生活前后做好清洗工作。平时注意健康规律生活，减轻生活工作负担。在用药上可以多种选择。

3. 妊娠期患者管理　多注意休养，少食用甜食。注意定期血糖监测，警惕妊娠期糖尿病。

4. 围绝经期患者的个性化管理　这一时期的患者由于激素水平的下降，全身和阴道局部免疫力都有所下降，由于出现各种更年期症状，比如烦躁抑郁等精神不适，睡眠失常导致免疫力下降，性生活时阴道局部摩擦粘膜破裂等因素，易发 VVC。该时期的 VVC 治疗原则除局部用药，还需要关注患者的心理疏导，同时可评估全身情况而考虑局部或者全身激素替代。

5. 几个误解问题的解答

（1）如何根治这个病？几乎每一位 RVVC 患者都会问同样的问题。可是医生往往会比较残忍地告诉患者"不可能有你们想要的那种根治。"这个回答是基于 VVC 的发病原因。由于假丝酵母菌是阴道内的条件致病菌，是一直都寄生在阴道内的菌群，通俗地说就是和女性身体"同生长，共命运"的生命体。因此要想"根治"，就必须学习让它"永无出头之日。"要想让它无出头之日，就必须维护好阴道微生态的平衡，让阴道处于良好的 pH 酸性环境，乳杆菌占主导，假丝酵母菌才不可能"抬头。"要想阴道处于良好的正向平衡状态，女性就必须有规律健康的生活方式，积极向上的人生态度，平衡好工作和生活，那么，"根治"VVC 也就变得极有可能。

（2）手足癣可以传染 VVC。尽管手足癣也是真菌感染的一个类型，但其致病亚群还是有所区别，不可一概而论。但是有手足癣说明抵抗力不强，而抵抗力下降本身就是 VVC 最重要的一个诱因。归根结底，还是需要健康生活，提高抵抗力。

（3）性生活是 VVC 的诱因。频繁性生活一定会影响阴道微生态，不提倡过于频繁的性生活，尤其是劳累时发生性生活。但性生活不是一定会引发 VVC。

（五）外阴阴道假丝酵母菌病患者的治疗指南

如果出现外阴瘙痒、红肿刺痛、豆渣样白带等不适时，不要草率自行到药店买药用。

因为有时 VVC 还会伴有其他细菌性病变，一旦草率阴道用药后，一般需要停药一周后才可以检查白带，否则会因为药物影响无法明确病原体，耽误治疗。建议先到正规综合性医院妇产科或者妇产科专科医院就诊，检查白带明确病因后，对症用药。切记阴道冲洗，无需所谓阴道激光、静脉抗炎治疗。经典治疗只需阴道用药或口服抗真菌药物即可，其他都属于过度治疗。

二、细菌性阴道病

（一）就诊场景

患者："医生，我最近感觉下身有股味道，而且有湿答答的感觉。"

医生："有没有什么异味吗？"

患者："有啊，好像有股烂鱼肉样腥臭味，而且有时会有一股气出来。"

医生："白带多吗？什么颜色的？"

患者："白带有点多，基本是白色的，稀糊状。"

如果碰到这样的患者，十有八九也可以往一个常见的妇科炎症性疾病——细菌性阴道病上靠，然后例行妇检，大体会发现患者外阴潮湿感，白带灰白色，稀稠状，有一股非常典型的烂鱼肉样腥臭味扑鼻而来。这时候的妇科医生总是会表现出极其淡定的神态，尽管气味非常地难闻，依然非常敬业地进一步行窥阴器检查，可以发现阴道内有一定的稀薄白带。常规白带化验结果可以确诊。

（二）细菌性阴道病的临床表现及诊断

1. 定义　细菌性阴道病（bacterial vaginosis，BV）和其他妇科常见外阴阴道炎最大的区别是：它是"病"不是"炎"。细菌性阴道病的发生是阴道内正常菌群失调所致的一种混合感染。阴道微生物可以分为 5 ~ 8 个集群，细菌性阴道病型集群是其中一个重要集群。正常情况下，阴道微生物处于相当快速的动态平衡的稳定状态。其中阴道加德纳菌有可能发挥重要作用，是细菌性阴道病的标志。

2. 诱因及病原微生物　研究发现细菌性阴道病和月经、激素波动、频繁性行为、个人卫生情况、新性伴、阴道微生物组成、种族等有关。阴道微生态失衡，导致乳杆菌数量下降，加德纳菌、普氏菌、解脲支原体、支原体等厌氧菌数量大增，可以高达 100 ~ 1000 倍。近年来随着分子生物学检测方法的发展，更多的致病微生物被发现。通过克隆和序列分析方法，Fredricks 等首次证实了 BVAB1、2 和 3，和细菌性阴道病有非常密切的相关性。Fethers 等发现 BV 的主要候选致病菌在无性生活女性中缺乏，而在有性经历并频繁的女性阴道中出现。

3. 临床表现　10% ~ 40% 的患者无临床症状，有症状者最典型的临床表现是出现有鱼腥臭味的稀薄白带，可有外阴瘙痒或潮湿等不适感。如合并 VVC，瘙痒灼痛明显。分泌物呈现稀薄均匀一致白带，因黏附度差，易从阴道壁拭去，阴道黏膜没有明显的充血表现，合并 VVC，可出现充血表现。

4. 诊断　取白带适量检查。临床诊断标准为下面 4 项中 3 项阳性可确诊：

（1）匀质、稀薄、白色的阴道分泌物。

（2）阴道 pH > 4.5（pH 通常为 4.7 ~ 5.7，多为 5.0 ~ 5.5）。

（3）胺臭味试验（whiff test）阳性取阴道分泌物少许放在玻片上，加入 10% 氢氧化钾 1 ~ 2 滴，产生一种烂鱼肉样腥臭气味，这是由于胺遇碱释放氨所致。

（4）线索细胞（clue cell）阳性取少许分泌物放在玻片上，加一滴生理盐水混合，高倍显微镜下寻找线索细胞，线索细胞即阴道脱落的表层细胞，于细胞边缘贴附颗粒状物即各种厌氧菌，尤其是加德纳菌，细胞边缘不清。在严重病例，线索细胞可达20％以上，但几乎无白细胞。

（三）细菌性阴道病的治疗

首选抗厌氧菌药物，主要有甲硝唑、替硝唑或奥硝唑、克林霉素。

1. 口服用药。

2. 局部阴道用药。

3. 性伴侣无需常规治疗。

4. 妊娠期细菌性阴道病治疗：研究发现，本病可导致绒毛膜羊膜炎、胎膜早破、早产等不良妊娠结局，美国妇产科协会（ACOG）产科实验委员会声明：对所有有症状的孕妇及无症状的高危孕妇（如有过胎膜早破、早产史）者，妊娠3个月后均需进行BV的常规筛查及治疗。

（四）细菌性阴道病的个性化管理策略

1. 由于此病常见于有性生活的女性中，因此，对于有性生活女性的建议是：

（1）注意有规律的健康生活，提高全身及局部免疫力。

（2）注意要有健康的性生活，适当控制频率，避免多性伴。

（3）杜绝阴道灌洗，以免破坏正常阴道微生态环境。

2. 妊娠期孕妇的个性化管理策略：

（1）注意劳逸结合，增加免疫力。

（2）妊娠三个月时，及时去医院进行常规细菌性阴道病的筛查。

（3）如果确诊为细菌性阴道病，因积极治疗，并定期正规复查。

（4）早孕前三个月和妊娠晚期后三个月尽可能避免性生活。妊娠中期也要注意控制性生活频度。

（五）细菌性阴道病患者的治疗指南

和VVC患者一样，如果出现外阴阴道不适症状，不可轻易自行用药，建议到正规医院检查白带，正规治疗。无需阴道冲洗或者其他理疗治疗。提高抵抗力是关键。

三、宫 颈 炎 症

（一）就诊场景

患者："医生，我的体检医生告诉我我得了宫颈炎。"

医生："医生是怎么说的？"

患者："她说我的宫颈糜烂了，而且很严重，要癌变的。"

医生："你有性生活出血吗？"

患者："没有啊，平时也没什么特别的感觉，有时会有白带增多。"

随着生活水平的提升，妇科体检也渐渐得到重视。但是，往往在每次体检后，就会有很多患者非常焦虑地来告诉医生，她得了"宫颈糜烂，而且据说要癌变。"接下来我们就关于宫颈到底有没有"糜烂"，"糜烂"到底会不会引发宫颈癌等大家关心的问题来展开探讨。

（二）急性宫颈炎的临床表现及诊断

1. **认识宫颈**　宫颈位于上、下生殖道之间，上端与子宫峡部相通，下端伸入阴道内，是连接上、下生殖道的门户，宫颈管黏膜为单层柱状上皮，宫颈管阴道部被覆复层鳞状上皮，这两种上皮组织会随激素的变化而变化。

2. **宫颈炎症的若干新认识**　宫颈炎症以往分为急性宫颈炎及慢性宫颈炎，慢性宫颈炎包括较多的内容，而《妇产科学》第7版教材不再采用急性宫颈炎及慢性宫颈炎的分类，只有宫颈炎症，其依据是：①国外教科书极少有慢性宫颈炎的分类；②我国以往教科书中慢性宫颈炎的主要病理类型为：宫颈糜烂、宫颈肥大、宫颈腺囊肿、宫颈息肉，这些病理类型有些命名不准确，有些无临床诊断及治疗意义。

3. **宫颈炎的病因及病原体**　在正常情况下，阴道内有很多细菌。一种叫共生菌，如常见的乳酸杆菌、类白喉样菌等。另外，还有一些叫内源性致病菌，可以导致生殖道炎症，如β-溶血性链球菌、葡萄球菌、阴道加德纳菌和革兰阴性兼性厌氧菌等。共生菌不仅不致病，而且会抑制致病菌的生长，他们之间有个动态平衡。如果破坏了这种阴道内微生物之间的平衡，就会产生炎症。下生殖道内的细菌虽多，但一般不会导致上生殖道感染。如果要发生上生殖道感染，至少要满足两个条件，一是感染了某些特殊的病原微生物，这些微生物具有穿透宫颈粘液栓的能力，会沿宫颈管感染上生殖道。如性病中的淋病那瑟菌、沙眼衣原体、单纯疱疹病毒、生殖支原体，可以引起上生殖道的感染如宫颈炎、子宫内膜炎等；二是机械性地破坏了宫颈粘液栓这个天然屏障，如人流、诊刮、避孕环的尾丝等。

4. **宫颈炎的临床表现**　大部分患者无明显症状，有症状者阴道分泌物增多，呈粘液脓性，阴道分泌物的刺激可引起外阴瘙痒，伴有腰酸及下腹部坠痛。此外，若合并下泌尿道症状，如尿急、尿频、尿痛。还可出现经量增多、经间期出血、性交后出血等症状。妇科检查见宫颈充血、水肿、糜烂，有黏液脓性分泌物从宫颈管流出。

5. **宫颈炎的诊断**　出现两个具有诊断性体征的任何一项，显微镜检查阴道分泌物白细胞增多，可做出初步诊断，诊断后需进一步做衣原体及淋病那瑟菌的检测。

（1）宫颈炎症的两个临床体征，具备一个或两个同时具备：①宫颈管口或宫颈管棉拭子标本见到粘液脓性分泌物；②棉签轻轻插入宫颈管，容易诱发宫颈管出血。

（2）分泌物白细胞检查：阴道分泌物WBC>10/高倍视野，并排除阴道炎症；宫颈管分泌物中性粒细胞>30/高倍视野。

（3）病原体检测：淋病奈瑟菌及沙眼衣原体的检测方法为核酸扩增法，诊断淋病奈瑟菌国内应用较多的为培养法；诊断沙眼衣原体多采用抗原检测方法。并应进行细菌性阴道病的检测。

由于宫颈炎可以是上生殖道感染的一个征象，因此也要注意有无合并上生殖道感染。

（三）宫颈糜烂的问题

1. **宫颈糜烂不是病，为什么？** 欧美国家的妇产科教科书已经废弃"宫颈糜烂"这一术语，认为不准确，已改称为"宫颈柱状上皮外翻（cervical ectropion）"，认为它不是病理改变，应该属于宫颈生理变化。

废弃"宫颈糜烂"依据有：①显微镜下所谓的"糜烂面"，实为被完整的宫颈管单层柱状上皮所覆盖，柱状上皮菲薄，其下间质透出呈红色，肉眼看似糜烂，并非上皮脱落、溃疡的真性糜烂。②阴道镜见到原始鳞-柱交接部外移。③正常宫颈间质内有作为免疫反应的淋巴细胞,宫颈间质内淋巴细胞浸润,并非一定意味为慢性宫颈炎症。

对宫颈柱状上皮异位是否治疗,取决于有无合并感染、有无症状。无症状、未合并感染,不需治疗;有症状、合并感染,如分泌物增多,有接触性出血,应在细胞学检查阴性后,给予药物治疗或物理治疗。

2. 宫颈糜烂常见问答 对于宫颈糜烂,很多病人会内心恐惧,所以,首先要做好疾病的解释,缓解病人的紧张和焦虑。以下是很多病人经常出现的问题。

(1)"宫颈糜烂"是病吗? 不是。"宫颈糜烂",是一个过时的名称,现在的名字叫柱状上皮外移,是一种生理状态。

(2)"宫颈糜烂"是宫颈炎吗?"宫颈糜烂"是宫颈状态之一,是否发炎,主要是看有没有脓性白带、是否有下腹痛、发热、是否能查到致病菌,特别是淋球菌和衣原体,如果没有这些症状,哪怕是重度宫颈糜烂,也不能算宫颈炎。

(3)"宫颈糜烂"会癌变吗? 任何组织都可能发生癌变,但是,"宫颈糜烂"不是导致宫颈癌的原因。高危型 HPV 感染而且持续的感染,才是导致宫颈发生癌变的原因。比如,有些宫颈外观非常光滑,但是,若长期感染高危 HPV,也会导致宫颈癌。

(4)"宫颈糜烂"会影响生育吗?"宫颈糜烂"只是一种生理状态,当然不影响生育,但如果是宫颈炎症、宫颈粘连等会影响生育。

(5)"宫颈糜烂"需要治疗吗?"宫颈糜烂"是宫颈的一种状态,一般不需要治疗,如果出现同房后出血,白带量特别多的情况,在排除宫颈病变后,可以考虑物理治疗,聚焦超声治疗宫颈糜烂效果就比较好。

(6)如何早期发现宫颈癌? 宫颈癌可以通过筛查早期发现病变,一般来讲从开始有性生活 3 年以上到 65 岁的女性,都应该进行宫颈癌筛查。新的指南建议 30~65 岁的妇女每 5 年 TCT 联合 HPV 筛查一次,如果不能进行联合筛查,21~65 岁的妇女应每三年行 TCT 检查。

(四)宫颈炎症相关的其他疾病

1. 宫颈肥大 受慢性炎症长期刺激,宫颈组织充血、水肿,腺体和间质增生,在腺体深部可能有黏液潴留形成囊肿,宫颈呈不同程度肥大、硬度增加,但表面多光滑,有时能见到宫颈腺囊肿突起。其实,宫颈肥大并无具体的诊断标准,关键是并无治疗意义。

2. 宫颈腺囊肿 宫颈转化区鳞状上皮取代柱状上皮过程中,新生的鳞状上皮覆盖宫颈腺管口或伸入腺管,将腺管口阻塞,导致腺体分泌物引流受阻、潴留形成囊肿,称为宫颈腺囊肿。镜下见囊壁被覆单层扁平宫颈粘膜上皮。检查见宫颈表面突出多个青白色小囊泡,内含无色黏液。正确认识应该是宫颈腺囊肿仅仅是宫颈转化区生理改变的结果,并不是炎症,其意义只是提示此处曾为原始鳞-柱交接的起始处,并无临床治疗意义。

3. 宫颈息肉 宫颈息肉发生机制至今尚不明确,过去认为是慢性炎症刺激,导致宫颈粘膜增生形成的局部突起病灶。事实是50%宫颈息肉发生在绝经后,绝经后的宫颈炎症却较生育年龄妇女少的多。多数国外教科书多将宫颈息肉归在宫颈良性增生病变。

(五)"宫颈糜烂"的个体化管理策略

对宫颈柱状上皮异位是否治疗,取决于有无合并感染、有无症状。无症状、未合并感染,不需治疗;有症状、合并感染,如分泌物增多,有接触性出血,应在细胞学检查阴性后,给予药物治疗或物理治疗。

1. 治疗策略 主要为抗生素药物治疗。对于获得病原体者,针对病原体选择抗生素。

以下情况可选择经验性抗生素治疗：对于具有性传播疾病高危因素的患者，尤其是年龄<25 岁、有新性伴侣或多个性伴侣、未使用安全套的妇女，应使用针对沙眼衣原体的经验性抗生素治疗；对低龄和易患淋病者，使用针对淋病奈瑟菌的经验性抗生素治疗；对病原体不清楚的患者可采用光谱经验性抗生素治疗，包括需氧菌、厌氧菌、衣原体和（或）淋病奈瑟菌以及支原体等。

2. 用药方案

（1）单纯淋病奈瑟菌性宫颈炎主张大剂量、单次给药。

（2）沙眼衣原体性宫颈炎治疗药物主要有四环素类。由于淋病奈瑟菌感染常伴有衣原体感染，故若为淋病奈瑟菌性宫颈炎，治疗时除选用抗淋病奈瑟菌药物外，同时应用抗衣原体感染药物。

（3）合并细菌性阴道病者同时治疗细菌性阴道病，否则将导致宫颈炎持续存在。

妊娠期用药建议使用头孢菌素及阿奇霉素治疗。

3. 随访　治疗后症状持续存在着，应告知患者随诊。对持续性宫颈炎症，需了解有无再次感染性传播疾病，性伴侣是否已进行治疗，阴道菌群失调是否持续存在。

（六）"宫颈糜烂"的治疗指南

如果体检中被医生告知有"宫颈糜烂"，你首先要看体检中医生有没有给你做相应的宫颈癌筛查检查，即：宫颈液基细胞学检查（TCT），及人乳头瘤病毒（HPV）检查。具体结果分析见《常见女性生殖器肿瘤的个性化管理》一章。如果两个检查都是正常的，不用治疗。如果其中一个检查有异常，可选择正规专科医院或综合医院妇科进一步检查诊治。即便有"宫颈糜烂"也不建议轻易选择物理治疗或者手术，尤其是未生育者。

四、盆腔炎性疾病

（一）就诊场景

患者："医生，这几天我的肚子疼得要死，站都站不直。"

医生："是肚脐以上还是以下？（可以初步排除腹痛是胃肠道还是盆腔）"

患者："是肚脐下面，开始是当中的地方，后来整个下腹都痛。"

医生："最近生活或者工作压力大吗？"

患者："哦，有点儿，工作很辛苦，经常加班到深夜。晚上睡眠也很差，压力很大。"

接下来，常规做妇科检查，双合诊时，宫颈举痛很明显，子宫压痛明显，双侧附件压痛也很明显。实验室血常规检查发现白细胞增高 $>10 \times 10^9$/L，中性粒细胞百分比增高。C-反应蛋白增高。

在超声等辅助检查排除其他疾病如阑尾炎等后，这位患者的诊断是急性盆腔炎。盆腔炎性疾病也是女性朋友在性生活活跃期最容易发生的一种炎症。88.9% 的患者是以下腹痛为初诊主诉。有急性、亚急性和慢性盆腔炎之分。急性盆腔炎起病急，腹痛明显，有时会伴发盆腔附件脓肿，如不及时控制和正规治疗，如果没有正确的疾病康复指导，非常容易发展成为亚急性或慢性盆腔炎。长期重复的盆腔感染除了会影响患者的生活工作外，还会导致输卵管粘膜粘连，影响生育。因此，对于盆腔炎性疾病的充分认识及正确合理的个性化健康管理指导，具有非常现实和长远的意义。

（二）盆腔炎性疾病的临床表现及诊断

1. 定义　盆腔炎性疾病（pelvic inflammatory disease，PID）是指女性上生殖道及其周围组织的炎症，主要有子宫内膜炎（endometritis）、子宫旁炎（parametritis）、输卵管炎（salpingitis）、卵巢炎（oophoritis）、输卵管卵巢脓肿（tubo-ovarian abscess，TOA）和（或）盆腔腹膜炎（peritonitis），其中最常见的是输卵管炎。炎症可局限于一个部位，也可以同时累及几个部位。因此，盆腔炎是一个总称，如果只有子宫压痛而无附件（包括卵巢和输卵管）压痛，也可以说"子宫炎症"；如果只有附件压痛，子宫无压痛，也被称为"附件炎"。

2. 病原体　淋球菌和沙眼衣原体被认为是主要感染病原体。生殖道支原体和厌氧菌也是罪魁祸首之一。阴道微生态中的组成菌群，包括链球菌、金黄色葡萄球菌、大肠杆菌和 H. 流感嗜血杆菌与上生殖器炎症相关。此外，结核杆菌、绿脓杆菌也是可能病原体。

3. 诱因及高危因素：

（1）性行为：年轻、多性伴、近期新性伴（前三个月以内）、患者本人或其性伴有过性传播性疾病（sexually transmitted infections，STIs）过去史、性行为卫生不良（经期性交、不洁卫生垫用品、习惯阴道灌洗等行为）。

（2）宫腔操作/宫颈黏液的机械防御功能受损：人工流产手术、宫腔镜等宫内操作手术、输卵管造影或通液手术、过去 6 个月内放置宫腔节育器、接受宫腔内人工授精或试管婴儿辅助生育技术。

4. 感染途径

（1）经外阴阴道黏膜上行性感染：淋病奈瑟菌、衣原体及葡萄球菌的主要感染途径。

（2）经淋巴系统蔓延：是产褥感染、流产后感染的主要传播途径。

（3）经血循环传播：是结核杆菌的主要传播途径。

（4）直接蔓延：邻近器官炎症的直接蔓延：如阑尾炎、腹膜炎等。

5. 临床表现　PID 可有症状或无症状。迄今为止，研究发现临床症状和体征缺乏敏感性和特异性（和腹腔镜诊断技术相比，临床诊断的阳性预测值是 65%～90%）。有下列症状可提示 PID：

（1）下腹痛 – 通常为双侧下腹痛。

（2）性交痛 – 近期发作。

（3）异常出血 – 多继发于宫颈炎、子宫内膜炎后。表现为月经间期出血、性交出血、月经过多等异常出血。

（4）异常阴道或宫颈分泌物 – 多见于宫颈炎、子宫内膜炎或细菌性阴道病等疾病。

6. 体征

（1）下腹部压痛。

（2）双合诊附件压痛。

（3）双合诊时有宫颈举痛。

（4）发热（＞38℃）。

7. 鉴别诊断　PID 诊断同时需要和以下疾病进行鉴别排除。

（1）宫外孕。

（2）急性阑尾炎。

（3）子宫内膜异位症。

（4）肠道激惹综合证。

（5）卵巢囊肿破裂或扭转。

（6）不明原因的功能性疼痛。

8. 盆腔炎性疾病并发症

（1）主要的并发症是卵巢输卵管脓肿和盆腔腹膜炎。主要表现为急性下腹部疼痛并伴发高热等全身感染症状和体征，超声检查可发现盆腔有包块。

（2）Fitz-Hugh-Curtis 综合征是指肝包膜炎症而无肝实质损害的肝周围炎。淋病奈瑟菌及衣原体感染均可引起。主要表现为右上腹疼痛。约 5%～10% 输卵管炎可出现此并发症。经抗炎治疗后会好转。

（3）妊娠期盆腔炎性疾病虽不常见，但却和母婴发病率有正相关。

9. 诊断　根据病史、症状及体征初步可诊断但准确性不高。可以进行必要的辅助检查以确诊。如血常规、尿常规、宫颈管分泌物及后穹窿穿刺物检查。PID 的诊断标准见表 8-2-1。基本标准为诊断 PID 所必需；附加标准可增加诊断的特异性；特异性标准基本可诊断 PID。

表 8-2-1　PID 的诊断标准（2002 年美国 CDC 诊断标准）

基本标准（minimum criteria）
宫体压痛，附件区压痛或宫颈触痛
附加标准（additional criteria）
体温超过 38.3℃（口表）
宫颈或阴道异常粘液脓性分泌物
阴道分泌物生理盐水涂片见到白细胞
实验室证实的宫颈淋病奈瑟菌或衣原体阳性
红细胞沉降率升高
C-反应蛋白升高
特异标准（specific criteria）
子宫内膜活检证实子宫内膜炎
阴道超声或磁共振检查显示充满液体的增粗输卵管，伴或不伴有盆腔积液、输卵管卵巢肿块
腹腔镜检查发现输卵管炎

（三）盆腔性疾病后遗症

盆腔炎性疾病后遗症（sequelae of PID）是盆腔炎性疾病的遗留病变，主要改变为组织破坏、广泛粘连、增生及瘢痕形成。主要表现为妇科检查时子宫固定活动度差，一侧或双侧附件区增厚或和子宫粘连，一侧或双侧附件增粗肿大或包块形成等。导致的后果有：

1. 不孕　输卵管粘连阻塞可直接导致管性不孕。急性盆腔炎后不孕的发生率 20%～30%。发作次数增加，不孕危险也随之增大。第一次盆腔炎发作，不孕风险为 8%～13%，第二次为 19.5%～36%，第三次为 40%～60%。

2. 异位妊娠（宫外孕）　盆腔炎后异位妊娠的发生率是正常妇女的 8～10 倍。异位妊娠的发生率和盆腔炎发作次数亦成正相关。第 1、2、3 次盆腔炎发作后异位妊娠的发生率分别为 6%、12% 及 22%。

3. 慢性盆腔痛　很多病人会出现长期存在的盆腔疼痛，表现为下腹部坠胀、疼痛及腰骶部疼痛。有时表现为性交后加重。

4. 盆腔炎反复发作。

盆腔炎性疾病后遗症的治疗主要以物理治疗、中药治疗及抗生素治疗、手术治疗等。

（四）盆腔炎的个性化管理策略

盆腔炎极少发生在无性生活史患者，更多关注有性生活史女性。对于盆腔炎患者的个性化建议最关键的几点如下：

1. 健康生活方式的指导　盆腔炎的发病和机体的免疫力有直接关系。机体抵抗力下降时，比如长期劳累、熬夜、生活工作压力大，或者本身有和免疫力有关的疾病基础，都非常容易导致盆腔炎发作。因此，健康规律的生活，提高自身抵抗力，是预防疾病的关键。

2. 性生活的指导

（1）避免经期性行为。

（2）避免多性伴。

（3）在盆腔炎发作期间，避免性生活。

（4）建议患者采取有保护的性交，直到完成治疗和随访。

（5）对患者详细解释盆腔炎对于健康的长期影响，以引起性伴关注到性卫生的重要性。长期影响包括对生育的影响，可能引发宫外孕风险增加，导致慢性盆腔痛发作。

（6）对性伴侣的健康指导：①对现任性伴侣提供卫生建议和淋病、衣原体感染筛查。对六个月内有过性接触伴侣也最好进行随访并进行必要的病原体筛查。②淋病患者性伴侣需共同检查及治疗。③对有支原体和/或衣原体感染者，也需同时建议性伴侣治疗。④如果无法得知性伴侣相关情况，可进行经验性淋病或支原体衣原体的治疗。

（7）建议今后的性生活都需要有有效的保护措施。

3. 疑似怀孕患者，需先确认是否怀孕，然后在考虑治疗方案。轻微腹痛不影响生活工作的妊娠合并盆腔炎者，可以注意休息，提高抵抗力同时定期随访为常规治疗指导。在随访期间，如果腹痛加剧，需进行抗生素药物治疗。遵从孕期安全用药原则，选择头孢类药物为主。

4. 盆腔炎合并不孕患者的指导

（1）患者如确定有过盆腔炎病史者，未避孕未孕超过1年以上，需常规进行淋病奈瑟菌、支原体、衣原体检查。有相关感染，必须先行治疗直至阴性。

（2）输卵管造影：以确定是否有输卵管阻塞。检查结果如果为通而不畅者，可进行一个疗程的抗炎治疗，或中药治疗并试孕3~5个月。如输卵管阻塞者，需进一步进行腹腔镜检查及相应治疗。如果输卵管受损严重，建议行输卵管切除，行辅助生育助孕技术。

（3）心理指导：盆腔炎加不孕，对患者的心理造成非常大的影响。对于这类患者，要充分做到换位思考，引导患者放下心理包袱，积极配合检查及治疗。并需要告知患者输卵管性不孕是不孕症中成功率最高的一种类型，以减轻患者心理焦虑。

5. 对于无生育要求盆腔炎患者的长期指导建议，除引导健康有保护的性生活知识外，还需要给予健康积极向上的规律生活方式指导。对于慢性盆腔痛者，可建议进行必要的物理疗法。包括热敷、红外线治疗、中医中药治疗。

6. 更年期后盆腔炎患者的指导。更年期后的健康指导基本同无生育要求患者。

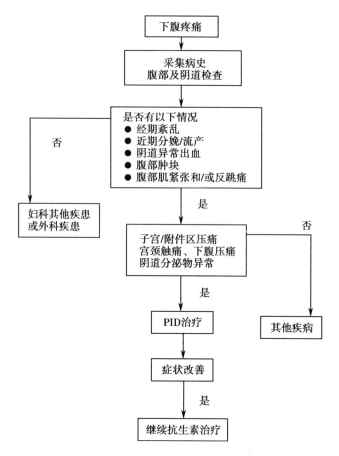

图 8-2-1　下腹部疼痛诊疗流程图

（五）盆腔炎患者的治疗指南

在出现下腹部疼痛，尤其是肚脐以下的腹痛伴腰酸、下腹下坠感等情况可怀疑盆腔炎，建议患者首先要自我调整生活状态，如果工作很忙碌，需要减慢工作节奏，有条件者可考虑停止手头工作静养，不要进行性生活，如果休养后未见好转，马上去正规医院治疗。不可自行服用抗生素以免掩盖真实病情，延误治疗。盆腔炎的治疗如果不及时不正规，没有正确的引导，很容易转为慢性，那将对一生的生活质量产生影响，常见者迁延反复，还可以导致不孕等。

临床治疗首选抗生素。常规广谱抗生素对于淋病奈瑟菌、衣原体及厌氧菌感染均有效。绝大部分急性盆腔炎经过正规、及时、合适的抗生素治疗均能彻底治愈。选择合适的抗生素治疗方案受到下列几个因素的影响：药敏试验证实可用抗生素；有足够的流行病学证据证明为特定感染；费用问题；患者偏好和顺应性；疾病的严重程度。

1. 症状轻微者处理　经检查如果症状轻微，患者一般情况好，无发热等症状且有随访条件者，可考虑使用口服抗生素治疗。

2. 症状严重者处理　如果患者一般情况差，高热，下腹疼痛明显，体检下腹拒按，超声有或无附件包块者，需常规进行血常规、C反应蛋白等检查，并行相关药敏试验，根据药敏结果考虑静脉使用抗生素治疗。常规药物配伍方案如下：

3. 药物治疗无效的盆腔脓肿患者，在抗生素治疗 48~72 小时后体温持续不降，患者中毒症状加重或包块增大者，白细胞继续升高，需要及时手术，以免脓肿破裂。经抗生素治疗 2～3 周症状好转，但包块持续不消失者，也可考虑手术治疗。如果脓肿破裂，出现腹痛加重，高热寒战、恶心呕吐腹胀等症状，需及时手术，以免脓肿破裂导致死亡率增高。

4. 放置宫内节育器者，抗生素治疗后可将其取出。

5. 中药治疗　主要为活血化瘀、清热解毒等治疗。

第三节　常见妇科内分泌疾病的个性化管理

一、多囊卵巢综合征的个性化管理

（一）就诊场景

患者："医生，我的月经很不准。"

医生："怎么不准？是月经周期不准？还是月经经期不准？"

患者："月经周期不准。基本上要 2～3 个月才来一次，有时候半年一年都不来。来的时候量也很少，1～2 天就干净了，我都没觉得那是月经。"

医生："除了月经不规则外，还有什么不适症状吗？"

患者："月经不来后，人也越来越胖了，身上毛也多起来，最痛苦的是脸上还开始长痘痘，你看看我脸上的痘痘，真是难看死了！而且，我结婚都好几年了，一直没有避孕，性生活也很正常，可是就是没有怀过孕，家里人都急死了。"

医生："哦。那之前做过什么检查吗？"

患者："查过血内分泌激素，做过 B 超，医生说我是多囊卵巢。医生，多囊卵巢是什么病啊？是不是我的卵巢长了很多囊肿？要不要开刀啊？这种病会造成什么后果啊？会影响生孩子吗？会不会变成癌症啊？"

以上的医患对话，是妇科内分泌医生每天门诊都会面对的经典对话场面。这位患者的主诉和症状描述，提示了妇科内分泌疾病中一类越来越多见的疾病——多囊卵巢综合征的主要症状和体征。这类疾病可以发生在女性青春期至绝经前期的任何一个年龄段，近些年，临床上青春期少女多囊卵巢综合征的发生率逐年提高。由于病因不明目前对该病没有特效治疗，被认为是需要终生维护和管理的一类疾病。除了必要的药物辅助治疗，更重要的是指导患者，学会自身对疾病的充分认识和积极个体化管理，以预防肥胖、高血压等代谢综合征的发生。

（二）多囊卵巢综合征的临床表现及诊断

多囊卵巢综合征（polycystic ovarian syndrome，PCOS）是一种最常见的妇科内分泌疾病之一。是导致女性不孕的原因之一，其发病率约占生育期女性的 5%～10%，不仅影响着女性的生殖功能，而且严重影响着女性的生活质量和身心健康。其诊断为排除性诊断。目前较多采用的诊断标准是欧洲生殖和胚胎医学会与美国生殖医学会（The European Society of Human Reproduction and Embryology/American Society For Reproductive Medicine）2003 年提出的鹿特丹标准：①稀发排卵或无排卵；②高雄激素的临床表现和（或）高雄激素血症；③卵巢多囊改变：超声提示一侧或双侧卵巢直径 2～9mm 的卵泡≥12 个，和（或）卵巢体积≥10ml；④3 项中符合 2 项并排除其他高雄激素病因，如先天性肾上腺皮质增生、库欣综合征、分泌雄激素的肿瘤。

1. 诊断多囊卵巢之前，必须要做的一件事是：排除其他引起高雄激素血症的疾病。需要排除的疾病有：先天性肾上腺皮质增生、库欣氏综合征、分泌雄激素的肿瘤。

2. 何种情况下考虑多囊？排除其他引起高雄激素的疾病后，从 PCOS 的诊断标准看，无排卵是诊断最重要的关键点。如何判断无排卵，临床上病人可以从月经周期大致推断。正常有规律排卵的妇女，其月经周期 28 ~ 30 天 ±7 天，排卵时间在月经中期发生。而多囊卵巢病人的月经周期一般在 45 天以上，有些延长到 2 ~ 3 个月，甚至半年或更长时间，也被称为"稀发"。

但并不是说所有月经周期超过一个月就一定无排卵，尤其是 2 个月之内会来月经的妇女。这就涉及到个体化分析。因为遗传或个体差异，有些妇女的排卵期并不是常规月经 14 天左右排卵，而是向后推迟。导致的结果就是月经周期延长。但是此类妇女周期延长但是仍有自己的规律，比如大致间隔时间为 45 天或 2 个月。同时，也要注意有"规律"月经也不能排除多囊卵巢综合征。因此，判定有无排卵便是诊断多囊卵巢的关键。

临床上最经济实惠的办法就是指导就诊者测量基础体温。如果体温为单相，说明无排卵。其次，排卵试纸监测卵泡发育。该方法因为需要病人自己推算可能排卵时间，容易错过排卵时间，而且费用高，一般不推荐。第三，可以进行 B 超监测卵泡发育。这个方法需要病人定期来医院做 B 超，因此并不推荐。除外有生育要求妇女。

3. 常规检查有哪些？

（1）血内分泌激素、甲状腺激素；血内分泌激素包括：LH（黄体生成素）、FSH（卵泡刺激素）、T（睾酮）、E2（雌激素）、P（孕酮）、PRL（泌乳素）、DEHA（硫酸脱氢表雄酮）。通常情况下，正常成年女性 T < 2nmol/L（75ng/dl）；PCOS 患者 T 升高，但不超过正常值 2 倍；肾上腺皮质增生/库欣氏综合征 T > 5nmol/L（300ng/dl）；分泌雄激素的肿瘤 T > 7 ~ 9nmol/L（400ng/dl）。

（2）代谢综合征相关指标检测：

1）口服糖耐量试验：该检查对于有糖尿病危险因素活体重指数（BMI）> 30 的女性非常重要。由于在临床上发现很多肥胖病人都伴有糖尿病前期或糖尿病，很多年轻肥胖女性也有糖尿病倾向甚至已经可诊断为糖尿病，而没有其他危险因素，因此，建议所有的多囊卵巢综合征妇女均应该接受口服糖耐量试验。具体方法是：血糖和胰岛素需要空腹、餐后 1 小时、餐后 2 小时、餐后 3 小时三次测定。糖化血红蛋白可用于筛查糖尿病，但是对糖尿病前期不敏感。

2）血脂。

3）肝功能检查。如果患者具有脂肪肝等相关的代谢综合征可检查。

（3）血清硫酸脱氢表雄酮值超过正常范围上限 2 倍时，应加做肾上腺皮质功能指标：血 17-α 羟孕酮等。

（4）盆腔 B 超检查。

（三）多囊卵巢综合征的个性化管理策略

1. 调整生活方式是一个极具个性化健康管理的概念。对于多囊卵巢病人根据体重指数（BMI）可以分为：体重过轻、正常体重、超重病人。不管哪一类病人，在生活方式上，都必须强调"规律生活"。何为规律生活呢？我们不可能强求如古人所说"日出而作，日落而息"，但是早睡（最好 9 ~ 10 点前，最迟 11 点前），多运动（一周至少三次有氧运动——每次 1 小时，微汗，心跳 120 次/分），是我们强调的重中之重。因此，控制体重、健康饮食和规律的有氧运动等生活方式的调整是多囊卵巢综合征病人必须忠实遵循的一线治疗方案。即便没有超重，甚至是体重过轻病人，中等强度的有氧运动也是调整和改善多囊卵巢代谢状态的重要一环。

（1）早睡对多囊卵巢综合征病人的意义：女性月经本身就是一个内分泌活动，受到下丘脑－垂体－卵巢轴的严密调节。内分泌和睡眠时间非常密切。内分泌轴的调控一般在晚上 10 点后开始工作，如果长期晚睡，错过这个调控时间，就会导致内分泌失调，月经紊乱。

（2）为什么要多运动？运动和内分泌的关系非常密切。运动能调节体内的各种激素，其中有快反应激素，顾名思义，该类激素在运动后即可升高，并在短时间内达到高峰，包括肾上腺素、去甲肾上腺素、皮质醇和促肾上腺皮质激素；中间反应激素：该类激素在运动开始后升高缓慢，在数分钟内才达到高峰，包括醛固醇、甲状腺素和加压素；慢反应激素：运动开始后 30～40 分钟后才开始缓慢增加，在更晚时间才达到高峰。比如生长激素、胰岛素、胰高血糖素和降钙素。

在这些激素中，其中和多囊卵巢密切相关的激素如甲状腺素、胰岛素等都出现在运动一定时间后，这也是为什么强调运动要维持一定时间的原因。短时间低强度的运动对于多囊卵巢患者没有任何意义。

（3）如何运动？

1）月经周期各个阶段的运动安排：女性月经期宜选择瑜伽、散步、太极等轻柔、缓慢、运动强度不大的锻炼。

2）月经期（月经开始至结束）女性身体特点：此阶段为女性体内雌激素水平较低的阶段，外在表现为情绪低落、精神较差、体能较弱等。

运动指导：

宜静不宜动，宜慢不宜快。此时期女性情绪不佳具有生理上的"物质基础"，可适当通过小幅度运动散心。

如果此阶段仍需坚持锻炼，最好选择瑜伽、散步、太极等轻柔、缓慢、运动强度不大的项目进行，避免选择对抗性强的体育活动和耗时长、高强度的训练。

3）卵泡期（月经结束日至往后十天左右时间）女性身体特点：此阶段被称为"卵泡期"，女性体内雌激素将缓慢爬升恢复，所以体内营养物质的吸收和消化都处于高水平期，所以比较适合进行强度稍大的运动训练。

运动指导：

如果女性自身有打网球、骑车、长跑、游泳等爱好，或是需要实现瘦身减肥等目标，都可集中选择在此时间段进行强化训练，此阶段为每月消耗人体热量的"黄金期"，也是健身收效最好的阶段。

4）黄体期（月经前 14 天至月经来潮日）女性身体特点：此阶段女性体内雌激素逐渐攀升直至最高峰，然后在排卵后期，即快靠近月经来潮时又逐渐回落。所以排卵前期仍可以持续进行高强度运动锻炼，后期则慢慢减小运动强度、缩短锻炼时间。

运动指导：

此阶段前期仍可实施大消耗量的健身项目，接近月经来潮的几日则可改换为平缓的运动类型，如早操、慢跑等，陈志辽表示，如果排卵后期依然坚持强体能训练，女性可能出现体重增加和水肿等现象。

2. 多囊卵巢综合征患者的体重个性化管理指导

（1）肥胖型患者的体重管理：多囊卵巢患者中，大约50%以上的患者为肥胖患者（BMI≥25），常常呈现腹部肥胖型（腰围/臀围≥0.80）。肥胖也成为多囊卵巢综合征患者典型的临床表现之一。

肥胖患者，我们首先要强调严格控制体重。如何控制体重？吃减肥药吗？坚决杜绝。"管住嘴，迈开腿"才是正道。在"管住嘴"方面，注意减少碳水化合物的摄入，比如面食类和谷类，各种零食，饮料，都是需要严格控制的范围，可以相对多地摄入肉类等蛋白质食品，但是也要注意量的控制。每次进食只需达到七八分饱即可。切忌暴饮暴食。

（2）肥胖病人减肥第一个月推荐每日食谱

早餐：一杯豆浆或牛奶或酸奶，一个鸡蛋，杜绝谷类。

中餐：三两白肉（鸡鸭鱼类），蔬菜4~5种，水果适量。控制摄入8分饱，杜绝谷类。

晚餐：同中餐，杜绝谷类。

不吃点心或加素菜。如此这般饮食，再加上适量运动，坚持一个月，通常可使体重下降5~10kg。

（3）肥胖病人减肥第二个月推荐食谱

早餐：一杯豆浆或牛奶或酸奶，一个鸡蛋，加麦片适量。

中餐：三两白肉（鸡鸭鱼类），蔬菜4~5种，水果适量。控制摄入8分饱，加适量谷类或面食。

晚餐：三两白肉（鸡鸭鱼类），蔬菜4~5种，水果适量。控制摄入8分饱，杜绝谷类。

第二个月会进入相对平台期，但是只要坚持，一定会有进步。

（4）肥胖病人体重的长期个性化管理指导：经历前两个月的"抽筋拨骨"，相信不仅能让你身体轻盈，除了减去多余的脂肪，更重要的是改善代谢失调，比如胰岛素水平的恢复、血糖的恢复等等。此外，养成积极锻炼积极生活的理念。如果有了这个正能量，多囊卵巢病人也一定会看到疾病好转的曙光和希望。

（5）体重正常和过轻病人的个性化管理指导：很多病人说，我体重太轻了，怎么办？运动依然很重要。坚持规律的生活，坚持有氧运动，让内分泌轴活力增强，积极有效地调节各个内分泌器官，使激素分泌良性循环。饮食上，强调摄入蛋白质和谷类。

体重正常者，除了规律生活，控制体重不要增长也是非常重要的。

3. 不同年龄阶段多囊卵巢患者的个性化管理指导

（1）青春期患者个性化管理指导：这个时期的患者，最重要的指导是希望在家长的陪伴下，建立健康的生活方式。在健康生活方式建立的基础上，学习自我管理基础体温，监测排卵，了解自己的排卵情况。如果长期监测无排卵，需要药物干预治疗。

高雄血症患者，首选达英-35周期性治疗，一般3个月一个疗程，三个疗程后月经第三天检测内分泌激素，根据雄激素水平再决定是否继续用药或者该药或停药观察。如果雄激素水平已经降至正常，一般建议换成后半期孕酮治疗三个月，同时监测基础体温，以期看到排卵恢复。也可以停药观察，在观察期间继续基础体温测定，观察排卵恢复情况，如果连续两个月仍无双相体温，月经无法恢复，还需要再次就诊，重新选定治疗方案。

只要坚持早睡多运动，规律生活，按时用药，青春期多囊卵巢患者还是非常有希望恢复正常。

（2）有生育要求的多囊卵巢患者个性化治疗指导：这个阶段的病人更关注解决不孕的问题。病人大多经历了长时间的怀孕准备而未果的过程，还有来自家里对不孕的各种看法和影响，非常焦虑和敏感。因此，疏导病人焦虑心里非常重要。

在强调规律生活的同时，还要根据个体差异，积极引导病人放松心态，排除来自外人的影响。一句话，这个时候的妇科内分泌医生，要马上角色转换成"心理医生""街道大妈"。对病人需要更多一份耐心和同理心。心里辅导为主，积极调整月经，促进恢复排卵为辅。

药物治疗的个性化管理：

该阶段的病人对排卵的治疗不可操之过急。俗话说"磨刀不负砍柴工"，在给病人促排卵治疗前，一定要先评估病人的内分泌激素和代谢情况。先以达英－35调理内分泌激素，一般三个月，如果有甲状腺或者高胰岛素问题，还需要同时加用相关药物治疗。三个月后再次评估激素水平，如果各项指标都在许可范围内（睾酮1.7以下），可以开始促排卵治疗。

（3）产后无生育要求和围绝经期病人治疗的个性化管理：此阶段的病人管理，要关注的是内膜的保护和代谢异常的改善。

1）如何保护内膜？口服避孕药。避孕药对于这个时期的病人，更多是保护内膜。因为多囊卵巢病人的内膜很容易增厚，尤其是围绝经期，经常因为无排卵内膜在雌激素长期刺激下不断增生而发生病变，如果没有正规管理，会导致子宫内膜癌的发生。而避孕药可以抑制子宫内膜的异常增生，起到保护内膜的作用。

其二，可以放置曼月乐环。这种环和普通环的最大区别是含有脉冲式释放孕激素的避孕环，可以抑制内膜生长。五年有效期，非常适用。但是也有部分病人放环后有月经淋漓不尽或者环脱落的情况发生。

2）多囊卵巢综合征能治愈吗？目前还无法完全治愈，但是只要有健康规律的生活，积极配合医生的治疗，一定能得到良好的控制。

3）是不是必须一直吃药？很多患者，多囊情况并不是很严重，一般通过调整生活方式能够不用服药。如果有积极的生活，也不必要一直吃药。

4）多囊病人怀孕的几率大吗？多囊病人怀孕几率小，但是经过积极治疗，促排治疗怀孕的几率会增加。

5）多囊的病人得子宫内膜癌几率大吗？肥胖病人几率大于非肥胖病人。多囊卵巢综合征女性往往伴有子宫内膜异常增生或子宫内膜癌的危险因素，这些危险因素包括肥胖、高血压、月经不规则、孕激素缺乏、抗雄激素暴露、、胰岛素抵抗及糖尿病。多囊卵巢综合征女性患子宫内膜癌的风险可增至3倍（2.70，95%可信区间：1.0~7.29）因此，必须要关注定期检查内膜，特别是超过2个月未来月经的病人，至少每3个月来一次月经。

（四）多囊卵巢综合征患者的治疗指南

青春期女孩儿，一般在初潮2年内出现月经不规则（月经量多/少，经期延长、周期缩短/延长等）属于可接受范围，但如果月经量大时间长导致贫血影响生活学习，需要及时就诊。初潮2年后月经仍然不规则，则需要及时到医院就诊。大多出现月经周期延长或者稀发，需要专科医院就诊。无论有无生育过，如果停经时间超过2~3个月，就应该去妇科内分泌科就诊。

二、围绝经期和绝经后的个性化管理

(一) 就诊场景

患者："医生，最近我老是出汗，一阵一阵的，月经也好几个月没来了。"

医生："还有其他症状吗？睡眠好不好？情绪怎么样？"

患者："对，睡眠也不好，老是失眠睡不着觉，还老是喜欢发火，人家还没把我怎么样，我就火冒三丈，事后又很后悔。"

医生："月经多长时间没来了？"

患者："都快三个月了，而且月经从去年开始就乱了，经常不来，有时还会感觉下身不舒服，小便也不是很好，经常想上厕所。"

医生："哦。做过什么检查吗？"

患者："没有。"

对于这样主诉的患者，医生首先关注的是这位患者的年龄，因为潮热多汗、情绪不佳、失眠等症状再加上月经失调都是更年期比较多见且典型的症状。以往多年对围绝经期和绝经后女性的关注很少，大多认为"人老不可抗"，再加上激素治疗的利弊争议，对围绝经期和绝经后女性的管理基本处于"无人关注无人管理"状态。随着激素药物安全性的不断改进，以及人类对生活质量提高的关注，更年期女性的健康管理又逐渐回到妇科医生的关注视野，近几年的研究更是提供了大量数据证实更年期女性健康管理的重要性和必要性，而且国际同行已经达成共识，激素替代是解决更年期妇科泌尿系统症状的最好办法，同时对潮热多汗、烦躁失眠等症状有明显改善作用，激素替代治疗"利大于弊"。但是，尽管"利大于弊"，毕竟还是药物治疗，因此强调个性化管理似乎更符合实际的治疗规范。

(二) 几个基本概念

1. 围绝经期 (perimenopausal period) 是妇女自生殖年龄过渡到无生殖年龄的生命阶段，包括从出现与绝经有关的内分泌、生物学和临床特征起，至最后一次月经后一年。

2. 绝经 (menopause) 是指年龄在 40 岁以上，停经 12 个月可判定为绝经。绝经年龄的早晚喝卵泡的储备数量、卵泡消耗量、营养、地区、环境、吸烟、工作生活压力、情绪波动大等有关。我国城市妇女平均绝经年龄是 49.5 岁，农村 47.5 岁，美国中位绝经年龄 51.3 (48~55) 岁。有研究发现绝经后综合征的发生率农村妇女比城市妇女高。考虑可能和城市妇女文化程度、社交等有关。绝经分为自然绝经 (natural menopause) 和人工绝经 (induced menopause) 两种。自然绝经是指卵巢内卵泡用尽，或剩余卵泡对促性腺激素丧失反应，卵泡不再发育和分泌雌激素，不能刺激子宫内膜升值，导致绝经。人工绝经则是指手术切除双侧卵巢或其他方式导致卵巢失去功能，如放疗或化疗等。

3. 绝经综合征 (menopausal syndrome，MPS) 是指妇女绝经前后出现性激素波动或减少所致的一系列躯体及心理症状。

(三) 围绝经期的临床表现及诊断

1. 月经改变　围绝经期最多见也是最早出现的表现是月经周期改变。包括：

(1) 月经周期延长，经量减少，最后停经。

(2) 月经周期不规则，如经期延长，淋漓不尽，经量增多甚至出现大出血。

(3) 月经突然停止。很多病人以为月经停止就是绝经，其实不然。有一部分人虽然停经，但如果内膜增厚而不来月经，不是真正绝经，而是因为雌激素水平波动内膜增厚，这一类病人很容易发生子宫内膜癌。因此，对于突然月经停止或者月经量多月经异常等围绝经期年龄患者，需要提醒及时就诊排除恶性疾病。

2. 血管舒缩症状　主要表现为潮热出汗，由于血管舒缩功能不稳定所致，是围绝经期综合征最突出的症状。约3/4的自然绝经或人工绝经妇女会出现，可历时1年，有时长达5年或更长时间。多起自前胸，涌向头颈部，然后波及全身。常见于夜间或情绪波动时。每天发作频率少则数次多则30～50次不等。患者主诉明确，影响生活和工作。

3. 精神神经症状　主要包括情绪波动，容易急躁、焦虑、情绪低落、自信心下降，自控能力下降等。此外记忆力减退及注意力不集中也是常见症状之一。

4. 泌尿生殖道症状　由于局部雌激素水平下降，局部粘膜萎缩，主要表现为泌尿生殖道出现粘膜萎缩症状，外阴干燥瘙痒、阴道干燥疼痛，性交困难。还会因为盆底组织松弛导致子宫脱垂，阴道前后壁膨出，直肠膀胱膨出，尿路感染易发，尿失禁等。

5. 心血管疾病　部分绝经后妇女围绝经期和绝经后出现血压升高或波动；心悸时心率不快，心律不齐，常为期前收缩，心电图常表现为房性期前收缩，或伴随轻度供血不足表现。绝经后妇女冠心病发生率及心肌梗死的死亡率也随年龄增加。

6. 骨质疏松　妇女从围绝经期开始，骨质吸收速度大于骨质生成，促使骨质丢失而骨质疏松。骨质疏松大约出现在绝经后9～13年，约1/4的绝经后妇女患有骨质疏松。病人的主诉是腰背四肢疼痛，出现驼背，非常易发骨折，最常发生于椎体，其他如桡骨远端、股骨颈等处。

（四）围绝经期的个性化诊疗管理策略

1. 接诊

（1）病史采集：根据患者的主诉和病史来初步判断。包括年龄、月经情况、孕产史。既往史包括乳腺癌、子宫内膜癌、高血压、糖尿病、血栓、骨质疏松等，家族史、过敏史等。

（2）体格检查：常规妇科检查及全身检查。全身体检包括身高、体重、腰围、臀围、血压、乳腺。

（3）有条件者可选做绝经期相关症状评分。

（4）辅助检查：

1）激素测定：性激素 FSH、LH、E2 测定是判断围绝经期的关键检查。绝经过渡期 FSH >10U/L，提示卵巢储备功能下降，FSH >40U/L 提示卵巢功能衰竭。一般建议间隔一个月复查一次，共两次结果来判断是否进入围绝经期或更年期。

2）盆腔 B 超检查：关键看单层子宫内膜厚度，如果单层内膜厚度在 2mm 以下，长期未来月经，为安全内膜。此外，还可以排除子宫、卵巢肿瘤。如果超声检查单层内膜厚度在 5mm 以上，最好行分段诊刮或全面诊刮，排除内膜病变。

3）乳腺 B 超或钼靶。

4）影像学检查：测定骨密度等，确诊有无骨质疏松。

5）血常规。

6）空腹血糖、胰岛素。

7）肝肾功能。

8）宫颈细胞学。

9）心电图。

2. 处理 围绝经期及绝经后管理是一个综合管理过程。包括加强自我保健管理，心理健康管理，药物替代管理等等。

（1）加强自我保健：包括规律运动、控制体重、健康饮食、补充钙、维生素 D、戒烟控酒、增加社交、多动脑多用脑。

（2）心理健康管理：围绝经期的心理治疗非常重要，可辅助使用自主神经功能调节药物，如谷维素 20mg 口服，3 次/日；如有睡眠障碍影响生活质量，可每晚服用艾司唑仑 2.5mg。

（3）激素替代治疗（hormone replacement therapy，HRT）：绝经综合征主要是因为卵巢功能减退，雌激素减少所致。因此 HRT 是解决这一问题的主要临床医疗措施，在有适应证（需要用），而无禁忌证（可以用）的情况下应用，科学、合理、规范、个性化的用药并定期监测，只要坚持个性化规范治疗，HRT 治疗利大于弊。2003 年中华医学会妇产科分会绝经学组对围绝经期和绝经后妇女提出以下原则性建议：

1）对 HRT 的共识

①HRT 是针对于绝经相关健康问题的必要医疗措施。

②绝经及相关症状是应用 HRT 的首要适应证。

③应用 HRT 是预防绝经后骨质疏松的有效方法。

④HRT 不应该用于心血管疾病的一级和二级预防。

⑤对于有完整子宫的妇女，在应用雌激素时，应同时应用适量的孕激素以保护子宫内膜；对于已切除子宫的妇女，不必加用孕激素。

⑥应用 HRT 时，应在综合考虑治疗目的和风险的前提下，采用最低有效剂量。

⑦在出现绝经及相关症状后，即可应用 HRT，根据激素异常的情况选择 HRT 方案；40~60 岁之间为潜力治疗窗，利大于弊。可有效缓解近期症状，提高生活质量；建立人工月经周期；缓解精神神经症状；缓解血管舒缩症状；缓解泌尿生殖道萎缩症状；有效预防与绝经相关的骨丢失，减少骨质疏松相关骨折风险；对心血管有保护作用。HRT 的安全性很大程度取决于年龄。围绝经期女性使用 HRT 的风险受益情况与年龄更大妇女使用 HRT 不同；初次使用 HRT 的女性，使用 5~7 年，乳腺癌风险没有增加。

⑧当前的研究表明，应用 HRT <4 年相对安全，风险较低；>4 年，相关风险可能增加。应用 HRT 应定期进行个体化评估，然后再决定是否继续或长期应用。有绝经症状的可采用短疗程，对骨质疏松问题需长疗程，应根据评估情况决定疗程长短。

⑨出现绝经相关症状并存在其他疾病史，在排除禁忌证后，可与控制并发疾病的同时应用 HRT。

⑩应用 HRT 时，应对妇女进行个体化的风险/受益评估，并告知在应用过程中应进行年度监控。

⑪性激素补充疗法需要遵循循证医学的方法，不断完善、修订应用方案。

2）适应证：绝经相关症状；泌尿生殖道萎缩的问题；低骨量及绝经后骨质疏松症。

3）开始应用时机：出现卵巢功能减退症状时即可使用。

4）禁忌证：已知或怀疑妊娠者；原因不明的阴道出血或子宫内膜增生；已知或怀疑患有乳腺癌；已知或怀疑患有与性激素相关的恶性肿瘤；6 个月内患有活动性静脉或动脉血栓栓塞性疾病；严重肝肾功能障碍；血卟啉症、耳硬化症、系统性红斑狼疮；与孕激素相关的脑膜瘤。

5）慎用情况：伴有下列疾病时慎用：子宫肌瘤；子宫内膜异位症；尚未控制的糖尿病及严重高血压；有血栓栓塞性疾病史或血栓形成倾向；胆囊疾病、癫痫、偏头痛、哮喘、高泌乳素血症，乳腺良性疾病；乳腺癌家族史。

6）应用前评估（见前面接诊各项检查）

①权衡利弊，充分做到知情同意，让病人了解自己的情况是否合适用药。

②个体化用药方案决策：

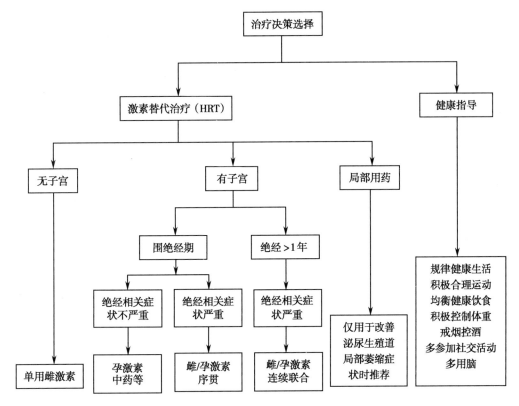

图 8-3-1　个体化用药方案决策

表 8-3-1　围绝经期无子宫患者个体化治疗策略

围绝经期无子宫		
状况		处理
卵巢保留	无症状	健康指导
	有症状，卵巢功能正常	非激素治疗
	有症状，卵巢功能低下	单雌激素
卵巢切除	无症状	骨密度、患者意愿
	有症状	单雌激素

表8-3-2　围绝经期有子宫患者个体化治疗策略

围绝经期有子宫		
状况		处理
月经正常	无症状	健康指导
	有症状	非激素治疗
月经紊乱	无症状	孕激素
	有症状	雌、孕序贯

表8-3-3　绝经后个体化治疗策略

绝经后（绝经 > 1 年）		
状况		处理
无子宫	无症状	健康指导，患者意愿
	有症状	单雌激素
有子宫	无症状	健康指导，患者意愿
	有症状	雌、孕激素连续联合

7）给药途径

①口服：使用简便、肝脏首过效应、降低总胆固醇、升高 HDL-C、降低 LDL-C、TG 可能升高。

②阴道：用量小、局部生效快、主用于泌尿生殖道萎缩、不需添加孕激素。

③经皮肤给药（皮肤贴片）：避免肝脏首过效应、减少肝代谢影响、可能有皮肤反应、HDL-C 改善较少。

8）药物种类

①口服制剂：雌激素（补佳乐）、孕激素（黄体酮或地屈孕酮）、雌孕雄激素复方药物（芬吗通）、组织选择性雌激素活性调节剂（利维爱）。

②经皮肤给药：雌二醇贴片。

③阴道制剂：倍美力软膏，欧维婷软膏。

9）常用方案：

①连续序贯法：以28日为一个治疗周期，雌激素不间断应用，孕激素于周期第15～28天应用。周期之间不间断。本方案适用于绝经3～5年内的妇女。

②周期序贯法：以28日为一个治疗周期，第1～21天每天给予雌激素，第11～21天加用孕激素，第22～28日停药。孕激素和雌激素同时服用结束后，可发生撤药性出血。本方案适用于围绝经期及卵巢早衰的女性。

③连续联合疗法：雌孕激素每日一起服用，发生撤药性出血几率很低。适用于绝经多年的妇女。

④单一雌激素疗法：用于子宫切除术后或先天性无子宫的卵巢功能低下者。

⑤单一孕激素疗法：适用于绝经过渡期或绝经后围绝经期症状严重且有雌激素禁忌证的妇女。

⑥加用雄激素疗法：HRT 中加入少量雄激素，可改善情绪和性欲作用。

10）副作用及危险性

①子宫出血。

②雌激素副作用：乳房胀痛、白带增多、头痛、水肿、色素沉着等，可酌情减少剂量。

③孕激素的副作用：抑郁、易怒、乳房痛和水肿，头痛头晕、嗜睡、恶性呕吐等。短期内有体重增加等。

④子宫内膜癌：长期使用雌激素者子宫内膜癌和子宫内膜增生的危险增加 6 ~ 12 倍。因此有子宫者，必须加用孕激素。

⑤乳腺癌：美国国立卫生研究院的"妇女健康倡议研究（WHI）"大型随机对照试验结果显示对有子宫的妇女随机给予雌孕激素联合治疗，平均随访 5.2 年，浸润性乳腺癌的相对风险增加 26%。应用天然或接近天然的雌孕激素可使发病风险减小。

3. 随诊

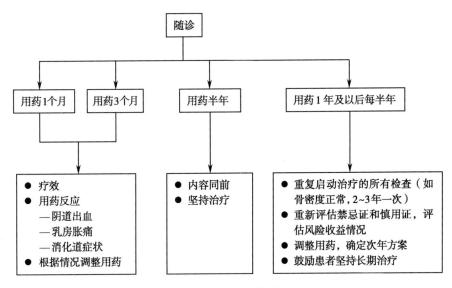

图 8-3-2 随诊指导

第四节 常见女性生殖器肿瘤的个性化管理

一、宫颈癌筛查的个性化管理

（一）就诊场景

1. 绝经后阴道流血患者就诊场景

患者家属："医生，我妈妈已经绝经很多年了，可是不知为什么最近有出血了，好紧张。"

医生："出血多吗？什么颜色？"

患者家属："出血有点多的，有点新鲜。"

医生："你妈妈平时有没有定期进行宫颈细胞学检查？"

患者家属："这个好像都没有做过。"

以上是绝经后阴道出血患者常见的就诊场景。接下来的妇科常规检查，窥阴器检查有可能发现的体征为：宫颈萎缩，但有菜花样组织外生，组织很脆，极易出血，有新鲜出血点。宫颈和穹窿正常结构消失。常规取组织宫颈细胞学检查，结果提示宫颈细胞学异常表现。进一步行阴道镜活检，可以确诊是否为宫颈癌。

2. 生育期年龄患者就诊场景

患者："医生，我最近很奇怪，同房后总是有新鲜的血流出来。"

医生："平时会有血吗？或者月经不规则？"

患者："平时倒是没有特别，好像经常会有水流出来，有时候还会有一股腐烂的味道。月经倒是正常的。"

生育期年龄女性来就诊，如果她的主诉是性交后出血，医生务必需要非常注意宫颈的问题。在常规病史采集完成后，必须认真地做妇科检查，尤其是观察宫颈，最重要的是需要进行宫颈液基细胞学检查（TCT）和人乳头瘤病毒（HPV）的检查，以最终确诊。而宫颈癌的筛查是 WHO（世界卫生组织）唯一建议的全世界范围内开展筛查的恶性肿瘤。

（二）宫颈癌的流行病学

2012 年全球癌症调查发现，全球新发癌症病例 1410 万，死亡病例 820 万，发展中国家有 57% 的新发病例，65% 的死亡病例。

宫颈癌是女性第四大常见恶性肿瘤（发展中国家均居第二位），居女性癌症死因第四位（发展中国家均居第三位），在世界范围内每年约有超过 500000 宫颈癌新发病例，其中约 85% 新发及死亡病例出现在发展中国家。

（三）宫颈癌的临床表现

宫颈癌的早期可无任何症状和体征，特别是颈管内生型肉眼观可因为宫颈外观正常而漏诊或误诊。最典型的宫颈癌临床表现为：

1. 阴道流血　最常见的就是接触性出血，性交后或妇科检查后宫颈极易出血。绝经后妇女如果出现阴道流血需要特别注意宫颈病变的检查和排除。还可以表现为月经淋漓不净、经期延长、月经量增多甚至因为癌变侵犯血管导致大出血等症状。

2. 阴道排液　患者可出现白色或血性、稀薄水样或有腥臭味的阴道排液症状。晚期患者会因为癌组织坏死伴感染而出现脓性恶臭白带。

3. 晚期患者会出现因为癌症侵犯到邻近器官导致的尿频尿急、便秘等症状，还可以出现消瘦、贫血等恶液质全身衰竭症状。

（四）宫颈疾病的个体化筛查

宫颈是看到见的内生殖器官，宫颈癌是唯一一种病因明确的肿瘤，明确高危型 HPV 感染是宫颈癌发生的必要条件。迄今为止，已发现 160 多种致病性 HPV 型别，其中约 30 余种型别与生殖道感染有关，约 20 余种型别与肿瘤相关，与宫颈癌相关的 13 种高危 HPV 型别为：16，18，31，33，35，39，45，51，52，56，58，59，68。

宫颈癌是世界卫生组织（WHO）唯一建议的在世界范围内开展筛查的恶性肿瘤，因此非常强调定期常规宫颈的细胞学、组织学及病毒检测。建议每年进行一次宫颈相关检查。包括宫颈刮片、宫颈液基细胞学检查（TCT）、人乳头瘤病毒（human papilloma virus，HPV）检测。宫颈癌是唯一可以通过疫苗进行预防的肿瘤在过去的 40 年中，一些西方国家，通过筛查，宫颈癌的发生率下降 65%。

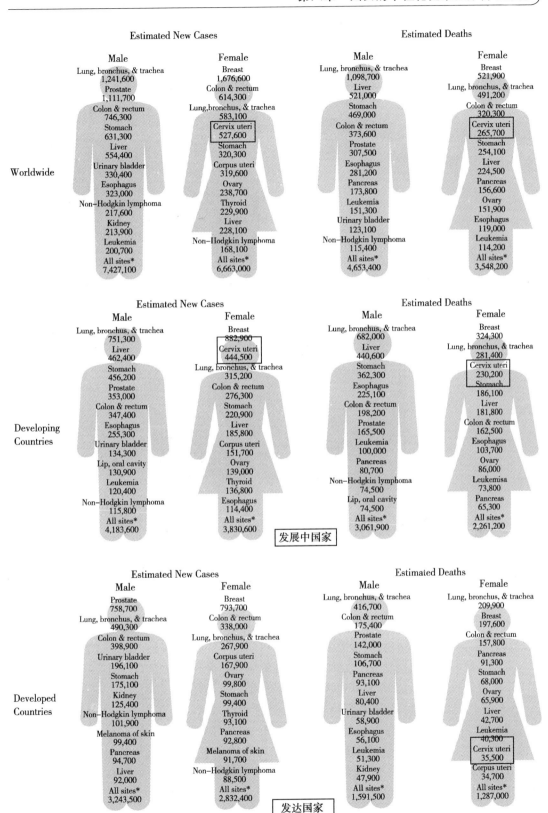

图 8-4-1　宫颈癌发病率

宫颈癌的筛查可通过"三阶梯"程序进行。第一阶梯为宫颈刮片或宫颈细胞学检查、HPV检测,来判断是否有可疑病变。第二阶梯为阴道镜检查。第三阶梯为宫颈活组织检查。

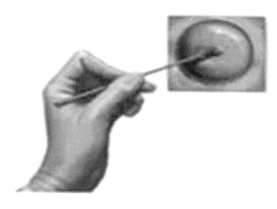

第一阶段:细胞学+HPV

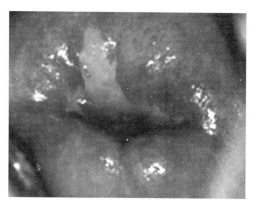

第二阶段:阴道镜检查

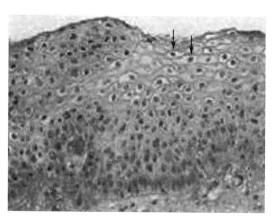

第三阶段:活组织检查

1. 筛查方法

(1)宫颈刮片(巴氏涂片法):在宫颈外口麟-柱状上皮交接处取材,以宫颈外口为圆心,小刮板轻轻刮取一周,然后均匀涂布于玻片上。但因为获取细胞数目较少,制片也较粗劣,目前使用已经减少。

(2)宫颈薄层液基细胞学检查(thinprep cytologic test,TCT):用专用细胞刷刮取宫颈管上皮,洗脱于专用保存液中。因其所制备单层细胞涂片效果清晰,阅片容易,一次取样多次重复制片可供高危HPV DNA检测和自动阅片,目前多被采用。

(3)HPV检测:目前美国FDA已批准三种HPV DNA检测方法:①Hybrid Capture(HC-2)第二代杂交捕获法:可检测13种亚型,其灵敏度和特异度分别为95%和85%,目前应用广泛。②Cervista HPV HR酶切信号放大法:可检测14种亚型。③Cobas HPV(real PCR技术):HPV16、18及其他12种高风险HPV检测。HPV只作为宫颈癌细胞学检查的一种辅助手段而不是单独的初筛方法。

2. 结果报告形式 宫颈细胞学检查的报告形式主要有分级诊断及描述性诊断两种。目前我国仍有医院采用分级诊断(巴氏5级分类法),但更推荐TBS分类法及其描述性诊断。

（1）阴道细胞学巴氏分类法

巴氏分级	结果
I	正常
II	炎症
III	可疑癌
IV	高度可疑癌
V	癌

（2）TBS分类法及其描述性诊断

分类	可能疾病
未见上皮内病变细胞和恶性细胞（NILM）	（1）病原体（2）非瘤样变（3）其他
上皮细胞异常	
鳞状上皮细胞异常	
不典型鳞状细胞（ASC）	ASC-US、ASC-H
低度鳞状上皮内病变（LSILs）	CIN I
高度鳞状上皮内病变（HSILs）	CIN II、CIN III和原位癌
鳞状细胞癌（ALS）	角化型鳞癌，非角化型鳞癌，小细胞性型鳞癌
腺上皮细胞改变	
不典型腺上皮细胞（AGC）	宫颈管细胞AGC和子宫内膜细胞AGC
腺原位癌（AIS）	
腺癌	宫颈管、子宫内膜或子宫外
其他恶性肿瘤	原发于宫颈和子宫体的不常见肿瘤及转移癌

以上为宫颈癌的最常用筛查方法，如果筛查结果有异常，需要进一步做阴道镜检查及宫颈活组织检查确诊。

3. 开始筛查的年龄　建议在21岁以后，不建议20岁前筛查的理由如下：

（1）10~20岁HPV感染高，逐年下降。

（2）大多数年轻女性，她们的免疫系统能在8~10个月内有效清除感染。

（3）可能会增加焦虑和花费。

（4）可能导致过度治疗及其导致的一些远期并发症，如宫颈管狭窄、早产、胎膜早破引发早产。

（5）浸润性宫颈癌极少发生。

4. 不同年龄的筛查注意点　ACS（美国癌症协会），ASCCP（美国阴道镜及宫颈病理学会）、ASCP（美国临床病理学会）联合指南（2012年）指出：

（1）无论有无性行为史，小于21岁都不应该接受筛查。

（2）21~29岁妇女应该每3年接受一次细胞学检查，而HPV检测不应该用于这组人群。

（3）30～65 岁妇女应该每 5 年接受一次细胞学联合 HPV 检测，或每 3 年一次细胞学检查。

（4）大于 65 岁妇女如果在前 10 年中（最近一次阴性结果是在 5 年中进行的）至少连续 3 次细胞学（或 2 次联合 HPV 检测）阴性，那么应该停止筛查。这年龄组妇女如果具有阳性筛查史或癌前期病变，则应该继续接受至少 20 年的常规筛查。

（五）子宫颈上皮内瘤变（CIN）的临床表现及诊断

在认识宫颈癌之前，我们有必要先认识宫颈癌的"前身"——子宫颈上皮内瘤变（cervical intraepithelial neoplasia，CIN）。近些年来，随着健康体检的意识增强，越来越多的妇女开始关注宫颈健康的管理。定期妇科检查中最基础必查的一项就是宫颈细胞学检查筛查宫颈癌项目。很多患者自我感觉良好，但通过体检，可以及时发现病变，做到早发现早治疗。

1. CIN 流行病学　CIN 是一类与宫颈浸润癌有着密切相关的宫颈疾病，常发生于 25～35 岁妇女。可分为Ⅰ～Ⅲ级。60%～70% 的低级别 CIN1 可自然消退，但 CINⅡ、Ⅲ为癌前病变，有发展为宫颈浸润癌潜能。正确和规范处理 CIN 非常重要。

据流行病学调查发现 CIN 及宫颈癌和人乳头瘤病毒（human papilloma virus，HPV）的感染、多性伴侣、吸烟、过早性行为（＜16 岁、性传播性疾病、经济状况低下和免疫抑制等因素有关。

世界范围内 CIN 的每年发病数为 CINⅠ为 1/30000000，CINⅡ～Ⅲ为 1/10000000，发生率为 1.05%～13.7%。美国 CIN 的每年发病数为 CINⅠ为 1/1000000，CINⅡ～Ⅲ为 1/500000，发生率为 3.8%。

2. CIN 的退化、持续存在或进展（%）

病变	退化	持续存在	进展为原位癌	进展为浸润癌
CINⅠ	57	32	11	1
CINⅡ	43	35	22	5
CINⅢ	32	＜56	–	＞12

3. CIN 的处理　CIN 的处理需要根据病变的程度、年龄、有无生育要求、是否妊娠等情况个体化处理。

（1）常规的处理如下：

1）CINⅠ：60% 可自然消退，建议观察随访（LSIL），也可以采取物理治疗。

2）CINⅡ：如果阴道镜检查结果满意，可采取物理治疗。也可以采用宫颈锥切术（LEEP）。

3）CINⅢ：宫颈锥切（LEEP）或者冷刀切除术。必要时子宫全切，但不作为初次治疗的手段。

但如果年龄较大、无生育要求并合并其他手术指征者 CINⅡ、CINⅢ可考虑行全子宫切除术。

（2）妊娠合并 CIN 患者的处理：由于妊娠期不一样的内分泌基础，宫颈也会有不同变化。在高雌激素环境下，宫颈柱状上皮外移至子宫颈阴道部，转化区的基底细胞出现不典型增生改变；妊娠期免疫功能常处于低下状态，容易感染 HPV 病毒。基于妊娠期特殊状态，细胞学检查常出现误诊。事实上大部分患者如诊断为 CIN，也多是 CIN Ⅰ，仅大约 14% 为 CIN Ⅱ 或 CIN Ⅲ。因此妊娠期如果诊断为 CIN，仅作观察处理，产后 42 天之后复查后再进一步处理。大部分患者均可回复正常状态。

4. 治疗后随访注意点

（1）CIN 治疗后复发或持续病变的概率一般为 1% ~ 21%。

（2）细胞学检查，1 次/4 ~ 6 个月，共 3 次，以后 1 次/年。

（3）采用 HPV 检测，应在治疗至少 6 个月后。

（4）TCT/HPV 异常者，行阴道镜检查。

（5）至少应随访 10 年。

（六）宫颈癌的个体化治疗策略

宫颈癌的治疗需根据患者年龄、有无生育要求、全身情况、医学技术水平及设备条件等，综合考虑制定适当的个体化治疗方案。

1. 手术治疗　用于早期宫颈癌（ⅠA ~ ⅡA 期）患者。① ⅠA1 期：无淋巴脉管间隙浸润者行筋膜外全子宫切除术，有淋巴脉管间隙浸润者按照 ⅠA2 期处理；② ⅠA2 期：行改良广泛性子宫切除 + 盆腔淋巴结切除。③ ⅠB1 期和 ⅡA1 期：行广泛性子宫切除 + 盆腔淋巴结切除术，必要时行腹主动脉旁淋巴结取样；④ ⅠB2 期和 ⅡA2 期：行广泛性子宫切除 + 盆腔淋巴结切除术和行腹主动脉旁淋巴结取样，或同期放、化疗后行全子宫切除术。也有采用新辅助化疗后行广泛性子宫切除术，化疗可使病灶缩小利于手术，减少手术并发症，但其远期疗效有待进一步验证。未绝经、<45 岁的鳞癌患者可保留卵巢。对要求保留生育功能的年轻患者，ⅠA1 期可行子宫颈锥形切除术；ⅠA2 期和肿瘤直径 <2cm 的 ⅠB1 期，可行广泛性子宫颈切除术及盆腔淋巴结切除术。

2. 放射治疗　适用者为：①部分 ⅠB2 期和 ⅡA2 期和 ⅡB ~ ⅣA 期患者；②全身情况无法耐受手术的早期患者；③子宫颈大块病灶的术前放疗；④手术治疗后病例检查发现有高危因素的辅助治疗。放射治疗包括腔内照射及体外照射。腔内照射采用后装治疗机，可控制局部缘分病灶。体外照射可治疗宫颈旁及盆腔淋巴结转移灶。早期病例多余局部腔内照射为主，体外为辅；晚期以体外为主，腔内为辅。

3. 化疗　主要用于晚期或复发病例；同期放化疗。

（七）宫颈癌的预后

宫颈癌各期的 5 年生存率如下：

Ⅰ 期为 81.6%；Ⅱ 期为 61.3%；Ⅲ 期为 36.7%；Ⅳ 期为 12.7%。

（八）宫颈癌的随访

宫颈癌治疗后复发 50% 在 1 年内；75% ~ 80% 2 年内。治疗后 2 年内应该每 3 ~ 4 个月复查 1 次；3 ~ 5 年内每 6 个月复查 1 次；第 6 年开始每年复查 1 次。随访内容包括妇科盆腔检查、阴道细胞学检查、HPV 检查、胸片、血常规、宫颈鳞状细胞癌抗原（SCCA）等。

（九）宫颈癌的预防

宫颈癌是可以预防的肿瘤。平时健康的生活方式、检点性生活等都是需要注意的方面。

1. 专业医务人员必须定期开展相关宫颈癌的防治知识宣教。

2. 提高抵抗力，健康规律生活，避免 HPV 感染，戒烟或少吸烟。

3. 多个性伴侣，初次性生活 <16 岁是宫颈癌的高发因素，因此要避免。

4. 生育史：早年分娩，多产也是诱发因素之一。

5. 普及规范的宫颈癌筛查（二级预防）。

6. HPV 疫苗接种（一级预防）。

（十）HPV 疫苗简介

1. HPV 疫苗是一种预防性疫苗。

2. 2006 年美国 FDA 批准宫颈癌疫苗上市。

3. Merck 公司研发的四价疫苗 Gardasil。

4. 预防 HPV6，11，16 和 18 感染引起的宫颈病变。

5. 推荐 9~26 岁女性使用。

6. 最佳注射时间首次性生活之前。

7. 半年内接种 3 次可提供至少 5 年的保护作用（5~9.5 年）。

8. 接种过疫苗的仍需接受常规宫颈筛查。

（十一）子宫颈癌合并妊娠

一般建议在准备怀孕前做常规的宫颈细胞学检查，发现问题先行治疗。如果在妊娠后出现阴道流血，需及时就诊，做妇科检查排除宫颈病变导致的出血。推荐做宫颈细胞学检查、HPV 检测，必要时需进一步做阴道镜检查及活组织检查明确诊断。

由于妊娠特殊情况，只有检查结果提示可能为浸润癌时，才做子宫颈锥形切除术。但也应根据患者及家属是否要求保留胎儿再做决定。

如果患者考虑不再继续维持妊娠，治疗原则和非妊娠期子宫颈癌基本相同。如有继续妊娠要求者，在孕 20 周前经锥切确诊的 I_{A1} 期可延迟治疗，不影响孕妇的预后，锥切切缘阴性可延迟到产后治疗；妊娠 20 周前诊断的 I_{A2} 期及其以上患者应考虑终止妊娠并立即接受治疗。妊娠 28 周后诊断的各期子宫颈癌可延迟至胎儿成熟再行治疗。对于妊娠 20~28 周诊断的患者，可以根据患者及家属的意愿采用延迟治疗或终止妊娠立即接受治疗，延迟治疗至少对 I_{A2} 期及 I_{B1} 期子宫颈癌没有造成明显不良预后。I_{B2} 期及以上期别决定延迟治疗者，建议采用新辅助化疗来阻止疾病进展。

在延迟治疗期间，应密切观察病情，如肿瘤进展，及时终止妊娠。除 I_{A1} 期外，延迟治疗应在孕 34 周前终止妊娠。分娩方式一般采用古典式剖宫产。

二、子宫肌瘤的个性化管理

（一）就诊场景

1. 场景一

患者："医生，我今年体检的时候，医生告诉我子宫上长了肌瘤。"

医生："是做 B 超发现的吗？"

患者："是的。"

医生："那你自己有没有什么不舒服的感觉啊？"

患者："没有啊！我一直都很健康，没有任何不舒服啊。"

以上就诊场景是大部分子宫肌瘤患者来就诊的常见对话场景。说明了一个问题，就是子宫肌瘤这类疾病，大部分患者是没有任何不适临床症状，只有体检时通过 B 超检查发现。

2. 场景二

患者："医生，我最近几个月月经量很多，我感觉每次来月经都像开了自来水龙头，现在觉得浑身没有力气，头昏眼花。"

医生："除了月经量增多，还有什么不舒服吗？"

患者："感觉经常想小便，但是去解的时候有没有多少。"

医生："做过什么检查吗？"

患者："我做了B超，医生说我有子宫肌瘤，有6cm大呢。"

医生："那很有可能是肌瘤的问题。"

这一类主诉的患者，也是比较典型的子宫肌瘤患者前来就诊的主诉和症状。是子宫肌瘤患者最常见的症状体现：月经量多，肌瘤体积大压迫膀胱引发尿频等症状。

尽管子宫肌瘤是妇科最常见的良性肿瘤，约占育龄期妇女77%，但大部分子宫肌瘤的妇女无临床症状，仅20%～25%患者有症状，2%～3%的不孕患者有子宫肌瘤，1.4%～2%妊娠合并子宫肌瘤，其中约10%可能出现妊娠合并症。但是对于没有专业知识的患者来说，闻"瘤"色变的心理依然让这个"纸老虎肿瘤"变得无比可怕，对于子宫肌瘤的无知和恐惧常常让患者焦虑万分，不知道如何诊治甚至于盲目治疗。本章节将对这个疾病的个性化管理进行详尽阐述。

（二）子宫肌瘤的临床表现及诊断

子宫肌瘤常发生于生育年龄，青春期前少见，绝经后停止生长或萎缩消失，提示其发生可能和女性性激素有关，研究发现子宫肌瘤发生与初潮年龄早、肥胖、遗传、基因突变、从未生育等有关，但确切病因尚未可知。子宫肌瘤可以按照生长的部位不同，可以分为宫体肌瘤（90%）和宫颈肌瘤（10%）。按照肌瘤和子宫肌壁的关系可分为3类：肌壁间肌瘤：60%～70%，肌瘤位于子宫肌壁间，周围被肌层包围。浆膜下肌瘤：约20%，肌瘤向子宫浆膜面生长，即向子宫外生长。粘膜下肌瘤：10%～15%。肌瘤向宫腔内生长，突向宫腔。

子宫肌瘤还有可能发生变性，也就是失去了原有的典型结构。常见的变性有：玻璃样变、囊性变、红色变、肉瘤样变及钙化。其中除了肉瘤样变为恶性病变（仅为0.4%～0.8%）外，其他变性都是良性变性，红色变一般发生在妊娠期或产褥期，为肌瘤的一种特殊类型坏死，发生机制不清。

近年来许多研究发现，在经典的子宫良性平滑肌瘤和恶性的平滑肌肉瘤之间存在着一组所谓"交界性子宫平滑肌瘤"，这类肌瘤不同于经典子宫肌瘤的是：肿瘤细胞可带有异型性、核分裂相等非良性特征，最终需要病理诊断来确诊。根据组织学特点，将交界性子宫肌瘤分为以下几种：富细胞性平滑肌瘤、弥漫性平滑肌瘤病、分割状平滑肌瘤、多形性平滑肌瘤、核分裂活跃的平滑肌瘤、上皮样平滑肌瘤/平滑肌母细胞瘤/透明细胞平滑肌瘤。子宫交界性平滑肌瘤临床表现过程为良性，但晚期有复发的可能，复发多表现为局限性，很少出现远处或血行转移，而且复发后切除肿瘤仍可长期存活。极个别患者复发后也有可能发展为平滑肌肉瘤，需要密切关注。

人群中女性子宫肉瘤的发生率为0.67/10万，发病年龄50～55岁，比子宫肌瘤晚10年。在因子宫肌瘤切除的标本中，子宫平滑肌肉瘤的发生率依患者年龄不同而异，31～40岁发生率为0.2%；41～50岁发生率为0.9%；31～60岁发生率为1.4%；61～81岁发生率为1.7%。

（三）临床表现

子宫肌瘤大多不会有任何症状，往往在体检时才被发现。不同部位的肌瘤、有无变性对患者造成的临床影响不同。而肌瘤大小和数量多少和临床症状关系不大。常见的症状有：

1. 经量增多及经期延长　多见于肌壁间肌瘤及粘膜下肌瘤。主要是因为肌瘤可导致宫腔内膜面积增大，同时影响子宫收缩可导致月经量增多伴有血块、经期延长淋漓不净等症状。长期经量增多会导致贫血、乏力等不适。

2. 下腹部包块　部分患者会因自己扪及腹部包块而来就诊，发现大型子宫肌瘤。如果是巨大黏膜下肌瘤会向阴道脱出，患者因为长期月经淋漓不净经量增多或接触性出血就诊。

3. 压迫症状　子宫下段肌瘤或宫颈肌瘤体积大者，可压迫膀胱或直肠导致排尿排便困难。

4. 其他　白带增多、下腹坠胀、腰背酸痛。小部分患者会引起不孕或流产。子宫肌瘤红色变性会导致急性下腹痛，伴呕吐、发热及肿瘤局部压痛。

（四）子宫肌瘤的个性化管理策略

1. 所有年龄阶段子宫肌瘤的管理共同点

（1）定期随访：对于没有任何症状，体检时发现的肌瘤，一般不需要治疗，只需要定期随访即可。不必因为"生瘤"而惊慌失措。肌壁间肌瘤＜3cm，一年随访一次；＞3cm，3~6个月随访一次。黏膜下肌瘤可以考虑3个月随访一次。如肌瘤增大明显或出现症状可考虑进一步治疗。很多患者很关心子宫肌瘤的饮食。一般来说，没有特别需要注意的地方，但是需要避免含有激素类的食物，比如蜂皇浆、蜂蜜、哈士蟆等保健品。常被怀疑的"豆制品"并不是常规禁止的食物，可是放心食用。

（2）药物治疗：鉴于子宫肌瘤的发生有可能和女性性激素有关，因此药物治疗包括雄激素治疗以对抗雌激素，促使内膜萎缩减少出血；促性腺激素释放激素类似物（GnRHa）降低雌激素到绝经水平，缓解出血症状并抑制肌瘤生长。米非司酮等。但是这些药物主要用于肌瘤导致月经增多等症状，停药后复发明显，更多用于术前缩小肌瘤利于手术。如果没有经量增多月经经期延长等危害身体健康症状，不推荐长期使用。

（3）手术治疗：曾经的观点是如果肌瘤＞5cm，无论有无症状，可考虑手术治疗。但对于手术的恐惧及担心术后影响性生活等顾虑，很多病人对切除子宫望而却步。随着对医学和自身健康管理意识的提升，病人更希望能尽可能保留子宫器官，只切除肌瘤。而作为医务人员，本着以人为本，个性化人性化的服务理念，更多妇科医生开始在手术前关注患者自身的心理需求。遵循妇产科鼻祖Boney的理念"为了一切纯粹良性的肿瘤而切除年轻女性的子宫是妇科医生的失职"，近几年的观点是：如果肌瘤没有导致月经经量增多、继发贫血、压迫膀胱或直肠等临床症状，可以不考虑手术。但如果出现肌瘤生长加快怀疑肉瘤样变等情况，或保守治疗失败，出现不孕不育或反复流产排除其他原因后，需要手术。

（4）手术方式：肌瘤剔除术和子宫切除术两类。肌瘤剔除术主要针对有生育要求或年轻患者，手术方式为腹腔镜子宫肌瘤剔除术、开腹手术、经阴道子宫肌瘤剔除术、宫腔镜子宫肌瘤剔除术、子宫肌瘤消融术和子宫动脉阻断术。黏膜下肌瘤可经阴道或宫腔镜摘除。子宫肌瘤剔除术术后有复发风险，约20%。经腹与腹腔镜手术的复发率没有明显差异。子宫切除术用于肌瘤大、多发性，症状明显，没有生育要求或怀疑恶变者。可保留宫颈，如宫颈有病变或绝经后，可考虑行子宫全切术。

子宫肌瘤剔除术的适应证：①子宫肌瘤单个瘤体≥5cm；②子宫体积超过孕10周大；③月经量过多导致贫血；④出现压迫症状或不可缓解的疼痛。禁忌证：①子宫有恶性肿瘤之征兆；②妊娠子宫。

（5）术后随访：子宫肌瘤剔除术后需按时随访。子宫肌瘤尤其是多发性子宫肌瘤有较高的复发性。因此术前必须详尽告知患者复发可能。子宫肌瘤剔除术后一般 3 个月后随访，随访内容包括常规妇科检查双合诊，超声检查。之后可半年到一年复查一次。子宫次全切除术或全切术后一个月复查。之后 3 个月、6 个月、1 年复查一次。检查内容包括妇科检查，超声检查。

（五）不同年龄阶段子宫肌瘤的个性化管理

1. 青春期未婚女性子宫平滑肌瘤患者的管理

（1）定期体检：青春期女性子宫平滑肌瘤患病率低，女孩一般不会常规进行定期妇科检查，所以患者往往在已经出现月经过多、继发贫血或自己扪及腹部包块后才来就诊。因此，常规每一年进行妇科体检很重要。建议妇科体检项目包括：妇科 B 超（无性生活者腹部超声检查；有性生活者阴道超声检查）。

（2）随访：如发现肌瘤，如果肌瘤≥5cm，有临床症状并影响身体健康，如继发贫血、有压迫症状等考虑手术治疗。采取的手术方式肌壁间肌瘤首选腹腔镜下子宫肌瘤剔除术，粘膜下肌瘤需采用宫腔镜下手术。如果为处女，需经过患者监护人同意方可进行。手术原则为尽可能保留子宫。术后 3 个月、6 个月、1 年随访，之后每年定期随访。

（3）饮食和生活指导：常规饮食，忌含激素类保健品及食品。规律健康生活。

2. 育龄期女性有生育要求患者的管理　有生育要求的女性常常在婚检时发现子宫肌瘤，因为有生育要求，需根据具体情况给予指导。

（1）非妊娠期：①如肌壁间肌瘤≤3.5cm，4～5cm 以下的浆膜下肌瘤，无临床症状，近期有生育要求，可考虑暂时随访，可以试孕。②如肌壁间肌瘤≥3.5cm，4～5cm 以上的浆膜下肌瘤、粘膜下肌瘤或者前次子宫肌瘤妊娠流产者，需行手术治疗。

（2）妊娠期：如育龄期妇女妊娠后发现子宫肌瘤，治疗原则为保守处理，尽可能不手术治疗，分娩时如肌瘤大于5cm，且梗阻产道，不能阴道分娩者则选择剖宫产同时剔除肌瘤，以利于产后子宫收缩，减少出血和感染。

（3）妊娠期的管理：妊娠早期强调注意休息，避免剧烈运动和强体力劳动，避免性生活，预防流产和早产。同时充分告知妊娠期间肌瘤有可能发生红色变性。如出现腹痛、发热、恶心呕吐等症状，需及时到医院就诊。如果症状不严重，肌瘤小，可采取抗炎止血等保守治疗，动态观察。如果肌瘤大，症状重，继续妊娠出现并发症几率高，则需要听从医生医嘱及时终止妊娠，再行子宫肌瘤剔除术。妊娠中晚期不主张手术，尽可能保守治疗。患者需要积极配合医生，放松心态积极治疗，等分娩后再处理子宫肌瘤。一般分娩后子宫肌瘤随着激素水平恢复正常，肌瘤往往会自行缩小。如恢复月经后肌瘤仍未明显缩小、症状明显，再行择期手术治疗。

（4）分娩方式选择：根据肌瘤大小和生长部位选择合适分娩方式。如果肌瘤可能阻挡胎儿头部下降或有其他产科指征，可考虑剖宫产。

（5）子宫肌瘤剔除术后的妊娠时机：许多肌瘤患者非常关心肌瘤剔除术后最佳的妊娠时间问题。一般应根据子宫肌层的受累程度和是否穿通宫腔而定。浆膜下肌瘤尤其是带蒂肌瘤基本对妊娠没有影响，术后 3 个月后即可试孕。肌壁间肌瘤如受累深度 <1/3，术后 3～6 个月可以试孕。大型肌壁间肌瘤、多发肌壁间肌瘤或者肌瘤位置深，手术时穿透宫腔者，术后需避孕 1 年再试孕。不主张术后避孕时间过长，因为随着手术后时间的延长，肌瘤复发的几率也随之增加。

3. 育龄期女性无生育要求患者的管理 育龄期无生育要求子宫肌瘤患者除遵循常规管理外，还需要注意意外妊娠子宫肌瘤处理：有子宫肌瘤的患者如果意外妊娠，应注意需先终止妊娠，待正常月经周期恢复后，如依然有手术指证方行手术。不主张人工流产同时行子宫肌瘤剔除手术。因为孕期子宫充血明显，容易引起术中术后出血和感染。

4. 围绝经期子宫肌瘤患者的管理

（1）随访：围绝经期子宫肌瘤患者，没有临床症状，可考虑定期随访，不予处理。

（2）子宫肌瘤剔除手术：但如果随访过程中发现子宫肌瘤短期增大明显或者有变性可能等情况，需手术治疗。手术方式可选择肌瘤剔除术或子宫切除术。一般建议行腹腔镜下子宫肌瘤剔除术。

（3）子宫次切术：患者肌瘤个数多，体积大，或宫颈肌瘤等，术前可常规检测 LH（黄体生成素）、FSH（卵泡刺激素）、E2（雌二醇），如果 FSH > 10U/L，提示卵巢储备功能下降，宫颈细胞学检查（TCT）、人类乳头瘤状病毒（HPV）检查正常者，可建议行子宫次切术。

（4）子宫全切术：有次切手术指证，同时发现宫颈细胞学检查（TCT）、人类乳头瘤状病毒（HPV）异常者，可建议行子宫全切术。

（5）围绝经期肌瘤患者的激素替代问题：可根据肌瘤大小，个体化考虑是否行激素替代。肌瘤小于 3cm，非粘膜下肌瘤，可在定期监控下行激素替代治疗，如在治疗过程中发现肌瘤增大或变性则停止治疗。肌瘤大于 5cm，或黏膜下肌瘤，不建议激素替代。

（六）子宫肌瘤患者的治疗指南

1. 已知患有子宫肌瘤病史者，如果出现月经经量增多，经期延长，尿频，头晕等症状者，需要及时去妇科就诊。

2. 如无症状者，可以定期去妇科复查，不需要手术治疗。

三、子宫内膜癌的个性化管理

（一）就诊场景

患者："医生，我已经绝经两年了，可是最近怎么发现下面有出血。"

医生："出血多吗？同房后会不会出血？"

患者："出血有点多，血也比较鲜的，同房后好像没有出血。"

医生："有没有做过宫颈细胞学检查？"

患者："这个我们单位定期检查，今年查过是好的，就是当时听体检医生好像说我的内膜有点厚。"

医生："是多少厚？单层还是双层？"

患者："好像是双层有1cm。"

绝经后阴道出血，宫颈细胞学检查正常，超声发现内膜厚，这些病史主诉和检查，都比较明确地指向一种疾病——子宫内膜癌变可能。常规妇科检查后，可以发现宫颈外观正常，有血自宫颈口流出，双合诊子宫萎缩或未萎缩在正常大小。进一步做常规阴道超声检查，会发现子宫内膜增厚，单层内膜厚度一般在 3mm 以上，有时会出现蜂窝样改变。进一步进行分段诊断性刮宫并行内膜组织活检，最终可以确诊是否为子宫内膜癌。

子宫内膜癌（endometrial carcinoma）是一组发生在子宫内膜的上皮性恶性肿瘤，以子宫内膜腺体来源的腺癌最为常见。是女性生殖道的三大常见恶性肿瘤之一，占女性全身恶性肿瘤的 7%，占女性生殖道恶性肿瘤的 20～30%。平均发病年龄为 60 岁，其中 75% 发生于 50 岁以上妇女。近年来虽然经济发展，生活水平提高等因素，子宫内膜癌的发病率在世界范围内呈现上升趋势。

（二）发病相关因素

到目前为止，子宫内膜癌的发病原因仍然是个谜。公认的发病类型有两个类型。

Ⅰ型是雌激素依赖型（estrogen-dependent）为主要的表现类型。认为子宫内膜在高雌激素的长期作用下，无孕激素拮抗，导致子宫内膜持续处于增生状态，出现子宫内膜增生症。可表现为单纯性子宫内膜增生或复杂型子宫内膜增生，若没有及时干预治疗，逐渐发展为子宫内膜不典型增生，继而癌变。临床上多见于下列无排卵性疾病，如：多囊卵巢综合征、无排卵型子宫异常出血。分泌雌激素的肿瘤，如：颗粒细胞瘤、卵泡膜细胞瘤。长期服用雌激素的绝经后妇女以及长期服用三苯氧胺的女性。这种类型主要为子宫内膜腺癌，肿瘤分化程度较好，雌孕激素受体阳性率高，预后好。患者都比较年轻，常常都伴发有肥胖、高血压、糖尿病、不孕或不育及绝经延迟。

Ⅱ型是非雌激素依赖型（estrogen-independent）顾名思义，该类型发病和雌激素没有明确关系。病理形态属于少见类型，如子宫内膜浆液性乳头状癌、透明细胞癌、腺鳞癌、粘液腺癌等。多见于老年体瘦女性，在癌灶周围可是有萎缩的子宫内膜，此类肿瘤虽然少见，但是恶性程度很高，分化差，雌孕受体多呈阴性，预后差。

Ⅰ型和Ⅱ型癌也呈现不同的分子途径。PTEN 失活，致癌作用的早期事件，是Ⅰ型子宫内膜癌最常见的异常类型，另有平均 28% 的Ⅰ型癌也获得 PI3K 基因突变。相反，P53 突变参与 90% 的Ⅱ型癌的发生。识别和理解这两种类型的子宫内膜癌可以更好地进行相对应的治疗及管理。

另发现大约有 10% 的子宫内膜癌还有可能和遗传有关，其中关系最密切的遗传症候群是林奇综合征（Lynch syndrome），也被称为遗传性非息肉结直肠癌综合征（hereditary non-polyposis colorectal cancer syndrome，HNPCC），是一种常染色体显性遗传病，由错配修复基因突变引起的，与年轻女性的子宫内膜癌发病有关。

（三）临床表现

1. 症状正如开篇就诊场景中所描述的一样，子宫内膜癌患者最常见的症状是出现异常的阴道流血或阴道排液症状，约 90% 患者会以此症状为主诉。只有不足 5% 患者在确诊是无症状。

阴道流血多出现在绝经后，无绝经妇女多以月经经期延长或月经淋漓不净等月经紊乱症状就诊。

阴道排液多为血性分泌物增多或浆液性分泌物，如果合并感染则有脓血性排液、恶臭。因阴道排液异常就诊者约占 25%。

下腹痛及其他：若癌肿累及宫颈内口，可引起宫腔积脓，出现下腹胀痛及痉挛性疼痛。晚期浸润周围组织或压迫神经可引起下腹及腰骶部疼痛。晚期可出现贫血、消瘦及恶病质等症状。

2. 体征早期子宫内膜癌妇科检查可无异常发现。绝经后患者子宫可有不萎缩表现，晚期会有子宫明显增大，伴发宫腔积脓可有明显触痛，宫颈管内偶有癌组织脱出，触之易出血。癌灶浸润周围组织时，子宫固定或在宫旁扪及不规则结节状的包块。

（四）转移途径

子宫内膜癌多数生长缓慢，长时间局限在子宫内膜及宫腔，部分特殊病理类型（浆液性乳头状腺癌、鳞腺癌）和低分化癌发展很快，短期内便会出现转移。其主要转移途径为直接蔓延、淋巴转移、晚期可有血行转移。

（五）病理类型

很多时候，患者对于病理类型一无所知，手术过后也不关注最后的病理学诊断。其实，病理诊断才是对疾病最终和最真实的诊断。因为通过病理检查，明确疾病组织的细胞学类型及淋巴结细胞类型分析，才能最终确定疾病的类型及转移级别，这对之后的治疗及管理非常关键。

子宫内膜癌的病理类型可分为以下几种：

1. 内膜样腺癌：占80%~90%，腺癌也可以有不同的分化，从高分化到低分化，恶性程度逐级增高。高分化为Ⅰ级（高分化，G1）、中分化为Ⅱ级（中分化，G2）、低分化为Ⅲ级（低分化，G3）。

2. 腺癌伴鳞状上皮分化：腺癌组织中含鳞状上皮成分，伴化生鳞状上皮成分者称为棘腺癌（腺角化癌），伴鳞癌者称为鳞腺癌，介于两者之间称为腺癌伴鳞状上皮不典型增生。

3. 浆液性癌：又称为子宫乳头状浆液性腺癌（UPSC），占1%~9%。恶性程度高，容易发生深肌层浸润和腹腔、淋巴及远处转移，预后极差。无明显肌层浸润时也可能发生腹腔播散。

4. 粘液性癌：约占5%，病理行为与内膜样癌相似，预后较好。

5. 透明细胞癌：占不足5%，恶性程度高，易早期转移。

（六）分期

表8-4-1　子宫内膜癌手术病理分期（FIGO，2009年）

Ⅰ期	肿瘤局限于子宫体
Ⅰ$_A$	肿瘤浸润深度<1/2肌层
Ⅰ$_B$	肿瘤浸润深度≥1/2肌层
Ⅱ期	肿瘤侵犯宫颈间质，但无宫体外蔓延
Ⅲ期	肿瘤局部和（或）区域扩散
Ⅲ$_A$	肿瘤累及浆膜层和（或）附件
Ⅲ$_B$	阴道和（或）宫旁受累
Ⅲ$_C$	盆腔淋巴结和（或）腹主动脉旁淋巴结转移
Ⅲ$_{C1}$	盆腔淋巴结阳性
Ⅲ$_{C2}$	副主动脉旁淋巴结阳性伴（或不伴）盆腔淋巴结阳性
Ⅳ期	肿瘤侵及膀胱和（或）直肠粘膜，和（或）远处转移
Ⅳ$_A$	肿瘤侵及膀胱和（或）直肠粘膜
Ⅳ$_B$	远处转移，包括腹腔内和（或）腹股沟淋巴结转移

（七）诊断

1. 病史及临床表现　但凡有月经紊乱、经量增多、经期延长患者，均需排除子宫内膜癌后再按照良性疾病处理。尤其需要关注围绝经期或更年期后的异常出血患者。如果有下列情况的女性需密切随诊：

（1）有子宫内膜癌发病高危因素者如肥胖、不育、绝经延迟者。

（2）有长期应用雌激素三苯氧胺或雌激素增高疾病史者。

（3）有乳癌、子宫内膜癌家族史者。必要时根据实际情况考虑行分段诊断性刮宫送组织病理学检查。

2. B 型超声检查　阴道 B 型超声是一个经济又重要的辅助检查方式。经阴道 B 型超声检查可了解子宫大小、宫腔形状、宫腔内有无赘生物、子宫内膜厚度、肌层有无浸润及深度。B 型超声可为诊断提供非常重要而直观的参考依据。子宫内膜癌超声图像为子宫增大，宫腔内有实质不均回声区，或宫腔线消失，肌层内有不规则回声紊乱区等表现。彩色多普勒显像可见混杂的斑点状或棒状血流信号，流速高、方向不定；频谱分析为低阻抗血流频谱。

3. 分段诊刮（fractional curettage）　是最常用最有价值的诊断方法。分段诊刮的目的一则为了区别病变来自宫颈还是子宫，二则通过组织学检查可以明确子宫内膜癌的诊断。

4. 宫腔镜检查　可直接观察宫腔及宫颈管内有无癌灶存在，癌灶大小及部位，直视下取材活检，对局灶型子宫内膜癌的诊断更为准确。

5. 其他

（1）子宫内膜抽吸活检（endometrial aspiration biopsy）：方法鉴别，国外报道的诊断准确性与诊刮相仿。

（2）血清 CA125 测定：有子宫外转移者，血清 CA125 值增高。

（八）鉴别诊断

子宫内膜癌需要和其他的子宫异常出血、萎缩性阴道炎、子宫黏膜下肌瘤或内膜息肉，及内生型子宫颈癌、子宫肉瘤及输卵管癌鉴别。

（九）子宫内膜癌的个性化管理策略

子宫内膜癌尽管在女性肿瘤中为前三位，但是如果早发现，早干预治疗，预后非常好。因此，在个性化管理中，首先强调的是，积极做好定期体检工作。各个年龄段女性都应该每 1 年或 2 年做一次常规妇科体检，40 岁以上女性 1 年做一次常规体检。在体检项目的选择上，常规妇科检查、宫颈细胞学检查（TCT）及人类乳头瘤状病毒（HPV）、双合诊检查、阴道超声检查必须做。绝经后妇女如果内膜单层厚度≥3mm，需引起注意。

由于子宫内膜癌和肥胖、高血压、糖尿病等因素相关，在日常生活的管理中，必须关注体重控制，关注血压和血糖。如果有这几个问题，妇科阴道超声检查需要缩短至 6 个月检查一次。一旦发现内膜增厚，建议行分段诊刮，排除子宫内膜癌。

围绝经期妇女，如果月经周期超过三个月未来，需要及时到医院检查停经原因，如果内膜增厚，需要孕激素药物性刮宫治疗，如果药物治疗后，内膜仍厚，建议积极行诊断性刮宫以排除。围绝经期妇女如果出现月经紊乱经量增多等情况，也需要积极行引导超声检查子宫内膜。子宫腺肌症患者也容易发生子宫内膜异常增生甚至癌变，也需要定期检查内膜。多囊卵巢综合征患者也是如此。

早期子宫内膜癌患者术后，不需要化疗或放疗，积极健康生活，保持良好心态，定期复查即可。基本不会复发。

中晚期患者定期随访，应包括询问病史、盆腔检查、阴道细胞学检查、胸部 X 线、血清 CA125 检测等，必要时可作 CT 及 MRI 检查。一般术后 2~3 年内每 3 个月随访 1 次，3 年后每 6 个月 1 次，5 年后每年一次。

此外，还需要加强对林奇综合征妇女的监测，建议 30~50 岁后每年一次妇科常规体检。

（十）治疗的个性化方案选择指南

一旦有绝经后阴道流血或者月经不规则，月经量增多等情况，均需及时到正规医院就诊。子宫内膜癌的治疗，其实也是一个个性化管理的重要一环。不同分期的患者其治疗方案的制定不同，包括手术方式及切除范围界定、是否需要放疗或化疗、是否选择孕激素治疗，何种情况下适合保留卵巢等等。

子宫内膜癌的主要治疗方法为手术、放疗及药物（化疗药物及激素）治疗。

1. 手术治疗为早期子宫内膜癌首选的治疗方法。手术的优势也很多，通过手术切除病变子宫并进行手术 - 病理分期，确定病变范围及与预后相关因素，同时可根据情况切除其他可能存在的转移病灶。

子宫内膜癌的基本手术方式是：子宫全切或筋膜外子宫全切除 + 双侧附件切除 + 腹膜后淋巴结（盆腔/腹主动脉旁）切除术。具体需根据病情而定。

（1）Ⅰ期患者一般只需行筋膜外全子宫切除及双侧附件切除术即可。如果有以下情况之一，可行盆腔淋巴结切除及腹主动脉旁淋巴结取样：①可疑的盆腔和（或）腹主动脉旁淋巴结转移；②特殊病理类型，如浆液性腺癌、透明细胞癌、鳞状细胞癌、癌肉瘤、未分化癌等；③子宫内膜样腺癌 G3；④肌层浸润深度≥1/2；⑤癌灶累及宫腔面积超过 50%。

（2）Ⅱ期行改良广泛性子宫切除及双侧附件切除术，同时行盆腔淋巴结切除及腹主动脉旁淋巴结取样术。

（3）Ⅲ、Ⅳ期的手术应个体化处理，以尽可能切除所有肉眼可见病灶为目的，手术范围也与卵巢癌相同，进行肿瘤细胞减灭术。

子宫内膜癌的手术方式有：开腹手术、腹腔镜手术或机器人手术，Miller 等比较发现腹腔镜和开腹手术的结局，Ⅰ~Ⅱ_A 期子宫内膜癌术后预后及并发症相似，但腹腔镜手术住院时间短，恢复快，患者易接受。机器人手术作为新兴的微创手术的代表，具有明显优势，是手术方式的热门选择。

2. 放疗　放疗一直都被认为是子宫内膜癌的一种辅助治疗选择。放疗一般有两种：

（1）单纯放疗：适用于有手术禁忌证或晚期癌症患者无法手术治疗或由于医疗技术水平无法提供放疗时。

（2）手术联合放疗及化疗：术后放疗可以减少宫腔或阴道残端复发。①对高危患者如分化差（G3）、深肌层浸润、淋巴结转移或腹水脱落细胞学检查阳性、盆腔有转移病灶者需要进行。②对中度危险患者（G2、肌层浸润深度 <1/2）可以采用阴道内照射更有针对性。③对低危患者（G1、病灶只局限于宫腔内）。

3. 化疗

4. 孕激素治疗

第五节　子宫腺肌症的个性化管理

（一）就诊场景

患者："医生，我每次来月经肚子痛得要命，根本无法工作。"

医生："多长时间了？一般最痛是什么时候？有没有越来越严重？"

患者："好几年了，最近半年越来越严重，每次都是月经第1、2天最厉害，后来慢慢会好起来。"

医生："月经量多吗？有没有血块？"

患者："月经量这几个月也越来越多，有时有血块。"

每次听到这样的主诉，妇科医生脑子里最先出现的肯定就是两种妇科常见病的名字"子宫内膜异位症或者子宫腺肌症。"

（二）子宫腺肌症的临床表现及诊断

1. 子宫腺肌症的病因及定义：子宫腺肌症首次报道于19世纪和20世纪早期，1860年第一次描述，后来Frankl将它定义为子宫腺肌症。之后，科学家从一般临床、病理和影像学检查和潜在有用的诊治方法各个方面进行了深入研究。

子宫腺肌症（Adenomyosis）是指当子宫内膜腺体和间质侵入子宫肌层时所导致的疾病。以往认为，子宫腺肌症多发生于已生育的经产妇患者中，之所以经产妇容易发生，主要是因为怀孕后的子宫更容易发生内膜腺体和间质对子宫肌层的入侵导致发病。有研究表明，围绝经期妇女和初潮年龄早的女性都有更高的子宫腺肌症发病率。临床上，也有那些未婚未生育女性被诊断为子宫腺肌症者。子宫腺肌症的病因是子宫内膜突破基底层侵入肌层生长所致，多次妊娠及分娩、人工流产、慢性子宫内膜炎、各种宫腔操作手术等容易造成子宫内膜基底层损伤，与腺肌病的发病密切相关。由于内膜基底层缺乏粘膜下层，内膜直接与肌层接触，缺乏粘膜下层的保护作用，是的在解剖结构上子宫内膜易于侵入肌层。此外，由于腺肌症常合并子宫肌瘤，还常有子宫内膜增殖，考虑可能和高水平雌孕激素刺激，促进内膜向肌层生长，导致腺肌病发生。未婚未孕腺肌症患者的病因可能有高雌激素有关。

子宫腺肌症的异位内膜在子宫肌层呈现弥漫性生长，子宫常常呈球形均匀增大，质地硬。剖面可见子宫肌壁显著增厚且硬，无旋涡状结构，于肌壁中见粗厚肌纤维带和微脓腔，腔内偶有陈旧性血液。少数腺肌病病灶呈局限性生长形成结节或团块，似肌壁间肌瘤，称为子宫腺肌瘤（adenomyoma），因局部反复出血导致病灶周围纤维组织增生所致，故与周围肌层无明显界限，手术时难以剥出。

子宫腺肌症的临床表现如上面开篇时就诊场景中所述，主要症状是经量过多、经期延长和进行性加重的痛经。痛经多位于下腹正中，有时因子宫和周围组织有粘连位置偏移，会出现一侧腹痛。痛经发生于月经来前一周或者月经第一天为主，月经干净后结束。大约35%患者无典型症状，40%~50%病人有月经量增多或经期延长。部分病人超声显示出现子宫内膜增生表现。妇科检查可以发现子宫增大约孕40~60天左右大小，质地硬，呈球形或局限性结节隆起，可有压痛。

（三）子宫腺肌症的个体化管理

子宫腺肌症的治疗可根据患者症状、年龄和是否有生育要求采取个性化治疗和管理。

1. 年轻无生育要求患者的个体化管理建议　年轻无生育要求患者只要关注病情的控制，保护生育能力。需要定期体检，尽可能做到早发现早诊断早治疗，尤其有痛经女生，建议常规做超声检查或者MRI检查，以排除器质性痛经。这个年龄段的子宫腺肌症患者多有青春期功血疾病，高雌激素水平本身就是子宫腺肌症的易发因素。

（1）健康规律的生活方式，自身调整很重要。这一阶段发生子宫腺肌症的患者，多有生活不规律、压力大，情绪不稳定等不良生活状态，有些患者合并肥胖等代谢问题，医生在给出药物治疗之前，务必强调建立健康生活方式的重要性。

（2）常规定期体检。

（3）如果痛经严重，需到医院排除器质性痛经。

（4）如经过超声等检查，确诊为子宫腺肌症者，需要进行对应安全的药物治疗控制病情。合并青春期功血者，一并正规治疗。选择药物以孕激素类药物治疗为主。在药物治疗期间，症状多会得到缓解，但停药仍有复发现象。

（5）已婚无生育要求患者，可考虑放置曼月乐环。其优点是可减少经量、减少甚至解除痛经困扰。但也存在淋漓出血、子宫大者环易脱落等不良反应。有部分患者会因为长期淋漓出血等不适最终放弃可能。

2. 有生育要求患者的个体化管理建议　子宫腺肌症患者常常会导致不孕发生。有生育要求患者，应该做到以下几点：

（1）强调健康生活方式。很多病人因为疾病造成身体、心理、社会等各方面损伤，心理安慰非常重要，要给患者治疗的信心，鼓励患者不要放弃治疗。

（2）可以采用达那唑、孕三烯酮或是 GnRH-a 治疗。一方面可缓解症状，还可以缩小子宫体积，改善内膜形态，促使子宫为接纳胚胎做充足准备。如果是腺肌瘤患者，可试行病灶切除术。术后继续药物控制。

（3）如果合并不孕病史者，可建议去不孕不育专科进一步治疗。原则是 GnRH-a 治疗控制疾病后，尽早进入辅助生育程序。

3. 围绝经期子宫腺肌症患者的个性化管理　围绝经期子宫腺肌症的发病率高，常因月经量增多、经期延长、月经淋漓不净、痛经短期内进行性加重等症状来院就诊。治疗上需要关注的重点是：

（1）是否合并内膜增厚情况。需要超声检查确定内膜厚度，往往会合并内膜增厚导致的月经量增多经期延长。可选择孕激素类药物治疗进行药物性刮宫止血治疗，也可以积极行子宫内膜诊断性刮宫，目的是可以及时止血，同时明确是否有病理性子宫内膜增生症，对后续治疗指明方向。

（2）长期出血患者需要关注是否合并继发贫血，给予积极补充铁剂等辅助治疗。

（3）建议计划生育科咨询考虑放置曼月乐环。

（4）如症状严重，子宫体积增大明显，或合并子宫肌瘤等其他症状，可考虑行子宫切除术。

（四）子宫腺肌症患者的治疗指南

出现痛经进行性加重，月经量增多经期延长等情况，需及时到妇产科专科医院或大型正规医院妇科就诊，该病如果及时就诊，一般都可以通过性价比高的 B 超即可确诊。

第六节　计划生育的个性化管理

（一）就诊场景

患者："医生，我结婚了还不想生孩子，该如何避孕比较好啊？"

医生："一般没有生育打算的话，首先推荐的是避孕套避孕。"

患者："那可不可以吃避孕药呢？"

医生："不建议首选避孕药。"

患者："那么我可不可以用紧急避孕药避孕啊？这样不是很简单吗？只需要在事后临时吃一颗就好了。"

医生："最不推荐的就是这个紧急避孕药了。不仅避孕效果不可靠，还容易引起月经失调。"

患者："哦，那我明白了。谢谢！"

在女性的一生中，尤其是中国的育龄期女性，避孕是不可回避的一个问题。从进入青春期后到绝经期前，长达20、30年的时间，除了正常怀孕生子的1年多到2年（还是准备生二胎者）时间，都需要做好相应的避孕工作。可见指导女性朋友如何做好避孕，选用何种方式避孕以达到最佳的避孕效果，是我们妇产科医生非常重要的一项工作。本章节将会介绍大众最详熟的几种常用避孕方法，并一一阐述。

（二）避孕方式选择及其适用人群

1. 最常用的外用工具避孕方式——避孕套（阴茎套），也称为男性避孕工具。全世界普及的避孕工具，适用于各个阶段的人群避孕。其优点是：（1）适用于所有年龄段有性生活伴侣，无关乎有无生育要求。（2）可以防止性传播性疾病。注意点是：①需要选择大小合适的避孕套。②每次性交时均应全程使用，不可重复使用。③使用前应先行吹气检查是否有漏孔，同时排除囊内空气。④射精后必须在阴茎尚未软缩时马上捏住套口和阴茎一起取出。只要正确使用，其避孕成功率达93%～95%。

2. 最不靠谱的安全期避孕：又称为自然避孕。主要是根据正常女性生殖生理周期来推算排卵日期，然后避开易受孕的排卵期而达到避孕目的。有日历表推测法、基础体温法、宫颈黏液观察法等。但是由于女性内分泌受多重因素影响，情绪、工作压力、环境改变、气候改变都随时会影响排卵日期，因此很难准确算出排卵日，因此失败率极高，不值得推荐和应用。除非有生育要求而不是很急迫，顺其自然者可以采用。

3. 最容易出现月经失调的避孕方式——口服紧急避孕药。

（1）定义：紧急避孕（emergency contraception）是指无保护性生活后或避孕失败后几小时或几日内，妇女为防止非意愿性妊娠的发生而采用的补救避孕法。包括放置宫内节育器和口服避孕药。最常用的是妇女自己口服紧急避孕药。

（2）紧急避孕药：为了更加确保，建议在服药之后的12天内每天再服用一颗常规短效避孕药，然后停药。

但是，临床上经常碰到服用过紧急避孕药的患者来就诊，最多的主诉是"月经提前了，量不多，淋漓不净。"看到这样的患者，如果再问问有没有服用过紧急避孕药，大多都有过服用史。通过检查排除其他器质性引发出血原因后，首先考虑因为避孕药引发月经失调。如果经常服用紧急避孕药避孕，会因为打乱体内内分泌激素的分泌规律，而出现排卵障碍导致月经失调，严重者可导致不孕。因此，不推荐紧急避孕药。

4. 我国育龄妇女的主要避孕措施——宫内节育器。宫内节育器（intrauterine device，IUD）是一种安全、有效、简便、经济、可逆的避孕工具，如果无生育计划或者短期内无生育计划，是一种比较值得推荐的可逆性避孕方法。主要是不仅可以避免长期服药的不方便和应用避孕套带来的不方便，还可以减少因为长期服用避孕药带来的潜在副作用。常用的是活性宫内节育器（第二代IUD），内含有活性物质如铜离子（Cu^{2+}）、激素及药物等，这些物质可以提高避孕效果，减少副作用。可以分为含铜IUD和含药IUD两类。

（1）含铜宫内节育器，在宫内持续释放具有生物活性、有较强抗生育能力的铜离子。是目前我国应用最广泛的 IUD。大众比较熟知的有圆形环、T 形环、V 形环等。表面积越大含铜量越高，避孕效果越好。其临床副作用为点滴状出血、月经失调、腰背酸痛及白带增多。避孕有效率平均在 90% 以上。

1）带铜 T 形宫内节育器（TCu‑IUD）：顾名思义，此环外形为 T 字形，以聚乙烯为支架，在纵臂或者横臂上绕有铜丝或铜套。由于铜丝容易断裂所以放置时间一般为 5~7 年。每一年需要做超声检查环放置的情况。相比铜丝环，含铜套 IUD 放置时间长，可达 10~15 年。如没有异常情况，可考虑直到围绝经期取出。TCu‑IUD 带有尾丝，便于检查及取出。

2）带铜 V 形宫内节育器（VCu‑IUD）。在其横臂或斜臂绕有铜丝，有不锈钢做 V 形支架，两个横臂之间相套为中心扣，外套有硅橡胶管，有尾丝，推荐放置时间为 5~7 年。优点是带器妊娠率低、脱落率低，但因症取出率高。

3）母体乐（MLCu‑375）：同样以聚乙烯为支架，呈伞状，两弧形臂上各有 5 个小齿，具有可塑性。放置时间为 5~8 年。

4）宫铜 IUD：也是常说的圆形环。放置时间可以长达 20 年或终生。可分为大、中、小号，无尾丝。

5）含铜无支架 IUD：又称为吉妮环。为 6 个铜套串在一根尼龙线上，顶端有一个结可以固定于子宫肌层，使 IUD 不易脱落，悬挂在宫腔中。有尾丝，可放置 10 年。

（2）含药宫内节育器：药物储存与节育器内，通过每日微量释放提高避孕效果，降低副作用。目前最常用的是含孕激素的曼月乐环和含吲哚美辛环。

1）曼月乐，化学名为左炔诺孕酮（Levonorgetrel）IUD（LNG‑IUD）：以聚乙烯作为 T 形支架，人工合成孕激素——左炔诺孕酮储存在纵管内，总量 52mg，纵管外包有含聚二甲基硅氧烷的膜控制药物释放，每日释放左炔诺孕酮 20ug。左炔诺孕酮的主要作用是使子宫内膜变化不利于受精卵着床，宫颈黏液变稠不利于精子穿透，一部分妇女排卵抑制，有效率达 99% 以上。主要副作用为出血，表现为点滴出血，经量减少甚至闭经。取器后恢复正常。放置时间一般为 5 年，少数可以到 7 年，含有尾丝。

曼月乐环除了避孕的常规功能外，还有治疗痛经、子宫内膜异位症、子宫腺肌症、月经过多、子宫内膜增殖症等妇科疾病。曼月乐的放置时间选择一般在月经来潮第 3~5 天。

2）含吲哚美辛（indomethacin）IUD：包含含铜 IUD 和活性 γ‑IUD 等。通过每日释放一定量的吲哚美辛，减少放置 IUD 后引起的月经过多等副作用。

5. 口服避孕药：可选择的口服避孕药很多，有紧急避孕药、短效口服避孕药、长效口服避孕药。紧急避孕药已经在前面有所介绍。下面来看看常用的短效口服避孕药。

（1）复方短效口服避孕药：是需要每天服用不可漏服的避孕药，由雌孕激素组成的复合制剂。雌激素成分为炔雌醇，孕激素成分各不相同，构成不同配方和制剂。在月经第一天开始服用，每天一颗，如果严格按照每天一颗的剂量不漏服，避孕效果非常好，基本达 100%。但是实际避孕失败率却在 3%~9% 之间，表明事实上能够坚持每天或按时服用仍然是个问题。高达 60% 的复方口服避孕药（COC）使用者表示曾不规范使用避孕药，包括漏服或延迟开始新的周期用药。其避孕原理主要是通过雌孕激素来抑制正常的排卵。除了避孕作用以外，口服避孕药还可以治疗痤疮、月经不调、内膜异位症等。目前常用的妈富隆、优思明、达英‑35 都是安全性高的避孕药。主要的副作用是体重增加（优思明因为有屈螺酮不会导致水肿，因此不引起体重增加）、还有下肢静脉血栓的发生率。口服避孕药避孕成功的关键在于每天按时服用，不可漏服。如果漏服，第二天需马上补服一颗。如果漏服2天，需要采取其他措施避孕。

SOGC委员会关于漏服复方口服避孕药的补救方法建议，如图8-6-1：

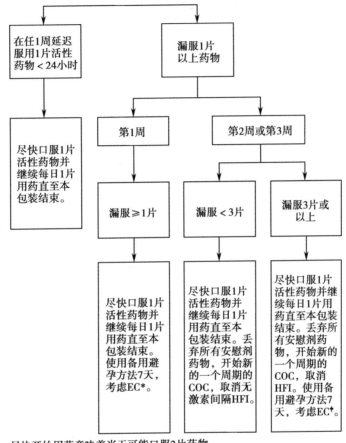

尽快开始用药意味着当天可能口服2片药物。
*5天内有无保护性生活。⁺如果反复或持续漏服。

图8-6-1　SOGC委员会关于漏服复方口服避孕药的补救方法建议

（2）复方长效口服避孕药：有长效雌激素和人工合成孕激素配伍合成，服药一次可以避孕一个月。避孕有效率达96%~98%。但是因为激素含量大，副作用较多，如类早孕反应、月经淋漓不净等月经失调，目前不常用。

除了以上常用的各种避孕方式外，还有皮下埋植剂、长效避孕针等，但都不常用。

（三）避孕失败的补救措施

人工流产、药物流产是避孕失败的常规补救措施。两种方法使用的人群也有不同。药物流产一般用于妊娠≤49天、年龄<40岁、近3个月无口服性激素类药物、不适合人工流产的健康妇女。人工流产适用于妊娠10周内要求终止妊娠而无禁忌证，或者由于自身某种严重疾病不适宜继续妊娠者。但无论人工流产还是药物流产，都不能作为常规避孕方法，而只是迫不得已的补救。对身体或多或少有伤害，最重要的是要做好避孕措施，尽可能避免非意愿妊娠的发生。

人工流产术可能导致的并发症有：

1. 出血。

2. 子宫穿孔。

3. 人工流产综合征：手术时由于疼痛紧张或局部刺激，导致受术者在术中或术毕出现恶心呕吐、心动过缓、心律不齐、面色苍白、头昏、胸闷、大汗淋漓，严重者可出现血压下降、昏厥、抽搐等迷走神经兴奋症状。

4. 漏吸或空吸。

5. 吸宫不全。

6. 感染。

7. 羊水栓塞。

8. 宫腔粘连。

9. 宫颈粘连。

10. 慢性盆腔炎。

11. 月经失调。

12. 继发不孕等。

（四）不同时期避孕措施的个性化选择

不同时期的避孕选择有所侧重。避孕方法知情选择是计划生育优质服务的重要内容。育龄期妇女需要根据自身特点选择适合自己的避孕方式。建议有这方面需求的女性可以到专科医院的计划生育门诊咨询。

1. 新婚期

（1）原则新婚夫妇尚未生育，可选择使用方便、不影响生育的避孕方法。

（2）选用方法复方口服避孕药、男用阴茎套，一般不建议放置宫内节育器。不建议安全期避孕、体外排精及长效避孕药。

2. 哺乳期

（1）原则不影响乳汁质量及婴儿健康。

（2）选用方法男用阴茎套为哺乳期的最佳避孕方法。可在子宫已经恢复正常大小并没有愈合不良情况下，放置宫内节育器。不建议用口服避孕药，不建议安全期避孕。

3. 生育后期

（1）原则可选择长效、安全、可靠的避孕方法，减少非意愿妊娠的发生。

（2）选用方法可以根据自身情况考虑使用合适自己的避孕方法。

4. 绝经过渡期

（1）原则围绝经期仍有排卵可能，还需要坚持避孕，可以选择外用避孕药为主的避孕方法。

（2）选用方法可采用男用避孕套。宫内节育器如果没有不良反应，可以继续使用，一直到绝经后半年取出。40岁以后不建议使用复方口服避孕药。因为围绝经期排卵时间无法确定，不建议安全期避孕。

第七节　产科个性化医疗健康管理服务

妇女一生中重要的事情好多，其中"生孩子"是最重要的吧！不想怀孕的时候老是意外怀孕，到了想怀孕又偏偏怀不上；好不容易怀上了，怎么又有流产的迹象；怀孕了，各种的不舒服出现了，长长的孕期怎么熬；终于到了足月，有点出血了，肚子痛了以为临产了，一次次跑医院，到了医院又不痛了，咋就这么煎熬呢；还有各种担心：宝宝健康吗？选择怎么生孩子，顺产，很痛的，选择横竖一刀剖宫产吧，可是剖宫产那么多并发症，好怕怕！分娩后如何继续美丽动人？怀孕以后身体会发生各种各样的变化，有好的，也会有不好的。会出现各种各样的不适：有人会失眠，有些人会满嘴都是怪味道，有人会腰酸背痛的，老是肚子不舒服，有些人会对百依百顺的老公横看不顺眼，竖看不顺眼，甚至都产生了抑郁的倾向，不断地折磨老公，家人，成了"刺猬"。

事实上怀孕后真的会有各种的不舒服，有很多不舒服都是生理性的，不用太在意。很少人是没怀孕之前浑身不舒服，怀孕后变得浑身舒服了，这简直就是买彩票中了头奖。常见的不舒服有：恶心呕吐，水肿，失眠，发皮疹，湿疹，腰疼，腿抽筋，肚子不舒服，小便次数多，痔疮，甚至有胸闷，头晕，心跳快。这种不舒服是正常的"不正常"，多数不需要药物治疗。但如果孕期症状加重，有异常的阴道出血，阴道分泌物多，甚至有水样液体流出来，血压高了，头昏头痛，眼花，全身皮肤瘙痒，尤其是手心脚心痒等等，影响到正常的工作和生活，就需要去看相应的专科医生了。那么我们可不可以通过一些预先的自我管理，减少这些不适的发生，使大家都能顺利度过呢？这是本章想要为你解决的问题。

一、先兆流产

（一）就诊场景

患者：医生我月经没来，自己验了小便显示怀孕了，人家都说怀孕了要来医院检查激素，不检查有可能流产的，我要抽个血。

医生：第几次怀孕，有没有流产过？怀孕前有没有检查过？月经超过多少天，有没有出血，肚子痛呀？

患者：第一次，没流产过，怀孕前检查都好的。月经才超过 3 天，没有出血，但有时候有下腹吊吊牢的感觉。

医生：肚子吊吊牢有没有规律性呢？一天有几次，连续的？持续多少时间呢？

患者：没有。过几天会有一次，没有规律的。

医生：你现在来查 B 超啥都做不出的，没有肚子痛，没有出血，第一次怀孕完全可以不用现在检查，有症状了再来好了。血 HCG 要动态监测，但你没有流产症状完全可以不检查。现在回去注意补充叶酸，原来该干嘛就干嘛，不用急于现在检查的。

患者：那网上，我小姐妹都说要抽血化验孕酮的，否则要流产都不知道，如果不好么，我早点吃药补充，免得流产。

医生：如果您原来有自然流产情况，那是要检查的，你现在是自然怀孕的，又是第一胎，完全可以暂时不检查的，到孕 55 天左右来做个 B 超，确认妊娠天数。如果这期间有异常情况，比如有阴道出血，有肚子痛，才需要进一步检查的。

患者：医生，你还是给抽个血查一下吧，这样我放心。

医生很无奈的开了化验单。

这是妇科门诊常见的问答，确实怀孕之后，孕妇担心最多，困惑最多，就是怕流产。有人月经超过一天就到医院检查，怕流产；有人怀孕了就睡床上，停止所有活动保胎；有人一怀孕就到医院求医生开病假，以为上班就会导致流产；还有很多孕妇为了怕流产，目前常做的方法是一怀孕就到医院检查孕激素，用孕激素水平来指导早孕保胎，甚至有内行人也这么做。那么真的有这么高的流产率吗？测孕激素用孕激素来指导保胎有用吗？卧床休息，不活动真的可以保胎吗？甚至还有各种更不靠谱保胎手段，如吃胎盘啥的，但真的有用吗！

医学上将妊娠期的全过程分为：早孕期（第13周末前），中孕期（第14到27周末），晚孕期（第28周及其后）。妊娠12周前的称为早期自然流产，妊娠21至不足28周的称为晚期自然流产。80%的自然流产为早期流产。早孕期的流产最常见的就是停经后有阴道出血，常会伴有腹痛。想了解流产先聊聊流产的原因。

（二）流产的原因及分类

先告诉大家一些关于怀孕和流产的一些基本事实：临床妊娠早期流产率为10%～15%，在早期流产中，还有一部分约为隐性流产，也就是生化妊娠。生化妊娠就是在怀孕的极早期流产就发生了，女性自己都不知道，可能一点表现都没有，顶多是月经略推迟几天，月经量稍微多一些而已。如果加上生化妊娠，胚胎着床后有1/3流产了。怀孕其实是一个试错的过程，也是一个自然选择和自然淘汰的过程。50%～60%的流产都是胚胎染色体异常的原因，也就是说老天爷早安排好了，优胜劣汰，不好的胚胎就自然流产了，这就是自然规律。其他的原因有母体因素，包括生殖器官的解剖结构异常、自身免疫因素、感染因素、内分泌因素、原因不明因素（包括血栓倾向等），其中真正是黄体功能不全引起孕激素水平缺乏导致的流产所占的比例很小。

流产又分为以下几个临床类型：先兆流产，难免流产，不全流产，完全流产。有3种特殊情况：稽留流产、复发性流产、流产合并感染。大家最担心的是复发性流产。同一性伴侣连续发生3次及3次以上的自然流产，就称为复发性流产。早期复发性流产常见的原因是胚胎染色体异常，免疫功能异常，黄体功能不全，甲状腺功能低下等；晚期复发性流产常见原因是子宫解剖异常，自身免疫异常，血栓前状态等。所以只有复发性流产，才需要进一步检查原因。第一次的自然流产，千万不要紧张，担心。

（三）流产的主要表现

流产的主要表现就是停经后阴道出血和腹痛。怀孕后，第一个表现就是有停经，当月经周期都规则的妇女，出现月经延期了，首选就应想到是不是怀孕了。一旦停经后出现阴道出血，应考虑是否有先兆流产了。如果有以上的情况发生，都应该到医院去检查。因为不仅仅是流产才会阴道出血，还有一个疾病叫异位妊娠，也会在停经后有腹痛，阴道出血，如果患了异位妊娠，必须及时治疗。因为异位妊娠一旦出现腹腔内大出血就会有生命危险的。诊断自然流产与异位妊娠一般不困难，通过B超检查，随访血HCG，孕酮的检查可以帮助鉴别。

（四）孕前如何预防流产

那么说了这么多的自然流产的原因，我们该怎样预防出现流产呢？

1. 做好备孕计划　建议大家不要等大于35岁再考虑怀孕生孩子的事。很多妇女发现当年龄超过35岁之后，受孕比之前想象的要难。随着年龄增长，某些疾病出现的可能性增大，并可直接导致一些不孕的问题，胎儿发生染色体疾病的风险也大大提高。很多夫妇想等到完美的时间再生孩子——如物质、职业和关系情况都毫无瑕疵的时候。尤其是现在好多白领，工作压力大，为了事业放弃了怀孕生孩子，甚至怀孕了还做流产。而多次甚至一次的人工流产对子宫都是有伤害的，会导致不孕，今后前置胎盘，胎盘粘连，宫腔粘连，产后出血的发生率都会增加，如果你没有近期怀孕的打算，请做好避孕。避孕方法有很多，如口服短效避孕药、避孕套、放环等。对于没有生育过的妇女，首先建议选择口服短效避孕药。口服短效避孕药是指每天吃一粒的，连续吃21天的那种，绝对不是事后吃的那种！现在的避孕药失败率低，激素含量少，药物副作用少，而且停药恢复一次月经后就可以怀孕，可以很好保护女性朋友们，大家可以放心选择。另外避孕套也是可以选择使用的方法。但是必须正确使用，做到全程，每次都用。放环适合没有生育要求女性使用。而紧急避孕药只有在避孕失败情况下，如避孕套破裂时才用，并且一个月经周期里只能使用一次，用药后每次的性生活必须严格使用避孕套避孕，最好不要性生活。紧急避孕药对月经周期的影响较大，真的避孕套破裂了采用。亲们，千万不要相信"安全期"的说法，安全期是根据下次月经时间算出来的，谁又可以保证下次的月经肯定如期来呢？所以"安全期"的说法是个传说。避孕做好了，避免了不必要的人工流产，自然也保护了你的子宫，当你想要怀孕了，可以放心的怀孕，也不怕内膜薄，怀不上的事了。

2. **孕前做好检查**　即使你认为自己的身体很好，你也要考虑在尝试受孕之前去拜访你的医生。这一拜访可消除你的疑虑，并让你的医生在你尝试受孕之前有机会检查你身体情况，以便做出正确的营养健康指导。通常，孕前检查的内容包括常规的妇科检查、宫颈刮片、妇科B超、基础的体格检查、计算体重指数BMI。$BMI = 体重（kg）/身高（m）^2$。了解你身体的现状、感染的检测、甲状腺功能的检查、遗传咨询。妇科检查不仅可以及早发现子宫的异常，还可以了解宫颈情况，避免孕期因为宫颈因素的阴道出血。如果有基础疾病存在，需要用药物治疗，或者你已经在用药物，可以确认所使用的药物对妊娠的安全性，是否需要换用更合适的药物。很多妇女因为害怕药物可能是有害的而停止服用处方药物，而事实上这些药物对她们的健康非常重要因此也对胎儿的健康很重要。遗传咨询需要了解你的家庭中或者你的伴侣的家庭中是否有严重的遗传性疾病，很多情况下，你能够通过检查来判断你的孩子是否存在患病风险。感染检测包括那些可能影响妊娠或者胎儿的感染进行检查。推荐进行HIV和乙型肝炎的检查、TORCH检查。

3. **饮食与营养**　如果你想要怀孕，健康饮食是很重要的。你需要补充摄入叶酸（400μg/d）以降低孩子的神经管缺陷的风险。如果你存在体重的问题，应该在怀孕前加以解决。管住嘴，迈开腿，把体重控制好，做好锻炼，使身体在一个很好的状态。规律生活，减少夜生活，老公要戒烟戒酒，夫妻双方可以补充复合维生素。并且改变不良的生活习惯及生活方式，避免高强度的工作、高噪音环境和家庭暴力。保持良好的心态可以预防孕期和产后心理问题发生。

4. **怀孕后如何防流产**

（1）生活方式：怀孕了，家里人尤其长辈们会让你多吃少动，这不行，那不能的。其实对于女性来讲，怀孕是对身体健康状况的一次大考，在饮食和生活方式上照顾好自己是最重要的事，这对你和孩子都好。我想强调的是每个女性和每次妊娠都存在个体差异，因此观察自己身体的变化也很重要，这是保护肚里宝宝健康成长的自然方式。不管怎样，猛的去改变你的生活方式确实没有必要。你可以继续上班，锻炼，就如你怀孕那样享受生活，只需要在你觉得疲惫时稍微减慢你的生活节奏。怀孕期间如果没有适度的活动，反而会使新陈代谢差、体力下降或使热量无法消耗而发胖。孕期适当的运动或活动，可以增加妈妈的心肺功能以及肌耐力，不管对胎儿或是妈妈都是非常好的。

（2）孕期营养：早孕期需要的营养素与孕前基本相同，营养最要补充的就是叶酸，可以预防胎儿神经管畸形，可以继续服用叶酸至孕3个月。其他没有必要多补充。应该膳食清淡、适口；少食多餐；保证足够富含碳水化合物的食物；戒烟、禁酒。多吃蔬果预防便秘。几乎是多数孕妇都可能遇上便秘的困扰，主要是因为怀孕期间增大的子宫压迫而影响肠胃，使蠕动减少。荷尔蒙分泌的改变，也是孕妇便秘的原因之一，而有些孕妇在怀孕期间，活动量减少，也使得便秘问题越来越明显。怀孕期间每日都要摄取足够的蔬果以及水分。要保持适当的活动以增加身体的循环及肠胃蠕动。如果便秘非常严重时，要找医师给予合适的药物，千万不可自己乱服泻药。排便时也要注意力道，以免发生早产危险。

（3）孕激素的作用：有很多孕妇为了怕流产，目前常做的方法是一怀孕就到医院检查孕激素，用孕激素水平来指导早孕保胎。这不光是外行人，就是内行人也是这么做的。其实我们不推荐常规测定孕激素水平指导早孕保胎。

临床上检测孕激素水平的理由是流产的一个原因是黄体功能不全，黄体功能不全会导致孕激素水平低，进一步导致流产。如果及时发现，可以补充孕激素，防止流产的发生。

事实上由于黄体功能不全导致流产的比例很小，而且黄体功能不全诊断的黄金标准是在黄体中期进行子宫内膜活检，事实是真的采用黄金标准进行诊断的病人很少。因此有人提出检查孕激素水平来判断黄体功能，但是这种方法并不可靠。原因是：正常妊娠的孕激素水平波动范围很大；孕激素水平低更多的可能是胚胎发育不良的结果，而不是导致要流产的原因；诊断为黄体功能不全的患者中，有一半人的孕激素水平是正常的；在早孕期，孕激素的来源有两个，一个是黄体分泌，另外一个是滋养细胞分泌，因此无法判断水平低是哪个原因造成的。

因此，不推荐常规测定孕激素水平指导保胎。当然，不能一概否定检测孕激素的作用，在检查 hCG 阳性后，B 超未发现妊娠证据时，或者有先兆流产迹象时检测孕激素水平对于判断妊娠的预后还是有帮助的，低水平的孕激素意味着流产和宫外孕的可能性比较大。但是检测孕激素的目的绝对不是为了补充黄体酮。

2013 年发表的关于孕酮预防流产的最新综述的结论是：应用黄体酮（无论是肌注还是口服）预防流产是无效的；对于三次或以上的连续自然流产，经验性地补充黄体酮可能会有益处，但是这需要大样本多中心的研究来进一步证实。WHO 也不推荐应用黄体酮保胎。当然，在少数情况下，还是需要补充黄体酮的，例如早孕期因故手术切除黄体的病人和部分因手术操作导致黄体酮水平下降的 IVF 病人。

（4）心情愉快很重要。母亲与胎儿是一体的，当母亲心情平和、愉快时，身体就会保持健康、平稳的状态。相反地，如果母亲情绪激动，心跳会加快、血流也会改变，腹中的胎儿间接也会感受到母亲的情绪变化。现今有越来越多的人重视胎教的重要性，专家们认为，如果母亲能保持愉快的情绪，期待胎儿的降临，那么整个孕产过程会比较顺利，也能生下健康、好脾气的宝宝。

（五）发生先兆流产了怎么办

如果真的出现先兆流产的情况，那请你一定要到医院就诊，医生会根据你的实际情况，给出治疗。医生会根据你的情况用药物保胎，这时候要注意禁忌性生活，清淡饮食，尤其要注意保持好的心态，要知道真的保不住的胎是大自然在帮你选择呢，不好胎儿不让他出生，所以要安定情绪，增强信心。

一般先兆流产不用住院治疗，并且不推荐绝对卧床休息。卧床休息不但对保胎没有好处，反而会有副作用出现，比如血栓栓塞的风险，骨质流失的风险，长期的卧床还会导致肌肉不协调，肺功能失调，心理挫折，家庭压力等并发症，所以卧床休息可以"休"了。

经过治疗两周，需要到医院复查，进行 B 型超声检查及 hCG 测定，了解胚胎状况，如果胚胎停止发育，应及时终止妊娠。如果症状不见缓解或反而加重者，提示可能胚胎发育异常，先兆流产会发展到难免流产，不全流产，完全流产时，流产已经不可避免，应该尽快清除子宫内胚胎及胎盘组织。临床上碰到有些病人会不相信医生的终止妊娠建议，坚持的保胎，结果导致了阴道大量出血，反而增加了对身体的伤害。还有人为了保胎，一直卧床休息，生怕下床活动了就会导致流产，吃喝拉撒都在床上，结果导致下肢肌肉萎缩，走路摇摇晃晃的，但还是没保住胎。因此保胎必须在医生的建议下进行，不要盲目的保胎。如果保胎失败，大多数都是由于胚胎质量不好的原因，应该保持良好的心态，好好休养，为下一次生个健康宝宝做好准备。

（六）自然流产后要注意事项

1. 休息：注意休息，当然不是卧床休息了，可以下床活动，逐渐增加活动时间。半月内不要从事重体力劳动和下冷水劳动，避免受寒。注意增加营养，增强机体对疾病的抵抗力，促进受损器官的早日修复。

2. 保持外阴清洁，严禁夫妻生活，最好在下次月经恢复前不要有性生活，过早的性生活易造成急性子宫内膜炎、盆腔炎，还可继发不孕。要注意保持外阴部的清洁卫生，所用的卫生巾等用品和内裤要勤洗勤换，术后半月内不要坐浴，不要洗盆浴，以免引起感染。

3. 如果阴道流血超过一周以上，甚至伴有下腹痛、发热、白带混浊有臭味等异常表现，就应及时到医院复查诊治。

4. 必须做好避孕，卵巢和子宫功能逐渐恢复，卵巢按期排卵。如果不坚持做好避孕，很快又会怀孕。

二、妊娠期糖尿病

（一）就诊场景

患者：医生我是孕 26 周来建大卡，上次开了好多化验单，我都查好了，结果也拿了，但是有好多箭头，究竟正常不正常，要不要紧？

医生：看了化验单，说：你有妊娠期糖尿病，要控制饮食了。

患者：可是医生我已经很注意控制了，油腻的都不吃的，还每天散步，为啥还有糖尿病呢？

医生：油腻的不吃，你怀孕前体重多少？看看你现在体重多少？吃的不多，还运动的不会这样的，你的饮食结构肯定不对，运动方式也肯定不对的。

患者：那我应该怎么办呢？

妊娠期糖尿病是妊娠期间最常见的一个产科并发症。现在的诊断标准放宽使很多产妇都被诊断为妊娠期糖尿病，但事实上大多数的妊娠期糖尿病没有这么可怕，通过自我管理完全可以避免发生，即使发生了妊娠期糖尿病，通过良好的自我管理可以减少糖尿病并发症的发生。

（二）妊娠期糖尿病的诊断

对妊娠合并糖尿病中 80% 以上为妊娠期糖尿病，随着妊娠进展，妊娠早中期孕妇血糖水平逐渐降低，妊娠中晚期孕妇对胰岛素的敏感性下降，此时若胰岛素代偿性分泌不足，易发生妊娠期糖尿病。妊娠期糖尿病临床表现常不典型，75 克葡萄糖耐量实验是主要的诊断方法。首次产检时应明确是否存在妊娠前糖尿病，如果空腹血糖 ≥7.0mmol/L，伴有典型的高血糖或高血糖危象症状，同时任意血糖≥11.1mmol/L，糖化血红蛋白≥6.5%诊断糖尿病合并妊娠。一般建议在妊娠24～28周以后（孕期未定期产前检查者），对所有尚未被诊断为糖尿病的孕妇，进行75g葡萄糖耐量试验（OGTT）。妊娠期糖尿病的诊断采用75g葡萄糖耐量试验，若空腹及餐后1小时、2小时血糖值分别为：5.1mmol/L、10.0mmol/L、8.5mmol/L，任何一点血糖值达到或超过上述标准即诊断妊娠期糖尿病。检查前注意前三日正常体力活动及饮食，检查期间禁坐、禁烟，前一日晚餐后禁食至少8小时，至次日晨，最迟不超过9小时。检查时，5分钟内口服含75g葡萄糖的液体300ml，抽血时间从开始饮用葡萄糖水计算。

（三）妊娠期糖尿病的高危因素

主要的高危因素有年龄≥35岁，肥胖（BMI＞25）、糖耐量异常、有多囊卵巢综合征；有糖尿病家族史；有不明原因的死胎、死产、流产、巨大胎儿、胎儿畸形和羊水过多史及前次妊娠有妊娠期糖尿病；本次妊娠在妊娠期发生胎儿大于孕周、羊水过多、反复外阴阴道假丝酵母菌病者。而孕期若出现三多症状（多饮、多食、多尿），孕期体重增加过快，都应该提高警惕。

（四）妊娠期糖尿病的危害

1. 对孕妇的危害

（1）自然流产率、发生率增加，可达15%～30%，多见于血糖未及时控制者。

（2）羊水过多发病率10%，为一般孕妇的20倍。

（3）易并发妊娠期高血压疾病，为普通产妇的3～5倍，尤其是糖尿病并发肾病时，妊娠期高血压病的发生率高达50%以上。

（4）易并发感染，以泌尿系感染最常见，其他的还有外阴阴道假丝酵母菌病、肾盂肾炎、无症状性菌尿、产褥感染、乳腺炎等。

（5）巨大儿发生率明显增高，这会导致难产、产道裂伤、手术产儿率高，且能量代谢障碍往往可导致宫缩乏力、产程异常。

（6）血糖控制不佳，尤其是酮体增加，易发生致死性并发症。

2、对胎儿的危害

（1）胎儿畸形发生率为正常孕妇的7～10倍，约6%～8%，最常见的是胎儿心血管异常，其次为中枢神经系统、骨骼肌肉系统、泌尿生殖系统、消化系统等异常。

（2）巨大儿发生率高达25%～42%。

（3）胎儿生长受限，发生率为21%。

（4）新生儿出生后呼吸窘迫综合征发生率增加，且出生后脱离高血糖环境后，易发生低血糖。

（5）妊娠期糖尿病孕妇下一代的生长发育也构成严重危害，糖尿病宝宝成年后肥胖和糖尿病的发生率也高，甚至持续终身。

（五）糖尿病的治疗

健康教育、饮食控制、运动、胰岛素、药物治疗。大多数的妊娠期糖尿病患者经合理饮食控制和适当运动治疗，均能控制血糖满意范围。

1. 饮食控制　少量多餐，每日分5～6餐，早餐占10%～20%，中餐占20%～30%，晚餐占30%，各种加餐占30%。

2. 糖尿病能否妊娠　首选要确定糖尿病严重程度。未治疗的D、F、R级糖尿病一旦妊娠，对母儿危险均较大，应避孕，不宜妊娠。器质性病变较轻，血糖控制良好者，可在积极治疗，严密监护下继续妊娠。

3. 分娩时机及方式　一般不需要胰岛素治疗的 GDM 孕妇，无母儿并发症的情况下，39 周左右住院，严密监测到预产期，未自然临产者采取措施终止妊娠。妊娠前糖尿病和需要胰岛素治疗的 GDM 者，如血糖控制良好，孕 37～38 周收入院，严密监测下，妊娠38～39 周终止妊娠；血糖控制不满意者及时入院。有母儿并发症者，血糖控制不满意，伴血管病变、合并重度子痫前期、严重感染、胎儿生长受限、胎儿窘迫，需要及时住院，严密监护下，适时终止妊娠。糖尿病不是剖宫产指征，但是糖尿病伴血管病变及其他产科指征，血糖控制不好，胎儿偏大，既往有死胎、死产者，可剖宫产。

4. 孕期检查应注意的内容

（1）孕妇血糖监测：一般采用毛细血管血糖测定方法。一般 GDM，每日 4 次包括空腹及三餐后 2 小时；若血糖控制不良或不稳定者以及孕期应用胰岛素者，每日 7 次，包括三餐前，三餐后 2 小时及夜间血糖。血糖控制稳定者至少每周进行一次每日 7 次的血糖监测，根据血糖监测结果及时调整胰岛素的用量。

妊娠期血糖控制满意：孕妇无明显饥饿感，空腹 3.3～5.3mmol/L，餐后 4.4～6.7mmol/L，餐前 30 分钟同空腹，夜间同餐后 2 小时。

血糖化血红蛋白的测定：这可以反映取血前 2～3 个月的平均血糖水平，可作为糖尿病长期控制的良好指标。尿糖：妊娠期间尿糖阳性并不能真正反应患者的血糖水平，仅供参考。尿酮体：检测尿酮体有助于及时发现孕妇摄取碳水化合物或热量不足，血糖控制不理想应及时监测。

（2）孕妇并发症的监测

1）妊娠期高血压监测：每次孕期检查都要监测血压及尿蛋白，一旦并发高血压，按高血压处理原则处理；

2）羊水过多及其并发症的监测：注意宫高的增加情况及子宫张力高低，体重变化，如异常及时进行 B 超了解羊水量；

3）酮症的监测：出现不明原因的恶心、呕吐、乏力、头痛甚至昏迷者，注意孕妇的血糖，尿酮体，必要时进行血气分析；

4）感染的监测：注意有无白带增多、外阴瘙痒、尿急、尿频、尿痛及腰疼等表现，定期进行尿常规检测。

5）糖尿病伴有微血管病变合并妊娠者应在妊娠早、中、晚三个阶段进行肾功能、眼底检查和血脂检查。

（3）胎儿监测

1）胎儿发育异常的检查：在孕中期应用超声对胎儿进行产前筛查，尤其要注意检查中枢神经系统和心脏的发育。

2）胎儿生长速度的监测：孕中、后期应每月一次超声检查，监测胎儿发育、了解羊水量以及胎儿血流情况等。

3）胎儿宫内发育状况的评价：孕 32 周起，自数胎动，每周一次 NST，必要时超声多普勒检查了解脐动脉血流情况。

（六）妊娠期糖尿病预防

合理的饮食控制及适当的运动，既可以保证妊娠期间的热量及营养需要，又要尽可能避免餐后高血糖及饥饿性酮症的出现，保证胎儿正常发育，避免巨大儿的发生。

1. 妊娠期糖尿病的饮食 糖尿病的治疗中，放在首位的就是健康饮食了，那么怎么吃才是健康的呢？孕期营养不是营养素的种类发生变化，只不过在需求量发生变化而已，各种营养素之间是一种相互制约的，要维持一种动态的平衡，某一类过多了，破坏了这个平衡就可能对健康起阻碍的作用，所以营养就是双刃剑，如果达到平衡，对健康就会有促进作用。

在营养学基本知识中要特别注意吃进去的食物怎么来估计。膳食指南，膳食宝塔，上面都有食物的量，如果没有特殊注明的话，在各种科普书上，各种营养书上看到的都是指原材料的重量，是指生重。建议大家备用一些食物的量具，比如家庭式厨房秤，量杯、抽油壶、量勺等。评估能量是不是够，最简单和直观的指标就是体重，较理想的增长速度早孕期 1~2kg，最多不超 2kg，中孕期及晚孕期每周增长 0.3~0.5kg，肥胖者每周增长 0.3kg，总增长 10~12kg，肥胖者增长 7~9kg。体重不足的，孕前你是瘦的，在孕期你可以多长一点，孕前超重肥胖的，那你就少涨一些。体重监测的方法，清晨排空大小便，穿同样的衣服，赤着脚来进行体重的测量，这样每周你才能看出一个变化的趋势，一定要注意这些细节的问题。

不同时期孕期需要营养的特点由胎儿生长发育的规律决定的。孕早期营养不需要增加多少，强调质，早孕是流产的高危期和敏感期，胎儿的生长速度非常缓慢的时期，每周差不多才 1g 左右，这个时候不需要补充营养，不需要多吃，只需要补充叶酸可以预防神经管畸形，如果孕吐反应严重，可以补充孕期复合维生素。16 周以后细胞分裂和体积增大，每周增长 85 克，每天 10g 左右了，需要全面的营养支持和呵护。到了 28 周，平均每周增长 200g，最后的三个月进入了一个快速的生长期，我们更需要一个全面平衡的营养，避免营养的流失和过多。孕中晚期每天平均增加 200kcal。200kcal 相当于多少食物呢？喝 500ml 牛奶就差不多 130kcal，一个鸡蛋就差不多 90kcal。蛋白质，脂肪，糖类在人体氧化后可以产生热能，应按照适当比例进食。其中蛋白质占 15%，脂肪占 20%，糖类占 65%。

蛋白质：孕期需要增加，早孕期增加 5 克，孕中期增加 15g，孕后期每天增加 25g，优质蛋白质来源于肉类，牛奶，鸡蛋，奶酪，鸡肉和鱼。动物性蛋白应占到蛋白总摄入量的一半以上。举个例子，一个鸡蛋差不多 60g，两个鸡蛋可为你提供 15g 的蛋白质，500ml 奶可提供 15 克的蛋白质，可见孕期需要补充的食量并不多，学会这些可以帮助你很好的控制体重，同时保证胎儿的营养。

脂肪：有的孕妇是特别不敢吃高脂肪的食物，怕体重增加过多，有的孕妇对体重毫不在乎，这两种极端都不科学。优质的脂肪对胎儿的脑神经和神经纤维的发育也是非常重要的，脂肪的供热比要达到 20%~30%，其中饱和脂肪、单不饱和脂肪、多不饱和脂肪酸分别小于 10%，相对来说单不饱和脂肪酸脂量是比较好的，它可以降低低密度脂蛋白胆固醇——不好的胆固醇，增高好的胆固醇。看看它的主要来源，橄榄油、野山茶油，好的橄榄油和野山茶油单不饱和脂肪酸可以高达 80% 以上。要控制饱和脂肪酸，饱和脂肪酸是双刃剑，低密度脂蛋白及高密度脂蛋白都增高，但以增高的不好的低密度脂蛋白为主，全脂的牛奶、黄油、巧克力、干酪冰淇淋、红肉、椰奶、椰子油含饱和脂肪酸。所以孕妇尽量喝低脂奶。

钙：孕晚期有 30g 的钙通过胎盘转移给胎儿，钙的主要来源，奶、虾皮、芝麻酱、蔬菜，孕早期同孕前，孕中期 1000mg，孕晚期和哺乳期推荐量是每天 1200mg。500ml 牛奶可以提供 600mg 的钙，老豆腐 150g 含 250mg 钙，虾皮 5 克含 50mg 钙，蛋类 75g 含 50mg 的钙，100g 的鱼虾类食品含 50mg 钙，所以指导了吃的食物中大致的钙量，再适当补充点就够了。补钙的注意事项，不空腹吃，但是胃不好的人不要选择碳酸钙类制剂。

铁：严重的铁缺乏会影响胎儿个体的发育，它的主要来源：肝脏、瘦肉、血豆腐、黑木耳、芝麻酱等等，建议选择胆固醇含量和维生素 A 含量不太高的食物，食物中的铁补充很难达到，建议通过补充铁剂来达到目的。

锌：锌是非常重要的一个营养素，是蛋白质和酶的组成部分，对胎儿生长发育很重要，含锌高的食物有牡蛎、肉、坚果，鱼类。

碘：严重的碘缺乏会影响孩子身体智力的发育，建议孕期服用含碘食盐就可以补充到适量的碘。

叶酸：孕早期有预防神经管畸形，促进胎盘形成，孕早期建议 0.8mg，过了 12 周以后，可以换成多维片，至少还是 0.4mg 的叶酸。

膳食纤维：可以预防孕期便秘，分为可溶性和不可溶性两种，不可溶性主要在谷物的髓核里面，可溶性的燕麦、水果的果胶、海藻中的藻胶、魔芋等制品，超重的肥胖的糖尿病的孕妇，多囊卵巢综合征的孕妇要重视膳食纤维的摄取。

2. 孕期运动　孕期的适度运动，可以控制体重过度增长，不仅适用于糖尿病孕妇，也使用于没有糖尿病的孕妇进行。适度运动可以保证母亲的健康。

（1）孕期运动对母亲的好处：适度运动有助于自然分娩。运动可以改善母体内的血液循环，增加肌肉组织的营养，使肌肉储备较大的力量。可以预防母体缺钙。可以缓解孕期疲劳。适度运动能够改善睡眠、缓解紧张情绪、减轻下肢水肿、静脉曲张、便秘等症状。可以让孕妇快速适应孕期反应。适度运动能够增强神经系统功能的协调性，帮助母体尽快适应妊娠期间发生的一系列变化。同时增进食欲，增加营养，为肚子里的宝宝提供丰富的营养，积攒充足的体力以便顺利分娩。适度运动还有助于产后迅速恢复身材。

（2）适度运动对胎儿的好处：可以促进胎儿发育。适度运动可以促进母体的血液循环，增加氧气的吸入量，从而提高血氧含量，加速羊水的循环，进而刺激胎儿大脑、感觉器官、循环和呼吸功能的发育。有助于胎儿健康。适度运动可以加速母体的新陈代谢，促进血液循环，增强神经和内分泌等各项系统的功能。提高孕妇的抗病能力，有利于胎儿正常生长。

（3）孕期最佳锻炼方式介绍

1）散步：对孕妇来说，散步是最好的增强心血管功能的运动。散步可以保持健康，不会扭伤膝盖和脚踝。可以在任何地方散步，除了一双合脚的鞋外，不需要借助任何器械，而且在整个怀孕期间，散步都是很安全的。

2）游泳：游泳是孕期最好、最安全的锻炼方式。游泳可以锻炼大肌肉群（臀部和腿部肌肉），对心血管也很有好处，而且可以让身形日益庞大的孕妇在水中感到自己的身体不那么笨重。

3）低强度的有氧操：可以在固定的时间保证有规律的锻炼。但必须参加专门为孕妇开设的课程，在专业教师指导下进行。

4）跳舞：跳舞能促进身体的血液循环。可以在自己家里舒适的客厅中跟着自己最喜欢的音乐起舞，也可以参加舞蹈班，但是，要避免跳跃或旋转等剧烈动作。

5）瑜伽：瑜伽可以保持肌肉张力，使身体更加灵活，而且关节承受的压力也很小。

6）伸展运动：伸展运动可以使身体保持灵活放松，预防肌肉拉伤。

7）重量训练：只要采取了必要的保护措施和合理的技巧，建议慢速、有控制的动作，重量训练是加强、锻炼肌肉的好方法。但这种训练方法最好在专业教练的指导下进行。

（4）孕期运动注意事项

1）做好热身运动：孕妇由于激素的变化会使得肌肉、关节较为松弛，若没有做好暖身运动，很容易在运动过程中造成肌肉、关节的拉伤。

2）穿着运动专用的服装：运动专用的服装往往具有吸汗散热的功能，可避免不吸汗材质为皮肤带来的不适，有弹性的运动服装也才有利于身体的活动及伸展。

3）运动强度要适当：运动时心跳速率需在每分钟 120 次以内，若是超过此范围，孕妇的血流量较高，血管可能负荷不了。

4）每次不应超过 15 分钟：一般人运动需维持 30 分钟以上才会燃烧脂肪，但孕妇需在运动 15 分钟后就稍作休息，即使体力可以负荷也必须在稍为休息过后再开始运动。这是因为孕妇必须避免过度劳累与心跳过快，并且孕期运动的目的并不是在燃烧脂肪，而是在训练全身的肌力，因此孕妇每运动 15 ~ 20 分钟就要停下来稍作休息。

5）补充水分：补充水分除了能避免脱水之外，也可以控制体温上升的速度，一旦孕妇体温快速上升，胎儿心跳也会跟着加速。孕妇体温每上升半度，胎儿的心跳约会增加 10 ~ 20 次，会相对增加胎儿状况的不稳定性，因此，孕妇运动前、中、后一定要记得补充水分。

6）避免跳跃和震荡性的运动：震荡或跳跃性的运动都容易使孕妇重心不稳，若是滑倒或碰撞到物体，都容易使胎儿产生撞击造成宫缩或破水，甚至发生早产。

7）避免在天气炎热和闷热时做运动：最适宜运动的温度约 26 ~ 27℃。

8）怀孕 4 个月后，禁止做仰卧运动：4 个月后腹部隆起明显，为避免压迫到胎儿，应禁止做仰卧运动。

3. 胎动监护　胎动是孕期胎儿宫内情况评价的最简单有效的方法之一，适合所有孕妇进行自我胎儿情况的评估，在糖尿病孕妇中尤其要注意胎动监护，以及早发现胎儿有宫内缺氧情况，及时处理，确保胎儿安全。

（1）胎动的出现：胎动的出现，给孕妈咪带来无与伦比的新奇和幸福感。一旦胎儿醒着，便会敲击母体的子宫壁，而孕妇会感到一阵温柔的弹性撞击，一般出现在孕 16 ~ 20 周左右。有时在孕妇腹壁外可看到胎儿翻身时的蠕动波，当胎儿打嗝时，孕妈咪感到胎宝宝在肚子里有规律跳动，一般会持续 15 ~ 20 分钟左右。假如在 B 超直视下可看到胎儿膈肌有规律的收缩，据研究报道这是胎儿的早期呼吸样运动，有利于胎儿肺血管的发育。

（2）胎动的规律：胎动在妊娠的不同时期及每昼夜的不同时间均有变化，一般来说，孕妈咪在 16 ~ 20 周开始感到胎动，孕 20 周时，胎动约 200 次/天，随孕周增加，胎动也渐增，孕 32 周达高峰约 575 次/天，孕 38 周后由于胎儿先露部下降，胎动有所减少，平均 282 次/天，过期妊娠明显减少。在妊娠末期，受胎儿生理睡眠周期的影响，胎动在上午 8 ~ 12 点比较均匀，下午 2 ~ 3 点减至最少，晚上 8 ~ 11 点又增至最多。当孕妇休息或睡眠时，由于全身肌肉放松，会对胎动较敏感。胎儿有睡眠-觉醒周期，孕晚期胎儿的活动时间越来越长，睡眠时间逐渐缩短，一般 20 ~ 40 分钟交替，最长达 1 个小时。

（3）胎动的类型：胎动是一种主观感觉，个体差异很大，受羊水量，胎盘附着部位、腹壁厚度和孕妈咪对胎宝宝敏感程度等因素的影响。根据孕妈咪感觉到胎肢体、躯干活动的部位、力量、持续的时间可分为滚动式的全身运动、单纯的肢体运动、呃逆样的胸壁抽动，以及不能被孕妈咪本人感觉到而只有B超下才能观察到的呼吸样运动。

（4）监测的方法：孕妇在安静环境内集中精神，最好侧卧位进行，在固定时间自数胎动次数，分早、中、晚3次，每次1小时计数，并将胎动次数记录于表格内，把3次计数的胎动数相加乘以4，即为12小时胎动总数。

（5）胎动的意义：胎动是指胎儿在宫内的活动，是胎儿存活的象征，是胎儿情况良好的一种表现，与胎儿活动度和胎盘功能状态直接相关。当胎儿在宫内缺氧时，首先表现胎动减少甚至消失。当胎动消失12小时，称谓"胎动警报信号"。这是胎儿缺氧的征兆，应予高度重视。因此，胎动计数是一种简便有效的产前自我监护手段，是胎儿宫内安危的"警示器"。

（6）正常与异常：孕妇28周后应每日进行胎动计数3次；若胎动次数≥6次/2小时为正常，若<6次/2小时，或减少50%者提示胎儿缺氧可能，应及时去医院进一步接受检查和治疗。

（7）温馨提示

1）孕妇进行胎动自我监护时，应处于安静环境、避免空腹、激动或服药等情况对其监护胎动的影响，以力求监护的准确性。

2）胎动计数，应采用在纸上画"正"字计数，胎动1次，划1条杠；也可用牙签等计数，胎动1次，在小容器内放1颗牙签，1小时后点数。

3）计数时应心情平静，情绪放松，不宜取仰卧位，应取左侧卧位或坐位。计数的1小时内，应思想集中，排除干扰，专心体会每一次胎动。

4）一旦发现胎动减少或突然增加，立即改变体位或推动胎儿后再进行胎动计数，如果仍然不能恢复正常，应立即到医院进一步检查及接受治疗。

4. 加强产前检查保健 妊娠过程从末次月经的第一日开始计算，孕龄为280日，即40周。临床上分为3个时期，12周末之前为早期妊娠，13~27周末称为中期妊娠，≥28周末称为晚期妊娠。在妊娠中晚期母体内发生一系列的变化，为了保护母体和胎儿的安全，减少并发症的发生，做好孕中晚期围产期保健是十分必要的。

正常孕妇孕中晚期常规产前检查的次数与方案如下：

第1次检查：孕6~13^{+6}周，建卡；确定孕周；评估风险；血压、体重指数、胎心率测定；相关血化验。胎儿出生缺陷相关的检查可以在孕11~13^{+6}周B超测量胎儿NT，孕10~12周绒毛活检

第2次检查：孕14~19^{+6}周，分析首次产检结果；血压、体重、宫高、腹围、胎心率测定；血清学筛查（15~20周）。妊娠15~20周可以做胎儿出生缺陷相关检查有非整倍体母体血清学筛查，羊膜腔穿刺检查胎儿染色体可以在这期间进行。

第3次检查：孕20~23^{+6}周，血压、体重、宫高、腹围、胎心率测定；胎儿系统B超筛查；血常规、尿常规。胎儿系统B超筛查在孕18~24周做。

第4次检查：孕24~27^{+6}周，血压、体重、宫高、腹围、胎心率测定；75g葡萄糖筛查；血常规、尿常规。

第5次检查：孕28~31^{+6}周，血压、体重、宫高、腹围、胎心率测定；产科B超检查；血常规、尿常规。

第6次检查：孕32~36^{+6}周，血压、体重、宫高、腹围、胎心率测定、胎位确定；血

常规、尿常规；肝功能、总胆汁酸检测（32～34 周）；NST 检查（34 周开始）。

第 7～11 次检查：孕 37～41^{+6} 周，血压、体重、宫高、腹围、胎心率测定、胎位确定；血常规、尿常规；NST；B 超检查；评估分娩方式。

高危孕妇应酌情增加产前检查次数。妊娠期糖尿病孕妇属于高危孕妇，在妊娠 32 周后应每周产前检查一次，尤其注意血压、水肿、蛋白尿情况。注意对胎儿发育、胎儿成熟度、胎儿状况和胎盘功能等监测，必要时及早住院。

三、妊娠期高血压疾病——子痫前期

（一）就诊场景

患者：医生，我都怀孕 35 周了，前面检查都好的，最近老觉得头痛，有时候还有肚子不舒服，刚才护士给我量血压，说我血压高了，咋回事呀？

医生：你刚才血压有 150/95mmHg，是偏高了，是走楼梯上来的还是坐电梯上来的，到了后就测得血压还是休息后量的？最近是偶尔有头痛还是持续性的？有没有恶心呕吐的，小便情况如何？有没有胸闷，心悸，晚上睡觉有没有气急需要起床去透透空气？还有啥不舒服的呢？胎动好不好？

患者：我坐电梯上来的，平时也就是偶尔头痛下，晚上睡觉啥的都好的，没有其他的不舒服。胎动啥的都好的呢。

医生：你需要再进一步检查下，你有点水肿，过会儿休息下需要再测个血压，去化验个小便。

过了 1 小时，病人回到诊室，医生看了化验后：你复测血压仍然有 150/95mmHg，小便里尿蛋白有 ＋＋，确实有妊娠期高血压疾病，属于轻度子痫前期，你需要住院评估病情后再看如何治疗。必要时要让宝宝提前出来了。

患者：啊，这么严重呀！那我宝宝不是要早产了，对我宝宝会有影响，医生啊，我就一点头痛，血压稍微高了点，没事的。估计是我昨天晚上没睡好的缘故，我回去好好休息下，没事的，不要住院。

医生：妊娠期高血压疾病轻的可以通过休息在家治疗，但是重的对大人，小孩都有影响，大人会发展到子痫，控制不好对胎儿也有影响的，一定要重视。按你现在的情况，已经是轻度子痫前期，所以必须住院评估病情后决定下一步的治疗。

那么就让我们来了解下这个疾病。

妊娠期高血压疾病是妊娠期特有的一组疾病，多发生于妊娠 20 周以后，其中子痫前期最为常见。子痫前期属于多系统疾病，其发病率 5%～12%，主要表现为孕妇于妊娠 20 周以后首次发生高血压，并伴随蛋白尿。子痫前期可能进展成为子痫，造成多器官功能严重损害，导致不良围生期结局，是目前我国孕妇死亡的第二大原因。

（二）妊娠期高血压疾病的高危因素

1. 年龄≥40 岁。

2. 子痫前期病史。

3. 抗磷脂抗体阳性。

4. 高血压、慢性肾病、糖尿病；初次产检时 BMI≥35。

5. 子痫前期家族史（母亲或姐妹）。

6. 本次妊娠为多胎妊娠、首次怀孕、妊娠间隔时间≥10 年以及孕早期收缩压≥

130mmHg 或舒张压≥80mmHg 等。

（三）妊娠期高血压疾病的诊断和分类

妊娠期高血压疾病分为：妊娠期高血压；子痫前期，子痫，慢性高血压并发子痫前期；妊娠合并慢性高血压。前三种疾病和后两种在发病机制及临床处理上略有不同，临床上常见的是子痫前期。因此我们可以预防的也是子痫前期。

子痫前期又分为轻度和重度。轻度是指妊娠 20 周后出现收缩压≥140mmHg，和（或）舒张压≥90mmHg，伴蛋白尿≥0.3g/24 小时，或随机蛋白尿（＋）。重度是指血压和尿蛋白持续升高，发生母体脏器功能不全或胎儿并发症。如血压持续升高，收缩压≥160mmHg 和（或）舒张压≥110mmHg；蛋白尿≥5g/24h 或随机蛋白尿≥＋＋＋；持续性头痛或视觉障碍或其他脑神经症状；持续性上腹部疼痛，肝包膜下血肿或肝破裂症状；肝脏功能异常；肾脏功能异常；低蛋白血肿伴胸腔积液或腹腔积液；血液系统异常如血小板下降，血管内溶血、贫血、黄疸或血 LDH 升高；心力衰竭、肺水肿；胎儿生长受限或羊水过多；早发型即孕 34 周前发病。

其中血压需要同一手臂测量至少 2 次，对于首次血压升高者，应间隔 4 小时或以上复测血压。尿蛋白检查应选中段尿。避免阴道分泌物或羊水污染尿液。进一步还需要做血、眼底、心电图、B 超等检查。因此医生会建议你住院评估，经评估后是轻度子痫前期可以不住院治疗。但重度子痫前期及子痫患者必须住院治疗。

（四）子痫前期的预防

子痫前期一旦发生均需要住院评估，根据病情轻重给予适当处理，因此预防及加强孕期保健及早发现该妊娠期特有疾病显得十分重要。对于高危人群有效的预防措施包括：适度锻炼；合理饮食；补钙；阿司匹林抗凝治疗。由于现阶段子痫前期的治疗方式有限，且危害较重，子痫前期的预防显得非常重要。

1. 体重管理及合理的日常饮食

（1）妊娠期体重管理：妊娠期体重增长和子痫前期的发生存在正相关，妊娠前体重过大和妊娠前期体重增加过多均是发生子痫前期的独立危险因素。其中超重和肥胖主要与轻度子痫前期相关，而晚发型子痫前期可能与代谢异常有关。

妊娠前体重正常的孕妇，妊娠期增重过多会增加子痫前期发病的风险；对于妊娠前体重偏低的孕妇，妊娠期增重过多则可能导致发生子痫前期的风险加倍；而妊娠期增重较少者发生子痫前期的风险明显降低，即使是妊娠前已经超重或肥胖的孕妇。然而，在限制体重增加的同时，我们还应该平衡其他潜在的风险，例如早产和小于胎龄儿等。因此妊娠期合理的体重增长尤为重要，控制体重应从能量摄入、膳食平衡等方面进行管理，详见表8-7-1。

表 8-7-1　孕期体重增长

	偏瘦	正常	超重	肥胖
孕前 BMI 值（kg/m²）	<18.5	18.5~24.9	25~29.9	≥30
建议孕期增重总值（kg）	12.7~18.2	11.4~15.9	6.8~11.4	5.1~9.1
早孕期（12 周前）体重增长值（kg）	0.5~2.0	0.5~2.0	0.5~2.0	0.5~2.0
中晚孕期（12 周后）每周体重增长值（kg/w）	0.45~0.59	0.36~0.45	0.23~0.32	0.18~0.27

（2）控制过多能量摄入：高能量摄入可能通过激活氧化应激应答转录因子和黏附因子表达等方式影响内皮功能，从而参与子痫前期的病理演变。有研究发现，发生子痫前期的孕妇比未发生者能量摄入更高，且主要表现在孕早期能量摄入过多。因此孕早期应该合理的控制能量的摄入。

（3）膳食结构平衡：碳水化合物作为机体主要的供能物质，在日常膳食比例中占据主要地位。蔗糖作为其中一种，如果在日常饮食中占有的比例过大，将增加子痫前期的发生风险，且和发病时孕周小于 37 周的相关性更强。因此应该减少妊娠期间蔗糖含量较高的食物的摄入。

脂类是机体另外的一种供能物质。其中甘油三酯和低密度脂蛋白胆固醇可能对肾脏造成损伤；脂类代谢的改变可能引起内皮损害。并且子痫前期孕妇出现的血脂异常，主要表现为甘油三酯、低密度脂蛋白胆固醇升高和高密度脂蛋白降低。故妊娠期间应该控制脂肪等的摄入。

蛋白质主要参与细胞的构成，是孕期需要增加的主要营养素之一，但过多高蛋白饮食可能诱发氧化应激，从而增加子痫前期的发生，故孕期不宜额外过度补充。

2. 营养素的额外补充　研究发现，在发生子痫前期的孕妇体内某些营养素的水平较正常孕妇低，而这些物质在子痫前期的病理过程中可能发挥作用，于妊娠期补充这些物质有望降低子痫前期的发生。

（1）维生素：单一补充某种维生素用于预防子痫前期的效果并不确切，目前推荐于孕早期甚至孕前期开始补充含有叶酸的复合维生素，且每种维生素的含量均不宜过多。

（2）钙：是一种人体必需的营养素，钙缺乏可能导致甲状旁腺激素等大量释放，使血管平滑肌收缩，引起血压升高。有研究发现，子痫前期孕妇血清钙水平明显降低。而补充钙可以预防内皮细胞活化，可能有助于预防子痫前期的发生。对于低钙摄入人群和其他高危人群，妊娠期补钙能有效减少子痫前期的发生。且目前并未发现妊娠期补钙的不良反应。补钙应该于妊娠早期开始，且对于高危孕妇，每天补充钙剂量应该在 1g 以上。

（3）钠：在高血压疾病的预防中，限制钠的摄入是常见的方法之一。但有研究提示，限制钠的摄入并不影响子痫前期的发生率，且会导致能量、蛋白质和钙等摄入不足。因此，不推荐妊娠期限制盐的摄入。

（4）铁：主要用于预防和治疗缺铁性贫血。有研究发现，子痫前期患者血清铁浓度等铁相关指标都显著升高，且血清铁水平与子痫前期发病率呈正相关。因此，对于子痫前期高危孕妇，应该慎重补充铁剂。

（5）硒：是谷胱甘肽过氧化物酶的重要组成部分，可参与抗氧化应激，提高机体的免疫功能，避免血管壁损伤。子痫前期孕妇血清硒浓度明显降低，提示补硒可能在子痫前期的预防中发挥作用。但是由于研究较少，目前并不推荐单独额外补充硒用于预防子痫前期的发生。

3. 药物预防

（1）阿司匹林：是一类非甾体类抗炎药，可以抑制环氧化酶的作用，从而起到抗氧化的作用，可能在子痫前期等妊娠期高血压疾病的预防中发挥作用。目前的临床研究发现，针对高危孕妇，低剂量阿司匹林用于预防子痫前期有一定的效果，且对于胎儿及孕妇都是比较安全的；于孕 16 周之前开始，每日睡前服用 75mg 阿司匹林可以降低妊娠期血压和预防子痫前期。

（2）低分子肝素：是抗血栓药物，有研究发现高危孕妇孕早期使用可以降低重度子痫前期的复发。但是现有研究较少，且样本量较小，临床使用需慎重。

综上所述，由于子痫前期的致病机制尚未研究清楚，目前多种学说共存。因此，现阶段其预防应该是多方面的综合处理。做好产前检查；对于有子痫前期发病高危因素的孕妇，要予以重视且严密随访。控制妊娠期体重增长，合理调整膳食结构，尤其是高危者。由于妊娠期营养物质需求的增加，光靠从膳食中摄取并不能完全满足孕妇的需求，因此一些营养素的额外补充也是必需的。孕早期补钙可能是安全有效的预防子痫前期的手段之一，其他营养素如叶酸、硒等用于预防子痫前期还需要研究支持。除此之外，也有研究指出妊娠早期开始服用低剂量的阿司匹林也是一种安全有效的预防子痫前期的方法，但鉴于相关研究样本量较小，论证强度不够，临床上广泛使用还需斟酌。

四、安　全　分　娩

（一）就诊场景

患者：医生，我肚子痛了好几天了，晚上睡也睡不好，医院都来了好几趟了，还没生，怎么办呢？给我住院么好了！

医生：你这是不规则腹痛，到妊娠晚期会有不规则宫缩，但你还没有正式临产，产检都正常，胎心也好的，现在住院有点早，可以等临产了再住院呢。

这是孕妇到了孕晚期常见的情况。大部分孕妇是有点不舒服就着急住院检查，希望住院待产，这样好比进了"保险箱"，不用担心了。可是住院后过了好多天还不临产，白白浪费了住院费，况且现在产科病房一床难求局面下，还占用了公共医疗资源，因此了解些分娩前的信号，啥时需要到医院检查，住院是十分必要的。

十月怀胎，一朝分娩。孕妇们最期待也最担心的恐怕就是这最终的分娩时刻，而怀孕和分娩是大自然赋予女性繁衍后代最本能的生理现象，自然分娩是瓜熟蒂落、水到渠成的事。对于绝大多数健康孕妇来说，自然分娩并不是一件难事，要想轻松分娩需要做到三点：首先，充足的信心和充沛的精力；其次，家人的陪伴和支持；最后，医务人员的鼓励和专业帮助。当然自然分娩的孕妇毕竟要经历几小时至十几小时的辛苦过程，对于初次面对分娩阵痛的孕妇来说难免会产生各种担忧和恐惧，因此本节将从临产前的信号、分娩早知道、分娩全过程、减痛分娩的几种方法、科学坐月子和母乳喂养这六方面来详细讲解如何面对和解决分娩前后可能遇到的难题和困惑。

（二）临产前的信号

许多孕妇到临近预产期时都会提出诸多疑问，比如"我什么时候会生"、"我什么时候可以住院"、"我见红破水怎么办"、"我肚子痛了再来医院来得及吗"等等。入院太早，孕妇会精神紧张、休息不好，尤其看到周围的孕妇都生好了，心里会很着急，不利于分娩。入院太晚，有生在路上的危险，也不利于观察产程，不能及时处理一些异常情况，对孕妈咪和胎儿都有危险。因此，入院时机必须把握得恰到好处，不能太早也不能太晚。我们知道，孕妇分娩前都会出现一些临产前预兆，这些征兆会提醒孕妇分娩的即将到来，比如：

1. 轻快感　也称"腹部轻松感"或"释重感"，这是由于胎儿头部下降所致。此时孕妇感觉呼吸更轻快，上腹部比较舒服，食欲也改善了，由于胎儿的头下降压迫了膀胱，还会出现尿频的现象。轻快感在初产妇较经产妇明显，但每个人从出现轻快感到真正分娩的时间是不同的。

2. 见红　在接近分娩时，部分孕妇会出现阴道少量粉红色或红色粘稠状的血性分泌物排出，这是因为分娩前子宫颈成熟后，宫颈口分泌的黏液栓和微细血管破裂而导致的结果。一般在分娩前 24~48 小时出现，见红是分娩即将开始的可靠征象。如果量不多，没有腹痛，可以不着急去医院，但如果阴道流血超过月经量则需引起重视，立即前往医院。

3. 假宫缩　也称假阵缩，事实上在整个怀孕过程中子宫会一直有不规则的收缩，只是收缩强度弱且不规律，往往不被孕妇感知，而随着妊娠的进展，这种不规律宫缩频率增加，逐渐被孕妇感知。一般这种阵缩间隔时间不规律，持续不超过 30 秒，强度不大，孕妇只感到下腹部及腹股沟轻微的胀痛，很少延展至背的周围，不会导致子宫口的扩张。假痛可以发生在生产前 3 至 4 周。规律阵缩是指出现 3~5 分钟一次的宫缩、每次持续半分钟以上，很有可能已经临产，就该入院待产了。对于初产妇来说，从出现规律宫缩到宫口开全平均 8~10 个小时，因此此时入院往往来得及，并不需要提前入院，一出现不规律宫缩就往医院跑。

4. 胎膜破裂　破水也就是胎膜破了，羊水流出来，是由于包裹胎儿的卵膜破裂导致羊水流出，正常羊水是稍粘、无色无味的，如淘米水样。一般孕妇是先有阵痛再出现破水，也有部分则出现先破水再阵痛。破膜后孕妇应立即停止走动、保持平躺体位，并立即用平车或救护车送往医院。因为胎膜早破容易继发脐带脱垂，危及宝贝的健康，严重者可以导致宝贝数分钟之内死亡。除了临产前，破膜还可以发生在孕中期、孕晚期，孕期只要出现阴道排液，即便没有宫缩、流出的液体不多，也不要误以为是漏尿或者白带增多，必须及时去医院检查一下是否属于胎膜早破，及时处理。

5. 过期妊娠　如果到了预产期还没有临产，不要太担心，在预产期后两周（孕 42 周）内临产分娩都属于正常。超过预产期后一般会增加产前检查次数，注意胎动的自我监测，但若过预产期一周还没有产兆，就应及时入院处理，防止过期妊娠、死胎。

所以，综合上述可以知道，只有当正常孕妇出现规则阵痛或者破水时需要及时就医，规律的阵痛是指 10 分钟内出现 3~4 次腹痛，每次阵痛持续约半分钟，并且逐渐增强。其他现象则可以不必急忙住院而导致不必要的紧张。

（三）分娩早知道

只有当孕妇出现有规律的阵痛，并伴随着子宫口的开大，这才标志着孕妇已经正式进入临产，规律阵缩是指出现 3~5 分钟一次的宫缩、每次持续半分钟以上，很有可能已经临产，就该入院待产了。此时是考验孕妇意志力的时候了。在学会如何面对分娩前，让我们先了解下分娩的知识，将有助于孕妇顺利分娩。从科学来讲分娩受四大因素影响。

1. 分娩的动力也称子宫收缩力，孕妇会感觉阵发性腹痛，疼痛时腹部硬如球形，这种产力是不受孕妇控制的有节律的动力，当有一定的持续时间和一定的强度时，分娩才会有进展，而且随着产程的发展，这种动力会间隔时间越来越短，持续时间越来越长，强度越来越大，所以不要惧怕阵痛，需要阵痛，没有阵痛就没有分娩。

2. 产道　医学上将产道分为软产道和骨产道，通俗来说软产道就是胎儿从妈妈肚子里出来所要经过的软组织，而骨产道就是孕妇的骨盆。大多数孕妇的产道都能让正常大小的胎儿通过的。只有少数的孕妇存在骨盆发育异常或畸形才会影响胎儿通过，这必须经过医生的专业检查。

3. 胎儿情况　包括胎儿的大小，胎儿在子宫里的姿势以及胎儿顺应妈妈产道的能力，这些都是影响分娩的因素。过大的胎儿会影响自然分娩，胎儿的头是最大的，肩其次，臀最小，如果胎儿头部能顺利通过产道，则肩和臀娩出一般均无障碍，正常姿势的胎儿在妈妈肚子里是头朝下的，也就是医学上说的头位，而肩或臀部朝下则均为异常姿势。一般来说超过 4 公斤的胎儿发生难产的几率要增加许多，横位（肩朝下）的胎儿是不能经过阴道分娩，超过 3.5kg 的臀位（臀朝下）胎儿也不宜阴道分娩。因此定期产前检查及控制体重是非常必要的。

4. 孕妇的精神因素　有相当数量的孕妇听到分晚时的负面信息后产生害怕恐惧的心理，这种焦虑不安和恐惧的精神状态会对孕妇产生一系列的不良影响，造成分娩时间延长甚至受阻，胎儿发生缺氧现象。人只有对未知的事情才会产生恐惧，但如果有了了解，原来的焦虑与担心必然会减少。分娩是一个正常、自然的过程，我们应该相信自然的力量和自己的潜力，坚定信心去体验做母亲的完整经历。在孕期就做好准备，控制体重，控制胎儿大小，并做好心理准备，当经历过这段历程后，就会为自己的坚强和勇敢感到骄傲。接下来还会介绍许多缓解精神压力的方法，只有放松平静才会加快分娩的顺利完成。

（四）分娩全过程

分娩是一个复杂而相对持续较长时间的过杬，也是痛并快乐的过程。我们把分娩的全过程分为四个阶段，第一阶段是从规律的子宫收缩到宫口开大 10 厘米；第二阶段是胎儿的娩出期；第三阶段是胎盘的娩出期；第四阶段是产后观察 2 小时。孕妇在整个分晚过程中经历的疼痛和紧张难免让其恐似和不知所措，但庆幸的是通过调节心理，正确的呼吸法以及家属和医生鼓励帮助等等措施，大多数孕妇可以安全渡过分娩。现在就根据四个阶段来逐一详细阐述如何配合顺利分娩。

1. 第一阶段　指临产到宫口开全。其中又分为潜伏期和活跃期。初产妇平均需要 12 小时。经产妇约需 8 小时左右。这一阶段是产妇应该忍耐的时期，由于宫缩时腹部阵阵坠痛，产妇感到痛苦和不安。此时产妇需要做到以下几点：

（1）临产后，如宫缩不强，未破膜，可以适当在室内活动，听听音乐，聊聊天，看看画报，多想想宝贝出来后的喜悦。腹痛时做深呼吸慢吐气方法缓解疼痛，或者用双手做回旋或直线轻揉下腹部和用拳头在腰骶部按摩达到止痛的效果，再或者疼痛加剧时用拇指或其余四指，压陷般的压迫腰内侧。

（2）抓紧宫缩间隙，尽量睡一会，哪怕是浅睡眠也好。切忌大喊大叫，避免消耗体力，影响分娩的进展。

（3）注意饮食，保证有充足的体力支持分娩，鼓励少量多次进食，多吃高热量，易消化和含水分多的食物。

（4）及时排空大小便，以利胎头下降。

（5）没有必要必须平卧，除非胎膜已破，胎头高浮，可以利用医院提供的导乐球，导乐椅，导乐仪，选择一个自己最不痛的体位分娩。

第一阶段是整个分娩过程最长的时期，也是最难熬过的时期，作为勇敢的妈妈应该有充分的思想准备，调整心态，学会运用放松技巧，配合医院提供的各类分娩减痛措施，一定可以顺利度过待产期。

2. 第二阶段　指从子宫口开全到胎儿娩出，初产妇这一过程平均需要 2～3 小时，经产妇约需 1～2 小时。随着子宫口开大，胎儿头部逐渐下降，产妇有便意的感觉，出现不自主的屏气用力动作。这一阶段是胎儿娩出的关键时刻，产妇似乎疼痛减轻了，但不断增强的宫缩使孕妇有大便感越来越强。此时需要配合医生的指挥正确使用腹压。

（1）感觉到宫缩将开始时，首先换一口气，深吸气后憋住，持续用力约 15~20 秒，将气呼出，并迅速再吸一口气，继续憋住用力。每次宫缩时间 40~50 秒，用力时间也为 40~50 秒，这样一次宫缩需要换气 2~3 次。

（2）憋住气用力时，不要发出声音，发出声音实际上是没有憋住气。当然，叫喊、呻吟更是不符合要求了。

（3）产床在臀部两旁有把手，用力时必须抓住把手，如同解大便那样向下用力。

（4）宫缩过后应全身肌肉放松，充分休息，积蓄力量迎接下一次宫缩。

（5）随着产程进展，在宫缩和用力时，胎儿的头在阴道口看见啦，这时候孕妇要听从医护人员的口令，正确憋气用力，密切配合，减少会阴和阴道的严重裂伤。助产士会综合判断各方面的条件，选择是否会阴切开，不管怎样助产士一定会保护会阴，孕妇努力配合。

（6）正确用力分娩

第一步：眼睛看着肚脐。使力时闭着眼睛会有反效果。睁开眼才能保持冷静，把意识集中在产道，眼睛看着肚脐。

第二步：收缩下巴。由于阵痛的疼痛感，上身不知不觉出现后仰。但是这样的姿势讲无法用力应该收缩下巴，"嗯~~~"地用力。

第三步：背部紧贴分娩台。想要强劲地使力而扭动背部是错误的做法。无论多么痛苦，都避免背部从分娩台浮高起来。因为背部紧贴着分娩台才有使力的力量。

第四步：双脚尽量使力。

第五步：用力拉着握把。

第六步：肛门以弧线朝斜上方高浮。

第七步：膝盖尽量张开。

以将膝盖朝向两侧倾倒的感觉，把双腿张开。如此大腿根部的肌肉能够放松，产道较容易扩张，有利加速生产。

3. 第三阶段 即胎盘娩出期。胎儿娩出后，子宫继续收缩，一阵少量的子宫流血后，胎盘娩出。此期平均 5~10 分钟，不超过 30 分钟，产妇在此时期顿时变得轻松。

胎盘自然娩出时没有什么痛苦，且时间短暂，极容易度过。但有胎盘粘连时，胎盘不与子宫壁分离，需要助产士帮助将胎盘剥离下来，这时产妇需要忍耐一下。

4. 第四阶段 分娩后在产房内观察的 2 小时，此时产妇已经沉浸在胎儿出生的幸福中，而医生却需要继续检查产道有无损伤，阴道出血是否过多，子宫收缩是否够好，生命体征是否稳定，因为此时仍然有发生产后大出血或者产后意外的风险，所以产妇仍然需要配合医生的观察。产后 4 小时内，产妇必须自行排尿。

（五）分娩减痛的几种方法

现在大部分孕妇还是很勇敢的选择顺产，妈妈们都知道顺产对胎儿有很多好处，当孕妇被检查发现胎儿和胎儿经过的通道都没问题时，准备自然分娩，孕妇则需要面对分娩时的阵痛，只有逐渐增强的阵痛才能使产程进展，而阵痛始终贯穿着整个分娩过程。恰恰是疼痛造成了孕妇的紧张和不安，这种害怕的心理状态影响着分娩的顺利进行。如何既能减轻疼痛又能顺利分娩，下面介绍几种方法：

1. 导乐分娩 所谓的导乐陪产就是在分娩过程中请一名有过生产经历、有丰富产科知识的专业人员陪伴分娩全程，并及时提供心理、生理上的专业知识，这些专业人员被称为导乐。

从产妇住进医院待产开始，导乐就会陪伴在旁边，向产妇介绍分娩的生理特性，消除产妇恐惧心理并细心观察产妇出现的各种情况，以便及时通知医生进行处理。同时鼓励产妇进食，解释产妇及家属提出的问题。在产妇身边指导鼓励如何正确用力，替产妇擦汗，不断给产妇以心理上的支持。在宫缩间隙时要喂产妇喝水、进食，以帮助产妇保持体力。在产后观察期导乐会陪同产妇一起回到病房，进行两小时的母婴健康观察，指导产妇和婴儿及时进行肌肤接触。

导乐陪伴的优点在于具有专业知识和接产经验的医生导乐能在整个陪伴过程中及时发现并处理产妇的各类情况，能保障母婴安全，树立产妇自信心，缩短产程。

2. 呼吸减痛法 正确的呼吸方法可以帮助你放松、保存体力、控制身体、抑制疼痛、加速分娩过程，而且可以让子宫得到足够氧气，使宫缩更加有效。呼吸法有很多种，但是基本的呼吸技巧有 3 种：

（1）深呼吸：当吸气时，你会感到肺的最下部充满了空气，胸廓下部向外和向上扩张，随之而来的是缓慢而深沉地讲气呼出。这会产生一种镇静的效果，在子宫收缩的开始和结束时做上述呼吸是最理想的。

（2）浅呼吸：只要使肺部的上部充气，这样胸部的上部和肩胛将会上升和扩大。呼吸应丰满而短促，嘴唇微微开启。通过喉部把气吸入。浅呼吸约 10 次之后需要做一次深呼吸了，之后你再做 10 次。当子宫收缩达到高点时可采用这种浅呼吸。

（3）浅表呼吸：在阵痛频繁的时候，最容易和最有用的方法就是进行浅表呼吸，类似于喘气。你可把这种方法设想为喘气、呼气、吹气。分娩时，产妇会被要求做多次的喘气，其中一次是在子宫颈全张开之前，在过渡到停止往下施加腹压期间进行的。为了防止换气过度，可喘息 10～15 次，然后屏住呼吸默数 5 下。

此方法优点在于不用药物和其他设备的介入，是最自然的方法，操作简单，但由于受孕妇自身影响较大，往往孕妇在实际中会失去控制，故建议在产前进行系统训练。

3. 麻醉镇痛分娩 这是一种镇痛效果较为理想的方式。通过硬膜外腔麻醉阻断支配子宫的感觉神经，减少疼痛。临床上常用小剂量麻醉性镇痛药物和低浓度局麻药物联合用于腰麻或硬膜外镇痛。由于麻醉剂用量很小，产妇仍然能感觉到宫缩的存在。在整个分娩过程中需要妇产科医生与麻醉科医生共同监督、监测产妇情况。此方法的优点是止痛效果好，但硬膜外麻醉毕竟是有创的操作，存在一定的风险，并且需要麻醉医师的监护，并不建议作为首选的阵痛方法。

4. 自由体位分娩 自由体位分娩是目前国际产科学界的一个趋势，产妇的舒适姿势是其最适合的分娩体位，最能舒缓疼痛、缩短产程、身心舒适，更合乎自然分娩。产妇分娩的体位可以有多种，如坐位、蹲位、站位、跪位、俯卧位、侧位、半卧位等，也就是说，啥体位可以让你感觉疼痛缓解，就采取啥体位。自由体位分娩，由于母亲在活动，可以和胎儿的转动更完美地适应，减轻产妇疼痛，缩短产程，增加胎儿的氧供，但自由体位会对医生的观察和操作造成一定的影响。

5. 水中分娩 是一种能让产妇感到放松的分娩方式，在水中，由于浮力的作用，可以有效地帮助肌肉放松，并支撑产妇的肌肉和骨骼，缓解痛苦。水中分娩时，产妇躺在特殊的浴缸中，这种浴缸对消毒和恒温设施的要求相当高。分娩时，水温要保持在 36～37℃，而环境温度为 26℃。水必须经过消毒。整个分娩过程中，需要换几次水。水中分娩的优点除了能放松产妇缓解疼痛，还能缩短产程。但受产妇条件影响，对于患有心脏病、产前出现胎膜早破、有难产倾向和有内科并发症的产妇不能在水中分娩。

6. 家属陪产　准爸爸或其他亲属在产程中持续地给予孕妇有效的鼓励和有力的支持，这是孕妇在产程中最需要的，也是顺利分娩的最重要的因素。那么，家属在陪产中该做些什么呢？家属可以握住孕妇的手，鼓励赞扬，给她力量，提醒并指导孕妇孕期学会的放松技巧。按摩她的腰骶部，缓解阵痛带来的不适。协助孕妇多进食、进水，帮她擦汗。

分娩是每位孕妇们必须面对的事情，无论以何种心态去面对分娩，心理准备是非常必要的，心理作用产生的作用，有时确实是非常巨大和难以预料的。只有产妇明白了宫缩是帮助胎儿娩出的正常现象，而且老天爷对每位产妇都是公平的，宫缩必须达到一定的强度才可以分娩，只是不同的产妇怕痛程度不同，那么坦然地面对宫缩痛，也就不会害怕。这样，待产的过程不急躁，持着"既来之，则安之"的态度，在孕期对分娩的过程有详细的了解，对可能遇到的困难可以坦然面对，也能运用轻松科学的方法解决，对出现各种不正常的因素都想好了如何配合助产人员，这种心理状态能很好地帮助产妇克服产前的种种不适和产后的尽快恢复。生孩子虽然是自然地事情，但是第一次生孩子大家都懂的不多，孕期的知识积累可以帮助孕妈咪顺利度过分娩期。需要孕妈咪谨记的是：无论采取何种镇痛方式，镇痛效果会因人而异，到了分娩的关键时刻，即便镇痛效果欠佳、疼痛难抑，也要切忌大喊大叫，这样会引起过度换气或者胃胀气，不仅于事无补，还会影响产程和母婴健康。所以，到了分娩的关键时刻，就是坚持自然分娩的信念，坚持一忍到底！事实证明，有心理准备，并且做好"攻略"的产妇，比没有心理准备的产妇生孩子要顺利得多。

（六）科学度过产褥期

胎儿娩出后，胎盘自母体排出，从这时开始，新妈妈进入了产后恢复阶段。这个阶段的生理变化很大，是重要的转折时期。因为在妊娠期间，母体的生殖器官和全身所发生的一系列变化，都要在产后6~8周内逐渐调整，除乳房以外要恢复到孕前状态。医学上这段时间为产褥期，民间俗称"坐月子"。传统的坐月子禁忌非常繁多，而且要求很严格，比如不能外出、不能梳头、不能洗澡、不能洗头、不能刷牙、不能碰凉水、不能看书看电视、不能吃水果等。你多半会觉得其中一些要求不太合情理，而且也找不到充足的科学依据。这些禁忌的形成，有它们特定的时空背景，不一定完全适用于现代社会。因为东西方的人体质有不同，产后恢复的具体事宜上也有差别。有些新妈妈们会向她们学习，但是东西方的人体质有不同，产后恢复的具体事宜上也有差别。应该了解传统坐月子禁忌，取其精华，去其糟粕，择其善者而从之。

1. 产褥期身体的改变

（1）子宫复旧：胎盘娩出后子宫逐渐恢复至未孕的过程。子宫体肌纤维缩复，肌细胞缩小，产后6周子宫恢复到妊娠前大小；子宫内膜再生修复，产后6周子宫内膜全部修复；子宫血管变窄、血栓形成；子宫下段变回峡部；产后4周宫颈如袖口恢复至正常。

（2）阴道由松变紧，腔由大变小，3周后阴道皱襞重现。外阴水肿产后2~3天消退，伤口愈合3~5天，处女膜痕指处女膜在分娩时撕裂形成残痕。盆底组织的过度伸展1周恢复，撕裂可能导致盆底松弛，阴道壁膨出，子宫脱垂。产褥期坚持做产后康复锻炼，盆底肌可能在产褥期内即恢复至接近未孕状态。

（3）乳房：当胎盘剥离娩出后，血中雌激素、孕激素及胎盘生乳素水平急剧下降，抑制下丘脑分泌的催乳素抑制因子释放，在催乳素的作用下，乳汁开始分泌。吸吮是保持泌乳的关键环节。不断排空乳房是维持乳汁分泌的重要条件。初乳是指产后 7 天内分泌的乳汁，蛋白多、脂肪少。过度乳至产后 7 ~ 14 天分泌的乳汁，蛋白减少，脂肪、乳糖增多。成熟乳是产后 14 天以后分泌的乳汁，蛋白 2% ~ 3%，脂肪 4%，乳糖 8% ~ 9%，维生素、无机盐等。

（4）循环系统的变化：产后 72 小时血容量增加 15% ~ 25%，产后大量血液从子宫涌入体循环，妊娠期间过多的组织间液回吸收，应注意心衰。循环血量产后 2 ~ 3 周恢复未孕状态。产褥早期血液处于高凝，产后 2 ~ 4 周恢复。

（5）消化系统变化：胃肠道肌张力、蠕动减弱，腹肌及盆底松弛、肠蠕动减弱，故产后容易便秘。

（6）泌尿系统变化：产后多量水分经肾排出，产后最初 1 周尿量增多。由于分娩过程中膀胱受压水肿、充血、肌张力减低、膀胱敏感性差、会阴伤口疼痛会导致残余尿增加、尿潴留。

因此，在产程中避免膀胱过度充盈，助产手术前导尿，产后及时排尿。

（7）内分泌系统变化：不哺乳者，产后 6 ~ 10 周恢复排卵，月经复潮，哺乳者产后 4 ~ 6 月恢复排卵，需注意产后 42 天开始避孕。

2. 产褥期营养　新妈妈在坐月子期间，同怀孕期一样，必须注意饮食调养。不要偏食，少吃精米精面，多吃些杂粮，多吃新鲜蔬菜，才能获得均衡营养。营养学家推荐新妈妈每日摄入食物量为：牛奶 300 ~ 500g，肉类（包括动物内脏、鸡、鸭、鱼、虾）150 ~ 300g，鸡蛋 3 ~ 4 个，豆类（包括豆制品）50 ~ 100g，蔬菜（尽量多用绿叶菜）500 ~ 750g，谷类（可用部分粗粮）500 ~ 750g，糖 20 ~ 50g，水果 200 ~ 250g。

产褥期间饮食禁忌：忌食辛辣、忌吃冷食、忌食麦乳精、忌饮茶、忌过早催奶、忌多吃味精、忌急于服用人参、忌过多吃鸡蛋。

3. 产褥期护理

（1）产后第 1 周：新妈妈的子宫在不断地修复，开始会有宫缩引起的疼痛。你的恶露逐渐变淡、变少。顺产的妈妈会阴缝合处会有痛感，剖宫产的妈妈头两天需忍受伤口疼痛，到一周时疼痛不再明显。护理要点：做好乳房护理，避免乳汁淤积和乳头皲裂。要勤擦身，勤换衣。产后第一、二天能下床后，可以适当地在房间里多走动，以不疲劳为限。要抓紧一切时间睡觉。

（2）产后第 2 ~ 3 周：新妈妈除了哺乳以外，可以开始学着给宝宝换尿布和洗澡，哄宝宝睡觉。但要记得一点，不能太累了。护理要点：及时吸空乳房，保证乳汁分泌。恶露已由褐色变为黄色。新妈妈应将休息放在第一，尽量少看电视、报纸和书籍。最好不要外出，尤其避免吹风。

（3）产后第 4 ~ 5 周：新妈妈的精力及体力逐渐恢复。恶露已经消失，变成白带。腹部也收缩了很多，会阴部也可能不再疼痛。护理要点：新妈妈在哺乳的同时不要忘了乳房护理，应使用胸罩和乳垫。虽然恶露已逐渐减少消失，但要在医生许可后方可盆浴。现在新妈妈可以照料婴儿和做一些轻体力的家务，但不要太累。

（4）产后第 6 ~ 8 周：新妈妈的身体感觉到越来越好。不过这个时候您的产褥期还没有完全结束，不要过多地挂念工作的事，也不要因为照顾宝宝而太疲劳。护理要点：如果会阴伤口已完全复原，可以适当盆浴，根据身体状况可进行一些体操锻炼和家务劳动。经常抱宝宝出去散步。新妈妈的产后健康检查一般在产后 42 天。有产科合并症的妈妈需要到相关科室检查。

4. 产褥期运动 产后新妈妈关心的是减肥的事了，产褥期不应减肥，减肥不仅影响新妈妈自己身体的恢复，还会严重影响乳汁的营养含量，使宝宝的生长受到影响。如果你实在要减肥，也应该在停止哺乳以后再实施，一般建议至少是产后四个月。但可以通过饮食控制体重，例如在产褥期内，可饮用低脂奶或脱脂奶，少食肥肉、少吃糖、适当运动等。传统月子，要求新妈妈尽量卧床休息。事实上从医学角度来看，月子中的新妈妈适度运动，能达到减轻体重、恢复身材、振奋精神和增强体能的效果。新妈妈产后的运动要循序渐进。从较轻的运动开始，注意保护关节，随时注意身体反应，以不痛不累为原则，避免强度很大的健身运动，或者跑、跳、爬楼梯、打网球等。以下例举两种产后运动方法。

（1）产褥体操：即产后健身操。运动量应由小到大，循序渐进。

1）腹式呼吸运动：平卧，闭口，用鼻吸气使腹部凸起，再慢慢吐气并松弛腹部肌肉。重复 5 ~ 10 次。

2）头颈部运动：平躺，头举起，试着用下巴靠近胸部，保持身体其他部位不动，再慢慢回原位。重复 10 次。

3）会阴收缩运动：仰卧或侧卧吸气，同时紧缩阴道周围及肛门口肌肉，然后屏住气持续 1 ~ 3 秒，再慢慢放松吐气。重复 5 次。

4）胸部运动：平躺，手平放两侧，将双手向前直举，双臂向左右伸直平放，然后上举至双掌相遇，再将双臂向后伸直平放、最后回前胸复原，重复 5 ~ 10 次。

5）腿部运动：平躺，举右腿使腿与身体呈直角，然后慢慢将腿放下，两腿交替上举，重复 5 ~ 10 次。

6）阴道肌肉收缩运动：平躺，双膝弯曲使小腿呈垂直，二脚打开与肩同宽，利用肩部部与足部力量将臀部抬高成一个斜度，并将二膝并拢数 3 秒后再将腿打开，然后放下臀部，重复做 10 次。

7）腹部肌肉收缩运动：平躺，二手掌交叉托往脑后，用腰及腹部力量坐起，用手掌碰脚尖两下后再慢慢躺下。重复做 5 ~ 10 次，待体力增强可增至 20 次。

（2）产后瑜伽：不管是自然产还是剖宫产，都可以依个人体质和伤口愈合情况逐渐开始练习。需要在专业教练指导下进行。

（七）母乳喂养

1. 母乳喂养的好处

（1）对婴儿的好处

1）提供营养、利于发育：母乳营养全面，母乳喂养可提供孩子的同时期生长发育的营养素需求。

2）提高免疫、利于防病：母乳喂养可提供生命最早期的免疫物质，减少感染性疾病，特别是危及生命的呼吸系统及肠道系统疾病。

3）口腔运动、利于牙齿，促进婴儿神经系统的发育。

4）促进心理发育。

（2）对母亲的好处

1）促进子宫收缩、防产后出血，增进母子感情。

2）协助母亲体型恢复，母乳喂养每天可多消耗大于 500kcal 热量，有利于产后体型恢复。

3）降低患乳腺癌、卵巢癌危险。

4）价廉、方便、减少劳动。

5）哺乳过程能促进骨骼的再矿化，而骨骼的再矿化有助于降低绝经后骨质疏松的发生风险。

2. 促进母乳喂养成功的秘诀

（1）树立母乳喂养的信心：世界卫生组织、联合国儿童基金会向全球的母亲倡议：在生命的最初6个月，应对婴儿进行纯母乳喂养，以实现最佳生长、发育和健康。之后，添加营养丰富的补充食物，继续母乳喂养至两岁或两岁以上。接受母亲的想法和感受。

（2）开奶前不给婴儿喂任何食物或饮料：除母乳外不给其他食物，或除了母乳、维生素、矿物质、药物（不用奶瓶喂）外不给其他食物这就是纯母乳喂养。

（3）不要给吃母乳的婴儿提供奶瓶、奶嘴及添加配方奶。出生最初几天不需要另外添加配方奶，虽然初乳量很少，但刚刚出生的婴儿需要的量也很少，此时婴儿胃容量只有5ml，而且胎儿在母亲腹内就已储备了足够的能量，以维持在出生后最初几天的能量消耗，因此在最初几天一般不需要另外添加配方奶。不要喂糖水和其他饮料。不要使用橡皮奶头、奶瓶。橡皮奶头长，出奶量大，瓶中的乳汁容易流出故吸吮方便，新生儿如习惯后，将对母乳不感兴趣，而拒绝母乳。同时糖水还会影响婴儿食欲，这些都会减少婴儿吸吮母乳，导致母乳分泌减少。

（4）早吸吮、勤吸吮：早吸吮是指阴道分娩的新生儿，出生60分钟内，在医务人员的协助下与母亲皮肤接触的同时开始喂乳；剖宫产分娩的新生儿，出生后在手术室医务人员的协助下与母亲部分皮肤接触，回病房后在护士协助下与皮肤接触的同时开始喂乳。出生最初两天24小时内吸吮次数应在12次以上。早吸吮可促进下丘脑产生催产素，刺激子宫收缩，减少产后出血；可强化婴儿吸吮能力，刚出生的婴儿觅食反射最强；通过刺激乳头，反射到大脑皮层，促进催乳素分泌，促进乳汁产生；有利于婴儿获得初乳的营养。初乳是婴儿出生后7天内母亲分泌的奶水称为初乳。初乳富含蛋白质，更含有婴儿抵抗疾病所需要的重要抗体，是婴儿出生后最早获得的口服免疫抗体，有助于预防婴儿常见的感染性疾病。

（5）按需哺乳、母婴同室：按需哺乳是指当母亲奶胀时，应唤醒婴儿进行喂哺；孩子想吃时，进行喂哺。如孩子睡觉时间太长（大于3小时）应仔细观察，排除异常情况。按需哺乳能满足孩子生长发育需要；预防乳汁淤积，乳腺炎的发生；促进乳汁分泌，保持有足够的母乳。母婴同室是指母婴24小时在一起，每天分开时间不超过1小时。

（6）正确的挤奶方法：挤奶可以缓解乳胀；去除乳管堵塞或乳汁淤积；当母婴分离时需要即时挤奶。

1）母亲洗净双手，站或坐均可，以自己感到舒适为准，选用大口径的杯子。

2）刺激射乳反射：喝一些热饮料、热敷乳房、按摩后背等。

3）将容器靠近乳房，将拇指及食指放在乳头根部2cm处，两指相对，向胸壁方向轻轻下压。

4）压力应作用在拇指及食指间乳晕下方的乳房组织上，不要挤压乳头，手指不能在皮肤上移动。

5）反复一压一放，各个方向轮流挤压，两侧乳房交替进行。

（7）正确的哺乳姿势及含接姿势

1）哺乳的正确姿势：婴儿的头和身体成一直线，身体紧贴母亲，脸贴近乳房，鼻子对着乳头，要点是：胸贴胸，腹贴腹，下颏贴乳房，鼻头对乳头。

2）婴儿正确的含接姿势：用乳头触碰孩子的嘴唇；直等到孩子嘴张开；很快将孩子移向乳房，让整个乳头及大部分乳晕含入口中。婴儿的下唇外翻，两面颊鼓起，嘴上方的乳晕比下方多，婴儿慢而深地吸吮。

3）托乳房的正确姿势：手贴在乳房下的胸壁上；食指支撑着乳房的基底部；拇指在乳房的上方；母亲手指不要太靠近乳头。

3. 常见的哺乳体位

（1）交叉式哺乳：适合非常小的婴儿、病儿或伤残儿或者母亲喜欢这种体位。方法：母亲用乳房对侧的胳膊抱住婴儿，用前臂伴托住婴儿的身体，婴儿的头枕在母亲的手上，用枕头帮助托着婴儿的身体，可用乳房同侧的手托起乳房。

（2）橄榄球式哺乳：适用于双胎、婴儿含接有困难、治疗乳腺管阻塞或者母亲喜欢这种体位。方法：母亲将婴儿放在胳膊下，用枕头托住婴儿的身体，婴儿的头枕在母亲的手上。

（3）摇篮式哺乳：适用于剖宫产术后或分娩后能取坐位的母亲。方法：母亲的体位要舒适，两肩放松，座椅要有靠背，不宜过高，母亲坐的椅子高度要合适，可利用垫子或枕头。

（4）卧式哺乳：适用于剖宫产术后的母亲、正常分娩后第一天的母亲或者母亲喜欢卧位喂奶。方法：帮助母亲采用舒适放松体位躺着，母亲要侧卧位，头枕在枕头边缘，婴儿的头不要枕在母亲的手臂上，母亲的手臂放在上方枕头旁，让新生儿的头部能自由活动。

4. 母乳喂养常见问题

（1）每次喂奶需要多长时间？喂奶时间取决于婴儿的需求，要根据婴儿吸吮力及生活能力不同，以吃饱为准，让婴儿吸空一侧乳房后，再吸另一侧乳房，对个别食欲小的婴儿或母乳过多情况下，婴儿只吸吮一侧乳房便满足了。

（2）每次喂奶间隔时间要多长？按需喂哺，不规定次数和时间，只要宝宝需要（婴儿饥饿时）或母亲感到乳房充满时进行哺乳。

（3）乳房肿胀、疼痛怎么办？乳房肿胀最常见原因是产后最初几天喂哺不适当或不经常哺乳所致。如果评估婴儿能够吸吮，最好的办法就是让婴儿正确地勤吸吮，保证乳腺导管通畅后疼痛自然会减轻。哺乳结束后，带上合适的棉质喂奶胸罩，以起到支托乳房和改善乳房血液循环的作用。如果婴儿不能吸吮，指导母亲用手或吸奶器将乳汁挤出或吸出，使乳房排空。挤奶前可刺激喷乳反射，有利于乳汁排出。刺激喷乳反射的方法：热敷乳房或热水淋浴；按摩颈部和背部；轻轻按摩、抖动、拍乳房；刺激乳头皮肤；帮助母亲放松；让母亲喝一些热饮，注意不要喝浓茶和浓咖啡，挤奶或喂奶后可以冷敷乳房减轻水肿。

（4）乳头疼痛是啥原因？如何预防乳头痛，乳头皲裂？这是开始哺乳时常见的问题，最常见的原因是婴儿吸吮时只含住了乳头，这样既吸不到足够的乳汁，还会引起乳头疼痛和破损，导致乳头皲裂。

预防乳头皲裂最关键是帮助婴儿建立正确的含接姿势。每次喂奶时，先将乳头触及婴儿上唇，引起觅食反射，当婴儿的口张大的一瞬间，让乳头及大部分乳晕含入口中，含入后婴儿的上下唇呈"鱼唇状"外翻，吸吮是双颊鼓起有节奏的吸吮。如果婴儿含接乳头后，唇内卷，大部分乳晕露在口外，两颊吸吮时内缩，或母亲感到乳头疼痛，说明婴儿的含接姿势不正确，应及时纠正。

正确的清洁乳头方法：使用含有清洁水的揩奶布清洁，切忌使用肥皂或酒精之类清洁乳头，否则会引起乳头干裂。

哺乳结束或需中断哺乳时，不要强行从婴儿口中拉出乳头，因在口腔负压情况下拉出乳头，可引起局部疼痛和破损。应按住婴儿下颏，缓慢地将乳头从婴儿口中退出。

使用乳头保护剂。母亲乳汁、羊脂膏、橄榄油等均有保护乳头作用，哺乳后挤出一滴乳液涂在乳头上自然干燥，或使用羊脂膏、橄榄油等乳头保护剂，能起到保护乳头作用。

使用喂奶乳罩。哺乳结束后可用乳罩保护乳头，避免摩擦乳头导致乳头破损，也有利乳头皲裂的愈合。

（5）乳头凹陷怎么办？孕期不必纠正。哺乳期不使用奶头、奶嘴，避免乳头错觉，乳房太胀，因太涨以后乳晕更不易含接。先牵拉乳头产生泌乳反射，待婴儿口张很大时迅速含接整个乳头、乳晕，婴儿吸吮时，必须将乳头和乳晕含住。

参考文献

1. Liu Zh, Chen L. Congenital anti-candida of human vaginal epithelial cells. Beijing Da Xue Xue Bao, 2008, 40 (2)：174-177.

2. 李红，尹利荣，王芳. 外阴阴道假丝酵母菌病与抗菌肽 LL-37 及防御素 5 的关系［J］，天津医药，2012，40 (4)：394-396.

3. 马麟娟，兰义兵，周坚红，等. 阴道固有免疫因子 TLR4 和 HD5 与复发性外阴阴道假丝酵母菌病的相关性研究［J］. 全科医学临床与教育，2012，10 (2)：167-169.

4. Weissenhacher TM, Witkin SS, Gingel maier A, et al. Relationship between recurrent vulvovaginal candidosis and immune mediators in vaginal fluid［J］. Eur J Obstet Gynecol Reprod Biol, 2009, 144 (1)：59-63.

5. Amouri I, Hadrich I, Abbes S, et al. Local humoral immunity in vulvovaginal candidiasis.［J］. Ann Biol Clin (Paris), 2013, 71 (2)：151-155.

6. Donders GG, Mertens I, Bellen G, et al. Self-elimination of risk factors for revurrent vaginal candidaosis ［J］. Mycoses, 2011, 54 (1)：39-45.

7. Crittle KN1, Peipert JF. Diagnosis and treatment of pelvic inflammatory disease：a quality assessment study. Obstet Gynecol, 2014, 123 Suppl 1：26S.

8. Weiss G, Goldsmith LT, Taylor RN, Bellet D, Taylor HS. Inflammation in reproductive disorders. *Reproductive Sciences*, 2009, 16 (2)：216-229.

9. Ross J1, Judlin P, Jensen J. 2012 European guideline for the management of pelvic inflammatory disease. Int J STD AIDS, 2014, 25 (1)：1-7.

10. Bevan CD, Johal BJ, Mumtaz G, et al. Clinical, laparoscopic and microbiological findings in acute salpingitis：report on a United Kingdom cohort. *Br J Obstet Gynaecol*, 1995, 102：407-414.

11. CDC. Sexually Transmitted Diseases Treatment Guidelines, 2010.

12. Morcos R, Frost N, Hnat M, et al. Laparoscopic versus clinical diagnosis of acute pelvic inflammatory disease. *J Reprod Med*, 1993, 38：53-56.

13. Albertini AF, Devouassoux-Shisheboran M, Genestie C. Pathology of endometrioid carcinoma. Bull Cancer, 2012, 99 (1)：7-12.

14. Mills AM1, Liou S, Ford JM, et al. Lynch syndrome screening should be considered for all patients with newly diagnosed endometrial cancer. Am J Surg Pathol, 2014, 38 (11)：1501-1509.

15. Miller DS, King LP. Gynecologic oncology group trials inuterine corpusmalignancies recent progress [J]. Gynecol Oncol, 2008, 19 (2): 218-222.

16. Hatcher RA, Trussell J, Srewart F, Nelson A, Cates W, Guest F. Contraceptive technology. 18th rev. ed. New York: Ardent Media Inc, 2004.

17. Kost K, Singh S, Vaughan B, et al. Estimates of contraceptive failure from the 2002 National Survey of Family Growth. Contraception, 2008, 77 (1): 10-21.

18. Potter I, Oakley D, de Leon-Wong E, et al. Measuring compliance among oral comtraceptive users. Fam Plann Perspect, 1996, 28 (4): 154-158.

第九章

儿童个性化健康医疗管理服务

儿童是人类未来世界的建设者和发展者，他们的身心健康影响着整个国民的素质，国富民强必须提高人口素质。WHO 提出努力的目标是人人享受卫生保健，使全世界亿万儿童能自动获得保健是其中主要组成部分。

第一节 儿童个性化健康医疗管理服务的意义

2001 年联合国秘书长安南提出：每个儿童都有权拥有最佳的人生开端；每个儿童都应该接受良好的基础教育；每个儿童都应有机会充分发挥自身潜能，成长为一名有益于社会的人。妊娠时期和儿童生命最初几年是关系到儿童生存、成长和发展的最重要时期，是奠定一生的基础，其影响可以一直延续到成年期。在这一时期，儿童的发展影响着最大学习潜能的发挥。德国教育学家 Froebel 在 1840 年根据对幼儿的教育实践写道："人的整个日后生活，即使他（她）将要离开人间的时刻，他（她）的渊源都在儿童早期，假如在这个时期受到损害，就如他（她）的未来之树的胚芽受到损害，他（她）则要克服最大的困难，做最大的努力，才能成为强健的人"。而美国心理学家 Hunter 认为：6 岁以前是儿童智力变化的最大时期，这个时期的教育最为重要。他对生活在教养机构婴儿的研究说明，环境的限制和婴儿期智力刺激的缺乏对未来的智力发展有着消极而永久的影响。

我国儿童占全国总人口的 1/3，儿童的身心健康直接关系到民族的素质和国家的发展，保证儿童健康是对发展社会生产力的一种投资。人类的发展、社会的进步，需要一代人接一代人不断努力，而科学技术的进步，国家经济的繁荣，乃至整个社会文明的高度发展，从根本上讲取决于人口素质的提高。不健康的儿童很难成为精力旺盛且有创造能力的人才。我国每年有 20 万~30 万肉眼可见的出生缺陷儿出生，加上出生后数月、数年才显现的缺陷，每年各种出生缺陷儿童总数高达 80 万~120 万，占年出生人口总数的 4%~6%。这将给家庭和社会造成极大的精神、心理和经济负担。

国际上通常将婴儿死亡率、孕产妇死亡率和人均期望寿命作为衡量一个国家政治、经济和文化教育的综合指标，而婴儿死亡率直接影响着人口平均期望寿命。一般来说，婴儿死亡率高的国家，人口平均期望寿命随之而降低；反之，婴儿死亡率低的国家，人口平均期望寿命必然是较高的。因此，许多发达国家都非常重视儿童保健工作的质量，力求降低婴儿死亡率。随着人民生活水平的不断提高，社会的不断进步，人们对儿童的健康和发展提出了更高的要求。人们不但要求进一步控制对儿童生命和健康构成威胁的各种疾病，而且要求儿童有更加健康的体质，为儿童的生长发育提供全面的、个性化的以及更高水平的健康服务；同时儿童的心理行为发育，以及为将来更好地适应社会需要的综合能力的发展，也都引起了人们广泛的关注。

由于种族、遗传、社会、经济、文化、环境的原因，每位儿童存在生长发育的个体差异，因此，开展儿童个性化健康服务，根据儿童个体的健康现状（家族史、个人既往病史、健康体检/医检信息、遗传基因信息、个人生活饮食习惯等信息），建立健康信息档案，经科学、系统和专业化的健康风险综合分析评估，从社会、心理、环境、营养、运动及医学干预等多方面加以预防和规避风险因素，并提出切合儿童个体的个性化健康服务指导方案，以利于健康维护与疾病预防，降低医疗开支，提高生命质量。

第二节　儿童个性化健康医疗管理服务的内容

促进儿童身心健康，预防疾病是儿童个性化健康服务的基本原则。由于儿童生长发育在各年龄阶段具有不同的特点，因此健康服务重点并不完全相同。根据生理特点不同分为：胎儿期、新生儿期、婴儿期、幼儿期、学龄前期、学龄期、青春期。

一、胎儿期健康服务

人的生命起点源于胎儿，健康的人生必须从孕育胚胎开始关注，首先须了解胎儿期特点。

（一）胎儿期特点

胎儿期是自受精卵形成至胎儿娩出前共40周。按胎龄分为胚胎期（0～8周）和胎儿期（9～40周）。也可按母亲妊娠期分为妊娠早期（0～12周）、妊娠中期（13～28周）、妊娠后期（29～40周）。胎儿早期是器官形成的阶段，其中3～8周是胚胎细胞高度分化的时期，极易受环境不良因素的干扰导致胎儿缺陷与畸形，甚至流产、死胎。胎儿中晚期是胎儿组织、器官迅速生长发育，生理功能逐渐成熟的时期，此时如母体营养不良、感染或受不良因素干扰，可导致胎儿宫内发育迟缓（intrauterine growth retardation，IUGR），损害胎儿大脑和其他重要组织器官，导致功能障碍等。

围生期（perinatal period）国内定义为自胎龄满28周至出生后7日。此期包括妊娠后期和新生儿早期。该期是胎儿经历从依赖母体到新生儿独立存活的巨大变化、适应环境，生命受到威胁的重要时期。围生医学的理念是将母体宫内的胎儿与娩出断脐后形体独立的新生儿，视为生长发育的一个特殊的连续统一体（continuum）。围生期死亡率是衡量一个国家和地区的卫生水平、产科和新生儿科质量的重要指标，也是评价妇幼保健卫生工作的一项重要指标。因此，切实做好胎儿期和围生期保健工作，将有利于减少胎儿致残率，提高儿童健康水平和生命质量，降低围生期发病率和死亡率。

（二）胎儿期健康服务内容

胎儿的生长发育与孕母密切相关，胎儿期保健就是通过对母亲孕期的系统保健，达到保护胎儿宫内健康成长发育以及最终安全分娩的优生优育目的，属一级预防保健。重点预防先天性发育不全或畸形、先天性营养不良、低出生体重、早产、宫内感染和宫内窒息等。

胎儿保健的实施可分为两个阶段：①胚胎期与胎儿早期（胎龄 16 周之前）：是预防畸形、先天性发育不全的关键期。②胎儿中后期：主要保证胎儿组织器官的生长发育、生理功能的成熟，预防宫内发育迟缓或营养不均衡，继续预防感染和胎儿组织器官受损，注意防治妊娠并发症导致的胎儿缺氧、窒息、营养代谢障碍等。胎儿保健的具体措施如下：

1. 预防先天性发育不全及遗传性疾病

（1）预防遗传性疾病：父母婚前应进行遗传咨询，禁止近亲结婚；对有确诊或疑诊遗传性疾病患者的家庭，或连续发生不明原因疾病病人的家庭，或有与遗传有关的先天畸形、智力低下病儿家庭是遗传咨询的重点，通过咨询预测风险率，并结合相应的筛查诊断技术，如基因检测、荧光原位杂交（fluorescence in situ hybridization，FISH）等技术，早期诊断遗传性疾病并终止妊娠。

（2）预防感染：孕母感染弓形虫（toxoplasma）、风疹病毒（rubella virus，RV）、巨细胞病毒（cytomegalovirus，CMV）、单纯疱疹病毒（herpes simplex virus，HSV）、细小病毒B19（provirus B19）、乙型肝炎病毒（hepatitis B virus）、肠道病毒等，可直接损害胎儿细胞，破坏免疫活性细胞，使组织血管发生炎症并梗死，染色体结构改变；受感染的细胞分化受到抑制，导致畸形，也可引起胎儿死亡，这些畸形包括先天性心脏病、白内障、小头、聋哑、智力低下等。妊娠早期感染致畸率可高达 50%，而后致畸率逐渐下降至 10% 左右，但可导致发育迟缓。其他病毒性感染如流行性感冒、流行性腮腺炎等也可影响胎儿生长发育，孕母即使得轻症病毒感染也可引起胎儿先天性畸形。因此，孕母应避免与病毒感染患者接触，尽量不去人多空气浑浊的公共场所。目前已采取对女童或育龄前少女进行风疹疫苗、流行性腮腺炎疫苗接种的措施，使其具有较高免疫水平，以免在孕期发生这些感染。

（3）避免化学毒物：铅、苯、汞及有机磷农药等化学毒物污染环境，可引起孕妇急、慢性中毒，导致胎儿生长发育障碍、发生先天畸形。有研究发现孕妇经常接触乙醇、消毒剂及麻醉药品等不利于胎儿生长发育。饮酒、吸烟（包括被动吸烟）、有害气体如烟草中的尼古丁、烟雾中的氰化物、一氧化碳等均可导致胎儿缺氧并影响其生长发育，严重者导致酒精中毒综合征、宫内发育不良、中枢神经系统发育异常等相应的临床症状或表现。因此，孕妇应避免暴露于化学毒物或有毒环境，以保障胎儿的健康生长发育。

环境内分泌干扰素（endocrine disruptor/endocrine disrupting chemicals）是一类外源性化学物质，通过植物、动物等食物链，进行生物浓缩，进入人体，如在母体脂肪中残留，可通过胎盘传递给胎儿，干扰胎儿体内激素产生、释放、转移、代谢、结合、反应和消除。

（4）避免接触放射线：胎儿对放射线十分敏感，尤其在胎龄 16 周之前，可引起神经系统、眼部及骨骼系统等畸形，甚至导致死亡。孕母应尽量避免接触各种放射线，尤其在妊娠早期。

（5）慎用药物：不少药物可经过胎盘进入胎儿体内，药物对胚胎、胎儿的影响与用药的孕周及药物种类有关。孕 3 个月后除性激素类药物外，一般药物不再致畸，但可影响胎儿的生长与器官功能。应考虑分娩时药物对胎儿的影响，如缩宫素可使胎儿缺氧；解痉降压剂（硫酸镁）可抑制胎儿呼吸中枢。

（6）治疗慢性病：母亲健康对胎儿影响极大。孕母患慢性疾病如糖尿病，甲状腺功能减退，心、肾、肝疾病，结核病等，应尽量在怀孕前积极治疗。孕期应在医生指导下进行治疗，高危孕产妇应定期产前检查，必要时终止妊娠。

2. 保证充足和均衡的营养，维持适宜体重增长。孕早期胎儿生长发育速度相对缓慢，妊娠早期反应可使孕母消化功能发生变化，因此孕早期的膳食应富营养、少油腻、易消化及适口。妊娠反应强烈者，可少食多餐，膳食清淡并保证摄入足量富含碳水化合物的食物，避免因呕吐、饥饿导致酮症酸中毒对胎儿早期神经系统的不良影响；多摄入富含叶酸的食物或补充叶酸，有助于预防胎儿神经管畸形，降低妊娠高脂血症发生的危险；戒烟、禁酒。

从孕中期开始胎儿进入快速生长发育期，直至分娩。孕母后 3 个月的营养应膳食均衡，但也避免摄入过多，既保证胎儿的生长发育和贮存产后泌乳所需热量，同时也避免胎儿营养过剩。每日主要营养素需要量为：热量 10.46MJ（2500kcal）、蛋白质 55～85g、钙 1.2g、铁 18mg、维生素 C 80～100mg、维生素 A 700μg（6000IU），维生素 D 10μg（400IU）。①适当增加蛋白质，如鱼、禽、蛋、瘦肉、海产品的摄入量，鱼类作为动物性食物的首选，不仅是优质蛋白质的良好来源，同时为孕 20 周后胎儿脑和视网膜功能发育提供必需的长链多不饱和脂肪酸，如花生四烯酸（arachidonic acid，ARA）、二十二碳六烯酸（docosahexacenoic acid，DHA）。②适当增加乳类的摄入，不仅补充蛋白质，同时也是钙的良好来源。孕 20 周后胎儿骨骼生长加速，孕 28 周胎儿骨骼开始钙化，仅胎儿体内每日需沉积约 110mg 钙，钙需要量明显增加。根据 2013 年《中国居民膳食营养素参考摄入量》建议，孕中期钙的适宜摄入量为 1000mg/d，孕末期为 1200mg/d。从孕中期开始，建议每日至少摄入 250ml 的奶量（牛奶或配方奶粉）及补充 300mg 的元素钙。③常进食含铁丰富的食物。随着孕中期开始的血容量和血红蛋白量增加，孕妇成为缺铁性贫血的高危人群。自孕 28～32 周，孕妇血容量增加达峰值，最大增加量为 50%，红细胞和血红蛋白的量也增加，至分娩时达最大值，增加约 20%。孕末期还需为胎儿储存铁以满足婴儿出生后 1～4 月龄对铁的需要。因此，建议孕中、末期多摄入含铁丰富的动物性食物，如动物血、肝脏、瘦肉等。孕妇血红蛋白低于 100g/L 时，应在医生的指导下补充铁剂。

孕期应监测体重，保证体重适宜增长。孕妇体重不仅是反映孕期营养的重要标志，同时也与胎儿出生后成年期健康有关，如宫内营养不良或过度营养可导致小于胎龄儿或巨大儿，不仅容易发生产后低血糖等并发症，与成年后发生肥胖、高血脂、高血压、糖尿病、心脑血管疾病的危险性亦密切相关。体重适宜增加的目标值因孕前体重而异：①孕前体重超过标准体重 20% 的孕妇，孕期体重增加以 7～8kg 为宜，孕中期开始每周体重增加不宜超过 300g。②孕前体重正常，孕期体重增加的适宜值为 12kg，孕中期开始每周体重增加不宜超过 400g。③孕前体重低于标准体重 10% 的孕妇，孕期体重增加的目标值为 14～15kg，孕中期开始每周体重增加宜为 500g。孕前标准体重（kg）= 身高（cm）- 105，孕前标准体重（kg）数值 ±10% 都在正常范围。

3. 保持良好的情绪和适量的身体活动　胎儿在孕 5 周后就逐步具备运动、感觉、听觉、触觉等能力，孕母良好的情绪和心理准备将有助于胎儿的健康和能力的发展。孕期应情绪愉快、保证充足的睡眠和适当的身体活动，例如，根据自身的体能每日进行不少于 30 分钟的低强度身体活动，最好是 1～2 小时的户外活动，如在空气清新、阳光温暖的大自然中散步、做体操等。适宜的身体活动有助于维持适宜的体重增长和自然分娩，户外活动还有助于改善维生素 D 的营养状况，促进胎儿和母体自身的骨骼发育和健康。

4. 预防和管理高危妊娠 妊娠高危因素与高危儿的发生密切相关。高危儿死亡率高，存活后残疾发生率高。因此，在围生医学保健中对高危妊娠的预防和管理十分重要。妊娠高危因素包括：①母亲年龄、身材，如年龄小于 18 岁者或大于 35 岁的高龄产妇。②孕母患有生殖道疾病（子宫肌瘤、子宫畸形、胎盘功能不良等）、急慢性疾病（心、肾、肝病，高热，急性感染，外伤等）、糖尿病、甲状腺功能亢进、肺结核等。③母亲孕期有阴道流血、病毒感染、吸烟、吸毒或酗酒史，母亲为 Rh 阴性血型，过去有死胎、死产或性传播病史等。④孕母有妊娠并发症，例如，妊娠高血压疾病、先兆子痫、子痫，有羊膜早破、羊水胎粪污染、胎盘早剥、前置胎盘、各种难产、手术产（高位产钳、胎头吸引、臀位产），分娩过程中使用镇静和镇痛药物史。⑤出生时高危因素包括多胎、早产、低出生体重、小于胎龄儿（small for gestational age，SGA）、巨大儿（1arge for gestational age，LGA）、先天畸形（重大畸形）、羊水过多（常伴胎儿神经管开放畸形）、羊水过少（常伴胎儿肺、肾发育不全）、宫内发育迟缓（IUGR），脐带绕颈、打结、脱垂、畸形（单一脐动脉），宫内缺氧、窒息等。

在孕期应重视孕妇保健，加强早孕登记，定期产前检查，以保证对妊娠高危因素早发现、早干预。凡明确为高危妊娠者，必须专案管理、系统监护、严密观察、积极处理，尽早消除和控制有关危险因素对孕母、胎儿的影响和危害程度。

高危妊娠的个案管理，包括健康教育（自我监护方法）、专业咨询和（或）会诊，复核高危筛查评分，以预测妊娠结局；定期记录各种检查结果（如血红蛋白、血压、血糖、体重、腹围、胎心、B 超测量的双顶径等），做到预防积极、治疗及时和处理正确有效。高危评分始终不减者，高危专案管理的联系卡有利于及时转诊治疗。高危妊娠管理的目的是"转危为安"，最大程度地降低孕产妇抢救和死亡率，保证胎儿的健康和安全，减少伤残率，降低新生儿死亡率。

二、新生儿期健康服务

新生儿期是婴儿期内的特殊阶段，2/3 的死亡婴儿是新生儿，其中生后 1 周内死亡者占新生儿死亡数的 2/3 左右，故新生儿保健重点在生后 1 周内。

（一）新生儿期特点

新生儿期是自胎儿娩出后从脐带结扎开始，至出生后未满 28 日。新生儿从宫内依赖母体生存到出生后离开母体适应宫外环境，要经历身体各系统解剖和生理功能上的巨大变化，是生命最脆弱的时期，该期发病率高、死亡率高。特点如下：

1. 体温调节 需适宜的环境温度，产科和新生儿科室温在 25～28℃，家居温度保持在 20～22℃，特别是低体重儿或早产儿，环境温度过低可导致体温不升，甚至可发生硬肿症，环境温度过高可导致脱水。故适宜的环境温度非常重要。

2. 循环系统 出生后胎儿循环向成人循环转变，任何原因使肺动脉压力增加（如肺炎），可重新出现从右向左分流（持续肺动脉高压），导致发绀。

3. 消化系统 消化道解剖与功能发育可适应生后纯乳汁的营养摄入；具有最基本的进食动作——觅食反射、吞咽反射，但吞咽时咽-食管括约肌不关闭，食管无蠕动，食管下部括约肌不关闭，易发生溢乳。出生后小肠上皮细胞渗透性高，以吞饮方式吸收，易产生过敏与感染。新生儿出生时肠道无菌，生后 2 日出现双歧杆菌，7 日到达高峰，为新生儿的优势菌。母乳喂养儿的酸性粪便有利于双歧杆菌的生长。

4. 泌尿系统　出生时肾小球滤过功能低下，肾浓缩功能差；肾小管排磷功能差，选用蛋白质、矿物质（磷）含量高的牛乳喂养对新生儿肾脏有潜在损害。

5. 神经系统　大脑皮质兴奋性低，对外界刺激反应易于疲劳，以睡眠状态为主；皮质下中枢兴奋性高，呈蠕动样动作，肌张力高；脊髓的固有反射（非条件反射）存在。

6. 免疫系统　细胞免疫功能已较为成熟，体内有通过胎盘从母体获得的抗体（IgG）。新生儿非特异性和特异性免疫功能发育不成熟，肠道分泌型 IgA 较低。

7. 体格发育　新生儿期是婴儿期增长最快的阶段，为宫内生长的延续。正常足月婴儿出生后第一个月体重增加可达 1 ~ 1.5kg，身长增加 4 ~ 5cm。

（二）新生儿期健康服务

新生儿期健康服务重点是预防出生时缺氧、窒息、低体温、寒冷损伤综合征和感染。为一级预防和部分二级预防（新生儿疾病筛查）。

1. 出生时保健　保持产房室温 25 ~ 28℃。准备好复苏抢救用具、吸引器、氧气、清洁干爽的毛巾毯、新生儿衣被，预热辐射床。新生儿娩出后迅速吸引并清理口腔内分泌物，保证呼吸道通畅；新生儿断脐后立即擦干头部及全身皮肤，快速评估皮肤颜色、呼吸、心率、反应和肌张力，如 Apgar 评分正常为 8 ~ 10 分，测量体重与身长；严格消毒、结扎脐带；尽快用干而松软的包被裹好（不宜紧捆成襁褓）；记录出生时评分、体温、呼吸、心率、体重与身长。送入新生儿观察室，观察 6 小时后，正常者进入婴儿室或母婴室，高危儿送入新生儿重症监护室。如有产时窒息，则按国际公认的 ABCDE 复苏方案进行复苏抢救，复苏后继续监测生命体征并及时转运至新生儿重症监护室继续监护治疗。

（1）注意保暖。新生儿室的室温宜保持在 22 ~ 24℃，保持新生儿体温 36.5℃。

（2）保持呼吸道通畅。生后数小时内继续严密观察，新生儿应侧卧，头转向一侧，有助于残存在呼吸道内的黏液自然流出。

（3）清洁护理，预防感染。双眼用眼药水，防治分娩时的感染性眼病，口鼻腔用消毒棉签蘸等渗盐水或温开水轻拭。

（4）正确哺乳。足月儿生后半小时即可哺母乳，以促进乳汁分泌，并防止低血糖，提倡按需哺乳。产钳分娩、臀位分娩等难产儿，可根据具体情况尽早开始吸吮母亲的乳头。喂奶前清洗乳头，喂奶后将婴儿竖抱、轻拍背部。以排出咽下空气。奶量以哺乳后安静、不吐、无腹胀、胃内无残留（经胃管喂养）和理想的体重增长（15 ~ 30g/d，生理性体重下降期除外）为标准。早产儿也应以母乳或母乳库奶喂养为宜，必要时可用早产儿配方奶。开始时先试喂 5% 糖水，以后根据胎龄、出生体重、吸吮力等，确定自行哺乳或经胃或十二指肠管等喂养方法。注意评估母乳喂养情况，如母乳喂养次数、是否存在喂养困难等；观察并指导母乳喂养的体位、新生儿口腔和乳头含接姿势及吸吮情况等。

（5）保持脐带残端清洁干燥。每日用 75% 乙醇棉签擦拭脐带残端和脐窝，一般生后 3 ~ 7 日残端脱落。

（6）注射维生素 K_1。足月儿生后应肌注 1 次维生素 K_1 1mg，早产儿应连续应用 3 次，剂量同前。

2. 新生儿期居家保健

（1）保暖：新生儿居室的温度与湿度应随气候温度变化调节，有条件的家庭在冬季使室内温度保持在 20 ~ 22℃，湿度以 55% ~ 60% 为宜；无条件时可用热水袋保暖；夏季应避免室内温度过高，夏季环境温度若过高，衣被过厚及包裹过紧，易引起新生儿发热。因此，要随着气温的高低，随时调节环境温度和衣被包裹。新生儿若有不明原因的哭闹不安，应除外室内温度过高、衣服过多、空气不流通所带来的不适。

（2）喂养：母乳是婴儿最好的食物，尤其是初乳，含有丰富的免疫活性物质。指导母亲使用正确的哺乳方法以维持良好的乳汁分泌。确实母乳不足或无法进行母乳喂养的婴儿，指导母亲选用配方乳喂养，配方乳可每3小时一次，每日喂养7~8次。纯母乳喂养的新生儿2周后应补充维生素D 400IU/d；乳母适当补充维生素K，多吃蔬菜水果，避免新生儿或婴儿发生维生素K缺乏性出血性疾病。

（3）护理：①衣服用柔软的棉布制作，要宽松不妨碍肢体活动，易穿易脱，干燥清洁。冬衣要能保暖。尿布用柔软吸水的棉布做成，勤换勤洗，以防尿布皮炎。婴儿包裹不宜过紧，更不宜用带子捆绑，最好使两腿自由伸屈。②脐带残端可用75%乙醇涂抹，特别注意保持脐带残端清洁和干燥。③新生儿每日洗澡保持皮肤清洁，脐带脱落前应保护好脐带残端，不可进水；水温以略高于体温为宜，可先试水温，手托婴儿洗澡，以保持脐部干燥；新生皮肤娇嫩，要防止擦损，有擦损应及时处理以防感染；经常观察臀部和腋下等皮肤皱褶处，保持清洁干燥。④新生儿痤疮、"马牙"、"上皮珠"、乳房肿大、"假月经"、红斑、粟粒疹属特殊生理现象，不需要特别处理，切不可擦拭、针挑或挤压，以免感染。⑤可经常变换婴儿体位，俯卧位对呼吸功能有益，但注意将婴儿头转向一侧，避免口鼻堵塞发生窒息。

（4）促进感知觉、运动发育对新生儿进行感知觉刺激，多与新生儿说话、唱歌、微笑，吸引新生儿目光追随，抚摸新生儿全身皮肤。

（5）预防感染：居室保持空气新鲜；成人护理新生儿前洗手，母亲患呼吸道感染接触新生儿时戴口罩，必要时可用吸乳器将乳汁吸出，消毒后喂新生儿。新生儿的用具每日煮沸消毒。新生儿期接种卡介苗、乙肝疫苗。

（6）慎用药物：新生儿肝功能不成熟，某些药物体内代谢率低，易在体内蓄积发生不良反应。哺乳期母亲用药应考虑乳汁中药物对新生儿的作用。

3. 筛查先天性代谢性疾病　新生儿出生后，应按规定进行新生儿疾病筛查，尽早发现疾病并及时诊治，减少后遗症，属二级预防。筛查内容包括：听力、遗传代谢性疾病、先天性髋关节发育不良等。

4. 正常新生儿家庭访视　正常新生儿自产院出院后，在生后28日内家庭访视一般为4次，至少2次。首次访视：在出生后3日或出院后3日以内进行。满月访视：在出生后第27~29日进行。每次访视前，医护人员用肥皂和清水洗手、戴口罩。每次访视完毕，及时填写访视记录，建立新生儿访视卡，并反馈给婴儿父母。每次访视重点不同，发现问题应及时处理，并增加访视次数，或及时转医院诊治。第四次访视结束后，转入儿童系统管理。

（1）第一次访视：在新生儿出院后1~3日内进行。访视内容为：①观察新生儿居室条件和卫生状况，如室温、湿度、通风状况、用具是否清洁，新生儿的衣被及尿布。②观察新生儿的一般健康状况，如呼吸、面色和皮肤颜色，有无黄疸，黄疸程度及出现时间，脐部。③询问出生情况，如体重、身长、分娩方式，有无窒息，了解新生儿吸吮、进食、睡眠、哭声、大小便情况等；有无接种乙型肝炎疫苗和卡介苗。④测量体重、身长及全身体检。检查时动作轻柔，特别注意颈、腋、腹股沟等处的皮肤有无糜烂，有无尿布皮炎，脐部有无分泌物或感染，身体各部位有无畸形。观察新生儿的各种反射和四肢活动情况等。若发现异常及时处理或建议就诊。⑤宣传指导母乳喂养，正确护理和预防感染等方法。

（2）第二次访视：出生后5~7日进行。观察并了解新生儿一般健康状况，检查脐带及脐轮、脐窝、黄疸程度；了解喂养和护理情况及存在问题，并给予相应指导。

（3）第三次访视：出生后10~14日进行。了解黄疸是否消退；测量体重，了解体重生理性下降后是否恢复到出生时体重；若未恢复应分析原因，给予指导；检查新生儿的视、听力；指导添加维生素D的方法和剂量。

（4）第四次访视出生后27~29日进行。全面进行体格检查；测量体重，将体重测量值与出生时体重比较，若增长值不足600g应分析原因，指导喂养，加强管理，必要时转诊。

5. 高危新生儿家庭访视 凡从新生儿病房或NICU出院的高危新生儿，包括胎龄<37周的早产儿和出生体重<2500g的低出生体重儿，除常规新生儿访视外，应增加访视次数和内容：

（1）增加访视次数：得到报告后应于当日访视。访视次数根据新生儿的具体情况而定，出生体重在2 500g以下或体温不正常、喂养困难、呼吸困难需家庭用氧者，每日访视一次；一般情况较好且稳定，每周访视1~2次或酌情而定。

（2）指导保暖：对早产儿尤其要注意保暖（室温保持在24~26℃，空气湿度50%~60%）。戴帽减少头部散热，衣被厚度适中，使体温维持在36~37℃。无供暖设备时，可用热水袋在婴儿包被外保暖，但切忌直接接触婴儿皮肤，注意避免烫伤。

（3）指导喂养：必须强调母乳喂养。根据日龄、体重、吸吮力的强弱和吸吮-吞咽协调性，确定自行哺乳或经胃管等喂养方法。对于出生体重>2 000g，无营养不良高危因素的早产儿、低出生体重儿和足月高危儿，母乳仍是出院后的首选。如无法母乳喂养或确实母乳不足，可采用婴儿配方乳喂养或补充。具有以下营养不良高危因素的早产儿、低出生体重儿可考虑强化营养：①极（超）低出生体重儿；②有宫内外生长发育迟缓表现；③出生后病情危重、并发症多；④出生体重<2 000g而住院期间纯母乳喂养者；⑤完全肠外营养>4周；⑥出院前体重增长不满意［<15g/（kg·d）］。强化营养为母乳+母乳强化剂（human milk fortifier，HMF）。强化营养时间可以至校正年龄3月龄到1岁，但可根据早产儿出院后定期随访中营养状况及其体格发育监测指标包括体重、身长、头围的生长曲线是否正常等进行判断而决定，充分考虑个体差异。对于确实母乳不足或无法母乳喂养的早产儿、低出生体重儿可采用早产儿配方奶粉。

早产儿生后即应补充维生素D 800~1000 IU/d，3月龄后改为400 IU/d，直至2岁，该补充量包括食物、日光照射、维生素D制剂中的维生素D含量。生后2周即开始补充铁元素2~4mg/（kg·d），直至校正年龄1岁。该补充量包括强化铁配方乳、母乳强化剂、食物和铁制剂中的铁元素含量。

（4）指导护理：①指导父母观察新生儿一般情况，如吃奶、精神、面色、呼吸、哭声、皮肤、大小便的性状和次数，若发现异常及时报告或转到医院诊治。②指导日常护理，包括皮肤清洁、脐部护理。③指导呼吸管理：保持婴儿呼吸道通畅，早产儿仰卧时可在肩下放置软垫，避免颈部弯曲、呼吸道梗阻；哺乳后注意拍背排气，并让婴儿侧卧，以免溢乳后吸入气道；对慢性支气管肺发育不良的婴儿，指导父母进行胸部物理治疗。

（5）预防感染：对高危儿尤其应注意预防感染。指导婴儿家人注意勤洗手，保持居室通气，定期消毒婴儿物品、用具，有感染者应与婴儿隔离，保持婴儿脐部、皮肤清洁干燥。

6. 建立转诊制度　新生儿病情变化快，症状体征表现非特异性，在家庭访视中若发现新生儿问题，轻者及时处理、密切观察，经处理观察未见好转或病情重者，应及时就近转院诊治，以免延误治疗。各地要根据当地实际情况建立转诊制度和新生儿转运系统，转运中注意保温、监测生命体征和予以必要的治疗，保证新生儿得到及时救治。

三、婴儿期健康服务

婴儿体格生长非常迅速，对能量和蛋白质的需求较高，故合理的营养及喂养是健康的保证。

（一）婴儿期特点

生后至未满1周岁为婴儿期。此期的特点是：①婴儿的体重、身长增长最快，系第一个生长高峰期。1周岁末体重为出生时的3倍，身长增长25cm，头围由平均34cm增加至46cm。②神经心理发育快速，主要表现为运动、感知觉、语言、情绪和行为的发展。③因生长速度快，对热量、蛋白质的需求多，消化和吸收功能尚未发育完善，若喂养不当，营养供给不足，易发生营养缺乏性疾病和生长发育落后，也易发生消化不良。④从母体得到的免疫抗体于生后6个月逐渐消失，而自身免疫功能尚未成熟，易患感染性疾病。

（二）婴儿期健康服务内容

促进儿童最优化的体格、运动、认知和社会情绪的全面发展是儿童保健的重点，包括婴儿营养和喂养指导、生长监测、发育筛查、疾病预防和免疫接种、健康育儿宣教。婴儿期保健以社区为中心、以家庭为主体。

1. 定期健康检查，监测体格生长。定期健康检查可以了解婴儿的生长发育与健康状况，早期发现生长迟缓、发育偏异、先天缺陷或疾病，从而早期诊断、干预、治疗，这是保护儿童健康成长的重要措施之一。一次体格检查只能反映当时婴儿健康状况，及其与同年龄同性别婴儿相比较所处的生长发育水平；生长监测是对个体儿童的体重、身长（高）进行定期纵向连续测量与评估的过程。定期健康检查、监测体格生长，通过生长曲线图的描绘，了解婴儿的生长速度、营养状况及其动态变化，从而帮助鉴别婴儿生长发育问题的原因，是因近期喂养问题或感染性疾病导致体重增加缓慢、体重不增和（或）生长迟缓，还是内分泌因素或先天性疾病导致的持续性生长缓慢，应帮助指导干预或进一步诊断治疗。

2. 均衡营养和合理喂养。母乳是6个月龄以内婴儿最理想的天然食物，除需补充少量的维生素如维生素D、维生素K以外，纯母乳喂养能满足6个月龄以内婴儿所需要的全部液体、热量和营养素。母乳所含的营养物质齐全，各种营养素之间比例合理，含有多种免疫活性物质，非常适合于身体快速生长发育、生理功能尚未完全发育成熟的婴儿，母乳喂养也有利于增进母子感情、促进母体康复，同时，母乳经济、安全又方便，不易发生过敏。应鼓励并指导母亲对6月龄以下的婴儿进行母乳喂养。

纯母乳喂养的婴儿应注意补充维生素D（南方400~600 IU/d，北方600~800 IU/d），早产儿为600~800IU/d。因种种原因不能纯母乳喂养时，宜首选婴儿配方奶粉。

指导6~12月龄婴儿的喂养和补充食品添加。乳类仍是6~12月龄婴儿营养需要的主要来源，建议每日首先保证 600~800ml 的乳量，以保证婴儿正常体格和认知功能的发育，母乳仍是婴儿的首选食品，建议 6~12 月龄继续母乳喂养，如母乳不能满足需要时，可使用较大婴儿配方奶粉予以补充，不能用母乳喂养的 6~12 月龄婴儿，建议选择较大婴儿配方奶粉。

指导父母或养育人对 6~12 月龄的婴儿逐步添加补充食品（引入固体食物），按照固体食物引入的原则和顺序逐步添加；指导每添加一种新食物时需观察的症状和大便性状，并让婴儿逐步适应新的食物；指导养育人如何根据婴儿不同月龄逐步改变固体食物的质地，如从糊状转换成泥末状，再转至碎的食物；指导养育人训练婴儿的咀嚼和吞咽功能，并培养婴儿良好的进餐规律和进食行为；加强对父母和养育人有关均衡营养和健康食品的知识宣教，提高其育儿技能。

3. 发育筛查　婴儿期是神经心理发育的快速期，表现为运动、感知觉、语言和社会情绪的发展。定期对婴儿的运动、感知觉、语言及社会情绪的发育进行筛查，了解婴儿发育里程碑进展情况，评估中枢神经系统的功能，可以早期发现婴儿的发育偏异，如运动发育迟缓、感觉障碍（视、听障碍）、语言发育迟缓和社交障碍等问题，及时进一步检查并明确原因，如是否存在围生期脑损伤，环境剥夺、视、听障碍等，以便及早指导父母及其家庭成员对婴儿的早期干预和治疗，并定期随访，根据干预效果和（或）发育异常轻重程度确定是否转诊，达到早筛查、早干预、早治疗，减少残疾发生率、减轻伤残程度，促进儿童发挥最大潜能、最优化发展的目标。

常用的发育筛查方法有丹佛发育筛查测验（DDST）、贝利婴儿神经发育筛查（BINS），美国常采用家长用的婴儿年龄和发育阶段的筛查问卷（ASQ）进行常规发育筛查。开展视力筛查和听力筛查。

4. 促进运动、感知觉、语言和社会情绪发展。指导父母及养育人员了解婴儿各年龄阶段的发育里程碑，按月龄结合婴儿的实际能力进行训练，促进婴儿的运动、感知觉、语言和社会交往能力的发展，例如，出生后 1 个月内可以在婴儿安静觉醒状态，对婴儿说话，并训练婴儿追视母亲的脸；2 月龄训练婴儿俯卧抬头；3 月龄后可以带婴儿出去看树、花、汽车等，训练婴儿俯卧位肘支撑抬胸等。对婴儿的训练可以与一天的日常活动相结合，指导父母及养育人为婴儿提供充满爱心的养育环境，关注婴儿的生理节律和气质特征，及时应答婴儿的各种反应，培养婴儿形成安全的情感依恋，给婴儿提供安全的、可以自由探索和尝试的环境和机会，同时应坚持在与婴儿年龄相当的纪律约束的前提下，对婴儿进行鼓励和支持，并保持一致的指导原则，从而使婴儿的运动、感知觉、语言和社会情绪得到最优化的发展。

5. 疾病防治　营养缺乏性疾病（如营养性缺铁性贫血、维生素 D 缺乏性佝偻病）和感染性疾病（如呼吸道感染、腹泻等）是婴儿期的常见病，影响其生长发育，也是导致该期发病率高、死亡率高的主要原因。在儿童保健常规检查中应定期筛查营养缺乏性疾病，如定期监测体重、身长，检查骨骼体征及血红蛋白等。指导合理喂养，补充食品添加和维生素 D、铁剂的补充，尤其纯母乳喂养的婴儿注意补充维生素 D，预防营养缺乏性疾病的发生；指导父母和养育人对婴儿的护理，包括保持居室通风、空气新鲜，户外活动接受阳光照射；衣服适中并宽松柔软，不去人多嘈杂的环境，以预防和减少呼吸道感染；按照补充食品添加原则逐步引入各种固体食物并转换食物质地，注意食品卫生，以适应并促进婴儿胃肠道功能的发育和成熟，预防消化不良、消化道感染。一旦筛查发现异常，应及早干预，及早诊断和治疗。

6. 免疫接种　按计划免疫程序按期完成卡介苗、脊髓灰质炎疫苗、百白破三联疫苗、麻疹减毒活疫苗、乙型肝炎疫苗的接种。

7. 高危儿和体弱儿管理　高危新生儿，如早产儿、极低出生体重儿等；或在常规儿童保健检查时发现营养缺乏性疾病，如营养性贫血、维生素 D 缺乏性佝偻病、营养不良（包括体重低下、生长迟缓、消瘦）或比原有生长曲线轨迹改变了（低于）2 个主百分位线以上（相当于 2SD），如原体重测量位于同年龄、同性别婴儿的第 50 百分位（P_{50}），现在位于第 10 百分位（P_{10}）或更低，说明体重增长不良，提示近期的营养问题；这些婴儿均应纳入体弱儿管理中，增加儿童保健随访体检次数，指导干预治疗，直至好转或治愈结案。

（1）全面的体格检查和必要的实验室检查：详细询问出生史，如是否为早产、难产、双胎，出生时有无窒息、产伤等；喂养史；既往患病情况和家族史等。进行全面的体格检查，包括面容、骨骼等检查；必要的血生化检查，如血常规、生化测定（血清白蛋白、血清铁蛋白、25-（OH）维生素 D 浓度、钙离子、磷离子等），必要时可进一步做相关的实验室检查。

（2）高危儿或体弱儿管理：增加至每月一次随访体检，并指导干预和治疗，在随访过程中评估干预和治疗效果，如体重增长情况、贫血的改善情况，必要时请专科医生会诊或转专科进一步诊治。病情好转或治愈，予以结案，继续常规儿童保健管理。

8. 健康教育　儿童健康成长所需要的指导和支持与亲子关系的所有技能有关：包括培养、指导、保护、分享和起模范带头作用。与其他技能一样，这些技能也是通过学习并加以时日来完善，母亲是婴儿的第一任保健员、教养员。因此，儿童保健工作者要利用多种方式和渠道，如网络、社区健康教育、育儿课堂等，为母亲及其家庭成员提供建议和支持，宣传科学育儿知识，包括婴儿的生长发育、合理的营养和喂养、如何促进儿童的早期发展、常见疾病防治等科学知识，提高父母和家庭成员的科学育儿技能。健康教育的内容应结合实际，并富有科学性和趣味性，不仅通俗易懂，同时传播科学育儿理念。为父母和家庭遇到的问题和困难提供帮助和支持，从而为儿童的健康和发展提供最佳的家庭和社会环境。

四、幼儿期健康服务

幼儿期体格生长速度减慢，而神经心理发育迅速，因此对幼儿除供给合理营养外，应更注意培养幼儿自我生活能力，养成良好的生活习惯。

（一）幼儿期特点

自满 1 周岁至未满 3 周岁为幼儿期。此期的特点是：①体格生长速度较婴儿期缓慢，食物已转换为固体，如果不注意均衡膳食，供给充足的营养，仍易发生体重增长缓慢，甚至营养不良。②神经精神发育较迅速，语言、动作能力和情绪行为明显发展，培养良好的行为习惯非常重要。③活动范围扩大，由于缺乏对危险事物的识别能力和自身保护意识及能力，容易发生意外伤害和中毒，应注意预防。④活动范围增加，接触感染的机会增多，必须注意预防传染病。

（二）幼儿期健康服务内容

1. 均衡营养，合理膳食。可继续母乳喂养直至 2 周岁（24 月龄），或每日给予不少于相当于 400~600ml 液体奶的幼儿配方奶粉，建议首选适当的幼儿配方奶粉，或者给予强化铁、维生素 A 等多种微量营养素的食品，但不宜直接喂给普通液态奶、成人奶粉或大豆蛋白粉。幼儿的膳食必须供给足够的热量和各种营养素，以满足体格生长、神经精神发育和活动增多的需要，同时，应根据幼儿的牙齿发育情况，适时增加细、软、碎、烂的膳食，种类不断丰富，数量不断增加，逐渐向食物的多样化过渡。注意培养良好的进食习惯。

幼儿的均衡膳食主要应包含乳类（不少于 400~600ml），米、面等碳水化合物类，鱼、肉、禽、蛋类（蛋白质），蔬菜水果类，不仅要提供足够数量的热量和各种营养素，以满足机体正常的生理需要，还应保持各种营养素之间的互补平衡，以利于营养素的吸收和利用。制备均衡膳食时必须达到下列要求：①质优：膳食中有营养价值较高的各类食品。②量足：能满足机体生长发育需要量的足够进食量和达到供给量标准 80% 以上的营养素摄入量。③各种营养素之间的比例适当、合理，例如，三大提供热量营养素的正确比例是：蛋白质提供的热量占总热量的 12%~15%，脂肪占 30%~35%，碳水化合物占 50%~60%。

幼儿膳食每日以 5~6 次进餐较好，即一日三次主餐，上下午两主餐间各安排以乳类、水果和其他稀软面食为主的点心，晚饭后也可加餐或点心，但睡前应忌甜食，以预防龋齿。一般一日三餐热量的分配大致是：早餐占 25%，午餐占 35%，晚餐占 30%，两次点心占 10% 左右。应重视幼儿良好饮食习惯的培养，饮食安排要逐渐做到定时、适量、有规律地进餐，不随意改变幼儿的进餐时间和进餐量；鼓励、安排幼儿和全家人同桌进餐；培养儿童集中精力进食，避免其他活动干扰；父母以身作则，以良好的饮食习惯影响幼儿，鼓励幼儿尝试新食物，避免幼儿产生偏食、挑食的不良习惯；创造愉悦、良好的进餐环境，鼓励、引导幼儿使用匙、筷等餐具并自主进餐。

2. 定期健康体检，监测生长发育。体重、身长等生长发育指标反映了幼儿的营养和健康状况。幼儿期继续定期健康体检，间隔时间可较婴儿期延长，每半年一次。如在健康体检中发现生长发育偏异、营养缺乏性疾病、肥胖，应纳入体弱儿管理，予以进一步检查、诊断和指导干预、治疗，增加体检次数，随访监测治疗效果，好转或治愈再予以结案，并继续常规儿童保健管理。

3. 促进动作、语言、认知和情绪/社会能力的发展。幼儿期神经精神发育较迅速，语言、动作能力和情绪行为明显发展，此期保健应注意促进幼儿动作、语言、认知和情绪/社会能力的发展，同时，培养幼儿良好的行为习惯。

（1）促进幼儿动作发展：幼儿 1 岁至 1 岁半学会走路，独走稳，2 岁以后能够并且喜欢跑、跳、爬高。与此同时，手的精细动作也发展起来，能将小丸放入瓶中，并能取出小丸；可以几页几页地翻书；初步学会用玩具做游戏。幼儿开始自己走路时走不稳，头向前，步子显得僵硬，走得很快，常常跌跤，此时，父母和养育人要提供安全的活动空间，鼓励幼儿学会掌控自己身体的平衡性和协调性，又要随时注意防止因跌倒而出现的意外伤害；尽可能和幼儿一起在地板上玩，让幼儿学会重心转移、姿势变换，如蹲下捡玩具，双手抱着玩具走、拖着玩具侧身走、倒退走、攀爬楼梯、扶着栏杆上下楼梯，最后鼓励幼儿独自上下楼梯。为了发展幼儿的跑、跳、攀登等动作协调性，应经常带幼儿到户外去活动，玩小滑梯、平衡木、攀登架等，在保护幼儿安全的前提下，积极鼓励幼儿自主活动，掌握各种运动技能。

1~2 岁，幼儿的各种精细动作发展较快，已逐渐学会用手指捏取、戳、旋开盖子等动作，手眼协调功能发展更加准确，会拿小匙把食物送到嘴里，端起杯子喝水，能用积木搭"高塔"，把小丸放进瓶子。2岁半以后，能拿笔"画画"，学会用小毛巾洗脸。这一时期，应注意指导父母和养育人积极鼓励、引导幼儿的精细动作和手眼协调能力的发展，示范并鼓励幼儿自己去尝试各种动作，不要剥夺幼儿尝试和自我训练的机会。

（2）促进幼儿语言发展：生后第2、第3年是儿童口语发展的快速进展期，也是语言和言语发展的关键期。应指导父母和家庭成员为幼儿提供良好的语言刺激环境，1～3岁是早期语言发育阶段，12～18个月开始应用单字，18～24个月是两字词的发育阶段，幼儿出现句子结构，词汇从几十个发展到200多个，每个主题有2～3种变换性表达，模仿能力增加。因此，父母和养育人应做到：①多说：经常结合日常生活中接触的事物，如幼儿活动、游戏、看图片和（或）实物时，多和幼儿说话，以正确的语法、缓慢的语速和清晰的发音与幼儿说话，告诉幼儿物体的名称、用途、颜色、形状、大小等，以扩展幼儿的词汇量，鼓励幼儿模仿发音。②多读：可以先从一张、两张图片开始，然后过渡到配有很多插图的彩绘本，最终慢慢进入以文字为主的阅读，让幼儿逐渐把看见的图像与听觉语言联系在一起，同时有助于幼儿养成阅读的习惯。③多讲：挑选一些简单、精致的故事书，用简洁易懂的语言讲给幼儿听，经常讲故事，幼儿能从经典的儿童故事里学会勇敢、诚实、勤劳和爱，同时也可以帮助幼儿获得良好的表达方式。

24～36个月为幼儿语言的重要发育阶段，词汇量大大扩展。3岁的幼儿已能说出自己的名字、年龄、性别，认识常用的物体和图片，按指令的先后顺序做事。此时，幼儿说话的积极性很高，但常常用词不当，发音也往往不正确；同时，因想象力快速发展，而大脑中词汇的储存量尚不够，幼儿常常会出现"口吃"，即发首个字词时重复、困难，应指导父母及养育人以鼓励的态度耐心等待、倾听幼儿说话，并放慢说话和做事的速度。如幼儿有构音不清或发音不准，应首先肯定幼儿的说话，再以正确的音重复幼儿说的词汇或句子，予以示范，以便于幼儿辨音和模仿。

如怀疑幼儿有语言发育迟缓，或语言理解或表达问题，应接受全面的体格检查、发育测评和听力测试，必要时转诊至发育儿科医生进行深入评估，早期发现、诊断语言发育迟缓（障碍）或听力损害非常重要，通过早期干预和治疗可以避免影响其他方面的学习能力。

（3）促进幼儿认知和社会情绪发展：1～2岁的幼儿开始以不同的方式探索物体（摇动、打击、扔、摔），已学会找到隐藏的物品，模仿姿势，使用机械玩具。1岁半至2岁逐渐开始玩假扮性游戏，如和洋娃娃、小动物或人玩过家家；根据形状和颜色将物体分类。2～3岁完成3～4块积木组成的拼图游戏；理解数字"1"、"2"的概念。1岁以后认知能力的提高使幼儿的情绪反应更有情境针对性，社会情绪增多。2～3岁开始出现自我意识，把自己作为主体来认识，从自己称呼自己的名字变为称自己为"我"，逐渐出现自我评价。此期幼儿表现出对自主性的强烈要求，当他们独立行动的愿望受到大人的限制，而言语表达和控制能力较弱时，就以发脾气来对抗限制，这便是"第一反抗（违拗）期"。此期，要指导家长促进幼儿认知和社会情绪的发展，同时培养幼儿良好的行为习惯和坚强的意志品格。提供合适的玩具和图书，在此过程中，还要善于结合幼儿的生活，结合其认识社会和自然界的各种活动，向幼儿提出一定的任务，引起幼儿对一类事物进行分析、比较的兴趣，启发并培养幼儿分出一类事物共同的本质特性，舍弃外部的非本质特性的能力；训练幼儿正确使用语言（词）进行概括，形成概念。还要经常给幼儿提出观察的任务，在观察过程中有计划地教幼儿进行分析、综合和比较，提高抽象概括能力。还要多给幼儿讲故事，正确组织游戏，特别是创造性的游戏。要指导幼儿看图书、玩橡皮泥、画画、做假扮性游戏等。通过各种生动活泼、丰富多彩的形式和内容，促进语言、思维和社会情绪的发展。

4. 预防接种加强免疫　1岁以内预防接种的基础免疫已基本完成，但每种疫苗接种后所产生的免疫力只能持续一定的年限，故要根据每种疫苗接种后的免疫持续时间，按期进行加强免疫。

5. 疾病防治和传染病管理　幼儿的免疫功能尚未发育完善，而活动范围增加，急性传染病在幼儿期疾病中占重要位置，威胁儿童的健康水平。此期，应按照预防为主的卫生方针，积极采取综合措施，做到防治结合，控制传染病流行。

（1）控制传染源：许多传染病在发病早期传染性最强，因而应尽早管理传染源，以防止传染病蔓延。儿童保健管理中，应根据各种传染病的高发季节，宣传该季节预防高发传染性疾病的知识。若发现病儿要早期报告，对发现和报告的病儿都应及时进行家庭访视。访视时，应详细询问病史，包括疾病传播途径、可能的传染源、接触史及病儿起病后与之接触的人员等，对病儿进行详细的体格检查和相关实验室检查，及时诊断，指导隔离，并进行治疗。对于在家庭中隔离、治疗的病儿，社区儿科医生要根据病情轻重按期出诊，做到病儿不出门，医药护理送到门，直到病儿痊愈。

做好传染病的登记、报告工作，法定传染病填写传染病报告卡，及时向当地疾病预防控制中心报告。对与传染病密切接触者应进行登记，积极采取预防措施，并进行医学观察，必要时进行检疫。对家庭中的带菌者或慢性病儿要进行登记管理，督促治疗，至痊愈为止。

（2）阻断传播途径：采取必要措施，阻断病原体从传染源（病儿）至易感人群（儿童）的传播途径：①在疫源地，指导病儿家庭对病儿的各种排泄物随时进行消毒，其目的是随时随地迅速消灭从病儿机体中排出的病原体。②注意环境和个人卫生，定期进行清洁消毒。对饮用水和食物要进行卫生监督，保证提供新鲜、符合食品卫生标准的食物；此外，指导家长和养育人员培养幼儿良好的卫生习惯，如饭前、便后洗手。

（3）管理易感人群：调查易感儿童，建立预防接种登记卡，有计划地进行各种预防接种是保护易感儿童的有效措施；对曾经与某种传染病有密切接触史的幼儿也要进行登记，根据具体情况考虑被动免疫和医学观察。

6. 预防意外伤害和中毒　幼儿活动范围扩大，喜欢探索周围世界，但缺乏对危险事物的识别能力和自身保护能力，容易发生意外，要积极预防。对父母及家庭成员要进行防范幼儿意外伤害的健康宣教，组织幼儿在固定的、安全的场地玩耍，不要让他们脱离成人视线单独行动，以免发生意外。危险物品，如火柴、热水瓶、剪刀、药品等应放在幼儿不能拿到的安全地方，电源应有保护装置或在儿童摸不到的地方。窗户要有插销和栏杆，床栏杆的插销在儿童上床后插好，使用幼儿专用的汽车安全座椅。

对父母和养育人开展有关幼儿食品卫生的健康知识宣教。幼儿食品应新鲜，不提供腐败变质的食物。剩余食物应丢弃或妥善保管，临食用前应加热煮沸，以确保安全。注意餐具消毒，生熟食品分开，夏季应特别注意食品卫生，如凉拌食物，一定要用清水洗净，用开水烫过后再凉拌食用。此外，要经常教育儿童不要随地捡东西放在嘴中，更不要捡野果吃，以预防食物中毒。

在农村，指导父母及家庭成员加强农药保管，加强防范意外中毒的意识。农药、化学毒物放在儿童不能够到的地方。不用时应盖好、封好，放在固定的地方并上锁。喷过农药的农田、菜地、果园，应设立明显的标志，在 7~8 日内严禁儿童入内玩耍。盛装农药的容器（袋、瓶等）不应乱放，更不可将容器用作其他用途。经常教育儿童不要玩弄装过农药的瓶子或其他容器。在冬季应注意预防煤气中毒；在夏秋季应注意预防溺水。

五、学龄前期健康服务

学龄前期儿童体格持续稳定增长，智力发展迅速，是性格形成的关键期。因此，加强学前教育很重要。

（一）学龄前期特点

学龄前期是自满 3 周岁至 6 岁上学前班前的时期。此期特点是：①儿童的体格仍持续生长，速度较稳定，体重每年平均增加 2kg，身高每年平均增长 5~7cm。学龄前期儿童体格生长发育主要受遗传、内分泌因素的影响。眼功能发育基本完成，视深度逐渐发育成熟。但眼的结构、功能尚有一定可塑性，眼保健是此期的内容之一。听觉发育完善。②神经精神发育迅速，是性格形成的关键时期。动作发育协调，语言、思维、想象力成熟，词汇量增加，急于用语言表达思想，遇到困难产生怀疑，出现问题语言（如自言自语）；情绪开始符合社会规范，社会情感发展；理性意识（自觉、坚持、自制力等）萌芽；个性形成，但有一定可塑性；性格内、外向及情绪稳定性进一步分化；当主动行为失败时会产生失望和内疚；注意力保持较幼儿时间长，约 20 分钟。③免疫功能逐渐发育成熟，活动和锻炼增多，体质增强，感染性疾病发病减少，学龄前期儿童淋巴系统发展快，青春期前达高峰，以后逐渐消退达成人水平；免疫性疾病如肾炎、肾病等有增多趋势。④5~6 岁时，乳牙开始松动脱落，恒牙依次萌出；若不重视口腔卫生，易发生龋齿。

（二）学龄前期健康服务内容

1. 保证充足营养和均衡膳食 为满足此期儿童生长发育的需要，必须为学龄前儿童安排好由多种食物组成的平衡膳食，包括谷类食物，鱼、禽、蛋、瘦肉，蔬菜水果和乳类、豆制品。保证获得充足的铁（12mg/d）、锌（12mg/d）、碘（50μg/d）和钙（800mg/d）；指导膳食清淡少盐，正确选择零食，少饮用含糖高的饮料；还要培养儿童良好的饮食习惯。在家庭中与成人共进主餐，膳食每日 4~5 餐（3 餐主食，1~2 餐点心），以适合学龄前期儿童的生长发育需要和消化系统功能；每日摄入优质蛋白质占总蛋白的 1/2，其中乳类提供的热量应占总热量的 1/3〔约 104.6kJ/kg（25kcal/kg）〕。

2. 入学前期教育 学龄前期儿童认知和社会交往能力发展快、活动范围扩大。培养学龄前儿童良好的学习兴趣和习惯，将为今后的学校学习和学业成就打下良好的基础。因此，此期应加强入学前期教育，培养儿童对学习浓厚的兴趣，发展儿童的注意力、想象与思维能力，使之具有良好的心理素质。为了促进此期儿童认知能力的发展，幼儿园、社区和家庭要有计划地组织他们参加各种游戏、手工活动、体育和文娱活动。儿童在游戏中模仿成人的各种活动，进行角色扮演，体验不同角色的情绪、情感经历，学习自我情绪的调节、语言的表达和社会交往能力，从而促进语言、想象、情绪情感和思维的发展。

此期儿童的游戏有多种，如活动性游戏、建筑性游戏和角色性游戏。活动性游戏有利于儿童的身体发育和各种活动技能的发展，可以锻炼他们勇敢、机智和刚毅的性格；建筑性游戏有利于培养儿童的劳动习惯和动手能力，可以发展他们的感知、记忆、想象和综合思维的能力；角色性游戏有利于丰富儿童的想象力，可以提高他们的语言能力、创造性思维能力，加强他们对社会生活的理解。有规则的集体游戏，把发展儿童的个性与培养他们的集体合作精神结合起来，也具有重要意义。

通过游戏、体育活动增强体质，在游戏中学习遵守规则和与人交往。活动内容安排动静结合，游戏可增加儿童的学习兴趣，时间以 20～25 分钟为宜。

3. 入学前准备　从学龄前儿童到小学生是人生中的一个重要转折。这个转折使儿童的生活在许多方面发生变化。游戏占用了学龄前儿童每日生活的大部分时间，学习时间仅 1～1.5 小时。成为小学生后，学习成为他们的主要活动，每日学习时间 5～6 小时，而且小学生的学习与幼儿园的游戏有本质的区别：入学前，儿童在幼儿园虽然也有分班活动，但相对比较自由，一般没有形成从事集体活动的习惯。入学后，小学生开始真正参加集体生活，要学习遵守纪律，处理好同学间的关系等。入学前，儿童的生活由家长或幼儿园老师照料，他们依赖性大、独立性相对弱。入学后，儿童要学习自己上学、回家，独自完成作业，开始了独立生活。入学前，儿童只学习和使用口头语言，入学后，开始学习和使用书面语言，并由具体形象思维向抽象逻辑思维过渡。

为了帮助儿童尽快适应学校生活，家长和幼儿园老师要对儿童进行入学前教育，做好入学前准备：①培养儿童的学习热情、尊敬老师的情感：决定学生成绩好坏的一个重要因素不是如何强迫他（她）开始早期阅读，而是培养他（她）对学习的热情。要鼓励儿童的好奇心和探索兴趣，根据儿童发展的需要，鼓励他（她）做自己喜欢的事情，并引导他（她）学习；向儿童讲述战斗英雄、科学家、模范工作者成长的故事，使儿童知道他们之所以能有成就，是通过学习、经过学校环境和老师的教导和培养获得的。激励、培养儿童对学校和学习向往的心情，对老师产生尊敬和爱戴的感情。②培养儿童生活自理能力和良好的生活习惯：如洗脸、刷牙、穿脱衣服鞋袜和饭前便后洗手等；培养生活独立能力，学习遵守交通规则，学会遵守学校和班集体的纪律。③培养学习能力：培养注意力、记忆力、理解能力，以及用语言表达自己思想的能力。例如，可以经常引导儿童观察事物，用语言进行描述，儿童听完故事后要锻炼他们复述。复述时，训练儿童语言流畅清楚。这样可以为入学后的学习打好基础，创造条件。④思想品德方面的培养：着重进行礼貌、爱他人、爱集体、爱劳动的教育，示范并教育儿童经常使用"再见"、"对不起"、"谢谢"、"没关系"等文明用语。学着帮助老人、小朋友干事，学习扫地、收拾屋子。教育儿童不拿别人东西，借了别人的东西要还，别人借自己的东西时，要热情主动地借给他人；爱护各种公物和花草树木；学会诚实。⑤学习用具的准备：为儿童准备的各种文具要适用，但不需过于新奇艳丽，以免上课时分散注意力。书包要双背带的，有利于双肩平衡发展；培养儿童自己整理文具和书包的能力与良好习惯。

4. 定期体格检查　每年进行 1～2 次体格检查并记录结果，以了解儿童的营养状况和生长速度；如每年体重增长小于 2kg，每年身高增长小于 5cm，可能为体重增长不良或生长缓慢，应寻找原因，进一步检查和诊断治疗。注意儿童正确坐、走姿势，预防脊柱畸形。

5. 视力、口腔和听力保健　每次健康检查时，必须检查儿童的视、听力和牙齿，以便早期发现弱视，听力障碍、龋齿，及时予以矫治。

（1）视力保健：指导家长和儿童保护视力，采用正确的姿势画画、看书，如眼睛离桌面上的纸或书的距离要保持 30cm 左右，坐的姿势要端正，桌椅的高度要适宜，光线应从左前方射来。采用儿童视力表或标准对数视力表定期检查儿童视力，3～4 岁可用字母配匹法筛查（参阅相关章节）。一般每6个月检查一次。发现斜视或注视姿势异常者，要及时进一步检查与治疗。发现双眼视力差≥2行或双眼视力均低于正常时，应及时转眼科进一步检查与治疗。

（2）听力保健：注意防治中耳炎，定期进行听力检查。检查前，应详细询问儿童的家族史，了解有无遗传性发育不全或伴身体其他发育畸形；母亲在妊娠期有无风疹、流感、带状疱疹或药物中毒史；有无能影响听觉器官发育的全身性疾病，如甲状腺功能减退、肾功能不全等。

发现听力障碍的儿童，要尽早佩戴助听器，充分发展残余听力，培养儿童使用助听器的习惯，早期进行听力语言康复训练。

（3）口腔保健：应每年口腔检查1~2次，以便尽早发现龋齿，及时治疗。指导儿童保护牙齿，培养早晚刷牙、饭后漱口的良好口腔卫生习惯。

6. 预防接种和疾病防治　加强免疫接种、传染病管理、常见病防治等，与幼儿期保健要点大致相同。建立合理的生活制度、培养良好的卫生习惯，必须坚持饭前便后洗手、勤剪指甲的卫生习惯；坚持定时进食，不随意吃零食和不暴饮暴食，不吃腐烂变质的食物。

7. 预防意外事故　学龄前期儿童喜欢活动，但机体发育尚未完善，动作不够协调，又缺少生活实践经验，缺少对危险事物的认识，易发生意外事故。因此，要结合日常生活对学龄前期儿童进行安全教育，如要遵守交通规则，不要在马路上玩耍；不玩弄电器和电器开关，以防触电；避免到河边或池塘边玩，以防溺水等；同时，做好室内和户外活动的安全防护，如尖锐的器具、热水瓶等安全放置，对操场活动用具进行定期安全检查。开展意外灾害发生时的防护和自救演练。

六、学龄期健康服务

学龄期儿童体格生长持续稳定增长，而求知欲强，是心理和智力发育发展的关键时期。

（一）学龄期特点

学龄期是自6岁至青春期前。此期特点是：①体格生长稳定增长，骨骼处在成长发育阶段，除生殖器官外其他各器官外形均已与成人接近。部分青少年在学龄期的后期进入青春期。②心理发育成熟，认知和逻辑思维能力发育更加成熟，求知欲强，可接受系统的科学文化知识。

（二）学龄期健康服务内容

1. 学习能力的培养和素质教育　学习是学龄期儿童的主要活动，学习的成功或失误、被成人的肯定与批评，成为儿童获得自信、勤奋或自卑、懒惰的重要因素，不同的教育与教养环境将培养不同性格的儿童。应为儿童提供适宜的学习条件，培养良好的学习兴趣和习惯。以正面积极教育为主，加强素质教育。应采取的措施有：①对家长开展学龄期儿童心理行为发育特点的教育，以帮助家长了解儿童认知、行为和个性的发展特征，发现儿童的认知特点和学习长处，从而鼓励儿童的强项，加强对儿童弱项的训练，如感觉、注意力、阅读能力的训练，并早期发现行为异常，如注意力缺陷多动障碍、学习困难和违拗、说谎等行为问题，及早干预治疗。②指导家长学会正确的教养策略和方法，以正面的鼓励和支持为主，对好的行为应及时强化，加强儿童学习注意力、自我控制力、良好学习习惯的培养等。③指导家长如何与儿童沟通，倾听他们的想法，并以身作则，引导儿童学会自我情绪的调节和社会能力的发展。

2. 开展体育锻炼　此期儿童体格发育持续稳定。学校及家长应根据不同年龄学生的体格发育情况，组织学生参加适当的体育锻炼，并结合卫生保健进行科学的指导，做到循序渐进、持之以恒，以预防骨骼发育畸形，增加儿童体质，同时也促进儿童动作和认知能力的发展。

3. 充足的营养和平衡膳食　该期儿童体格增长速度稳定，骨骼处于成长发育阶段，因此仍应注意合理营养和平衡膳食。小学生课间加餐，有益于儿童学习注意力集中，每日摄入优质蛋白质应占总蛋白的1/2；多食富含钙的食物，如牛乳（500ml）、豆制品。加强运动，使骨骼发育达最佳状态，将会减少成年期后骨质疏松、骨折的发生；预防缺铁性贫血、营养不良等常见病。当体重指数（BMI）接近或超过正常上限时，应调整食谱，改善进食行为，加强体格锻炼，避免肥胖症。

4. 定期体格检查　监测生长发育指标，定期体格检查是该阶段健康保健的最基本任务。对儿童和家长开展学龄期儿童发育特点和保健知识的宣传教育，提高儿童对机体生长发育的了解和自我保健意识，教育儿童爱护自己的身体。如注重合理营养和平衡膳食，合理安排作息时间以保证充足的睡眠和运动时间。应特别注意预防以下疾病：①骨骼畸形：学龄期儿童如不注意正确的坐姿、书写姿势、行走姿势，容易在日积月累中影响脊柱的发育，导致脊柱发育畸形，如脊柱侧弯、后突畸形。应在日常的学习生活中，引导儿童形成良好、正确的行走、书写和阅读姿势，书包不宜过重，采用双肩背带。体检中注意检查学龄儿童的脊柱发育，以便早期防治。②体格生长发育异常：定期监测生长速率，如发现生长缓慢或过快，消瘦或超重、肥胖，应查找原因，如饮食营养、遗传、内分泌等因素，给予指导性意见，必要时转专科进一步诊治。③性发育异常：监测学龄期儿童的生长发育指标，并参考骨龄评价儿童的生长发育水平，判断有无性早熟或性发育迟缓。必要时转专科进一步诊治。

5. 眼、口腔保健　预防近视和龋齿是学龄儿童保健的重点之一，具体保健措施包括：①加强眼、口腔保健知识的宣教工作：教育儿童认识到眼、口腔保健的重要性。②定期进行视力和口腔检查：一般每年做眼、口腔检查一次，预防屈光不正、龋齿的发生。③平衡膳食、合理营养，限制含糖量高的饮料和食品，补充维生素充足的食物。④提倡正确的书写、阅读姿势，保证充足的光线照射，多做户外运动。⑤注意口腔卫生，指导正确的刷牙方式，每日早晚刷牙。⑥如检查发现异常，应及时转专科诊治。

6. 法制和性知识教育　增加儿童法律知识，认识家庭与自己遵纪守法的重要性。正确认识性发育对儿童心理生理的影响，按不同年龄进行性教育，包括对自身的保护，学习有关性病、艾滋病危险因素科普知识。

7. 预防感染和意外伤害　继续重视传染病管理和常见疾病的防治，防止学校传染性疾病的传播和流行；加强学校对各类意外伤害的防范措施和意外伤害发生时紧急预案的建立；组织学生学习交通安全规则和意外伤害的防范知识，学习灾难发生时的紧急应对和自救措施，减少伤残发生。

七、青春期健康服务

青春期青少年是儿童到成人的过渡期，女孩从11~12岁开始到17~18岁，男孩从13~

14 岁开始到 18~20 岁。

（一）青春期特点

此期特点为：①体格发育出现第二个生长高峰，除身高、体重迅速增长外，青春期儿童身体各方面都经历着巨大变化，如形态上的充实、健美，机体功能的完善和生殖系统的日趋成熟等，使机体代谢旺盛，激素分泌增加。②性功能发育，知识增加，而心理和社会适应能力发展相对滞后，形成青春期复杂的心理卫生问题，使青春期青少年常常产生感情困惑和心理冲突。青春期青少年的行为和生理使青少年有发生性传播疾病的危险因素。

（二）青春期健康服务内容

1. 充足的营养和合理平衡膳食 自青春期开始，生长开始进入第二个高峰。因此，青少年在青春期对各种营养素的需要增加，为成人时期乃至一生的健康奠定良好的基础。根据青春期生长发育的特点及营养需求，应强调：

（1）养成健康的饮食行为：一般为每日三餐，两餐间隔 4~6 小时。三餐比例要适宜，早餐提供的热量占全日总热量的 25%~30%，午餐应占 30%~40%，晚餐应占 30%~40%。青春期膳食中蛋白质、脂肪、碳水化合物比值以 1.1:1.5:5 为宜，尤其要养成吃早餐的习惯，多吃蔬菜，少吃盐、动物脂肪和糖类食品。

（2）按需进食，切忌暴饮暴食：一般认为男、女童的热量供给量应分别为每日约 10.87MJ（2600kcal）和 10.46 MJ（2500kcal）。鸡蛋、牛奶、瘦肉、大豆制品等优质蛋白质所含的必需氨基酸量较高，比值更接近人体，能更好地被吸收、利用。因此，在青春期儿童每日所供给的蛋白质中，此类蛋白质应占 1/3~1/2。

（3）提供富含铁和维生素 C 的食物：青少年应注意饮食多样化，注意调换膳食品种，经常吃富含铁的食物，如动物血、肝、瘦肉、蛋黄、黑木耳、大豆等。另外，每日的膳食中均应含有新鲜的蔬菜水果。

（4）补充钙、磷：由于骨骼迅速发育，机体对钙、磷的需要量增加，青少年应每日摄入一定量的乳类和大豆食品，以补充钙的需要。

（5）多食用富含锌的食品：锌是很多金属酶的组成成分和酶的激活剂，参与 RNA 和 DNA 的转录以及蛋白质的合成过程；锌与性腺发育、运动功能有密切关系。青春期应多食用富含锌的食品，如贝壳类海产品、红色肉类和动物内脏，以利于机体的发育成熟。

（6）碘：碘是甲状腺素的重要成分，为青春期旺盛的代谢所必需，对生长发育有较大影响。青春期应适量食用富含碘的食品，如海带、紫菜、海鱼等，同时也应避免食用过多引起甲状腺功能亢进。

2. 预防常见青春期营养和性发育问题

（1）预防青春期超重或肥胖：当摄入的热量超过消耗的热量，多余热量会在体内转变为脂肪，导致超重或肥胖。对青春期肥胖的预防，应注重培养青少年良好的饮食和生活习惯，加强体育锻炼，最好每日进行至少 60 分钟的运动，也可通过每日 3~6 次、每次 10 分钟的中等强度的短时间锻炼积累；闲暇时间应限制静态活动，如看电视、玩电子游戏、上网等；鼓励参与家务劳动。但也有些青少年为追求体型的完美盲目进行节食减重，尤其是青春期女孩，甚至采用催吐、吃泻药等极端做法减轻体重，最终导致神经性厌食症，发生营养不良，严重者会导致死亡。因此，青春期保健应指导青少年的平衡膳食、体育活动，对自己的体重有正确的认识和控制，预防青春期超重或肥胖、神经性厌食、营养不良等疾病。

（2）营养性缺铁性贫血：青少年由于生长迅速、血容量增加，对铁的需要量明显增加，青春期女孩月经来潮后的失血，更易发生贫血。即使轻度的缺铁性贫血，也会对青少年的生长发育和健康造成不良影响，造成青少年体力、身体抵抗力以及学习能力的下降。为预防贫血的发生，应注意饮食多样化，经常吃富含铁的动物类食品，如瘦肉、鱼、动物血和动物肝等，以及富含维生素 C 的食物。诊断为缺铁性贫血的青少年，应在医生指导下及时服用铁剂。

（3）月经问题：女性青春期的重要发育特点之一是月经初潮，但这并不意味发育的成熟。由于初潮时卵巢功能尚不稳定、不成熟，故月经周期也并非都规律，可出现无排卵性功能失调性子宫出血、闭经等现象，需至专科就诊。

（4）遗精：遗精是男性青春期后的正常现象，通常在晚上睡眠时发生。发生的间隔时间个体差异很大，一般为每月 1~2 次，偶尔每周 1~2 次，只要不过于频繁，并且对身体和精神没有明显的不良影响，则都属正常现象。但过于频繁，2~3 日 1 次，甚至一夜数次，甚至白天清醒时也发生遗精，从而影响生活和学习，则应引起重视。应加强对青少年的青春期性心理卫生教育，遗精严重者需至专科就诊并查找原因。

（5）手淫：是指用手或其他器具抚摸自己的性器官，以获取性快感的性行为。手淫是一种自慰行为，是青少年最初的性体验。手淫属个人隐私，并不对他人和社会构成威胁，也不应视为"不道德"或罪恶、耻辱行为，以免使青少年陷入不安和恐惧之中。应正确引导和教育，引导青少年参加各项体育活动，将注意力转移至规律、健康的学习生活中。过度手淫可致精神疲惫、注意力不集中、失眠等不良后果。若手淫时将异物放入尿道或阴道内，则会引起组织损伤和感染。

（6）青春期妊娠和避孕：由于缺乏避孕知识，过早的性关系可导致少女妊娠。过早的妊娠对正处在生长发育阶段的少女是一个沉重负担，同时还可能因巨大的心理压力而采用不安全的人工流产，影响健康甚至危及生命。因此，在向青少年进行有关如何正确对待性行为和婚前性关系危害的教育的同时，有必要向他们讲解有关生育的知识和避孕的方法。

（7）性传播疾病：青少年因性器官的发育成熟易出现性冲动，对性有好奇心，但心理发育的不成熟常无法控制自身行为，发生物质滥用及不洁性行为，造成性传播疾病。对青少年应进行性生理卫生和性传播疾病知识的教育，以预防性传播疾病。有不洁性行为史的青少年，如有泌尿生殖器感染则应转专科就诊。

3. 促进认知和情感的发育

（1）认知发育：青春期的知觉、观察力和注意力有了很大提高。有意记忆、逻辑记忆发展，即能自觉主动地、有目的地、对具体信号或抽象信号的意义理解记忆，在语言及抽象思维充分发展的基础上可通过推理、概括、认知事物本质特征达到记忆，注意的集中性和稳定性近于成人，可保持有意注意 40 分钟。思维变化是青少年期认知发展的核心，根据皮亚杰的认知发育阶段理论，12 岁以后从具体运筹期进入到形式运筹期。因进入青春期的年龄差异，部分进入青春期的儿童认知发育水平尚处于具体运筹期，而另一部分儿童认知发育水平处于形式运筹期。随着向形式运算思维的转移，青春期中期的青少年提问和分析能力加强，逻辑分析、推理的抽象思维能力获得发展。根据其认知发育的特点，青春期早期的教育和学习需要更具体的方法，同时应加强培养他们的抽象逻辑思维能力。

青少年的思维还表现出较强的创造性和批判性。喜欢别出心裁，具有较强的求知欲和探索精神。对新鲜事物特别敏感，并易于接受。对事物的看法可以提出自己的新思路和新观点，而不会盲目或轻易相信别人。老师和家长应保护他们独立思考、标新立异的积极性，培养他们勇于探索创新的能力。对出现不断增加的新需求不要一概加以否定，如大多数青少年喜欢"上网"、"追星"，要理解这是一个正常现象，但由于部分青少年识别能力较低，会是非不分、吸取糟粕，要学会与他们交流并正确疏导，给他们创造丰富多彩的业余文化生活。

（2）情感发展：①自我概念的发展　青春期青少年的自我体象、自我意识和认同迅速发展。自我体象集中在外部特征上，自我意识和认同主要表现在心理方面。如引导不当，会导致青少年对自我身体形象的曲解，从而产生相应的心理行为问题，如自认为身材不够苗条而节食、减肥，引起神经性厌食。自我意识和认同发展不当，可导致男孩学吸烟、饮酒，甚至参与团伙犯罪；女孩过于注重服饰、打扮，或出现早恋、发生性行为等问题。因此，青春期教育和保健应促进青少年自我概念的健康发展，学校和家庭均要给予青少年体验能力和成功的机会，提升他们的自我评价和自尊心。②与家庭、同伴和社会关系的发展

青春期身体的迅速成长和性成熟带来的变化，使青少年开始产生"成人感"。这种成人感是青少年身心发展过程中的一个必然经历。在青春期早期与同班同性的友谊增加，主要表现在参与同龄人的活动增加；青春期中期常常经历不同的个性特征，服装、朋友群和兴趣经常变化，个性发展特点使他们与父母的距离疏远，此期社会活动扩大到异性，开始约会。因此，青春期同伴关系很重要。应培养青少年的社会交往技能，促进青少年健康同伴关系的发展，促进家庭亲子关系的建立，形成有威望的、对青少年行为有指导的和谐家庭关系。③情绪、情感发展　青少年富有激情和热情，情绪不稳定，容易发脾气，容易冲动，不善于处理感情和理智之间的关系。如常为小矛盾而伤人，或为某种目标和理想而付出一切；情绪比较脆弱，容易波动，当理想与现实一致时兴高采烈，当理想与现实不一致时则心情郁闷；希望受别人尊重，有强烈的自尊心，容易出现挫折感，失败时自尊心和自信心容易受到影响；随着控制能力的增强，情绪不愿外漏，会掩饰自己的情绪感受，若消极情绪不能被及时察觉则会造成严重后果，如自杀。因此，针对青少年心理发育的特点，应尊重青少年的独立性和自尊心，给予指导和建议，但不过多干涉。教育他们的言语和行为不宜过于急躁或过火，避免激起强烈的情绪反应。指导和帮助青少年学会调控自己的情绪，尊重别人，与别人沟通和交流。

4. 预防青春期心理行为问题

（1）饮食障碍：是由青少年心理社会因素引起的一组非器质性进食问题、病变，如神经性厌食和神经性贪食症。表现为饮食紊乱，常伴有情绪紊乱，严重者可致死亡。在青春期保健中应注意预防，进行有关合理、平衡膳食和健康生长发育的知识宣教，引导青少年形成正确的自我体象认识，在学校积极开展各类体育、文艺活动；如出现严重饮食障碍问题，应转专科治疗。

（2）睡眠障碍：青少年期常见的睡眠障碍有睡眠时相延迟综合征和失眠。睡眠时相延迟综合征表现为入睡困难、睡眠时间推迟、次日觉醒困难；失眠指入睡困难或难以维持睡眠并觉醒后感到疲劳。青少年因青春期神经内分泌模式发生变化可致睡眠时间推迟，同时因学习任务繁重、情感需求或社交活动多导致就寝延迟，或因过多使用兴奋性物质或药物，如茶、咖啡、中枢兴奋剂等，或者因学校或家庭压力过高产生焦虑等造成失眠。

青春期保健应对青少年开展睡眠生理和"睡眠卫生"知识教育，帮助青少年培养良好的睡眠习惯，合理安排睡眠时间，减少兴奋性饮料如可乐、咖啡等的饮用，不饮酒，缓解

焦虑、及时释放压力，严重失眠影响正常学习与生活时，可在医生指导下短期服用镇静药物。

（3）青春期抑郁：抑郁症是青春期常见的情绪障碍，自杀是最严重的心理危机。青少年因外界不利环境易产生情绪障碍，例如，家长和老师的忽视、压制和不公平；学习压力和对性发育的困惑等而引起烦恼；焦虑和抑郁等情绪不稳现象等。青少年遇到挫折容易走向极端，如学校、家长未予以及时重视，可产生自杀念头甚至出现自杀行为。

青春期保健中应加强人生观和人生意义的教育，重视培养青少年乐观向上的个性发展和社会适应性，为各年龄阶段发育的转折期提供预先的心理准备和支持；在青少年面临挫折和应激事件（如冲突、高考落榜）时及时给予支持和疏导；应重视青少年情绪变化，提供心理咨询和治疗。

（4）逆反心理和行为的盲从性：青春期独立意识、成人感的出现，使青少年在心理上渴望别人认同自己的成熟，能够尊重和理解自己。但社会和生活经验的不足，经济的不能独立，父母的权威性又迫使他们依赖父母。这种独立性与依赖性的矛盾，使其在面对父母干预时容易出现逆反心理，在行为上努力依照自己的意愿行事，对后果欠考虑，盲从性较大。家长和老师应充分尊重青少年的独立性，指导并鼓励其社会能力的发展，培养其既尊重老师或家长的意见，同时又具备独立思考和判断的能力，为进入社会作好准备。

（5）物质滥用：青春期自我意识的迅速发展导致内在自我与外在环境产生矛盾。他们往往不能很好地适应环境，行为不稳定，判别是非能力尚不成熟，或为逃避现实，解除烦恼、焦虑，或为得到同伴的认可和接受而模仿和尝试吸烟、饮酒、服用药物，继而物质滥用，这对青少年的心身造成严重损害。应加强对青少年有关酗酒、吸烟、物质滥用潜在危害的教育，为青少年提供适宜的社会活动和心理支持；不鼓励未成年人饮酒。

5. 性心理发展和保健　现代社会生活环境优越，青少年生理发育趋于早熟。由于性功能的迅速发育和成熟，心理活动的发展以及客观环境等影响，进入青春期之后的青少年，出现与异性交往的渴求，甚至出现朦胧的爱情念头，开始对异性有好感和兴趣，在言行举止、处事方面都努力吸引异性的关注，常表现为取笑异性。乐于制造和散播"喜欢"谁的谎言。但由于我国对青少年青春期性教育开展得相对滞后，以及学校、家长和社会舆论的约束、限制，使青少年在情感和性的认识上存在既渴求又不好意思表现的矛盾状态，环境的压制可使青少年产生好奇心及逆反心理，发生过早性行为及意外妊娠。

青春期保健应通过有效的教育手段传播科学的性知识和性道德，纠正有关性的认识和行为上的偏差，帮助青少年建立健康的性意识，确立正确的性爱观。具体方法包括：

（1）性知识教育：把性的知识传授给青少年，可以消除对性的神秘感，使他们懂得如何以科学的观点正确对待自身变化。以课堂内和课堂外教育、个别谈话、集体讨论等方式帮助他们了解：生殖器官的解剖与生理；青春期的体格发育，男性和女性的体型特征和第二性征的发育；外阴部的卫生与清洁；月经与遗精的生理机制；女性经期卫生；遗精的身心保健；性自慰行为（手淫、性幻想）；怀孕与避孕知识以及性传播疾病预防等的普及知识教育。

（2）性心理教育：进入青春期，随着机体神经内分泌系统的发育，青少年产生性意识。浓厚的性兴趣和求知欲促使他们热心探索成熟。然而，此时的特点是幼稚朦胧、敏感多变、易冲动，如缺乏正确的引导，则易被错误的信息所诱惑。家长和老师应主动与他们交流，增加相互间的信任感，认识到他们渴求独立、渴求志趣相投的知心朋友、渴求异性的注意是正常心理表现，帮助和指导他们如何与异性进行正常的交往，坦然地面对异性。

6. 促进生殖健康　自青春期开始，机体在卵泡刺激素（follicle stimulating hormone，FSH）、黄体生成素（luteinizing hormone，LH）和雌激素、雄激素的作用下，在身高出现突增的同时，性器官和第二性征开始发育。青春中期，则以性器官和第二性征迅速发育为主要特征，出现月经初潮和首次遗精。青春后期，性器官和第二性征继续缓慢发育至成人成熟水平。

女童月经初潮、男童首次遗精是青春期性发育的重要标志，但并不意味着性成熟。即使在青春后期，虽然性成熟已经完成，但社会成熟还远远滞后，仍然缺乏独立生活能力。因此，对青春期儿童的生殖健康教育有特别重要的意义。

（1）男童外阴部的清洁卫生：阴茎包皮内板与阴茎头皮肤间形成包皮腔，其间的小腺体有分泌物产生，分泌物与尿液、脱落上皮和污垢合成乳酪状的包皮垢。包皮垢若长期未予清洗而附着于包皮腔。极易引起感染。因此，青春期男孩应注意外阴部卫生，每晚睡前应用流动水或个人单独使用的盆盛清洁水，将包皮翻转后清洗包皮垢。阴囊皮肤柔弱，应避免使用碘酊等刺激性较大的药物。穿着内裤和外裤宜宽松，不宜穿紧身裤。紧身裤会束缚阴囊活动，并使局部温度增高，影响睾丸发育和精子形成。由于紧身裤散热不良，还易引起股癣和湿疹。

（2）女性外阴部的清洁卫生：女童进入青春期后，随着卵巢的发育，在雌激素的作用下，阴道开始有分泌物（白带）排出。正常情况白带含有阴道上皮脱落细胞、白细胞、乳酸杆菌。如阴道分泌物增多，且有臭味，表明阴道内有炎症。女童外阴应每日用流动水及清洁盆水清洗，清洗时应由前往后，由内向外，最后清洗肛门。要使用个人专用的盆和毛巾。除非有明显感染，否则不宜用高锰酸钾溶液清洗外阴；也不宜经常用肥皂清洗外阴，以免过分干燥。一般情况下，不冲洗阴道，避免感染。内衣要宽松，不穿紧身裤，质地以纯棉最佳，因其透气性好。内裤要勤换、勤洗、日光下晒干。

（3）女童乳房保健：乳房发育是女童青春期发育最显著的特征之一。乳房发育开始的早晚和发育速度，存在着个体差异。开始发育年龄，早至 8 岁左右，晚至 14 岁；有些女童的乳房在开始发育 1 年后即达成熟水平，有的则在数年后才达到成熟水平，一般认为这与营养和遗传因素有关。

绝大多数女童，发育成熟的乳房左右两侧基本对称。乳房中的乳腺由乳腺管、乳腺泡和脂肪组成。乳房内肌纤维最少，因此，自身支持能力较差，故应注意乳房的保护如保持正确的身体姿势，及时佩戴胸罩等。胸罩大小要适当，太大不能起到有效的扶托作用，太小则影响胸廓和乳房发育。晚间睡眠时，应把胸罩解开，以免影响呼吸。

乳房保健中提倡乳房的自检。自检每月 1 次，在月经期后进行，目的在于及早发现乳房包块。检查包括观察和触摸两部分，触摸时要注意乳房、胸壁和腋窝部有无肿块和增厚。如观察和触摸发现有乳房外形变化，乳头突然内陷或突起，和（或）触及包块，应及早就诊。青春期女童的乳房肿块，多数为良性肿瘤或纤维瘤，但应谨慎排除恶性肿瘤的可能。

（4）女童经期卫生：女童月经初潮时，生殖系统尚未发育成熟，在初潮后 1~2 年内会出现闭经或月经紊乱，此属正常生理现象。在行经期可有轻度下腹坠胀、腰酸、乳房胀痛、乏力、嗜睡、情绪不稳定等，此亦属正常现象。月经量的多少个体差异很大，一般为 30~50ml。应详细记录月经的来潮时间、持续时间、经量的多少和白带的变化，以便及时发现月经周期、月经期和月经量的异常。月经期应注意卫生，保持外阴部的清洁。每日睡前用温开水冲洗外阴部，禁坐浴。内裤应及时清洗，并在阳光下晒干，以免真菌和细菌感染。卫生巾、卫生纸等月经垫应柔软、清洁、勤换，选购时要注意是否是正规产品，注意生产日期和保质期。青春期女童不宜用阴道棉塞。

月经期要保持精神愉快和情绪乐观，应该使她们懂得月经的按时来潮是身体健康的表现。月经期睡眠应充足；仍可参加适当的体育活动，但应避免重体力劳动和剧烈运动；不宜游泳，以免感染；少吃刺激性食物，多饮水，多吃蔬菜、水果，保持大便通畅。

第三节　儿童的个体健康风险评估

通过个体健康风险评估，可达到早期发现儿童健康危险因素及健康问题，及时进行干预，预防疾病、减少疾病发生，促进儿童身心健康、提高儿童健康水平、降低儿童死亡率的目的。儿童个体健康风险评估的主要方法，包括：新生儿疾病筛查、听力筛查、视力筛查，生长监测，定期健康检查，儿童发育筛查等。

一、新生儿的健康风险评估

出生后未满 28 日的婴儿为新生儿，其中生后 1 周内疾病风险最高，为把好人类生命质量与健康关，对出生人口进行健康风险筛查和评估，主要方法：

（一）新生儿疾病筛查

新生儿疾病筛查（neonatal screening）是指通过血液检查对某些危害严重的先天性代谢病及内分泌病进行群体过筛，使患儿得以早期诊断，早期治疗，避免因脑、肝、肾等损害导致生长、智力发育障碍甚至死亡。

欧美、日本等发达国家新生儿疾病筛查覆盖率近 100%。我国新生儿疾病筛查始于 1981 年，目前覆盖率已接近 50%。2004 年原卫生部颁发《新生儿疾病筛查技术规范》文件，各省市也根据本地特点制定了相应的筛查常规及执行文件，使新生儿疾病筛查更趋于规范化。新生儿疾病筛查是一个集组织管理、实验技术、临床诊治及宣传教育为一体的系统工程，应遵循自主性、有益性、无害性及公平性的原则。筛查项目制定需考虑疾病的发病率、筛查技术可行性、推广性及所筛查疾病能否治疗等关键问题。

1. 对象　所有出生 72 小时（哺乳至少 6~8 次）的活产新生儿。

2. 内容　筛查疾病的种类依种族、国家、地区而别，还与各国的社会、科学技术的发展、经济水平及疾病危害程度有关。

国际公认的作为筛查疾病的条件有：①有一定的发病率；②早期缺乏特殊症状；③危害严重；④可以治疗；⑤有可靠的并适合大规模进行的筛查方法。

1974 年欧洲召开的一次会议上曾推荐 20 种疾病作为筛查内容，其中包括苯丙酮尿症（PKU）、枫糖尿症、组氨酸血症、半乳糖血症等。2006 年美国医学遗传学会新生儿筛查专家组对现有 84 种新生儿先天性疾病的严重程度进行评估，根据筛查技术、诊断、鉴别诊断和治疗等条件，分为第一类 29 种首要筛查疾病，第二类 25 种次要筛查疾病及现阶段不易筛查疾病。

我国目前筛查疾病仍以苯丙酮尿症（PKU）和先天性甲状腺功能减低症（CH）为主，某些地区则根据疾病的发生率选择如葡萄糖-6-磷酸脱氢酶（G6PD）缺陷病等筛查或开始试用串联质谱技术进行其他氨基酸、有机酸、脂肪酸等少见遗传代谢病的新生儿筛查。

3. 方法

（1）采血时间：采血应当在婴儿出生72小时，哺乳至少6~8次。

（2）采血滤纸：采血滤纸必须与标准滤纸一致，为一质地、厚度、吸水性、渗水性等相当均一的特制纯棉优质滤纸。多数新生儿疾病筛查中心选用的滤纸是国际上认可的美国 Schleicher& Schuell 903 特种滤纸，既保证了筛查的质量，又具与国际筛查质料的可比性。

（3）采血部位及采血方法：多选择婴儿足跟内侧或外侧。其方法是：按摩或热敷婴儿足跟，使其充血，酒精消毒后用一次性采血针穿刺，深约2~4mm，弃去第一滴血后将挤出的血液滴在特定的滤纸上，使其充分渗透至滤纸背面。要求每个婴儿采集3个血斑，每个血斑的直径应≥10mm。

（4）标本的保存与递送：血滤纸片在室温下阴干，在规定时间内送达筛查中心，或暂时放入纸袋在2~10℃冰箱中保存。

（5）采血卡片填写要求：应在采血卡片上逐项填写所有项目，不能漏项。字迹要清楚，文字要规范。

（6）筛查方法：随着现在实验诊断技术的发展，国内多数筛查实验室已采用荧光分析法（全定量）进行 PKU 筛查，极少数仍用传统的 Guthrie 细菌抑制法（半定量），也有用高效液相色谱法进行 PKU 筛查。CH 筛查有酶联免疫法、酶免疫荧光法。近10多年来发达国家已采用串联质谱技术对包括氨基酸、有机酸、脂肪酸代谢紊乱等约25种遗传性代谢缺陷进行筛查，大大提高筛查效率。串联质谱技术是将来新生儿疾病筛查的发展方向。

（7）筛查结果处理：为保证检测质量，检测由专人负责进行。对检测结果为阴性的，一般不通知市、县管理中心，对阳性可疑病例，则进行复查，若仍为阳性，就反馈到市、县中心，市、县中心要配合做好阳性病例的召回（或追访）、复查和确诊工作。

（8）病例追踪：确诊后的患儿要及时给予长期、正确的药物治疗或饮食控制，以保证新生儿疾病筛查的社会效果。

（二）新生儿听力筛查

新生儿听力障碍是常见的出生缺陷。国外报道正常新生儿双侧听力障碍的发生率为1‰~3‰，国内为1.4‰~1.8‰，经 ICU 抢救的新生儿中发生率更高。正常的听力是儿童语言学习的前提，儿童听力的最关键期为0~3岁。胎儿后期听觉已较为敏感，这就是早期教育中能够对胎儿进行胎教的理论基础。但是新生儿听力较差，需要较强的声刺激才能引起反应。3~4个月时头可以转向声源；6个月时能够辨别父母的声音；8个月时能够辨别声音的来源。由于儿童听力的发展与儿童的智能以及社交能力有密切关系，故早期发现儿童听力障碍应及时干预。听力障碍的后果不在于聋而在于哑。有专家研究认为听力障碍儿童最终的语言发育水平并不是取决于听力障碍的严重程度，而是取决于其被发现和干预的早晚。不管听力损害的程度怎样，若能在6个月前发现，通过适当的干预，病儿的语言发育能力可以基本不受影响；6个月前发现的病儿其语言发育水平明显优于6个月后被发现者。

虽然可以对高危家庭进行追踪管理，但仅能发现50%的病儿；用常规的体检和父母的观察识别方式几乎不能在1岁内发现轻至中度听力障碍儿童。目前的医学知识和技术还不能完全预防先天性听力障碍的发生，因而如果能在新生儿期或婴儿早期及时发现听力障碍的儿童,可通过放大技术等方法重建其语言刺激环境,使语言发育不受或少受损害,使先天性听力障碍的病儿做到聋而不哑,从而避免家庭和社会的不幸,减轻家庭和社会沉重的经济负担。而新生儿筛查是早期发现听力障碍的有效方法,最终实现使先天性听力障碍儿童聋而不哑。因此,新生儿听力筛查是一项利国利民的大事,对于提高我国出生人口素质,减少出生缺陷具有重要意义。因此,1999年我国卫生部、残疾人联合会等10个部委联合下发通知,将新生儿听力筛查纳入妇幼保健的常规检查项目。

1. 耳聋程度分级

根据1997年WHO障碍、残疾和残废的国际分类标准进行分级(表9-3-1)。

表9-3-1　WHO听力损伤程度分级标准 (1997年)

听力分级	平均阈值及粗略判断
正常听力水平	≤25dB(可以听到耳语声)
轻度听力障碍	26~40dB(听小声讲话困难)
中度听力障碍	41~60dB(听一般讲话有困难)
重度听力障碍	61~80dB(听大声讲话亦有困难,影响工作和生活)
极重度听力障碍	≥81dB(几乎听不到任何声音,残存听力一般不能利用,儿童则为聋哑)

注:dB为分贝

2. 新生儿听力筛查方法　听力检测方法可分为:主观测听法和客观测听法。

(1)主观测听法:即行为测听,依据受检者对刺激声信号作出的主观判定记录,受到受检者的主观意识、情绪、年龄、文化程度、反应能力和行为配合的影响。主观测听法包括:音叉试验、纯音听力计检查法、阈上听功能测试、言语测听法、表试验、语音检查法等。能判定和鉴定耳聋性质、听力受损程度、蜗性病变与蜗后性病变、语言康复训练效果等。主要用于国内司法、劳动力和伤残鉴定。

(2)客观测听法:无需受检者行为配合,不受其主观意识等的影响,结果相对客观可靠,但结论判断的正确性与操作者的经验和水平有关。频率特性较差,对每个频率的听阈难以作出精确的评价。客观测听法包括:声导抗测试、耳声发射测试、电反应测听等。可用于婴幼儿听力筛查、非器质性耳聋和感音神经性耳聋的鉴别,以及听力受损程度的鉴定。

对筛查方法的总体要求:所用的筛查方法须客观快速、操作简便、便于标准化、准确性可以接受、有良好的敏感性和特异性、价廉。目前国内常用的筛查方法为耳声发射法(OAE)和自动(快速)脑干诱发电位法(AABR)。

(3)筛查对象:①初次筛查对象:凡诊疗科目中设有产科或儿科的医疗机构均应按照《新生儿听力筛查技术规范》的要求开展新生儿听力筛查,时间为生后48~72小时;各级妇幼保健机构应在儿童首次健康体检建卡时核查儿童听力筛查情况。未做筛查者应补做听力筛查。②复查、监测对象:初次筛查不通过者应进行复查,复查仍不能通过者,应进行诊断性测定。具有高危因素的婴幼儿应定期进行听力复查或监测,儿童听力障碍的高危因素包括:

1)有儿童期永久性听力障碍家族史。

2)有巨细胞病毒、风疹病毒、疱疹病毒、梅毒或弓形虫病等宫内感染史。

3）颅面骨畸形者，包括耳廓和耳道畸形等。

4）出生时体重低于 1 500g。

5）高胆红素血症达到换血要求。

6）母亲孕期曾使用过耳毒性药物或滥用药物和酒精。

7）有病毒性或细菌性脑膜炎。

8）宫内或产程、产后有窒息史（Apgar 评分 1 分钟 0~4 分或 5 分钟 0~6 分）。

9）新生儿重症监护室住院超过 24 小时。

10）临床上存在或怀疑有与听力障碍有关的综合征或遗传病。

11）机械通气时间 5 日以上。

（三）新生儿视力筛查

眼是人体的重要器官，是"心灵的窗户"。新生儿出生时眼球近乎球形，由于物体成像在视网膜后，故新生儿的视力为远视力，称为生理性远视。随着儿童年龄的增长，眼球前后轴加长，物体成像在视网膜上，儿童的视力逐渐发育为正常视力。人类视觉发育的关键期为出生至 3 岁；视觉发育的敏感期为出生至 12 岁。在视觉发育的关键期和敏感期，儿童视觉的形成易受各种因素的干扰和破坏而导致视力发育异常。2002 年统计资料显示，我国约有盲人 500 余万，低视力者 600 余万；屈光不正者约占总人口的 34%，儿童斜视、弱视约 1000 万。早产儿视网膜病变（retinopathy of prematurity，ROP）是未成熟或低体重婴儿发生的增殖性视网膜病变，多发生于胎龄少于 34 周，体重低于 1500g，出生后有高浓度吸氧史。由于未完全血管化的视网膜对氧产生血管收缩而引起。正常视网膜血管约在胚胎 36 周发育达到鼻侧边缘，40 周达到颞侧边缘。此期暴露于高浓度氧，引起毛细血管内皮损伤，血管闭塞，刺激纤维血管组织增生。在发达国家，ROP 是小儿致盲的主要眼病，早期筛查和及时治疗可以阻止病变的发展。

一些视力发育异常早期发现后及时干预是可以治疗和避免的。国外儿童保健和眼科医生设计了一些视力筛查方案，及时检出视力异常人群，进行适时随访和治疗，达到防病治病目的。我国儿童眼保健始于 70 年代初，以弱视、斜视防治为主。1981 年卫生部批准北京医科大学成立了全国儿童弱视、斜视培训基地，1986 年又批准成立全国儿童弱视、斜视培训中心，为我国儿童视力保健工作的开展创建了平台。1994 年卫生部下发了《儿童弱视斜视防治技术服务规范》。1995 年卫生部颁发的《全国妇幼保健机构评审标准》中明确规定，各级妇幼保健机构必须常规开展儿童眼保健服务项目，从而使儿童眼保健服务得到广泛开展和更加规范。1992 年天津医科大学眼科王延华教授和流行病学专家耿贯一教授首次向全国倡议在国内设立"爱眼日"。这一倡议得到了全国眼科专家们的热烈响应，决定每年的 6 月 6 日为"全国爱眼日"。1996 年国家卫生部、教委、团中央、全国妇联、中国残联等 12 个部委以《卫医发〔1996〕第 5 号》文件向全国各省、自治区、直辖市有关厅、局联合发出通知，将爱眼日活动列为国家节日之一，并重新确定每年的 6 月 6 日为"全国爱眼日"。

1. ROP 筛查与诊断 在儿童眼病中，ROP 致盲率高达 6%~18%。早产儿中患病率为 15%~30%，怀孕期越短、出生体重越轻，患病率越高。常双眼发病，男女无差别。据估计，美国每年 100 万婴儿中，有 300 个婴儿由于 ROP 导致失明。WHO 统计，ROP 已成为发达国家的首位致盲因素。

我国卫生部于 2004 年 4 月颁布了《早产儿治疗用氧和视网膜病变防治指南》，其中明确规定，出生体重低于 2kg 的早产儿和低体重儿，在生后 4 ~ 6 周或矫正胎龄 32 周起，就应进行早产儿视网膜病变的检查。而对患有严重疾病的早产儿，筛查范围可适当扩大。

（1）ROP 诊断：1984 年在国际眼科会议上 ROP 被正式命名，并制定了疾病分类标准及分期。ROP 按部位划分为三个区。Ⅰ区：以视盘为中心，视盘至黄斑中心凹的距离的 2 倍画圆；Ⅱ区：Ⅰ区以外的环形区域，以视盘为中心，以视盘至鼻侧锯齿缘为半径画圆；Ⅲ区：为Ⅱ区以外其他部位，直至颞侧锯齿缘。

按病变进程划分五期：Ⅰ期：视网膜有血管区和无血管区之间出现白色平坦分界线；Ⅱ期：白色分界线变宽增高，呈嵴样隆起；Ⅲ期：嵴上发生视网膜血管扩张增生，伴纤维组织增生；Ⅳ期：由纤维增生血管膜造成牵引性视网膜脱离；Ⅴ期：视网膜全脱离，呈漏斗型。此外，还有附加病变、阈值前病变、阈值病变及 Rush 病变等诊断标准。

（2）ROP 筛查标准及时间：ROP 早期治疗可阻止视网膜病变的发展，使病儿有一个相对较好的视力预后。ROP 晚期视网膜脱离后再进行治疗，病儿费用高且预后差。因此，早期筛查并治疗对 ROP 至关重要。目前，美国儿科学会规定的筛查标准是：出生胎龄 ≤ 28 周和（或）出生体重 ≤ 1.5kg 的早产儿。我国筛查标准：体重 < 2kg，胎龄 < 32 周，高危因素的早产儿体重 < 2.2kg，胎龄 < 34 周。一般首次检查应在出生后 4 ~ 6 周或矫正胎龄 32 ~ 34 周开始。

病儿早期筛查时间建议：Ⅰ期或无病变可隔周复查，直至视网膜生长锯齿缘为止；Ⅱ期病变每周复查；Ⅲ期病变每 2 ~ 3 日复查 1 次，如达病变阈值，72 小时内进行治疗。终止检查的条件是视网膜血管化，矫正胎龄 45 周，不曾有阈值前病变，视网膜血管发育到Ⅲ区，以往不曾有Ⅱ区病变。

（3）ROP 筛查方法：现今 ROP 筛查方法多利用间接检眼镜直接行眼底检查，更多敏感的筛查指标还在不断研究之中。ERG 检查，作为筛查视网膜病变的依据，可很好地反映正常视网膜发育，对预防和治疗 ROP 十分重要。Ret Cam 数字视网膜照相机也已在临床中应用。

（4）ROP 治疗：第 1、2 期为观察期，在此期间，绝大多数早产儿视网膜病变会自动退化；第 3 期是最佳治疗时期（这段时间很短，约为 1 个月，医学上称之为时间窗），若在此时期用激光治疗（仅需 1 ~ 2 次），成功率可高达 90%；第 4、5 期视网膜已发生脱离，只能用手术方法治疗。

（5）ROP 预防：研究显示 ROP 与早产、吸氧、高血压、肠外营养、气管插管、输血、多巴胺应用及气管发育不良等因素有关，特别是早产和吸氧。因此，首先要尽可能降低早产儿的出生率；规范早产儿给氧指征、氧疗及呼吸支持方式；对早产儿，应定期随访检查眼底。

2. 非高危新生儿视觉筛查　除 ROP 外，先天性白内障、结膜炎、泪囊炎、先天性上睑下垂等眼部疾病也危及儿童眼部健康。应结合 0 ~ 7 岁儿童系统管理的体格检查时间在眼保健门诊做常规检查（1 岁内 4 次、1 ~ 3 岁半年 1 次、3 岁后一年 1 次）。

新生儿期可通过旋转鼓检查来观察新生儿的眼睛变化。将带有条纹的转鼓在距离新生儿眼前 30cm 处，用手使其缓慢转动，观察被检眼的反应，如产生眼球震颤则为阳性（即有视力），无震颤则为阴性（即无视力）。

二、生长监测

生长监测（growth monitoring）是定期连续测量个体儿童的体格发育指标，并记录在生长发育图中，根据其相应指标在生长发育图的走向，结合儿童生活史分析儿童营养状况及生长发育状况的过程。通过生长监测，可以指导家长正确认识儿童生长发育状况和发育规律，科学喂养；而且有利于早期发现生长偏离，采取相应的干预措施，促使小儿充分地生长。

（一）生长监测的意义

儿童生长监测是联合国儿童基金会推荐的一套较完整的儿童系统保健的方案，实践证明儿童生长监测成本低，效益高，对于有效降低儿童营养不良的发病率起着非常重要的作用。随着社会经济水平的提高，我国儿童面临营养不良和超重肥胖增多的双向表现，生长监测被赋予了新的内容。

儿童生长发育呈现出持续、不均衡发展的规律，而且受到遗传和环境的双重影响，生长发育过程中受营养、疾病、家庭社会环境等因素影响可能出现偏离儿童自身的生长发育轨迹的现象，表现为体重、身高等体格发育指标的波动，监测体重、身高等指标有助于及时发现生长偏离的情况。体重是全身重量的总和，受近期营养、疾病等因素的影响，是敏感地反映儿童近期营养状况的指标，即使轻微的变化也能准确地测量出来。身高则相对稳定，随着生长发育而逐步累积，短期内的疾病、营养问题对身高的影响不明显，反映的是儿童长期营养状况和生长速度。因此，为适应基层儿童保健工作以及家庭自我监测的需要，基本的生长发育图采用年龄别体重作为参考曲线。由于儿童正常体重存在一定的变异，一次测量结果只能反映当时的营养水平，不能很好地反映儿童生长状况，需要结合其他体格测量指标并通过定期连续的测量，分析儿童体重增长速度和趋势，早期发现生长偏离的现象。

目前生长监测已在全球得到广泛应用。1982 年以来，我国在 10 个妇幼卫生示范县开展了生长监测的研究，探索儿童生长监测在我国实施的途径和效果，并绘制了适合我国国情的"小儿生长发育图"。随后，向全国推广了研究成果和经验。近年来，我国学者李辉根据 2005 年全国 9 城区儿童体格测量指标调查结果编制出了 18 岁内儿童体重、身高生长发育图，为现今的儿童生长监测提供了最新的参考数据。目前，全国各地在初级儿童保健工作中，已逐步采用了生长监测这一手段来监测生长偏离的情况。通过使用生长监测图，父母也可以学会亲自监测儿童的营养状况，更能及时发现儿童的营养问题，提高家庭自我保健能力，促进儿童健康发展。

（二）生长监测图

为了教育、动员家长做好儿童的保健，WHO 推荐家长和基层单位儿童保健工作者使用的小儿生长发育图是按照年龄、性别、体重指标绘制而成的。

2009 年版国家基本公共卫生服务规范中要求应用生长曲线管理 0～36 个月儿童生长发育的情况。由于儿童体格生长有性别差异，男童、女童体格生长的参考指标也不相同，因此我国的小儿生长发育图有两种，分别为男女童使用。

年龄别体重百分位图（图 9-3-1），以月龄为横坐标，体重为纵坐标，图中包括 4 条曲线："P_{50}"为居于同性别、同年龄组正常儿童体重第 50 个百分位，"P_{10}"为同性别同年龄组体重第 10 个百分位，其下的绿色区域为体重低下。结合同性别、同年龄身长图可以有效地发现营养不良以及超重、肥胖儿童。

WHO 出于不同国家儿童生长水平比较的需要，建立了一个可供发展中国家使用的"国际标准"。喂养良好的健康儿童或生长没有受约束的儿童，5 岁以前其身高和体重的生

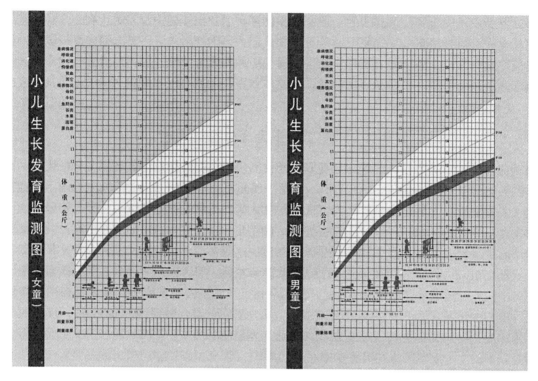

图9-3-1　小儿生长发育监测图（女童/男童）

长在不同种族和地区非常相似；但是，不同种族儿童的生长方式存在一定差异，建立自己国家儿童的生长标准和生长曲线非常必要。自1975年以来，每隔10年进行一次的9市7岁以下儿童体格发育调查，为儿童生长发育评价提供了中国儿童的生长参照值。2009年由卫生部妇幼保健和社区卫生司、首都儿科研究所以及9市儿童体格发育调查研究协作组联合，应用2005年9市7岁以下儿童的体格测量调查资料，计算出均值、标准差和百分位数，经过修匀平滑处理制成中国儿童生长曲线。此次编制的生长曲线包括0~6岁（男、女）年龄身长（身高）百分位曲线图、标准差单位曲线图，0~6岁（男、女）年龄体重百分位曲线图、标准差单位曲线图，0~6岁（男、女）年龄头围百分位曲线图、标准差单位曲线图，0~6岁（男、女）年龄胸围百分位曲线图、标准差单位曲线图等。

百分位图容易理解，可作动态评价，能直观反映出个体或群体儿童的营养状况、生长水平及变化规律，帮助医生、家长通过目测就能直观、快速地了解儿童生长发育的状况，更适合于家长监测儿童发育状况；而标准差图则能够更为准确地描述极端值儿童的状态，有利于医生、儿童保健工作者及时发现发育偏离的儿童。两种方法可以互相转换，用哪种方法主要取决于使用者的偏好。

（三）生长监测实施方法

儿童生长监测通常采用测量、标记、画线、评估和指导几个步骤。下面以体重监测为例介绍实施方法：

1. 定期、连续地测量儿童的体重、身长（身高）、头围、胸围等体格发育指标

（1）监测时间：①家庭监测时间相对机动，随时可以进行，由于体重受短期的饮食、疾病影响较明显，一般可1个月监测一次。②保健机构一般开展定期监测，新生儿期于出

生时、生后14日及28日分别测量，6个月以内婴儿每月测量一次，7~12个月婴儿每2个月测量一次，1~3岁儿童每3个月测量一次。③体弱儿管理：早产儿、双胎儿、重度窒息儿、低出生体重儿，以及先天性心脏病、癫痫病、神经精神发育迟缓、活动期佝偻病、中重度贫血、中重度营养不良、连续两次测量体重不见增加或者下降、反复感染（反复呼吸道感染每月1~2次）、体质虚弱的儿童应列入体弱儿范畴。体弱儿童应加强生长监测，给予个体化的处理，严重者转上级医疗保健机构随访。

（2）测量要求：体重测量前，应注意调整磅秤零点，让儿童尽量排空大小便，脱去外套、鞋帽等，以保证测量的准确性。

2. 描记儿童的体重、身长（身高）曲线　每次测量儿童体重、身长（身高）后，在小儿生长发育图的横坐标上找出本次测量时的月龄，在纵坐标上找出体重、身长（身高）测量值，在该月龄的上方与测量值相交的空格里画一圆点。然后画一条线，将本次画的圆点与前次画的圆点连接起来。

3. 评估儿童的生长曲线的走向　在小儿生长发育图上，儿童生长的曲线通常有三种情况：①正常曲线：即儿童生长曲线与参考曲线走向相平行，说明体重增长正常。②体重曲线上扬：即本次体重值明显增长，儿童生长曲线较参考曲线走向上扬，说明体重增加过快；一般与摄食过多有关。③体重曲线向下偏离：即本次体重增长值不如理想值，儿童生长曲线较参考曲线走向向下偏离，说明体重未增或不理想；一般与营养不足、疾病等有关。

4. 根据生长曲线的变化及原因指导家长　在测量、标记儿童体重曲线的同时，要向家长进行面对面的健康教育，促使家长理解儿童的体重曲线在生长发育图中的走向，并从中了解儿童的生长趋势，以及相应曲线走向的意义。对生长发育有问题的儿童，从以下三个方面进行诊断和干预：

（1）对营养缺乏的儿童，分析营养不足的原因，从辅食添加、饮食习惯、儿童食欲状况等方面进行询问分析，有条件时可根据儿童的年龄计算出应有的摄入量，进行膳食评估及营养计算。必要时做一些营养方面的实验室监测。鼓励母乳喂养，指导家长正确添加辅食，纠正不良饮食习惯，解决入量不足或有关营养素不足的问题。在喂养指导的同时，每月监测儿童的体重，继续观察体重增长的趋势。

（2）对由于感染（如腹泻、上呼吸道感染、肺炎等）所致体重增长减慢的儿童，要针对感染的病因给予及时治疗。对反复感染的儿童，可选用增强儿童免疫功能的药物，调节机体免疫力，以达到减少和控制感染的目的。

（3）对由于照顾不当所致的儿童生长曲线异常，要采取综合措施，尽可能改善居住和卫生条件，为儿童提供良好、愉快的生活环境，同时加强儿童的体格锻炼，增加室外活动的时间，积极防治疾病，以保证儿童健康成长。

（四）生长监测注意事项

应用小儿生长发育图监测和评价儿童体格生长时，应注意下列问题：

1. 小儿生长发育图中参考标准的选择　世界各国儿童因为种族、地理等因素的差异具有不同的成年身高和成熟速度，但他们的生长方式大致相似。正是由于上述差异，一定人群需要合适的参考标准进行比较。如果是应用一个参考标准来对儿童的生长进行筛选，就应该使用一个较好的全国标准。虽然中国是一个大国家，南北地区的地理、气候、经济文化水平、生活水平、卫生设施和医疗保健存在一定的差异，各地区的儿童体格生长水平必然存在地区差异，但是儿童生长监测的目的是早期发现生长偏离的儿童，及时分析其原因，采取相应的措施，改变环境中存在的某些不利因素（如平衡膳食、加强疾病管理、宣传科学育儿知识等）对儿童生长的影响，促使儿童生长的遗传潜力得到发挥。因此，在小儿生长发育图中采用一个比较好的全国性参考标准，比各地区采用各自的地区性标准更有积极意义，有利于动员全社会都来关心儿童的健康生长，而不仅仅是妇幼卫生工作者单枪匹马的努力。

2. 如何评价儿童的体格生长　生长监测重要的是观察体重曲线的走向和曲线的形状。只要个体的体重曲线始终与生长发育图中的参考曲线平行，就说明该儿童的生长速度是适合其年龄的，表明目前儿童的生长状况正常。如果儿童的体重曲线变平坦或者向下倾斜，不与图中的参考曲线平行，那就得引起医务人员注意，需要仔细检查，以期早期发现生长缓慢的儿童，加强管理。同时对那些体重曲线持续在 2 个标准差或第 20 百分位以下的儿童，要测量身高，计算年龄别身高、年龄别体重、身高别体重，用三项指标进行综合评估，避免将营养正常而身材矮小的儿童错误诊断为营养不良。另一方面，如果确实是营养不良，在进行干预前，要区分是近期营养不良还是既往慢性营养不良。此外，儿童的生长发育不是一个匀速的过程，有时可表现为停滞一段时间后又快速赶上。在这种情况下，要缩短监测的间隔，连续纵向观察一段时间，避免将生长正常的儿童错误地认为是出现异常情况了。

三、定期健康检查

定期健康检查是指对儿童按一定时间间隔进行的体格检查和神经心理发育的监测，是儿童保健工作的重要内容。定期健康检查能及早发现儿童发育偏离和异常的情况，针对家庭护理、喂养、教养和环境中存在的不良因素，采取相应措施进行预防和治疗，以促进儿童健康。

（一）定期健康检查时间

儿童定期健康检查的时间一般定为：3 岁以内儿童，身体检测时间按前页所述的要求进行；3 岁以上儿童，每年检查 1 次；以上称之为"4-2-2-1"体检。特殊地区，如部分农村儿童定期检查时间可定为：生后 1 年内，每 3 个月检查 1 次；生后第 2 年，每 6 个月检查 1 次；第 3 年后，每年检查 1 次；称之为"4-2-1"体检。

对体重连续 3 个月不增长或下降的儿童均应作为体弱儿进行管理，并根据体弱儿的具体情况进行定期体格检查。

（二）定期健康检查内容

定期健康检查包括询问个人史及既往史、体格测量及评估、全身各系统检查、常见病及生长发育相关疾病的辅助诊断检测。

1. 问诊　问诊重点各年龄期不同：

（1）新生儿期：母亲怀孕时年龄、健康和营养状况，是否近亲婚配，患病史；新生儿出生时有无窒息、产伤，生后有无出血、感染、黄疸，出生体重和母孕周；母乳喂养情况。

（2）婴儿期：喂养情况：喂养方式、喂养习惯、乳量是否充足，添加辅助食品的月龄、种类、数量，有无添加维生素 D 制剂；体格心理发育情况：何时出牙，何时抬头、坐、爬、站、走，伺时能笑、认人、讲单词，对周围人和物的反应，有无运动或感觉方面的障碍；养育情况，如睡眠、大小便、户外活动的状况和习惯；预防接种的种类和次数；曾患过何种疾病尤其是传染病。

（3）幼儿期：喂养情况：家庭饮食习惯、喂养行为，有无挑食、偏食等不良习惯；精神心理发育：大运动、精细运动、语言、情绪、自我意识、独立性等发育情况；生活习惯的培养如睡眠、体格锻炼、大小便控制能力、口腔卫生等；预防接种完成情况；曾患何种疾病尤其是传染病。

（4）学龄前期：除与幼儿期大致相同外，还要询问卫生习惯，如早晚刷牙、饭后漱口、饭前便后洗手以及与其他小朋友的交往情况等。

2. 体格测量　所有儿童均应测量身高和体重，2 岁以内儿童还可增加头围和胸围的测量。每次测量均应按固定时间进行，测量用具、方法要统一，测量要力求准确。根据测量结果，医师按儿童的年龄对其体格生长情况进行评价。通过健康体检筛选出营养不良的儿童，进行重点管理。

3. 全身体检　目测儿童发育、营养和精神状态，面部表情，对环境中人和物的反应；头发的光泽，有无脱发；面部皮肤是否苍白或发黄，口唇是否发绀；眼睑有无水肿；有无畸形等。

（1）头部：头颅大小有无异常，6 个月内婴儿有无颅骨软化症，对于婴幼儿还要检查前囟门的大小、张力和闭合情况。

（2）眼：眼睑是否正常，巩膜有无黄染，有无分泌物或斜视，眼距有无过宽。4 岁以上儿童要检查视力是否正常。

（3）耳：外耳有无畸形，耳道有无分泌物，听力是否正常。

（4）口腔：口唇颜色，口腔黏膜及咽部有无充血，有无唇裂、腭裂，乳牙数目，有无龋齿。

（5）胸部：胸部有无鸡胸、漏斗胸、肋串珠、Harrison 沟；听诊肺部有无啰音，心脏有无杂音。

（6）腹部：有无异常包块、膨隆，肝脾是否肿大。

（7）外生殖器：有无畸形，男婴有无包茎、隐睾、鞘膜积液；女婴尿道及阴道有无分泌物、外阴粘连等。

（8）脊柱和四肢：有无畸形，有无先天性髋关节脱位的体征，四肢肌张力有无异常。

（9）全身浅表淋巴结：有无异常肿大。

（10）凡出生时有窒息或产伤史者，应随访检查视觉、听觉、运动功能发育、语言发育、对人和物的反应能力。

4. 实验室及其他检查　根据体格测量和全身体格检查结果，确定相应的实验室检查项目。一般情况下要检查以下项目：

（1）生后 6 个月或 9 个月检查 1 次血红蛋白，1 岁以后每年检查 1 次。

（2）1 岁和 2 岁时分别检查尿常规 1 次；2 岁以后，每半年检查粪常规 1 次，了解有无寄生虫卵。

（3）必要时可做肝功能、乙肝免疫学检查、X 线摄片等检查，并可查血钙、磷，以及血锌、铜、铁、铅等微量元素。

（三）定期健康检查注意事项

1. 每次定期健康检查后，应将个体儿童的体格测量和检查结果详细记录在每个儿童的保健卡中，对所测量的身长（高）、体重等数据进行评价。

2. 目前我国评价城乡儿童的体格生长和营养状况时，可以采用国际标准或最新国内标准，并采用离差法评估儿童的体格生长水平；同时应该以年龄别体重、年龄别身高、身高别体重三项指标评价个体儿童的营养状况，并计算群体儿童体重低下、发育迟缓和消瘦的百分率，有利于制订群体预防工作。

3. 要对每名受检查的儿童进行健康状况评价，包括体格生长、神经精神心理发育、营养状况，有无营养缺乏性疾病（如营养不良、贫血、佝偻病）、遗传性疾病或先天性畸形，以及其他异常等。

4. 对检查出来的体弱儿和病儿要分别进行登记，建立专案管理记录，积极治疗，并转体弱儿门诊随访观察，结案后转入健康门诊管理。

5. 将体格测量和检查结果反馈给家长，对家长提供有针对性的咨询，并指导家长对儿童进行科学喂养、清洁护理、体格锻炼、疾病预防等，还要帮助家长学会应用小儿生长监测图观察儿童的生长状况，监测发现儿童的生长曲线是否出现偏离，主动请医生检查和指导，从而发挥家长在儿童保健工作中的有利作用。

四、儿童发育筛查

生长和发育是儿童的重要特征，发育是指身体组织的功能分化和演进，属质变，表现为体力、智力、心理、情绪和运动技能行为的发展完善。随着社会的进步和医学的发展，危害儿童健康最为严重的传染病已经被基本控制，营养不良也大幅度下降，使疾病谱和死亡谱发生了改变，发育障碍性疾病逐渐引起医务人员及家长的重视。

儿童发育障碍的种类繁多，涉及听力障碍、视力障碍、智力障碍、运动障碍、心理情绪障碍等多方面。儿童发育障碍可对儿童一生的发展造成深远影响，例如，婴幼儿白内障是成人低视力和致盲的重要原因，儿童脑瘫对其一生的运动能力都造成损害。虽然部分儿童发育障碍在出生时可以表现出来，如唐氏综合征（先天愚型）出生时有特殊的面容，但仍有相当一部分的发育障碍在婴幼儿时期才逐渐显现出来。儿童发育是一个不断发展变化的过程，同一发育障碍在不同年龄段可有不同的表现，例如，脑瘫儿童在婴儿早期可能仅为肌张力及姿势异常，随着年龄的增长运动障碍逐渐显现出来。鉴于婴幼儿脑的发育不仅体积增大，且神经突触不断增加和神经纤维髓鞘化日益改善，具有很强的代偿性、可塑性，因此发育障碍发现越早，治疗效果越好，目前有明确证据表明对发育障碍儿童的早期干预作用是有效的，可以改善儿童的生活质量。

对于个性化儿童健康服务来说，儿童发育筛查是重要的组成部分，主要有以下几个方面的作用：①评估儿童发育是否正常，及早检出智能迟缓、运动发育障碍、语言发育迟缓、情绪紊乱、行为异常等的儿童，分析其原因，并采取干预措施。②对高危儿或患有神经系统疾病的儿童，检查他们是否伴有上述发育障碍，有利于鉴别诊断和判断预后。③对干预（治疗）中的儿童进行跟踪，以评估采取干预措施后的效果。

（一）发育筛查对象

作为对发育障碍的预防，应对所有出生的婴儿进行发育筛查，可以在新生儿出生时、新生儿访视时、儿童定期健康体检或生长监测时开展儿童发育筛查。

发育筛查的重点是高危新生儿。高危新生儿指的是在孕期、产时及新生儿期遭受某些高危因素影响的新生儿。例如，母亲孕期病毒感染、妊娠高血压疾病或其他严重疾病；早产、低出生体重、出生窒息、缺氧缺血性脑病、颅内出血；新生儿期患有败血症、脑膜炎等严重感染或检出患有唐氏综合征（先天愚型）、苯丙酮尿症、甲状腺功能减退症等遗传代谢性疾病。高危新生儿的发生率一般在 5% ~15%。高危新生儿在发育过程中发生发育障碍的比例比正常新生儿高 5~10 倍。因此，儿童保健服务应将高危新生儿作为发育筛查的重点人群。

发育筛查对正常儿童是一级预防措施，因为发育筛查可以提供关于儿童发育过程中的信息，供儿童保健工作者和儿童家长参考，以便为儿童创造一个最佳的环境。对于高危新生儿来说，发育筛查是二级预防措施。

（二）发育筛查的实施

既往儿童保健工作中的发育筛查主要侧重于儿童智力发育的监测与筛查，随着社会发展，对发育性疾病的认识得到提高，家长的需求也逐渐增加，所以应扩展发育筛查的内容。目前国内外儿童发育筛查内容的研究和临床实践都有了极大的发展，特别重视婴幼儿视听发育、运动发育、智力发育、语言发育、广泛性发育障碍等方面的筛查工作。

1. 新生儿眼病筛查及儿童视力筛查 新生儿眼病筛查步骤包括初筛、复筛、随访和干预三个部分。初筛时间为出生以后 1 周以内，包括外眼检查、对光刺激反应、红光反射、散瞳眼底检查等，初筛后诊断明确的病例应及时进行有效干预；对可疑病例、诊治病例、通过初筛不能确诊病例均应择期进行针对性复查。对有新生儿眼病高危因素（如：高浓度氧气吸入的低出生体重儿）者，即使当时检查没有明显阳性体征，也要积极进行随访并指导家长学会观察方法，以及时发现问题。对于复杂病例和需要手术治疗的病儿，需及时转入专业眼科治疗。

视力筛查是早期发现儿童视力问题的最主要检测手段。3 岁以内儿童主要进行屈光、眼位异常、视觉行为和红光反射的筛查；3 岁以上儿童主要进行儿童视力、屈光和眼位异常的筛查。

2. 听力筛查 听力障碍是常见的出生缺陷。国外的研究表明，正常新生儿中，双侧听力障碍的发生率在 0.1% ~0.3%，其中，重度至极重度听力障碍的发生率约为 0.1%。但是，通过常规体检和父母识别几乎不能在儿童出生后第 1 年内发现听力障碍，只有新生儿听力筛查才是早期发现听力障碍的有效方法。强调新生儿听力筛查的目的是尽早发现听力障碍的婴儿，所有听力障碍的婴儿都应该在出生后 3 个月内被发现，6 个月前予以干预。目前主要运用听觉生理测听方法进行新生儿听力筛查，常用的方法有耳声发射法和听觉诱发电位。

3. 智力发育筛查 智力发育筛查是对儿童个体进行定期的、连续的智力检查，并且给予评价的过程。其目的是早期发现、早期诊断智力发育偏离的儿童，以便早期干预，减少残疾儿的发生，全面促进儿童健康成长。智力测验是测量人的智力水平的一种科学的度量手段，人的智力是通过语言、行为表现出来的，因此智力测验是以正常儿童的行为模式为标准，来鉴别观察到的行为。

智力测验量表在世界上已经有几百种。按年龄可分为新生儿测验、婴幼儿测验、学龄前儿童测验和学龄儿童测验，按测验的对象可分为个别测验与集体测验；按测验的范围可分为单项能力测验与综合能力测验；按测验精度可分为筛查性测验与诊断性测验。

智力监测的时间可结合婴幼儿定期体检的时间，即 3 个月、6 个月、9 个月、12 个月、18 个月、2 岁、2 岁半、3 岁。也可在一些关键年龄检查，如 3~4 个月，8~9 个月，1~

1.5 岁、2～2.5 岁等。智力筛查结果可疑或异常的儿童，应及时由专业人员进行发育诊断评估，以便进行早期智力干预。

4. 儿童神经运动能力发育筛查　脑瘫康复愈早愈好，在发展为典型脑瘫以前进行功能训练，可以最大程度地降低残疾程度，对于减少或减轻脑瘫的发生，可获得事半功倍的效果。0～1 岁 52 项神经运动检查是一种适合在基层医院开展筛查脑瘫的方法，能早期发现脑瘫病儿，为实现早期治疗提供可能。该方法由鲍秀兰教授等人主要根据法国 Amil-Tison 的方法适当修订而成，是系统观察婴儿神经运动发育正常与否的临床检查方法，可发现轻微脑功能异常引起的神经运动发育落后。对于早产儿、窒息儿及出生后脑损伤的婴儿，通过系统检查可以发现运动落后、反射、肌张力和姿势异常，早期作出脑瘫诊断。

该检查法最大的特点是用表格方式表示，每月检查一次，表格按体格检查程序进行。当问病史时完成头颅的检查，当婴儿安静地躺在检查台上时可估计被动、主动肌张力，原始反射和腱反射，检查以姿势反应的估价作为结束。主动、被动肌张力和反射的每一项检查和正常发育作对比，并按每 3 个月的正常类型进行分组。任何异常的结果记录在表格的暗区，对照正常的范围在表格明区可即刻作出正常与否的评价。所有检查按纠正年龄，因此该检查按同样的标准估价足月儿和早产儿。要说明的是该检查并不是一种完全的神经学估计，它不包括脑神经、肌萎缩、肌纤颤和其他因素的估价，也不包括智能测查，因此并不能发现行为或社交方面的异常。

5. 语言发育筛查　语言是人类进行交流的重要工具。儿童时期，尤其是 5 岁以前，是语言发展的关键时期，及时发现儿童语言发展中的问题，给予及时治疗与矫治，不但能对儿童的语言发展起到促进作用，而且对儿童的整体认知发展都会有帮助，因为许多其他能力必须通过语言才能发展。我国目前语言方面的检查方法尚处于起步阶段。

近年来上海金星明教授等国内学者提出的汉语儿童语言发育迟缓的标准为：24 个月词汇量少于 30 个，30 个月结构表达量男孩少于 3 个，女孩少于 5 个，语言发育迟缓可疑的标准为：24 个月词汇量少于 50 个，30 个月结构表达量男孩少于 5 个，女孩少于 8 个。

Macarthur 沟通发展量表（Macarthur communicative development inventory，MCDI）是 Fenson 等人在 1993 年为美国说英语儿童制定的语言与沟通发展量表。梁卫兰教授等人通过对 MCDI 进行中文普通话版的标准化，按照汉语语法规律，修改完成了"中文早期语言与沟通发展量表-普通话版"（Chinese communicative development inventory mandarin version，CCDI）。CCDI 主要包括"婴儿沟通发展问卷-词汇及手势"和"幼儿沟通发展问卷-词汇及句子"。其中"婴儿沟通发展问卷-词汇及手势"适用于 8～16 月龄，共含有 411 个词，包含了婴儿日常经常听到或用到的绝大多数词汇。按照词性和用途将其分为 20 类。主要是通过询问家长，子女对每一个词汇属于"不懂""听懂"还是"会说"。"幼儿沟通发展问卷-词汇及句子"适用于 16～30 月龄，不仅含有 799 个幼儿期经常用到的绝大部分词汇，并按照词形和用途将其分为 24 类，还包含了组词、句子复杂程度、儿童表达的句子平均长度等。主要通过询问家长，儿童对每一个词汇属于"不会说"还是"会说"。CCDI 分为长表和短表，其中短表可用于门诊的筛查。

6. 孤独症普系障碍（ASD）的筛查　孤独症的诊断要点为：①3 岁以前起病；②社会交往障碍；③语言和非语言交流障碍；④狭隘兴趣和重复刻板行为。常用量表有：①孤独症行为量表（autism behavior checklist，ABC）；②儿童孤独症评定量表（childhood autism rating scale，CARS）；③孤独症诊断观察量表（autism diagnostic observation schedule-generic，

ADOS-G）；④孤独症诊断访谈量表修订版（autism diagnostic interview-revised，ADI-R）。

孤独症的早期诊断较为困难，但对预后的影响十分重要。凡是1岁儿童不会看人（视力正常）、不会听（听力正常）、不会用手指均可怀疑ASD，必须做相应筛查。对于婴幼儿行为异常和语言落后者，可以使用婴幼儿孤独症筛查量表（checklist for autism in toddlers，CHAT），对18～24个月的儿童进行筛查，对可疑病儿应该转到有关专业机构进一步确诊。

（三）发育筛查的要求

发育筛查是严肃的专业技术，为了使发育筛查正确地发挥作用，实施时必须达到以下要求。

1. 发育筛查对主检者的要求　主检者应为专业人员。听力、视力筛查者应为五官科的专业技术人员，或者受过相关专业培训的人员；儿童智力测验的主试者必须有良好的心理学基础，受过心理测验的专业训练，对测验的性质和意义有充分了解；对于神经运动的筛查，要求测试者非常熟悉婴幼儿运动发育规律及进程。

主试者必须熟悉掌握相关测验的具体实施方法、程序和指导语。主试者对受检者的态度应该是和蔼、耐心、热情的，应用各种方法给予鼓励，以增强信心，但不表露出反对、急躁的意思，更不应给予启发或暗示。对结果的解释必须结合所做的具体测验方法以及当时测验的具体情况（如受检者有无情绪或身体不适、有无干扰等），给予合理的解释。有听觉障碍、肢体运动障碍或语言不通（如地方口音）的儿童，测验时容易出现假象，需要与真相区别，否则不能反映儿童真正的水平。

测验人员必须遵守职业道德，要为儿童和家长保密测验结果。对于心理测验应同时注意测验项目的保密。一种测验方法经过信度、效度、标准化等负责的步骤才能建立，因此测试人员要注意对测验内容的保护。不能将测验方法和评分标准公开宣传和介绍，防止知情者预先练习失去测验的意义，更不能将测验内容作为教学或训练的内容，使测验方法失去实用价值。

2. 对受检者的要求　要求受检者在测验过程中没有身体不适，如发热、饥饿、烦躁等情况。此外，受检者的状态也很重要，部分检查要求安静清醒，有些检查要求睡眠状态进行。

3. 对测验环境的要求　要选择合适的房间。智力测验时房间内不应有其他布置，墙上不应有宣传画等。房间内要保持安静、有适当的光线照明、通风良好，桌椅的高度要适合婴幼儿的高度。

总之，发育筛查不仅仅是为了得到一个正常与否的结果，更重要的是在测验过程中观察儿童的感知能力、行为模式、体会其认知方式，运用儿童神经心理发展和智力结构的理论来分析、解释测验结果，从而找出儿童的优势与弱势，对儿童进行有针对性的教育和训练。发育筛查是我们客观地了解儿童、帮助儿童更好地发展的保健措施。

第四节　早期儿童发展和个体健康干预

儿童通过个体健康风险评估，或养护人在养护儿童过程中，发现儿童健康危险因素和健康问题，及时进行干预，预防疾病、减少疾病发生，以达到促进儿童身心健康、提高儿童健康水平、降低儿童死亡率的目的。

一、儿童早期发展的定义

国际上已将 0~6 岁儿童的早期生长和发育，定义为"儿童早期发展"，包括体格发育和心理行为发育。鉴于其重要性，美国、日本、加拿大等发达国家已经将保障和促进儿童早期发展，列为提高人口素质、发展人力资源、加强国家综合实力和竞争力的战略措施。随着我国经济和科学技术的快速发展，重视儿童早期发展将成为提高我国人口素质，促进社会经济文化和科学技术可持续发展的重要保障。

儿童的生长发育是一个综合的发展过程，发育的各个方面，如体格、心理和社会能力等，既有各自的发育需求和特点，而又互相关联、协同发展。体格发育会影响心理和社会能力的发育，而心理发育的问题也会影响体格发育。

儿童早期综合发展（integrated early childhood development，IECD）包括卫生、营养、教育、环境和保护五个方面。IECD 是一个整体概念，产前/产后保键、卫生保健、营养、智力开发、学前教育、生活技能、父母科学育儿能力、饮食和卫生、情爱关怀等种种因素，均能影响儿童的早期发展。

二、促进儿童早期发展的策略和措施

儿童优先和儿童生存、保护和发展成为我国政府的承诺，也是儿童保健和教育工作的主要目标和基本策略。国务院妇女儿童工作委员会于 1990 年成立，目的在于协调政府各相关部门和非政府组织的工作，保护儿童权利、促进儿童发展。1992 年，我国参照世界儿童问题首脑会议提出的全球目标和《儿童权利公约》，从中国国情出发，发布了《九十年代中国儿童发展规划纲要》。这是我国第一部以儿童为主体、促进儿童发展的国家行动计划，有力推动了我国儿童早期发展工作的开展。后来又制定了《中国儿童发展纲要（2001—2010年)》，以促进儿童发展为主题，以提高儿童身心素质为重点，从儿童健康、教育、环境和法律保护四个领域，提出了 2001—2010 年的目标和策略措施。

政策总目标是坚持"儿童优先"原则，保障儿童生存、发展、受保护和参与的权利，提高儿童整体素质，促进儿童身心健康发展。儿童健康的主要指标达到发展中国家的先进水平；儿童教育在基本普及九年义务教育的基础上，大中城市和经济发达地区有步骤地普及高中阶段教育；逐步完善保护儿童的法律法规体系，依法保障儿童权益；优化儿童成长环境，使困境儿童受到特殊保护。

具体策略措施包括：①国家宏观政策：努力创造条件，让儿童享有可达到的最高标准的健康服务。②法律和部门政策：完善和落实关于妇幼卫生保健的法律法规和政策措施。③社会保障和服务：进一步完善医疗保障制度，确保儿童享有基本卫生医疗和保健服务。

三、儿童早期发展的评估和干预

对儿童早期发展进行评估的目的是：衡量儿童发育的水平；检测发育过程中存在的问题和缺陷；发现产生问题和缺陷的原因及环境因素；监测干预的实施；评价实施干预的效果和问题。

1. 评估　评估的内容包括：体格发育和心理行为发育两方面。体格发育可通过监测生长发育曲线来实现。心理行为发育包括以下五个方面：①认知或智能发育：包括记忆、问题处理和数的概念及理解等。②语言发育和交流能力：包括领会谈话和表达思想，即掌握感受性和表达性语言。③社交和情感发育：包括对相互关系的理解，调整自我和他人情感的能力，交往技能等。④性格：即面对日常或特殊状态时生理和心理的趋向、稳定性和自制力。⑤精细和大运动发育：包括儿童的坐、立、走、跑和用手操作细小物品的能力等。心理行为发育评估方法包括测验量表法和观察法。

2. 干预

（1）对象：可分两种：有器质性疾病的儿童（其发育迟缓或偏差主要由原发病引起）；非器质性病变的儿童（其发育过程中的问题主要与环境因素，家庭、父母及保育人员等有关）。

（2）干预策略：针对儿童的直接干预（集中干预）；针对父母的间接干预（家庭干预，如提高父母养育技能、改善家庭环境条件等）和综合干预。

（3）干预的完整步骤：①对儿童进行评估：包括发育水平、问题、产生的原因和影响因素。②制订干预方案：包括干预重点、内容和措施。③组织实施。④进行再评估：包括效果、实施中的问题等。

（4）干预的主要领域：WHO提出七个干预的领域：支持孕产妇和新生儿健康；改善营养和喂养方法；预防和管理传染性疾病；预防和管理损伤及暴力；降低环境危害；支持青少年健康；促进心理行为发育等。

四、倡导健康促进

（一）倡导孕产妇保健和新生儿健康

妊娠时期和儿童生命最初3年是关系到儿童生存、成长和发展的最重要时期。通过倡导孕产妇保健和新生儿健康，可以预防宫内感染、宫内营养不良、胎儿畸形、早产、新生儿窒息，减少遗传性疾病的发生，降低孕产妇死亡率和新生儿死亡率。应积极倡导孕产妇保健，做好健康宣教和遗传咨询指导，宣传优生优育科学知识；保证孕产妇合理的营养和良好的情绪；避免环境毒物暴露和感染；开展孕产妇保健系统管理和高危孕产妇的监测及管理；重视围生期保健和新生儿健康，预防并及时救治胎儿宫内缺氧、窒息，推广新生儿窒息复苏抢救技术，预防感染，加强护理，降低新生儿发病率和死亡率。

（二）倡导科学的营养和喂养方法

均衡合理的营养是儿童健康成长和体格、认知社会情绪全面发展的基础。2002年中国居民营养与健康调查发现，我国5岁以下儿童生长迟缓发生率、低体重和消瘦发生率分别为14.3%、7.8%和2.5%，以6个月内婴儿最低，1~2岁组幼儿最高，并存在显著的城乡差异。2013年重庆张凤英等做4000名5岁以下儿童营养与健康状况分析表明：低体重、生长发育迟缓、消瘦、肥胖率和贫血率分别为1.73%、5.67%、1.58%、2.92%和4.50%，5岁以下儿童健康处于营养不良和肥胖并存。0~6岁儿童超重和肥胖率分别为3.4%和2.0%，并呈现增长趋势。4个月内基本纯母乳喂养率为71.6%，6个月仍有母乳喂养的婴儿为84.3%，而过早添加固体或补充食品和添加不及时两种不合理情况同时存在。胎儿和婴幼儿早期的营养与健康状况关系到成年期慢性非感染性疾病的发生和发展。因此，倡导科学的营养和喂养方法，包括倡导母乳喂养、补充食品的科学添加和食物质地的转换、膳食的合理安排，不仅对提高儿童健康水平，促进儿童体格、认知和社会情绪的全面发展具有重要的意义，也是从源头预防控制成年期慢性非感染性疾病如糖尿病、心血管疾病、肿瘤等的发生发展，达到提高人口素质和生命质量的目的。

（三）儿童生长和发育监测

定期儿童生长和发育监测可以早期发现儿童生长和发育的偏异或相关疾病，早期干预或进一步诊断、治疗，最后达到减少伤残率、减轻伤残程度、提高儿童健康水平和人口素质的目标。通过推广儿童体格生长发育监测，指导预防儿童营养不良、体重低下、生长迟缓、消瘦、肥胖和营养缺乏性疾病等，增强儿童体质，并从源头控制成人期慢性疾病的发生发展；通过倡导儿童发育监测，早期筛查并干预运动发育迟缓、语言和言语发育迟缓、社交障碍等各种发育偏异，降低残疾发生率；通过发育监测和筛查，早期发现脑瘫、精神发育迟缓、儿童孤独症、学习困难、各种遗传代谢性或染色体缺陷疾病，以便早期诊断、早期治疗，从而减轻伤残程度。

（四）提高父母和养育人科学育儿能力

提高父母和养育人科学育儿能力是倡导健康促进的重要内容之一。包括：①宣传教育：为父母及养育人提供科学育儿知识，形式包括书籍、录像、媒体、宣传册、育儿课堂或小型座谈、电话咨询或面对面咨询等。②技能传授：包括现场指导、示范、训练父母及养育人的科学育儿技能，如母乳哺喂技能的指导、补充食品制作的示范、补充食品喂养技能的指导和示范、婴儿早期运动训练的示范和培训等。③心理支持和鼓励：通过咨询，给予父母和养育人心理上的支持和鼓励，并给予医学咨询和指导，帮助父母和家庭解决在育儿过程中所遇到的问题和困难，如喂养问题、睡眠问题、疾病的护理问题等。

（五）早期刺激和早期干预

为儿童提供早期环境刺激和早期干预，是促进儿童早期发展的重要措施之一。科学研究表明，婴儿自出生起即已具备了接受早期刺激和早期干预的神经基础，良好的环境刺激给婴儿提供各种感知觉的经验，是大脑发育不可缺少的条件，早期良好的环境刺激将刺激神经元的功能分化和成熟，树突、突触连接、神经环路的形成，从而塑造最优的皮质细胞结构；对围生期有脑损伤危险因素或已有脑损伤的婴儿，可充分利用发育期大脑可塑性强、代偿性好的特点，利用不同大脑功能的发育关键期，提供良好的环境刺激和早期干预训练，使脑功能得到良好的代偿，促进大脑发育和脑功能的康复，从而减少伤残率、减轻伤残程度。因此，应提倡早期良好的环境刺激和早期干预，根据儿童不同年龄神经运动和心理行为发育规律，提供与其年龄或发育水平相适应的丰富的环境刺激和早期干预训练，包括丰富的感知觉、语言、运动、认知和情绪的刺激，及针对性的干预训练，使儿童充分发挥自身潜能，创造最佳人生开端。

（六）预防和管理传染性疾病

随着社会进步和科学发展，传染性疾病已得到有效控制，但儿童期，尤其是婴幼儿期，自身免疫系统尚未发育完善，对疾病的抵抗力较低，极易受到传染性疾病的侵袭；同时，有些已经得到控制的传染病（如结核）在全球范围内出现回升，艾滋病等新的传染病在世界范围内广泛传播。因此，预防和管理传染病仍是关系儿童健康的主要问题。在倡导健康促进中，应继续重视传染病的预防和管理，实施计划免疫，采取综合管理和防治措施，切实预防传染病的发生、控制传染病的流行；同时，倡导儿童疾病综合管理（integrated management of child-hood illness，IMCI），有效提高贫困和灾难地区儿童感染性疾病和传染性疾病的治愈率，保障儿童生命和健康。

（七）预防和管理损伤、暴力

儿童损伤和暴力问题已被国际学术界认为是 21 世纪儿童期的重要健康问题。从 20 世纪 70 年代末期起，发达国家和中等收入发展中国家的流行病学报告表明，伤害死亡已成为 0~18 岁儿童死亡顺位中的首位，占总死亡人数的 30% 左右。在我国，据 1991—2000 年伤害死亡的调查报道，儿童因损伤和暴力死亡占总死亡的比例为：1~4 岁 33.8%，5~9 岁 56.6%，10~14 岁 45.5%。因此，预防和管理损伤、暴力是促进儿童早期发展的重要干预领域之一。应大力倡导对儿童损伤和暴力的预防和管理，全社会重视，制定有关的法律法规，建立干预机构；改善环境，改进产品；开展预防儿童损伤和暴力的健康教育，设置安全卫生教育课程，制订综合干预措施；建立儿童损伤和暴力的应急预案和急救体系；从而减少因儿童损伤和暴力而导致的伤残和死亡，保证儿童健康发展。

（八）重视环境卫生，降低环境危害

儿童生活环境包括自然环境和社会环境。自然环境中许多因素会影响儿童的健康和发育，例如：生态环境的恶化、工业和生活污染、温室效应导致的气候恶化、大气层的破坏等宏观环境因素，以及日常环境因素，包括儿童活动空间减少、室内污染、食品和饮水卫生问题、环境卫生、学校条件等。因此，应重视环境卫生，降低环境危害，控制各种环境污染，如工业和生活污染，提倡安全饮水，加强食品卫生监督，尤其是婴幼儿食品卫生的监督力度，为儿童的健康发展提供良好的自然环境。

社会环境问题对儿童的影响越来越明显，例如：人们生活方式和行为的改变，传统文化的改变，家庭和社会结构的变化，学习的压力和竞争，IT 网络和虚拟社会的出现，饮食方式和习惯的改变，价值观念的改变，道德观念及道德教育问题，宣传媒体的信息灌输，儿童相关产业的广告和促销活动（商业环境），以及人们不良行为及生活方式的影响如吸烟、饮酒。处境困难儿童，如离异家庭的子女、孤残儿、流浪儿、极端贫困家庭的儿童等，他们遭遇到的身心发育的问题更为突出。社会因素的主要载体是家庭、学校和社区，也是影响儿童发展的三个最重要的环境。儿童早期的环境因素中家庭是关键，家庭环境中父母是关键。应该充分认识和评价家庭在儿童早期发展中的关键作用，通过对家庭、社区的传播活动，大力宣传健康的道德观念、生活方式，提倡积极健康的文化体育活动，传播科学知识，帮助建立和睦、充满活力的家庭环境，避免忽视、溺爱和暴力。为促进儿童早期发展提供最充分的支持。

（九）支持青少年健康

青春期是儿童生长发育的一个重要阶段。此期儿童身体各方面都经历着巨大变化，机体功能更加完善，而生殖系统也日趋成熟，新陈代谢旺盛，激素分泌增加，同时心理发育也发生巨大的变化，如自我认同和自我意识的发展，意志和行为的发展，出现"第二反抗期"。此期，容易出现营养、内分泌、心理和行为问题，如肥胖、青春期生长和性发育问题，焦虑、抑郁、自杀、上网成瘾、吸烟、酗酒、药物滥用等心理行为问题。因此，支持青少年健康是青春期健康促进的重要任务。①认识与生理发育相关的问题，指导青春期营养、青春期生长和性发育。②促进青少年认知发展，尤其是健康的情感发展，自我情绪的调节和处理。③促进青少年自我和认同的发展，指导青少年提升自尊感和自我价值，学会在对不同的观点保持开放性思维的同时能够表达个人的观点。④指导并支持青少年的自主性向积极的方向发展。⑤指导家庭为青少年建立行为标准、培养正确的道德和价值观、提供情感支持，同时指导青少年如何与父母及家庭成员建立良好的关系。⑥促进青少年健康

的同伴关系，提高自信，培训青少年社会技能，降低或抵抗来自同伴的问题压力。

（十）促进心理行为发育

心理行为发育是儿童健康成长的一个重要方面，与体格生长发育相互影响，同时也是内因（遗传和神经系统功能的成熟）与外因（环境和经历）交互作用的结果。促进心理行为发育是促进儿童早期发展的重要内容之一。包括：①积极发展感知觉。②促进语言的发展。③培养并促进注意力的发展、记忆和想象力的发展、思维的发展、情绪和情感的发展。④培养坚强的意志，促进个性和性格发展。⑤培养社会交往能力的发展。

总之，我们应该积极倡导健康促进，给儿童提供一个理想的生活和成长环境，包括恰当的健康照顾（医疗、保健）；良好的养育，充足而合理的营养；足够的认知刺激、情感支持和游戏机会等，使他们能在充满爱的环境中长大，以有效地保障和促进儿童的健康和发展。

第五节　口腔、听力与眼保健

一、口　腔　保　健

口腔保健（oral health care）是根据儿童在各个发育时期的特点，宣传口腔保健的重要性，普及口腔保健知识，提高家长和老师的保健意识，保障儿童口腔健康。同时开展口腔保健和医疗工作，早期发现口腔有异常的儿童，及时治疗。根据卫生部《中国居民口腔健康指南》的建议，婴幼儿应该在第一颗乳牙萌出后 6 个月内，就由家长带去医院检查牙齿，此后每半年检查一次。

（一）儿童口腔保健的主要内容

1. 宣传口腔保健知识　宣传不同年龄儿童口腔清洁护理方法，不同的牙刷和牙膏的使用方法，各类食物的摄入比例特别是糖类的摄入方法，不良习惯的戒除方法等。

2. 预防口腔疾病和外伤　宣传口腔疾病预防方法，定期检查，一般半年检查一次。指导家长督促儿童养成正确的口腔卫生习惯。同时确保儿童的生活安全，必要时戴口腔护具，防止外伤的发生。

3. 建立口腔健康档案　提倡"零岁保健"，给儿童建立内容完善的口腔健康档案，定期半年进行一次口腔全面检查，早期预测或发现异常，及早采取预防或治疗方法。

4. 健全儿童口腔疾病筛查和预防网络　从孕妇孕前、孕中、孕后检查开始，至儿童乳牙完全脱落之时，积极加强家长、保健老师、医生和儿童之间的联系，形成口腔疾病筛查和预防网络，更好地保障儿童口腔健康。

5. 及早处理问题　发现问题及早处理，预测可能出现的问题，及时采取预防措施，对儿童口腔健康有积极且长远的意义。

（二）不同年龄段儿童口腔保健指导主要内容

1. 出生后 5 个月　①指导孕妇摄取足够的优质蛋白质、钙、磷及各种维生素，禁止孕妇吸烟、嗜酒和滥用药物。②提倡母乳喂养，指导乳母采取正确喂哺姿势。③在不得已进行人工喂养时，要用仿真奶头且出奶洞口大小合适。④指导家长定时用温开水浸湿消毒纱布擦洗婴儿口腔黏膜、牙龈和舌，除去这些部位附着的乳凝块。

2. 6 ~ 12 个月　①按月龄及时添加各种辅食，练习用杯子饮水。②向家长介绍乳牙萌出时婴儿可能出现的身体不适，哭闹，流涎增多，喜咬硬物和手指，牙龈组织充血、肿大，睡眠不好，食欲减退，低热，轻泻等。以上症状持续 3~4 日，待牙齿穿破牙龈萌出于口腔后症状好转。③指导家长为婴儿清洁牙齿，在切牙萌出初期，可由父母用示指缠上消毒纱布，揪住牙齿唇舌面一个个进行清洁，切牙完全萌出后，可用牙刷沿牙颈线作小旋转动作刷洗，之后改用垂直洗刷。④指导家长用牙训器、面包干或饼干对婴儿进行咀嚼及吞咽训练。

3. 1~2 岁　①检查乳牙萌出情况，如果儿童超过 13 个月仍无第一颗乳牙萌出的迹象，属乳牙萌出延迟，应及时诊治。②提倡均衡营养，少吃甜食。③指导家长用儿童牙刷或指套式牙刷蘸清洁的温开水替儿童清洁牙齿。④定期检查，对釉质发育不全等病儿进行氟化物涂布等预防性处理。

4. 2~3 岁　①指导培养有规律的饮食习惯，注意营养调配。②预防口腔疾病，戒除吮指、咬唇等不良习惯。③训练儿童正确的漱口方式，在家长替儿童被动刷牙基础上，培养他自己握柄刷牙的兴趣，逐步过渡为自己刷牙，家长监督，并在掌握正确漱口方式基础上加用牙膏。④对家长进行乳牙列重要性和乳牙龋危害性的宣教。⑤定期检查和半年一次的氟漆涂布。

5. 3~5 岁　①提倡定时饮食，少吃甜食，均衡营养。②训练儿童早晚各刷一次牙，脱离监督仍方式正确，饭后自觉漱口，4 岁起可使用含氟牙膏，但量要小于豌豆大小且防止误吞。③定期检查，发现龋齿及时修补。④指导家长用牙线及时处理孩子牙缝中的食物嵌塞。⑤鼓励幼儿进食含膳食纤维食物，如蔬菜、粗粮，促进颌骨发育。⑥预防口腔疾病，开始矫治乳牙反合。

6. 6 岁　①向家长宣教六龄齿的重要性。②滞留乳牙及时拔除。③对六龄齿应及时进行窝沟封闭。

（三）转诊指标

患有口腔疾病的儿童转诊有以下几个途径：由儿童保健科、社区保健科、儿科、基层口腔保健科及幼儿园保健室转诊而来。凡是符合以下明确转诊条件的儿童，均应尽快接受儿童口腔保健专科医生的检查及治疗：①新生儿重症监护病房（neonatal intensive care unit，NICU）住院，医生怀疑口腔发育方面有异常者。②父母有高危因素者。③儿童保健科对儿童进行健康体检时，怀疑有口腔问题者。④幼儿园对儿童进行晨检时怀疑儿童口腔有问题者。⑤基层口腔检查时怀疑儿童有口腔疾病并不能解决者。

二、听力保健

听力障碍是常见出生缺陷之一。国内外研究表明，新生儿双侧听力障碍发生率为 1‰~4‰，其中重度和极重度听力障碍发生率约为 1‰。正常听力是儿童进行学习的前提，儿童在 1 岁以前完成咿呀学语的过程，2~3 岁是口语发展的关键期。而通过一般的体检和父母识别，几乎不能在第 1 年内发现病儿听力障碍，使很多儿童失去及时康复的时机，成为听力残疾儿童。

听力保健（hearing health care）就是要在广泛宣传儿童听力保健知识的基础上，积极做好孕期及儿童期保健，减少孕期合并症及感染性疾病，减少极低出生体重儿及胎儿宫内窘迫的发生，减少儿童脑膜炎、麻疹、猩红热等疾病和头部外伤，预防中耳炎，避免使用耳毒性药物。同时普遍开展儿童听力测查（重点是婴幼儿期），及早发现儿童听力障碍，尽早佩戴助听器，并进行语言康复。让听力障碍儿童经过治疗、听觉言语训练，达到聋儿不哑，能进入普通幼儿园、小学，与听力正常的儿童一起学习，健康成长。

（一）筛查对象

听力筛查的对象主要是 0~6 岁儿童，重点为 3 岁以前的婴幼儿，尤其是具有听力障碍高危因素的婴幼儿。儿童听力高危因素包括：

（1）听力障碍家族史。

（2）近亲结婚史。

（3）风疹病毒、巨细胞病毒、梅毒螺旋体或弓形虫引起的宫内感染。

（4）新生儿颅面部畸形，包括耳廓及外耳道异常。

（5）出生体重低于 1500g。

（6）高胆红素血症超过换血要求。

（7）出生窒息（Apgar 评分 1 分钟 0~4 分或 5 分钟 0~6 分）。

（8）机械通气时间 5 日以上。

（9）与感觉-神经性听损伤同时存在的综合征。

（10）睡眠过分安静，不怕吵闹，或语言水平落后于同年龄儿童。

（11）流行性脑脊髓膜炎、麻疹、腮腺炎等传染病史或反复发作的中耳炎。

（12）曾用过耳毒性药物。

（二）筛查方法

目前主要运用电生理测听和行为测听两种方法。电生理测听常采取的方法是耳声发射法和听觉诱发电位。

1. 电生理测听　耳声发射法的原理是将产生于耳蜗的声能，经中耳结构再传过鼓膜，由外耳道记录得到，因此耳声发射与内耳功能有关，任何因素损伤耳蜗功能，都可能引起耳声发射减弱或消失。耳声发射法是一项无创伤性的检查方法，操作简单快速，近年多用于临床的新生儿听力筛查。听觉诱发电位也称听性脑干反应测试（auditory brain-stem response，ABR），它的原理是通过头皮上的电极所记录到的儿童对声音刺激所产生的电位活动，分析脑干的功能，判断儿童听觉传导通路有无损伤及听力损伤的程度。听觉诱发电位操作烦琐，但与耳声发射法相比，不仅能测查听力是否受损，而且可反映出听力受损的程度。在临床上多用于听力异常儿童的诊断性测查。

2. 行为测听　行为测听是目前在儿童定期健康检查过程中，广泛应用于儿童听力筛查的方法。听力筛查仪可选用频率为 500~4000Hz 的电子发声仪，或者标定过频率的、易于发声的物品。筛查环境需安静，噪声低于 45dB。行为测听主要观察儿童的听性反射。测查方法是：儿童取平卧位或坐位，检查者避开儿童的视线，在耳后 30~50cm 的距离，分别给予声音刺激，观察儿童的听性反射。常规给予频率为 1000~2000Hz 的声音刺激，新生儿所需的强度为 60~90dB，婴儿所需的强度为 50~60dB。

新生儿与 4 个月以上儿童的听性反射不同，多有以下表现：①惊跳反射：全身抖动，两手握拳、前臂急速屈曲。②听睑反射：睑肌收缩。③觉醒反射：婴儿欲睡时，听到声音会睁眼或将半闭的眼睛大。④吸吮反射：听到声音婴儿嘴呈吸吮状，或在婴儿吸吮的时候给声音，婴儿停止吸吮。⑤活动停止：当婴儿活动或哭闹时，听到声音后立即停止。⑥皱眉动作：婴儿听到声音后皱眉或皱睑。⑦呼吸变化：听到声音后呼吸加速或屏住呼吸。4 个月以上婴儿听到声音后，眼睛或头会转向声源。3 岁以上儿童进行行为测听时，可请儿童听到声音后举同侧的手示意。

（三）筛查程序

儿童听力筛查可分为两个场所，实施两阶段筛查。第一场所在分娩的医院或妇幼保健院，出院前采用耳声发射法或听觉诱发电位进行初筛。未通过者于出生后42日体检时进行复筛，仍未通过者转听力测试中心。第二场所在社区卫生服务中心或乡卫生院，采用行为测听的方法，每年对儿童进行一次听力筛查。尤其对具有高危因素的儿童进行重点随访。听力筛查未通过者或疑有听力障碍者，及时转入听力测试中心进行诊断和治疗康复。

（四）转诊指标

听损伤婴幼儿的转诊有以下几个主要途径：由新生儿科、儿童保健科、儿科、基层耳鼻咽喉科转诊而来。凡是符合以下明确转诊条件的婴幼儿，均应在月龄3个月以前转诊到指定的听力学诊断中心，接受进一步的听力学和医学评估：①新生儿听力筛查未通过，42日听力复查仍未通过者。②新生儿急重病房（NICU）住院，出院后疑有听损伤者。③新生儿期有高危因素，婴幼儿期疑有听损伤者。④儿童保健科对婴幼儿做健康体检时，怀疑有听损伤者。⑤儿科门诊就诊，言语发育迟缓，疑有听损伤者。⑥在基层耳鼻咽喉科门诊就诊时疑有听损伤而基层医院听力检查设备不完善者。

（五）各年龄段婴幼儿的听力学评估

婴幼儿的听力学评估，一般以客观听力学检查结果为主，听觉行为测试为辅，还应考虑婴幼儿的年龄因素，各个年龄段听觉发育的水准不同，检查的侧重点也不同。

1. 6个月以内的婴儿　①询问病史及家族史，如有无家族耳聋史、母孕感染史、耳毒药物使用史、围生期及新生儿期高危因素等。②客观听力学检查：听性脑干反应测试（ABR）、耳声发射（oto-acoustic emission，OAE）、鼓室导纳测试、40Hz-听觉相关电位测试（40Hz auditory evoked related potential，40Hz-AERP）等。③听觉行为反应测试（behavioural observation audiometry，BOA）。

2. 6个月至3岁的婴幼儿　此期听觉和认知发育仍处于不稳定状态，听力学评估应遵循以客观听力学检查为主，听觉行为反应测试和听觉、言语发育观察为辅的原则。听觉行为反应以视觉强化测听技术为主。

3. 3~5岁的儿童　如果病儿反应状况良好，听力学评估以条件化游戏测听（play audiometry，PA）为主，则应结合言语测试和认知测试结果；如果反应状况不良或不能配合，则有必要行客观听力学检查。

4. 5岁以后的儿童　一般可以配合纯音听力测试（pure tone audiometry，PTA），必要时进行中耳功能测试、声反射阈测量和耳声发射（OAE）的测试，以排除中耳或内耳病变。

三、眼　保　健

儿童眼保健（eyes health care）是根据儿童眼及视功能生长发育特点，宣传眼保健重要性，普及眼保健知识，提高家长对儿童视力异常的保健意识，保障儿童的视力健康。同时开展儿童早期视力筛查、儿童常见眼病和斜弱视防治工作，早期发现视力异常的儿童，尤其应对视力高危儿童重点检查，及时矫治，减少儿童弱视发生率。一旦发现弱视儿童，抓住时机及时治疗，提高弱视治愈率。

由于婴幼儿尚未获得正常视觉的感知，认知水平有限不会表述，而大多眼病没有明显的疼痛与不适，家长难以发现；同时视觉发育的关键期在 3 岁之前，敏感期在 3 ~ 10 岁，此期婴幼儿视觉功能具有可塑性，所以眼部检查及视力评估非常重要。在新生儿时期及以后的体检中均应进行眼保健。通过仔细的视觉系统评估，可以发现视网膜异常、白内障、青光眼、视网膜母细胞瘤、斜视和视神经异常，早期的治疗可以挽救病儿的视力甚至生命。视力检查应该尽早进行（通常在 3 岁左右），早期发现和早期治疗眼部疾病可以减轻对儿童视觉发育的影响和避免终身视力缺陷。

（一）儿童眼保健的主要内容

1. 新生儿眼病的筛查。

2. 定期的儿童视力筛查和检查。

3. 屈光不正的矫治。

4. 儿童常见眼病的检查、诊断与治疗。

5. 弱视及斜视的检查与诊断，弱视矫治和斜视手术前后的视功能训练。

6. 开展群体儿童的视力筛查。

7. 开展健康教育。

（二）筛查时间

儿童在出生后定期体检的同时要进行眼保健，定期检查和评估视力、视觉功能发育情况。高危的婴儿及儿童应该由经验丰富的眼保健医生检查，必要时要转诊至临床眼科，进行专业的眼科检查。高危儿童包括早产儿，有先天性白内障、视网膜母细胞瘤、代谢及遗传疾病家族史的儿童，有显著的智力低下和神经发育异常的儿童，以及有可能影响眼睛的系统性疾病的病儿。因为儿童很少抱怨看不清楚，所以视力筛查是儿童眼保健中重要的一部分，应在 3 岁时检查。为了尽可能准确检查，应采用已成熟的适用于儿童的检查项目。任何两次以上不能配合检查的儿童或怀疑有问题的儿童应该由经验丰富的眼保健医生做视力评估或作相应的转诊。

（三）评估内容

1. 0 ~ 3 岁　①询问眼病史。②视力评估。③眼表检查。④眼位和眼球运动评估。⑤红光反射检查。⑥屈光筛查。

2. 3 岁以上儿童　①~⑥项同 0 ~ 3 岁评估内容。⑦与年龄相适应的视力检查。⑧尝试检眼镜检查。具体评估方法如下：

（1）眼病史：父母日常的观察非常重要，可以询问的问题包括：儿童看东西时是否把东西拿的很近，是否有眯眼、歪头现象；是否有眼神呆滞或斜眼或眼球震颤；是否眼睛受过外伤；是否有眼病家族史；以及是否有畏光、流泪、眼部分泌物、揉眼等现象。

（2）视力评估：3 岁以下及不会说话的儿童主要通过观察能否固视和跟随物体以及视觉行为来进行视力评估。屈光筛查通过屈光度的测定在一定程度上能间接反映视力情况，特别是对两眼屈光度相差大和高度远视儿童的意义较大。对于婴儿，标准的评估是看每只眼是否可以固视、保持固视、并跟随物体在不同方位移动；不能完成的提示有显著的视力问题。这些检查应该先行双眼，再行单眼。3 月龄以后固视或者跟随困难的婴儿应高度怀疑有双眼或脑的异常，进一步检查。检查中应确保儿童是清醒的，因为不感兴趣或者不合作会减少视觉反应。3 岁以上儿童视力检查有更多的检查方法可以采用。

视力评估的主要检查方法有：①视动性眼震仪（适用于新生儿）。②选择性观看（适用于 1 岁左右婴儿）。③点状视力检测仪（适用于 1.5 ~ 3 岁的儿童）。④儿童图形视力表

（适用于 3~4 岁儿童）。⑤国际标准视力表、标准对数视力表（适用于 4 岁及以上儿童）。⑥屈光筛查：可以通过测定各年龄段儿童屈光度反映视力发育状态。⑦照相筛查（MTI 摄影验光）：是利用照相验光设备，通过即时的照片分析瞳孔区新月形光影的形态和亮度变化特点筛查眼部异常和视力问题。⑧双眼视觉功能检查：同视机等（适用于 4 岁以上儿童）。⑨视觉诱发电位检测。

（3）眼表检查：包括笔形电筒对眼睑、结膜、巩膜、角膜和虹膜的检查。持续出现的分泌物或流泪可能是由于感染、过敏或眼病如青光眼所致，但最主要原因是泪道阻塞。主要表现在 3 个月以内儿童单眼或双眼持续的脓性分泌物，应给予局部或口服抗生素治疗，并尝试泪囊按摩。同样表现可以在先天性青光眼中出现，如治疗无效或出现角膜云翳扩大，应看眼科医生，做进一步检查。单侧的上睑下垂如遮挡到瞳孔区影响到光线的进入可能会导致弱视，有这种情况的病儿应看眼科门诊。双眼睑下垂通常与神经疾病有关，如重症肌无力。

（4）眼球运动评估：学龄前和低年级儿童检查眼球协调运动是很重要的。斜视的发展可以发生在任何年龄，提示严重的眶周、眼内或颅内疾病。角膜映光检查，交替遮盖检查和遮盖-去遮盖检查可以区分真性与假性斜视。大多数假性斜视原因为显著的内眦赘皮，检查眼球肌肉平衡和麻痹对于区分真假斜视也很必要。

（5）红光反射检查：红光反射是利用光通过眼透明介质包括泪液膜、角膜、房水、晶状体和玻璃体的传输，反射回来的眼底通过检眼镜在检查者的眼睛成像的原理，任何因素阻碍或阻止这种光传输将导致一个红色反射异常。红光反射检查可以用来发现视轴上的问题，如白内障和角膜异常；也可以发现眼底病变，如视网膜母细胞瘤和视网膜脱落；当存在潜在的弱视时，如屈光参差和斜视也可以被发现。美国儿科学会目前建议将红光反射评估作为新生儿眼睛评价的组成部分，并在所有儿童眼保健中应用。

红光反射检查应在暗室中进行，儿童的眼睛是睁开的，最好是自主睁开，直接检眼镜在眼前约一臂距离外分别观察两只眼瞳孔。每只眼独立检查完后，应做同步的红光反射试验（Bruckner 试验），在颜色、亮度和大小上的不对称均提示异常，因为这提示可能存在弱视情况，例如，不平衡的屈光异常（单方面的高度近视，远视或散光），斜视和白内障。所有新生儿、婴儿、儿童都应由儿科医师或者经过训练的人员进行红光反射试验。红光反射试验如果双眼反射颜色、强度、清晰度都均匀，没有暗点或红色反光中出现白点（白瞳征），就表示为阴性或正常；如果红光反射颜色、强度、清晰度不均匀，或者无红光、有暗点或白点，则表明为阳性或不正常，需要及时转诊眼科医生行散瞳后眼底检查。

（6）屈光筛查：是使用自动验光仪，通过测定儿童屈光度来间接判断视力发育状态。具有快速、简便、有效、客观、无创等特点，特别适用于 3 岁以下不能配合查视力的儿童。可以用来筛查屈光不正性弱视，包括近视、远视、散光所致弱视和屈光参差性弱视。

（7）视力检查：包括远视力、近视力及双眼单视功能等。建议儿童在 3 岁开始检查视力，在儿童无法合作的情况下，第二次检查应该在教会视力表之后尽早进行。远视力检查使用国际标准视力表或标准对数视力表，不会指认的儿童可以使用儿童图形视力表。检查方法：采用人工照明的灯箱式视力表，距眼 5m，高度应为受检儿童的眼与视力表上 1.0（对数视力表 5.0）的视标行同一水平。遮盖一眼，但勿压迫眼球，分别检查两眼。检查由最大视标开始，每行选择最外侧的视标依次向下。当儿童表示困难时，开始检查上一行全部视标。记录以能辨认出半数及半数以上的视标的一行为儿童最佳视力。

儿童视力异常筛查标准；4 岁儿童单眼裸眼视力≤0.6；5~6 岁儿童单眼裸眼视力≤0.8。当儿童单眼视力低常或双眼裸眼视力相差 2 行或 2 行以上时，应进一步检查、确诊和治疗。

（8）检眼镜检查：合作的儿童可以使用检眼镜来检查视神经、视网膜以及注视性质。

（四）筛查建议

1. 努力确保检查在合适的情况下开展并使用合适的设备和技术。

2. 新生儿应检查眼部结构异常，如白内障、角膜浑浊、上睑下垂。所有儿童必须进行规范检查。

3. 检查结果和进一步随访的建议必须清楚地告知父母。

4. 所有发现眼睛异常的，或者未通过视力筛查的儿童，应该做进一步的检查或作相应的转诊。

5. 依靠三级保健网络建立基层、上级医院的双向转诊管理系统。

（五）眼保健健康教育

1. 从遗传角度开始重视。

2. 母亲的孕期保健。

3. 宣传用眼卫生、护眼运动。宣传用眼卫生，教育学龄儿童及学龄前儿童掌握视力保护的具体办法。如培养儿童良好的看书、写字姿势。眼与书本之间距离保持 30~35cm，书与桌面应成 30°~40°角度。室内光线充足，看书、写字的环境光线不应过暗或过强，一次连续看书或写字时间不应超过半小时。傍晚时避免近距离用眼，不要在震荡、晃动的状态下阅读。看电视应相距电视屏幕大于其对角线 5~7 倍距离，连续看电视时间不应超过半小时等。

4. 预防眼病及眼外伤。指导家长对儿童的玩具和毛巾要经常清洗及消毒，教育儿童不用脏手揉眼睛。发生眼病及时治疗，积极预防各种流行性眼病。同时确保儿童安全的生活环境，防止眼外伤的发生。

5. 进行早期视力筛查，促进视觉正常发育。

第六节　预防接种

一、免疫制剂

预防接种（vaccination）是提高人群免疫水平，防止传染病流行的重要措施。机体的抗感染能力分为非特异性免疫和特异性免疫，通过非特异性免疫机体可以抵抗普遍存在的低毒力微生物；对许多高毒力的微生物，机体需要特异性免疫才能避免感染致病。特异免疫获得的方式有自然免疫和人工免疫两种（图 9-6-1）。自然免疫是指机体通过自然途径如感染病原体后建立的特异性免疫、胎儿和新生儿经胎盘或乳汁从母体获得的抵抗疾病的能力。人工免疫是通过接种疫苗或注射免疫血清使机体获得特异性免疫。

人工接种的疫苗和注射的免疫血清都属于免疫制剂。接种免疫制剂可获得特异性免疫，使机体摆脱传染病或不受感染。免疫制剂包括自动免疫制剂和被动免疫制剂（表 9-6-1）。

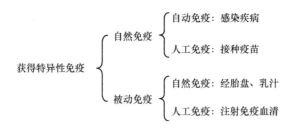

图 9-6-1　免疫的分类

表 9-6-1　自动免疫制剂与被动免疫制剂的比较

	自动免疫制剂	被动免疫制剂
免疫制剂来源	减毒或灭活的活病原微生物或病原微生物的抗原成分	从外源获得的抗体、转移因子、细胞等防御因子
免疫力	长期或终身免疫	短期保护
获得免疫时间	需要一定时间才获得保护	即刻产生保护
危险性	与用活病原微生物有关	血清病
免疫效果	好，能预防发病	不能防止发病，仅能减轻症状

（一）自动免疫制剂

是指具有免疫原性物质（分子）的生物制剂，接种后可刺激机体免疫系统产生特异性自动免疫力，抵抗传染病发生和（或）流行。

1. 灭活疫苗　此类疫苗选用免疫原性强的病原体，经人工大量培养后，用理化方法灭活，使之完全丧失对原来靶器官的致病力，而仍保留相应的免疫原性。灭活疫苗具有安全、易于保存和运输等优点，主要诱导特异性抗体的产生，要维持血清抗体水平需多次接种。目前主要应用的灭活疫苗包括霍乱、伤寒、钩端螺旋体、百日咳、狂犬病、甲型肝炎和乙型脑炎疫苗等。

2. 减毒活疫苗　是将病原微生物（细菌或病毒）反复传代，促使产生定向变异，使其极大程度地丧失致病力，但仍保留一定的剩余毒力、免疫原性和繁衍能力。活疫苗接种类似隐性感染或轻微感染，可使机体获得长期免疫力。减毒病原体在体内有一定的生长繁殖能力，一般只需接种一次。多数活疫苗的免疫效果持久而良好，除诱导体液免疫外还可产生细胞免疫，经自然感染途径接种减毒活疫苗还可形成黏膜局部免疫。但减毒活疫苗存在恢复突变的可能性，有免疫缺陷者和孕妇不宜接种。目前应用的减毒活疫苗有卡介苗、麻疹疫苗、腮腺炎疫苗、脊髓灰质炎疫苗、风疹疫苗和水痘疫苗等。

3. 类毒素　由细菌的外毒素经过脱毒制成，无毒性而保留了抗原性的制剂称为类毒素，如白喉类毒素、破伤风类毒素。

4. 亚单位疫苗　是从细菌或病毒培养中，以生物化学和物理方法提取、纯化有免疫原性的特异性抗原而制成的疫苗，如从病原体中提纯有效的多糖成分，或提纯病毒表面的某种亚单位成分。常用的有乙肝病毒的 HBsAg 亚单位疫苗、脑膜炎奈瑟菌荚膜多糖疫苗、肺炎链球菌荚膜多糖疫苗、b 型流感杆菌多糖疫苗等。亚单位疫苗与灭活疫苗及减毒活疫苗相比，由于除去了引起不良反应的物质，除去了病毒核酸，消除了潜在的致畸作用，因此安全性大大提高。

5. 多肽疫苗 是根据已知的微生物有效免疫原序列，设计多个氨基酸的直链和支链多聚物，连接适当的载体与佐剂制成的疫苗。此类疫苗可以诱导有效的特异性免疫应答，而不良反应轻微，不足之处在于免疫原性较弱，但可通过研制新的载体和佐剂克服。目前已研制出的多肽疫苗有 HIV 多肽疫苗、丙型肝炎病毒多肽疫苗等，这种疫苗是今后新疫苗研制的发展方向。

6. 基因工程疫苗 又称重组疫苗或基因重组疫苗，是应用基因工程方法或分子克隆技术，分离出编码病原体抗原的基因片段，将其转入原核或真核系统表达出具有免疫原性的抗原分子，而制成的疫苗，或是将病原体的毒力相关基因删除掉，使其成为具有毒力的基因缺失疫苗。基因工程疫苗生产简便，可大量产生，成本低；且不含活的病原体和病毒核酸，安全有效。已应用的基因工程疫苗有乙肝病毒疫苗、重组流感病毒神经氨酸酶亚单位疫苗等。

7. DNA 疫苗 是指将编码引起保护性免疫应答的目的基因片段插入质粒载体，制成核酸表达载体，通过肌内注射或基因枪等方法将其导入体内，然后宿主细胞的转录系统合成抗原蛋白质，从而激发机体免疫系统产生针对外源蛋白质的特异性免疫应答反应。DNA 疫苗在体内能持续表达，免疫效果好，维持时间长，但其机制和安全性还不十分确定。目前已应用的有疟疾 DNA 疫苗和 HIV-DNA 疫苗。

（二）被动免疫制剂

1. 免疫血清 免疫血清是抗毒素、抗细菌血清、抗病毒血清的总称。凡用细菌类毒素或毒素免疫马或其他动物，免疫后获得的免疫血清，称为抗毒素，如破伤风、白喉、气性坏疽、肉毒等的抗毒素。凡用细菌或病毒免疫动物而获得的免疫血清，称为抗细菌或抗病毒血清，如抗炭疽血清、抗狂犬病血清。这类血清中含有大量特异抗体，注入人体后可以立即获得免疫力。

2. 丙种球蛋白 胎盘血液或健康人血液中提取的含抗体的溶液，可用来作为被动免疫。若在接触麻疹、甲型肝炎后早期注射可防止发病或减轻症状，也可用来治疗免疫球蛋白缺陷病儿，提高血中免疫球蛋白。

3. 特异性免疫球蛋白 选择对某种疾病有较高浓度抗体的人血制品，如乙型肝炎免疫球蛋白、带状疱疹免疫球蛋白，用以治疗及减轻病症。

免疫血清、丙种球蛋白、特异性免疫球蛋白这类生物制品注射后，人体即可获得被动的特异性免疫力，但保持时间不长，一般 3~4 周。免疫血清多来自动物血清，对人体是异种蛋白，应用前需先用少量进行皮试；皮试阴性者可全量注射；皮试阳性者应采用脱敏注射法，以防止发生变态反应。

二、儿童计划免疫程序

计划免疫（planned immunization）是指国家根据传染病的疫情监测及人群免疫水平的调查分析，有计划地为应免疫人群按年龄进行常规预防接种，以提高人群免疫水平，达到控制乃至最终消灭相应传染病的目的。我国实行"预防为主"的卫生方针，于 1950 年起开始为儿童免费接种牛痘疫苗、卡介苗、百白破混合疫苗，20 世纪 60 年代普及接种麻疹疫苗，20 世纪 70 年代普及口服脊髓灰质炎疫苗。1974 年第 27 届世界卫生大会通过要求 WHO 的成员国实施"扩大免疫规划（expended program of immunization，EPI）"的决议，1978 年 WHO 正式建立 EPI 并成立全球 EPI 小组，提出在 1990 年前全世界儿童都接种卡介苗、百白破三联疫苗、脊髓灰质炎疫苗、麻疹疫苗。我国积极响应 EPI 计划，在 1978 年推广实施 WHO 提出的四种疫苗。随着免疫预防理论和实践的不断深化，疫苗剂型的改进及冷链设备的完善，国家在 1986 年、2007 年又相继颁布了新的儿童基础免疫程序及扩大国家免疫规划，使免疫程序更加符合我国实际。根据 2007 年扩大免疫规划要求，应在全国范围内对适龄儿童常规接种乙型肝炎疫苗（简称乙肝疫苗）、卡介苗、脊髓灰质炎疫苗、百白破疫苗、麻疹疫苗、白破疫苗、甲型肝炎疫苗（简称甲肝疫苗）、流行性脑脊髓膜炎疫苗（简称流脑疫苗）、流行性乙型脑炎疫苗（简称乙脑疫苗）、麻腮风疫苗。各级卫生保健部门应按照国家规定的儿童常规疫苗免疫程序，有计划地对适龄儿童进行预防接种（表 9-6-2）。

表 9-6-2　儿童常规疫苗免疫程序

疫苗	接种途径	接种年龄
卡介苗	皮内注射	出生
乙肝疫苗	肌内注射	出生、1 月龄、6 月龄
脊髓灰质炎混合疫苗	口服	2 月龄、3 月龄、4 月龄
百白破三联疫苗	肌内注射	3 月龄、4 月龄、5 月龄、18～24 月龄
麻腮风疫苗		
麻风疫苗/麻疹疫苗	皮下注射	8 月龄
麻风疫苗/麻腮疫苗/麻疹疫苗	皮下注射	18～24 月龄
乙脑疫苗		
减毒活疫苗	皮下注射	8 月龄、2 周岁、7 周岁
灭活疫苗	皮下注射	8 月龄、2 周岁、6 周岁
A 群流脑疫苗	皮下注射	6～18 月龄接种 2 剂次，接种间隔 3 个月
甲肝疫苗		
减毒活疫苗	皮下注射	18 月龄
灭活疫苗	肌内注射	18 月龄、24～30 月龄
A＋C 群流脑疫苗	皮下注射	3 周岁、6 周岁
白破疫苗	肌内注射	6 周岁

注：①麻腮风疫苗供应不足阶段，使用含麻疹成分疫苗的过渡期免疫程序。8 月龄接种 1 次麻风疫苗，麻风疫苗不足部分继续使用麻疹疫苗。18～24 月龄接种 1 剂次麻腮风疫苗，麻腮风疫苗不足部分使用麻腮疫苗替代，麻腮疫苗不足部分继续使用麻疹疫苗。②乙脑疫苗接种减毒活疫苗 2 剂次，或接种灭活疫苗 4 剂次（8 月龄时接种 2 剂次）。③甲肝疫苗接种减毒活疫苗 1 剂次，或接种灭活疫苗 2 剂次。

在进行预防接种前应了解儿童有无过敏史及禁忌证，各种生物制品都有接种的禁忌证，为减少异常反应，对有过敏史及禁忌证的儿童不接种或暂缓接种。禁忌证分为相对禁忌、绝对禁忌和特殊禁忌三种：

1. 相对禁忌证　指正患活动性肺结核、腹泻、发热、急性传染病等，待病情缓解，恢复健康后即可接种。

2. 绝对禁忌证　指任何生物制品都不能接种，如有明确过敏史者，患有自身免疫性疾病、恶性肿瘤、神经病、精神病、免疫缺陷的患者等。

3. 特殊禁忌证　是指某一种生物制品特有的，不是所有生物制品都不能接种，如结核病人不能接种卡介苗，有惊厥史儿童不能接种百白破三联疫苗。

三、预防接种使用的疫苗

（一）计划免疫疫苗

计划免疫使用的疫苗，也称为第一类疫苗，是指政府免费向公民提供，公民应当按照政府的规定接种的疫苗，包括国家免疫规划确定的疫苗，省级人民政府在执行国家免疫规划时增加的疫苗，以及县级以上人民政府或其卫生行政部门组织的应急接种或者群体性预防接种所使用的疫苗。第一类疫苗主要有以下几种：

1. 卡介苗（BCG）　卡介苗是采用一种牛型结核杆菌菌株（卡介杆菌）制成的活疫苗。这种菌株经反复的特殊培养与传代，其毒性与致病性已经丧失，但仍保留抗原性。接种本菌苗后可获得一定的对抗结核病的免疫力。接种后 12 周结核菌素试验阳转率在 90%以上。

（1）接种对象：接种对象为健康的足月新生儿以及结核菌素试验呈阴性反应的儿童。新生儿出生后即可接种，3 个月以上儿童无论初种还是复种，一般应先做结核菌素试验，阴性反应者方可接种，阳性反应者无需接种。

（2）接种方法：于左上臂三角肌处皮内注射，剂量为 0.5mg。严禁皮下注射或肌内注射。

（3）接种反应：一般不会引起发热反应。接种后 2~3 周局部出现小硬结，逐渐软化形成小脓疱，或形成脓肿，穿破皮肤形成浅溃疡（直径不超过 0.5cm），然后结痂，痂皮脱落后可留下永久瘢痕。

（4）注意事项：①接种后 2~3 个月内严格避免与结核病病人接触，因初次接种卡介苗后，一般在 8 周左右结核菌素试验呈现阳性反应，即机体产生有效的免疫力。免疫成功后有效的免疫力可维持 3~5 年。②少数婴儿接种卡介苗后引起同侧邻近腋下淋巴结肿大，直径不超过 1cm，属正常反应，无需处理。如果淋巴结肿大超过 1cm，且发生软化，又不能自行消退，可进行局部抽脓。如果出现破溃流脓，局部溃疡可涂异烟肼粉，再用消毒纱布包扎，同时口服异烟肼每日 8~10mg/kg，连服 1~3 个月。切忌切开排脓，以防切口长期不愈合或引起继发感染。③早产儿、难产儿、有明显先天畸形及出生体重低于 2500g 的新生儿，发热、腹泻以及有严重皮肤病、湿疹的病儿暂时不能接种卡介苗。④保持卡介苗的环境温度高于 8℃或低于 4℃时，活菌数均会下降，必然会降低免疫效果，因此卡介苗需要在冰箱 4~8℃的低温保存。卡介苗注射器及针头为 1ml 专用注射器，不得用于其他注射。

2. 乙肝疫苗　我国目前应用基因重组乙肝疫苗。

（1）接种对象：接种对象为出生正常新生儿，早产儿体重大于 2000g 时接种。

（2）接种方法：共接种 3 针，出生后 24 小时内接种第 1 针，1 月龄时接种第 2 针，6 月龄时接种第 3 针。每次 10μg，在右上臂三角肌处肌内注射。对 HBsAg、HBeAg 阳性母亲的新生儿，在生后 12 小时内及 1 月龄时分别肌内注射乙肝免疫球蛋白（hepatitis B immunoglobulin，HBIG）100IU 以上，然后在 2 月龄、3 月龄、6 月龄接种乙肝疫苗，剂量每次 10μg，阻断率达 94%~97%。也可在出生后 12 小时内注射 HBIG 200IU 以上，1~2

周内接种第一针乙肝疫苗。

（3）接种反应：使用基因重组乙肝疫苗，接种反应小，不会发生血源传播乙肝。比较常见的接种反应为接种部位红肿，微小硬块，一般24~48小时后即可消除，无需处理。

（4）注意事项：乙肝疫苗用前必须摇匀，如有摇不散的凝块则不能使用。乙肝疫苗的保存温度为2~8℃，绝对不能冷冻。冷冻后佐剂的胶体被破坏，乙肝疫苗随之失效。注射时必须做到一人一针头、一副注射器，最好用一次性注射器，以防交叉感染。发热或过敏体质者不予注射。乙肝疫苗可以与目前儿童计划免疫使用的疫苗，如卡介苗、百白破联合疫苗、口服脊髓灰质炎疫苗、麻疹疫苗等同时接种，但应在不同肢体和（或）不同部位接种。如不同时接种，至少应间隔1个月。不同疫苗接种时，切忌将不同疫苗混合接种。

3. 脊髓灰质炎混合疫苗（oral polic vaccine，OPV）　2000年10月，WHO西太平洋地区宣布成为无脊髓灰质炎区域，标志着我国已达到无脊髓灰质炎目标。但目前其他国家特别是与我国接壤的部分国家仍有脊髓灰质炎流行，脊髓灰质炎病毒输入我国并引起流行的危险仍然存在，因此我国提出了"全国保持无脊髓灰质炎状态，直至全球实现消灭脊髓灰质炎目标"。

我国现在普遍应用的口服疫苗，是Sabin Ⅰ、Ⅱ、Ⅲ型混合减毒活疫苗糖丸，俗称小儿麻痹糖丸。服用OPV后95%的儿童对3个血清型均产生持久性免疫。由于OPV在肠道内复制后可发生回复突变而毒力增强，在美国，约每150万首次服用OPV的儿童有1例发生疫苗相关的脊髓灰质炎，因此1997年美国儿科学会推荐应用脊髓灰质炎死疫苗。

（1）接种对象：2个月以上正常婴儿。

（2）接种方法：口服，大多从2月龄开始，在2、3、4月龄时每次服1丸。2次服疫苗之间必须间隔1个月，因一次服苗至少排毒30日，在排毒期间影响另一次服苗的免疫应答。

（3）接种反应：本疫苗糖丸口服后一般无不良反应，极个别儿童可能有皮疹、腹泻，无需治疗，1~2日后即可自愈。

（4）注意事项：①需用冷开水喂服，切勿用热开水或人乳喂服，以免影响免疫效果。②近1周内每日腹泻4次以上的儿童，暂缓口服。③疫苗要低温保存，-20℃可保存3个月以上。

4. 百白破三联疫苗　我国现纳入扩大免疫规划的为无细胞百白破疫苗（diphtheria，per-tussis，tetanus；DPT），是由无细胞百日咳菌苗、白喉类毒素及破伤风类毒素适量配合制成的混合制剂。免疫成功可预防百日咳、白喉及破伤风。

（1）接种对象：3个月以上正常婴儿。

（2）接种方法：上臂外侧三角肌肌内注射，每次剂量0.5ml，婴儿满3个月开始注射，连续注射3次，每次间隔1个月（4~6周）；18~24月龄进行加强免疫。由于4岁以后儿童患百日咳机会减少，6岁时加强免疫不再使用百白破三联制剂而用白破疫苗强化注射。

（3）接种反应：接种后6~10小时局部可有轻微红肿，疼痛发痒，少数儿童可有低热或全身不适，均为正常反应。如果体温在38.5℃以上，局部红肿范围超过5cm，可口服退热药，一般于2~3日内消退。

（4）注意事项：①有惊厥史或脑损伤史者禁用，急性传染病及发热者暂缓接种。②注射第1针后出现高热、惊厥等异常情况者，不再注射第2针。③如果注射第1针后，因故未能按时注射第 2 针，可延长间隔时间，但最长间隔期勿超过 3 个月。④百白破三联制剂在保存和运输中的温度要求为 4~8℃。

5. 麻疹疫苗 目前常用的是麻疹减毒活疫苗，是将减毒的麻疹病毒株接种于鸡胚细胞上，待病毒繁殖后收集制成。接种麻疹疫苗后 12 日体内产生特异性抗体，阳转率在 95%~98%，保护率在 90% 以上。

（1）接种对象：8 个月以上未出过麻疹的易感儿童。

（2）接种方法：上臂外侧三角肌下缘附着处皮下注射，剂量 0.5ml。注射前皮肤用 75% 乙醇消毒，接种后拔针时勿使疫苗沿针眼漏出，也不要用乙醇棉球压迫针眼。

（3）接种反应：接种后有 5%~10% 的儿童于第 5~6 日开始有低热或一过性皮疹，一般不超过 2 日即恢复正常。个别儿童可能出现高热，可对症处理。

（4）注意事项：本疫苗不耐热也不耐冻，室温下极易失效，保存与运输的适宜温度为 4~8℃。发热或患结核病的儿童应暂缓接种。近期注射免疫球蛋白的儿童，推迟 3~6 个月再接种。

6. 麻腮风疫苗（MMR） 根据国家免疫程序规定，儿童 8 月龄接种 1 剂次麻风疫苗或麻疹疫苗，儿童 18~24 月龄时接种 1 剂次麻腮风疫苗或麻腮疫苗或麻疹疫苗。麻腮风疫苗是麻疹、腮腺炎、风疹三联减毒活疫苗，用于预防麻疹、腮腺炎、风疹这三种传染病。

（1）接种对象：1 岁以上儿童。

（2）接种方法：18~24 月龄接种 1 剂，上臂外侧三角肌下缘附着处，皮下注射，剂量 0.5ml。

（3）接种反应：接种部位短暂疼痛，偶见发烧，出疹通常很少，接种后 5~12 日也可能出现全身性皮疹。

（4）注意事项：有严重过敏史和（或）对鸡蛋白过敏者、发热、活动性肺结核、严重血液系统疾病、免疫缺陷或接受免疫抑制治疗者不能接种。

7. 乙脑疫苗 按照 2007 年《扩大国家免疫规划实施方案》，乙脑疫苗除西藏、青海、新疆及新疆生产建设兵团外，在其他省、自治区、直辖市全面实施。乙脑疫苗分为乙脑减毒活疫苗和乙脑灭活疫苗两类。

（1）接种对象：6 个月以上儿童。

（2）接种方法：上臂外侧三角肌下缘附着处，皮下注射。乙脑减毒活疫苗共接种 2 剂次，分别在儿童 8 月龄和 2 周岁各接种 1 剂次。乙脑灭活疫苗共接种 4 剂次，儿童 8 月龄接种 2 剂次、间隔 7~10 日，2 周岁和 6 周岁再各接种 1 剂次。

（3）接种反应：灭活疫苗首次接种时不良反应很少，但复种时不良反应发生率较高，主要有头昏、荨麻疹、全身痒感等。减毒活疫苗不良反应发生率很低，主要包括局部反应和轻度全身症状。

（4）注意事项：①禁忌证：灭活疫苗除有过敏史不宜注射外，发热、其他急慢性疾病和有神经系统疾病者亦不能接种；减毒活疫苗除上述禁忌证外，有免疫缺陷或近期进行免疫抑制剂治疗或用过有关抑制免疫系统药物者不能接种。②灭活疫苗保存和运输中的温度要求为 2~8℃，减毒活疫苗在 8℃ 以下保存。

8. 流行性脑脊髓膜炎疫苗 我国目前使用的有 A 群流脑疫苗和 A+C 群流脑疫苗两种。

（1）接种对象：6 个月到 15 岁的儿童和青少年。

（2）接种方法：上臂外侧三角肌附着处，皮下注射。流行性脑脊髓膜炎疫苗共接种 4 剂次：6～18 月龄接种 2 剂次 A 群流脑疫苗，两次接种间隔期为 3 个月，每次剂量 0.5ml；3 周岁、6 周岁各接种 1 剂次 A + C 流脑疫苗，每次剂量 0.5ml，第 1 剂次与 A 群流脑疫苗第 2 剂次间隔应不少于 12 个月，第 1、2 剂次间隔应不少于 3 年。

（3）接种反应：少数婴儿注射局部出现红晕、硬结，可有低热，1～2 日消退。

（4）注意事项：①有过敏史、惊厥史、脑部疾病、精神病、肾脏病、心脏病、活动性肺结核、发热者均属禁忌。②疫苗在 2～8℃保存和运输。

9. 甲肝疫苗　目前全世界预防甲型肝炎实行的是减毒活疫苗和灭活疫苗并行的政策，我国主要是甲肝减毒活疫苗。

（1）接种对象：1 周岁以上的儿童。

（2）接种方法：甲肝减毒活疫苗接种 1 剂次，在上臂外侧三角肌附着处皮下注射，剂量 1ml，18 月龄接种。甲肝灭活疫苗接种部位在上臂三角肌附着处，采用肌内注射，共接种 2 剂次，分别于 18 月龄和 24～30 月龄各接种 1 剂次，两次接种间隔应不少于 6 个月，每次剂量 0.5ml。

（3）接种反应：不良反应发生率较低，少数有低热、恶心、呕吐、腹痛症状，可自愈，无需处理。

（4）注意事项：①禁忌证：身体不适、腋温超过 37.5℃者；急性传染病或其他严重疾病者；免疫缺陷和接受免疫抑制治疗者；过敏体质者。②疫苗应冷藏运输，2～8℃或 −20℃以下避光保存。

（二）其他常用疫苗

根据疾病流行情况、卫生资源、经济水平、实施条件及居民的自我保健要求，还有些疫苗儿童可以使用，这类由公民自费并且自愿接种的其他疫苗统称为第二类疫苗。

1. 水痘疫苗　水痘-带状疱疹病毒具有高度传染性，在儿童的传播占 90%以上，接种水痘减毒活疫苗后，机体可产生对水痘-带状疱疹病毒的保护性抗体。

（1）接种对象：1～12 周岁的健康儿童及水痘易感者。

（2）接种方法：上臂三角肌附着处，皮下注射，剂量 0.5ml。

（3）接种反应：发热，注射局部红肿。5%左右的接种者在 1 个月内出现少许斑丘疱疹的轻度水痘表现。

（4）注意事项：有严重疾病史、过敏史、免疫缺陷者及孕妇禁用；一般疾病治疗期、发热者暂缓接种。

2. 流行性感冒病毒疫苗　根据流行性感冒（简称流感）病毒的核蛋白抗原性不同，流感病毒分为甲、乙、丙三型，再根据其表面上的血凝素和神经胺酸酶抗原性不同，同型病毒又可分为若干亚型。流感常于冬春季在人群中发生流行，但大的流行发生于流行株抗原发生较大变异时，流行范围取决于当时人群对新病毒的免疫力。流感病毒有三种血凝素亚型（H_1、H_2、H_3）和两种神经胺酸酶亚型（N_1、N_2），故抗原常变更，针对流感病毒流行亚型在流行季节前对人群接种疫苗。流感疫苗分为减毒活疫苗和灭活疫苗两种，接种后半年至 1 年有预防同型流感的作用。

（1）接种对象：除对鸡蛋白过敏、有慢性肺部疾病、肾病、心脏病、严重贫血以及免疫缺陷病儿禁止接种外，其余人群均可接种。

（2）接种方法：灭活流感疫苗采用上臂三角肌下方皮下注射，减毒活疫苗可滴鼻。6

个月至 3 岁儿童接种两针，间隔 2~4 周。3 岁以上儿童及成人接种一针。在流感流行高峰前 1~2 个月接种流感疫苗能更有效发挥疫苗的保护作用。推荐接种时间为 9~11 月份。各地区可根据当地流行的高峰季节及对疫情监测的结果分析预测，确定并及时公布当地的最佳接种时间。

（3）接种反应：可有发热。接种年龄在 13 岁以上的儿童 10% 有局部反应。

（4）注意事项：对鸡蛋白过敏、严重过敏体质者、患吉兰-巴雷综合征、急性发热性疾病、慢性病发作期、妊娠 3 个月内的孕妇不能接种；12 岁以下儿童不使用全病毒灭活疫苗。

3. 轮状病毒疫苗　轮状病毒是引起婴幼儿秋季腹泻的致病原，目前应用的是轮状病毒减毒活疫苗，接种后可刺激机体产生对 A 群轮状病毒的免疫力，用于预防婴幼儿 A 群轮状病毒引起的腹泻。由于轮状病毒有不同分型，疫苗接种后的保护率在 60%~70%。

（1）接种对象：6 个月至 5 岁婴幼儿。

（2）接种方法：口服，推荐 3 岁以下儿童每年服用 1 次，3~5 岁儿童服用 1 次即可。

（3）接种反应：一般无明显不良反应。

（4）注意事项：患严重疾病、急性或慢性感染、急性传染病及发热者，先天性心血管系统畸形病儿，患血液系统疾病、肾功能不全、严重营养不良、消化道疾病、胃肠功能紊乱者，过敏体质，有免疫缺陷和接受免疫抑制治疗者均不能接种。

4. B 型流感嗜血杆菌（Hib）疫苗　Hib 感染主要引起婴幼儿脑膜炎和肺炎，目前世界上已有 20 多个国家将 Hib 列入计划免疫并取得了成功，大大减少了 Hib 引起的疾病。

（1）接种对象：2 个月以上未患过流感嗜血杆菌感染的儿童。

（2）接种方法：肌内注射，对于患血小板减少症和出血性疾病者应予皮下注射。Hib 疫苗的接种要根据儿童开始接种的年龄，选用不同的程序：婴儿如从 2 月龄开始接种，则在 2~6 月龄间接种 3 次，每次间隔 1~2 个月，15~18 月龄加强 1 次，共接种 4 次；6~12 月龄开始接种的婴儿在 6~12 月龄间接种 2 次，每次间隔 1~2 个月，15~18 月龄加强 1 次，共接种 3 次；1~6 周岁始接种的儿童只需接种 1 次。

（3）接种反应：发热、局部红肿，有的出现一过性皮疹。

（4）注意事项：高热时禁用。

5. 23 价肺炎球菌疫苗　是采用 23 种血清型肺炎球菌，包括血清型 1、2、3、4、5、6B、7F、8、9N、9V、10A、11A、12F、14、15B、17F、18C、19A、19F、20、22F、23F 和 33F，经培养、提纯制成的多糖疫苗，可刺激机体产生体液免疫，对由同型肺炎球菌引起的感染性疾病产生保护。

（1）接种对象：2 岁以上易感人群。

（2）接种方法：上臂外侧三角肌皮下或肌内注射，每次注射 0.5ml。

（3）接种反应：局部暂时疼痛、红肿、硬结，发热。

（4）注意事项：2 岁以下婴幼儿、患发热性呼吸系统疾病者、急性感染者不能接种。

6. 7 价肺炎球菌疫苗　是应用肺炎球菌 6B、4、9V、14、18C、19F 和 23F 型多糖与 C 载体蛋白结合制成的疫苗，是目前唯一用于 2 岁以下婴幼儿的肺炎疫苗。

（1）接种对象：3 月龄至 2 岁婴幼儿、未接种过本疫苗的 2~5 岁儿童。

（2）接种方法：肌内注射，推荐免疫程序：①3~6 月龄婴儿：基础免疫接种 3 剂，每剂 0.5ml；首次接种在 3 月龄，免疫程序为 3、4、5 月龄各一剂，每次接种至少间隔 1

个月，12~15 月龄接种第 4 剂。②7~11 月龄婴儿：基础免疫接种 2 剂、每剂 0.5ml，每次接种至少间隔 1 个月。建议在 12 月龄以后接种第 3 剂，与第 2 次接种至少间隔 2 个月。③1~2 岁幼儿：接种 2 剂、每剂 0.5ml，每次接种至少间隔 2 个月。④2~5 岁儿童：接种 1 剂。

（3）接种反应：局部红肿、硬结，发热，食欲不振、呕吐、腹泻。

（4）注意事项：有严重过敏史或对白喉类毒素过敏者禁用。

四、应用免疫制剂的注意事项

1. 器械 卡介苗注射器及针头应专用，煮沸消毒时针头及针筒内残留的水必须排尽，最好使用一次性注射器。

2. 预防接种记录 必须建立、应用和管理好个案预防接种记录，不接种要注明原因，属于相对禁忌证的要进行补种。要做到接种及时、全程足量，有计划地按免疫程序进行接种，避免重种、漏种。预防接种卡（证）作为儿童入园入学的保健档案。

3. 冷链系统的管理 疫苗及其他生物制品的有效成分是蛋白质，或由脂类、多糖和蛋白质复合物组成，还有的是活的微生物，它们多不稳定，受光、热、冻的作用后可引起变性或多糖降解，影响免疫效果，甚至出现不良反应。大部分抗原在 2~8℃冷暗处保存较为稳定，有些疫苗不能低于 0℃保存，如液体麻疹疫苗、液体卡介苗、乙型肝炎疫苗、狂犬病疫苗、丙种球蛋白及破伤风抗毒素，一旦冻结后再溶化能使菌体溶解、蛋白质变性、出现摇不散的颗粒及絮状沉淀。

4. 接种质量监测 包括疫苗效价监测和免疫成功率监测。疫情监测包括疫情报告收集、调查和分析。调查包括病例调查、暴发调查和疾病漏报率调查等。

五、接种免疫制剂的反应及处理

生物制品是指用微生物及其毒素、酶，人或动物的血清、细胞等制备的供防治疾病和诊断用的制剂。预防接种的免疫制剂属于生物制品，对人体来说是一种外来刺激，活疫苗的接种实际上是一次轻度感染，灭活疫苗对人体是一种异物刺激。因此，生物制品在接种后一般都会引起不同程度的局部和（或）全身反应。接种反应一般可分为正常反应和异常反应两种。

1. 正常反应（一般反应） ①局部反应：一般在接种疫苗后 24 小时左右局部发生红、肿、热、痛等现象。红肿直径在 2.5cm 以下者为弱反应，2.6~5cm 者为中等反应，5cm 以上者为强反应。强反应有时可引起局部淋巴结肿痛，应进行热敷。②全身反应：表现为发热，体温在 37.5℃左右为弱反应，37.6~38.5℃为中等反应，38.6℃以上为强反应。除体温上升外，极个别的有头痛、呕吐、腹痛、腹泻等症状。目前所使用的预防接种制剂绝大多数局部反应和全身反应都是轻微的、暂时的，不需要做任何处理，经过适当休息，1~2 日后就可以恢复正常。中等度以上反应是极少的。全身反应严重者，可以对症处理，高热、头痛者可以口服解热镇痛剂。

2. 异常反应 一般少见。主要是晕厥，多发生在空腹、精神紧张的儿童。一旦发生，应让儿童立即平卧，密切观察脉搏、心率、呼吸、血压，服温开水或糖水，一般可在短时间内恢复正常。若疑为过敏性休克，则立即皮下注射 1∶1000 肾上腺素，剂量是每次 0.01~0.03mg/kg，同时使用糖皮质激素等药物进行急救。

◾ 参考文献 ◾

1. 刘湘云，陈荣华. 儿童保健学 ［M］. 第 4 版，南京：江苏科学技术出版社，2011.

2. 中国营养学会. 中国居民膳食营养素参考摄入量速查手册 ［M］. 第 3 版，中国标准出版社，2013.

3. 毛萌，李廷玉. 儿童保健学 ［M］. 第 3 版，北京：人民卫生出版社，2014.

4. 卫生部基层卫生与妇幼保健司，北京大学妇儿保健中心. 母子健康指南：介绍一本《母子保健手册》 ［M］. 北京：北京医科大学、中国协和医科大学联合出版社，2002.

5. 陈伟. 科学新"钙"念走出补钙误区 ［M］. 北京：人民卫生出版社，2003.

6. 陈晓培. 小儿贫血 ［M］. 北京：中国医药科技出版社，2007.

7. 朱军，毛萌. 孕妇指南—预防胎儿出生缺陷 ［M］. 北京：人民卫生出版社，2003.

8. 张凤英，覃树勇，兰作平，等. 4000 名 5 岁以下儿童营养与健康状况分析 ［J］，重庆医学，2013，42 （8）：922-923.

下　篇

第十章

口腔系统疾病的个性化管理

第一节　牙体疾病的个性化管理

俗话说："牙痛不是病，痛起来真要命"，不少人都深受牙痛的折磨，你是否也曾经历过以下痛苦难当的牙痛史。

1. 牙齿烂成洞，牙齿变短，只剩下牙根表现为牙齿表面烂成容易嵌食物的黑色洞，一塞食物就痛，而且牙齿变得很脆容易咬碎，越来越短，最后只剩下牙根，失去了牙齿所具备的最重要的咀嚼功能。

2. 冷热酸甜不敢碰一碰到冰冷的东西牙齿就会有刺痛难忍，甚至头痛，吃酸的热的食物时，牙齿会顿时失去触觉，极其难受。刚开始遇到冷热食物刺激的时候疼痛是一过性的会马上消失，到后面逐渐发展成一旦受到刺激后疼痛难以缓解。

3. 牙齿持续疼痛，一碰就痛表现为没有任何刺激的情况下出现间断性或持续性的疼痛，口服止痛片只能短暂的止痛，隔一段时间又痛。或者一碰就痛，用消炎药表面上是缓解了症状，隔段时间又会发作，而且越来越频繁，甚至晚上睡觉这表明牙齿炎症已经累及牙神经，最终会导致牙神经坏死。

4. 一吃东西牙齿就痛，经常反复出现牙龈脓包牙齿没法咬东西一咬就痛，不去碰它就不会出现疼痛，边上牙龈经常出现脓包，口服消炎药后脓包会减小。

5. 牙龈出血主要表现为刷牙时出血，咬硬物（如吃苹果、甘蔗等）时出血，牙龈出血是牙周炎的典型症状，这是由于牙龈受牙结石、软垢等的刺激而处于一种慢性炎症的状态，最终会发展成牙周炎而形成不可逆的损伤。

6. 牙齿松动，脱落牙齿松动往往伴随着牙龈肿痛、流脓、牙齿松动、咀嚼无力甚至疼痛，以后则会出现牙齿脱落，牙槽骨萎缩。

一、龋　　病

龋病是口腔的常见病、多发病，俗称虫牙、蛀牙，是细菌性疾病，可以继发牙髓炎和根尖周炎，甚至能引起牙槽骨和颌骨炎症。如不及时治疗，病变继续发展，形成龋洞，最终导致牙冠完全破坏消失，其发展的最终结果是牙齿丧失，是人类牙齿缺失的主要原因之一。当前龋病已成为世界性问题，任何年龄、性别、民族及不同地区的人都不同程度地罹患龋病。因此，我们预防控制龋病是当前的紧迫任务。而预防疾病的原则是针对多个引发疾病的危险因素给予有效的措施，所以对龋病发生的因素需要有较深的了解，以预防疾病的发生发展。龋病特点是发病率高，分布广，是口腔主要的常见病，也是人类最普遍的疾病之一，世界卫生组织已将其列为人类重点防治疾病之一。

1. 龋病的临床表现 临床上多见的龋齿有色、形、质的变化，而以质变为主，色、形变化是质变的结果。临床上常根据龋损的程度分为浅、中、深龋3个阶段：

浅龋也称釉质龋，龋坏仅局限于牙釉质。初期表现为牙釉质脱矿所导致的白垩色斑块，日后因着色而呈黄褐色，窝沟处则呈浸墨状弥散，一般无明显龋洞，仅探诊时有粗糙感，后期可出现局限于釉质的浅洞，无自觉症状，探诊也无反应。

中龋龋坏已达牙本质浅层，临床检查有明显龋洞，可有探痛，对外界刺激可出现疼痛反应，当刺激源去除后疼痛立即消失。

深龋龋坏已达牙本质深层，一般表现为大而深的龋洞，或入口小而深层有较为广泛的破坏，对外界刺激反应较中龋为重，但刺激源去除后，仍可立即止痛，无自发性痛。

二、牙髓疾病

牙髓疾病是指发生在牙髓组织的炎症反应性疾病，包括牙髓炎、牙髓疾病和牙髓坏死，其中最常见的是牙髓炎，是一类牙髓组织受到各类细菌感染的炎症性感染疾病，临床上以剧烈的难以忍受的疼痛为特点，会出现典型的自发痛、激发痛和夜间痛。

牙髓炎绝大多数由龋齿破坏牙冠牙体的完整性而引起牙髓组织与口腔直接相连通，口腔内多种微生物感染牙髓组织发展而成。进一步发展感染微生物会经根尖孔扩散到根尖周组织，引发根尖周炎，严重时甚至可能发展成颌面蜂窝织炎。因此，早期预防和治疗龋齿能有效的预防牙髓疾病的发生。

1. 牙髓疾病病因

（1）微生物感染鉴于口腔是一个多菌群生长的环境，牙髓疾病的微生物感染为混合感染，主要是厌氧菌和需氧菌。同时，牙周疾病多使牙根部分暴露在口腔环境中，这样会导致牙髓与牙周之间交叉感染的可能性大大增加。口腔内各种微生物可通过牙体途径、牙周途径以及血源性感染进入牙髓组织从而引发牙髓炎。

（2）化学因素龋齿、磨耗等因素导致牙本质暴露后，长期、反复受食物中糖类、酸类物质的刺激，除了会引起牙齿敏感，也会导致牙髓充血进而发展成牙髓炎。牙体治疗过程中所用的部分材料在不同的情况下也会刺激牙髓组织从而进展成牙髓炎。但是化学性因素只是引起牙髓组织对外界微生物的抗感染能力下降，使口腔内的各类微生物更容易在牙髓组织中定植，最终逐渐进展为牙髓炎症。因此，化学因素尤其是临床上牙体治疗用的材料并不是引起牙髓炎的根本原因。

（3）物理因素一般情况下在牙体组织完整的前提下，10~60℃是正常牙髓所能耐受的温度，一般的饮食温度不会造成牙髓组织反应，除非牙体组织已经出现严重的磨耗而导致牙本质暴露。牙髓组织可以耐受一定范围内的温度变化，但是过冷或者过热的温度刺激，就会引起牙髓产生病变。牙齿受到外力强烈的撞击，往往造成对牙根尖的创伤，导致根尖牙髓血管的损伤或断裂，从而引起牙髓的血行障碍，形成牙髓疾病，受过撞伤的牙齿经常会出现变色，就是因为牙髓坏死的缘故。

（4）生理性因素　随着年龄的增长，牙齿会出现不同程度的磨耗，轻者会出现牙齿敏感，严重时会出现牙髓的不可复性改变。临床上常见的牙隐裂是跟牙齿的解剖结构以及每个人的咀嚼习惯有关，同时牙齿的增龄性变化也是导致牙隐裂的因素之一，牙体组织上不同程度的隐裂纹可引起牙髓的不可复性改变。

（5）全身及其他因素。

（6）医源性因素。

2. 牙髓疾病的分类及临床表现　到目前为止，我们尚缺乏统一的分类标准来对牙髓疾病进行分类，常常根据临床表现将其分为：可复性牙髓炎、不可复性牙髓炎（急性牙髓炎、慢性牙髓炎、逆行性牙髓炎、残髓炎）、牙髓变性和牙髓坏死、牙髓变性。牙髓炎症是一种炎症反应性疾病，当口腔环境中的各类刺激作用到牙髓后，会引起牙髓内血管的扩张、充血，从而使得牙髓腔内的压力增高，出现难以忍受的剧痛，若不进行治疗长期反复充血得不到缓解，症状则会转为慢性牙髓炎，或者因牙髓腔内有渗出物而进展成为急性牙髓炎。

（1）可复性牙髓炎为早期牙髓炎，不会出现自发痛、夜间痛，也没有咀嚼痛，但是在冷热刺激时会出现一过性的尖锐的疼痛，冷热刺激一旦去除后疼痛立马消失，迟缓疼痛轻微基本不易察觉到。牙齿的龋坏组织磨除干净之后未见穿髓孔，存在冷热刺激痛，延迟反应可疑，牙髓电活力测试反应值与正常相似或稍高。在临床上，可复性牙髓炎应该与牙本质敏感症相鉴别，两种疾病的处理方案完全不同。牙本质敏感症对机械刺激特别敏感，探针检查可发现明显的敏感点，常常可见磨耗牙齿暴露的牙本质。而可复性牙髓炎常常可见牙齿不同程度的龋坏，或者仔细询问病史会发现患牙近期有过外伤史、修复治疗史等等。

（2）不可复性牙髓炎临床上可分为无症状和有症状牙髓炎，无症状不可复性牙髓炎往往因患者无意识的状态而未及时治疗，到最后可能发展成有症状可复性牙髓炎或者牙髓的渐进性坏死。有症状不可复性牙髓炎主要包括急性牙髓炎、慢性牙髓炎。

急性牙髓炎剧烈而严重的自发痛、激发痛、夜间痛为其典型特征。疼痛呈尖锐的、阵发性，随病变的持续及加重，发作频繁、缓解期缩短乃至消失，可持续时间延长数小时。急性牙髓炎疼痛特点如下：

1）自发性阵发性剧痛遇冷热酸甜等刺激时会引起疼痛，有时候在没有外界环境刺激时也产生剧烈的疼痛，呈现痛一阵，歇一阵的间歇性疼痛，疾病早期时间歇期较长，疼痛发作时间较短，随着疾病的发展，间歇期会越来越短，疼痛发作时间不断延长。

2）疼痛发作夜间比白天更严重　急性牙髓炎疼痛发作往往夜间比白天更频繁、更剧烈，可能由于平卧时体位改变，头部血供增加，牙髓腔内血管扩张充血，压力增大所致。

3）温度刺激可诱发或使疼痛加剧　无论在间歇期或者发作期，冷、热刺激，均可诱发或加剧疼痛。

4）疼痛牵涉范围大而无法定位牙齿　患牙髓炎时，患者往往无法正确地定位，不能清楚明确地指出患牙位置。牙髓炎发作时，疼痛往往呈放射状牵涉性疼痛，常常是沿着三叉神经分布的区域放射至同侧的上下牙及头面部。但这种牵涉性疼痛不会放散至患牙的对侧，必定在同侧。

慢性牙髓炎跟急性牙髓炎不一样，慢性牙髓炎的临床症状并不是很典型，很多时候都感觉不到牙齿有疼痛。当侵入牙髓内的细菌毒力较低并且机体的抵抗力较强时，牙髓炎症状态往往会转为慢性。当机体抵抗力下降，或局部引流不畅时，慢性牙髓炎则会急性发作转变成急性炎症。慢性牙髓炎一般不会出现难以忍受的剧烈疼痛，有轻微的钝痛，这是因为慢性牙髓炎处于长期的炎症状态，炎症可累及全部牙髓，导致根尖周围牙周膜也会出现水肿、充血等情况，因此患者会感觉咀嚼的时候有疼痛不适。

逆行性牙髓炎临床上多见的各类牙髓炎常常是龋坏导致牙冠破坏后，细菌沿着牙本质小管进入牙髓腔内感染全部牙髓，然后引起根尖周组织感染。然而逆行性牙髓炎的感染来源与之相反，感染首先出现在根尖周围组织，然后通过根尖孔侵袭根管，最后感染到达牙冠，这类感染往往来自于牙周，因此也成为牙周牙髓联合病变。因此这类患者多数同时伴有牙髓炎、根尖周炎、牙周炎等多种症状，会使患者出现自发痛、咀嚼痛，甚至牙齿出现松动等等症状。

残髓炎经过根管治疗的患牙在接近根尖处的少量的牙髓还有活力，患牙会出现温度刺激痛、放射痛等牙髓炎的症状，同时也伴有钝痛、咀嚼不适等根尖周炎的症状。

三、根尖周病

根尖周病是发生在牙根周围组织的炎症性病变，属于细菌感染性疾病，多由牙髓疾病发展而来。根尖周病其实是机体对牙髓腔内细菌感染刺激物的自身免疫在根尖周围组织的一种反应。治疗一般是彻底清除根管内及牙髓腔内的细菌感染物质并严密的充填根管，经过治疗后的患牙根尖周围组织也会逐恢复健康。

1. 根尖周病病因

（1）细菌感染临床上根尖周病最主要的病因是细菌往往会通过牙体缺损直接进入髓腔继而感染延伸至根尖周围组织。细菌也可以直接通过牙周组织或者邻牙的根尖周感染直接到达根尖周组织。牙体感染：该种途径最常见，龋齿、缺损、牙折断、牙隐裂等等最终都会导致牙髓坏死，坏死牙髓内的细菌及细菌代谢产物会通过根尖孔和侧支根管扩散至根尖周组织；牙周感染：当患者有牙周病的时候，牙周袋内的多种细菌可以直接感染根尖周组织，或者经过根尖孔及侧支根管逆行性的感染牙髓导致根尖周围组织病变。

（2）创伤因素。

（3）化学刺激。

2. 根尖周病的分类及临床表现　根尖周病的临床分类：

1）急性根尖周炎：急性浆液性根尖周炎最初表现为患牙的轻微疼痛，会感觉牙齿有浮起的感觉，紧咬牙齿一会儿后，会感觉疼痛有所缓解，这是由于早期炎症范围较小，仅根尖周的牙周膜出现充血、水肿，当紧咬患牙时产生的力量可以将炎症引起的压力向周边间隙扩散，从而会使疼痛症状减轻。而当炎症继续发展下去，根尖周的炎症反应加重，就会出现与之前恰恰相反的情况，患牙因咬合疼痛而不敢咬牙，此时咬紧患牙非但不能减轻疼痛，反而会使疼痛加剧，这是由于炎症范围扩大，使得根尖周牙周膜的充血、水肿状况加重，炎症引起的根尖周间隙的压力已经很大，咬紧患牙产生的力量并不能使压力得到分散，反而加重了，因此疼痛更加剧烈。疼痛的性质也会由原来的钝痛转化为持续性的自发痛，并且患者可以明确指出患牙的位置。

急性化脓性根尖周炎又称急性牙槽脓肿，为一般的化脓性变化，根尖周牙周膜的脓性渗出物增多，常常沿着阻力较小的部位排脓，临床上常见的有通过根管直接从龋洞排脓、沿牙周间隙从牙龈排脓以及通过牙槽骨壁在黏膜下或皮下排脓三种途径。

2) 慢性根尖周炎：慢性根尖周炎患者一般都不会出现明显的疼痛，每当机体抵抗力下降的时候，慢性根尖周炎就会转为急性根尖周炎而出现疼痛症状，患者自服消炎药后症状又会转为慢性状态，因此慢性根尖周炎常有反复疼痛病史。

根据病变的不同性质，慢性根尖周炎可分为以下三种主要类型：

根尖肉芽肿：患者一般无明显疼痛症状出现，会出现轻微的咀嚼不适感，咬合无力，检查叩诊时有异样，牙髓大多已经坏死，牙体会出现变色，当机体抵抗力下降的时候，会出现叩痛、咬合痛。

根尖脓肿：又称牙槽脓肿，患者多无明显自觉症状，有时候会在患牙根尖部的唇颊侧出现瘘管口，瘘管开口常常呈粟粒大的肉芽组织状，偶尔会出现瘘管开口在远离患牙根尖部的地方，此时容易将瘘管部位的健康牙误诊为患牙。

根尖囊肿：根尖囊肿生长缓慢，患牙多已牙髓坏死，一般患者无自觉症状。小的囊肿很难与根尖肉芽肿区别，只有当囊肿长明显增大时，或通过 X 线检查发现。囊肿可从豌豆大小发展成乒乓球样大小，牙龈黏膜呈半球状膨隆，扣之有乒乓球样感，这是由于囊肿外侧有薄层的骨板存在。囊肿过度增大时会压迫邻牙，使被压迫的压根出现吸收，严重时会造成邻牙移位。

四、牙　周　病

牙周疾病是最常见的口腔疾病之一。牙周疾病的主要类型为炎症，包括牙龈疾病和牙周病。牙龈疾病指发生于牙龈组织而不侵犯其他牙周组织的一组疾病，如妊娠期龈炎、青春期龈炎、增生性龈炎、遗传性牙龈纤维瘤病、坏死性龈炎、牙间乳头炎、急性多发性龈脓肿、牙龈浆细胞增多症、化脓性肉牙肿、牙龈萎缩等等。在几乎所有的牙龈疾病中均有慢性炎症存在，此外也可伴有增生、变性、萎缩、坏死等病理变化，其中以牙龈炎为最主要。

牙周病是侵犯 3 种牙周组织的慢性破坏性疾病，多数病例由长期存在的牙龈炎发展而来，且常侵犯同一个体的大多数牙齿。由于病程缓慢，早期症状不造成明显痛苦，患者常不及时就医，使牙周支持组织的破坏逐渐加重，最终导致牙齿的丧失。牙周炎主要表现为：①牙周袋的形成及牙龈炎症；②牙槽骨的吸收；③（牙槽骨吸收达一定程度后）牙齿的松动和移位；④咬合创伤。牙周病造成的组织破坏是不可逆的，经彻底治疗后，能使病变停止进展或少许修复，但难以全部恢复正常，是一种不可逆的病变。

1. 牙周疾病病因　牙周疾病的病因很复杂，一方面，细菌和牙菌斑在牙周组织的炎症发生中起到重要的作用；另一方面，机体的防御功能、免疫状态、内分泌功能等也影响牙周组织的抵抗力和修复功能。

菌斑细菌是牙周疾病的始动因子大量的研究证明，菌斑细菌是绝大多数牙龈病和牙周病最重要的病因，是牙周破坏的必要成分。各种类型的牙周疾病均伴有一定程度的细菌感染和炎症过程。细菌的致病能力取决于菌斑细菌产生毒性因子的能力，包括内、外毒素和细菌代谢的毒性产物，有些细菌还能产生一些使微生物不受宿主防御机制影响的因子。虽然少量菌斑可由机体的防御机能所控制，在细菌侵袭和宿主防御之间维持动态平衡，仍可保持牙周组织的健康，但当正常菌群间失去制约，或者在牙周微生物与宿主之间在质和量方面失去平衡，就会转变成生态失调，牙周疾病实质上就是一种口腔的菌群失调症。

（1）局部刺激因素对牙周疾病的发生发展具有促进作用

1）牙结石的作用：牙结石是堆积在牙面上的菌斑和其他沉积物矿化而成。牙结石的存在，易于在其表面形成菌斑，使粗糙表面的机械刺激作用与菌斑细菌的损害作用相促进，影响牙周组织的健康，并使清除菌斑的工作更困难。

2）食物嵌塞的影响：各种原因引起的食物嵌塞都将对牙周组织的健康产生影响，引起牙龈的炎症，甚至使深层牙周组织受到损伤。同时，牙间隙中滞留的食物又为菌斑细菌的滋生提供了土壤，进一步加快了牙周疾病的发展。

3）不良修复体的刺激作用：不良修复体，诸如邻面充填物的悬突、人工冠、套的不密合边缘、活动义齿的不适卡环等等，既可刺激牙龈组织，又易于形成菌斑，从而对牙周组织的健康造成慢性危害。

4）咬合创伤的影响力因素是影响牙周疾病进展的又一重要因素。正常的力有利于牙周组织的健康，但若力与牙周组织支持力不平衡则发生咬创伤，此时，不论是由于力过大或是由于牙周组织受损而支持力变小，都将使牙周组织受到新的损伤。如果患牙周炎的牙齿未经治疗而长期力异常，则创伤可加速牙周组织的破坏。

5）吸烟吸烟的危害已经有大量研究报道显示，吸烟与牙周疾病的严重性极其相关。吸烟者易于形成牙结石，牙菌斑的形成速度也较不吸烟者快，并且吸烟人群牙周病的患病率明显高于不吸烟人群。这些都提示我们，吸烟不仅影响心肺健康，而且也是牙周健康的大敌。

（2）全身因素对牙周健康也有影响

目前认为特定形式的牙周疾病的独特临床症状、病理变化不仅是一定的微生物的作用，而且和机体免疫应答反应、内分泌紊乱、体内激素水平的不平衡等有关，机体的全身因素对牙周疾病的发生和发展也起着一定的作用。

2. 牙周疾病的预防　与龋病一样，牙周疾病也是人类口腔的常见病和多发病。在儿童和青少年中，龈炎的患病率在70%～90%左右；我国成年人牙周病患病率在75%以上，几乎每人在一生中都会受到牙周疾病的侵袭，若不及时治疗，可导致牙齿松动脱落，甚至全口牙齿丧失；也可能成为感染病灶，导致或加剧某些全身疾病；而牙周炎病变又具有不可逆性。因而，开展牙周疾病的预防保健工作，预防其发生和发展，保证牙周组织的健康至为重要。

（1）牙周疾病的三级预防

一级预防以口腔健康教育和指导为主，以清除菌斑和其他有害刺激为目的，建立良好的口腔卫生习惯，掌握正常的刷牙方法，提高宿主的抗病能力。其宗旨在于在牙周组织受到侵害之前防止致病因素的侵袭，或在致病因素已侵袭牙周组织但尚未引起牙周病损之前将其去除，即减少人群中牙周疾病新病例的发生。

二级预防以早期发现早期治疗为宗旨，目的在于减轻已发生的牙周疾病的严重程度，控制其发展。主要包括：①对局限于牙龈的病变及时采用专业性洁治，去除菌斑和牙石，控制其发展。②采用X线检查法定期追踪观察牙槽骨情况，并根据情况采取适当的治疗。③去除牙周疾病发展的刺激因素，如去除不良修复体、治疗食物嵌塞、充填邻面龋等。二级预防的效果是在一级预防的基础上取得的，其长期效果与患者是否能长期坚持各种预防措施有关。

三级预防属于治疗范畴。旨在用各种药物和牙周手术方法最大限度地治愈牙周组织病

411

损，防止功能障碍，恢复失牙，重建功能，并通过随访、精神疗法和口腔健康的维护，维持其疗效，预防复发。

1）常用的牙周疾病预防保健措施用机械或药物的方法控制菌斑，保持口腔卫生，定期检查、洁治是预防牙周疾病的主要方面。

常用的口腔卫生措施：①漱口；②刷牙：刷牙不仅能清洁牙齿，而且可以去除牙菌斑、按摩牙龈，增强牙龈组织的健康和防御能力。牙菌斑形成很快，在初形成的4小时内即可开始钙化。菌斑沉积时间越长，毒性越强。因此，要及时给以清刷，每天至少要早晚各刷牙1次，每次刷3分钟，最好饭后马上刷。③牙线、牙签和其他牙间清洁器：牙线：刷牙留下的10%的牙垢，用牙线可去除其中的90%。牙线使用得当，可以用于口内各个牙间隙，并可深入到龈乳头根方2～3mm。但使用不当，可能损伤牙龈，应加以注意。牙签：在牙龈乳头萎缩，特别是牙周手术后牙间隙增大的情况下，可用牙签来清洁暴露的牙面，剔除牙间隙中的食物残屑。牙间清洁器：为单束毛刷或锥形橡皮头，具有各种不同的形态，用于清除难以自洁的牙面和牙间隙中的牙菌斑。

（2）控制菌斑的常用药物一般常用的为酚类化合物、季铵化合物、洗必泰、血根碱、抗生素、灭滴灵和氟化物等等。①洗必泰：常以葡萄糖酸洗必泰的形式使用。可用于漱口和局部涂搽，还可用于局部冲洗，能较好地抑制龈上菌斑和控制龈炎。②抗生素：局部和全身应用抗生素能不同程度地控制菌斑、消除炎症。可用于牙周疾病的治疗以及辅助牙周疾病的预防，如螺旋霉素等。需要指出的是，使用抗生素作为控制菌斑、预防牙周疾病的方法是不太适宜的，长期应用可导致菌群失调。③灭滴灵：即甲硝唑。此药对革兰阴性厌氧菌和螺旋体效果较好，与螺旋霉素合并使用效果更佳，但不宜长期服用。

（3）消除局部刺激因素：①用点磨、正畸和修复方法调整、重建协调的尖窝关系和正常的咬𬌗关系，消除咬𬌗创伤。②去除不良修复体，重新修复，消除充填物悬突，以去除局部刺激因素。③磨改牙尖，重建面溢出沟，矫治食物嵌塞，保持口腔卫生。提高机体抗病能力合理营养，平衡饮食，及时治疗内分泌及全身疾病，以提高机体的抗病能力。

综上所述，消除牙周疾病的始动因子——菌斑微生物及其毒性物质，控制其他局部因素对牙周组织的影响，提高宿主的抗病能力，降低牙周组织对疾病的易感性，是牙周疾病预防的目的，保护牙周组织的健康状态，是预防保健的宗旨。

第二节　口腔黏膜疾病的个性化管理

一、口腔溃疡

你是不是经常会出现一年之内总有那么几个月口腔里不同部位的黏膜会长出针尖样大小或稍大的红肿充血区，中央微微凹陷，表面覆盖有一层淡黄色的膜，周围黏膜充血呈红晕状，一般数目为2～3个，伴有较剧烈的烧灼痛。一般经过7～10天左右会逐渐愈合，不留瘢痕，但是一段时间之后又可以复发，让人非常痛苦。很多时候会因为轻微感冒、消化不良、睡眠不好、精神紧张等一些身体上或精神心理方面的问题引起复发。有时候也会因为不小心咬到舌头或口腔其他部位的黏膜继而该部位出现同样的情况，伴有较明显的疼痛。以上种种症状都是"口腔溃疡"惹的祸，它虽然是口腔小疾病，但是反复犯病也会让人痛苦不堪，那么到底是什么原因引起口腔溃疡？我们又能够怎样预防呢？

"口腔溃疡"并不是疾病的名称,而是一类常见口腔黏膜病的一种临床表现。临床上很多疾病都可以表现为口腔溃疡,例如复发性口腔溃疡、创伤性溃疡、白塞病、单纯疱疹、带状疱疹、口腔结核性溃疡、口腔癌、艾滋病、放疗或化疗引起的反应、移植物抗宿主病等。某些疾病具有类似口腔溃疡的表现,也常被误认为是口腔溃疡,例如二期梅毒黏膜斑。许多人前去医院看病的原因也是因为口腔溃疡疼痛不适影响进食,这就需要医生根据病史、临床表现以及相关的检查结果等来进行鉴别,从而能够让医生做出明确的诊断,才能采用正确的有针对性的治疗方案。临床上常见的口腔溃疡类的疾病包括复发性口腔溃疡和创伤性溃疡两类。

(一)复发性口腔溃疡

复发性口腔溃疡又称复发性口疮、复发性阿弗他溃疡,是最常见的口腔黏膜溃疡性损害。复发性口腔溃疡发病因素并不十分明确,主要与免疫、遗传、系统性疾病、环境、精神等因素有关,患病率约为10%~30%。按溃疡的大小、深浅及数目不同可将复发性口腔溃疡分为轻型、重型、疱疹型3型。其中最常见的是轻型复发性口腔溃疡。

中医认为,口腔溃疡多由心脾积热、阴虚火旺引起而现代医学认为,复发性口腔溃疡首先与免疫有着密切关系。如过度疲劳、工作压力大等现象的频繁出现,都会造成机体免疫力下降,从而导致复发性口腔溃疡的频繁发作。

此外,缺乏B族维生素也会导致口腔溃疡的发生。维生素B不仅能够调节人体的新陈代谢,维持皮肤和肌肉的健康,还能增进免疫系统和神经系统的功能,促进细胞生长和分裂。

复发性口腔溃疡治疗。

1. 中医治疗

(1)内服方:苍术9~12g、厚朴9~12g、枳壳9~12g、怀山药15~20克、薏苡仁20~30g、栀子7~9g、薄荷6g、连翘9~12g、大黄炭3~4g、黄连3~5g、甘草5~6g。

(2)外用方:冰片2g、硼砂9g、朱砂4.5g、青黛4.5g、柿霜4.5g。研磨成粉,外用于患处,2~3次/日。

2. 西医治疗

(1)消炎药常用药物有:金霉素药膜:剪适当大小贴于患处。0.1%醋酸氟羟泼尼松软膏:局部涂。2%四环素或0.25%金霉素液:含漱,一日4次。0.02%~0.2%洗必泰液:每次含漱1~2分钟,一日数次。

(2)止痛药常用药物有:0.5%达克罗宁液:患处局部涂用。1%普鲁卡因液:饭前含漱。2%利多卡因液:含于口内止痛。

(3)腐蚀剂主要药物有50%~100%三氯醋酸、5%~10%硝酸银、8%氯化锌。方法:在表现麻醉下擦干局部,再用探针蘸少许药液置于溃疡表面,直到表面呈灰白色。不宜经常使用。

(4)溶菌酶有抗菌、消炎、止血等作用。每次一片,每日3~5次,口含。

(5)物理疗法口内紫外线灯、激光等照射。

3. 预防

(1)均衡饮食,适当增加营养,做到膳食多样化,要多吃新鲜蔬菜、水果,少食辛辣刺激油腻之品。

(2)要注意口腔卫生,养成早晚刷牙、饭后漱口的良好习惯。

（3）要劳逸结合，保证充足的睡眠时间及睡眠质量，避免过度操劳。

（4）要适量进行体育锻炼，坚持长期有氧运动，加快血液循环。

（5）心理调适，培养良好的自我心理调节能力，减少焦虑、抑郁等不良情绪。

口腔溃疡是身体虚弱的信号，所以在治疗的过程中，应注意改善体质，增强免疫功能，还要把自己的生活节奏稍微放慢一些。专家建议，日常饮食上，应做到主食粗细搭配，荤素搭配，多进食糙米、瘦肉、奶类、硬果类等食物，也要注意进食豆类制品和蛋类制品。同时还要进行合理的体育运动，吃健康食品，休息时间充足以及平衡好工作与娱乐的时间。

4. 食疗法

（1）蜂蜜疗法：将口腔洗漱干净，再用消毒棉签将蜂蜜涂于溃疡面上，涂擦后暂不要饮食，15 分钟左右，可把蜂蜜连口水一起咽下，再继续涂擦，一天可重复涂擦数遍。

（2）木耳疗法：取白木耳、黑木耳、山楂各 10g，水煎，喝汤吃木耳，每日 1~2 次，可治口腔溃疡。

（3）可可疗法：将可可粉和蜂蜜调成糊状，频频含咽，每日数次可治口腔发炎及溃疡。

（4）白菜根疗法：取白菜根 60g，蒜苗 15g，大枣 10 个，水煎服，每日 1~2 次。

（5）菜籽疗法：取白萝卜籽 30g、芥菜籽 30g、葱白 15g，放一起捣烂，贴于足心，每日 1 次。

（6）苹果疗法：取 1 个苹果（梨也可以）削成片放至容器内，加入冷水（没过要煮的苹果或梨）加热至沸，待其稍凉后同酒一起含在口中片刻再食用，连用几天即可治愈。

（7）核桃壳疗法：将 30~50g 核桃壳熬水两次，每天早晚各服 1 次。

（二）创伤性溃疡

创伤性溃疡是由物理性、机械性或化学性刺激引起的病因明确的黏膜损害，是临床常见的一种口腔黏膜病。创伤性溃疡具有明确的致病因素，是由边缘锐利的残根、残冠、过锐的牙尖或边缘嵴、制作不良的修复体、口腔不良习惯等因素造成的长期慢性机械性刺激，导致相应部位产生的软组织损害，这类是机械性刺激引起的创伤性溃疡，也是最常见的一类创伤性溃疡。还有一部分创伤性溃疡是由于误服强酸强碱、口腔治疗时操作不当所致的某些具有腐蚀性药物直接刺激口腔黏膜，造成的化学性灼伤。此外，由于食用过热的食物、饮料等引起的黏膜灼伤也属于创伤性溃疡。

1. 创伤性溃疡的病因主要为机械性刺激、化学性灼伤及热刺激伤 3 方面。

机械性刺激包括非自伤性刺激、自伤性刺激两方面。

（1）非自伤性刺激：包括边缘锐利的残根、残冠、边缘嵴和牙尖对口腔黏膜的长期慢性机械性刺激；制作不良的义齿、刷牙用力不当等引起损伤；婴儿吮吸手指、橡胶乳头、玩具等硬物刺激黏膜，下颌门牙过早萌出或舌系带过短，造成下颌门牙与舌系带摩擦引起损伤。

（2）自伤性刺激：由咬颊、咬唇或用尖锐物点刺颊脂垫等不良习惯引起。

（3）化学性灼伤：化学性灼伤是指误服强酸强碱、口腔治疗操作不当造成腐蚀性药物刺激口腔黏膜、口腔局部应用某些药物不当引起的溃疡。

（4）热刺激伤：包括因饮料、食物过热引起的口腔黏膜烫伤等。

2. 创伤性溃疡的临床表现　不同原因引起的创伤性溃疡有不同的病名,其临床表现也有所不同(见图10-2-1)。

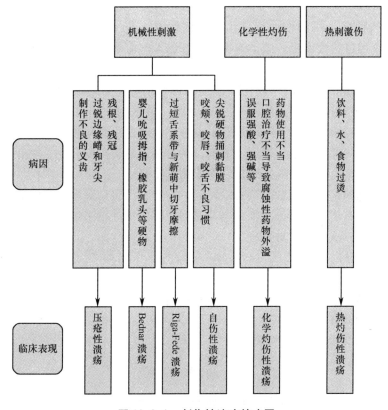

图 10-2-1　创伤性溃疡的病因

3. 压疮性溃疡　压疮性溃疡由残根、残冠或制作不良的修复体等长期慢性的非自伤性机械性刺激造成,多见于老年人。压疮性溃疡可深达黏膜下层,边缘轻度隆起,周围黏膜呈灰白色,基底可不平整,质地较韧,疼痛不明显。常见义齿基托边缘处不但有溃疡而且可见有组织增生。

4. Bednar 溃疡　Bednar 溃疡是指由婴儿吮吸手指或橡胶奶头引起的溃疡。一般发生于婴儿的硬腭、双侧翼钩处的黏膜表面,且常常双侧对称发生。Bednar 溃疡比较表浅,呈圆形或椭圆形。发生此种溃疡的婴儿常常会发生哭闹不安,并有拒食现象。

5. Riga-Fede 溃疡　Riga-Fede 溃疡指发生于儿童舌腹部的溃疡,由于舌系带过短和新萌出的下颌中切牙锐利切端长期摩擦造成。发生 Riga-Fede 溃疡的患儿舌系带处有溃疡形成,舌部肿胀充血。果长期不愈合,Riga-Fede 溃疡可以转变为肉芽肿性溃疡,扪诊有坚韧感,影响舌体活动。

6. 自伤性溃疡　自伤性溃疡好发于性情好动的青少年或患多动症的儿童。患儿如果有用硬物捅刺口腔黏膜的不良习惯,则溃疡好发于颊脂垫尖或磨牙后垫处。如果有咬唇、咬颊、咬舌等不良习惯者,溃疡就会在相应的部位出现。自伤性溃疡较深,外形多不规则,周围黏膜发白,由长期的机械性刺激造成。溃疡的基底略硬或有肉芽形成,疼痛不明显,有时有痒感。自伤性溃疡发作时间较长,由于患者不良习惯长期存在,导致溃疡长期不愈。

7. **化学灼伤性溃疡** 化学灼伤性溃疡是指接触腐蚀性药物的口腔黏膜表面有坏死组织出现的现象。该类溃疡表浅，大小不一，形状可以是不规则形，表面有伪膜覆盖，疼痛明显。

8. **热灼伤性溃疡** 热灼伤性溃疡由患者因饮料、茶水或食物过烫时引起黏膜烫伤，患者有明确的食用过热食物史。该类溃疡患者开始可起血疱，疱破溃以后形成糜烂或浅表溃疡，疼痛明显。

9. **创伤性溃疡的治疗** 治疗创伤性溃疡的首要措施是针对病因，去除刺激因素。主要包括拔除残根、残冠，调磨过锐牙尖或边缘嵴，去除制作不良修复体，并重新进行修复；并纠正咬颊、咬唇、咬舌、咬硬物等不良习惯，改变婴儿喂食方式，手术矫正舌系带过短等。其次，应局部使用包括膏剂、散剂、漱口液等消炎防腐药物，防止继发感染，促进溃疡愈合。对有全身症状或继发感染者应服用抗生素。

同时需要注意的是，当刺激因素去除之后，需要自己密切观察溃疡是否最终愈合，如果溃疡仍不愈合并有增大的趋势，则应当及时回医院就诊进行组织病理学的检查，排除是否存在恶变的可能，这点非常重要。

创伤性溃疡的预防

（1）避免食用过热过烫的食物，养成良好的进食习惯。

（2）定期检查口腔牙颌状况，及时治疗龋坏牙齿，及时调磨过锐的牙尖和边缘嵴。

（3）注意及时纠正儿童的不良习惯。

（4）正确、合理地使用局部药物。

二、扁平苔藓

身边总有不少中年人，大多数是中年妇女，发现自己进食辛辣、热、酸、咸味食物刺激口腔黏膜时，会出现局部的黏膜敏感、灼痛，不进食的时候也会自觉黏膜粗糙、干涩感、烧灼痛，口干，有时候也会出现虫爬、痒感。而且仔细观察自己的口腔黏膜也会发现舌部、牙龈、嘴唇内侧、上腭、口底、颊侧黏膜等地方有白色点状的小丘疹连成的线状白色、灰白色花纹，有时候也会有白色斑块状出现。很多人认为这种疼痛不适很明显的病损不需要去医院就诊，这个时候这种观点是绝对错误的，必须及时去医院就诊治疗，因为有上述症状及黏膜表现代表着罹患了一种叫"口腔扁平苔藓"的口腔黏膜病，口腔扁平苔藓是口腔黏膜病中仅次于复发性阿弗他溃疡的常见疾病，因其长期糜烂病损有恶变现象，WHO 已将其列入癌前状态。

口腔扁平苔藓是口腔科常见的自体免疫性疾病，是以颊、舌、唇等口腔黏膜处出现白色或灰白色条纹状为典型病变，常为对称性分布，发病以中年女性居多，较为顽固。

（一）扁平苔藓的病因

扁平苔藓的病因及发病机制目前仍不完全清楚，有研究表明，发病原因可能与心理因素、内分泌因素、免疫因素、遗传因素、感染因素、微循环障碍等有关，郝玉娥等研究者认为心理因素、胃炎、局部刺激（烫食、硬食、辛辣食、熏烤食及抽烟、喝酒习惯和自主神经紊乱与扁平苔藓的发生有较密切关系），是扁平苔藓发病的主要危险因素，应引起大家的关注。

1. 心理因素近年来研究发现心理精神因素与口腔扁平苔藓的发生有关联，有资料显示，50% 左右的患口腔扁平苔藓的人群存在精神创伤或心理应激史（如下岗失业、亲属亡故、婚恋纠纷等），或生活压力过大，或精神生活空虚（经济状况较好，衣食无忧，但每日生活单调，无新意，又不善于与人沟通，无法释放心情）等等导致心情不畅，焦虑的因素。这可能是因为负面心理事件或精神创伤会促使人体各免疫细胞亚群产生变化，启动了自身免疫反应，从而导致口腔扁平苔藓的发生，这给了我们一个提示，针对口腔扁平苔藓的预防和治疗应当配合精神治疗与护理，增加心理调节的过程，可以缓解病情。

2. 胃炎流行病学调查认为，口腔扁平苔藓的发生与全身性疾病有关。这可能是因为口腔黏膜与胃肠道黏膜有共同的抗原成分，当某一组织发病，抗原刺激抗体产生，进而攻击相同抗原的另一组织，就会出现胃炎的同时伴发口腔扁平苔藓。当胃炎患者经过适当治疗后，口腔扁平苔藓的症状和体征也均有不同程度缓解，这就证实了胃炎是导致口腔扁平苔藓发病的重要危险因素之一。

3. 局部刺激长期食用太烫、太硬、熏烤、辛辣等刺激性食品（包括抽烟喝酒等不良习惯）加强了口腔局部理化刺激反应，就会出现口腔黏膜充血、破损和苔藓样改变。而且长期抽烟、喝酒、辛辣饮食又是胃炎的主要危险因素，因而对于口腔扁平苔藓的防治，必需注重改变不良饮食及生活习惯。

4. 自主植物神经紊乱有研究表明，植物神经紊乱对诱发口腔扁平苔藓的发生作用明显，可能是因为植物神经紊乱造成的失眠、倦怠等，使机体发生病理、生理及生化代谢等一系列变化，免疫系统受到影响，与心理因素相互作用，使细胞受损加剧，免疫力进一步降低，并发或加重病情。

（二）扁平苔藓的治疗

1. 心理治疗患者应该积极的就诊，跟医生说明心里的想法、苦闷、遇到的郁闷困难之事，在医生的帮助下调整自己的心理状态，也需要注意调整自己的全身状况，保证良好的睡眠，出现失眠的情况也需及时到精神卫生科就诊，调理自身的月经情况，正常饮食保护消化道的健康等等。定期复查，观察心理调整之后口腔黏膜的病损是否有变化。

2. 局部治疗

（1）去除局部刺激因素，减少进食太烫、太硬、熏烤、辛辣等刺激性食品（包括抽烟、喝酒等不良习惯），消除感染性炎症，口腔内任何残根、残冠都有可能引起炎症性反应，都应该及时处理，排除感染性病灶源。

（2）维A酸类药物：对于角化程度较高的患者适用，由医生来诊断是否可用。

（3）肾上腺皮质激素局部应用安全度高，疗效好。也可用曲安奈德 1～2ml 加入等量 2% 利多卡因组成混悬液，作黏膜下注射，7～10 天一次，效果比较好，注射必须由医生操作。

（4）抗真菌药物。

3. 全身治疗

（1）口服肾上腺皮质激素成人可选用口服泼尼松 15～30mg/d，服用 1～3 周。

（2）雷公藤与昆明山海棠：成人每天服用雷公藤多苷片 0.5～1mg/kg，2 个月为一个疗程，可复用 1～4 个疗程。昆明山海棠片的成人口服剂量为每次 0.5g，每天三次。雷公藤毒副作用主要是胃肠道反应。

（3）羟氯喹：成人口服 100～200mg/次，一日 2 次。较常见的不良反应有头晕、恶心、呕吐、视野缩小、视网膜病变、耳鸣、白细胞减少。孕妇忌用。服用此药期间，每

3~6个月应作眼科检查1次，治疗过程中需要定期复查血常规关注血象的变化。

三、白 斑

患有口腔白斑病的患者主要临床表现为口腔黏膜上的白色斑块或斑片，伴有发病部位粗糙感、刺痛，较周围黏膜较硬一些，发现舌部时可有味觉减退，白斑部位发生溃烂时才会出现自发痛及刺激痛。白斑易发生于龈、舌、颊等部位，癌变率较高，其中颗粒状和疣状的癌变率显著高于斑块状和皱纹纸状。很多患者常常因为白斑没有出现明显的疼痛而忽略了治疗，等到白斑发生进一步的病变出现自发痛甚至影响进食才就诊，往往就会错过最佳的治疗时间，世界卫生组织也将其归入癌前病变，因此患有口腔白斑病的人群必须重视白斑的治疗，做到早期发现，及时治疗。

1. 口腔黏膜白斑主要分为四型

（1）斑块状：口腔黏膜上出现白色或灰白色较硬的均质斑块，轻度隆起或高低不平，不粗糙或略粗糙，柔软，患者常无症状或有轻度不适感。

（2）皱纹纸状：多见于口底或舌腹，表面似皱纹纸，粗糙，灰白色或垩白色，边界清楚，周围黏膜正常，患者有粗糙不适感，亦可伴有刺激痛。

（3）颗粒状：多见于口角区黏膜，在微凹充血黏膜上散在分布乳白色颗粒，可有糜烂和刺激痛，可查到白色念珠菌感染。

（4）疣状：多发生于口底、牙槽嵴、唇、上颚等部位，病损呈乳白色乳头状或绒毛状突起，触之微硬，患者多发生溃疡后疼痛。

2. 口腔黏膜白斑的发病因素有年龄、性别、吸烟及饮酒。诱发因素有口腔黏膜白斑的发病与年龄、性别、吸烟及饮酒等因素有关，发病以男性为主。

3. 口腔黏膜白斑治疗　口腔黏膜白斑的治疗主要采用预防治疗、西医治疗、中医治疗以及二氧化碳激光这四种治疗方法进行治疗，同时根据不同的发病情况采用不同的治疗方式进行治疗。在临床治疗中，多以4周作为1个疗程，一般情况下需要治疗3个疗程，也就是12周的时间，在整个预防治疗的过程中，患者需要谨慎生活作息，坚决戒烟，同时需要定期服用维甲酸药剂，服用方式为每日3次，每次10mg。中医治疗的方法主要在治疗的过程中进行重要的服用和调理，具体服用药方为选取丹参29g，白术17g，党参、厚朴、防风、车前子、牛藤各14g，选取红花11g，用水煎好服用，服用方式为每日一次，一次一剂。CO_2激光治疗法则是在治疗的过程中，采用常规的二氧化碳激光对于口腔黏膜白斑的凝固碳化进行治疗，白斑的碳化深度选择到黏膜深层结缔组织为止，并要求患者在手术之后的5天内都需要服用抗生素防止感染。二氧化碳激光治疗的效果是所有治疗方法中最好的，其不易反弹的特点也使他受到人们的广泛关注。

第三节　颞下颌关节疾病的个性化管理

你有没有出现过两侧耳朵前方无缘无故的疼痛，尤其咀嚼的时候疼痛会加剧？随着时间的迁移，疼痛的频率也越来越高，还会出现张大口咬食物及打哈欠时有弹响的声音，甚至突然会出现大张嘴后下巴合不上的情况？这些症状都是属于颞下颌关节紊乱病。

1. 颞下颌关节紊乱病的发展一般分为三个阶段：功能紊乱；结构紊乱；关节器质性破坏。该病虽然病期较长，几年或者几十年，经常反复发作，但是有自限性，经过合适的治疗其预后良好。有些时候反复发作的一些症状你并没有在意，觉得这并不是什么疾病，以下的各个症状你是否也曾出现过？

（1）下颌运动异常包括张口度异常（过大或过小）；张口型异常（偏斜或歪曲）；开口闭口运动时出现关节绞锁等。

（2）疼痛主要表现在张口和咀嚼食物时关节区及关节周围肌肉的疼痛。一般不会出现无明显诱因下的自发痛。

（3）弹响和杂音正常的关节在下颌运动时不会出现明显的弹响和杂音，而颞下颌关节紊乱时会在不同情况下出现"咔、咔"弹响音，"咔叭、咔叭"的破碎音以及像揉玻璃纸一样的摩擦音。

2. 颞下颌关节紊乱病，是病因学尚不完全清楚的一组疾病，被看做是一种慢性复发性的疼痛状态，多数学者经过实验和临床研究认为本病是多因素共同作用的结果如心理社会因素、𬌗因素、免疫因素、关节负荷过重、关节解剖因素及外界刺激因素等。

心理社会因素：颞下颌关节紊乱病的患者心理障碍发生率高，集中在焦虑、抑郁、强迫症状、人际关系敏感等因子，这些情绪可以影响人的行为，情绪状态与颞下颌关节紊乱病有一定的关系。有研究结果表明凡是精神心理紧张、焦虑或情绪低落，动摇不定的人其发病率较高。焦虑可能通过口腔习惯释放其心理冲突，容易发生咀嚼肌肉痉挛，从而使神经肌肉功能失调，会导致关节结构紊乱，有时候精神紧张的人会通过咬牙、磨牙等导致肌肉疲劳，症状就会频繁发作。颞下颌关节紊乱病的肌肉功能紊乱可能反复出现，但每一次发作的时间并不是很长，因此给患者带来的痛苦相对较少。尽管许多证据表明情绪与颞下颌关节紊乱病有联系，但正常人在不同情况下也会产生一定程度的焦虑，而且一定程度的焦虑是生存必需的，焦虑的存在也不一定代表病理情况。因此，焦虑和颞下颌关节紊乱病何为因果还没有得到证实。但研究证实，情绪与颞下颌关节紊乱病之间存在相关关系，尤其是不良情绪可能是导致该病反复发作、迁延不愈的重要因素。

3. 目前我国临床应用较广的诊断标准将 TMD 分为如下 4 类：

（1）咀嚼肌紊乱疾病：包括肌筋膜痛、肌炎、肌痉挛、肌纤维变性挛缩及未分类的局限性肌痛。此类疾病为关节外疾病。

（2）结构紊乱疾病：为关节正常有机结构关系的异常改变，包括关节盘各种移位（可复性盘前移位、不可复性盘前移位、关节盘旋转移位及关节盘内、外移位等），关节囊扩张及关节盘各附着松弛或撕脱等。在关节囊扩张、松弛、关节盘附着松弛或撕脱的病例中，常伴有关节半脱位。在由可复性盘前移位发展为不可复性盘前移位的过程中，常常存在中间状态，临床表现为开口过程中反复发生的暂时性锁结，关节盘不能恢复正常位置。单纯此类疾病 X 线检查应无骨性关节结构的退行性改变，但可同时伴有轻、中度骨关节病样改变。

（3）关节炎症性疾病：包括滑膜炎和（或）关节囊炎，可分为急性及慢性。临床表现为关节局部疼痛，并随功能活动而加重，特别是随向上、后方的关节负重压力和触压诊而加重；此类病例影像检查应无骨关节病及结构紊乱改变；但可同时伴有或继发于骨关节病及结构紊乱发生。

（4）骨关节病：根据病因及临床情况可分为原发性骨关节病和继发性骨关节病。

4. 治疗　具有较大年龄、居住在城市、低教育程度的人群可能是颞下颌关节紊乱病的高发人群，对于具有相关特征的人群应提高警惕，当其出现该疾病的前驱症状或相关不适时，应积极采取适当的措施预防疾病的发生及进一步发展。对颞下颌关节紊乱病的治疗，目前以先保守治疗再给予局部微创治疗，如还有症状未改善加上张口受限，则需手术治疗。对于患有颞下颌关节紊乱病伴发抑郁、焦虑、偏执等精神病性因素的患者，需要由医生进行心理干预治疗，通过医生耐心的解释病情及鼓励下积极配合治疗，从而建立疾病康复的信心，缓解内心苦闷及精神压力，使压力得到释放。注重学习关节保护知识，去除或减小致病因素，学会自我保护关节。对于症状未明显改善的患者则需要再配合局部封闭及关节腔内冲洗治疗，效果明显。

（1）理疗：用15%氯化钙溶液作两侧关节区及咀嚼肌区钙离子导入，1次/日；7~10次为一疗程。症状重者，可在患侧先用红外线照射15分钟后再作钙离子导入。其他温热理疗如蜡疗、红外线等也可选用。

（2）封闭疗法：用2%普鲁卡因2~3ml行翼外肌封闭，如封闭后疼痛减轻，开口度增大则可1次/日或1次/隔日，5次为一疗程。如封闭后疼痛无明显改善，则不应该继续封闭，否则反而使痉挛加重。

（3）中药局部热敷：处方：当归15g，白芷9g，薄荷6g，乳香9g，没药9g，川乌6g，香附9g，三七9g，细辛6g，丝瓜络15g。以上中药分为两包，用布袋装好密缝，现在冷水中将布袋浸泡1~2分钟，然后隔水加热蒸开；开锅3~5分钟后取出，待温度适宜后敷于关节区，1~2次/日，每次15分钟。热敷时应同时行有节律的张闭口运动。用后将布袋悬挂于通风处下次再用，1剂药方可用4~5次。

（4）其他：药罐、各种手法推拿、按摩、局部热敷等均有一定效果。

第四节　儿童口腔疾病的个性化管理

近年来，随着现代社会的发展和进步，经济水平的不断提高，随之而来的是生活水平的不断提高，儿童的饮食结构也相应发生了较大的变化，尤其是现在很多家长对儿童都很溺爱，各方面对儿童都加以各种保护和宠溺，从而就会忽略了对儿童口腔的保健和预防工作，由此导致儿童各类口腔疾病的发生率大大提高，严重影响了儿童的健康成长。

因此努力做好儿童口腔的口腔保健和预防工作，减少口腔疾病的发生，是每位家长和口腔医生需要重视的问题。在儿童发育的重要时期，如果不重视口腔的保健工作将会导致儿童口腔各种疾病的发生，这样就会影响到儿童口腔乳牙以及恒牙的正常发育，甚至严重的情况下能影响全身的健康。所以，在儿童时期保持好口腔的健康，培养儿童养成良好的口腔卫生习惯和饮食习惯，对预防儿童口腔疾病的发生和身体健康都是非常重要的。

婴幼儿及学龄前儿童牙颌系统的生长发育经历乳牙萌出前期、乳牙萌出期、乳牙列完成期，各时期有各自的规律和特征，可出现不同的口腔问题，口腔保健应有其侧重方面。

1. 乳牙萌出前期的口腔保健　对于孩子家长来说，无论什么时候开始关注孩子的口腔卫生都不算早。出生后新生儿有可能出现上皮珠（俗称马牙子）、乳牙早萌（诞生牙或新生牙）、鹅口疮等。上皮珠是牙胚剩余上皮增殖形成的角化物，对新生儿的健康没有任何影响，经一段时间它会自然脱落，千万不要用青布摩擦上皮珠试图将其擦去，以免造成局部黏膜创伤、感染。有些宝宝会出现乳牙萌出较一般宝宝时间早，乳牙早萌如果不影响吮吸，也没有造成舌系带机械刺激、溃疡，不松动，可不需要处理。但如若早萌的乳牙非常松动，会影响婴儿的吮吸，有造成脱落被婴儿吸入气管的风险，那就应该尽早拔除早萌的乳牙。鹅口疮是婴幼儿发生的急性假膜型念珠菌口炎，其治疗以局部处理为主，用1%~2%碳酸氢钠溶液轻轻擦洗患儿口腔，在药物治疗同时，应提醒家长注意食具消毒，母乳喂养应用碳酸氢钠溶液洗乳头，母亲及时换洗内衣，注意手部卫生，以消除感染源。

2. 乳牙萌出期的口腔保健

（1）口腔主要问题：乳牙龋病是这个时期儿童的主要口腔疾病。乳牙易患龋病是由于①乳牙解剖形态特点：乳牙牙颈部明显缩窄，牙冠近颈部1/3处隆起，邻牙之间为面的接触，面的点隙裂沟以及牙列中的生理间隙等均易导致食物滞留，菌斑集聚，成为不洁区。②乳牙组织结构特点：乳牙的釉质、牙本质薄，钙化程度低，晶体形成不完全，抗酸力弱。③饮食特点：儿童的饮食多为软质食物，黏稠性强，含糖量高，易发酵产酸，易附着于牙面，致龋力强。另一方面纤维性食物少，故自洁作用差。④口腔自洁和清洁作用差：由于儿童的睡眠时间长，口腔处于静止状态，唾液分泌减少，故自洁作用差，有利于细菌增殖，增加患龋机会。又因为年龄幼小，不能很好刷牙，食物、软垢易滞留于牙面，成为龋病发生的重要因素之一。乳牙龋病发病具有以下特点：①患龋率高，发病早。乳牙萌出不久即可患龋。②龋齿多发、龋蚀范围广。在同一口腔内多数乳牙可同时患龋，或一个牙多个牙面同时患龋。③龋蚀发展速度快。在短期内发展成牙髓炎、根尖周炎和残冠、残根。④自觉症状不明显。乳牙由于龋蚀快及组织结构特点决定自觉症状不如恒牙明显，所以乳牙龋病就诊时多发展成牙髓炎或根尖周炎。⑤乳牙修复性牙本质的形成活跃，此防御机能有利于龋病的防治。

乳牙萌出期是儿童乳牙和恒牙形成的关键时期，在这个时期家长首先要保证儿童摄入有足够的蛋白质、维生素及各种矿物质，这样才有利于儿童牙齿的发育。婴儿时期母乳是最好的天然食品，直接哺乳既方便又卫生，因为母乳含有各种营养素和抗体，既能抵抗婴儿疾病的发生，还有预防儿童患龋病的功效。要特别提醒的是在母乳喂养时一定做到要有规律的喂奶和注意喂奶的姿势，最好是左右交替喂奶。如果是人工喂养要尽量减少婴儿糖的摄入，因为糖摄入过多会增加龋齿的发生率，奶瓶喂养同时还要注意不要一个姿势长时间吸吮，尽量做到减少压迫儿童上前牙，这样才能有效避免引起婴儿颌面部的发育不良。因为婴幼儿的口腔黏膜是非常稚嫩的，萌出的牙齿钙化程度又很低，牙釉质牙本质都很薄弱，加之儿童现在的食品又越来越精细，儿童特别爱吃黏稠性很强、质软、含糖量高的甜食，平时又不注重口腔的卫生，所以儿童很容易就患上各种口腔疾病。在婴幼儿时期为了防止儿童龋齿的发生，定期带儿童到医院进行口腔检查，做到每半年检查一次口腔情况，因早发现、早治疗是保持时期的口腔健康是至关重要的。乳牙列完成期的口腔保健因为儿童时期是处在长身体和增长知识的重要阶段，所以，从小就要培养儿童自我口腔保健能力，提高对口腔知识的认识是非常重要的。儿童口腔的卫生是口腔保健的关键，如果儿童不注意口腔的卫生，就会导致口腔多种疾病的发生。首先家长和儿童都要高度重视口腔卫生和口腔保健，养成良好的口腔卫生习惯。学龄前及学龄期儿童在这时候要特别注重饮食的平衡，尽量教育儿童做到不要挑食，在保证好儿童蛋白质、钙、磷等矿物质的同时，而且还要嘱儿童多吃些含纤维素高和粗糙的食品，以增强儿童口腔的咀嚼功能，纤维食物也有利于口腔黏膜及牙齿的洁净，对儿童口腔的发育也是很有好处的。随着儿童年龄的逐渐增大，龋齿的发生率也逐渐增加，所以，一定要培养儿童养成良好的饮食习惯，尽量减少儿童摄入甜食和载稠性很强的食品，少喝碳酸饮料，以保持口腔牙齿的洁净。刷牙是儿童口腔保健的重要内容，家长要教会并监督儿童掌握正确的刷牙方法，刷牙要选用保健牙刷和含氟牙膏，儿童要养成早、晚刷牙和饭后漱口的好习惯，特别是在睡前刷牙后尽量不要再吃食物，尽可能使牙面保持清洁。如果不注重口腔卫生，口腔内形成牙菌斑，经过长时间的作用，慢慢就会导致儿童龋齿的发生。在这个时期父母的示范作用显得非常重要，最好做到父母和儿童一起刷牙和饭后漱口，教会儿童在日常生活中养成良好的口腔卫生习惯和饮食习惯，这样才能有效预防儿童龋齿和口腔疾病的发生。儿童在户外活动时还要积极预防牙齿和颌面部的外伤，如遇牙外伤要尽快到医院就诊及时处治。儿童口腔的保健是多方面而又细致的工作，家长一定要高度重视，并制定行之有效的预防措施，只有这样才能有利于儿童口腔的健康发育，防止口腔各种疾病的发生，只有儿童的口腔健康了才能保证儿童的身体健康。

在重视乳牙的口腔保健工作的同时，家长也需熟悉孩子正常情况下乳牙及恒牙的萌出时间，一旦发现孩子的牙齿萌出与常规萌出时间及顺序相差较大，就应该及时带孩子就诊，查明问题，及时解决，以避免耽误治疗时间而影响恒牙的正常萌出，影响孩子日后的身心健康。

宝宝什么时候长乳牙？

乳牙在6个月左右开始萌出，到2岁半左右出齐。乳牙萌出时按一定时间，一定顺序，成对萌出。每个宝宝是不同的，有些宝宝牙齿的萌出时间会早于或晚于下面图10-4-1显示的时间。

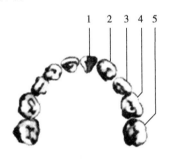

上颌	萌出时间	脱落时间
1-中切牙	7~12个月	6~8岁
2-侧切牙	9~13个月	7~8岁
3-尖牙	16~22个月	10~12岁
4-第一乳磨牙	13~19个月	9~11岁
5-第二乳磨牙	25~33个月	10~12岁

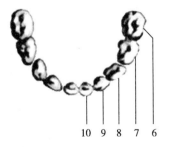

下颌	萌出时间	脱落时间
6-第二乳磨牙	20~31个月	10~12岁
7-第一乳磨牙	12~18个月	9~11岁
8-尖牙	16~23个月	9~12岁
9-侧切牙	7~16个月	7~8岁
10-切牙	6~10个月	6~8岁

图 10-4-1　乳牙萌出的时间

3. **恒牙萌出的时间**　一些宝宝牙齿的萌出时间会早于或晚于下面图10-4-2显示的时间。

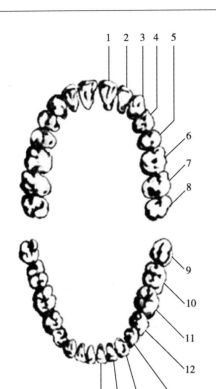

上颌	恒牙萌出时间
1-中切牙	7~8岁
2-侧切牙	8~9岁
3-尖牙	11~12岁
4-第一前磨牙	10~11岁
5-第二前磨牙	10~12岁
6-第一磨牙	6~7岁
7-第二磨牙	12~13岁
8-第三磨牙	17~21岁

下颌	恒牙萌出时间
9-第三磨牙	17~21岁
10-第二磨牙	11~13岁
11-第一磨牙	6~7岁
12-第二前磨牙	11~12岁
13-第一前磨牙	10~12岁
14-尖牙	9~10岁
15-侧切牙	7~8岁
16-切牙	6~7岁

图 10-4-2　恒牙萌出的时间

4. 乳牙的重要性

（1）有利于儿童的生长发育乳幼儿时期是生长发育的旺盛期，健康的乳牙有助于消化作用，有利于生长发育。正常的乳牙可以发挥良好的咀嚼功能，这点非常重要，给颌面部、颅底等软组织以功能性刺激，促进其血液、淋巴循环，增强其代谢，从而有助于颌面部的正常发育。若孩子咀嚼力低下，一定程度上会影响颌面部的发育。

（2）有利于恒牙的萌出及恒牙列的形成：乳牙的存在未为后继恒牙的萌出预留间隙，若乳牙因邻面龋坏导致近远中径减小，或因龋坏过早缺失，邻牙就会发生移位，乳牙所占面积就会缩小，后继恒牙因牙间隙不足而位置异常。乳牙过早缺失会使得后继恒牙过早萌出或过迟萌出，从而导致恒牙萌出顺序及位置异常，形成错殆畸形。乳牙的根尖周病变会使后继恒牙过早萌出，也可以影响后继恒牙的牙胚发育异常，使恒牙胚发育异常影响其形态，乳牙对恒牙的萌出有一定的诱导作用。

（3）有利于发音及保护心理：乳牙萌出期和乳牙列期是儿童开始发音和学讲话的主要时期，正常的乳牙列有助于儿童的正确发音。此外，乳牙的龋坏，尤其上门牙的大面积龋坏或过早缺失，常常给儿童心理上造成不良的刺激，变成不爱笑的孩子。

因此，重视和保护乳牙非常重要，特别应该认识到在乳牙萌出后就应该加以保护。在当今社会，为人父母的人群应该抛弃"乳牙是暂时的，不管不要紧"的错误观念。

第五节　颌面外科疾病的个性化管理

现如今有不少人尤其是年龄在二三十岁的青年人群，因为工作压力大，以及经常出差、劳累、熬夜、加班之后会出现两侧或者单侧最里面的大牙反复胀痛不适，当咀嚼、吞咽、开口时疼痛就会明显加剧，起初这些症状较为轻微疼痛不剧可忍，因此大多数人常常容易忽略而不去医院就诊。但是随着病情的继续发展，很多病人就会出现局部自发性的跳痛，少数可放射至同侧头面部，如波及咽侧则出现吞咽疼痛，致咀嚼、进食及吞咽困难。病情严重者可有全身不适、头痛、体温上升、食欲减退等全身症状，直至疼痛让人无法忍受而不得不去医院就诊。那么看到这些症状，有不少人就要问了自己也经常出现这种情况，到底是什么原因呢，自己很认真的刷牙保持口腔卫生，也没有牙齿龋坏，到底问题出在哪里？这是由于在你的后牙区有一个正在萌生的"坏种子"——智齿，就是造成多数人后牙区的反复肿胀疼痛的罪魁祸首，智齿俗称"颈根牙"，实际就是随着人类进化史中慢慢处于退化的牙齿，一个人长 1～4 个智齿或智齿缺失都是正常的。有的人成年后在所有牙的后面还会再萌出一颗牙，也就是第三磨牙。因为它是在人体智力发育成熟之后萌出的，所以又称"智齿"。它是全口牙中最后萌出的，萌出时间一般在 18～24 周岁期间，有的人要在 30 岁左右才萌出。智齿共 4 颗，上下左右各一颗，有的人先天缺失智齿，终身 28 颗牙齿。

由智齿引发的智齿冠周炎是一种临床常见病，常因智齿萌出位置不正确、萌出不全、龈瓣覆盖形成盲袋，食物残渣滞留于盲袋而引起。临床常以急性炎症形式出现，以局部红、肿、痛为常见，有时可形成冠周脓肿、同侧颌下淋巴结肿大，严重者甚至并发颌周蜂窝织炎、颌骨骨髓炎及全身性感染。检查可见智齿（以下颌多见）萌出不全，有龈瓣覆盖、盲袋形成。牙冠周围软组织红肿，龈瓣边缘糜烂，盲袋内有脓性分泌物。有时可形成冠周脓肿，出现颌面肿胀，同侧颌下淋巴结肿大、压痛；出现不同程度畏寒、发热、头痛、大便秘结等全身症状，白细胞总数明显升高，中性粒细胞比例上升。急性智齿冠周炎如未彻底治愈，则可转为慢性，以后反复发作，甚至遗留瘘管。如果炎症继续扩展，可发生各种并发症，如蔓延至骨膜下形成骨膜下脓肿；脓液沿下颌骨外侧骨面向前流注，可在相当于下颌第一或第二磨牙颊侧形成脓肿或瘘管；也可向外扩展，形成颊部皮下脓肿，穿破皮肤则形成皮瘘。临床对于颊部皮瘘患者，应考虑智齿冠周炎的可能。智齿冠周炎严重者，可并发颌周蜂窝织炎、颌骨骨髓炎甚至全身性感染。

1. 智齿冠周炎病因　由于食物日趋精细，致使颌骨逐渐退化缩小，从而造成牙列与颌骨的长度不协调。而智齿是牙列中最后萌出的牙齿，多于 18～25 岁萌出。有些人到了青春后期时，颌骨还不够大，没有足够的位置提供智齿完全萌出，智齿就会阻生在颌骨内，向其他方向生长。可能只有部分牙冠露出，甚至完全埋伏在骨内。牙根可能变形或者向上颌窦或下颌骨神经所在部位生长，这很危险。若萌出位置不正确，则可导致智齿萌出不全而异位或阻生，牙冠部分外露于牙龈、部分被牙龈覆盖。牙龈和牙体之间形成一个狭窄且深的盲袋，易积存食物碎屑和细菌。一般刷牙、漱口难以清洗干净，加上口腔的湿度、温度给细菌提供了良好的生长、繁殖环境。另外，冠部牙龈易因咀嚼食物而损伤，形成溃疡。在正常情况下，细菌所造成的危害并不明显，但在感冒、疲劳等原因引起全身抵抗力下降时，细菌毒力相对增强，可引起牙冠周围组织炎症即智齿冠周炎。由于上颌智齿阻生和龈瓣覆盖明显少于下颌智齿，故智齿冠周炎多指下颌智齿。临床常见智齿阻生情况有近中阻生、水平阻生和垂直阻生等。

2. 智齿冠周炎的缓解治疗　口服抗菌药选用头孢类抗菌药，并与硝基咪唑类药物（甲硝唑或替硝唑）配合使用；或者使用人工牛黄甲硝唑胶囊。

　　局部用药过氧化氢溶液含漱过氧化氢一旦与黏膜组，织接触，立即释放出新生态氧产生大量气泡，有清创、灭菌等作用。另外还有 0.12% ~ 0.2% 的氯己定洗必泰液、0.5% 的聚维酮碘液等。含漱时头稍向后仰并偏向患侧，使含漱液在后牙区停留时间尽可能长一些；温水或盐水与 1% 过氧化氢溶液交替含漱约 3 分钟并叮嘱患者在含漱这些溶液时千万不能做吞咽动作，因其刺激性较大，以防损伤食管黏膜。

　　刷牙刷牙年轻患者在此过程中由于智齿牙痛，张口受限，所以少刷或者干脆不刷牙。这种做法是不正确的，由于智齿冠周炎时盲袋内食物残渣易引起细菌滋生，如果不刷牙会加重炎症的感染程度。所以一定要谨记在得智齿冠周炎时"牙越疼越要刷牙，越刷牙牙越不疼"。

　　智齿是否需保留目前一般来说，大多数下颌智齿的位置不正常、畸形及无对牙合，应尽可能及早拔除。但是任何事情都没有绝对的论断，是否必须拔除智齿需要根据个人不同的情况及智齿的生长情况来判断。为了能有最佳的治疗方案，每个人应在医院对第二磨牙及智齿进行仔细检查，并拍曲面断层 X 线片。临床常见智齿、第二磨牙状况有下列几种情形和相应的医治对策。

　　（1）必须尽早拔除智齿者：必须尽早拔除智齿者的前提；第一磨牙健康者或虽有龋坏而能够修复，正畸科医生认为患者不需要拔除第一磨牙让第二磨牙向前移位，而使智齿前移代替第二磨牙。

　　1）智齿埋伏阻生，年轻患者拍片显示下颌骨无足够空间让其完全萌出、角度不正常者，则应对患者讲明利害关系，劝其尽早拔除之。如保存则有弊无利，最常见的问题是压迫第二磨牙远中根的远中邻面，使牙根吸收而引起第二磨牙牙髓或牙周病变。

　　2）智齿颊侧移位或垂直阻生而远中无足够的空间让其完全萌出者，也应尽早拔除。以避免常常咬伤颊黏膜、冠周炎反复发作甚至于发展成面部间隙感染增加患者痛苦。

　　3）智齿近中倾斜阻生尚未造成第二磨牙的损害或损害仅为中、浅龋，牙冠亦无其他明显损害、牙周组织健康者，亦应拔除此智齿以避免进一步伤害第二磨牙。

　　4）智齿颊侧位、舌侧位萌出或颊向位、舌向位阻生。这几种情况智齿基本无存在的意义且存在潜在的危害性。例如第二磨牙远中邻面不易被清洁增加其龋坏的可能性。

　　5）与对颌无咬合关系或与对颌虽然有咬颌关系但是与第二磨牙接触关系不良常致食物嵌塞者，拔除之可为上策。因为刷牙不易完全清洁此部位，长时间的食物嵌塞可引起二者或其中之一的龋坏甚至牙髓炎。

　　6）患者已有下颌关节功能紊乱的症状，应尽早拔除阻生齿，因为部分萌出的阻生齿是引起下颌关节功能紊乱的常见病因之一。

　　7）不明原因的下前牙区麻木或疼痛。下颌智齿阻生是其常见病因之一，拔除智齿可能就消除其病因。

　　（2）应考虑拔除第二磨牙而保留智齿的情况：智齿与上颌牙有咬合关系或萌出虽然位置不正但可能将来有益于下颌义齿的修复而且出现下列情形。

　　1）智齿近中倾斜阻生、第二磨牙牙龋坏至低于牙龈成为残根或其远中侧面牙槽骨已有明显吸收者。

　　2）第二磨牙患有慢性牙周炎已经呈现二度以上松动或附着丧失超过 5mm 预后差。

　　3）第二磨牙牙冠发生 1/2 以上龋坏，而且 X 线片显示其牙根弯曲度太大或不规则，难以做好根管治疗以便修复此牙的牙冠者。这几种情况下应果断拔除之，尽可能保留智齿。这样将来义齿修复第二磨牙时，智齿可被利用可对义齿起到关键的固位、支持作用。或拔除第二磨牙后，可用牵引的办法引导智齿向第二磨牙位置萌出、移动。

（3）应慎重考虑拔牙的情况：第二磨牙与智齿同时大面积龋坏，应根据两个牙 X 线片显示的牙根情况和医生检查的情况处理，如果医生觉得第二磨牙牙根尚好，就应相信医生的判断，接受建议对第二磨牙牙根进行根管治疗，尔后修复牙冠，此时不论智齿的牙根如何，皆应拔除之。如果第二磨牙牙根坏的严重无法进行此牙的修复，智齿的牙根条件尚好，可对智齿牙根进行根管治疗恢复其牙冠，应拔除第二磨牙牙根。如果两颗牙的牙根都无治疗价值皆应拔除之。考虑种植牙修复第二磨牙，恢复咀嚼功能。

总之，决定是否拔除下颌智齿。应清楚掌握自己的口腔情况，相信医生的医学判断，充分考虑智齿与第二磨牙的关系、与上颌磨牙的咬合关系、第一、二磨牙的健康状况、本身有无错𬌗畸形、错𬌗畸形的性质。如果经全面权衡保留之利大于弊则应尽可能保留之。

第六节　特定人群口腔个性化管理

一、糖尿病患者

不少的糖尿病患者可能都会有这样的经历，发现自己的牙齿突然变长了，其实这是因为糖尿病患者的唾液糖分很高，有利于细菌的生长，同时唾液中钙的含量增高，也容易形成结石，这些都会让牙周病、龋齿等病的患病几率增高。而由于这种情况的逐渐形成，你就会发现牙齿开始变长，这其实是牙龈萎缩的结果。

糖尿病与牙周炎的关系较密切。糖尿病患者，尤其是使用胰岛素治疗者的牙周炎的发生率和严重程度均高于非糖尿病患者，尤其是血糖水平控制不佳者，其牙周炎的症状和程度均较重，表现为牙龈红肿，易出血，常伴有牙龈反复肿胀、溢脓，周围牙槽骨吸收严重，最终导致牙齿松动、脱落，同时牙周治疗的效果也较差。而严重的牙周炎患者容易升高血糖水平，加重由于高血糖造成的炎症，提高糖尿病并发症发生的可能性。对此，糖尿病患者首先要控制血糖水平，然后再对牙周进行治疗。

二、老年人的口腔保健

目前，人口老龄化现象在世界许多国家中出现，开展老年人口腔保健工作，预防增龄有关的口腔健康问题已列入世界卫生组织的保健计划中，"健全牙齿伴随一生"是开展老年人口腔保健的目的。

1. 老年人群特点　老年人口腔健康和功能状况随着年龄的增长，口腔在生理功能和解剖形态方面产生退行性变化，如牙龈萎缩与牙周附着水平丧失明显、牙缝增宽、牙根外露等，所以随之发生一些带有老年人特征的口腔疾病，其中常见根面龋、磨损、牙周病、口腔黏膜病、牙列缺损和牙列缺失等，导致了老年人口腔功能不同程度的丧失。

我国老年人口腔疾病治疗需要国内调查资料显示我国老年人大部分口腔疾病处于未经治疗状态，对于简单治疗需要很高，如洁治、充填、拔牙、义齿修复等；楔状缺损普遍存在；牙石检出率普遍。我国人口老化的特征：①人口老化的速度快；②老年人口80%在农村；③文化水平低；④经济薄弱。

基于以上特点开展我国老年人口腔保健，应采取综合保健措施，以达到老年人口腔健康目标，即至少应以保持 20 颗功能牙，维持最基本的口腔功能状况，或通过最低限度的修复，尽可能康复口腔功能。

2. 口腔保健内容　开展口腔健康教育，消除"人老应该掉牙"的旧观念，纠正不良的卫生习惯与生活方式，提高老年人自身的口腔健康意识。

进行口腔卫生指导，提高老年人自身的口腔保健能力。指导老年人掌握正确的刷牙方法，掌握口腔保健用品的选择及应用，如牙刷、含氟牙膏、牙签、牙线的选择和应用，掌握基牙及义齿的保护方法。保护基牙最主要的是每天认真仔细地刷牙，尤其是邻面；基牙有病要及时治疗。义齿的保护应每餐之后要洗刷干净，睡前摘下，浸泡于冷水之中以防变形。义齿要定期检查，及时修改调整或更换。

改善老年人的营养状态，多吃新鲜蔬菜与瓜果，合理安排膳食，严格限制各种甜食，保持良好的饮食习惯。

定期口腔健康检查。由于老年人口腔卫生状况普遍差，口腔疾病发展变化速度快，为老年人提供定期口腔保健，包括检查、洁治等对维持口腔功能状态必不可少，有条件的最好 3 个月 1 次，至少 1 年 1 次，发现问题，及时处理。

康复口腔基本功能。大多数老年人的口腔功能都有不同程度的丧失，牙齿松动、缺失是常有的现象。要使口腔内的剩余牙齿保持健康，首先应由专业人员帮助洁治和治疗，然后通过个人口腔保健活动来维持；其次是及时修复缺失牙齿，恢复口腔的基本功能。

三、残疾人群口腔保健

残疾人的生活自理能力大小，与残疾性质的不同有很大差别，有些残疾人可以自己完成自我口腔保健措施，如聋哑人只要通过特殊语言对他们进行口腔卫生知识的宣教，他们是可以掌握口腔卫生保健知识和技能的。但多数残疾人，尤其是躯体残疾或智力残疾者，丧失了生活自理能力，他们就需要特殊的口腔保健与常规治疗。否则由于精神、智力或躯体残疾，使其失去自我保健能力，口腔卫生状况差而导致多种口腔疾病，可加重残疾人的损伤与障碍。

1. 残疾人口腔保健的特点　残疾人口腔疾病状况来自国内对残疾儿童的调查资料表明，残疾儿童患龋率、龋均均比正常儿童高，但龋病的治疗情况差；口腔卫生状况与牙周健康状况比正常者差。精神障碍的儿童及脑麻痹儿童错畸形患病率高。残疾人尤其是残疾儿童应成为口腔卫生保健的重点人群之一。

由于身心残疾，特别是儿童在个性上和心理上往往会与正常儿童有所异常。需要保健人员掌握心理特点，在宣传口腔卫生知识和示范操作中有极大的爱心和耐心。

不同类型的残疾人接受口腔健康教育的能力不同，口腔自我保健能力也不同，要有针对性开展不同方式的口腔健康教育，和实施不同形式的保健措施，才有较好收效。

残疾人或残疾儿童大部分是散居在各自家庭中，要依靠家庭作好他们的口腔保健工作。

2. 保健内容　家庭口腔卫生保健与残疾人的特殊口腔护理对于缺乏生活自理能力的残疾人，至少应帮助其每天彻底刷牙或清洁口腔一次，在就寝前进行最好。清洁口腔的方法和用具的选择主要根据残疾的程度和配合能力。

早期口腔卫生指导为了使残疾儿童能较好地维护口腔健康，早期开始功能训练和口腔卫生指导是十分重要的。从低龄儿时期开始，有助于习惯的形成。只要形成了习惯，饭后他们也能自己使用牙刷刷牙，也愿意接受家人的帮助。

适当地使用氟化物最好选用一种全身用氟的方法，尤其对于残疾儿童。

减少糖与甜食的摄入。

定期口腔保健由口腔专业人员定期为残疾人提供检查、洁治、局部用氟、健康教育与适当治疗等服务。至少每半年到一年检查一次，发现问题及时处理。

参考文献

1. 周学东，叶玲. 实用牙体牙髓病治疗学［M］. 第 2 版. 北京：人民卫生出版社，2013，113-115.

2. 高洁. 牙周疾病及其预防［J］. 实用乡村医生杂志，2000，7（3）：11-12.

3. 丁凯. 复发性口腔溃疡的临床研究［J］. 生物技术世界，2015，7（1）：106.

4. 林莉. 治疗口腔溃疡的食方. 养生保健［M］，2012，25.

5. 陈凌轲，卢锐，张静，等. 口腔扁平苔藓病情复发加重影响因素调查［J］. 口腔医学研究，2014，30（3）：226-229.

6. 郝玉娥. 口腔扁平苔藓发病相关风险因素的 Logistic 回归分析［J］，护理实践与研究，2014，11（6）：7-8.

7. 黎春晖，聂敏海. 口腔扁平苔藓的精神发病因素与神经免疫的研究进展［J］. 国际口腔医学杂志，2012，39（4）：530-531，536.

8. 陈凌轲，卢锐，张静，等. 口腔扁平苔藓病情复发加重影响因素调查［J］. 口腔医学研究，2014，30（3）：226-229.

9. 姚声，周杰. 口腔扁平苔藓相关危险因素的 logistic 回归分析［J］. 临床口腔医学杂志，2013，29（5）：277-279.

10. 周淳，张珺晔，周曾同，等. 烟酒刺激与口腔扁平苔藓糜烂症状急性发作的关系［J］. 临床口腔医学杂志，2013，29（7）：387-391.

11. Banoczy J，Gintner Z，Dombi C. Tobacco use and oral leukoplakia. Journal of Dental，2001，4（65）：322-327.

12. 马绪臣，张震康. 颞下颌关节紊乱综合征的命名和诊断分类. 中华口腔医学杂志，1998，33：238-240.

13. 李明，杨永莉. 浅析下颌智齿的拔与留［J］. 中外医疗，2010，29：186.

14. 贾萍. 特定人群口腔保健［J］. 专题笔谈，2000，7（3）：9-10.

第十一章

呼吸系统疾病的个性化管理

第一节　慢性阻塞性肺疾病的个性化管理

慢性阻塞性肺疾病（chronic obstructive pulmonary disease，COPD）简称慢阻肺，是一种常见的以持续性气流受限为特征的可以预防和治疗的疾病，气流受限进行性发展，与气道和肺脏对有毒颗粒或气体的慢性炎性反应增强有关，急性加重和并发症影响着疾病的严重程度和对个体的预后。COPD 的发生和慢性支气管炎和肺气肿相关。COPD 目前居全球死亡原因第四位，世界卫生组织（WHO）公布，到 2020 年 COPD 将位居疾病经济负担第五位，它更将升至全球死亡原因第三位。

慢阻肺是呼吸系统的常见病和多发病，患病率和病死率都很高。因肺功能进行性减退，严重影响患者的劳动力和生活质量。近年来对我国流行病学调查显示，40 岁以上人群慢阻肺的患病率占该人群的 8.2%。但广大群众对该疾病的认识尚有待提高。

一、COPD 的诊断

COPD 的诊断主要依据临床病史，体征和相关的实验室检查，综合分析确定。

（一）临床表现

1. 既往病史　患者往往有多年的大量吸烟史；部分患者有煤尘、粉尘等职业接触史或有害气体接触史。既往反复呼吸道感染的病史。有部分患者有 COPD 家族聚集倾向。

2. 症状　COPD 起病缓慢，病程可达数年至数十年。主要症状如下：

（1）慢性咳嗽、咳痰：咳嗽往往是疾病初期最常见的症状，咳嗽可轻可重，咳痰多为白色黏痰，合并感染时痰量增多，常有脓性痰。

（2）气短和呼吸困难：呼吸困难呈进行发展，早期在剧烈活动时出现，后逐渐加重，在日常活动甚至休息时也感到呼吸困难。改良版英国医学委员会呼吸困难问卷（mMRC 问卷）（表 11-1-1）或慢性阻塞性肺病评估测试（CAT 量表）可用来评估呼吸困难的程度（图 11-1-1）。

您的姓名：_____　　　今天的日期：_____

您的慢性阻塞性肺病 (COPD) 情况如何？

请参加本慢性阻塞性肺病评估测试 (CAT)

本调查问卷有助于您和您的医疗保健专家评估慢阻肺(Chronic Obstructive Pulmonary Disease,COPD)对您的健康和日常生活的影响。您和您的医疗保健专家可利用您的答案、测试分数来更好地管理您的慢阻肺,并帮助您从治疗中获得最大的益处。

请在下列问题的方格中,点击鼠标选出最适合您目前状况的描述。

例如：　　我极开心　　① ② ③ ④ ⑤　　　　我极不开心

分数

我从不咳嗽	① ② ③ ④ ⑤	我一直咳嗽	
我一点痰也没有	① ② ③ ④ ⑤	我有很多痰	
我一点也没有胸闷的感觉	① ② ③ ④ ⑤	我有很重的胸闷的感觉	
当我在爬坡或爬一层楼梯时,我并不感觉喘不过气来	① ② ③ ④ ⑤	当我在爬坡或爬一层楼梯时,我非常感觉喘不过气来	
我在家里的任何活动都不受慢阻肺的影响	① ② ③ ④ ⑤	我在家里的任何活动都很受慢阻肺的影响	
每当我想外出时,我就能外出	① ② ③ ④ ⑤	因为我有慢阻肺,我从来没有外出过	
我的睡眠非常好	① ② ③ ④ ⑤	因为我有慢阻肺,我的睡眠非常不好	
我精力旺盛	① ② ③ ④ ⑤	我一点精力都没有	

计算总分：

图 11-1-1　慢性阻塞性肺病评估（CAT）测试

表 11-1-1　mMRC 分级问卷

mMRC 分级	呼吸困难症状
0 级	剧烈活动时出现呼吸困难
1 级	平地快步行走或爬缓坡时出现呼吸困难
2 级	由于呼吸困难，平地行走时比同龄人慢或需要停下来休息
3 级	平地行走 100 米左右或数分钟后需要停下来喘气
4 级	因严重呼吸困难而不能离开住处，或穿脱衣物即有呼吸困难

（3）胸闷和喘息不是 COPD 的特异性症状。部分患者在劳力后出现胸部紧闷感，与呼吸费力，肋间肌等容性收缩有关；有部分重度患者有喘息表现。

（4）其他全身症状：病程中可出现腹胀、体重下降、外周肌肉萎缩、精神抑郁和焦虑等全身症状。患者出现自发性气胸等并发症时可出现突发胸痛，呼吸困难进一步加重。

3. 体格检查　在疾病早期患者多无特殊阳性体征，病程发展中可出现肋间隙增宽、桶状胸、腹上角（剑突下胸骨下角）增宽，重症可见呼吸频率变快、辅助呼吸肌运动甚至胸腹矛盾运动，患者用力呼吸时可能采用前倾坐位（图 11-1-2）。疾病后期出现低氧血症时出现口唇发绀，右心衰竭时出现双下肢水肿。肺叩诊呈过清音，由于肺过度充气使心脏浊音界缩小。听诊呼吸音减低，呼气延长，可听到干湿性啰音；可听到肺动脉瓣区第二心音亢进，剑突部心音响亮。

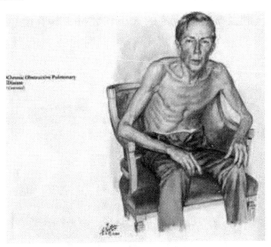

图 11-1-2　COPD 患者

（二）实验室检查

1. 肺功能检查　肺功能检查是诊断 COPD，评估病情等都非常必要的手段。包括通气功能检查、弥散功能检查。肺功能表现不可逆气流受限是诊断 COPD 的必备条件，是指在吸入支气管舒张剂后，第一秒用力呼气容积（FEV_1）和用力肺活量（FVC）之比（FEV_1/FVC）<70% 可确定为不可逆气流受限。是诊断 COPD 的金标准。呼气峰流速（PEF）和最大呼气流量-容积曲线（MEFV）也可作为气流受限的参考指标。FEV_1 占预计值的百分

比是评估气流受限程度及 COPD 分级的重要指标（表 11-1-2）。气流受限导致肺过度通
气，使肺总量（TLC）、功能残气量（FRC）和残气容积（RV）增加，残总比（RV/TLC）
增加。深吸气量（IC）是肺泡潮气量与补吸气量之和，吸气分数（IC/TLC）是反应肺静
态过度充气，评估气体陷闭的指标，对 COPD 的生存有独立的预测价值。肺泡间隔破坏及
毛细血管床丧失导致弥散功能受损，一氧化碳弥散量（DLCO）降低，DLCO 与肺泡通气
量（VA）之比 DLCO/VA 比单纯 DLCO 更加敏感。

表 11-1-2　COPD 患者气流受限程度的肺功能分级

肺功能分级	FEV_1 占预计值百分比（$FEV_1\%$ pred）
GOLD1 级轻度	$FEV_1\%$ pred ≥ 80%
GOLD2 级中度	50% ≤ $FEV_1\%$ pred < 80%
GOLD3 级重度	30% ≤ $FEV_1\%$ pred < 50%
GOLD4 级极重度	$FEV_1\%$ pred < 30%

2. 胸部影像学检查

（1）胸部 X 线检查：胸部 X 线检查是初步鉴别其他疾病（如肺间质纤维化和肺结核等）
和评估并发症（如气胸等）的重要检查手段（图 11-1-3A）。COPD 的特征性的 X 线表现为
肺过度通气：肺容积增大胸腔前后径增大，肋骨走向变平；肺野透亮度增高，横膈位置低
平，心影狭长等，晚期出现右心增大的体征，包括肺动脉圆锥膨隆，右下肺动脉增宽等。

（2）胸部 CT 检查：胸部 CT 检查（图 11-1-3B）检查尤其是高分辨 CT 检查对鉴别小
叶中心型和全小叶型肺气肿及确定肺大泡的大小和数量，具有敏感性和特异性，对预计肺
大泡切除和外科肺减容术的效果有一定价值。可同时排查具有其他相似症状的呼吸系统
疾病。

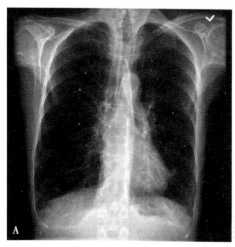
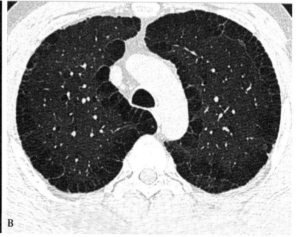

图 11-1-3
A. 后前位胸片显示慢性阻塞性肺病患者胸廓过度充气，双侧横膈变平；
B. 间隔旁型肺气肿，轴位胸部 CT 显示肺气肿的大部分区域在胸膜下

3. 血液检查：血气分析，当 FEV_1 < 40% 预计值或者有右心衰竭体征的 COPD 患者，需要完善血气分析检查，评估低氧血症和有无高碳酸血症和酸碱平衡失调。需要完善血常规，电解质等检查，当有肺栓塞风险时需要完善 D- 二聚体检查。

4. 其他检查 当合并感染时需要进行痰细菌涂片和痰培养等明确感染的病原体。

（三）COPD 的鉴别诊断

COPD 需要和哮喘等表现气流受限和其他表现呼吸困难或慢性咳嗽咳痰的疾病相鉴别（见表 11-1-3），其中最主要的是需要和哮喘进行鉴别，尤其部分哮喘病人随着病程延长，出现明显的气道重塑，导致了气流受限的可逆性明显减小，此时和慢阻肺难以鉴别。有时 COPD 和哮喘可同时存在于同一患者。

表 11-1-3 COPD 的鉴别诊断

诊断	鉴别诊断要点
支气管哮喘	早年发病（通常在儿童期）；每日症状变化快；夜间和清晨症状明显；也可有过敏性鼻炎和（或）湿疹史；哮喘家族史；气流受限大多可逆
充血性心力衰竭	听诊肺基底部可闻细啰音；胸部 X 线片示心脏扩大、肺水肿征象；肺功能测定示限制性通气障碍（而非气流受限）
支气管扩张症	大量脓痰；常伴有细菌感染；粗湿啰音、杵状指；X 线胸片或 CT 示支气管扩张、管壁增厚
结核病	所有年龄均可发病；X 线胸片示肺浸润性病灶或结节状、空洞样改变；细菌学检查可确诊
闭塞性细支气管炎	发病年龄较轻，且不吸烟；可能有类风湿关节炎病史或烟雾接触史、可发生于肺和骨髓移植后胸部，CT 片示在呼气相显示低密度
弥漫性泛细支气管炎	大多数为男性非吸烟者；几乎所有患者均有慢性鼻窦炎；X 线胸片和高分辨率 CT 显示弥漫性小叶中央结节影和过度充气征

（四）COPD 的病情严重度分级和临床分期

COPD 病情严重度分级：COPD 评估的目标是评价疾病的严重程度，根据疾病对患者身体的影响，以及急性加重、住院甚至死亡等风险，同时指导治疗，2011 年 GOLD 指南，根据患者呼吸困难的症状，肺功能检查的气流受限程度以及上一年发生急性加重的次数将 COPD 综合分为 A、B、C、D 四组（图 11-1-4），其中 A 组患者的特征是低风险、症状少；B 组患者的特征是低风险、症状多；C 组患者的特征是高风险、症状少；D 组患者为高风险同时症状多。

（五）COPD 的合并症和并发症

1. COPD 的合并症（comorbidity） COPD 患者在病程中往往存在多种全身合并症，诊断和治疗时多需要兼顾。合并症是指患者同时存在两种或以上的疾病，主要疾病的发展引发另一种疾病的加重。COPD 患者常见的全身合并症为高血压、缺血性心肌病、糖尿病、骨质疏松、焦虑和抑郁、肺癌及感染等（表 11-1-4）。

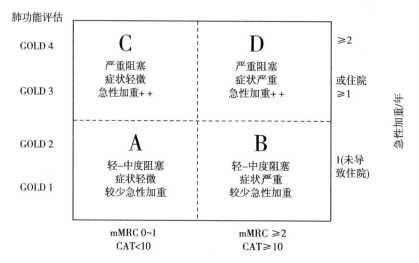

图 11-1-4 慢阻肺患者稳定期病情严重程度综合评估

表 11-1-4 COPD 患者常见合并症

常见合并症累及的系统及表现	
心血管系统	**精神神经系统**
－动脉粥样硬化	－抑郁症和焦虑
－高血压	－睡眠障碍
－充血性心衰	**内分泌系统**
－心律失常	－糖尿病
呼吸系统	**泌尿系统**
－肺炎	－前列腺肥大
－肺癌	－肾功能衰竭
运动系统	**视觉系统**
－骨骼肌功能不良	－白内障
－骨质疏松（骨折）	

2. COPD 的并发症（complication）

（1）慢性呼吸衰竭：常在慢阻肺急性加重时发生，其胸闷气急等症状明显加重，发生低氧血症和（或）高碳酸血症，出现缺氧和二氧化碳潴留的表现。

（2）慢性肺源性心脏病：由于 COPD 肺脏病变引起肺毛细血管床减少和缺氧导致肺动脉收缩，血管重塑，以及部分患者慢性肺动脉血栓等原因导致肺动脉高压、右心室扩大及右心功能不全。

（3）自发性气胸：如 COPD 患者突然出现胸痛或呼吸困难突然加重，要警惕自发性气胸可能，体检患者患侧肺部略饱满，叩诊为鼓音，听诊呼吸音减弱或消失，可通过胸部 X 线加以确诊。

（4）腹胀：COPD 患者可因慢性缺氧而导致肠道酵解增加，或者因无创机械通气时配合不佳而导致大量气体咽下，产生腹胀，可导致横膈位置上抬，呼吸困难进一步加重。

二、COPD 的预防和早期发现

（一）COPD 发病的危险因素

COPD 是可以预防的疾病，通过确定危险因素，继而减少和控制这些危险因素是预防、治疗以及防止疾病进展的主要步骤。COPD 的危险因素主要包括吸烟、职业性粉尘和化学物质、室内外空气污染等。

1. 环境因素

（1）吸烟：吸烟是导致慢性支气管炎和肺气肿的主要因素。吸烟者出现呼吸道症状和肺功能异常的比例更高，FEV1 下降的速率更快。纵向研究表明，FEV1 下降和吸烟的强度之间呈量-效关系。吸烟强度通常用包-年（pack-year，每日吸烟包数×吸烟年数）表示。尽管吸烟强度和 COPD 发生之间呈正相关，但并非所有的吸烟者都发展为具有临床症状的COPD，提示有其他环境因素的参与，它们和遗传基础分别或协同影响患者气流阻塞的进程。

（2）呼吸道感染：细菌和病毒的感染在 COPD 的发生和病程进展中起一定作用，细菌定植与气道炎症相关。幼年期的反复呼吸道感染也预示成年后可能最终发展为 COPD。在COPD 的急性加重过程中，感染是最重要的危险因素。

（3）职业暴露：职业的粉尘和化学物质暴露可能导致反复发作的呼吸道症状和气流受限。典型的 COPD 职业危险因素包括煤矿工作、金矿采矿和纺织业作业者。尽管如此，这些危险因素的危害性依然比烟草暴露要轻。

（4）环境污染：包括室内外空气污染。城镇的空气污染导致城市患者呼吸道症状明显增加，室内环境污染，尤其是使用生物燃料导致的有害气体污染，是相关国家女性 COPD发生的主要危险因素。尽管如此，在大样本人群中，周围环境污染对 COPD 发生的危害性，仍低于吸烟的危害。

2. 基因影响　COPD 是一种多基因遗传疾病。目前已知最主要的遗传因素是 α-抗胰蛋白酶缺乏。α-抗胰蛋白酶是一种重要的血循环中的蛋白酶抑制剂，重度 α-抗胰蛋白酶缺乏与非吸烟者的 COPD 有关。在患有严重 COPD 的吸烟同胞中，已观察到气流阻塞具有显著的家族性风险，提示遗传因素影响本病的易感性。

（二）COPD 的预防

1. 减少暴露于烟草环境中　伴侣和父母不应该在有不吸烟者或者有儿童的场所吸烟，不在汽车内或者通风条件差的密闭场所吸烟，避免造成不吸烟者患病风险的增加。孕妇应该严格禁烟，减少循环中烟草代谢物质对胎儿早期肺脏的影响，并减少出生后的气道疾病的风险。如果家庭成员有吸烟者，家中的新生儿和婴幼儿已经早期开始被动吸烟。2 岁以下被动吸烟的儿童，呼吸道感染的几率明显增加，从而增加成年后慢性呼吸道疾病的风险。

2. 严格戒烟　戒烟是减少 COPD 发生危险因素唯一经济而有效的措施，可以阻止或延缓气流受限的进行性发展，明显改善死亡率。所有的吸烟者要尽早决定戒烟。吸烟者可以通过咨询专科医院的戒烟门诊，指导戒烟。首先树立戒烟的决心和信心，要认识到戒烟失败的相关危险信号（危险信号常与复吸相关），包括处于其他吸烟者之中、精神心理负担过重，饮酒，心情沮丧等。在咨询服务不足以令患者戒烟时，推荐使用药物治疗。目前临床上可用于戒烟的药物有尼古丁替代疗法（包括尼古丁口胶、吸入剂、鼻喷剂、经皮贴片等），安非他酮等，酒石酸伐尼克兰（畅沛）是烟碱类乙酰甲胆碱受体部分激动剂，它有助于缓解尼古丁戒断症状，降低尼古丁作用。在戒烟治疗中联合咨询服务和行为治疗等可显著增加戒烟成功率。

3. 减少职业暴露　在大量接触油烟，无机和有机粉尘的职业，需要加强监测，完善合法的工作环境，减少空气中有害物质的接触。对职业暴露的工人，以及工厂经理、卫生保健部门、立法者均应进行严格而持续的教育。

4. 减少室内外污染空气接触　我们每天都要接触到大量的室内外环境，每种环境都有他特定的污染物和颗粒，这一切都可能吸入我们的肺脏而产生累加，其总负荷可能与COPD的关系更加密切。要减少空气污染的危害，一方面需要政府制定公共卫生政策支持治理室外的空气污染；另一方面居民需要减少室内生物燃料的产生的烟雾暴露，这项措施对妇女和儿童的保护尤其重要，采用节能，无污染的烹饪炉；建议在家做饭多用蒸、煮等方式。在室外空气污染严重时，我们要尽量避免户外剧烈运动，同时避免在交通高峰期开窗通风；外出加强自身防护工作，建议佩戴N95口罩、活性炭口罩等防霾口罩，普通纱布口罩或卡通口罩无明显防护作用；外出回来及时清洗脸部及鼻腔，减少有害颗粒的吸收。

（三）COPD 的早期发现

因为肺脏具有较强的代偿能力，轻中度COPD缺乏典型的临床症状，没有敏感性和特异性很高的早期诊断指标，一旦患者出现可以察觉的呼吸困难症状，肺功能检查FEV1往往已经降至70%以下。调查显示COPD患者中三分之二尚处在早中期，对这部分患者的发现并加以适当干预，阻止病情进一步发展，对COPD的总体控制有重要意义。

在有吸烟，慢性咳嗽或者有职业粉尘和有害气体接触史的人群，建议定期进行胸部定量CT评估气道壁增厚、狭窄以及肺泡结构破坏，建议定期进行肺功能检查，尤其注意FEV1的动态变化，因为早期COPD的FEV1的下降速率更快。

三、COPD 稳定期的自我管理

1. 严格戒烟　即使对已经诊断为COPD的患者，戒烟仍能带来益处。戒烟是COPD患者改善预后的有效措施之一，能延缓COPD患者肺功能下降的速率。

2. 积极关注室内外环境变化　包括避免烟雾接触，不要在家里使用气雾型空气清新剂，关注空气质量报告，在空气质量很差时，尽量待在家中，可能有助于减少症状，保持居室空气湿度。

3. 保持呼吸道通畅，掌握正确的咳嗽方法　患者要适当增加饮水量，有利于呼吸道分泌物的稀释；同时室内空气要保持湿润。患者咳痰时尽可能取坐位，身体向前倾，深慢呼吸，屏住呼吸3~5秒后，从胸部行短而有力的咳嗽2次，尽量保证痰液咳出。

4. 严格按照医嘱使用治疗药物　根据临床症状和肺功能的情况决定治疗，掌握药物尤其是吸入装置的正确使用方法，并关注相应副反应，不要自行调整治疗方案。患者要定期复查肺功能。进行长期家庭氧疗的患者，患者及家属需要掌握正确的吸入氧浓度。

5. 免疫调节治疗　COPD患者医生的指导下适当应用免疫调节药物可以提高抵抗力，减少急性发作。在季节转换时可考虑注射流感疫苗或肺炎链球菌多糖疫苗。

6. 呼吸肌锻炼　通过有效的呼吸肌锻炼，可明显增强呼吸肌的肌力和耐力，结合其他康复治疗措施如长期氧疗，可预防呼吸肌疲劳的发生。呼吸锻炼促使肺内残留的空气呼出，消除肺部积聚的杂质，增加肺容量，充分和有效地供给身体活动所需要的氧气并可缓解呼吸困难。

通过长期锻炼，使呼吸肌尤其是膈肌强壮有力，促进痰液排出。呼吸肌锻炼开始前的肌肉松弛：使全身的肌肉尽量放松，通过减轻其紧张度减少能量消耗，消除紧张的情绪。

（1）缩唇呼吸：从鼻子自然吸气一次，此时一边数1、2。再从自然状态开始呼气，缩唇（口形如吹口哨状）缓慢把气体呼出来，此时一边数1、2、3、4。请注意呼气时间是吸气时间的两倍。

（2）腹式呼吸：一只手轻轻放于胸前，呼吸时这只手几乎感觉不到在动，另一只手放在腹部。吸气同时，确认腹部突出，想象着使腹中的气球膨胀起来的感觉。呼气同时，确认腹部向里凹陷，想象着气球放气时的情景，反复练习5分钟。呼吸肌锻炼要循序渐进，切忌操之过急。并要坚持经常，持之以恒，才能收到好的预防和治疗效果。

7. 肺康复治疗 可以减少症状、提高生活质量、改善活动耐量。综合的康复计划包括运动锻炼、营养支持、教育三部分。

（1）运动锻炼：运动锻炼的频率为每周一次，每次10～45分钟。强度从50%耗氧量至最大耐受量。有效的肺康复治疗计划的最短时间为6周，时间越长获益越大。患者可以进行散步、慢跑或者打太极拳等运动。

（2）营养支持：多数COPD患者营养不良，身体消瘦，从而疾病反复发作，因而营养支持尤为重要。对于进食引起呼吸困难的患者，应建议少食多餐，摄入充足的热量、蛋白质，以优质蛋白质为主。如果患者有龋齿或者牙齿脱落需要及时修补，保持良好的咀嚼功能有利于营养物质吸收。病人避免进食过冷、过热或者生硬的食物，这些食物容易刺激呼吸道引起咳嗽。消瘦的COPD患者在营养状况纠正后可以改善呼吸肌力量。营养计划和运动计划综合可以进一步改善患者的合成代谢。

（3）教育计划综合在上述两项工作中。

8. 判断急性加重，及时就诊 患者如果出现呼吸困难加重，如出现静息状态下的呼吸困难；或者出现发绀、外周水肿等体征；或者出现发热，咳痰明显增加或者咳痰性状变化时；或者出现心律失常等情况时，需要及时就诊治疗。

四、COPD 的治疗

COPD 的治疗目的包括当前症状的缓解和远期风险的控制。GOLD 指南对 COPD 管理的目标中缓解症状、改善运动耐力、改善健康状况主要针对缓解当前症状；阻止疾病进展、预防和治疗急性加重以及降低病死率主要针对降低未来风险。

（一）稳定期的治疗

1. 教育和管理 通过教育和管理提高患者对疾病风险的认识，了解COPD的一般疾病知识，加强患者及有关人员对疾病控制的信心；督促患者尽早戒烟，控制职业性和环境中粉尘，烟雾等有害气体的接触；并进行肺康复、腹式呼吸及缩唇呼吸等宣教，定期随访。根据患者的COPD分级的严重程度制订初始药物治疗计划，在病程中根据治疗反应及时调整，需要长期规范治疗，并注意相关药物长期治疗的适应证和副反应。

2. 药物治疗 药物治疗包括支气管舒张剂、糖皮质激素等抗炎药物、祛痰药、抗氧化剂、免疫调节剂以及在秋季或秋冬季流感疫苗注射等。

3. 非药物治疗

（1）家庭氧疗：COPD 稳定期长期家庭氧疗（LTOT）对具有慢性呼吸衰竭的患者可提高生活质量和生存率。使用 LTOT 的指征：①动脉氧分压（PaO_2）≤55mmHg 或经皮氧饱和度（SaO_2）≤88%，有或没有高碳酸血症。②PaO_2 55 ~ 60mmHg；或 SaO_2 < 89%，合并有肺动脉高压、心力衰竭所致水肿或红细胞增多症（红细胞比容 > 0.55）。氧疗目的是使 PaO_2 ≥60mmHg 和 SaO_2 升至 90% 以上。

（2）康复治疗详见 COPD 自我管理章节。

4. 外科治疗包括肺大泡切除术、肺减容术及肺移植术。

（二）急性加重期的治疗

COPD 急性加重是指患者以呼吸道症状加重为特征的临床事件，表现为咳嗽、咳痰、呼吸困难比平时加重或痰量增多或咳黄痰，这些情况超过日常变异并导致药物治疗方式改变或者导致住院。

1. 确定急性加重的原因及根据症状、血气分析及胸部影像学评估病情的严重程度，以决定门诊或住院治疗。

2. 支气管扩张剂　COPD 急性加重首选短效 $β_2$ 受体激动剂，可联合抗胆碱能药物，必要时静脉使用茶碱类药物。

3. 控制性氧疗　发生低氧血症者用鼻导管吸氧或通过文丘里面罩吸氧，控制吸入氧浓度为 28% ~ 30%，尽量避免过高吸入氧浓度引起二氧化碳潴留。

4. 抗生素的治疗　COPD 急性加重多由细菌感染诱发，抗生素的治疗在 COPD 急性加重治疗中有重要作用。当患者呼吸困难加重或者咳嗽增多伴痰量增多或咳黄痰时应根据患者疾病严重程度和当地药敏资料给予适当抗生素治疗。

5. 糖皮质激素　COPD 急性加重的住院患者在应用支气管舒张剂的基础上，口服或静脉应用糖皮质激素治疗。使用时要权衡疗效和安全性。

6. 机械通气　必要情况下通过给患者无创或有创机械通气，在生命支持的条件下，通过药物治疗使急性呼吸衰竭得到逆转。

第二节　支气管哮喘的个性化管理

哮喘（asthma）是一组常见的呼吸道疾病，是一种异质性疾病，以慢性气道炎症为特征。由于气道对多种因子产生气道高反应性，呼吸道症状如随时间而强度变化的喘息、气短、胸闷与咳嗽，伴随不同程度的呼气气流受限。其气流阻塞可以通过治疗完全缓解甚至自行缓解。哮喘患者的气道中存在一些特殊炎症因子，导致患者对大量的诱发因素产生过度反应，从而导致气道异常收缩，产生气流受限并导致喘鸣及呼吸困难等症状。有一部分患者则表现为顽固性咳嗽，称为咳嗽变异性哮喘。早期典型哮喘气流受限表现完全可逆，但反复发作导致气道重塑则出现不可逆气流阻塞。

哮喘是全球最常见的慢性病之一，全球而言，大约超过 3 亿的人罹患哮喘，在经济发达的国家哮喘发病率呈上升趋势，大约 10% ~ 12% 的成年人和 15% 的儿童受到疾病影响。在发展中国家，发病率相对较低，在我国，台湾地区最近调查的发病率为 13%，中国大陆随着社会经济的发展，生活水平的提高，家庭装修、食品添加剂、家养宠物等过敏原越来越多，导致哮喘及其他特异性过敏性疾病的发病率越来越高，2010—2011 年 8 省市调查患病率约1.24%，导致社会经济的巨大负担。哮喘在各个年龄阶段都有可能发病，但3岁左右为高发年龄。在患者性别上，在儿童期哮喘，男性患儿发病率约为女性患儿的2倍；在成年以后，男性和女性发病率大致相当。

哮喘的发生与多基因遗传有关，受遗传因素和环境相互作用，表现为哮喘患者在家庭中的聚集现象，在单卵双生的双胞胎，往往都会患病；过敏反应是发病的最重要原因，患者普遍合并过敏性鼻炎，湿疹等其他过敏性疾病；细菌或者病毒的感染、环境因素、在婴幼儿期得不到充分环境暴露、空气污染、吸烟、制革或皮草加工等职业暴露等都可能成为哮喘的病因，过敏原与冷空气暴露等成为哮喘发作的触发因素（见表11-2-1）。

表11-2-1　哮喘的高危因素和常见触发因子

内在因素	环境因素	触发因素
遗传倾向	室内过敏原	致敏源
过敏体质	室外过敏原	上呼吸道病毒感染
气道高反应性	职业致敏剂	运动或高通气
性别	被动吸烟	冷空气
种族？	呼吸道感染	二氧化硫
肥胖？	药物（β受体阻滞剂、阿司匹林）	
压力		
胃食管反流		

哮喘是一种异质性疾病，根据临床表现，把哮喘分为气流受限型哮喘、肥胖型哮喘、成年起病型、急性加重倾向型和治疗抵抗型哮喘；根据病理学特征，把哮喘分为嗜酸细胞性、非嗜酸细胞性、寡粒细胞性哮喘；根据触发的因素，分为职业性哮喘、阿斯匹林哮喘、运动性哮喘和月经性哮喘等。

一、哮喘的诊断和鉴别诊断

（一）哮喘的临床症状和体格检查

哮喘的临床表现各不相同，典型的临床特征为喘息、呼吸困难和咳嗽。这些症状常反复波动，可自行缓解或者通过药物治疗缓解。患者的症状在夜间或者晨起时尤其严重。患者有时会抱怨感到"吸气吸不到底"；有些患者由于黏液大量分泌，表现顽固性黏痰无法咳出的症状。有些患者的症状表现明显的季节性，在春夏交接或冬天好发，有些女性患者每当月经期间就出现哮喘症状，称为"月经期哮喘"，有些青少年患者在运动时表现为胸闷、咳嗽和呼吸困难，称为"运动性哮喘"，有些患者则仅表现为反复发作的顽固性咳嗽，称为"咳嗽变异性哮喘"。也有部分患者由于胸闷等症状长期就诊于心血管等专科。哮喘症状可自发或经治疗缓解，有时在一段时间内如数周或数月无症状；也可发生急性加重甚至威胁患者生命并给患者与社会带来严重负担。

体格检查可发现的典型体征是呼气延长，听诊时两肺满布哮鸣音，在呼气相更加明显，但当气道极度收缩加上黏液阻塞时，气流减弱，哮鸣音反而不明显，则称为"沉默肺"。哮喘重度急性发作患者用力呼吸，使用辅助呼吸肌参与呼吸，患者往往端坐呼吸，出现胸骨上窝、锁骨上窝和肋间隙的凹陷，称为"三凹征"。也可能出现口唇发绀、颈静脉怒张、胸腹反常运动等体征。一旦哮喘得到控制，患者一般无明显体征。

哮喘临床表现有一定特征，但我们在诊断哮喘时需要结合相应的辅助检查结果。包括实验室检查和特殊检查。

（二）哮喘的辅助检查

1. 实验室检查

（1）血常规检查评估血嗜酸性粒细胞计数。

（2）血清特异性过敏原检查，包括血清免疫球蛋白 E（IgE）测定，尤其是特异性 IgE，比如针对尘螨、霉菌或特殊食物的特异性 IgE。

（3）皮肤过敏原测试（皮肤点刺试验）。

（4）哮喘发作时要进行血气分析检查评估缺氧情况以及酸碱失衡。

2. 特殊检查　首先需要进行胸部 X 线检查评估有无肺部实质性病变，如肺部炎症等情况，并要排除气道狭窄等原因导致的呼吸困难及肺部啰音。进行呼出气一氧化氮检查评估存在嗜酸细胞性气道炎症的可能性。但确诊哮喘最终需要进行肺功能检查。对病情的评估也需要定期进行呼吸功能检查，包括呼气峰流速检查和肺功能的检查。

通气功能检查：在哮喘发作时呈阻塞性通气功能障碍表现。表现为 FEV1、FEV1/FVC 比值以及 PEF 的下降。

支气管舒张试验：用于评估气流阻塞的可逆性。2014 年 GINA 建议通过以下 3 种评估方法之一达到 FEV1 自基线提高 >12% 和 >200ml。评价舒张试验阳性。

（1）BD（支气管扩张剂）可逆性试验阳性：在 200~400μg 沙丁胺醇或相当量支气管扩张剂吸入 10~15 分钟后达到上述指标，如果增加 >15%，>400ml 更可确诊。儿童：FEV1 提高 >12%。

（2）4 周口服糖皮质激素抗炎治疗后肺功能显著提高，达到上述指标并排除了呼吸道感染。

（3）每次随访间肺功能明显变化，达到上述指标并排除了呼吸道感染。儿童：随访间 FEV1 变化 >12% 或 PEF >15%，可能包括呼吸道感染。

支气管激发试验：用于评估气道高反应性。通过吸入组胺、醋甲胆碱、甘露醇或高渗生理盐水等激发剂，诱导气道痉挛，使通气功能下降，气道阻力增加。适用于通气功能在正常预计值 70% 以上患者。如 FEV1 下降在 20% 以上者，则判断为激发试验阳性。

（三）哮喘的诊断标准

1. 反复发作的喘息、气急、胸闷和咳嗽，多在接触变应原、冷空气或特殊环境后或者剧烈运动后出现。

2. 发作时在双肺闻及散在或弥漫性，以呼气相为主的哮鸣音，呼气相延长。

3. 上述症状和体征可自行缓解或通过治疗缓解。

4. 症状不典型者，以下三项肺功能结果至少一项阳性：

（1）支气管激发试验或运动试验阳性。

（2）支气管舒张试验阳性。

（3）呼气峰流速（PEF）日间变异率达 20% 以上。

5. 除外其他原因所致的喘息、气急、胸闷或咳嗽。

符合 1~4 条或者 4、5 条者即可确诊哮喘。

（四）哮喘的鉴别诊断

1. 上气道梗阻　往往由于咽喉部肿瘤或者喉头水肿等原因造成，可以出现高度类似严重哮喘样表现。但听诊可以发现患者喉部的局限喘鸣音。肺功能的流速-容量环显示吸气相和呼气相同时存在气流受限，通过内镜检查可以发现狭窄的上气道。

2. 支气管异物　肺部听诊可发现局部固定性哮鸣音，胸部 X 线检查和支气管镜检查可以发现存在的异物。

3. 左心衰竭引起的喘息样呼吸困难　急性左心衰发作时出现类似哮喘发作的哮鸣音，但肺底部湿啰音和胸部影像学检查时发现心脏增大，肺淤血等影像学表现可以和哮喘相鉴别。

4. 慢性阻塞性肺病（COPD）　COPD 患者的气流阻塞表现为症状持续发展，不能完全缓解，对支气管扩张剂表现为不可逆或部分可逆。但大约 10% 的 COPD 与哮喘合并存在。

5. 其他哮喘还需要和嗜酸细胞肺浸润、系统性血管炎中 Churg-Strauss 综合征和结节性多动脉炎等表现为喘息症状的疾病相鉴别。

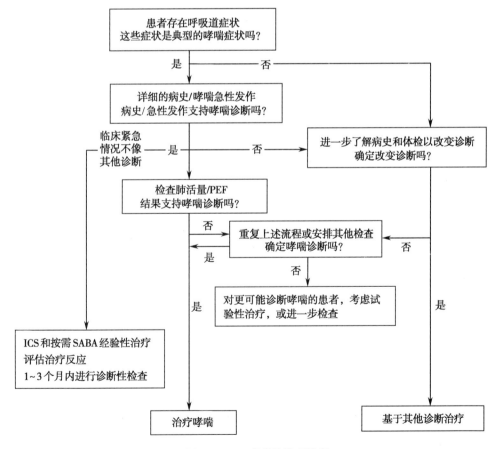

图 11-2-1　哮喘的诊断流程

二、支气管哮喘的分期和病情分级

1. 根据临床表现支气管哮喘可分为急性加重期、慢性持续期和临床缓解期。临床缓解期是指哮喘急性加重后，无论是否经过治疗，症状好转和体征消失，肺功能恢复到急性发作之前水平，并维持四周以上。

2. 病情严重程度分级，主要用于治疗前和治疗开始初的严重程度判断，指导临床研究和治疗（表11-2-2）。

表 11-2-2　哮喘病情严重程度分级

分级症状夜间症状	EFV1 或 PEF
间歇状态（第 1 级）	＜每周 1 次≤每月 2 次≥80% 预计值，变异率＜20%
	短暂出现
轻度持续（第 2 级）	≥每周一次＞每月 2 次≥80% 预计值，变异率 20-30%
	＜一天一次
中度持续（第 3 级）	每天＞每周一次　60%～79% 预计值，变异率＞30%
	发作时影响日常活动
重度持续（第 4 级）	持续限制日常活动频繁＜60% 预计值，变异率＞30%

三、哮喘的预防和早期发现

（一）哮喘的发病原因

1. 遗传因素　哮喘是一种复杂的，具有多基因遗传倾向的疾病，其发病具有家族聚集现象。近年来，点阵单核苷酸多态性基因分型技术（也称全基因组关联研究，GWAS）鉴定了多个哮喘易感基因位点。

2. 环境因素　哮喘发生的环境因素包括变应原因素和非变应原因素。变应原因素包括室内变应原，如尘螨、家养宠物皮屑和毛发、蟑螂；室外变应原，如花粉、草粉；食物，如鱼、虾、蛋类、牛奶等；药物，如阿司匹林、抗生素等；有时机体内的寄生虫感染可成为哮喘发作的变应原。非变应原因素包括大气污染、吸烟、运动以及肥胖等。

（二）哮喘的预防

1. 加强环境因素预防　我们主要可以通过对环境因素的控制来预防哮喘

（1）排除室内的异味，远离烟草烟雾：不论本人是否吸烟及被动吸烟，烟雾中有大量刺激性物质，刺激呼吸道，这都可以诱发哮喘；居家环境尽量不要使用空气清新剂等有异味气体。

（2）清除室内环境中的过敏原：尽量避免饲养小动物，避免接触动物皮毛；清理环境，彻底杀灭蟑螂等害虫；扫除房间中的尘螨，每周用热水洗涤床单和毛毯，在太阳下晾晒；避免使用地毯；使用塑料、皮革或简单的木质家具。

（3）避免室外过敏因素：有花粉、柳絮等过敏的人群，在冬春季节转变时，应注意避免在花粉、柳絮播散的季节到公园中去游玩，外出时可以戴口罩做适当的防护。注意防止呼吸道感染；远离花粉，动物皮毛等可能的变应原。

2. 积极治疗　原有的过敏性疾病有过敏性鼻炎的患者，积极治疗防止疾病向下呼吸道进一步发展；如果对尘螨等明确的变应原过敏，可以试行脱敏治疗。

3. 中医中药预防 因为祖国医学博大精深，在治疗和防治哮喘方面积累了丰富的经验，应用夏日养阳的理论，创立了冬病夏治，用于预防哮喘的发作，有效率达87%以上。利用人体穴位与脏器相连的理论，应用穴位注射与拔罐疗法，治疗与预防哮喘的发作，患者无痛苦，哮喘却能得到长期控制。

（三）哮喘的早期发现

1. 哮喘患者典型的表现是出现发作性呼吸困难或发作性胸闷和咳嗽，伴有哮鸣音或喉头出现"呼呼声"。

2. 发现反复咳嗽咳痰，喘息、不明原因的胸闷，尤其在夜间及凌晨症状明显者。

3. 有些患者，哮喘症状表现为在剧烈运动时出现难以解释的胸闷、咳嗽和呼吸困难。

4. 儿童患者在平常活动后出现耸肩样呼吸，或者生长受限（尤其在婴儿期有湿疹的儿童）时，要警惕潜在哮喘的可能。

一旦怀疑哮喘存在，患者需要积极到二级以上医院呼吸内科就诊明确原因。

四、哮喘自我管理

（一）哮喘自我管理的原则

一旦确诊哮喘，患者需要和医生建立良好的合作关系。在自我管理上主要有以下方面：

1. 接受 哮喘是一种可控制的慢性疾病，树立控制疾病的信心；坚持长期、正规的治疗，完全可以有效地控制支气管哮喘的发作，并能正常地生活和工作；避免对疾病过于紧张和忧虑，培养良好的情绪和战胜疾病的信心是哮喘治疗中的重要内容。

2. 尽量明确自身哮喘发作的诱发物质（如过敏食物、化妆品等）或者环境因素（职业接触、花粉、烟尘、刺激性气体等）并尽量避免；戒烟（包括避免二手烟），特别要重视孕妇的戒烟；必要时需要获得专业的戒烟指导；在寒冷季节戴围巾或口罩避免冷空气刺激。

3. 保持室内空气新鲜、定时通风，但要防止受凉、上呼吸道感染。

4. 生活规律，起居有度，保持充足的睡眠，避免劳累；适当参加体育锻炼：如慢跑、打太极拳，但要避免剧烈运动。

5. 熟悉掌握处方的吸入药物装置的使用方法；识别哮喘发作的早起征象和各期表现以及应对措施；需要克服对糖皮质激素尤其是吸入糖皮质激素使用的恐惧，但需要了解吸入糖皮质激素哮喘良好控制的基础，β_2受体激动剂是缓解治疗的基础。在吸入药物后，还要掌握正确的漱口方式，尽量减少药物的全身副反应。身边需要备用爱喘乐、喘乐宁等支扩剂，有备哮喘急性发作时急救使用。

6. 明确哮喘管理的目标，自我评估哮喘控制的现状并制定改善目标，自我监测，利用哮喘日记、哮喘控制测试（Asthma Control Test，ACT）（见表11-2-4）和使用呼气峰流速仪（图11-2-2）监测等实现自我评估哮喘控制，定期复查肺功能评估气道高反应性和FeNO等气道炎症因子。定期呼吸内科专科门诊或者哮喘专科门诊就诊。在原有的治疗下如咳嗽咳痰喘息等症状出现反复，或出现发热等情况要及时就诊。患者一旦出现胸闷骤然加重或胸痛需要警惕重症哮喘或气胸发生的可能，需要急诊就诊。

7. 合理饮食 饮食宜清淡、易消化及富有营养，避免进食生、冷、辛辣、油腻食物及烟、酒等，对明确过敏的食物禁止食用。

（二）特殊类型哮喘的自我管理

1. 阿司匹林哮喘 1%的哮喘病人会在使用阿司匹林或解热镇痛药或非甾体类抗炎药后 2 小时内诱发剧烈的哮喘发作。当阿司匹林哮喘病人伴有鼻息肉或鼻窦炎时称为阿司匹林哮喘三联征。在日常生活中需要避免阿司匹林及非选择性 COX 抑制剂，但抗炎治疗需要时 COX-2 抑制剂可以谨慎使用，还需要避免使用含柠檬黄色素的事物（尤其是饮料）。吸入激素治疗疗效肯定，白三烯受体阻滞剂有效但不优于 ICSs。并可以考虑在专业医疗机构进行阿司匹林脱敏治疗。

表 11-2-3 哮喘治疗的目标

最轻（无）慢性症状，包括夜间症状
最少（无）急性加重
无急诊就诊
最少或不使用 β_2-激动剂等缓解药物
无活动受限，包括运动
肺功能达到或接近正常

表 11-2-4 哮喘控制测试（ACT 评分表）

以下测试可以帮助哮喘患者（12 岁及以上）评估哮喘控制程度。请尽可能如实回答，这将有助于您与您的医生讨论您的哮喘。

共有五个问题，请选择每个问题的得分。最后把每一题的分数相加得出您的总分。

1. 在过去 4 周内，在工作、学习或家中，有多少时候哮喘妨碍您进行日常活动？

所有时间①，大多数时候②，有些时候③，很少时候④，没有⑤

2. 在过去 4 周内，您有多少次呼吸困难？

每天不止 1 次①，一天 1 次②，每周 3 至 6 次③，每周 1 至 2 次④，完全没有⑤

3. 在过去 4 周内，因为哮喘症状（喘息、咳嗽、呼吸困难、胸闷或疼痛），您有多少次在夜间醒来或早上比平时早醒？

每周 4 晚或更多①，每周 2 至 3 晚②，每周 1 次③，1 至 2 次④，没有⑤

4. 在过去 4 周内，您有多少次使用急救药物治疗（如沙丁胺醇)？

每天 3 次以上①，每天 1 至 2 次②，每周 2 至 3 次③，每周 1 次或更少④，没有⑤

5. 您如何评估过去 4 周内您的哮喘控制情况？

没有控制①，控制很差②，有所控制③，控制很好④，完全控制⑤

总分：

得分：25 分——祝贺您！在过去 4 周内，您的哮喘已得到完全控制。您没有哮喘症状，您的生活也不受哮喘所限制。如果有变化，请联系您的医生。

得分：20~24 分——接近目标在过去 4 周内，您的哮喘已得到良好控制，但还没有完全控制。您的医生也许可以帮助您得到完全控制。

得分：低于 20 分——未达到目标在过去 4 周内，您的哮喘可能没有得到控制。您的医生可以帮您制订一个哮喘管理计划，帮助您改善哮喘控制。

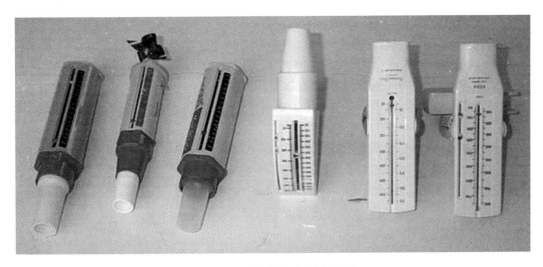

图 11-2-2　几种常用的呼气峰流速仪

2. 妊娠期哮喘　在妊娠期有三分之一的哮喘患者会面临病情加重。这一人群的哮喘控制尤为重要，如控制不当对胎儿成长带来风险。在妊娠期哮喘，孕妇往往顾虑药物对胎儿的致畸风险而依从性较差。目前证明妊娠期应用安全性良好的药物主要有：短效 β_2 受体激动剂、ICSs 和茶碱；而 LABA，白三烯受体拮抗剂和抗 IgE 抗体则缺乏相应安全性资料。在需要全身糖皮质激素的情况下，强的松因为在胎儿体内无法代谢为强的松龙而安全性更高。哺乳期应用哮喘治疗药物没有特殊禁忌。

3 老年哮喘　哮喘一般多在儿童及青少年期发病，但老年期发病同样存在。老年期哮喘的治疗方法与一般哮喘相同，但药物的副作用需要警惕，包括 β_2 受体激动剂导致的肌肉颤动，ICSs 的吸入治疗也产生较多的全身副反应。老年人有更多的心血管及呼吸系统疾病合并症的存在，药物的相互作用也比较突出，比如 β_2 受体阻滞剂、COX 抑制剂的使用问题，以及多种药物可能影响茶碱的代谢。另外可能和 COPD 合并存在（ACOS），口服糖皮质激素的治疗可能更加普遍。

五、哮喘的治疗

哮喘是一种可以预防和治疗的疾病。虽然没有根治的方法，但 80% 的患者通过安全有效的内科药物治疗达到良好或完全控制，2014 年全球哮喘防治创议（GINA）明确了哮喘的治疗目标是控制症状，达到正常活动和减少未来发作、固定性气流受限及副作用（见表 11-2-2），然而根据初步调查，我国接受规范化治疗的哮喘患者比例不及 5%，达到 GINA 要求的哮喘控制的患者比例更低哮喘治疗重点依靠药物治疗，但一些非药物的治疗方法也非常重要，如吸烟患者的戒烟，对过敏性哮喘，脱离变应原是治疗获得成功的前提。

1. 确定并减少危险因素接触　部分患者能找到引起哮喘发作的变应原或其他非特异性刺激因素，通过让患者脱离环境，长期避免这些诱发的危险因素是防治哮喘做有效的办法。

2. 药物治疗　哮喘的药物治疗分为控制性药物和缓解性药物。前者需要长期使用，主要用于控制气道慢性炎症，称为抗炎药；缓解性药物一般按需使用，通过迅速缓解支气管痉挛从而缓解哮喘症状。

（1）抗炎治疗在哮喘的药物治疗中抗炎治疗是核心，抗炎药物通过抑制气道的潜在炎症从而控制疾病，主要是糖皮质激素和白三烯阻滞剂。

（2）支气管扩张剂支气管扩张剂可以迅速舒张气道平滑肌，扩张气道，从而迅速缓解患者的临床症状，但支气管扩张剂对于气道炎症的进程没有明显抑制作用。常用的支气管扩张剂包括 β₂ 受体激动剂、胆碱能受体阻滞剂和茶碱类。

（3）免疫治疗

1）变应原抗原特异性免疫治疗（SIT）SIT 通过皮下或吸入给予常见的吸入变应原提取液（如尘螨、猫毛、豚草等），可减轻哮喘的症状和降低气道高反应性。SIT 治疗的适应证：①包括 ICSs 等药物治疗和变应原避免不足以控制症状；②药物治疗出现不良反应或不希望接受长期药物治疗；③长期用药或进行环境控制带来沉重经济负担；④同时有变应性鼻炎和哮喘的患者。

2）抗 IgE 治疗，IgE 单克隆抗体有阻断游离 IgE 和 IgE 效应细胞（肥大细胞和嗜碱性粒细胞）表面受体结合的作用，但不会诱导效应细胞的脱颗粒反应。可用于血清 IgE 水平高的哮喘患者。

哮喘的治疗还有服用色甘酸钠、抗组胺药、生物制剂等药物治疗等，治疗方案需要基于病情的评估和前期治疗反应的个体化治疗（图 11-2-3）。

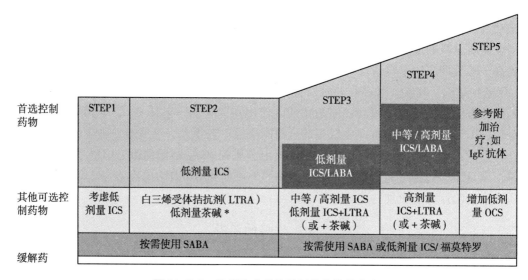

图 11-2-3　阶梯治疗首选控制药物推荐方案

4. 哮喘的非药物治疗　支气管热成形术近年来针对哮喘患者气道平滑肌增生的特点，通过气管镜下一个特殊导管电极控制作用于气道壁的射频电能，使气道壁加热至特定温度，减少气道平滑肌的数量，从而对难治性哮喘起到较好的治疗效果，减少口服糖皮质激素及吸入糖皮质激素的应用。

第三节　支气管肺癌的个性化管理

原发性支气管肺癌（primary bronchogenic carcinoma），简称肺癌（lung cancer），是起源于支气管黏膜或腺体的恶性肿瘤。目前肺癌在病理上分为小细胞肺癌和非小细胞肺癌。

非小细胞肺癌主要分为腺癌、鳞癌和大细胞癌，其中腺癌占85%左右。由于烟草消耗的居高不下，大气污染以及某些遗传基因的原因，肺癌的发病率居男性恶性肿瘤的第一位，在女性仅次于乳腺癌，居第二位。由于早期诊断的不足，美国和欧洲肺癌肺癌患者的五年生存率仅约16%。我国流行病学调查显示肺癌发病率逐年上升，居恶性肿瘤死亡原因首位，其防控形势十分严峻，早期诊断尤其重要。

一、肺癌的诊断

肺癌的诊断和治疗需要结合患者的临床症状，胸部影像学表现，及组织病理和分子病理学的检测结果，指导临床综合治疗。

（一）肺癌的临床表现

肺癌的临床表现与肿瘤所在的部位，大小，类型及有无并发症相关，主要包括原发肿瘤引起的症状，胸内肺外扩展的症状，胸外全身转移症状及副癌综合征。

1. 原发肿瘤引起的症状和体征　包括咳嗽、咳痰、咯血；咳嗽多为慢性迁延的刺激性咳嗽，咯血可以为痰中带血到整口鲜血痰；有的病人表现明显的呼吸困难和喘鸣，肿瘤组织坏死或继发感染可引起发热，患者可有体重下降的消耗症状。体检可能发现肺部局限性哮鸣音，发生胸腔积液时一侧呼吸音明显减低。

2. 胸内外扩展引起的症状　肿瘤向纵膈侵犯累及喉返神经可引起声音嘶哑；当上腔静脉被转移的淋巴结压迫或原发肿瘤侵犯则出现上肢和颜面部水肿；肺尖部肿瘤可能引起颈部交感神经干压迫而产生病侧眼睑下垂，眼球内陷，瞳孔缩小，同侧面部无汗的症状，称为Horner综合征。病变累及胸膜或胸壁时可引起胸痛并可能出现反应性或转移性胸腔积液；侵犯或压迫食道可出现吞咽困难。

3. 肺外转移引起的症状　肺部肿瘤常见的转移部位为肝脏、肾上腺、骨和脑，转移病灶可能表现为首发症状。淋巴结转移可在患者颈部或锁骨上触及质硬、活动度差的肿块；骨转移可引起骨痛和病理性骨折；脑转移则引起头痛，恶心、呕吐、甚至癫痫发作。

4. 副癌综合征　并非由于肿瘤转移的肺外表现，常见的有杵状指、肥大性骨关节病；抗利尿激素异常分泌导致的低钠血症等电解质紊乱；类癌综合征等，常见的副癌综合征表现。

（二）肺癌的辅助检查

1. 影像学检查　影像学检查能够早期发现肿瘤，在肿瘤的准确定位和分期中最为重要，胸部CT可发现各种肺部结节或肿块（图11-3-1）腹部CT、颈部淋巴结B超，骨骼ECT检查等用于排除远处转移病灶，头颅MRI检查用于发现颅内转移性病灶。近年来，正电子发射计算机体层显像（PET-CT）用于发现FDG摄取增高的肿瘤细胞，协助肺部病灶及淋巴结转移的定性诊断，评估肿瘤有无远处转移。

2. 脱落细胞学检查　肿瘤的最终确诊依赖于病理细胞学和组织学检查。少数肺癌可由气管深处咳出的痰标本检查找到肿瘤细胞，阳性率较低，需要送检新鲜标本，并送检6次以上。

3. 支气管镜检查　可直接窥视支气管狭窄或管腔内的新生物的阻塞，进行活检或纤维支气管镜检查、支气管内超声（EBUS）检查、经皮肺穿刺活检、电磁导航支气管镜（ENB）检查、纵隔镜检查和开胸肺活检。

4. 病理诊断　包括常规染色、免疫组化检查明确基本组织类型以及通过基因测序及 RT-PCR 等方法明确特定的分子病理学指导治疗。

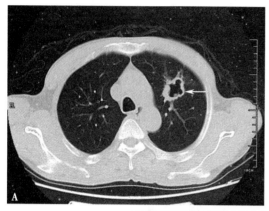
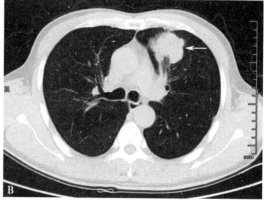
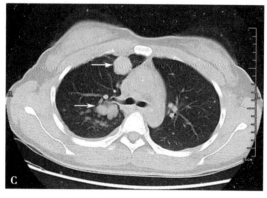

图 11-3-1　轴位胸部 CT 显示肺部占位

A. 显示左上叶前段空洞性病变，病变外周形态不规则，空洞内壁不光整，显示有壁结节，病理证实为鳞状细胞癌；B. 显示左上叶前段肿块，呈分叶状，病理证实为腺癌；C. 右肺多发结节伴胸膜增厚，病理证实为腺癌

（三）肺癌的分期

肺癌分期是用于估计解剖范围、指导治疗和判断预后最准确的方法。目前非小细胞肺癌 NSCLC 临床应用的是根据原发肿瘤（Primary tumor，T）、区域淋巴结转移（Regional lymph nodes，N）和远处转移（distant metastasis，M）来定义分期，目前采用国际肺癌研究协会（IASLC）2009 年第七版标准（表 11-3-1），再根据相应的 TNM 分期，将 NSCLC 分为 0～Ⅳ期。小细胞肺癌则分为局限期和广泛期。

二、肺癌的预防和早期发现

（一）肺癌的预防

肺癌的发生机制尚不清楚，但通常认为是各种致癌物诱导细胞的基因损伤的多步骤过程，因而首先需要避免或减少各种环境致癌因素。

1. 戒烟　目前发现吸烟是肺癌最重要的致病因素，包括主动吸烟和环境烟草暴露（被动吸烟）。香烟烟雾中含有 4000 多种化学成分，与肺癌关系密切的主要有多环芳烃类化合物、苯、砷、焦油、烟碱（尼古丁）等。研究表明，吸烟者肺癌的发生率是不吸烟者的 10.8 倍；肺癌的死亡率，不吸烟者为 12.8/10 万，每日吸烟 10 支者为 95.2/10 万，每日吸烟 20 支者为 235.4/10 万，比不吸烟者高 18.4 倍。开始吸烟的年龄越小，发生肺癌的风险越大。英国一项研究表明，戒烟后 15 年内肺癌的风险逐步下降，但至 15 年时仍为不吸烟者的 2 倍。因此，禁止和控制吸烟，减少吸烟者在人群中的比例，制定相关的法规控制吸烟，尤其是控制青少年吸烟，可以达到预防肺癌的目的（图 11-3-2）

表 11-3-1 肺癌 TNM 分期概念

原发肿瘤（T）

Tx	原发肿瘤大小无法测量；或痰、支气管冲洗液中找到癌细胞，但影像学检查和支气管镜检查未发现原发肿瘤
T0	没有原发肿瘤的证据
Tis	原位癌
T1a	原发肿瘤最大径 ≤2cm，局限于肺和脏层胸膜内，未累及主支气管；或局限于气管壁的肿瘤，不论大小，不论是否累及主支气管，一律分为 T1a
T1b	原发肿瘤最大径 >2cm，≤3cm
T2a	肿瘤有以下任何情况者：最大直径 >3cm，≤5cm；累及主支气管，但肿瘤距离隆突 ≥2cm；累及脏层胸膜；产生肺段或肺叶不张或阻塞性肺炎
T2b	肿瘤有以下任何情况者：最大直径 5cm，≤7cm
T3	任何大小肿瘤有以下情况之一者：原发肿瘤最大径 >7cm，累及胸壁或横膈或纵隔胸膜，或支气管（距隆突 <2cm，但未及隆突），或心包；产生全肺不张或阻塞性肺炎；原发肿瘤同一肺叶出现卫星结节
T4	任何大小的肿瘤，侵及以下之一者：心脏，大气管，食管，气管，纵隔，隆突，或椎体；原发肿瘤同侧不同肺叶出现卫星结节

区域淋巴结（N）

Nx	淋巴结转移情况无法判断。
N0	无区域淋巴结转移。
N1	同侧支气管或肺门淋巴结转移。
N2	同侧纵隔和/隆突下淋巴结转移。
N3	对侧纵隔和/或对侧肺门，和/或同侧或对侧前斜角肌或锁骨上区淋巴结转移。

远处转移（M）

Mx	无法评价有无远处转移。
M0	无远处转移。
M1a	胸膜播散（恶性胸腔积液、心包积液或胸膜结节）M1b 原发肿瘤对侧肺叶出现卫星结节；有远处转移（肺/胸膜外）

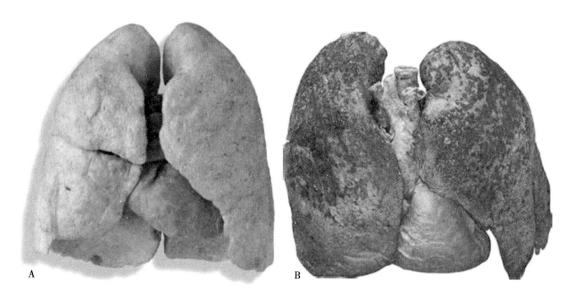

图 11-3-2

A. 正常不吸烟者的肺；B. 吸烟者的肺

2. 做好职业防护　肺癌的发生与某些职业因素有关，目前明确的可致人类肺癌的因素包括石棉、砷、铬、煤焦油、联苯胺等，放射性物质衰变的氡是已知的第二大肺癌高危因素。职业防护对开采放射性矿石的矿区，应采取有效的防护措施，尽量减少工作人员受辐射的量。对暴露于致癌化合物的工人，必须采取各种切实有效的劳动防护措施，避免或减少与致癌因子的接触。

3. 避免接触污染空气　在人群吸烟比例变化不大的情况下，40 年来肺癌的发生率逐年升高，且城市肺癌的发生率远高于乡村，空气污染的加剧是重要原因。重工业污染的城市的大气中，存在着 3，4-苯并芘、氧化亚砷、镍铬化合物等多种致癌物质，污染严重的大城市居民每日呼吸空气中含有的苯并芘含量可超过 20 支纸烟的含量。近年来。空气中 PM2.5 含量被证明和心肺疾病尤其是肺癌显著相关，PM2.5 的来源除了除了燃煤、汽柴油的燃烧外，生物燃料的燃烧，以及厨房烟气都与之相关。预防肺癌发生，我们需要在雾霾天气减少外出，外出时积极做好戴口罩等防护，还需要防止家庭炒菜油温过高，保持油烟机通风良好，以及烧烤油烟的接触。室内装修时尽量减少大理石等装修材料的使用，以减少放射性元素氡的接触风险。

4. 合理饮食，预防肿瘤。据估计，20% ~50% 的癌症与饮食密切相关。尤其是食用脂肪、酒和过量的热量，而少食用水果、蔬菜。有些食物中的一些成分能诱发、促进癌症的发生，长期食用增加患癌的危险性。另一方面有些食物成分中含有抑癌物，可减少患癌的危险性。因此，合理的饮食和平衡的营养对于维护健康减少肿瘤的发生至关重要。多吃新鲜的蔬菜、水果中含类胡萝卜素等能够降低患肺癌的风险，此外有研究证实，多吃各种绿叶蔬菜和番茄（西红柿）对预防肺癌有明显保护作用。十字花科蔬菜（如油菜、菜花菜、卷心菜、大白菜、甘蓝、花椰菜等）中的异硫氰酸盐对肺癌的防护作用非常突出。多进食豆类，大豆、鹰嘴豆、芸豆、菜豆以及其他许多组成这个蔬菜家族的植物蔬菜。这些蔬菜含有丰富的抗癌蛋白酶抑制剂——肌醇六磷酸、停止肿瘤生长的染料木黄酮（抗血管生成）。豆类蔬菜具有可溶性纤维的清洁活性。多进食全粒谷物：燕麦、大米、荞麦、大麦、玉米、黑麦和美国标准麦等都含有帮助阻止癌症恶化的营养成分，如能在肠道内分解成丁酸的纤维，而丁酸是强大的抗癌因子。多进食食用菌类，食用菌具有抗癌，重建免疫系统的作用。香菇，灵芝、灰树花及姬松茸都有抗癌作用。蘑菇内含有多糖，尤其是香菇多糖，还含有一种被称为β葡聚糖的多糖。这些物质能刺激免疫系统，抑制肿瘤细胞增殖。绿茶中的茶多酚也有预防肺癌的作用，每天至少饮用一杯绿茶可以在一定程度上预防肺癌，尽量减少煎炸、烧烤食品的摄入。同时，有研究发现，每天多吃50g加工肉制品，癌症的发病风险增加11%，因此，为预防肿瘤发生，应该尽量减少加工肉制品的摄入，不吃或少吃腌制食物。同时，人体2/3也是水，水是生命的媒介。人体内的水能清洁并稀释体内杂质，稳定酸/基质平衡，使营养健康地流入细胞，而将毒素通过"细胞膜运动"带出细胞外。我们生活中需要摄入洁净的饮用水。

5. 适当锻炼，保持合理体重：多项观察性的研究均发现，体育锻炼能减少多种肿瘤的发病风险。一项针对美国和欧洲人群的前瞻性队列研究发现，相对于缺乏锻炼的人，锻炼达到最低运动推荐水平（每周代谢当量（MET）为7.5~15）的人群癌症死亡风险降低了20%。建议每天锻炼至少30分钟。我们应该提倡采用多种手段保持正常体重，因为BMI本身就是癌症发生的危险因素。体脂过多会引发胰岛素抵抗，胰岛素和胰岛生长因子水平增高则会促进癌症的发生。此外脂肪还可以分泌促进炎症发生的细胞因子，参与肿瘤发生。

（二）肺癌的早期发现

大部分肺癌患者在出现严重临床症状时就诊，在诊断时已经丧失手术机会，在美国等发达国家，肺癌的五年生存率也仅为15%，因此肺癌的早期诊断尤为重要。

（1）低剂量螺旋CT（LDCT）筛查：普通体检一般进行胸片检查，对肺部微小病灶的早期发现价值有限。过去20多年间，美国采用X线胸片及痰细胞学检查并未减少肺癌的死亡率。通过胸部CT对有危险因素的无症状人群进行筛查，检出早期肺癌病人，进行临床干预，可以阻止、延缓疾病进展，可以达到降低肺癌死亡率的目的。但常规CT放射剂量较高，是医源性辐射的主要来源。低剂量螺旋CT的放射剂量仅为常规CT的十分之一，能发现小于1cm的肺部病灶，判断病变性质，且不依赖操作者的经验。目前，大规模临床试验证明LDCT体检可以使55~74岁重度吸烟的人群中的肺癌死亡率下降20%。因此，推荐在有吸烟史、家族有任何肿瘤史、45岁以上等高危人群，只要经济条件允许，最好每年做1次LDCT检查。

（2）出现可疑症状及时就诊：肺癌的早期症状往往缺乏特异性，咳嗽、咳痰等症状一般不能引起患者重视。因此当出现以下情况时，应及时到医院进一步检查：

1）顽固性咳嗽是肺癌最常见的症状，尤其是刺激性咳嗽或者原有慢性咳嗽的性状出现改变者。

2）咯血，无论是整口鲜血还是痰中带有少量血丝，都有可能是肿瘤表层血管破裂所致。

3）胸闷、胸痛。

4）声音嘶哑。

5）不明原因的发热或者体重下降。还有不明原因的腰背痛或者骨关节肥大都可能是肺癌的初发症状。

三、肺癌患者的自我管理

（一）围手术期患者的自我管理

手术切除是目前治愈肺癌的唯一方法，但外科手术存在一定的风险，术后存在并发症风险，因此围手术期自我管理非常关键。

1. 患者术前需要保持良好的情绪　过度紧张会影响患者的休息及饮食，对治疗不利，必要时在医护人员指导下服用镇静剂。

2. 合理饮食　术前宜进食低脂肪、高蛋白质、高维生素和矿物质优质蛋白质的鱼肉、鸡肉、鸡蛋、牛奶、豆制品及富含维生素和矿物质的新鲜水果蔬菜，术前 2~3 天给予少渣半流质饮食；术前 1 天流质饮食；或术前 5 天给予要素膳。

3. 严格戒烟吸　烟患者需要在术前严格戒烟 2 周，以免术后气道分泌物过多影响呼吸。

4. 术前进行系统呼吸功能训练

（1）处于放松舒适体位，半卧位，膝关节屈曲。

（2）做 3~5 个深呼吸，一手放在胸部，用鼻深吸气使胸部扩张，屏气 1~2 秒后用嘴慢呼气；做 3~5 个腹式呼吸，一手放在腹部，用鼻深吸气使腹部鼓起，屏气 1~2 秒后用嘴慢呼气。

（3）做 3~5 个呵气动作。

（4）再做 3~5 个腹式呼吸。

（5）做 1~2 次咳嗽，用鼻深吸气，屏气，关闭声门，腹部收缩用力，开放声门咳嗽。防止术后出现肺不张。咳嗽时陪护用手自下而上、自外向内叩击健侧背部，患者轻咳几声，使痰液松动后，再深吸一口气用力将痰咳出。患者咳嗽时陪护应双手张开、手指并拢固定胸部伤口，以减轻胸廓震动引起的疼痛。正确的咳嗽排痰可保持呼吸道通畅，促进肺膨胀，预防肺部感染。

5. 增加活动，提高手术耐受力。术前通过登楼梯、慢跑等增加运动耐力；术后在医生护士指导下早期活动，防止深静脉血栓及促进胃肠功能早日恢复。

6. 按医嘱复查出院时保留手术记录及病理资料等所有的住院资料便于术后治疗，严格按照医嘱随访复查。

（二）化疗患者的自我管理

1. 克服对化疗的恐惧，树立信心。化疗是大部分肺癌患者重要的治疗手段。在化疗前，患者需要消除对化疗的恐惧，增强战胜疾病的信心，充分获得医务人员和家属的支持。充分了解化疗药物的相关副反应并尽早应对，比如针对脱发明显的化疗方案，可提前剪短头发并准备好合适的假发。

2. 合理饮食　在化疗期间保证充分睡眠并适当增加饮水量；如白开水味道难以下咽，可在水中加入少量柠檬增加口感；多选择进食各种蔬菜、水果、豆类等植物性膳食，避免进食油炸及高脂食物，主食选用粗粮，富含硒的食品明显减轻化疗所致胃肠反应；化疗期间少食多餐，不仅有利于营养物质吸收，也可以减少恶心呕吐的症状；化疗期间如恶心呕吐频繁，尽量在化疗前 1 小时不要进食，使用姜糖或薄荷糖等有助于减轻恶心，进食温凉食物比热食较少引起恶心反应；化疗期间如有便秘，建议多进食纤维素丰富的食物，养成定时排便的习惯，多散步以增加胃肠蠕动，必要时用开塞露、福松粉、番泻叶等对症治疗。如果在治疗期间出现腹泻，则要特别重视，要少吃或不吃油腻食物，同时要少喝咖啡、含糖饮料，避免吃色拉等生食，要多喝点粥，可多进食土豆、南瓜等蔬菜，尤其要注意补充电解质和水分，注意尿色及尿量，如尿色偏深，尿量减少，要警惕脱水。不要等到口渴才喝水。

3. **严格按医嘱复查**　化疗后患者需要严格按医嘱复查血常规，血肝肾功能等评估化疗副反应，不要因为自己没有什么不舒服而不去检查。检查后如有白细胞降低，需要避免到人群密集的地方活动，避免交叉感染，特别要注意有无发热；如有血小板降低则需要注意有无出血现象，饮食中增加富含蛋白质及提高免疫力的食物，比如甲鱼、鲫鱼、鸡蛋、牛奶、大豆以及香菇、木耳、灵芝等菌类食物可以提高造血能力，升高白细胞；红枣可以促进升高血红蛋白，及时到医院复诊，必要时注射集落刺激因子。按期到医院复查随访，保证治疗计划完成。

（三）靶向治疗患者的自我管理

随着肺癌尤其是非小细胞肺癌敏感突变基因的发现，针对相应突变基因靶向治疗药物在临床上广泛应用，为非小细胞肺癌尤其是腺癌患者带来了巨大的生存获益和生活质量的改善。靶向药物服用方便，全身副反应相对化疗明显较轻。但由于个体差异，患者在服药期间也会出现不同的不良反应，在服药期间需要应对的不良反应如下：

1. **皮疹、皮肤瘙痒**　避免使用导致皮肤干燥的物品；沐浴后或者睡前涂抹润肤露；日常穿着宽松的衣物；避免直接日晒，使用防晒指数 SPF > 15 的广谱防晒用品；伴瘙痒症状的患者可口服或局部应用抗组胺药（如氯苯那敏、氯雷他定加维生素 C）；有疼痛的患者可口服布洛芬；如出现 3 级以上的皮肤不良反应，应暂停治疗。

2. **手足综合征**　患者可能出现手足皮肤脱屑，疼痛的情况。需要尽量避免手足摩擦，不要进行激烈运动和体力劳动，减少手足接触热水的次数及接触高温物品，避免日光下曝晒，避免进食辛辣、刺激性食物，出现疼痛时可局部使用麻醉药物，必要时口服。

3. **腹泻**　靶向药物治疗导致的腹泻往往为轻中度，可以通过减少药物剂量可以降低严重程度和发生率；在饮食上选择易消化、脂肪含量低、高维生素、高热量的食物，少量多餐；注意腹部保暖、避免腹部按摩、压迫等机械性刺激；首次发生腹泻后服用易蒙停 4mg，每隔 4 小时服用 2mg，每日累及不超过 16mg（或思密达粉 3g，每日 3 次）；注意补充液体，一旦出现脱水症状及时就医。避免刺激性、过敏性、过冷、过热、产气多的食物。保持肛周皮肤清洁、干燥和舒适，保证床单位、内裤清洁和干燥，每次排便后用温水轻轻擦洗，软纸吸干，严重腹泻时为加强预防肛周感染，便后可用 1∶5000 高锰酸钾溶液坐浴，保持局部干燥涂芝麻油、BB 油、百多帮软膏或氧化锌软膏等。

四、肺癌的治疗原则

肺癌的组织学是制定治疗方案的关键。

1. NSCLC 早期的患者可以通过外科手术得到根治，但对化疗的反应较小细胞肺癌差。

（1）局限性病变：采用手术、根治性放疗、根治性综合治疗。

（2）肿瘤远处转移者：除了明确组织病理类型外，在治疗前尚需要明确肿瘤基因突变的情况，如有明确的基因突变靶点，如表皮生长因子受体（EGFR）、间变淋巴瘤激酶（ALK）基因、ROS-1 等敏感基因突变的存在，则建议患者接受以 EGFR-TKI、ALK-TKI 等靶向治疗为基础的综合治疗，如无敏感基因突变，则建议患者接受以静脉化疗为基础的综合治疗。

（3）转移灶的治疗：颅脑转移时考虑放疗；气管内肿瘤复发可行气管镜介入治疗；恶性胸腔积液则可行化学性胸膜固定术。

2. SCLC 对于小细胞肺癌，通常在发现时已经出现转移，仅外科手术难以根治，需要化疗及放疗综合治疗。

3. 生物反应调节剂（BRM）。

4. 中医药治疗 在肺癌的治疗中可与西药治疗起协同作用，减少患者对放疗、化疗的副反应，提高机体的抗病能力，可辅助巩固疗效，促进、恢复身体功能。

第四节 肺血管疾病的个性化管理

肺栓塞（pulmonary embolism，PE）是指以各种栓子阻塞肺动脉或其分支为发病原因的一组疾病或临床综合征的总称，包括肺血栓栓塞症（pulmonary thromboembolism，PTE）、脂肪栓塞综合征、羊水栓塞、空气栓塞等。其中肺血栓栓塞症（PTE）为最主要的类型，是来自静脉系统或右心的血栓阻塞肺动脉或其分支所引起的肺循环障碍以及呼吸功能不全为主要临床特征和病理生理特征的疾病。引起 PTE 的血栓主要来源是深静脉血栓（deep venous embolism，DVT）。肺栓塞在美国的死亡率仅次于恶性肿瘤和心肌梗死而排在第 3 位。肺栓塞在我国一直被认为是少见病，但从 20 世纪 90 年代后发现病例数呈逐渐上升趋势。

一、肺栓塞的诊断

肺栓塞的诊断需要结合临床表现，结合相应的实验室和特殊检查作出可能或确诊的判断。

（一）临床表现

1. 症状 肺栓塞的症状多样，但缺乏特异性，以下几项为常见的症状：

（1）最常见的是不明原因的呼吸困难和气促，尤其在活动后明显。

（2）胸痛，在88%的患者会出现胸痛，表现为胸膜性胸痛或心绞痛样胸痛。胸膜性胸痛程度较剧、部位明确与呼吸运动相关，多由远端栓子刺激胸膜引起；心绞痛样胸痛呈胸骨后胸痛，定位困难，可能与右心室缺血有关。

（3）晕厥，部分急性肺栓塞患者以突然意识丧失为首发症状。

（4）咯血患者可出现少量咯血，常见于肺外周部位的栓塞，但大咯血少见。

（5）患者出现烦躁不安、惊恐甚至濒死感。

（二）体格检查

可发现缺氧所致的呼吸急促，口唇发绀体征；由于右心负荷增加导致肺动脉瓣区第二心音亢进（P2 > A2），三尖瓣区收缩期杂音，严重者体循环血压下降；部分患者可发现深静脉血栓体征：如下肢色素沉着，肢体肿胀，双下肢周径不对称等。

（三）疑诊肺栓塞的检查

1. 血浆 D 二聚体 用 ELISA 方法检测 D 二聚体 >500μg/L，如呈动态上升则更有价值，但 D 二聚体在急性感染等情况下也可增高。

2. 动脉血气分析 可发现过度通气（低碳酸血症）或低氧血症。

3. 心电图 最常表现为窦性心动过速，右室导联缺血表现，右束支阻滞，典型心电图表现为$S_I Q_{III} T_{III}$征，即 I 导联出现 S 波加深，III 导联出现 Q/q 波和 T 波倒置（图 11-4-1）。

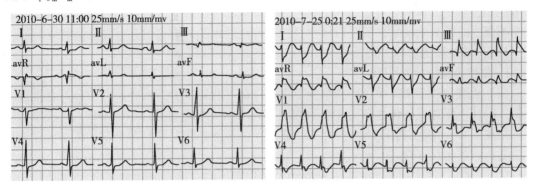

图 11-4-1 肺栓塞的典型心电图表现：$S_I Q_{III} T_{III}$征，即 I 导联出现 S 波加深，III 导联出现 Q/q 波和 T 波倒置

4. 胸部 X 线 表现无特异性，常见为心脏增大，胸腔积液，肺动脉增宽等表现。

5. 超声检查 超声心动图检查可以发现肺动脉高压和右室负荷过重的表现（右室增大、中至重度三尖瓣反流、右室压力增高和室间隔矛盾运动），有时可以通过超声检查可以直接显示位于右心、主动脉或肺动脉内血栓，超声心动图检查还有助于排除急性心肌梗死、心脏压塞、主动脉夹层等危重症；深静脉彩超可以发现深静脉血栓。

（四）确诊肺栓塞的检查

1. CT 肺动脉造影 是 PTE 的一线确诊手段，CTPA 能够准确发现肺动脉内充盈缺损（图 11-4-2），不仅能证实栓塞，而且还能观察到肺动脉内栓子的大小、具体部位、分布、与血管壁的关系，以及右心房、右心室内的血栓，评估肺组织的灌注状态，发现肺梗死病灶及胸腔积液等。

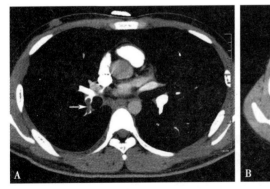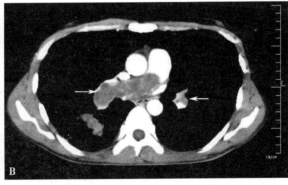

图 11-4-2 肺动脉 CT 造影提示肺栓塞

A. 右下肺动脉充盈缺损（白色箭头）；B. 右肺动脉主干完全充盈缺损，左肺动脉分支充盈缺损（白色箭头）

2. 放射性核素肺通气/灌注（V/Q）显像，典型征象表现为呈肺段分布的肺血流灌注缺损，并与通气显像不匹配，V/Q 显像对于远端肺栓塞的诊断价值更高，且可用于肾功能不全或者碘剂过敏患者。

3. 磁共振肺血管造影（MRPA）　优点是无创，无电离辐射损伤，造影剂过敏率极低。

4. 肺血管造影　肺动脉造影是诊断金标准，可用于非侵入性检查无法明确的肺栓塞。对溶栓和肝素和肝素治疗有禁忌的患者可通过肺血管造影进一步治疗，可同时进行血流动力学测量。对外科取栓术，导管取栓术及溶栓疗法效果的判定等均有重要价值。

（五）肺栓塞的临床分型

1. 急性肺血栓栓塞症

（1）高危（大面积）PTE：指血栓栓塞两个肺叶或以上者，或小于两个肺叶伴血压下降者，临床上以休克和低血压为主要表现，即体循环动脉收缩压 <90mmHg，或较基础值下降幅度 >40mmHg，持续 15 分钟以上。临床上需要除外新发的心律失常、低血容量或感染中毒所致的血压下降。

（2）中危（次大面积）PTE：血流动力学稳定，但存在右心功能不全和（或）心肌损伤。

（3）低危（非大面积）PTE：血流动力学稳定、无右心功能不全和（或）心肌损伤。

根据 2014 年欧洲心脏病协会（ESC）肺栓塞指南列举肺栓塞危险分层的重要指标（表 11-4-1）和急性肺栓塞危险分层（表 11-4-2）。

2. 慢性血栓栓塞性肺动脉高压（CTEPH）　CTEPH 常表现为呼吸困难、乏力、运动耐量下降。多可追溯到呈慢性、进行性发展的肺动脉高压的相关临床表现，后期出现心力衰竭；影像学检查证实肺动脉阻塞，经常呈多部位、较广泛的阻塞，可见肺动脉内贴血管壁、环绕或偏心分布、有钙化倾向的团块状物等慢性血栓栓塞；常可发现 DVT 的存在；右心导管检查示静息肺动脉平均压 >25mmHg；超声心动图检查右心室壁增厚，符合慢性肺源性心脏病的诊断标准。

表 11-4-1　肺栓塞（静脉血栓栓塞症）**的危险因素**（括号内为该人群中发生 VTE 的百分率）

原发性（遗传性）	继发性（获得性）	
抗凝血酶缺乏	创伤/骨折	血小板异常
先天性异常纤维蛋白原血症	髋部骨折（50～75）%	克罗恩病
血栓调节蛋白异常	脊髓损伤（50～100）%	充血性心力衰竭（>12%）
高同型半胱氨酸血症	外科手术后	急性心肌梗死（5～35）%
抗心磷脂抗体综合征	疝修补术（5%）	恶性肿瘤
纤溶酶原激活物抑制剂过量	腹部大手术（15～30）%	肿瘤静脉内化疗
凝血酶原 20210A 突变	冠脉搭桥术（3～9）%	肥胖
XII 因子缺乏	脑卒中（30～60）%	制动（手术/介入治疗后）
V 因子 Leiden 突变（APC-R）	肾病综合征	口服避孕药
纤溶蛋白原缺乏	慢性静脉功能不全	长途航空或乘车旅行
异常纤溶酶原血症	吸烟	血液黏度过高
蛋白 C 缺乏	妊娠/产褥期	高龄
蛋白 S 缺乏	中心静脉插管	

表 11-4-2 2014 年 ESC 急性肺栓塞指南危险分层的重要指标

急性肺栓塞分层的重要指标	
临床特征	休克
	低血压[a]
右心室功能不全	超声心动图示右心扩大
	运动减弱或压力负荷过重表现
	螺旋 CT 示右心扩大
	BNP 或 NT-proBNP 升高
	右心导管术示右心室压力增大
心肌损伤标志物	心脏肌钙蛋白 T 或 I 阳性

a：低血压定义：收缩压 <90mmHg 或血压降低 >40mmHg 达 15 分钟以上，除外新出现的心律失常、低血容量或败血症所致低血压。

（六）肺栓塞的规范诊断策略

1. 可疑高危肺栓塞的诊断流程 高危 PE 患者存在低血压或休克，随时有生命危险，需要尽快做出诊断，并与心源性休克、急性瓣膜功能障碍、心脏压塞和主动脉夹层进行鉴别，此时超声心动图是首要的检查方法。有条件者可进行经食道超声检查。对于 PE 患者，超声心动图常常可以显示肺动脉高压和右室负荷过重的间接征象，有时经超声可以直接显示位于右心、主动脉和左右肺动脉内的血栓。对于高度不稳定的患者，或不能进行其他检查，可根据超声结果做出 PE 的诊断（图 11-4-3）支持治疗后，待病情稳定后，再行胸部增强 CT 等进一步诊断。

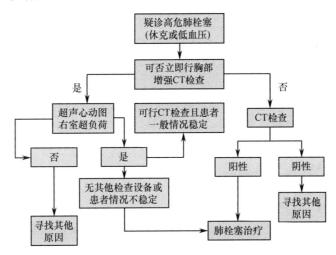

图 11-4-3 疑诊高危 PE 的诊断流程

2. 可疑非高危 PE 的诊断流程 肺动脉增强 CT 是确诊可疑 PE 的主要胸部影像学检查。核素通气/灌注扫描可以作为有效的补充检查手段。绝大多数可疑非高危 PE 并非真正的 PE，经过合理的 D-二聚体测定，结合临床的具体表现，可以排除大约 30% 的 PE；但临床 PE 可能性较高的患者，即使 D-二聚体正常也不能排除肺栓塞（图 11-4-4）。

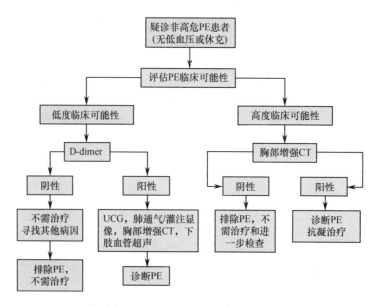

图 11-4-4　疑诊非高危 PE（无休克或低血压）患者的诊断流程

（七）肺栓塞的鉴别诊断

肺栓塞的临床表现缺乏特异性，容易和其他疾病相混淆。及时诊断和经治疗的急性肺栓塞患者比不治疗者病死率低 5～6 倍，因此，做好 PTE 鉴别诊断有重要意义。

1. 冠状动脉粥样硬化性心脏病　胸闷、胸痛是 PTE 患者常见的症状，部分 PTE 患者也可因血流动力学变化，出现冠状动脉供血不足，心肌缺氧，表现胸闷胸痛，心电图也可出现缺血表现，但冠心病有其自身的发病特点，冠脉造影可以发现冠脉阻塞的证据，心肌梗死时心电图和心肌酶谱会有相应特征性动态变化。但需要警惕 PTE 和冠心病有时会同时存在。

2. 肺炎　当 PTE 有咳嗽、咯血、呼吸困难、胸膜炎样胸痛，出现肺不张、肺部阴影，尤其合并发热时，易被误诊为肺炎。但肺炎有相应肺部和全身感染的征象，如咳脓性痰伴寒战、高热，外周血白细胞和中性粒细胞增加，抗菌治疗有效。

3. 主动脉夹层　PTE 的胸痛还需要和主动脉夹层相鉴别。主动脉夹层患者多有高血压，疼痛较剧烈，胸片可显示纵隔增宽，心血管超声和胸部 CT 造影可显示主动脉夹层的病变腔以及动脉内膜破口等。

4. 表现为晕厥的鉴别　PTE 以晕厥首发时，需要与迷走反射性晕厥、心律失常所致晕厥以及脑血管疾病所致晕厥相鉴别。

5. 表现为胸腔积液时的鉴别　PTE 患者可以表现为胸膜炎样胸痛，合并胸腔积液，甚至出现血性胸水，需要与结核、肿瘤和心力衰竭及其他原因所致胸腔积液鉴别。

6. 特发性肺动脉高压等非血栓栓塞性肺动脉高压　特发性肺动脉高压肺动脉 CT 无血管腔内占位征，放射性核素灌注扫描正常或呈普遍性放射减低。

二、肺栓塞的预防和早期发现

（一）肺栓塞的预防

肺栓塞目前发病率较前有上升趋势，急性肺栓塞患者约 11% 死于发病后 1 小时内，

89%活到1小时以上应有机会进行检查和治疗，但正确诊断仅29%。目前是世界性的医疗保健问题。肺栓塞80%继发于深静脉血栓。因此，我们需要充分认识肺栓塞和静脉血栓栓塞的高危因素，尽早预防尤其重要。

1. 静脉血栓栓塞症的高危因素　任何导致静脉血液淤滞、静脉系统内皮损伤和血液高凝状态的因素，即Virchow三要素。原发因素者主要和遗传变异有关，继发性者主要与制动、创伤、肿瘤与结缔组织疾病等全身因素相关。女性还与长期口服避孕药或妊娠相关，报道妊娠妇女血栓疾病的风险是同年龄女性的6倍，口服避孕药的女性深静脉血栓形成的风险比未服药同年龄女性高4~7倍。另外，吸烟，肥胖也是肺栓塞的重要危险因素（表11-4-1）。

2. 手术相关肺栓塞预防　手术是导致深静脉血栓症（VTE）的一个重要危险因素。临床试验证实，采用低剂量肝素和低分子肝素可以使普通外科手术深静脉血栓栓塞症的发生风险减少60%。临床上常用的方法是根据手术的大小，患者的年龄，是否有VTE病史和其他血栓的危险因素如肿瘤和遗传因素等，将风险分为低、中、高、极高度风险。低度风险：患者年龄小于40岁，接受手术小，没有血栓危险因素；中度风险：患者接受小手术，但有血栓危险因素或手术患者年龄在40~60岁但没有其他血栓危险因素；高度风险：患者年龄大于60岁或者年龄在40~60岁但有血栓危险因素（既往静脉血栓栓塞病史、肿瘤、遗传性高凝状态）；极高度风险：患者有多重危险因素（年龄大于40岁，恶性肿瘤、既往静脉血栓栓塞病史），髋、膝关节成形术，髋部骨折，严重创伤，脊髓损伤。

对于低风险患者一般不需要特殊的预防，建议术后尽早下地活动；中、高度风险的患者给予低剂量肝素或低分子肝素；极高度风险的患者给予低分子肝素，或者联用穿加压弹力袜，使用间歇性充气压迫装置（图11-4-5），同时通过收缩-舒张下肢肌肉的办法（即隔一段时间"鼓"几下小腿和大腿的肌肉）促进血液回流，预防血栓的发生。

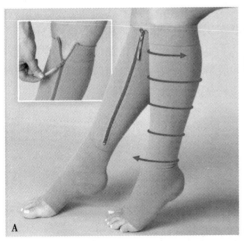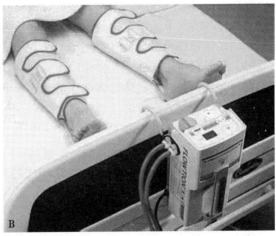

图11-4-5　预防深静脉血栓装置
A. 弹力袜；B. 间歇充气加压装置

3. 妊娠期妇女肺栓塞的预防　妊娠期由于孕酮和雌激素介导，以及解剖和生理方面的改变，可使静脉内血容量增加，静脉血管扩张，这种变化在妊娠最初三月尤为明显。妊娠时凝血因子浓度增加，抗凝因子浓度下降从而产生高凝状态，且妊娠子宫压迫盆腔导致静脉血流不畅，使下肢静脉系统更容易发生血栓而继发肺栓塞风险。妊娠期妇女可采用以下措施减少静脉血栓以及肺栓塞的风险：

（1）经常做下肢的屈伸活动，可以调动小腿肌肉泵的作用，增加静脉血的流速，促进下肢静脉血的回流。

（2）仰卧床上，抬高双下肢，使两腿交替屈伸，像骑自行车一样的动作。子宫增大后，不便仰卧时，可以侧卧。先活动一侧下肢，然后翻身，改为另一侧侧卧，再活动另一侧下肢。活动的重点膝关节和踝关节，这样可以降低下肢静脉的压力，加速下肢静脉血的流速，有利于下肢静脉血的回流。

（3）有条件的应购买进口的循序减压弹力袜，可选择弹力在 15~20mmHg 的弹力袜即可。一双弹力袜就能达到妊娠及产后期的预防效果；不具备条件的可用弹力绷带包扎双下肢，只需包扎至膝关节下方 3~5cm 即可。这样可以减少下肢静脉血在下肢停留的时间，也能有预防效果。

（4）应摒弃传统的产后"坐月子"的陋习，产后早期可在床上适当活动下肢，最简单的动作就是屈伸膝关节和踝关节。方法是：用力向下伸脚，尽量使踝关节伸直，保持 1~2 秒；然后用力将脚背屈，再保持 1~2 秒，如此反复练习，可调动小腿肌肉泵的作用，加速下肢静脉血的流速，也有利于下肢静脉的回流，可有效地预防深静脉血栓形成。

（5）孕期穿弹力袜的产妇，应继续穿至产后能正常活动为止，不但能预防下肢深静脉血栓形成，还有保持体形的作用。

4. 女性尽量减少外源性激素使用　育龄妇女特发性 DVT 约 25% 与口服避孕药有关，避孕药是 DVT 发病的独立危险因素。雌激素替代治疗的女性患 DVT 的风险增加 2~4 倍。凝血系统对雌激素非常敏感，可引起血浆纤溶酶原激活物 1（PAI-1）降低，抗凝血酶-Ⅲ和纤溶酶原活化物 PA 降低；而血液黏度、纤维蛋白原、凝血酶原、凝血因子Ⅶ、Ⅹ浓度、血小板黏附和聚集等增加。因此，建议育龄期妇女尽量采用工具避孕及输卵管结扎等手段避孕。在特殊情况下采用激素替代治疗时必须考虑发生 VTE 的潜在风险。

5. "经济舱综合征"的预防　长期坐位工作人群、长期上网及长途飞机旅行因下肢活动受限，肌肉泵作用减弱，且坐位时下肢腘静脉和股静脉受到压迫，静脉回流障碍，容易引起血栓凝结，长途飞机旅行者的深静脉血栓及肺栓塞被称为"经济舱综合征"。

预防经济舱综合征需要注意以下事项：

（1）多饮水不要吸烟。避免饮用有利尿作用的酒类、咖啡等，以免引起脱水导致血液浓缩。

（2）腿部做伸展，多做足部屈伸动作或按摩腿部，避免交叉腿及膝关节，避免腘窝受压；避免长时间睡眠。

（3）手术后不要立即进行长距离空中旅行。

（4）有血栓家族史及血液高凝因素者，建议穿专门的医用弹力袜。

（5）已经发现深静脉血栓患者，需要积极抗凝以防止病情进一步发展为肺栓塞，必要时需要植入下腔静脉滤器预防肺栓塞。

（二）肺栓塞的早期发现

PE 并不具有特异性的临床表现，但有些表现需要引起我们的重视。

1. 以下征象提示深静脉血栓的可能，需要到二级以上医院血管科门诊进一步就诊。

（1）出现肢体肿胀尤其是单侧肢体肿胀、周径增粗、疼痛或者压痛。

（2）出现肢体浅静脉扩张，皮肤色素沉着。

（3）行走后下肢容易疲劳或肿胀加重。

2. 如果病人出现下列情况之一，需要到二级以上医院呼吸内科门诊或者急诊就诊。

（1）难以解释的呼吸困难，休息时仍不能缓解。

（2）胸痛，程度轻重表现不同，可能随呼吸进一步加重。

（3）咯血，可能为少量痰中带血丝或者整口鲜血。

（4）不明原因晕厥。

三、肺栓塞病情稳定后的自我管理和随访

PE 患者经积极治疗病情稳定后，随访是肺栓塞患者治疗和管理的重要方面。

1. 骨折及外科手术制动患者其明确危险因素消除后，可在 3 个月后停用抗凝药物，但仍需要增加下肢活动等促进血液循环避免复发。

2. 高危因素不明确的肺栓塞，在首次发现静脉血栓后，需要规范抗凝治疗 6 个月。但停药后仍然需要警惕血栓复发的风险。建议定期复查心脏超声评估肺动脉压力和右心功能。

3. 实体肿瘤、人工植入装置、易栓症和抗凝血酶等血栓危险因素无法消除的患者，建议终身抗凝治疗。

4. 患者服用华法林期间的自我管理：

（1）定时监测 INR 比值：数天至每周监测一次，当 INR 稳定后，可以每 4 周监测一次，INR 值建议维持在 2~3 之间，不能随意改变药物的剂型。

（2）用药期间注意药物对抗凝效果的影响：S-华法林异构体比 R-华法林异构体的抗凝效率高 5 倍，因此干扰 S-华法林异构体代谢的因素更为重要。保泰松、磺吡酮、甲硝唑及磺胺甲氧嘧啶抑制 S-华法林异构体代谢，均可明显增强华法林的抗凝作用。而西咪替丁和奥美拉唑抑制 R-华法林异构体的清除，仅轻度增强华法林的作用。胺碘酮是 R 和 S 两种华法林异构体代谢清除的强抑制剂，可以增强华法林的抗凝作用。增强肝脏对华法林清除的药物如巴比妥、利福平、卡马西平可抑制其抗凝作用。注意喹诺酮类抗生素对华法林作用的影响，避免随意服用中草药。

（3）华法林用药期间的食物影响：因为华法林主要通过消耗维生素 K 起作用，在用药期间维生素 K 含量丰富的食物的摄取需要相对稳定。维生素 K 含量丰富的食物包括蛋黄、大豆、鱼肝油、海藻类、绿叶蔬菜、猪肝等。

（4）警惕出血倾向：在用药期间避免拔牙等有创操作，并且注意有无皮肤瘀斑、牙龈出血等异常情况，一旦出现及时到医院就诊；妇女在经期应减少药物用量并注意监测 INR。

四、肺栓塞的治疗方案和原则

肺栓塞的治疗有三个方面的目的：防止新的血栓形成；防止造成栓塞的栓子进一步增大；减少和防止因肺栓塞血管闭塞或心肺功能不全造成的病变长期存在。

1. 一般处理和呼吸循环支持　对高度疑诊或确诊肺栓塞者，应进行严密监护，监测生命体征和心电图，氧饱和度的变化。卧床休息，保持大便通畅，避免用力，防止深部血栓脱落。

2. 溶栓治疗　适用于大面积肺栓塞的病例，对于次大面积肺栓塞，即血压正常但超声心动图显示右室功能障碍者，排除禁忌证可进行溶栓治疗。常用的溶栓药物为：尿激酶、链激酶或 rt-PA。

3. 抗凝治疗　抗凝治疗是 PTE 和 DVT 的最基本治疗方法，可以有效地防止血栓再形成和复发，为机体发挥自己的纤溶机制溶解血栓创造条件。常用的药物有肝素、低分子肝素、华法林，近年来有新的抗凝药物直接凝血酶抑制剂和 X a 因子抑制剂。

4. 其他治疗手段　肺动脉血栓摘除术、经静脉导管碎解和抽吸血栓及腔静脉滤器等。

第五节　胸膜疾病的个性化管理

一、结核性胸膜炎

结核性胸膜炎（tuberculosis purisy）是机体对结核分枝杆菌的蛋白成分处于高度过敏状态时，结核分枝杆菌侵犯胸膜而引起的胸膜炎症。在感染性胸腔积液中，结核性胸膜炎是最常见的原因，好发于青壮年，男性的发病率高于女性。

（一）结核性胸膜炎的诊断

结核性胸膜炎的诊断主要依据临床表现和实验室的检查

1. 临床症状　结核性胸膜炎大多急性起病，主要表现为结核的全身症状和胸腔积液所致的局部症状。有些患者急性起病，畏寒高热，类似急性肺炎；有部分患者表现亚急性起病，表现低热、盗汗和纳差乏力等症状。局部症状有胸痛，咳嗽和呼吸困难，胸痛性质为剧烈的针刺样疼痛，多在患侧腋下比较明显，深呼吸或咳嗽时加重，患侧卧位可减轻症状。随着病情进展，胸腔积液量有所增加，胸痛症状会有所缓解，但患者会出现不同程度的呼吸困难。由于胸腔积液对胸膜的刺激可造成反射性干咳，活动时咳嗽明显。

2. 体格检查　早期患者体征可不明显，胸水量少时患侧触诊可扪到胸膜摩擦感，听诊可能听到胸膜摩擦音；胸水量增加时，体检可发现患侧胸廓饱满，呼吸运动减低，触觉语颤减弱，患侧可有局部压痛，叩诊呈实音，听诊呼吸音减弱或消失。

3. 实验室检查

（1）血液检查：血常规检查血白细胞计数和分类可正常，血沉和 C 反应蛋白可升高。结核 T 细胞斑点试验（TB-SPOT）水平可明显升高。

（2）胸部 X 线检查：干性胸膜炎可无异常发现。积液量在 300ml 以下时后前位胸片也可无阳性发现，积液量在 500ml 以上时可发现患侧肋膈角变钝（图 11-5-1A），积液量较大时表现为肺野下部密度增高影，阴影呈外高内底的弧形影（图 11-5-1B）。叶间积液或包裹性积液需要侧卧位胸片进一步证实。

（3）胸部 CT：可发现早期少量胸腔积液，对于特殊类型的胸腔积液的诊断敏感性和特异性都很高，可清楚显示纵隔积液，在穿刺困难的胸腔积液可引导胸腔穿刺（图 11-5-2）。

（4）超声波检查：可以准确方便地判断胸腔积液的存在，并能引导胸膜腔穿刺定位，尤其是少量胸腔积液或者包裹性胸腔积液时，有助于胸膜增厚和胸腔积液的鉴别，在胸腔积液的治疗过程中可以及时评估疗效。

（5）胸腔积液的实验室检查

1）外观：结核性胸腔积液外观都为草黄色或深黄色，有时呈浑浊性，易凝固，少数可呈血性胸腔积液。

2）胸腔积液检查提示为渗出性：Light 标准，胸腔积液乳酸脱氢酶 LDH＞2/3 血清 LDH 正常值上限，胸腔积液 LDH／血清 LDH＞0.6，胸腔积液总蛋白／血清总蛋白＞0.5，三项标准至少符合一项。

3）腺苷酸脱氨酶（ADA）水平增高：ADA 水平增高见于大多数结核性胸膜炎的患者，其敏感性和特异性都达到 90% 左右，国内大多使用 ADA 大于 45U/L 作为结核性胸膜炎诊断的依据。胸腔积液 ADA 水平越高，结核性胸膜炎诊断的可能性越大。但 ADA 在脓胸和类风湿性胸腔积液中也可以明显升高。

4）结核斑点试验（TB-SPOT）增高：结核性胸腔积液胸水 TB-SPOT 水平也明显增高。

5）胸水找抗酸杆菌：偶有阳性发现。

（6）胸膜活检：通过胸膜针刺活检或者胸腔镜检查进行壁层胸膜活检发现肉芽肿病变或者抗酸杆菌支持结核性胸腔积液的诊断，活检的胸膜组织还可以进行结核分枝杆菌的培养。

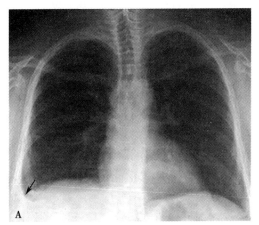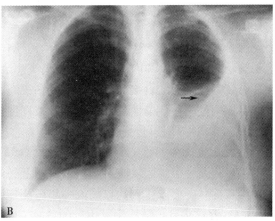

图 11-5-1 胸片检查

A. 少量胸腔积液示右侧肋膈角变钝（箭头）；B. 中等量胸腔积液时显示外高内低弧形密度增高影（箭头）

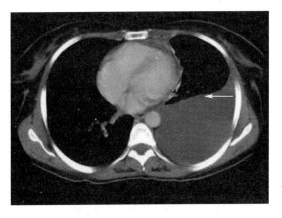

图 11-5-2 胸部 CT 显示左侧胸腔弧形密度影（箭头）

4. 结核性胸膜炎的鉴别诊断

（1）细菌性肺炎：结核性胸膜炎急性期常有发热、胸痛、咳嗽或气促，血白细胞和 C 反应蛋白增高等，需要和细菌性肺炎相鉴别。肺炎患者咳嗽多伴有咳痰，胸部影像学检查可发现肺部炎性渗出浸润影或实变影，痰培养或痰涂片可发现致病菌。

（2）类肺炎性胸腔积液：患者大多先有细菌性肺炎，肺脓肿或支气管扩张等合并感染的肺部炎症表现，胸腔积液可在起病时或病程中发现。胸腔积液也为渗出液，但胸水检查白细胞总数升高明显，且以中性粒细胞为主，胸水葡萄糖和 pH 降低，培养可有病原菌生长，抗细菌感染治疗有效。

（3）恶性胸腔积液：多继发于肺癌、乳腺癌、淋巴瘤等病变胸膜直接侵犯或转移，恶性胸膜间皮瘤也表现胸腔积液。恶性肿瘤所致胸腔积液大多呈血性，胸水 LDH，癌胚抗原、铁蛋白检查以及胸水找脱落细胞等可帮助诊断，必要时 PET/CT 等帮助发现原发肿瘤。胸膜活检或胸腔镜活检找到肿瘤组织可确诊诊断。

（二）结核性胸膜炎的预防和早期发现

1. 结核性胸膜炎的发病机制和传播方式　结核性胸膜炎的病因是结核分枝杆菌。引起结核性胸膜炎的途径有：①肺门淋巴结结核的细菌经淋巴管逆流至胸膜。②胸膜下结核病灶破溃或波及胸膜。③急性或亚急性血行播散型结核引致胸膜炎。④机体的变应性较高，胸膜对结核毒素产生高度过敏反应。⑤胸椎和肋骨的结核病灶向胸膜腔破溃。胸膜活检和胸腔镜活检证实 80% 的结核性胸膜炎患者壁层胸膜检查有典型的结核病理改变。因此，结核分枝杆菌的直接感染是结核性胸膜炎的主要发病机制。

结核病是一种传染性疾病，结核分枝杆菌传播方式主要有以下三种：

（1）空气-呼吸道传播：结核病菌主要通过空气传播，一个结核病患者的说话、咳嗽、喷嚏或者吐痰会在直径 0.5 ~ 5 米的范围内播散带有结核分枝杆菌的飞沫，结核菌生存能力很强，只要一个细菌就能引起感染，沾上任何一个飞沫的人都有可能感染结核。一个表现出结核症状，而未得到治疗的人一年可能传染 10 ~ 15 个人。

（2）食物传染：结核病人用过的餐具、吃剩的食物都可能感染结核分枝杆菌；饮用未消毒的牛奶也可能感染牛型结核杆菌。

（3）垂直传播：在母亲菌血症的情况下可能通过胎盘传播，在母亲有生殖器结核的情况下，新生儿可能通过产道感染结核。

2. 结核性胸膜炎的预防　结核性胸膜炎由于人体感染结核杆菌而导致，在结核病患者中，流动人口占有相当的比例（约36%）因此预防的主要措施在于：

（1）避免接触传染源：加强传染源的控制是预防和控制结核病的关键因素。应规范落实传染病报告制度。并登记监管结核病患者"早期、联合、适量、规律、全程"治疗，保障病人规律服药、完成治疗，达到治愈的目的。对结核菌涂片阳性病人，应进行全程督导化疗，医务人员必须目睹肺结核病人按时服用每一剂药物，监控其治疗直至疾病治愈。因为结核分枝杆菌生存能力极强，在室温和阴暗处干燥痰内可存活 6 ~ 8 个月，黏附在干燥尘埃中可保持传染性 8 ~ 10 天，但对光线和射线敏感，在阳光直射下 2 ~ 7 小时可杀死。结核病人咳嗽、打喷嚏、讲话时产生内含结核杆菌的飞沫痰，感染性飞沫核直径 1 ~ 5μm，可在空气中漂浮数天。研究充分证实，肺结核病人咳嗽时排出的飞沫是结核病传播的最主要的方式。结核病患者不要随地吐痰，应把痰吐于纸中或痰盂中，然后焚烧或消毒后倒去，患者不要对旁人大声说话、咳嗽或打喷嚏，最好要佩戴口罩，纱布口罩要每天消毒后清洗。居室应阳光充足，要每天通风换气 3 次，每次 20～30 分钟，病人用过的衣被要经常清洗并在太阳下暴晒，可以达到杀死结核菌的目的。健康人群探视病患时需要加强防护，建议佩戴医用防护口罩，N95 口罩能阻挡直径 1μm 的微粒，可以有效满足结核防护。

（2）疫苗接种特异性免疫：新生儿即应进行卡介苗（Bacilli Calmette Guerin，简称 BCG）接种。结核菌是胞内寄生菌，因此人体抗结核的免疫主要是细胞免疫。接种 BCG 是用无毒的卡介菌（结核菌）人工接种进行初次感染，经过巨噬细胞的加工处理，将其抗原信息传递给免疫活性细胞，当机体再次遇到结核感染时，巨噬细胞和致敏淋巴细胞迅速被激活，执行免疫功能，引起特异性免疫反应。婴幼儿抵抗力较弱，一旦感染结核，容易发生急性血播性结核，甚至结核性脑膜炎，危及生命，因此每一个婴儿都要接种卡介苗。接种卡介苗 3 个月后应到接种卡介苗的医疗机构进行复查，做结核菌素试验。如果试验阳性，说明接种成功，体内已经产生了免疫力；如果试验阴性，则说明接种未成功，还需要重新接种。超过 4 岁不予补种。但以下情况需要暂缓接种卡介苗：出生体重低于 2500g 的婴儿；早产、难产、伴有明显先天性畸形的新生儿；发热、腹泻等急性传染病的患儿；心肺肾等慢性疾病、严重皮肤病、过敏性皮肤病、神经系统疾病的患者，以及对预防接种有过敏反应者。出现以下情况为卡介苗接种禁忌：结核病、急性传染病、肾炎、心脏病、免疫缺陷症、湿疹或其他皮肤病者。

（3）建立良好的生活习惯：采取健康的生活方式，规律作息，避免过度劳累，不熬夜；合理饮食，多进食高蛋白、营养丰富的食物，多进食新鲜蔬菜、水果及豆类，戒烟禁酒；积极参加体育锻炼，增强体质，锻炼适宜到空气新鲜的地方进行；建立健康的饮食习惯，外出或家中就餐尽量实行分餐制，使用公筷母勺；尽量减少与结核病人，特别是活动性结核病人的接触，接触时尽量戴口罩；保持情绪乐观，因不良情绪可导致机体免疫力低下。

3. 结核性胸膜炎的早期发现　结核性胸膜炎症状并不特异，如果发现自己有乏力、食欲减退、消化不良、消瘦明显，午后发热或者夜间盗汗的全身症状，以及干咳、胸痛（尤其和呼吸相关的胸痛）以及呼吸困难这些局部症状时，尤其是有结核病人接触史、有血糖控制不良的病史或糖皮质激素等免疫抑制剂的应用史者。一旦怀疑结核感染，应该到县（区）级疾控中心（结防所）或定点医院进行检查和治疗。

（三）结核性胸膜炎的自我管理

1. 规范药物治疗

（1）早期、适量、联合、规范、全程药物治疗。抗结核药物治疗疗程长，因而部分患者在早期症状缓解后认为疾病已经治愈，而不按期随访，导致初治失败甚至导致结核分枝杆菌耐药菌株的产生，增加进一步治疗的困难。因此，我们需要在病程中按时随访，不自行改变药物治疗的方案，严格按医嘱进行药物治疗，直至疗程结束。

（2）定期复查。因抗结核药物存在肝功能损伤、周围神经炎及过敏反应等，在病程中需要注意有无肢端麻木，皮疹等表现；定期复查血常规及肝肾功能的变化；复查胸水 B 超观察胸水量的变化，如胸水在减少后又有增加需要复诊；定期行胸部 CT 检查以排除肺结核合并存在。

2. 呼吸功能锻炼　结核性胸膜炎急性期有明显发热时建议卧床休息，但无禁忌证的患者（如存在肺大疱、有气胸病史、近期有咯血或者心肺功能不全患者），建议尽早进行呼吸功能锻炼，方法如下：患者取端坐位或站立位，抬头挺胸，双臂后伸，尽力深吸气，而后缓慢呼气，运用腹肌的力量帮助深呼吸。建议每次进行 15 分钟，每天进行 2 次左右。部分患者通过呼吸功能锻炼可以增加胸廓活动度，改善脏层胸膜和壁层胸膜的粘连，同时改善胸膜的淋巴循环和血液循环，从而促进胸腔积液的吸收，并进一步减少患侧胸腔粘连和预防胸廓畸形。

3. 合理饮食，营养支持。如果既往有烟酒嗜好的患者，在抗结核治疗期间需要严格戒烟戒酒，尤其饮酒会大大增加抗结核药物出现肝功能损害的风险。在饮食上宜食用清淡、易消化饮食，增加鸡蛋、牛奶等蛋白质含量丰富的食物。

4. 避免劳累，保持乐观情绪。绝大部分结核性胸膜炎通过规范药物治疗可以治愈，因此我们需要树立战胜疾病的信心；同时在疾病初步稳定后需要避免劳累，尤其不要熬夜以免结核再次活动或复发。

（四）结核性胸膜炎的治疗

1. **一般治疗**　有发热等结核中毒症状及胸闷不适时需要卧床休息，胸痛明显时加用镇痛药物。

2. **抗结核药物治疗**　严格按照"早期、联合、适量、规律、全程"的抗结核治疗方案，切忌过早停药，避免发生远期肺结核或者肺外结核。

3. **胸膜腔穿刺抽液**　不仅需要通过胸腔穿刺诊断疾病，还需要通过穿刺减轻症状，防止纤维蛋白沉积引起的胸膜增厚粘连，保护肺功能。

4. **肾上腺糖皮质激素**　可以减轻结核中毒症状和促进胸腔积液吸收，但应用一般不超过 6 周。

二、自发性气胸

气胸（pneumothorax）是气体进入胸膜腔，造成积气状态。通常气胸分为三大类：自发性气胸、创伤性气胸和人工气胸。自发性气胸是由于肺部疾病引起肺组织和脏层胸膜破裂，或者由于靠近肺表面的微小泡和肺大泡破裂，从而导致支气管和肺内空气进入胸膜腔所致。创伤性气胸是由外伤或针刺等医疗措施造成的气胸。人工气胸则是为诊断或治疗胸内疾病，人为将气体注入胸膜腔引起。自发性气胸有两个发病的高峰年龄段，一个是 15 ～ 34 岁，另一个年龄段是 55 岁以上。

（一）气胸的诊断和鉴别诊断

1. 气胸的诊断主要依据临床症状、体格检查和影像学检查。

（1）临床症状：气胸起病往往比较急骤，典型的表现为突然发生的胸痛，继而出现胸闷或者呼吸困难，可合并刺激性干咳。部分患者在发病前有用力咳嗽、屏气或者剧烈活动或者持重物等诱因，有部分患者诱因并不明显。症状的轻重取决于气胸发生的速度和气胸量，还与患者的基础肺功能状态相关，基础肺功能较差的慢阻肺患者，即使少量的气胸也可能导致严重的呼吸困难。

（2）体格检查：局限性少量气胸可无明显体征，气体量多时患侧胸廓饱满，呼吸运动减弱，触觉语颤减弱或消失，叩诊患侧呈鼓音，听诊呼吸音减弱或者消失。大量气胸时气管、心脏向健侧移位。在张力性气胸患者可能出现呼吸增快，口唇发绀症状。

（3）辅助检查

1）X 线检查：标准的立位吸气相胸片是怀疑气胸的首选检查。胸片可发现明显的气胸线，是被压缩的肺组织和胸膜腔内气体的分界线。气胸线外为无肺纹理的透光区（图

11-5-3）。纵隔、心脏向健侧移位，有时可出现少量胸腔积液。但部分胸片在开始时的胸片表现可能无异常影像。胸部 CT 检查是诊断气胸的金标准，可用于诊断复杂的气胸，准确评估气胸量，在气胸治疗的复查中也有重要作用。

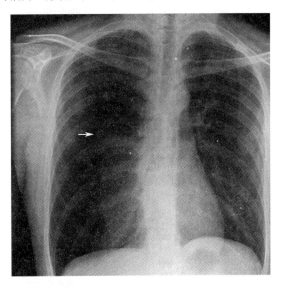

图 11-5-3　胸片显示右侧大量气胸，肺组织被压缩，
右侧胸腔大片肺纹理缺失区，箭头所指为气胸线

2）胸内压测定：有利于气胸分型和治疗。

3）血气分析和肺功能检查：由于肺组织萎缩后肺泡通气量降低，导致部分肺组织通气/血流比值下降，可发生低氧血症，肺泡-动脉血氧分压差增大，但二氧化碳潴留一般不明显。肺功能检查对评估气胸无明显价值，不推荐应用。

4）胸腔镜检查：可视胸腔镜检查可明确气胸破口的部位及病变基础，同时进行治疗。

2. 气胸的鉴别诊断

（1）急性心肌梗死：有急性胸痛、胸闷、呼吸困难甚至血压下降等临床表现，但患者往往有高血压、冠心病等心血管疾病病史，听诊可有心音及节律改变，无气胸体征，通过胸片、心电图及心肌酶谱的检查可帮助鉴别。

（2）肺大疱：肺大疱和气胸都可以在影像学表现为大片的肺纹理缺失区。但肺大疱起病往往较慢，病程较长；气胸往往起病急骤。X 线检查肺大疱为圆形或椭圆形透光区，但其内仍可见细小的肺纹理。

（3）肺栓塞：肺栓塞有剧烈胸痛，呼吸困难及口唇发绀等酷似气胸的临床表现，但体格检查无气胸的体征，可同时存在下肢深静脉血栓等疾病，胸部 X 线检查有助于鉴别。

（4）慢性阻塞性肺病和支气管哮喘：都可以表现为气促、呼吸困难，但慢性阻塞性肺病的呼吸困难是长期存在并且逐渐加重的，支气管哮喘有多年哮喘反复发作史。当慢性阻塞性肺病患者和哮喘患者呼吸困难突然加重且有胸痛时，需要考虑并发气胸的可能。

（二）自发性气胸的预防和早期发现

1. 自发性气胸的发生机制　胸腔内出现气体仅在三种情况下发生：肺泡与胸腔之间产生破口，气体将从肺泡进入胸腔直到压力差消失或伤口闭合；胸壁创伤产生外界空气与胸膜腔的交通；胸腔内有产气的微生物。自发性气胸患者在胸部 CT 或剖胸探查时均发现有胸膜下肺大疱，吸烟与自发性气胸的发生有相关性，吸烟者发生自发性气胸的概率是12%，远高于非吸烟者（0.1%）部分肺部存在潜在病变的患者，一旦在用力或气压环境发生变化时，可能发生薄弱区破坏，部分患者在近期有胸部手术，也可由于航空飞行等原因发生气胸。同时，吸烟是气胸的高危因素，同时，气胸的发生和吸烟有剂量相关性。女性气胸部分罕见由子宫内膜异位造成。

2. 自发性气胸的预防

（1）建立良好的生活习惯，增强体质。吸烟者气胸的发病率明显增高，因此为预防气胸发生，不要吸烟或者尽早戒烟，气胸的发生和肺部局部薄弱相关，因此多摄入维生素、蛋白质等营养。适当摄入些粗纤维食物，增强抵抗力。平时加以锻炼身体，使呼吸系统肌肉增强。

（2）预防呼吸道感染，避免剧烈咳嗽。剧烈咳嗽时，胸内压最高可能达到300mmHg，虽然胸内压增高有助于排出气道内分泌物和异物，但也可能造成肺实质损伤，产生气胸，因此要尽量避免剧烈咳嗽。

（3）尽可能避免用力过度：尽量避免骤然用力，如剧烈运动，抬举重物等。同时避免屏气。

（4）避免外界环境气压改变过大：对于肺部原有气胸胸腔镜手术病史或近期有胸部手术史的患者，在3周之内避免航空飞行及剧烈运动，英国胸科学会（BTS）建议，如果气胸患者未接受外科治疗，建议一年之内不要乘坐飞机。肺部有肺大疱等基础疾病患者，避免进行潜水等产生气压明显变化的活动。

3. 自发性气胸的早期发现

（1）胸痛：一旦在用力后甚至无明显诱因下出现不同程度的患侧胸痛，如撕裂痛、刺痛和隐痛，可随深呼吸而加重。

（2）咳嗽：部分患者有咳嗽，多为刺激性咳嗽，如合并感染或支气管胸膜瘘，则咳嗽加重，咳脓性痰。

（3）呼吸困难：呼吸改变表现可为呼吸加快、气促、气急等，有些患者有憋气感，觉得气吸不进肺部。年轻患者如果肺压缩<20%，呼吸困难可不明显，而老年慢阻肺患者，肺压缩在20%以下即可产生严重呼吸困难。

（4）休克：一旦患者发生张力性气胸没有得到及时救治，患者可发生休克，表现面色青紫、烦躁不安，心跳加快，脉搏微弱，极度呼吸困难，大汗淋漓，进一步发展到意识不清、昏迷等，直接危及生命。

（5）原有肺部疾病的老年人，特别是有肺气肿，肺大疱患者，一旦出现咳嗽、呼吸困难的突然加剧。

一旦出现上述情况中的任何一种，都要警惕气胸发生的可能，要立即前往就近医院明确诊断。

（三）自发性气胸的自我管理

自发性气胸有较高的复发率，因此在经过治疗病情好转稳定后，仍要积极预防复发。

1. 积极改变生活习惯　戒除吸烟等不良习惯，因为吸烟的气胸患者戒烟与气胸复发率减低相关，同时避免到有二手烟的公共场所活动。

2. 适当锻炼　恢复期运动应以舒缓、平稳为主如做呼吸操及轻松的肢体功能锻炼，切忌激烈、大量的运动形式。循序渐进增加运动量，以适应日常生活的需要。

3. 加强营养支持　体重指数 BMI 在 18.5 者，气胸复发的风险明显增加，因此，曾经气胸的患者应注意补充营养，摄入充足的蛋白质、维生素，不挑食，不偏食，适当进粗纤维素食物，以增强机体抗病能力。

4. 积极治疗基础呼吸道疾病　如有慢性支气管炎，支气管哮喘等疾病，要积极按医生指导治疗，防止疾病进一步恶化。注意保暖，避免受凉感冒，防止发生肺部感染，而使病情恶化。

5. 避免屏气　屏气时胸内压增加而产生气胸风险，因而尽量避免吹奏需要屏气的乐器，如喇叭、唢呐等乐器；并且要保持大便通畅，避免用力排便而导致胸内压增加，必要时应用促排便药物。

6. 短期避免航空旅行　在气胸手术后 3 周内避免航空飞行，因在航空过程中气压改变会导致气胸复发风险。

（四）气胸的治疗

气胸的治疗原则是根据气胸的不同类型适当进行排气，以接触胸腔积气对呼吸、循环所形成的障碍，使肺脏尽早复张，恢复功能，同时积极治疗并发症和原发病。

1. 一般治疗　卧床休息，必要时给予吸氧和镇痛以及止咳治疗，保持大便通畅。

2. 排气治疗　气胸量小于 20% 者，可单纯胸腔穿刺抽气；不稳定气胸，胸闷气急明显者，交通性或张力性气胸，因尽早通过胸腔闭式引流治疗。

3. 化学性胸膜固定术　气胸的复发率较高，可通过胸腔内注入硬化剂，产生无菌性的炎症，使脏层和壁层胸膜粘连从而消灭胸膜腔间隙。

4. 手术治疗　经内科治疗无效的气胸为手术适应症，主要适应长期气胸、血气胸、双侧气胸、复发性气胸、张力性气胸引流失败者，胸膜增厚导致肺膨胀不全或多发肺大疱者。手术可以通过胸腔镜或开胸手术完成。

第六节　睡眠阻塞性疾病的个性化管理

睡眠呼吸暂停低通气综合征（sleep apnea-hypopnea syndrome，SAHS）是指在睡眠中发生每小时五次以上的阻塞性通气事件（呼吸暂停或低通气）和难以解释的白天嗜睡合并存在的状态。睡眠呼吸暂停（SA）：睡眠过程中口鼻呼吸气流消失或明显减弱（较基线幅度下降≥90%），持续时间≥10 秒。低通气（hypopnea）：睡眠过程中口鼻气流较基线水平降低≥30% 并伴血氧饱和度（SaO_2）下降≥4%，持续时间≥10 秒；或者是口鼻气流较基水平降低≥50% 并伴 SaO_2 下降≥3%，持续时间≥10 秒。睡眠呼吸暂停综合征包括阻塞性睡眠呼吸暂停低通气综合征（obstructive sleep apnea-hypopnea syndrome，OS-AHS）、中枢性睡眠呼吸暂停低通气综合征（central sleep apnea-hypopnea syndrome，CSAHS）、睡眠低通气综合征（sleep hypoventilation syndrome，SHS）等。其中 OS-AHS 是临床上最常见的，虽然这个疾病在最近 50 年左右才引起临床医生的重视。但文学作品中最早对呼吸睡眠暂停综合征这一现象的描述，是查理·狄更斯在 1836 年发表的小说《匹克威克外传》中，描述了一个名叫乔（Joe）的胖男孩，他面色青紫，全身浮肿，性格怪异。一天中绝大部分时间都在吃和睡中度过，人们经常发现他很容易就睡着，并且很难把他从睡眠中唤醒，他睡觉时往往合并有巨大的鼾声。因此，1918 年，加拿大医生 William Osler 将类似的表现称为匹克威克综合征（Pickwickian Syndrome）。

OSAHS 除了表现睡眠中打鼾伴呼吸暂停和呼吸表浅，夜间反复低氧血症和高碳酸血症和睡眠结构紊乱，导致白天嗜睡，记忆力下降，并可引发心血管危害，脑血管疾病，更加重患者原来可能存在的呼吸系统疾病，可导致多脏器损害，严重影响患者的生活质量和寿命。尤其要重视的是由于睡眠呼吸暂停患者白天嗜睡引起的生产和交通事故。有研究报告 OSAHS 驾驶员的车祸发生率是无 OSAHS 驾驶员的 7 倍，因打瞌睡而造成车祸的死亡率却占交通事故死亡率的 83%。

睡眠呼吸暂停低通气综合征（SAHS）在人群发病率与哮喘类似，约 5% 左右，这其中在中年男性占 25% 左右，女性在绝经期前的发病率约为男性的一半，在绝经期后与男性发病率近似。在有扁桃体和腺样体肥大的青少年人群中，SAHS 的存在也值得临床上重视。但目前广大患者和医务人员对本病的认识都普遍不足。

一、睡眠呼吸暂停综合征的诊断

睡眠呼吸暂停低通气综合征的诊断需要结合患者的临床症状、患者特征性的临床体征以及多导睡眠图（polysomnography，PSG）监测进行综合诊断。

（一）临床症状

1. 睡眠打鼾　患者的同床睡眠伴侣或室友往往发现患者夜间睡眠时有明显的鼾声，典型表现为鼾声响亮且不规律，伴间歇性呼吸停顿，往往是鼾声 - 气流停止 - 喘息 - 鼾声交替出现。症状严重的患者由于在午间短暂睡眠时有明显打鼾而被同事发现。

2. 呼吸暂停　也是主要症状，也多为别人发现患者有呼吸间断停止的现象。气流中断时间为数十秒，部分患者可达 2 分钟以上，伴有喘息，憋醒而终止。

3. 憋醒　多数患者表现为脑电图的觉醒波，少数会因憋醒而坐起，感觉心慌、胸闷、可有心前区不适，深呼吸后可缓解，部分患者可表现胸痛，需要和心绞痛鉴别。

4. 睡眠多动不安　患者夜间睡眠多动与不宁，频繁翻身，肢体舞动甚至因窒息而挣扎。

5. 白天嗜睡　由于夜间睡眠不安反复微觉醒，患者往往表现白天嗜睡，也是患者就诊的主要原因。轻者表现为开会或者看电视时困倦、思睡，重者在等候红绿灯甚至开车时嗜睡，产生严重后果。入睡快是重要的征象。临床上根据 Epworth 量表（表 11-6-1）对嗜睡严重程度进行评估，超过 10 分为异常。

表 11-6-1　Epworth 嗜睡量表

在以下情况有无打盹、嗜睡的可能性	从不（0）	很少（1）	有时（2）	经常（3）
坐着阅读时				
看电视时				
在公共场所坐着不动时				
长时间坐车中间不休息（超过 1 小时）				
坐着与人谈话时				
饭后休息时（未饮酒）				
开车等红绿灯时				
下午静卧休息时				

6. 头痛头晕　常在清晨或者夜间出现，隐痛多见，可持续 1~2 小时，与血压升高或者夜间低通气致 CO_2 潴留导致脑血管扩张有关。

7. 性格变化和认知功能改变　患者可出现烦躁、易激动、焦虑和多疑等性格变化；由于慢性缺氧导致注意力不集中，精细操作能力下降，记忆力、判断力和反应能力下降。可加重老年痴呆症状。

8. 排尿异常或性功能减退　部分患者表现夜间多尿，少数患者可出现遗尿；有 10% 的男性患者可出现性功能减退。

（二）并发症表现及靶器官损伤表现

OSAHS 患者由于反复发作的夜间间歇低氧和睡眠结构破坏，而造成心、脑等重要靶器官受损，患者可因靶器官受损的相关症状而就诊于各个相关临床科室。患者因胸闷、高血压、心律失常、心力衰竭等表现就诊于心血管内科；患者可因缺血性或出血性卒中而就诊于神经内科；因焦虑及睡眠异常等就诊于精神科；还可因代谢综合征等就诊于内分泌科；有部分患者因夜间胸内压变化而导致胃食管反流而导致反酸，咳嗽。儿童患者患有 OSAHS 可导致生长发育迟缓、智力减低、学习能力下降。

（三）体格检查

患者可能存在以下几种情况中的一种或几种体征：

1. 体形肥胖　OSAHS 患者往往体型比较肥胖，尤其上身及颈部肥胖，患者可有明显的双下颌，颈围是反映睡眠时上气道口径及功能的最重要指标，在环甲膜水平测量颈围，男性 >43cm，女性 >40cm，是 OSAHS 的高危因素。

2. 上气道狭窄征象咽喉部软组织增生（图 11-6-1），耳鼻喉科检查可能发现咽腔软组织或淋巴组织增加，包括扁桃体增大（图 11-6-2）、腺样体肥大及舌体肥大，张口检查软腭和舌后根的腔隙明显缩小；鼻腔检查可能存在慢性鼻炎、鼻甲肥大、鼻中隔偏曲等异常表现；上气道骨性结构的异常，颌面部异常，如小颌畸形（图 11-6-3），上气道肌肉功能障碍。

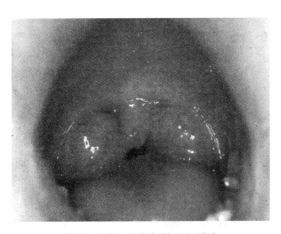

图 11-6-1　咽喉部软组织增生

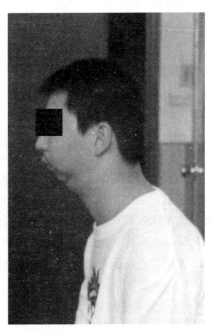

图 11-6-2　下颌骨发育不良（小颌畸形）

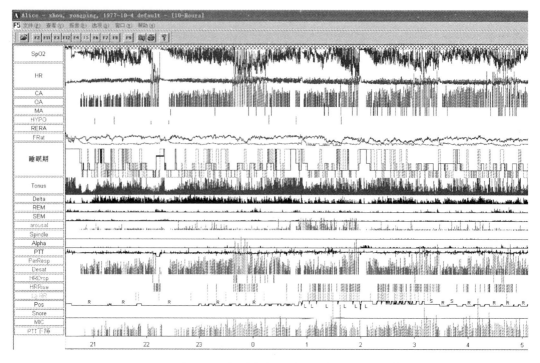

图 11-6-3 多导睡眠监测内容（图示阻塞性睡眠呼吸暂停）

（四）实验室检查

1. 血常规检查 病程长，低氧血症明显者，血常规检查发现血红细胞计数和血红蛋白有不同程度增加。

2. 血气分析 夜间血气分析往往可发现低氧血症合并高碳酸血症；当病情严重，并发肺心病呼吸衰竭时清醒时血气分析可有低氧血症、高碳酸血症和呼吸性酸中毒。

3. 血生化检查 可能发现高脂血症、高血糖等异常征象。

4. 甲状腺功能检查 部分患者可能发现甲状腺机能低下。

（五）特殊检查

1. 多导睡眠监测 PSG 监测为确诊睡眠呼吸暂停低通气综合征的标准检查方法，通过监测确定病情严重程度并进行分型，并与其他睡眠疾病相鉴别，并可以评价各种治疗对 OSAHS 的治疗疗效。PSG 检查包括二导脑电图（EEG）、二导眼电图（EOG）、下颏肌电图（EMG）、心电图（ECG）、口鼻呼吸气流、鼾声、胸部运动及腹部运动监测、体位监测以及血氧饱和度监测。监测需要保证 7 小时以上的监测时间。监测结果中每小时呼吸睡眠暂停加上低通气的发生次数（Apnea Hyponea Index，AHI）结合夜间氧饱和度（SaO_2）的情况是评估疾病严重程度的重要指标，分级标准见（表 11-6-2）。家庭或床边应用的便携式初筛仪也可作为 SAHS 的初步诊断。

2. X 线检查 胸部 X 线检查排除气道病变及肺实质病变，并发肺动脉高压、高血压时可有心影增大，肺动脉段突出等相应表现。头颅 X 线检查可以定量的了解颌面部异常的程度。

3. 肺功能检查 患者可表现为限制性通气功能障碍，流速-容量曲线的吸气部分平坦或出现凹陷，受损程度与血气不匹配提示有 OSAHS 的可能。

4. 心电图和超声心动图检查 有高血压、冠心病时可有相应的心电图变化，动态心电图提示夜间心律失常提示有 OSAHS 的可能。心超检查可能发现肺动脉高压。

表 11-6-2　SAHS 的病情严重程度分级

病情分度	AHI（次/小时）	夜间最低 SaO$_2$（%）
轻度	5 ~ 15	85 ~ 90
中度	> 15 ~ 30	80 ~ < 85
重度	> 30	< 80

（六）SAHS 的诊断流程

因为 SAHS 是一种需要终身治疗的疾病，因此，正确的诊断和鉴别诊断尤其需要慎重。在诊断上，不断要通过客观检查评估睡眠呼吸暂停的存在，还需要评估合并症存在的情况。首先我们需要和患者和其同室睡眠者充分交流以获得患者完整的睡眠病史；让患者完成 Epworth 嗜睡量表评估患者的白天嗜睡情况；在体格检查上需要评估患者的身高、体重并计算体重指数（BMI = 体重（kg）/身高^2（m^2））、下颌结构、上气道的情况以及测量患者血压及排除甲状腺功能减退及肢端肥大症等诱发因素。完善血常规检查评估有无红细胞异常增高，评估血脂、血糖等代谢指标。在高度怀疑 SAHS 的患者中进行多导睡眠监测（PSG）监测。

（七）SAHS 的诊断标准及分型

结合症状和体征，成人如每晚睡眠中（需要连续监测 7 小时以上）睡眠呼吸暂停低通气指数（AHI）≥5/小时，结合 Epworth 嗜睡量表评估≥9 分，即可诊断为 SAHS。通过 PSG 检查结果将睡眠呼吸暂停分为阻塞性呼吸睡眠暂停（OSAHS）、中枢性睡眠呼吸暂停（CSAHS）及混合性睡眠呼吸暂停低通气综合征（MSAHS）。OSAHS 的 PSG 表现为有胸腹运动的存在但口鼻气流消失；CSAHS 则表现为口鼻气流和胸腹运动同时消失；MSAHS 在同一次呼吸暂停中起初胸腹呼吸运动消失，之后胸腹运动恢复，但口鼻气流始终消失。临床上以 OSAHS 最为常见，

（八）OSAHS 的鉴别诊断

1. 原发性鼾症　仅有睡眠时明显的鼾声，但多规律而均匀，AHI 指数 < 5 次/小时，睡眠低氧血症不明显，白天无症状。

2. 上气道阻力综合征　PSG 检查反复出现阿尔法醒觉波，夜间醒觉 > 10 次/小时，睡眠连续性中断，有疲倦及白天嗜睡，可有鼾声，无呼吸暂停和低氧血症。监测发现气道阻力增加，食管内压力测定可发现与胸腔内压力变化和呼吸努力相关的微觉醒。

3. 发作性睡病　白天过度嗜睡，发作性猝倒，PSG 检查睡眠潜伏期 < 10 分钟，入睡后 20 分钟内有快速眼动时相（REM）出现，无呼吸暂停和低氧血症，多次小睡眠潜伏时间试验（MLST）检测平均睡眠潜伏期 < 8 分钟，有家族史。

4. 不宁腿综合征　白天犯困，夜间强烈需求腿动，安静及卧位明显，PSG 检查示典型的周期性腿动。

OSAHS 还需要鉴别睡眠不足、轮班工作、心身疾病或使用酒精和镇静催眠类药物因素导致的多种睡眠异常相鉴别。

二、睡眠呼吸暂停低通气综合征的预防和早期发现

（一）SAHS 的发生机制

1. 上气道解剖结构的异常　SAHS 的发生主要在于睡眠时上气道的塌陷和闭合，上气

道的解剖结构的狭窄是机械性狭窄的基础。上气道是指从鼻腔到声门这一解剖区间。上气道任何部位或水平的狭窄，如鼻腔肿瘤、鼻甲肥大、鼻中隔偏曲、扁桃体肿大、软腭肥大下垂、舌体肥大等都可能导致睡眠呼吸暂停。在睡眠中，上气道的塌陷程度会随着不同的分期和体位的不同而发生变化。肥胖与 OSAHS 的关系尤其密切，由于脂肪在咽部气道周围的堆积形成对气道的挤压，缩小了上呼吸道的内径，气道更容易塌陷和阻塞；同时肥胖患者胸腹部脂肪沉积引起呼吸负荷增加，呼吸效率下降两者互相影响，导致恶性循环。

2. 神经肌肉因素　OSAHS 患者保持咽腔开放的机制在于上气道扩张肌在吸气相收缩活动增强和张力增高，睡眠时全身肌肉活动和神经肌肉反射减弱（包括上气道扩张肌）。上气道扩张肌肌张力减低、上气道腔内径减少，吸气时上气道扩张肌对于胸腔内负压和气道阻力的反射减弱或者消失，在胸腔内负压的作用下，上气道更容易发生塌陷和闭合。在 CSAHS 患者，由于脑干呼吸控制中枢障碍致使呼吸冲动发放障碍和紊乱，也导致上气道扩张肌张力减弱使睡眠时上气道塌陷。

（二）SAHS 的预防

1. 严格控制体重　由于肥胖是睡眠时上气道塌陷的重要因素，严格控制体重对预防SAHS 的发生非常重要。试验证实减肥可以减轻肥胖型 OSA 患者咽部气道狭窄，降低 AHI和改善睡眠低氧程度，体重减轻 10% 可以使 AHI 减低近 50%。因此对于有 SAHS 发病危险因素的患者，严格通过运动、饮食甚至手术方式减肥治疗，可以阻止病程进展。

2. 戒烟戒酒　烟草中的有害物质刺激会加重咽部水肿和有害物质分泌增多，加重上气道狭窄。饮酒使人的上呼吸道扩张肌松弛，提高人体的觉醒阈值，不但会加重低氧还有可能导致 SAHS 患者猝死风险。需要在人群中积极宣传戒烟，鼓励戒酒，尤其避免睡前饮酒。

3. 积极治疗耳鼻喉科相关疾病　由于鼻炎、鼻息肉、鼻中隔等疾病能导致上气道阻塞，导致或加重 SAHS，所以如果患者存在相关疾病，应尽早药物或手术治疗。

4. 侧卧睡眠　至少有 20% 的睡眠呼吸暂停综合征患者是体位性的，其特点是仰卧位睡眠时 AHI 是侧卧位的两倍以上。因此，对于部分患者，保持侧卧睡眠可以有效防止疾病进展。

（三）如何早期发现 OSAHS

早期发现对于任何疾病的治疗都尤为重要。OSAHS 也不例外，我们在频繁出现鼾声甚至出现鼾声频繁暂停时当然情况可能已经十分严重了。在生活中如果出现不明原因的白天嗜睡，晨起口干或者头痛，或者顽固性咳嗽常规治疗后没有好转，有些病人出现难以控制的高血压或者难以解释原因的心律失常或者心力衰竭，有夜间行为异常，男性患者出现性功能减退症状，血常规检查提示红细胞异常增高等情况，都要考虑到睡眠相关疾病尤其是 OSAHS 的存在可能。在儿童患者可能表现为发育缓慢，容易激惹，难以集中注意力或者学习障碍。一旦出现这样的情况，患者需要到二级以上综合医院的呼吸睡眠障碍专科进行进一步诊断。

三、睡眠呼吸暂停治疗后随访要点

1. 坚持生活方式改变　因为 OSAHS 是一个需要长期治疗的疾病，但是缺乏针对性的特效药物。因此，在确诊 OSAHS 并接受相应治疗后，患者需要坚持生活方式的转变，需要戒酒，戒烟，并控制体重尤其是控制腹型肥胖，并定期监测高血压等合并症的控制情况。

2. 密切观察病情 患者如未接受积极的治疗方法（如 CPAP、口腔矫治器及外科手术等），应注意病情的变化，特别是其家属应注意患者夜间鼾声的变化，有无憋气及患者白天嗜睡的情况，鼾声时断时续或白天嗜睡加重均提示患者病情可能恶化或进展，应及时就诊复查 PSG，必要时采取进一步的治疗；已应用上述治疗的患者参考以下条目进行随访观察。

3. 持续正压通气（CPAP） 治疗患者压力调定后，患者带机回家进行长期家庭治疗，应密切随访，了解患者应用的依从性及不良反应，协助其解决使用中出现的各种问题，必要时应行 CPAP 压力的再调定，以保证患者长期治疗的依从性。其后应坚持定期随访。

口腔矫治器及外科手术治疗后 3 和 6 个月应进行 PSG 复查，以了解疗效，对于不能耐受或效果不佳的患者应尽快改用疗效更肯定的治疗方法，如 CPAP 治疗等。

四、睡眠呼吸暂停综合征的治疗

大量的临床对照研究表明，对于 Epworth 嗜睡评分大于 11 分，或者在工作及驾驶时有嗜睡表现及睡眠暂停低通气指数大于 15/小时的患者，针对病因的积极治疗可以改善患者的临床症状、认知水平、情感障碍、生活质量评估以及血压的控制。对于 Epworth 嗜睡评分大于 11 分但 AHI 指数在 5~15/小时的患者，治疗可以改善症状，包括改善嗜睡、提高认知水平和生活质量，但对于这类患者，治疗对于血压的改善证据不足。

在 OSAHS 的治疗上，治疗者需要为患者制定一个系统的治疗方案。OSAHS 的治疗目标不仅仅在于消除鼾声、改善夜间低氧及白天嗜睡，更重要的是降低 OSAHS 患者多器官的损伤降低病死率。首先需要向患者和家属解释疾病的具体情况和重要性。如果病情较重，要建议患者不要长距离驾驶机动车。

（一）一般治疗

一般治疗方面，首先可建议体位治疗，嘱患者在睡眠时利用睡眠球等装置保持侧卧体位，防止仰卧位舌根后坠加重气道阻塞，对体位性 OSAHS 患者，侧卧睡眠是非常重要的治疗方式；严格控制体重，减肥是治疗 OSAHS 的重要措施，可改善咽部气道狭窄，据报道体重减轻 10% 可使 AHI 降低近 50%；要求患者戒烟；饮食方面，减少热量摄入，尤其要减少酒精的摄入量，因酒精能急剧降低上气道的肌张力，从而导致患者阻塞性呼吸；镇静催眠药同样会影响气道张力，建议患者不要服用。

（二）特殊治疗

包括辅助器械治疗和手术治疗。最重要的无创治疗手段是经鼻持续正压通气（continuous positive airway pressure，CPAP）治疗和下颌骨矫治器（mandibular reposition splint，MRSs）。CPAP 治疗通过在患者睡眠期间给予佩戴一个与呼吸机相连的面罩，由呼吸机产生的强制气流增加上呼吸道的压力，从而使上呼吸道保持气道开放状态。随机安慰剂对照试验证明 CPAP 是 OSAHS 最有效的治疗手段，但是该治疗操作有一定不便。治疗开始需要需要为患者选择合适的面罩并通过整晚的睡眠监测来滴定保持患者气道通畅的合适压力。在治疗过程中需要为患者提供电话咨询帮助以及规律的随访，以提高治疗的长期依从性。对于二氧化碳潴留明显或者合并慢性阻塞性肺病患者需要采用双水平正压通气（BIPAP）治疗。CPAP 治疗的副作用主要是口干和局部皮肤损害。而 MRSs 则通过使 OSAHS 患者的软腭上抬或使患者的下颌和舌体前移，从而使咽腔扩大并改善气道梗阻。随机对照试验证明该治疗可以改善患者夜间睡眠，减少白天嗜睡，并改善 OSAHS 的一系列合并症。临床常用的有软腭作用器，舌牵引器和下颌前移器。但口腔矫治器不能根治 OSAHS，必须每晚整夜使用，因而长期随访患者退出率较高。一旦患者有严重的下颌关节、牙体牙周疾病以及牙齿数目过少或严重鼻塞的情况下应列为禁忌。

手术治疗，在 OSAHS 的外科治疗中，通过增加上气道的容积并矫正不合适的解剖结构而达到治疗效果。但我们不能忽视围手术期的风险。悬雍垂腭咽成形术（uvulopalato-pharyngoplasty，UPPP）是最广泛应用的外科手术；保持鼻腔通常的治疗是 OSAHS 治疗中的重要部分，包括慢性鼻炎的治疗和鼻中隔偏曲、鼻息肉、鼻甲肥大等手术；减肥手术对于过度肥胖的患者可能有效；扁桃体切除术对于青少年患者有较好的效果但对于成年患者可能收效甚微；气管造口术虽然对解决上气道阻塞有效但由于会导致患者形象受损而极少被采用。由明显颌面部畸形导致的上气道阻塞可由口腔科医师进行正颌手术（下颌骨前移术）治疗。

在治疗方式的选择上，CPAP 治疗及 MRS 治疗通过循证医学验证有效而被广泛采用。尤其 CPAP 治疗对提高 OSAHS 患者的驾驶安全有帮助。MRS 治疗则推荐用于无法耐受 CPAP 治疗患者的二线选择。正颌手术对于体型较瘦的年轻患者会有较好的临床疗效。

参考文献

1. Hawkins PE, Alam J, McDonnell TJ, et al. Defining exacerbations in chronic obstructive pulmonary disease. Expert Rev Respir Med, 2015, 9（3）：277-286.

2. Mirsaeidi M, Ebrahimi G, Allen MB, et al. Pneumococcal vaccine and patients withpulmonary diseases. Am J Med, 2014, 127（9）：886. e1-8.

3. Kroon FP, van der Burg LR, Buchbinder R, et al. Self-management education programmes for osteoarthritis. Cochrane Database Syst Rev, 2014, 15；1：CD008963.

4. 钟南山，刘又宁. 呼吸病学. 北京. 人民卫生出版社，2012：543-53

5. Joseph Loscalzo. HARRISON'S Pulmonary and Critical Care Medicine. 北京：北京大学医学出版社，2011：178-189.

6. Lougheed MD, Turcotte S, Fisher T. Cough variant asthma：lessons learned from deep inspirations. Lung, 2012, 190：17-22.

7. 苏楠林，江涛，刘国梁，等. 我国8省市支气管哮喘患者控制水平的流行病学调查. 中华内科杂志，2014, 52（8）：601-606.

8. GINA Executive and Science Committee. Global strategy for asthma management and prevention, 2014.

9. Gardner A, Kaplan B, Brown W, et al. National standards for asthma self-management education. Ann Allergy Asthma Immunol, 2015, 114（3）：178-186.

10. Desai M, Oppenheimer J. Year in review：asthma . Ann Allergy Asthma Immunol, 2015, 114（3）：170-172.

11. Huang SK, Zhang Q, Qiu Z, Chung KF. Mechanistic impact of outdoor air pollution on asthma and allergic diseases. J Thorac Dis, 2015, 7（1）：23-33.

12. Sears MR. Trends in the prevalence of asthma. Chest, 2014, 145（2）：219-225.

13. Goldsobel AB, Kelkar PS. The adult with chronic cough. J Allergy Clin Immunol, 2012, 130（3）：825-825

14. US Department of Health and Human ServicesOffice of Disease Prevention and Health Promotion. Healthy People 2020 2013. Washington, DC：Author, http：//www. healthypeople. gov/2020/topicsobjectives

2020/overview. aspx？topicid＝36. Accessed November 20，2014.

15. Gardner A，Kaplan B，Brown W，et al. National standards for asthma self-management education. Ann Allergy Asthma Immunol，2015，114（3）：178-186.

16. James AL，Wenzel S. Clinical relevance of airway remodelling in airway diseases. Eur Respir J，2007，30（1）：134-155.

17. Castro M，Adalberto S，Laviolette，M et al. Effectiveness and safety of bronchial thermoplasty in the treatment of severe asthma：a multicenter，randomized，double-blind，sham-controlled clinical trial. Am J Respir Crit Care Med，2010，181（2）：116-124.

18. Chen W，Zheng R，Zeng H，Zhang S. The epidemiology of lung cancer in China. J Cancer Biol Res，2014，2（1）：1043.

19. Horeweg N，de Koning H The importance of screening for lung cancer. Expert Rev Respir Med，2014，8（5）：597-614.

20. Lung cancer：A global scourge. Lancet，2013：382，659.

21. Arteaga CL. The epidermal growth factor receptor：from mutant oncogene in nonhuman cancers to therapeutic target in human neoplasia. J Clin Oncol，2001，19（Suppl 18）：32S-40S.

22. Marchetti A，Felicioni L，Malatesta S，et al. Clinical features and outcome of patients with non-small-cell lung cancer harboring BRAF mutations. J Clin Oncol，2011，29（26）：3574-3579.

23. Kris MG，Johnson BE，Berry LD，et al. Using multiplexed assays of oncogenic drivers in lung cancers to select targeted drugs. JAMA，2014，311（19）：1998-2006.

第十二章

代谢性疾病的个性化管理

随着经济的高速发展，人民的生活水平不断提高，代谢性疾病的发病也呈逐年上升趋势，严重威胁着人类的健康。为常见的代谢性疾病制定一个合理的个性化健康管理就显得日益重要。本章我们将重点阐述肥胖症、糖尿病、高脂血症、痛风等四类慢性代谢性疾病的个性化健康管理。这四类疾病从表面上看是单独的疾病，有各自的发病机制、诊断标准和临床表现，但实际上这四大疾病相辅相成，常常联合发病，患有其中一种疾病，患其他疾病的风险也会明显增加。这四大疾病的共同特点是均与西方化的生活方式相关。因此我们需要加强对这四大疾病的综合预防和管理，达到最佳的治疗效果。

第一节 肥胖症的个性化管理

28 岁的小英是一名公务员，爱吃零食、甜食、油炸食品，平时工作比较清闲，上班就坐在电脑旁，出门坐公交车、地铁、出租车，购买东西只要动动鼠标，自从怀孕以后，家里的老人每天变着花样做各种好吃的饭菜，每天吃得多、又不敢多动，一不留神体重就直线上升了。生完孩子以后，体重更是一发不可收拾，每年都在不断往上升，脖子上还莫名地多了黑黑的一圈，怎么洗也洗不掉。而且晚上睡觉呼噜声也越来越响了，白天没精神，老是犯困，稍微活动一下就觉得气喘。一次到医院体检，医生说小英已经是重度肥胖了，需要控制饮食和体重，必要时可能需要使用药物干预甚至行减重手术。

一、什么是肥胖症

那么究竟什么是肥胖症呢？肥胖症就是体内脂肪堆积过多。如果我们每天通过食物摄入的能量大于每天能够消耗掉的能量，余下的能量就会以脂肪的形式储存起来，日复一日，超重和肥胖就悄然而至了。肥胖者大多数都特别喜欢吃零食、甜食、油炸食品、夜宵，爱喝啤酒，吃饭快，晚饭吃得多，饭后不爱动，缺乏体力活动。轻中度肥胖的人往往没有自觉症状，重度肥胖者大多比较怕热，平时容易出汗，稍微活动一下就气喘吁吁，睡觉时打鼾，甚至出现肥胖相关并发症的表现如头晕、头痛，胸闷、胸痛，关节痛，多饮、多尿，睡眠中发作性呼吸暂停、憋醒等等。

二、肥胖症的诊断

（一）肥胖症的定义

体质指数（BMI）是用体重公斤数除以身高米数平方得出的数字，是国际上公认的衡量一个人胖瘦程度及健康状况的重要指标，也是衡量一个人体脂含量的间接指标。

肥胖症是指体质指数超过正常的一组临床综合征。WHO 将 BMI 25～29.99 者定义为超重，BMI 30～34.99 者定义为 1 度肥胖，BMI 35～39.99 者定义为 2 度肥胖，BMI≥40 者定义为 3 度肥胖。2014 年 5 月美国临床内分泌医师协会和美国内分泌学会联合发布了肥胖诊断和管理的新"框架"，提出肥胖定义应该从"以体质指数为中心"向"以肥胖相关并发症为中心"转变。新框架重新定义了超重和肥胖：

超重：BMI 25～29.9，但没有肥胖相关并发症情况。

肥胖 0 级：BMI≥30，无肥胖相关并发症。

肥胖 1 级：BMI≥25[*]，至少存在 1 种轻至中度肥胖相关并发症。

肥胖 2 级：BMI≥25[*]，至少存在 1 种重度肥胖相关并发症。

注：[*]某些人群中 BMI 为 23～25 但腰围增加。肥胖相关并发症包括代谢综合征、糖尿病前期、2 型糖尿病、血脂异常、高血压、非酒精性脂肪肝、多囊卵巢综合征、睡眠呼吸暂停综合征、骨关节炎、食管反流病及残疾/不能运动。

新的框架采用 BMI 进行初筛，评估有无肥胖相关并发症及严重程度，根据 BMI 和肥胖相关并发症对肥胖进行分级，最终根据肥胖分级制定预防和干预措施。

我国及其他亚洲人的肥胖大多数属于中心性肥胖（又称腹型肥胖），即腹部脂肪堆积，所以肥胖判断标准不同。目前我国 18 岁以上成年人（运动员、孕妇等特殊人群除外）超重和肥胖及中心性肥胖的判定标准参照国家卫生和计划生育委员会 2013 年 4 月 18 号颁布的《中华人民共和国卫生行业标准——成人体重判定》，可用于临床诊断：

超重：BMI 24～27.9。

肥胖：BMI≥28。

中心性肥胖：男性腰围≥90cm（或女性腰围≥85cm）；中心性肥胖前期：男性腰围 85～89.9cm（或女性腰围 80～84.9cm）。

用于判断肥胖的其他辅助检查：

1. 标准体重判定法 此方法简单易行，但只能粗略估计，不能确定全身肥胖和局部脂肪的堆积程度。标准体重（kg）= 身高（cm）－ 105。如果一个人实际体重大于标准体重的 20% 则认为是肥胖。

2. 腰围和腰臀比 腰围（WC）的标准测量方法是取直立，被检查者两脚分开 30～40cm，以右侧腋中线髂骨上缘与第 12 肋骨下缘连线的中点（腰部天然最窄部位）为测量点，沿水平方向绕腹部 1 周，所测得的腰围长度。腰围可以反映腹部的脂肪含量。腰围过大，即使未超重，也应视为肥胖。我国以男性腰围≥90cm（或女性腰围≥85cm）提示存在中心性肥胖。臀围指测得臀部的最大周径。腰臀比是腰围/臀围之比值，能更好地反映中心性肥胖的程度。我国以男性腰臀比 ＞0.9（或女性腰臀比 ＞0.8）提示存在中心性肥胖，其发生心肌梗死、高脂血症、糖尿病、脑血管病的风险增加。

3. 皮褶厚度 用特制的卡钳测量不同部位的皮下脂肪厚度，来判断一个人的胖瘦程度。常见测量部位有上臂、腋下、肩胛部、髂部、腹部、大腿。

4. 借助双能 X 线吸收法、超声、CT 断层扫描、磁共振成像等技术测定体脂含量，正常男性体脂含量 15% ~20%，女性体脂含量 20% ~25%，当男性体脂 >25%（或女性体脂 >30%）提示肥胖。

（二）肥胖症的分类

肥胖症可以分为原发性肥胖症和继发性肥胖症两大类，原发性肥胖症可能与家族遗传、营养过剩和体力活动少等因素有关。继发性肥胖症包括由内分泌疾病引起的内分泌障碍性肥胖、特殊的遗传性疾病所导致的先天异常性肥胖以及药物导致的肥胖。

1. 原发性肥胖症　又称单纯性肥胖症，是临床上最常见的一种肥胖，往往有肥胖家族史和婴幼儿时期肥胖史，营养过剩而缺乏体力活动，占肥胖人群的 90% 以上。这类患者大多呈均匀性肥胖，没有内分泌疾病史。

2. 继发性肥胖症

（1）内分泌疾病所致肥胖：由内分泌及代谢性疾病所致的体内代谢紊乱而导致的肥胖，占肥胖人群的 1% 左右。包括库欣综合征、多囊卵巢综合征、下丘脑性肥胖、原发性甲状腺功能减退症、胰岛细胞瘤等。

（2）药物导致的肥胖：如哮喘、系统性红斑狼疮病人长期应用糖皮质激素出现的满月脸、向心性肥胖。抗精神病药物如奥氮平、氟哌啶醇及三环类抗抑郁药均能促进食欲，增加体重。糖尿病患者应用胰岛素或磺脲类药物引起的体重增加。其他如抗癫痫药物、β 肾上腺素受体阻滞剂、孕激素类避孕药均能导致体重增加。此类患者一般停药后肥胖情况能得到改善。

（3）特殊的遗传性疾病：包括超重或肥胖表型的特殊遗传综合征。为童年早期无节制的贪食导致的肥胖，大多数患者身材矮小，精神发育迟缓。

（三）肥胖症的病因及发病机制

一般情况下，人体能动态平衡能量以维持体重的相对稳定，当各种因素导致能量动态平衡系统被破坏，消耗不掉的能量就会慢慢以脂肪的形式储存在体内，从而造成肥胖。肥胖症的病因及发病机制包括遗传因素、内分泌因素、脂肪细胞因子、环境因素等。

1. 遗传因素　是肥胖症的基础。大约 1/3 的肥胖症患者有明显的肥胖家族史。父母双方均肥胖，其子女肥胖的机会占 70% ~80%，一方肥胖，子女肥胖的机会占 40% ~50%，而父母双方都不胖或偏瘦的，其子女肥胖的机会只有 10%。研究还发现，同父同母的同胞间其 BMI 相近，即使出生后在不同的家庭中长大其 BMI 也极其接近，而同父异母或同母异父的同胞间 BMI 几乎没有相关性。由此可见，肥胖的发生与遗传因素密切相关，科学家们发现肥胖症的基础是一个或多个基因的突变和变异，目前已发现的与肥胖相关的基因主要有 OB 基因、LEPR 基因、PCl 基因、POMC 基因和 MC4R 基因等。

2. 内分泌因素　人体内调节脂肪代谢的内分泌腺，包括垂体、甲状腺、性腺、肾上腺皮质功能紊乱，均可导致肥胖。其他如胰岛素分泌过多，胰岛素能够促进脂肪合成并抑制脂肪分解，也会导致肥胖的发生。

3. 脂肪细胞分泌的脂肪因子和炎症因子　肥胖患者体内脂联素水平下降，瘦素缺乏或抵抗，抵抗素增高，肿瘤坏死因子 α 分泌增多，这些因子参与胰岛素抵抗、血糖及血脂代谢紊乱的发生。

4. 环境因素

（1）生活方式

1）饮食因素：肥胖与饮食习惯密切相关，长期进食过量是引起肥胖的直接原因。比如一个人每天多进食25kcal热量，1年下来就能积聚9125kcal热量，相当于长了2.5斤体重，20年下来体重就会增长50斤。随着生活水平的不断提高，可供选择的食物品种越来越丰盛。快餐食品、油炸食品、应酬活动使我们摄入的脂肪、蛋白质等高热量食物增多，而谷类、蔬菜、粗纤维等比例减少，导致能量的总体摄入过多。另外一些不良饮食习惯如喜吃零食、甜食、油炸食品、夜宵、进食不规律、晚餐进食过多都与肥胖的发生有关。

2）饮酒与戒烟：饮酒时所进食的能量物质能较多地储存在体内，使体脂增加。肥胖患者吸烟容易导致脂肪向腹部堆积造成腹型肥胖。而男性戒烟后肥胖的发生风险较非吸烟者高2.4倍（这种肥胖往往是全身均匀性肥胖），女性高2.0倍，这可能与戒烟后体内尼古丁下降导致体重增加有关。

3）缺乏体力活动：科技的进步带来便利的生活和工作，体力活动明显减少，我们也逐渐养成了静坐少动的生活习惯。缺乏体力活动，热能消耗减少，使过多的热量以脂肪形式储存，也是肥胖发生的重要原因之一。有研究发现，每天看电视4小时以上的妇女比看电视小于1小时的妇女发生肥胖的风险增加2倍。

（2）社会因素：肥胖的发生与社会因素也有一定的关系。发达国家和经济快速增长的发展中国家肥胖的发生率均明显升高。

（3）心理因素：大城市工作强度大、生活节奏快，长期处于焦虑紧张的负面情绪中，很多人因此选择了暴饮暴食，这也是造成肥胖的原因之一。

三、肥胖症的预防

近30年来，超重和肥胖的人数不断攀升，肥胖已成为一个全球性的健康问题。统计数据显示，过去33年里，儿童肥胖率增长了47%，成人肥胖率增长了28%。在我国，超重和肥胖的发展趋势同样令人担忧。2002年，我国18岁以上成人超重率22.8%，肥胖率为7.1%。2010年中国慢性病及危险因素监测结果显示，我国18岁及以上成人超重率30.6%，肥胖率12.0%，较2002年大幅上升。2013年6月下旬，美国医学会在芝加哥的年会上宣布"肥胖是一种疾病"，建议采取各种措施控制肥胖。我国也非常重视肥胖和肥胖相关性疾病。肥胖是冠心病、高血脂、高血压、糖尿病发生的危险因素，肥胖还容易诱发癌症，增加中风风险。肥胖和肥胖相关并发症的医疗支出大、死亡率高，已成为全世界医疗卫生资源的重大负担。

肥胖对人的心理、生理和行为都会造成一定的不良影响。尤其对于女性，肥胖往往容易自卑，甚至出现焦虑、抑郁、自虐、自暴自弃等倾向。下面我们来重点阐述肥胖症的危害和如何预防肥胖症。

（一）肥胖症的危害性

1. 肥胖是心血管疾病（包括冠心病、心力衰竭、心律失常和心源性猝死）的独立危险因素。一项纳入全球57个研究的meta分析，探讨900000成年人的BMI与死亡风险的关系，发现不论男女BMI在22.5~25时死亡率最低，BMI超过25后，每增加5，死亡风险增加30%，其中心血管死亡风险增加40%。

2. 肥胖也是引起高血压的危险因素。肥胖者的高血压风险是消瘦者的6倍。大约40%的肥胖患者有高血压。研究发现，体重的变化与收缩压呈正相关，体重每增加4.5kg，收缩压男性增加4.4mmHg，女性增加4.2mmHg。体重下降能使血压显著下降，一项随机对照研究的meta分析得出结论：体重每下降1kg，舒张压平均下降1mmHg。

3. 肥胖是 2 型糖尿病的一个重要危险因素。一项来自欧洲 4 个国家 26 个中心的大型研究显示，与 BMI 18.5 ~ 22.4 且腰围较小者相比，BMI > 35 且腰围较大者发生 2 型糖尿病的风险明显增高，男性发生 2 型糖尿病的风险增高 22.0%，女性增高 31.8%。腹型肥胖更是糖尿病发病的独立危险因素，研究发现，腹型肥胖发生糖尿病的机率是非腹型肥胖者的 2.24 倍。

4. 肥胖是血脂异常的独立危险因素。第三次美国国家健康和营养调查研究（NHANES Ⅲ）结果表明，美国超重及肥胖人群患血脂异常的风险是正常体重人群的 2 ~ 3 倍。我国北京社区超重与肥胖人群血脂异常的患病率调查显示，我国超重及肥胖男性血脂异常患病率分别为 43.3% 和 65.4%，超重及肥胖女性血脂异常患病率分别为 29.2% 和 42.3%。肥胖症患者尤其是合并 2 型糖尿病和代谢综合征的患者更容易出现血脂异常。肥胖患者血脂异常与高血压、冠心病、脑血管疾病等密切相关。

5. 肥胖患者长期高蛋白饮食还可造成嘌呤代谢紊乱，引发高尿酸血症和痛风。

（二）肥胖症的预防

目前肥胖症发生较多的主要集中在儿童、中年人、老年人这三类人群，我们通过对这三类人群肥胖原因的分析，制定个性化的肥胖预防措施。

1. 儿童肥胖的预防 近年来，儿童肥胖也呈不断上升趋势，且已成为公众关注的健康问题。儿童肥胖影响儿童的身体健康和心理健康，也是成年肥胖的高危因素。

（1）儿童肥胖的原因

1）遗传因素：肥胖具有一定的遗传性，父母是肥胖的，其儿童发生肥胖的机会就增加。

2）饮食因素：母亲孕期营养过剩、孕期体重增加过多造成新生儿出生体重较正常健康儿童高，并可进一步导致婴幼儿肥胖。喂养过度也是儿童肥胖发生的重要因素，丰盛的一日三餐外加各种零食、甜点、巧克力、饮料，每日摄入过多的营养物质，日积月累，儿童肥胖就出现了。

3）社会因素：与祖父母或外祖父母共同生活的儿童更容易发生肥胖，主要与老人的传统观念有关，认为孩子胖一点才健康，只要是孩子想要的，都会想方设法满足。

4）生活方式：有些儿童缺乏适当的运动锻炼，白天上学，晚上及周末参加各种兴趣班、辅导班，休息时间上网、看电视，长期久坐、运动少也是儿童肥胖发生的重要原因。

（2）儿童肥胖的危害

1）肥胖儿童肺活量减少，心脏负担重，不能从事强度较大的体育锻炼。

2）肥胖儿童缺乏自信，易自暴自弃，特别是女孩子更容易产生自卑情绪，影响儿童的身心健康。

3）儿童期肥胖容易持续到成年，导致肥胖相关并发症如高血压、糖尿病、心脑血管疾病、痛风发病风险增加。

（3）儿童肥胖的预防

1）从母亲孕期开始预防儿童肥胖：孕早期无需额外增加热量，至妊娠中晚期可在原来饮食的基础上额外增加 20% ~ 30% 的热量，整个孕期注意保证营养的均衡性和多样性，保证每天有一定的奶制品、蛋类、坚果类、蔬菜水果的摄入。一般整个孕期体重增长控制在 10 ~ 12kg 左右。

2）母乳喂养：母乳喂养预防儿童肥胖的作用是持续的，有研究显示母乳喂养可以使

4 岁前的儿童肥胖症风险下降 20%，母乳还含有丰富的营养物质，我们应提倡母乳喂养。

3）合理的饮食控制：对儿童进行饮食控制首先要考虑到儿童生长发育的需求。在保证儿童生长发育所需的基本营养素的前提下，限制糖果、糕点、含糖饮料等含糖高的食物的摄入，限制巧克力、奶油、油炸食品、肥肉、动物内脏等高脂肪高热量食物的摄入，控制薯条、瓜子、花生等零食的摄入，保证优质蛋白质的摄入，多进食富含维生素及膳食纤维的新鲜蔬菜、瓜果等食物。另外，家长的正确引导很重要，家长应身体力行，建立一个良好的饮食习惯，并帮助儿童也建立良好的饮食习惯。

4）运动锻炼：运动可以增加热量消耗，促进脂肪分解。有研究显示，持久地运动锻炼可以减少青少年腹部脂肪的堆积。运动还可以增强孩子的体质，提高孩子的自信。运动方式可以选择中低强度的有氧运动如快走、慢跑、骑自行车、游泳、跳绳、舞蹈及各种球类运动，增加户外活动时间。可以根据儿童的兴趣爱好，选择 1~2 项运动项目并持之以恒，使其从小就养成运动锻炼的好习惯。

2. 中年肥胖的预防

（1）中年肥胖的原因

1）年龄：超重或肥胖的发生随着年龄的增加而显著增加，可能与随着年龄的增加，基础代谢率下降及体内脂肪构成比发生改变有关。

2）女性在妊娠及产后容易发生肥胖：妊娠期体内雌激素水平增加，促进脂肪储存，再加上孕期过于丰盛的饮食，容易导致营养过剩，所以女性在妊娠期最容易发生肥胖。孕期肥胖也容易造成产后肥胖。我们面前提到的小英就是典型的妊娠期及产后肥胖。科学家研究发现，产后肥胖还与产后肥胖基因有关，有产后肥胖基因的女性容易在产后 1 年内发胖。

3）中年人的饮食结构不合理，禽、肉、蛋等高脂类食物进食增加，特别是中年男性由于事业、经商等原因交际应酬多，外出就餐次数多，烟酒不断，天天高脂高蛋白饮食，结果导致体重不断增加。

4）人到了中年以后体力不如从前，活动量、运动量下降，加上事业忙碌，往往没有规律运动的习惯，热量摄入多，消耗少，自然就容易肥胖。

5）心理因素：工作压力大，生活节奏快，很多人因而选择暴饮暴食，时间久了，就容易产生肥胖。

6）长期口服避孕药：长期口服避孕药可使女性体内雌激素水平升高，促进脂肪合成增加而导致肥胖。

（2）中年肥胖的危害

1）中年女性肥胖的危害：肥胖女性体内过多的脂肪可以导致雌激素生成过多，肥胖还可以改变雌激素代谢途径，导致月经紊乱甚至不孕。肥胖女性中多囊卵巢综合征的发病率相对较高，也是造成不孕的原因之一。肥胖的孕妇容易流产，容易发生妊娠期高血压疾病、妊娠期糖尿病等。女性肥胖还会导致乳腺癌、卵巢癌、子宫内膜癌发生风险增加。

2）中年肥胖不但冠心病、高血压、糖尿病、高脂血症、痛风发病风险增加，有研究表明中年肥胖还会缩短寿命、增加住院率，甚至未来患各类痴呆症的可能性增加。

（3）中年肥胖的预防

1）合理的饮食控制：减少高热量高脂食物的摄入，减少甜食、零食、糕点、甜饮料的摄入，避免油炸食品，选择蒸、煮、炖等清淡的烹饪方式，适当控制荤菜的摄入量，多吃水果和蔬菜。

2）孕期及产后注意营养平衡：孕期及产后既要保障母婴营养需求，又要避免营养过剩，注意饮食的合理搭配，产后坚持母乳喂养，可减少产后肥胖的发生。

3）改善生活方式：避免暴饮暴食，减少不必要的应酬，注意戒烟限酒。

4）运动锻炼：25 岁以后基础代谢率会随着年龄的增长而下降，运动在短时间内可以增加人体的基础代谢率，促进能量消耗达到减轻体重的效果。肥胖者通过运动还可以使胃口下降，从而达到减轻体重的目的。运动方式可以选择自己感兴趣的运动项目如快走、舞蹈、健身操、瑜伽、跳绳、游泳、羽毛球、篮球、慢跑等。每次运动时间不少于 30 分钟，坚持运动，每周运动次数不低于 5～7 次。

5）保持良好的心态：心理压力过大、情绪不稳定时容易暴饮暴食，不愿意参加体育锻炼及户外活动。懂得控制自己的情绪，学会减压，积极参加各种社会及团体的活动。

3. 老年肥胖的预防　当今社会，平均寿命延长，老年人口逐渐增多。老年人作为一个特殊人群，退休以后活动量减少，营养相对改善，缺乏控制体重的迫切愿望。

（1）老年肥胖的原因

1）体力活动减少：老年人大多退休或从事二线工作，生活、工作相对稳定，压力减少，活动量、运动量也较青中年时减少。热能消耗减少。

2）饮食因素：长期高热量饮食如过多地摄入甜食、油炸食品、饮料、零食等，造成脂肪合成增加。

3）生理因素：老年人体内生长激素、性激素分泌减少，逐渐不爱活动，基础代谢率下降。特别是女性，绝经后雌激素水平下降，容易造成脂肪堆积。

4）内分泌因素：内分泌因素造成的肥胖多为继发性，如胰岛素抵抗、肾上腺皮质功能亢进症、甲状腺功能减退症等都可引起肥胖。

（2）老年肥胖的危害

1）胰岛素抵抗和 2 型糖尿病：老年肥胖患者胰岛素抵抗明显，多存在高胰岛素血症，2 型糖尿病发病风险增加。

2）心血管疾病：老年肥胖患者多存在高血压、高血脂、吸烟、高胰岛素血症、体力活动减少等心血管疾病的危险因素，致使冠心病发病风险增加。另外，老年肥胖患者体循环和肺循环血流量增加，易患充血性心力衰竭。

3）呼吸系统疾患：老年肥胖患者可存在呼吸运动受限、肺通气不良及换气受限，睡眠呼吸暂停综合征发病率高。

4）关节炎：肥胖可导致膝关节负荷加重出现肥胖相关性关节炎。而得了关节炎影响活动，反过来又会加重肥胖。

5）癌症：肥胖与癌症的发生密切相关。男性肥胖患者发生直肠癌、结肠癌、前列腺癌的风险增加，女性肥胖患者发生子宫内膜癌、卵巢癌、乳腺癌风险增加。

（3）老年肥胖的预防

1）适当控制饮食：老年人控制饮食不宜采用极低热量饮食，要保证营养的均衡性。主要是减少吸烟和饮酒，减少零食和甜食，少吃油炸食品，控制脂肪摄入量，增加蔬菜和粗纤维的摄入。合理分配三餐，晚餐适当减少，通过减慢进餐速度、增加咀嚼次数来减少食物的总摄入量。

2）运动锻炼：老年人的运动锻炼要结合老人身体的实际情况，根据老人的年龄、身体状况、兴趣爱好量身订制。运动应循序渐进。老年人适合低强度、长时间的有氧运动如散步、慢跑、打太极拳、广场舞、健身操、骑自行车等。

3）行为纠正：老年人晚上活动量少，有些老年人晚餐进食较多，还有睡前加餐的习惯。让老人正确分配一日三餐，减少晚餐进食量，晚上适当增加活动量，改变不良的进食行为，可以在一定程度上减少肥胖的发生。可以让患者自己记录每日的饮食日记，家庭成员进行监督，往往可以取得更好的效果。

<h4 style="text-align:center">四、肥胖症患者的个性化自我管理</h4>

肥胖患者的个性化自我管理的最终目标是降低患者的患病率与死亡率，促进患者的身心健康。实践证明，改善生活方式可以预防肥胖和肥胖相关性疾病的发生。我们管理的重点是使肥胖患者了解到肥胖的危害，纠正不良生活方式，消除肥胖的危险因素，采取饮食控制＋运动治疗＋行为矫正的综合疗法，必要时辅以减肥药物和减重手术，取得最大的减肥效果，并能较长时间防止体重的反弹。肥胖与超重患者的一般评估与管理流程详见图12-1-1。

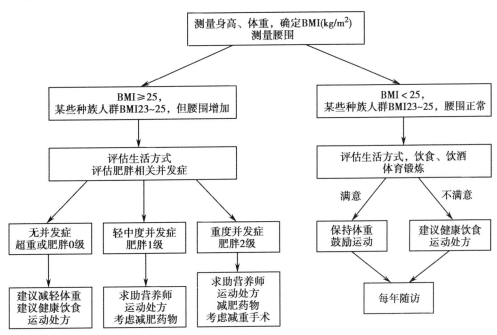

图 12-1-1　胖与超重患者一般评估与管理流程
（摘自 2013 AHA/ACC/TOS 成人超重与肥胖管理指南）

（一）饮食管理

1. 控制总热量　肥胖的发生与饮食有着密切的关系，控制饮食是最基本的减肥方法。通过限制甜食、饮料、零食，避免夜宵、睡前进餐，避免暴饮暴食、油炸食品、快餐食品，使摄入的热量少于消耗的热量，就可以使体重减轻。我们治疗的最初目标是每天减少500～1000kcal 的热量摄入。一般成年人每日热量供应不应少于1200kcal，根据体型、劳动强度情况适当调整，肥胖的轻体力劳动者每日每千克体重需要热量20～25kcal，肥胖的中体力劳动者每日每千克体重需要热量30kcal，肥胖的重体力劳动者每日每千克体重需要热量35kcal（表12-1-1）。

轻度肥胖者，主要通过限制甜食、零食、饮料，限制脂肪摄入，使摄入的总热量低于消耗的热量，体重每月下降0.5~1.0kg，体重逐渐降至理想体重。

中度肥胖者，需要严格饮食控制，限制总热量在每日1200kcal以内，可适当增加蔬菜、水果量，限制甜食、零食、饮料，避免油炸食品、快餐食品，避免夜宵、睡前进餐，使体重每月下降1~2kg。

表12-1-1　不同劳动强度的热量需求表

劳动强度	举例	kcal/每公斤理想体重/日		
		消瘦	正常	肥胖
卧床休息	—	20~25	15~20	15
轻体力劳动	办公室职员、教师、售货员、简单家务	35	30	20~25
中体力劳动	学生、司机、外科医生、体育教师、一般农活	40	35	30
重体力劳动	建筑工、搬运工、较重的农活、运动员、舞蹈者	45	40	35

经上述饮食控制体重仍不能下降者或重度肥胖患者，可采用极低热量饮食，限制总热量在每日800kcal以内，短期进行（一般不超过12周），且必须有临床医生和营养师的监控，每周可减轻体重1.5~2.5kg。但停止治疗后容易反弹。

2. 调整饮食结构

1）限制糖类的摄入：控制糖类占总热量的55%左右，以谷物为主要糖类的来源，减少单糖的摄入（如含糖饮料、糖果、甜食的摄入）。

2）限制脂肪的摄入：脂肪产热高，高脂饮食是超重和肥胖的独立危险因素，饮食中的脂肪摄入也是心血管和代谢性疾病的危险因素。肥胖患者摄入的脂肪量应控制在总热量的20%~30%，限制饱和脂肪酸的摄入（建议小于总热量的10%），饱和脂肪酸的主要来源是家禽肉和乳类的脂肪。除限制肉、蛋、牛奶等动物性脂肪外，烹调油控制在每天10~20g左右。每日胆固醇摄入量不大于300mg。

3）保证蛋白质的摄入：蛋白质摄入占总热量的15%，建议主要从鱼、瘦肉中摄取。有研究显示，与限制脂肪、高比例糖类的饮食方法相比，以蛋白质替代部分糖类可以减少热量的摄入同时更好的改善机体组分（更好地保留无脂肪组织）。

4）限制盐和酒精的摄入：食盐能引起口渴、刺激食欲，导致饮水进食增加，所以减肥饮食要低盐，烹调时要少放盐，注意食物标签上的含盐量，每日食盐摄入量小于6g。有高血压者食盐摄入量应更少。饮酒可以增加体脂，肥胖患者需限制酒精的摄入，如果存在高血压或血糖血脂代谢异常应更少。

5）增加蔬菜和水果的摄入：蔬菜、水果热量低，能在一定程度上填饱肚子，是肥胖患者理想的食物。蔬菜和水果还含有多种人体需要的维生素、纤维素、微量元素。

3. 改变进食习惯

1）改变一些不良的进食习惯如不吃早餐、偏食挑食、边看电视边吃东西。早餐一定要吃，而且要吃好吃早。饮食注意荤素搭配，最好先吃素菜再吃荤菜，不能只吃荤菜不吃素菜。用小号的碗碟装饭菜，定时进餐，吃半饱时休息一会儿再吃，七八份饱离桌。

2）细嚼慢咽，延长进餐时间，大脑神经接收饱腹感信号通常需要20分钟时间，通过细嚼慢咽可以延长进餐时间，刺激饱腹中枢神经，反馈给大脑"我已经饱了"的信号，让人停止进食，从而控制体重。

3）晚餐进食量不宜过多，避免夜宵，有试验表明，每天早上一次摄入一定热量的食物，对体重影响不大，而晚上摄入同样的食物，体重就会明显增加。民间称"晚饭少一口，活到九十九"是有一定道理的，少吃晚饭不但有利于减肥和睡眠，还可以减少动脉粥样硬化和心脑血管意外。

（二）运动管理

超重和肥胖患者中运动不足现象非常普遍。运动管理应与饮食管理同时进行，并且应该循序渐进，长期坚持。平时缺少运动的人，刚开始运动时，可以每周2~3次，每次30分钟，慢慢增加到每周5~7次，每次40分钟至1小时，甚至1小时以上。只要养成良好的运动习惯，持之以恒，就会取得良好的减肥效果。

1. 运动的健康益处　运动能增加热量消耗，减轻体重；改善胰岛素敏感性，降低平均血压；促进脂肪氧化，增加内脏脂肪的消耗；运动还能改善情绪，减少抑郁症的发生。

2. 超重和肥胖患者如何进行运动

1）运动方式：可以根据患者的年龄、性别、体能、兴趣爱好选择一个主要运动项目，再配合一些其他的活动增加热量消耗。运动方式可以选择散步、跳舞、体操、骑自行车、打乒乓球、打羽毛球、打网球、游泳、打太极拳、瑜伽、普拉提、跳绳、慢跑、爬山等，健康的运动推荐项目及能量消耗见表12-1-2。平时能站着就别坐着，能走楼梯就尽量不坐电梯，出行少开车，选择走路或骑车上班，增加每天的运动量。

表12-1-2　健康的生活方式推荐的运动项目及能量消耗

运动项目	建议频度	活动30min能量消耗（kcal）
静坐、看电视、看书、写字、打电脑游戏	建议减少	30~40
散步、跳慢舞、体操、骑自行车（10km/h）、快走（1000~1200m/10min）	5~6次/周	100~120
球类运动（如羽毛球、排球、网球）、太极拳、跳快舞、骑车（15km/h）	5~6次/周	150~175
爬山、慢跑、跳绳、仰卧起坐、骑车（19~22km/h）	5~6次/周	180~200
举重、瑜伽、普拉提	2~3次/周	100~120

2）运动时间：每次运动时间建议持续30分钟以上。因为运动10分钟才开始燃烧脂肪，持续运动30分钟脂肪燃烧达到峰值，此时即便终止运动，脂肪还能继续燃烧6小时，所以想要减重，就必须坚持一下，每次运动持续30分钟以上。我们在运动的时候需要讲究科学的运动方法，每次运动30分钟以上，增加运动频率，保证每周至少5次的有氧运动时间。根据不同治疗目标的运动建议见表12-1-3。

3）运动强度：对于减肥者来说，运动强度并非越大越好，不适当的运动反而增加体重。当我们做大强度的运动时，人体处于无氧代谢状态，无氧代谢状态主要靠分解储存的糖原释放能量，脂肪不但不能被利用，反而会产生酮体等酸性物质，降低人的运动耐力。而做低中等强度的运动时，首先动用的是人体内储存的糖原，当运动30分钟后开始由糖原释放能量向脂肪释放能量转化，运动1小时后以脂肪供能为主。所以要达到全身减肥的目的，应该做低中强度长时间耐力性有氧运动。我们可以通过测量运动后的脉搏来掌握运动强度是否合适。运动结束后立即数脉搏1分钟即运动时每分钟心率，心率在（220 – 年龄）×（60% ~ 85%）的范围内，提示运动强度适宜。还可以根据运动后精神状态、体力、睡眠、食欲情况是否良好，来判断运动量是否合适。

表 12-1-3　不同治疗目标的运动建议

保持身体健康
◇ 每周至少5次，每次30分钟中等强度的有氧运动
预防体重增加和肥胖
◇ 每周至少5次，每次60分钟中等强度的有氧运动
维持低体重
◇ 每天60 ~ 90分钟中等强度的有氧运动 　更大幅度的体重下降需要更多的运动锻炼

（三）行为矫正管理

行为矫正管理是全面了解肥胖患者在饮食、运动方面存在的问题，提高患者对肥胖的认知，从根本上改变不良生活习惯，达到减肥效果并能长期保持。国外研究表明，将饮食、运动和行为矫正综合起来，可以达到最大的减肥效果并减少体重反弹。

1. 行为分析　制定减肥计划，如在3 ~ 6个月内体重下降5% ~ 15%。通过减肥日记记录每天的饮食、活动情况及体重变化。包括每日三餐的进餐时间、饭量、荤菜量，进餐速度，餐间的点心、零食、饮料，每天烹调油用量，每天的运动项目、运动时间，出行方式，步行时间，家务时间，每天早晚的体重情况。

2. 自我评估　评估自己的饮食是否过量，三餐分配是否合理，运动量是否合适。对照减肥计划，有无达到预期的效果。

3. 专业医生评估　可以通过电话、网站、微信平台、门诊咨询等方式，加强与专业医生的联系，定期（1 ~ 3个月）检查行为矫正管理的效果。

我们前面提到的小英，身高160cm，当时在医院体检时体重91kg，BMI 35.5，医生建议她减重。她在医生的指导下，给自己制定了一个3月内减重5kg的计划。通过改善生活方式，戒掉了吃零食、甜食、油炸食品的习惯，适当减少主食和脂肪的摄入，增加运动量，改变出行方式，减少坐在电脑前的时间，每天坚持快走30分钟，通过3月的不懈努力，小英终于顺利完成了第一阶段的减肥计划，3个月成功减重5kg。目前小英已在医生的指导下进入第二阶段的减肥计划。

五、就 医 指 导

在采取了3 ~ 6个月严格的饮食控制、运动锻炼和行为矫正综合治疗后，仍不能减重5%，甚至体重仍有上升趋势者，可考虑到综合医院的内分泌专科门诊或肥胖门诊就诊，在专业医生的指导下，进行行为矫正，控制饮食及增加运动量，必要时考虑药物辅助减重治疗。对于重度肥胖者或存在重度肥胖相关并发症者可考虑减重手术，由内外科医生评估后转至减重外科就诊。

第二节　糖尿病的个性化管理

今年55岁的老王是一家企业的老总，平时应酬多，烟酒不断，最近几年小便特别多，老想喝饮料，觉得浑身没劲，人也瘦了不少，一开始以为是工作压力大，休息一段时间就好了，也没重视。最近觉得看东西视力大不如前了，感觉眼前老有一层东西遮着，手指脚趾有点发麻，感觉像针扎一下，小便泡沫也比较多，晚上要起来上好几趟厕所，正好碰上单位体检，体检报告出来吓了老王一跳，上面清清楚楚写着"空腹血糖16mmol/L，考虑糖尿病，建议内分泌科进一步诊治"。

一、什么是糖尿病

糖尿病是一个家喻户晓的疾病，它是一组环境和遗传因素共同作用使胰岛素分泌不足和（或）胰岛素作用缺陷，导致以血糖升高为特征的慢性全身性代谢疾病。持续高血糖与长期代谢紊乱可导致眼、肾、心脏、血管及神经系统等的损害及功能障碍，糖尿病典型的临床表现有：多尿、多饮、多食和体重减轻，即我们通常说的"三多一少"。其他还有疲乏无力、心慌气短、皮肤瘙痒、视力下降、四肢酸痛、麻木、腰痛、腹泻便秘、尿潴留、阳痿等。2型糖尿病起病相对较慢，早期症状轻甚至无任何症状，有些因体检、其他疾病就诊或出现并发症才被发现。1型糖尿病起病相对较急，可有典型的"三多一少"症状，常有酮症或酮症酸中毒倾向，可表现为胃口差、恶心、呕吐、腹痛、呼吸深快（口中有烂苹果味）甚至昏迷。

二、糖尿病的诊断

（一）糖尿病的危险因素

糖尿病是一组多基因遗传病，与遗传、环境和个人生活方式等多种因素有关。成年人中存在下列一个及以上危险因素是糖尿病的高危人群：

1. 年龄≥40岁。
2. 糖尿病前期（空腹血糖受损或糖耐量减退）。
3. 超重（BMI≥24）或肥胖（BMI≥28）和（或）中心性肥胖（男性腰围≥90cm，女性腰围≥85cm）。
4. 静坐生活方式。
5. 2型糖尿病家族史。
6. 有巨大儿（出生体重≥4kg）生产史或妊娠期糖尿病史的妇女。
7. 高血压或正在接受药物治疗。
8. 血脂异常或正在接受降脂治疗。
9. 动脉粥样硬化性心脑血管疾病患者。
10. 有一过性糖皮质激素引起的糖尿病病史者。
11. 多囊卵巢综合征患者。
12. 长期服用抗精神病药物或抗抑郁药物者。

高危人群如不进行饮食控制、运动锻炼和心理调节，容易得糖尿病，他们是我们防治糖尿病和糖尿病前期的重点对象。对于成年人的糖尿病高危人群，建议及早进行筛查，除了年龄以外无其他糖尿病高危因素的人群，建议年龄≥40岁开始筛查，以空腹血糖作为常规筛查方法，条件允许尽可能行OGTT（口服葡萄糖耐量试验）。首次筛查正常者，以后每3年重复检查一次。

（二）糖尿病前期及糖尿病的诊断

1. 糖尿病前期的诊断　糖尿病前期也称糖调节受损，是指血糖已经升高，但还没有符合糖尿病诊断标准，主要包括空腹血糖受损和糖耐量减退。

（1）空腹血糖受损（IFG）：指空腹血糖在6.1～<7.0mmol/L之间，OGTT餐后2小时血糖<7.8mmol/L。

（2）糖耐量减退（IGT）：指空腹血糖<7.0mmol/L，OGTT餐后2小时血糖在7.8～<11.1mmol/L。

糖尿病前期人群是最重要的糖尿病高危人群，每年有1.5%～10.0%的糖耐量减退患者进展为2型糖尿病。

2. 糖尿病的诊断　糖尿病的临床诊断采用静脉血浆血糖，末梢血糖（毛细血管血糖）只能作为参考。我国目前采用世界卫生组织（WHO）1999年糖尿病诊断标准（见表12-2-1）。

表12-2-1　糖尿病的诊断标准

1. 典型的糖尿病症状（多饮、多尿、多食、体重下降）加
（1）随机血糖≥11.1mmol/L
或
（2）空腹血糖≥7.0mmol/L
或
（3）葡萄糖负荷后2h血糖≥11.1mmol/L
2. 无糖尿病症状，需另一日重复测定

诊断中需注意的问题：

1. 空腹指至少8小时未进食，随机血糖指一天中任意时间的血糖（不考虑上次进餐时间）

2. 无糖尿病症状者，仅一次血糖值达到糖尿病诊断标准，需在另一天按上述（2）、（3）标准之一复测核实。

3. 既往无糖尿病病史，急性感染、创伤或其他应激状态下可出现血糖暂时性升高，可控制感染或消除应激后复查，确定有无糖尿病。

（三）糖尿病的分型

根据1999年WHO和国际糖尿病联盟的病因学证据将糖尿病分为四大类：1型糖尿病、2型糖尿病、其他特殊类型糖尿病和妊娠期糖尿病。

1. 1型糖尿病　原来又叫胰岛素依赖型糖尿病，好发于儿童和青少年，起病急骤，"三多一少"症状明显，胰岛功能差，容易发生酮症酸中毒，必须依赖胰岛素治疗。

2. 2型糖尿病　多基因遗传，发病人数最多，占糖尿病病人总数的90%以上，多为中老年起病，起病方式相对缓慢，症状不明显，存在胰岛素抵抗或胰岛素分泌不足，不易发生酮症酸中毒，往往不需要靠胰岛素治疗来维持生命。

3. 其他特殊类型糖尿病　如β细胞基因缺陷、外分泌胰腺疾病、内分泌疾病、药物引起的糖尿病等。

4. **妊娠期糖尿病** 妊娠期发生的不同程度的糖耐量异常，不包括妊娠前已存在的糖尿病。

三、糖尿病的预防

糖尿病是最重要的慢性非传染性疾病之一，严重威胁着人类健康。目前全球糖尿病人数已达 3.82 亿，估计到 2035 年全球将有 5.92 亿糖尿病患者。我国糖尿病患病率也不断攀升。1980 年全国 14 省市 30 万人的流行病学资料显示，糖尿病的患病率不到 1%，而在 2007—2008 年的糖尿病流行病学调查显示，我国 20 岁以上成年人的糖尿病患病率为 9.7%。2010 年由上海交通大学医学院附属瑞金医院宁光教授与中国疾病预防控制中心赵文华带领的研究团队的最新调查结果显示我国 18 岁及以上成年人的糖尿病估测患病率仍为 9.7%，但如果采用美国糖尿病学会的诊断标准，糖尿病患病率高达 11.6%。我国是糖尿病患病大国，但全国大约有三分之二的糖尿病患者没有得到良好的血糖控制。

（一）糖尿病的危害

糖尿病早期往往无症状或症状不典型，尤其是 2 型糖尿病，有些患者可能因为慢性并发症就诊才被检查发现存在糖尿病。慢性并发症也是糖尿病致残致死的主要原因。1 型糖尿病起病急骤，往往有明显的口干多饮多尿症状，易出现自发的酮症酸中毒。糖尿病急性并发症包括糖尿病酮症酸中毒、高血糖高渗综合征、乳酸性酸中毒。糖尿病慢性并发症包括糖尿病大血管病变（如糖尿病下肢血管病变、糖尿病性脑血管病变、糖尿病性心血管病变）、糖尿病肾病、糖尿病视网膜病变、糖尿病神经病变和糖尿病足病。

（二）糖尿病的病因和预防

1. **1 型糖尿病的病因**

（1）遗传因素：1 型糖尿病有一定的阳性家族史，其单卵双胞胎的发病一致率为 30%～50%。

（2）自身免疫：1 型糖尿病患者可伴发 Graves 病、桥本氏甲状腺炎、原发性肾上腺皮质功能减退症等自身免疫性疾病，可伴有甲状腺自身抗体、胃壁细胞抗体阳性。

（3）环境因素：如病毒感染、牛奶蛋白、亚硝酸盐及化学物质的摄入等因素是 1 型糖尿病发病的导火索。

2. **2 型糖尿病的病因**

（1）遗传因素：2 型糖尿病是一种多基因遗传病，也有家族发病的特点。2 型糖尿病中单卵双胞胎的发病一致率为 70%～85%。2 型糖尿病患者 38% 的兄弟姐妹和 1/3 的后代有糖尿病或糖耐量减退。

（2）节俭基因假说：远古时代的人类长期过着一种饥寒交迫的生活，为了适应这种恶劣的环境，人们体内就逐渐产生了节俭基因，可以将有限食物转化为脂肪储存起来备用。而在物质生活丰富的当今社会，具有节俭基因的人更容易产生肥胖和糖尿病。

（3）环境因素

1）年龄：随着年龄的增长外周组织对胰岛素的敏感性下降，2 型糖尿病的患病率也不断增加，40 岁以上患病率显著上升。40 岁以上人群是糖尿病的高危人群，也是我们糖尿病防治的重点对象。

2）肥胖：肥胖患者往往存在胰岛素抵抗，高胰岛素血症明显，易导致 2 型糖尿病的发生。我国 2 型糖尿病患者的平均体质指数 25，体质指数与发生 2 型糖尿病的危险性呈正相关。

3）生活方式：长期高热量饮食及饮食结构不合理（如高脂肪、高蛋白、低碳水化合物饮食）会导致肥胖、胰岛素抵抗，从而发生糖尿病。吸烟、过量饮酒在一定程度上增加糖尿病的发病风险。大量饮酒者（酒精克数≥48g/d）患糖尿病的风险增加。体力活动不足也增加糖尿病的发病风险。

4）其他因素：高血压、高脂血症特别是高甘油三酯血症与2型糖尿病的发病有关。精神因素如长期从事高强度、高精神压力的工作者更容易发生糖尿病。

3. 糖尿病的预防　我国是糖尿病大国，糖尿病的预防显得尤为重要。要有效防范糖尿病，一定要贯彻糖尿病的"三级预防"方针。

（1）一级预防：一级预防又叫初级预防，是针对一般人群的预防措施，主要目的是控制糖尿病的各种危险因素，降低糖尿病的发病率。

1）1型糖尿病的一级预防：1型糖尿病的一级预防的主要对象是1型糖尿病前期的高危人群，包括1型糖尿病的兄弟姐妹或子代，糖尿病自身抗体阳性者等。

具体预防措施包括提倡母乳喂养，新生儿及早期婴儿尽量不喝奶粉，因为奶粉中的牛奶蛋白可使婴儿发生强烈的免疫反应，损伤胰岛β细胞。

2）2型糖尿病的一级预防：①通过电视、网络、糖尿病知识讲座或咨询活动、糖尿病有关书籍学习糖尿病基本知识，了解什么是糖尿病、糖尿病的危险因素、临床症状和体征、糖尿病常见的并发症等。②提倡健康的生活方式，控制总热量的摄入，合理搭配一日三餐，碳水化合物占总热量的55%～65%，脂肪占总热量的25%～30%，蛋白质占总热量的10%～15%，避免高脂饮食，适当减少主食减少，多吃蔬菜，戒烟限酒。增加体力活动，每周增加150分钟运动时间。控制体重，使BMI达到或接近正常。③针对年龄≥40岁，超重或肥胖，静坐生活方式，有糖调节受损史，有巨大儿生产史或妊娠期糖尿病史的妇女，有糖尿病家族史，有血脂异常、高血压或心脑血管病变者等糖尿病高危人群进行糖尿病的筛查，有助于早期发现糖尿病及糖调节异常者，提高糖尿病的防治水平。首次筛查正常者，以后每3年至少复查一次。通过生活方式干预，可以降低高危人群发生糖尿病的风险。④对糖调节异常者进行饮食、运动干预治疗。糖调节异常者中肥胖、血脂紊乱、高血压、冠心病的发病率较糖代谢正常者多，所以对糖调节异常者除了饮食、运动干预外，还要纠正其他代谢紊乱，降低糖调节异常者进展为2型糖尿病。具体措施包括使超重或肥胖者BMI尽量达到或接近正常，或体重至少减少5%～10%；控制总热量，每日总热量减少400～500kcal；减少饱和脂肪酸的摄入；保证每周至少150分钟的运动时间。

（2）糖尿病的二级预防：糖尿病的二级预防是针对已存在糖尿病的患者，对他们进行规范化管理，预防糖尿病并发症的发生。

1）一旦诊断糖尿病，就应进行积极的生活方式干预，包括饮食控制、运动锻炼（具体详见糖尿病患者的自我管理）、戒烟限酒等。饮食控制是糖尿病的基础治疗，向每位患者宣教饮食控制的重要性。1型糖尿病尽早开始胰岛素治疗，以保护残存的胰岛β细胞功能。

2）对新诊断和早期2型糖尿病患者进行强化控制血糖，同时控制血压、血脂，使体重尽量达到或接近正常。对有心血管疾病危险因素的2型糖尿病患者应用阿司匹林治疗。糖尿病控制与并发症试验、英国前瞻性糖尿病研究、日本Kumomoto研究等大型研究结果显示，早期2型糖尿病患者中进行强化血糖控制可以降低糖尿病大血管病变及微血管病变的发生风险。强化血压控制也可以明显降低糖尿病的大血管病变和微血管病变。

3）1型糖尿病可在患病5年后进行并发症的筛查，对于新诊断的2型糖尿病患者要及早进行并发症筛查，对于无明显并发症患者，建议每年筛查并发症。并发症筛查的内容包括眼睛（视力和眼底）、心脏（心电图、卧位和立位血压）、肾脏（尿常规、24小时尿微量白蛋白或尿微量蛋白/肌酐比值、肾功能）、神经（踝反射、触痛觉、温度觉、振动觉、压力觉）、足（足背动脉搏动、下肢皮肤色泽、破溃、感染、胖胝等）、其他指标（血压、血脂、尿酸等）。

（3）糖尿病的三级预防：糖尿病的三级预防是指全面控制糖尿病及其并发症，延缓已发生的糖尿病并发症的进展、降低致残率和病死率，并改善患者的生存质量。

1）控制血糖、血压、血脂，应用阿司匹林治疗。对于早期糖尿病微血管并发症的患者（如早期糖尿病视网膜病变和糖尿病肾病微量蛋白尿期）强化血糖控制可以延缓并发症的进一步发展。

2）已有并发症者，根据并发症的严重程度缩短检查间歇时间。轻度视网膜病变者，每年行一次眼科检查，重度视网膜病变者，应每3~6个月行一次眼科检查，合并妊娠患者，适当增加检查次数。首次发现的尿微量白蛋白，建议3月内重复检测，如3次检测中两次阳性（并排除干扰因素），可诊断微量白蛋白尿并开始治疗。存在微量白蛋白尿的患者至少每6月复查一次尿微量白蛋白，至少每年查一次血肌酐，如有异常，应增加检测频度。每年筛查糖尿病周围神经病变，对于糖尿病病程较长，合并糖尿病微血管病变者建议每3~6个月复查糖尿病周围神经病变。

ADVANCE、ACCORD、VADT等研究结果显示，糖尿病病程较长，年龄较大且具有多个心血管危险因素或已发生过心血管疾病的患者中，强化血糖控制并不能降低其心血管疾病和死亡的发生风险，所以对此类患者要选择个体化的血糖控制目标，采取降压、调脂和应用阿司匹林的综合管理措施，降低心血管疾病的发生和死亡风险，降低糖尿病其他并发症的发生风险，提高患者的生活质量。

四、糖尿病患者的自我管理

对糖尿病患者管理的最终目标是预防或延缓糖尿病并发症的发生、进展，降低致残率和死亡率，提高患者的生活质量，延长寿命。糖尿病患者的自我管理主要包括饮食、运动、监测、药物、教育的管理。通过糖尿病患者的自我管理，使患者认识到糖尿病的危害，采取糖尿病饮食控制+运动锻炼，肥胖者积极减肥，必要时辅以药物和胰岛素治疗，严格控制血糖、血压和血脂，预防或延缓糖尿病并发症。中国2型糖尿病综合控制目标见表12-2-2。对于糖尿病病程短，无明显并发症，无心血管疾病，预期寿命较长者建议HbA1c控制目标<6.5%或接近正常；对于糖尿病病程长，有明显的微血管或大血管并发症，有严重低血糖史，预期寿命较短者建议HbA1c控制目标<8.0%或更高。

（一）饮食管理

饮食控制是治疗糖尿病的基础。通过饮食控制可以减轻胰岛负担，维持理想体重，纠正各种代谢紊乱，降低餐后血糖。饮食控制的总原则是控制总热量的摄入，均衡营养，定时定量进餐，少量多餐。

表 12-2-2 中国 2 型糖尿病综合控制目标

指标		控制目标值
	空腹	4.4 ~ 7.0mmol/L
	非空腹	10.0mmol/L
	HbA1c	<7.0%
	血压	<140/80mmHg
	总胆固醇	<4.5mmol/L
HDL-C	男性	>1.0mmol/L
	女性	>1.3mmol/L
	甘油三酯	<1.7mmol/L
LDL-C	未合并冠心病	<2.6mmol/L
	合并冠心病	<1.8mmol/L
	BMI	<24.0kg/m²
	丰动有氧活动	150min/周

1. 控制总热量

（1）根据自己的体型、劳动强度计算每天需要的总热量

1）首先判断自己的体型

方法 1：根据理想体重法，理想体重（kg）= 身高（cm）- 105。体重在此值 ± 10% 以内属正常体型，小于 20% 为消瘦，大于 20% 为肥胖。

比如我们前面提到的老王，身高 175cm，体重 90kg，那么他的理想体重：175 - 105 = 70kg；

（实际体重 - 理想体重）/理想体重 × 100% =（90 - 70）÷ 70 × 100% = 28.6%，大于 20%，老王属于肥胖体型。

方法 2：根据体质指数（BMI）法，BMI = 体重（kg）/身高（m）²。BMI 18.5 ~ 23.9kg/m² 为正常，<18.5kg/m² 为消瘦，≥24.0kg/m² 为超重，≥28.0kg/m² 为肥胖。

像老王身高 175cm，体重 90kg，他的 BMI = 90/1.75² = 29.4kg/m²，属于肥胖体型。

2）总热量的计算：根据自己的体型，从事的劳动强度，计算出每日需要的总热量。每日需要的总热量 = 理想体重 × 每公斤体重需要的热量（见表 12-2-3）。

表 12-2-3 糖尿病病人不同体力劳动的热量需求

劳动强度	举例	千卡/公斤理想体重/日		
		消瘦	正常	肥胖
卧床休息	—	20 ~ 25	15 ~ 20	15
轻体力劳动	办公室职员、教师、售货员、简单家务	35	30	20 ~ 25
中体力劳动	学生、司机、外科医生、体育教师、一般农活	40	35	30
重体力劳动	建筑工、搬运工、冶炼工、重的农活、运动员、舞蹈者	45	40	35

比如老王属肥胖体型，从事的工作是公司老总属轻体力劳动，他每日需要的总热量 =（身高 - 105）×（20 ~ 25）= 1400 ~ 1750kcal。

2. 均衡营养，计算每日所需的食物交换份

（1）合理分配三大营养素。每日碳水化合物的摄入控制在总热量的 50% ~ 60%，蛋白质占总热量的 15% ~ 20%，脂肪占 20% ~ 30%。

（2）计算每日所需的食物交换份。把食物分为谷薯类、菜果类、肉蛋类、油脂类四大类，不同类的食物不能互换，每份食物的热量为 90kcal（90kcal 常见食物交换表见表12-2-4），计算出每日需要的食物交换份。

如果每天需要的总热量 1400 ~ 1750kcal，那每天需要的食物交换份（1400 ~ 1750kcal）÷ 90 = 16 ~ 19 份。可选择 16 份，待体重降至接近正常，选择 18 份。16 份食物如何分配（具体见图 12-2-1）。

表 12-2-4　90kcal 常见食物交换表

类别	重量	可供选择的食物	类别	重量	可供选择的食物
谷薯类	25g	大米、小米、薏米、糯米、面粉、玉米面、燕麦面、龙须面、绿豆、红豆、苏打饼干	蔬菜类	50g	百合
	35g	烧饼、馒头、咸面包、窝窝头		70g	毛豆、豌豆
	100g	土豆		100g	芋头、地瓜、山药、藕
	200g	带棒鲜玉米		200g	胡萝卜
奶类	160ml	鲜牛奶、鲜羊奶、纯牛奶		250g	鲜豇豆、扁豆、洋葱、蒜苗
	130g	无糖酸奶		350g	倭瓜、南瓜、花菜
蛋类	60g	一个鸡蛋、一个鸭蛋、6 个鹌鹑蛋		500g	白菜、青菜、白萝卜、菠菜、芹菜、西葫芦、黄瓜、番茄、茄子、冬瓜、苦瓜、绿豆芽
鱼虾贝类	80g	带鱼、草鱼、鲫鱼、黄鱼、黄鳝、虾、海贝、牡蛎	水果类	150g	香蕉、荔枝、柿子
肉类	25g	肥瘦猪肉		200g	苹果、橘子、橙子、柚子、梨、桃、葡萄、猕猴桃
	50g	瘦猪羊牛肉、鸡肉、鸭肉		300g	草莓
	100g	兔肉		500g	西瓜
豆制品	50g	豆腐干、豆腐丝	油脂类	10g	猪油、牛油、羊油、大豆油、花生油、菜籽油、玉米油
	100g	北豆腐		15g	核桃、杏仁、花生米
	200g	内酯豆腐		25g	葵花籽（带壳）
	400ml	豆浆		40g	西瓜籽（带壳）

3. 合理分餐，定时定量。糖尿病患者宜少量多餐进食，一日 3~6 餐，分三大餐或三大餐和三小餐。对于口服降糖药或注射胰岛素者，每日三大餐三小餐的餐次安排更加合理，可以防止下一餐前及夜间低血糖，睡前加餐可选择主食或者牛奶、鸡蛋、豆腐干等比较耐饥的蛋白质食物。一日三餐最常见的分配方案为 1/3、1/3、1/3 或 1/5、2/5、2/5 分配。

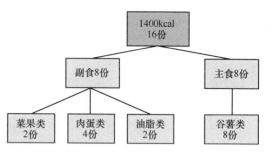

图 12-2-1　每日总热量 1400kcal，
16 份食物份数分配

表 12-2-5　以老王每日总热量 1400kcal，三大餐按 1/3、1/3、1/3 分配，三小餐加餐举例

食谱内容	食物交换份	早餐		午餐		晚餐		加餐
		份	重量	份	重量	份	重量	
谷薯类	8 份	2	1 两	3	1.5 两	2	1 两	早餐后加餐 1 份
菜果类	2 份	0	0	0.5	半斤	0.5	半斤	中、晚餐后各加餐 0.5 份
肉蛋类	4 份	1	1 两	1.5	1.5 两	1.5	1.5 两	
油脂类	2 份	0.5	0.5 汤勺	1	1 汤勺	0.5	0.5 汤勺	

具体食谱举例

表 12-2-6　主食 4 两，总热量 1400kcal 的食谱

食谱内容	早餐	中餐	晚餐
主食	馒头 70g	米饭（生大米 75g）	龙须面（50g）
副食	鲜牛奶 160ml	红烧鲫鱼，毛豆白菜（鲫鱼 80g，毛豆 35g，白菜 250g，玉米油一汤勺	肉丝炒鸡蛋，苦瓜（瘦猪肉 25g，一个鸡蛋 60g，苦瓜 250g，玉米油半汤勺）
餐后加餐	玉米棒 200g	苹果 100g	无糖酸奶 65g
每餐热量	360kcal	585kcal	450kcal
总热量		1395kcal	

表 12-2-7　主食 4.5 两，总热量 1600kcal 的食谱

食谱内容	早餐	中餐	晚餐
主食	玉米面 50g	米饭（生大米 75g）	米饭（生大米 75g）
副食	一个鸡蛋 60g，无糖酸奶 130g	河虾，南瓜，芹菜（河虾 80g，扁豆 125g，芹菜 250g，玉米油一汤勺	豆腐干烧肉、油菜（瘦猪肉 50g，豆腐干 25g，油菜 250g，玉米油一勺）
餐后加餐	苏打饼干 3 片 25g	梨 100g	鲜牛奶 80ml
每餐热量	450kcal	585kcal	585kcal
总热量		1620kcal	

表 12-2-8 主食 5 两，总热量 1800kcal 的食谱

食谱内容	早餐	中餐	晚餐
主食	窝窝头 70g	米饭（生大米 100g）	米饭（生大米 75g）
副食	一个鸡蛋 60g，鲜牛奶 160ml	豇豆肉片、茄子（豇豆 125g，瘦猪肉 50g，茄子 250g，玉米油一汤勺）	毛豆鸡丁、冬瓜（鸡肉 80g，毛豆 70g，冬瓜 250g，玉米油一勺）
餐后加餐	土豆 100g	豆腐干 25g	柚子 200g
每餐热量	450kcal	720kcal	630kcal
总热量	1800kcal		

4. 严格限制甜食及含糖饮料。糖尿病病人应严格限制白砂糖、红糖、巧克力、果酱、蜂蜜、冰激凌、甜点、糖果及各类含糖饮料。少吃葡萄干、桂圆、板栗、红枣等含糖较高的食物。坚果类、瓜子、花生热量高，尽量少吃，每次只能一小把。

5. 清淡饮食，少盐少油。每日食盐摄入量控制在 6g 以内（6g 约一矿泉水瓶盖），每日胆固醇摄入量≤300mg（相当于一个蛋黄），油脂类不应超过 20～30g（推荐使用植物油，一天两汤勺左右）。少吃煎、炸、红烧食物，推荐清蒸、白灼、炖、凉拌、煮等烹调方式。

6. 戒烟限酒。糖尿病病人应戒烟，限制酒精的摄入。每日酒精摄入量不超过 1～2 标准份（1 标准份含酒精 10～20g 主食，相当于 285ml 啤酒、100ml 红酒或 30ml 白酒）。

7. 适当进食富含膳食纤维的粗粮，每天蔬菜摄入 300～500g，原食量大者，适当增加蔬菜量以增加饱腹感。

8. 科学选择水果。当空腹血糖控制在 7mmol/L，餐后 2 小时血糖＜10mmol/L，HbA1c ＜7.0%，可选择水果，选在两餐之间食用，每天水果量 200g 左右。

9. 其他饮食注意事项。糖尿病合并心脑血管病患者应禁止饮酒，糖尿病合并视网膜病变者应忌辛辣食品如辣椒、生葱、生蒜等，糖尿病合并临床肾病患者应限制蛋白的摄入量，蛋白质摄入量控制在 0.8g/kg 体重，肾小球滤过率下降的患者控制在每天 0.6～0.8g/kg 体重，选择优质动物蛋白如鱼、虾、瘦肉等。

（二）运动管理

运动锻炼在糖尿病病人的自我管理中占重要地位。通过规律的运动可以降低血糖、血脂，减轻体重，改善胰岛素敏感性，有利于慢性并发症的控制，并能增强体质，促进患者身心健康。有研究显示，规律运动 8 周以上，可使 2 型糖尿病患者的 HbA1c 降低 0.66%，规律运动 12～14 年可显著降低糖尿病患者的死亡率。但不适当的运动会增加低血糖的风险甚至加重糖尿病的慢性并发症，所以糖尿病病人要掌握科学的运动方法。

1. 糖尿病病人运动的禁忌证

（1）空腹血糖＞16.7mmol/L、反复低血糖或血糖波动较大者。

（2）合并各种急性感染。

（3）合并糖尿病急性并发症如酮症酸中毒。

（4）严重糖尿病肾病。

（5）严重糖尿病足。

（6）增殖性视网膜病变。

（7）严重的心脑血管疾病（如不稳定心绞痛、严重心律失常、心功能不全、一过性脑缺血发作、脑卒中）。

（8）新近发生的血栓。

（9）高血压未被控制。

2. 糖尿病病人运动原则为选择合适的运动方式，持之以恒、循序渐进、量力而行。根据个人兴趣爱好，选择中低强度，能持续较长时间的运动项目。

（1）选择合适的运动方式：糖尿病病人宜选择散步、快走、做操、打太极拳、打羽毛球或乒乓球、跳广场舞或交谊舞、扭秧歌、慢跑等锻炼方式，既可以锻炼全身，又可以愉悦心情。推荐的运动项目见表 12-2-9。

表 12-2-9　根据个人兴趣爱好可供选择的运动项目

运动强度	举例
最低强度运动	散步、购物、做家务、打太极拳
低强度运动	快走、跳广场舞或交谊舞、骑车、做操
中强度运动	爬山、慢跑、打羽毛球、爬楼梯
较高强度运动	跳绳、游泳、打篮球

（2）掌握适宜的运动强度：可根据运动时心率衡量运动运动强度是否适宜

1）运动结束后立即数脉搏 1 分钟即运动时每分钟心率，心率在（220 - 年龄）×（60% ~ 85%）的范围内，提示运动强度适宜。

2）简易计算法：运动时保持的平均心率 = 170 - 年龄。比如年龄 55 岁的人，运动时保持心率 115 次/分左右。

也可根据自身感觉判断运动强度是否适宜，以运动后感觉全身发热、微微出汗为宜，不要大汗淋漓、气喘吁吁。

（3）选择适宜的运动时间及运动频率：糖尿病病人运动时需坚持定时定量的运动，运动时间以餐后 0.5 ~ 1 小时后开始较合适，循序渐进，持之以恒。运动时间从 5 ~ 10 分钟逐渐增加到 30 分钟，运动频率从每周 1 次逐渐增加到每周 5 次甚至每天 1 次。每天即使进行 10 分钟的运动锻炼对身体也是有益的。

（4）运动注意事项

1）不要空腹运动，也不要在寒冷的早晨运动。

2）选择宽松、舒适的衣服和运动鞋，穿厚棉袜保护双脚。

3）有条件者运动前后各测一次血糖，以掌握运动强度及血糖变化的规律。运动前血糖 <5.6mmol/L，应适量加餐。

4）运动前进行低强度的热身。

5）运动时携带糖果，注意喝水。

6）使用胰岛素者运动前将胰岛素注射在腹部，不要注射在胳膊、大腿侧，因为肢体的运动会使胰岛素吸收加快，从而发生低血糖。

7）如果运动量较大，可适当减少运动前胰岛素的用量，也可在运动前或运动中加餐。

使用胰岛素泵者，避免大幅度、剧烈地运动，以免泵管掉出。

8）运动后检查双脚有无红肿、水泡、血泡、皮肤破损、感染等。

9）运动时携带病情卡，告知家人出行地点，最好结伴出行，告知同伴低血糖的处理。

（5）存在糖尿病并发症的病人如何运动

1）糖尿病肾病病情稳定可以适当运动，微量蛋白尿期可进行中低强度的运动，临床蛋白尿期可进行低强度的运动。有大量蛋白尿、反复水肿、血压控制不稳定甚至肾功能不全的病人禁止运动。

2）轻中度糖尿病视网膜病变病人可进行中低强度的运动，避免举重、头部向下等用力的运动，避免剧烈运动。重度视网膜病变应严格限制运动，激光治疗病情稳定后可进行中低强度的运动。

3）糖尿病合并冠心病的病人病情稳定时建议选择低强度的运动如散步、做操、打太极拳等，运动时最好携带硝酸甘油。急性期避免运动。

4）糖尿病合并脑梗死的病人在急性期避免运动。慢性恢复期可进行低强度的功能锻炼，最好由家属陪同。

5）糖尿病足病的病人运动后如出现下肢疼痛，及时到医院就诊。在慢性溃疡没有感染时，使用特殊的鞋或鞋垫保证溃疡处不受挤压的情况下可进行适当运动。

（三）自我病情监测的管理

糖尿病是一种慢性疾病，目前医学上还没法根治，必须长期坚持综合治疗，而这个长期坚持治疗的主体是病人自己，所以我们说"糖尿病患者的第一个医生就是自己"一点也不夸张。糖尿病病人要学会自我病情监测，监测的范围包括血糖、糖化血红蛋白、尿糖、体重及腰围、血压、血脂、足、肾脏、眼底、心血管病等。

1. 自我血糖监测　自我血糖监测是糖尿病病人在家中采用便携式血糖仪进行血糖监测，了解自己平时的血糖控制情况，从而更好地使血糖达标并减少低血糖的发生。血糖控制目标空腹 4.4~7.0mmol/L，餐后 2 小时≤10mmol/L。血糖监测时间点包括：空腹或餐前、三餐后 2 小时、睡前、夜间、出现低血糖症状时及剧烈运动前后。

自我血糖监测方案的选择，根据病情、治疗目标及治疗方案选择合适的血糖监测方案，可采用记日记的形式记录血糖值。具体如下：

（1）采用强化生活方式干预控制的糖尿病病人，通过监测血糖可以了解饮食控制和运动锻炼对血糖的影响，更好地调整饮食和运动，监测频率可根据自身需要调整。

（2）使用口服降糖药的病人每周监测 2~4 次空腹或餐后血糖，也可采用餐时配对方案如星期一测早餐前后血糖，星期三测中餐前后血糖，星期五测晚餐前后血糖。血糖稳定患者可适当减少监测次数，如每月选 1 周进行餐时配对监测方案。

（3）使用基础胰岛素的病人应监测空腹血糖，根据空腹血糖调整基础胰岛素的剂量。

（4）使用预混胰岛素的病人应监测空腹和晚餐前血糖，根据空腹血糖调整晚餐前胰岛素剂量，根据晚餐前血糖调整早餐前胰岛素剂量。

（5）使用短效或速效胰岛素的病人应监测餐后血糖或餐前血糖，根据餐后血糖调整餐前胰岛素剂量，根据餐前血糖调整上一餐前的胰岛素剂量。

2. 糖化血红蛋白（HbA1c）　HbA1c 可以反映病人最近 2~3 个月的血糖控制水平，是评价长期血糖控制的金标准，HbA1c 控制目标 <7%。治疗初期至少 3 月复查一次，达标后半年复查一次。

3. 尿糖的自我监测 对于没有条件进行自我血糖监测的病人也可采用尿糖进行自我监测。尿糖的控制目标是任何时间的尿糖均为阴性。尿糖监测的缺点是不能发现低血糖，且容易受尿量、肾功能、肾糖阈影响。对肾糖阈增高的老年人或肾糖阈降低的孕妇无监测意义。

4. 其他指标的自我监测

（1）体重及腰围：BMI 控制目标＜24，腰围控制目标男性＜90cm，女性＜85cm，建议每月测量一次体重及腰围。

（2）血压：有研究显示糖尿病病人中有 30%～80% 存在高血压，且糖尿病患者严格控制血压可以降低中风、心肌梗死、微血管病变的发生率。血压控制目标＜140/80mmHg。糖尿病无高血压的病人每月监测一次血压，糖尿病合并高血压的病人每天早晚各测量一次血压，待血压稳定后每周测量一次。

（3）血脂：血脂控制目标甘油三酯＜1.7mmol/L，LDL-C 未合并冠心病者＜2.6mmol/L，合并冠心病者＜1.8mmol/L。建议每年至少查一次血脂（包括 TC、HDL-C、TG、LDL-C），使用降脂药者增加监测频率。

（4）足部：有足病或足病危险因素者每天检查足部，没有足病危险因素者 3～6 月至医院进行足部相关检查。

（5）肾脏：每次去医院随诊时查尿常规，每年查一次血清肌酐和尿微量白蛋白/肌酐比值。

（6）眼底：每年查一次眼底。

（7）心血管风险：至少每年评估一次心血管病变的危险因素。

（四）药物的管理

遵循用药的原则，随着 β 细胞功能的衰竭病人需要不断调整药物治疗方案，从最初的强化生活方式干预到开始单一或联合口服降糖药物治疗或启动胰岛素治疗。糖尿病是终身性疾病，需要定期复诊，根据血糖控制水平调整药物治疗方案。

（五）糖尿病教育的管理

通过不断学习糖尿病健康教育知识，正确认识糖尿病及糖尿病的治疗，学会科学的饮食及运动，正确监测血糖，规范用药。可通过医院或社区举办的糖尿病知识讲座、正规糖尿病健康讲座、糖尿病书籍、糖尿病网站等多种渠道获得糖尿病知识，让家人共同参与，更好地管理糖尿病。

我们前面提到的老王，在知道自己得了糖尿病以后，通过阅读糖尿病书籍和参加糖尿病知识讲座，逐渐认识到自己在饮食和生活习惯上存在的问题。老王通过戒烟戒酒，减少应酬，少喝饮料，控制每天的总摄入量，制定相应热量的食谱，增加每天运动的时间，再配合内分泌科医生开的降糖药物，血糖逐渐下降，空腹血糖降至 7mmol/L。

五、就 医 指 导

如果通过科学的糖尿病饮食控制＋运动锻炼结合目前的药物治疗，血糖控制良好，血压、血脂达标，并发症情况稳定的患者，定期在基层医疗卫生机构随访。如果血糖仍不能控制（空腹血糖＞7.0mmol/L、非空腹＞10mmol/L 和（或）规范治疗 3～6 月后 HbA1c 仍＞7%），出现糖尿病的急慢性并发症症状或原有慢性并发症有加重趋势，反复发生低血糖或出现一次严重低血糖、血压控制不达标、血脂控制不达标，建议到综合医院的内分泌科专科就诊，在内分泌科医生的指导下，评估饮食、运动、监测、药物治疗中存在的问题，调整治疗方案。

第三节 高脂血症的个性化管理

60岁的老李体型偏胖，平时不爱运动，喜欢吃红烧肉、走油蹄膀，爱喝筒骨汤，炒菜放的油也比较多。最近几个月感觉有点头晕、胸闷、气短，眼睑不知道从什么时候开始冒出一粒粒的黄色瘤，跑到医院检查，医生说是高脂血症，建议清淡饮食，加用降脂药物治疗，1~2月复查血脂。老李说："我平时身体好好的，怎么就得了高脂血症了?"

一、什么是高脂血症

高脂血症是指血液中胆固醇（TC）和（或）甘油三酯（TG）水平升高。高脂血症患者往往平时无任何临床症状，就像我们的老李。有些甚至出现严重的心脑血管疾病（如冠心病、脑梗死）才被发现。部分高脂血症患者可有眼睑、肌腱、肘、膝、踝等部位黄色瘤，有些患者还会出现视力下降、头晕、头痛、胸闷、心慌、气短、胸痛、乏力、肢体麻木等症状。高脂血症引起全身动脉粥样硬化，损害脏器功能，且常伴发冠心病、糖尿病、高血压、脑梗死、胰腺炎等疾病，是威胁人类健康的又一大类疾病。

二、高脂血症的诊断

（一）高脂血症的诊断
目前临床上高脂血症的诊断主要根据2007年《中国成人血脂异常防治指南》中的规定，血中的总胆固醇达到或超过6.22mmol/L和（或）低密度脂蛋白胆固醇达到或超过4.14mmol/L为高胆固醇血症；血中的甘油三酯达到或超过2.26mmol/L为高甘油三酯血症。兼有高胆固醇血症和高甘油三酯血症称为混合型高脂血症。

（二）高脂血症的病因
引起高脂血症的发病因素主要有以下几类：

1. 遗传因素 多由基因缺陷引起。参与血脂代谢的基因发生突变，引起血脂代谢相关的蛋白、受体、酶发生结构或功能改变，影响血脂代谢导致血脂异常。如家族性高胆固醇血症、家族性混合型高脂血症、多基因高胆固醇血症、家族性脂蛋白脂酶缺陷等。

2. 饮食因素 饮食对脂质和脂蛋白的影响作用明显。动物内脏、奶油、蛋黄及动物性脂肪会造成胆固醇升高，过量饮酒、动物性脂肪、高糖饮食会造成甘油三酯水平升高。蛋白质和碳水化合物的过量摄入、饮食不规律、挑食都会引起血脂异常。

3. 生活方式 吸烟、饮酒、久坐不动、缺乏运动、生活无规律等都可使血脂升高，研究表明体力活动可增加脂蛋白脂酶活性，升高高密度脂蛋白（HDL）水平。

4. 超重或肥胖 超重、肥胖可使血浆胆固醇水平升高，腹型肥胖者甘油三酯升高更明显。

5. 年龄和性别 老年人低密度脂蛋白（LDL）受体活性减退，LDL分解代谢减慢，使血LDL水平升高。高脂血症发病以男性居多，女性绝经后雌激素减少，可使高脂血症发病率升高。有研究显示雌激素能增加LDL受体活性，女性绝经后雌激素减少，血胆固醇水平升高。

6. 疾病因素　许多内分泌代谢性疾病如糖尿病、甲状腺疾病、痛风、糖原累积症、艾迪森病、库欣综合征、肥胖症等都可引起高脂血症。其他如肾脏疾病、肝脏疾病、胰腺疾病也可引起血脂异常。

7. 药物因素　某些药物如糖皮质激素、利尿剂、避孕药等都能引起血脂异常。

（三）高脂血症的分类

高脂血症分类较繁杂，比较常见的有简易临床分型、病因分类、基因分型三种。

1. 高脂血症的简易临床分型　是临床上比较简单实用的高脂血症分类（详见表12-3-1）。

表12-3-1　高脂血症的简易临床分型

分型	TC	TG	HDL-C
高胆固醇血症	增高		
高甘油三酯血症		增高	
混合型高脂血症	增高	增高	
低高密度脂蛋白血症			降低

注：表中的HDL-C指高密度脂蛋白胆固醇

2. 高脂血症的病因分类

1）原发性高脂血症：由于先天性基因缺陷或某些尚未明确的病因引起的血脂紊乱，并排除继发性高脂血症，可诊断为原发性高脂血症。

2）继发性高脂血症：由于全身系统性疾病引起的血脂异常，如糖尿病、甲状腺功能减退症、系统性红斑狼疮、慢性肾病、肾病综合征、阻塞性肝胆疾病、胰腺炎、多发性骨髓瘤、急性卟啉病、多囊卵巢综合征等。某些特殊药物如糖皮质激素、利尿剂、避孕药等可继发血脂异常。

3. 高脂血症的基因分型　随着分子生物学研究地不断深入，我们对高脂血症的认识已达到基因水平，目前已发现部分高脂血症患者存在一个或多个遗传基因缺陷，如家族性高脂血症。家族性高脂血症有明显的家族遗传倾向，常见的家族性高脂血症分类及主要血脂异常见表12-3-2。

表12-3-2　常见的家族性高脂血症种类、基因及主要血脂异常

分类	基因	TC	TG
家族性高胆固醇血症	LDL-受体	明显升高	正常或轻度升高
家族性载脂蛋白B缺陷症	apoB	明显升高	正常或轻度升高
家族性混合型高脂血症	多基因	明显升高	明显升高
家族性异常β脂蛋白血症	apoE	明显升高	明显升高

（四）高脂血症的筛查

高脂血症的筛查主要依靠实验室血脂谱的测定，主要包括空腹TC、TG、LDL-C、HDL-C。高脂血症的诊断需要间隔1周以上至少2次血标本的检查记录（空腹12～14小时）。参照2007年《中国成人血脂异常防治指南》，我国人群的血脂合适水平见表12-3-3。

表 12-3-3 中国人群血脂分层标准 [mmol/L (mg/dl)]

分层	TC	LDL-C	HDL-C	TG
合适水平	<5.18 (200)	<3.37 (130)	≥1.04 (40)	<1.70 (150)
边缘升高	5.18~6.19 (200~239)	3.37~4.12 (130~159)		1.70~2.25 (150~199)
升高	≥6.22 (240)	≥4.14 (160)	≥1.55 (60)	≥2.26 (200)
降低			<1.04 (40)	

我国成人血脂异常防治指南对高脂血症的筛查对象包括:20 岁以上的成人至少每 5 年检测一次空腹血脂谱;40 岁以上男性和绝经后女性每年进行 1 次血脂检测;急性冠脉综合征患者入院 24 小时内检查血脂;缺血性心血管疾病及高危人群每 3~6 个月检查血脂。高脂血症筛查的重点人群:①已有冠心病、脑血管病或周围动脉粥样硬化者;②有高血压、糖尿病、肥胖、吸烟者;③有冠心病或动脉粥样硬化病家族史者;④有皮肤黄色瘤者;⑤有家族性高脂血症者。

三、高脂血症的防治

随着人们饮食结构和生活方式的改变,高热量、高脂肪、高蛋白食物摄入增加,同时体力劳动逐渐减少,高脂血症的发病年龄越来越年轻化,发病率逐年攀升,高脂血症也渐渐成为我们茶余饭后的共同话题。2002 年"中国居民营养与健康状况调查"结果显示,我国成人血脂异常患病率 18.6%,约有 1.6 亿人血脂异常。其中成年男性血脂异常患病率 22.2%,成年女性 15.9%,以中老年人为主。近年来血脂异常的患病率可能更高。高脂血症加速全身动脉粥样硬化,常伴发冠心病、脑卒中、糖尿病、代谢综合征、高血压、肾脏疾病、脂肪肝、胰腺炎等疾病,是导致心脑血管疾病的罪魁祸首,被称为"无形的杀手"。

(一)高脂血症的危害

1. 高脂血症特别是高胆固醇血症是冠心病致病性危险因素。循证医学证据显示血清胆固醇每升高 1%,冠心病的发病风险增加 2%,血清胆固醇降低 10%,冠心病风险降低 20%。低密度脂蛋白胆固醇(LDL-C)水平与动脉粥样硬化性心血管病(ASCVD)的发病风险密切相关。TG 被认为是条件性危险因素,与动脉粥样硬化关系未完全明确。但有研究表明随着 HDL-C 水平降低和(或)TG 水平增高,ASCVD 发病风险增高。

2. 糖尿病患者常合并血脂异常,其发生心血管疾病的风险增加。糖代谢与脂肪代谢之间有着密切的联系,约有 50% 的 2 型糖尿病患者存在血脂异常。糖尿病患者的血脂异常主要表现为 TG、LDL-C 升高,HDL-C 降低,小而密低密度脂蛋白(sLDL)升高。糖尿病患者发生心血管疾病的风险也比非糖尿病患者高 2~4 倍,这种危险性增加不仅与高血糖有关,可能与血脂代谢异常或高血压等其他因素有关。

3. 高脂血症与高血压:高血压患者中约 50% 伴有血脂异常。血脂异常导致高血压的发病机制可能是脂质异常损害血管内皮功能,另外血脂异常患者的血液黏稠度升高,血流阻力增加。高脂血症与高血压有一定相关性,两者常常同时出现,互相影响。

4. 高脂血症和其引起的心脑血管疾病呈逐年上升趋势。近年来,随着经济和生活的改善,高脂血症和其引起的心脑血管疾病如心肌梗死、脑梗死等人数也呈逐年上升趋势。

5. 高脂血症增加胆石症发病风险，高脂血症尤其高甘油三酯血症还会引起急性胰腺炎。

（二）高脂血症的防治

高脂血症往往没有临床症状和阳性体征，大多在体检或因其他疾病就诊时被发现，容易被人们忽视。高脂血症是人类健康的隐形杀手，我们应该充分认识高脂血症的危害，预防高脂血症的发生。

1. 改善生活方式　改善生活方式是血脂异常预防的首要措施，也是心血管病防治的基本措施。美国 NCEP ATPⅢ 和中国成人血脂异常防治指南都将生活方式调整作为一种治疗方式。改善生活方式不仅有助于降低胆固醇水平，还可以改善患者的血压、血糖，降低 ASCVD 的发病风险。改善生活方式主要包括饮食控制、减轻体重和运动锻炼。

（1）调整饮食结构：戒烟限酒，低盐低脂饮食，减少饮食中饱和脂肪酸和胆固醇的摄入，增加多不饱和脂肪酸的摄入，胆固醇每天摄入量 <300mg。控制总热量的摄入，主食占总热量的 55%～65%，蛋白质占 15%，脂肪 20%～25%；可在主食中混搭粗粮，少吃煎炸食物，少吃蛋黄、蟹黄、肥肉、动物内脏、奶油、巧克力、甜食等脂肪含量高的食物，推荐摄入鱼、瘦肉、豆制品等蛋白质，蔬菜、水果热量低，可适当多吃。有些食物如海带、紫菜、木耳、香菇、葱蒜等可降低血脂，可常吃。奥斯陆一级预防试验通过对 604 例男性高胆固醇血症患者进行低脂饮食干预，观察 5 年发现，饮食治疗可以降低胆固醇和甘油三酯水平（平均 TC 较对照组降低 13%，TG 降低 20%～25%，HDL-C 上升 15%），明显降低心血管病的死亡率（较对照组降低 46.7%）。

（2）减轻体重：通过控制总热量的摄入和增加运动量控制体重在正常范围内，体重指数（BMI）控制在 18.5～23.9。

（3）运动锻炼：每次运动时间 30～60 分钟，坚持运动，每周运动次数不低于 5 次。运动方式可以选择快走、舞蹈、健身操、瑜伽、跳绳、游泳、羽毛球、篮球、慢跑等。增加每天活动量，如步行上下班、少乘电梯、多做家务等。

2. 针对中老年人、绝经后女性、超重或肥胖、长期吸烟、酗酒、长期大鱼大肉高脂饮食、不爱运动、有高脂血症家族史等高脂血症高危人群，每年进行血脂的检测，有利于早期发现血脂异常，提高高脂血症的防治水平。

3. 积极治疗慢性病：有些慢性病如糖尿病、甲状腺疾病、库欣综合征、高血压、冠心病、肾脏疾病会引起或加重血脂异常，积极治疗这些慢性病，有利于纠正血脂紊乱。

4. 避免使用能引起血脂异常的药物如糖皮质激素、利尿剂、避孕药等。

四、高脂血症患者的自我管理

高脂血症患者自我管理的目标是防止动脉粥样硬化，减少心脑血管事件，降低死亡率。我们管理的重点是使患者认识到高脂血症的危害，强化治疗性生活方式改变，采取低盐低脂饮食＋运动锻炼＋控制体重，必要时加用降脂治疗，降低血脂减少心血管事件的发生。

（一）饮食管理

高脂血症患者平时应注意饮食平衡，每天要摄入一定比例的谷薯类、奶类、肉蛋类、蔬菜及水果，坚持低热量、低脂肪和胆固醇、低糖、高纤维饮食原则。

1. 食物金字塔　《中国居民膳食指南》将每人每天应该吃的食物总类和数量用金字塔来表示，底层最宽大，表示这类食物可以吃得最多，向上逐层变窄，表示该类食物可以吃的量逐渐变少，塔尖表示这类食物应该吃得最少（食物金字塔见图12-3-1）。有些患者一检查发现血脂高，就完全素食，其实这对身体反而是有害的。我们应该按比例摄入食物金字塔里的各种营养素，少吃塔尖的食物，荤素搭配，均衡营养。

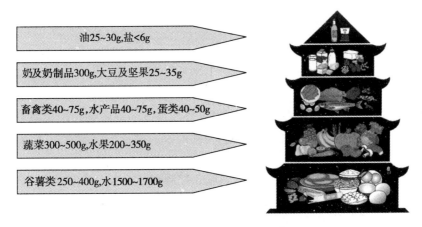

油25~30g,盐<6g

奶及奶制品300g,大豆及坚果25~35g

畜禽类40~75g,水产品40~75g,蛋类40~50g

蔬菜300~500g,水果200~350g

谷薯类250~400g,水1500~1700g

图 12-3-1　健康饮食金字塔

2. 饮食原则　高脂血症患者饮食要掌握以下原则：控制总热量、限制脂肪和胆固醇的摄入，控制糖分摄入和增加纤维素摄入。

（1）控制总热量：低热量饮食，控制碳水化合物的摄入，维持理想体重。可适当选择小米、燕麦、玉米等粗粮，粗粮可以促进排便，减少胆固醇的吸收。

（2）限制脂肪和胆固醇的摄入：减少食物中饱和脂肪酸的摄入，包括动物油、肥肉、动物内脏、奶油、蛋类、烤酥油、椰子油、棕榈油。饱和脂肪酸能促进胆固醇吸收、合成，升高胆固醇和甘油三酯水平。每天的脂肪摄入控制在总热量的20%～25%。

烹调油选用含多不饱和脂肪酸较多的油如大豆油、玉米油、花生油、葵花籽油、橄榄油、茶油等，每日烹调油15～20ml。多不饱和脂肪酸能减少血小板聚集，降低血液黏稠度。

胆固醇每天摄入量<300mg，相当于一个鸡蛋黄中胆固醇的含量。而有冠心病或其他动脉粥样硬化病的高脂血症患者每日的胆固醇摄入量应小于200mg。少吃动物内脏、动物油、蟹黄、鱿鱼、鱼籽、蚌、牡蛎、凤尾鱼、蛋黄等高胆固醇食物（食物的胆固醇含量见表12-3-4）。尽量少吃坚果类、花生、瓜子等高脂食物。

表 12-3-4　常见食物的胆固醇含量分类

分类	每100g 食物含胆固醇量	常见食物举例
无胆固醇食物	0	蔬菜、水果、谷类、豆类、杏仁、核桃
低胆固醇食物	小于100mg	鲤鱼、鸭肉、瘦猪肉、瘦牛肉、瘦羊肉
中胆固醇食物	100～200mg	草鱼、鲫鱼、鲢鱼、黄鳝、河鳗、甲鱼、蟹
高胆固醇食物	200～300mg	动物内脏、动物油、奶油、蛋黄、蟹黄、鱿鱼、鱼籽、蚌、牡蛎、凤尾鱼

（3）控制糖分、盐分的摄入：尽量少吃含糖高的食物如含糖的饮料、蛋糕、冰淇淋、巧克力、月饼、糖果、含糖饼干等，糖可转变为甘油三酯，加重血脂异常。每天食盐摄入

量小于 6g。

（4）多吃蔬菜、水果、豆类：蔬菜、水果富含维生素 C、纤维素，能降低甘油三酯，促进胆固醇排泄。豆类富含卵磷脂，能够降低血液黏稠度和血胆固醇水平。

（5）清淡饮食，合理分配三餐：避免炸煎食物，推荐蒸、煮、拌等清淡的饮食方法。少吃多餐，减少夜宵次数。

（6）其他如限酒、多饮水：限制饮酒，忌烈性酒。每天饮水 1200ml 以上，多饮水可以降低血液黏稠度。

（7）高胆固醇血症患者建议限制食物中胆固醇的摄入，轻度胆固醇升高者，胆固醇每天摄入量 <300mg，中重度胆固醇升高者、有冠心病或其他动脉粥样硬化病者每日胆固醇摄入量 <200mg。严格控制高胆固醇食物如动物内脏、动物油、蟹黄、鱿鱼、鱼籽、蚌、牡蛎、凤尾鱼、蛋黄等。

（8）高甘油三酯血症患者建议控制总热量，控制糖分摄入，减少含糖高的食物摄入如含糖的饮料、蛋糕、冰淇淋、巧克力、月饼、糖果、饼干等，适当减少主食碳水化合物的摄入，维持理想体重。控制脂肪尤其是动物脂肪的摄入。高甘油三酯血症患者胆固醇升高不明显，推荐每日胆固醇摄入量小于 300mg 即可。

（9）混合性高脂血症患者建议限制脂肪和胆固醇的摄入，控制总热量，控制糖分摄入，碳水化合物控制在总热量的 60%，维持理想体重。

（二）运动管理

运动能够消耗体内的能量，降低血液中胆固醇和甘油三酯水平，提高高密度脂蛋白水平，改善血脂代谢，同时运动还能降低血压、降低糖尿病风险，预防动脉粥样硬化和冠心病，是高脂血症治疗过程中必不可少的一项措施。

1. 运动的益处　运动可以消耗热量，促进脂肪分解，降低血清胆固醇和甘油三酯浓度，减少血脂在体内的沉积。

2. 高脂血症患者如何进行运动

（1）运动方式：有氧运动是非常适合高脂血症患者的一类运动。可供选择的有氧运动项目有步行、快走、慢跑、登山、骑自行车、打网球、游泳、滑冰、打太极拳、跳操、跳绳、跳健身舞等。可根据自己的年龄、体能和兴趣，选择一项适合自己的运动方式，逐渐增加运动时间和运动强度，并长期坚持。

（2）运动时间：要达到减少脂肪的目的，每次运动建议持续 30 分钟以上。因为运动 10 分钟才开始燃烧脂肪，持续运动 30 分钟脂肪燃烧达到峰值，此时即便终止运动，脂肪还能继续燃烧 6 小时。平时缺少运动的人，刚开始运动时，可以每次 15 分钟，每周 2 次，慢慢增加到每次 30 分钟甚至 60 分钟，每周 5~7 次。

（3）运动强度：根据个人的体质、伴发疾病决定自己的运动强度。无其他合并症的高脂血症患者，可以选择中等强度的运动量。合并有肥胖、高血压、糖尿病、无症状性冠心病者可适当降低运动强度，运动时观察有无不适症状。对有严重合并症者应限制运动，待病情改善后酌情运动。

（4）制订个体化运动计划：高脂血症患者开始运动前应进行全面的身体检查，排除各种合并症及并发症，根据年龄、病情、身体素质、兴趣爱好、运动经历确定自己的运动方式及运动强度，制定运动计划。平时缺乏运动的患者可以从简单的运动方式开始如步行、上下楼梯、快走等，再逐渐增加运动强度。

（三）体重管理

高脂血症合并肥胖者比例高，适当地减轻体重有助于改善血脂代谢，对于高脂血症患者应加强体重管理。根据体重指数 BMI = 体重/身高^2（kg/m^2）评估自己的体型，BMI 24 ~ 27.9 为超重，BMI≥28 为肥胖，超重或肥胖者应控制总热量的摄入，增加运动，维持体重在正常范围内。

我们前面提到的老李，在知道自己得了高脂血症后，开始控制饮食，从红烧肉、走油蹄膀逐渐过渡到清淡饮食，并注重运动锻炼，保证每周 2 ~ 3 次的运动时间，3 个月后复查血脂指标基本降至正常。老李感慨地说："改善生活方式真的跟吃药一样管用啊！"

五、就医指导

高脂血症患者经治疗性生活方式改变 3 ~ 6 个月后应复查血脂，血脂达标可继续生活方式干预治疗，6 个月 ~ 1 年复查血脂。如经生活方式干预后复查血脂仍不达标或心血管事件极高危者，可考虑到综合医院的内分泌专科就诊，在专科医生的指导下启动降脂药物治疗，降脂药物治疗需要个体化，根据患者的血脂水平和心血管病状况选择药物种类及剂量，用药期间定期监测肝功能和心肌酶谱，治疗 3 ~ 6 个月复查血脂仍不达标者，需调整药物剂量或种类，必要时联合降脂治疗。

第四节　高尿酸血症与痛风的个性化管理

25 岁的张伟是一名大学刚毕业的 IT 男，长得比较胖，平时喜欢吃肯德基、麦当劳，爱吃海鲜、爱喝碳酸饮料、啤酒，左脚大脚趾红肿已经半个月了，表面皮肤有点发亮，一开始以为是碰伤，贴了几张膏药，这两天疼痛难忍，整夜都无法睡觉，左脚都不敢着地，旁边有风吹过都能引起一阵剧痛。跑到医院，医生说是痛风，是太胖和饮食不合理造成的。

一、什么是高尿酸血症与痛风

那么究竟什么是高尿酸血症与痛风呢？高尿酸血症是指血清尿酸水平升高。当高尿酸血症引起特征性急性关节炎、痛风石形成、关节畸形、痛风性肾病时被称为痛风。痛风发病前可无任何症状，急性单关节炎往往是痛风的首发症状。在饮酒饱食、过度劳累、情绪紧张、手术应激等诱因下，夜间或凌晨突发关节疼痛，一般发生于四肢关节，尤其是第一跖趾关节（大脚趾与脚掌的连接处），局部关节红、肿、热、痛及活动障碍，疼痛剧烈，难以忍受，一般于 24 小时内达到高峰，"痛得像刀割一样"、"一阵风吹过都痛得不能忍受"、"痛得脚上放张纸都吃不消"这些都是患者的切身体验。张伟回忆起脚痛前一晚刚好是节假日，同学聚会，吃海鲜大排档，喝啤酒，大家玩得很开心，回家睡觉后半夜里被脚痛痛醒。首次发作的痛风多于数天或数周内自行缓解，但容易反复发作，多数患者 1 年内会再次发作，也有极少数患者首次发作后几十年甚至终身不再发作。痛风性关节炎也可伴有全身症状如发热、头痛、恶心、心悸、乏力、食欲减退等不适，发作频繁又不进行及时有效的治疗，最终可导致痛风石形成，关节畸形、僵硬，影响关节活动，甚至生活不能自理。痛风还常伴发高血压、冠心病、糖尿病、血脂紊乱等代谢性疾病。

二、高尿酸血症与痛风的定义，痛风的分类、
临床表现及诊断要点

（一）高尿酸血症的定义

正常嘌呤饮食状态下，非同日两次空腹血尿酸水平，男性 >420μmol/L（7mg/dl），女性 >360μmol/L（6mg/dl）。

（二）痛风的定义

痛风是体内嘌呤代谢障碍，尿酸产生过多或排泄减少导致血尿酸升高引起组织损伤的一组疾病，临床表现为高尿酸血症和尿酸盐结晶沉积所致的特征性急性关节炎、痛风石形成、慢性痛风性关节炎、关节畸形，以及痛风累及肾脏引起的慢性间质性肾炎和尿酸性肾结石。

（三）痛风的分类

痛风分为原发性痛风和继发性痛风两大类。原发性痛风有一小部分是体内尿酸代谢通路上的酶缺乏或活性改变所致，大多数病因尚未明确。遗传因素导致尿酸排泄不良型占痛风患者的 90%（肾排泄尿酸的阈值较正常人高），尿酸生成过多型所占比例少。原发性痛风患者常合并肥胖、高血压、糖尿病、高脂血症、冠心病等。继发性痛风是指由肾脏疾病、血液系统疾病或药物等多种原因导致的高尿酸血症所致。

1. 原发性痛风　与遗传有关，遗传缺陷导致嘌呤代谢异常。

（1）酶活性变化导致尿酸代谢通路改变：如磷酸核糖焦磷酸酰基转移酶活性增高或次黄嘌呤-鸟嘌呤磷酸核苷转移酶缺乏，最终导致尿酸产生过多。

（2）原因不明的遗传缺陷：遗传因素导致尿酸排泄不良等。

2. 继发性痛风　由于某些疾病、慢性中毒、药物等影响机体的尿酸代谢导致高尿酸血症而引发痛风。

（1）多种急慢性疾病：如慢性溶血性贫血、红细胞增多症、骨髓增生性疾病、恶性肿瘤（尤其是放化疗后）等可导致体内尿酸生成过多。多种肾脏疾病、酮症、酸中毒、甲状腺功能减退症等可使肾尿酸排泄减少。Ⅰ型糖原累积病可导致体内尿酸生成过多同时也使肾尿酸排泄减少。

（2）慢性中毒：如酒精中毒、铅中毒等均可导致肾尿酸排泄减少。

（3）药物：如利尿剂、抗结核药如吡嗪酰胺和乙胺丁醇、肿瘤化疗药物、免疫抑制剂、烟酸、小剂量阿司匹林、乙醇、左旋多巴、喹诺酮类药物、降糖药等均可引起高尿酸血症而导致痛风。

（四）痛风的临床表现

痛风好发于 40 岁以上的中年男性，女性发病往往在绝经后，可能与绝经后雌激素水平下降有关。近年来痛风发病也呈年轻化趋势，可能与饮食结构和生活方式不合理有关。痛风按自然病程和临床表现可分为无症状期、急性关节炎期、间歇期、慢性关节炎期四期。

1. 无症状高尿酸血症　此期血尿酸水平升高，而无任何临床症状。血尿酸水平随着年龄增长而升高，且有性别差异。血尿酸水平在儿童期无明显男女差异，但是成年后男性血尿酸水平高于女性，至 50 岁以后两者水平接近。所以男性的高尿酸血症往往发生于成年后，女性则大多发生于绝经后。大多数高尿酸血症可终身无临床症状，只有 5%～12%

的高尿酸血症最终发展为痛风。

2. 急性痛风性关节炎 起病急骤，多在夜间起病，发病前可无先兆症状，突发急性单关节炎，多见于第一跖趾关节，受累关节红肿热痛明显，严重时可伴关节活动受限，疼痛多在 24 小时左右到达高峰，有些患者还可伴有发热、白细胞升高等全身症状，多在 1 ~ 2 周内自行缓解，关节活动可完全恢复。随后进入间歇期，间歇期是指两次痛风急性发作之间的时间，间歇期持续数月、数年甚至十余年不等。未经治疗的患者通常两年内出现第二次痛风急性发作，也有终身仅发作一次者。

3. 痛风石及慢性关节炎 持续的高尿酸血症导致尿酸盐结晶沉积在软骨、关节、滑膜、肌腱及多种软组织处，形成痛风石。痛风石常发生于耳廓、第一跖趾、指间、掌指、肘等关节处，也可见于鼻软骨、舌、会厌、主动脉、心瓣膜、心肌等处。未经正规治疗的患者首次痛风发作后 20 年 70% 有痛风石形成，且其急性关节炎反复发作逐渐进展为慢性关节炎期，随着病情的进展，可逐渐累及肩、髋、脊柱等大关节，晚期可出现关节畸形、活动受限。

痛风石的发生与血尿酸水平的高低和高尿酸血症的持续时间有关。血尿酸浓度小于 541μmol/L（9.1mg/dl）时，几乎无痛风石形成。血尿酸浓度大于 595 ~ 655μmol/L（10 ~ 11mg/dl）时，可有痛风石形成，特别是血尿酸浓度大于 655μmol/L（11mg/dl）时，可有广泛的痛风石形成。长期高尿酸血症，容易形成痛风石。短时间内形成的痛风石经正规治疗后结节可缩小甚至消失，发生时间较长的硬性结节不易消失。

4. 肾脏病变 痛风可引起以下 3 种类型的肾脏病变

（1）痛风性肾病：尿酸盐沉积于肾组织引起肾小管与肾间质的化学性炎症。早期可无任何症状或仅有间歇性的少量蛋白尿，随着病情进展，出现持续性蛋白尿、血尿，出现夜尿增多、低比重尿等。病情进一步进展出现氮质血症甚至尿毒症。尿毒症患者中有 1% 是由于痛风性肾病导致的慢性肾衰竭所致。

（2）尿酸性肾结石：尿酸结石在原发痛风中的发生率为 20% ~ 25%，继发性痛风患者的尿酸结石发生率更高。尿酸性结石的发生与血尿酸浓度、尿尿酸的排泄量、尿液 pH 有关。血尿酸浓度越高，尿尿酸排泄量越多，尿液 pH 越低，尿酸结石的发生率越高。肾结石可长期存在而无症状，部分大的结石可引起肾绞痛、血尿、尿路感染、尿路梗阻等症状。尿酸性结石可透过 X 线而不显影，可借助静脉肾盂造影或 B 超助诊。

（3）急性肾衰竭：多见于继发性高尿酸血症，如恶性肿瘤放、化疗后，血、尿尿酸在短期内突然升高，大量尿酸结晶广泛阻塞肾小管腔导致尿路梗阻引起急性肾衰竭，早期发现及时进行治疗防止并发症，可使病情逆转。

（五）痛风的诊断要点

1. 急性单关节炎，受累关节红肿热痛明显，以第一跖趾关节多见，关节痛多在 24 小时左右到达高峰，数天到数周缓解，秋水仙碱治疗有效。

2. 皮下痛风结节，特别是关节周围处偏心性结节，溃破时有白色粉末状或糊状物溢出，经久不愈。

3. 高尿酸血症。

4. 慢性期关节肿胀、畸形、活动障碍。

5. 关节液白细胞内有尿酸盐结晶或结节针吸活检有尿酸盐结晶，慢性期 X 线可见受累关节关节间隙狭窄、痛风石形成，骨质呈虫噬样或穿凿样改变。

三、高尿酸血症与痛风的防治

经济的飞速发展带来了生活水平的同步提高，我们的饮食、生活均发生了质的改变，高嘌呤、高蛋白饮食增加，高尿酸血症与痛风的发病率也逐年攀升，特别是沿海地区。据统计，80 年代我国男性高尿酸血症的患病率 1.4%，女性患病率 1.3%；到了 90 年代我国男性高尿酸血症患病率 7% ~ 14%，女性患病率 0.8% ~ 7%；2003 年南京地区高尿酸血症患病率 13.3%；2008 年北京地区高尿酸血症患病率 17.9%。1998 年我国痛风患病率 0.34%；2003 年南京地区痛风患病率 1.33%；2009 年青岛地区痛风患病率 2%。我国目前高尿酸血症患者 1.2 亿，痛风患者超过 7500 万，痛风已成为我国仅次于糖尿病的第二大代谢性疾病，严重威胁着人类健康。

（一）高尿酸血症与痛风的危害

1. **高尿酸血症和痛风是高血压的独立危险因素**　研究显示，尿酸水平每增加 $60\mu mol/L$，其高血压发生率增加 13%。Grayson 的研究结果也显示，高尿酸血症与高血压的发病风险增加相关，调整后的风险比 1.41（95% 可信区间为 1.23 ~ 1.58），血尿酸水平每增加 1mg/dl，调整潜在的混杂因素后，高血压发生风险 1.13（95% 可信区间 1.06 ~ 1.20）。有研究显示痛风患者中高血压患病率约 25% ~ 50%。而高血压患者中高尿酸血症患病率 30% ~ 35%，痛风患病率 12% ~ 20%，且男性高血压患者痛风患病率更高。

2. **高尿酸血症和痛风是 2 型糖尿病的危险因素**　2 型糖尿病的发病风险随着血尿酸水平的升高而增加。国内的一项研究显示，高尿酸血症患者发生 2 型糖尿病的风险较尿酸正常者增加 95%。Vidula Bhole 等人通过对 Framingham 心脏前瞻性研究人群的数据进行分析发现，高尿酸水平与 2 型糖尿病的发病风险增加相关，血尿酸水平每增加 1mg/dl，2 型糖尿病的发病风险增加 20%，其子代发生 2 型糖尿病的风险增加 15%。血尿酸水平还可能与糖尿病患者的肾功能受损相关，可被用作预测肾功能不全的危险因素。

3. **高尿酸血症和痛风与高脂血症密切相关**　痛风患者存在不同程度的血脂代谢紊乱，占 75% ~ 84%，主要表现为高甘油三酯血症和低 HDL-C。国内多项研究显示，尿酸与血脂异常有一定的关系，TC、TG 均随着血尿酸水平的增加而增加，高尿酸血症患者的 TC、TG 水平明显高于正常人群。

4. **高尿酸血症是冠心病的危险因素**　近年来国内外多项大型临床研究证实高尿酸血症是冠心病的危险因素，与心血管疾病的死亡相关。通过干预高尿酸血症可改善心血管疾病的预后。芝加哥心脏研究、美国第一次全国健康与营养调查和 MDNICA 研究显示，校正其他心血管危险因素和利尿剂使用后，尿酸是普通人群全因死亡和冠心病死亡的独立危险因素。血尿酸每升高 1mg/dl，男性死亡风险增加 48%，女性死亡风险增加 126%。血尿酸 >6mg/dl 是冠心病的独立危险因素。

5. **高尿酸血症和痛风与肾脏疾病**　高尿酸血症和痛风引起的肾脏疾病主要包括急性高尿酸血症肾病和慢性高尿酸血症肾病两大类。急性高尿酸血症肾病几乎全部见于恶性肿瘤患者，通常发生于化疗 1 ~ 2 天内，由于肾小管内大量尿酸盐和尿酸结晶沉积导致急性少尿型肾衰竭，临床表现为恶心呕吐、昏睡、严重腰痛、腹痛、少尿甚至无尿。慢性高尿酸血症肾病是指长期的高尿酸血症，合并反复发作的痛风和（或）肾结石，逐渐出现的肾损伤，甚至肾衰竭。大量研究证实，随着血尿酸水平的升高，慢性肾病、糖尿病肾病发生风险增加。

（二）高尿酸血症与痛风的防治

高尿酸血症目前尚无根治方法，所以如何对高尿酸血症和痛风进行预防非常重要。

1. 合理饮食。鼓励低嘌呤饮食，少吃或不吃动物内脏、沙丁鱼、凤尾鱼、蛤、浓肉汁等高嘌呤食物。正常人每天嘌呤摄入量在 600～1000mg 左右。

2. 戒烟限酒，多饮水。戒烟，禁啤酒和白酒，红酒适量，鼓励饮水，保持每日尿量 1500～2000ml 左右。

3. 坚持运动，控制体重。坚持每天 30 分钟以上中等强度的运动锻炼，同时避免剧烈运动，肥胖者减轻体重，控制体重在正常范围内。

4. 避免使用使尿酸升高的药物。避免使用利尿剂（特别是祥利尿剂和噻嗪类利尿剂）、阿司匹林、酒精、左旋多巴、青霉素、乙胺丁醇、吡嗪酰胺、环孢素 A 等。

5. 可长期应用小剂量碳酸氢钠碱化尿液。

6. 积极控制高血压、糖尿病、高脂血症等心血管危险因素。

四、高尿酸血症与痛风患者的自我管理

对高尿酸血症与痛风患者自我管理的目标是减少痛风发作次数，降低痛风并发症和伴发疾病的发生，提高患者的生活质量。我们管理的重点是使患者认识到高尿酸血症和痛风的危害，改变不良的生活方式，采取低嘌呤饮食＋运动锻炼，必要时辅以药物治疗，使血尿酸水平维持在正常范围并减少痛风的发作次数。

1. 饮食管理　合理的饮食管理有助于痛风的药物治疗。当我们摄入富含嘌呤的食物后，摄入食物通过吸收转变为尿酸使血尿酸浓度升高，尿中尿酸排出增加。而如果采取无嘌呤饮食，7 天后血中的尿酸浓度可下降 $59.5～71.4\mu mol/L$，24 小时尿酸排泄减少 25％。饮食控制对痛风的防治具有非常重要的作用。痛风患者的饮食原则低嘌呤、低蛋白、低脂肪和低热量饮食，平时多饮水，保证充足的尿量，促进尿酸排泄。

（1）了解常见食物的嘌呤含量，常见食物按嘌呤含量可分为 3 类，含嘌呤较少（每 100g 食物嘌呤含量小于 50mg）、含嘌呤较高（每 100g 食物嘌呤含量 50～150mg）、高嘌呤（每 100g 食物嘌呤含量 150～1000mg）（具体见表 12-4-1）。

表 12-4-1　常见食物的嘌呤含量（每 100g 食物嘌呤含量）

类别	供选择的食物	嘌呤含量	类别	供选择的食物	嘌呤含量
谷薯类	大米、糙米、糯米、小米、小麦、面粉、面条、高粱、玉米、米粉、麦片、甘薯、芋头、马铃薯、荸荠	小于 50mg	谷薯类	米糠、麦麸、麦胚、粗粮	50～150mg
蔬菜类	白菜、包菜、菠菜、芥菜、芹菜、苋菜、空心菜、苦瓜、丝瓜、冬瓜、茄子、榨菜、胡萝卜、萝卜、青椒、葫芦、姜、葱、蒜、韭菜、菜花、雪里蕻、香菜、小黄瓜、番茄、蒿子、莴苣	小于 50mg	豆制品	绿豆、红豆、黄豆、豌豆、杂豆、豆干、黑豆、熏干	50～150mg

类别	供选择的食物	嘌呤含量	类别	供选择的食物	嘌呤含量
水果类	苹果、橘子、桃子、橙子、梨、葡萄、菠萝、枇杷、西瓜、柠檬、哈密瓜、石榴、水果干	小于50mg	硬果、干果类	花生、白芝麻、腰果、黑芝麻	50~150mg
蛋乳类	鸡蛋、鸭蛋、皮蛋、牛奶、酸奶、奶粉、炼乳	小于50mg	肉类	猪肉、牛肉、羊肉、鸡、鸭、鹅、鸽子、火鸡、兔肉、火腿	50~150mg
其他	猪血、猪皮、海参、海蜇皮、海藻、红枣、蜂蜜、瓜子、杏仁、栗子、莲子、巧克力、可可、油脂、果酱、花生酱	小于50mg	水产类	鲤鱼、草鱼、鳕鱼、鲑鱼、鳝鱼、鳗鱼、大比目鱼、梭鱼、虾、龙虾、乌贼、螃蟹	50~150mg
动物内脏、其他水产类	猪肝、牛肝、牛肾、猪小肠、脑、白带鱼、白鲈鱼、沙丁鱼、凤尾鱼、鲢鱼、鲱鱼、鲭鱼、小鱼干、牡蛎、蛤蜊	150~1000mg	其他类	浓肉汤、浓鸡汤、火锅汤、酵母粉、啤酒	150~1000mg

（2）饮食治疗：高尿酸血症与痛风患者饮食治疗应遵循以下原则：以碳水化合物（如米饭等主食）为主，蛋白质摄入量0.8~1.0g/kg（以植物蛋白质为主），限制脂肪的摄入量0.6~0.8g/kg为宜，果糖所占比例不宜过大。

1）无症状高尿酸血症与痛风患者的饮食治疗

无症状高尿酸血症期的饮食治疗：高尿酸血症无关节炎、痛风石或痛风性肾病称为无症状性高尿酸血症，此期血尿酸水平已升高而无临床症状，但易发生痛风，对于此期的患者以控制饮食为主，并注意定期复查。此期饮食中应限制和减少嘌呤的摄入。严格控制海鲜、啤酒、饮料、火锅、浓肉汤、动物内脏等高嘌呤食物的摄入，进食牛奶、鸡蛋等蛋白质为主，蔬菜、水果含嘌呤较少，可适当多吃。

痛风性关节炎急性发作期的饮食治疗：此期需严格限制饮食中嘌呤的摄入，每天嘌呤摄入量控制在100~150mg，选择含嘌呤低的食物如谷类、面粉类、乳制品、蛋类、各种绿叶蔬菜。避免高嘌呤食物如海鲜、啤酒、火锅、动物内脏、肉类等。多进食蔬菜、海藻、紫菜、水果等食物。限制饮食中蛋白质和脂肪摄入，推荐标准体重蛋白质摄入量0.8~1.0g/kg（以植物蛋白质为主，动物蛋白如牛奶、乳酪、鸡蛋也可选用，控制在每天50g左右）。限制食盐的摄入。

间歇期的饮食治疗：可适当放宽嘌呤的摄入限制。避免高嘌呤食物的摄入，限量摄入含嘌呤较高的食物，如将瘦肉煮沸弃汤食用，推荐摄入鸡蛋、牛奶等蛋白质。限制饮食中食盐和脂肪的摄入。

2）多饮水，戒烟限酒：鼓励多饮水，保证每天尿量1500~2000ml以上。戒烟、禁啤酒和白酒，红酒适量。

2. 休息与运动管理。痛风性关节炎急性发作期注意卧床休息，直至症状明显缓解。无症状高尿酸血症期及间歇期患者建议每天坚持中等强度运动 30 分钟以上。

3. 限制热能，控制体重。痛风患者应适当限制总热量的摄入，肥胖者建议减肥，控制体重在正常范围内（BMI < 24）。

4. 积极治疗糖尿病、高血压、高脂血症、肥胖、吸烟等与高尿酸血症发生相关的代谢性疾病。

5. 避免应用降低尿酸排泄的药物如小剂量的阿司匹林、利尿剂、糖皮质激素、环孢菌素、吡嗪酰胺、烟酸等。小剂量阿司匹林尽管升高血尿酸，但作为心血管疾病的防治不建议停用。

我们前面提到的张伟，在医生的建议下，通过改善生活方式，包括减少去肯德基、麦当劳的次数，控制海鲜的摄入，改喝开水，每天保证 2000ml 左右的饮水量，坚持每天骑自行车上下班，3 个月体重下降 4 斤，血尿酸水平由原来的 560μmol/L 降至 380μmol/L，未再发痛风。张伟以自己的切身经验告诉我们，痛风患者自我管理的重要性。

五、就 医 指 导

痛风不能根治，必须坚持长期的治疗。通过生活方式干预及降尿酸治疗后，使血尿酸水平长期控制在 < 360μmol/L（有痛风发作的患者，血尿酸 < 300μmol/L），建议定期门诊复查血尿酸、尿尿酸，并监测尿常规、血常规、肝肾功能。如通过生活方式干预及降尿酸治疗后血尿酸水平仍不能达标，建议到综合医院的内分泌科就诊，在专科医生的指导下，评估目前治疗方案中存在的问题，调整治疗方案，必要时联合降尿酸治疗。

━━━━━━━━━━━━━━━◀ 参考文献 ▶━━━━━━━━━━━━━━━

1. 中华医学会内分泌学分会. 高尿酸血症和痛风治疗中国专家共识. 中华内分泌代谢杂志, 2013, 29 (11)：913-920.

2. 郑承红. 痛风 [M]. 北京：中国医药科技出版社, 2011.

3. 何青. 高尿酸血症 [M]. 北京：人民卫生出版社, 2013.

4. 吴艺捷. 痛风（第 2 版）[M]. 北京：中国医药科技出版社, 2013.

5. 薛耀命, 张倩, 李晨钟. 痛风防治实用指导 [M]. 北京：人民军医出版社, 2011.

6. 周茹, 张明. 高尿酸血症、痛风与肥胖及脂代谢紊乱的关系. 世界中西医结合杂志, 2014, 9 (5)：554-557.

7. 邓娟, 贾红. 高尿酸血症的流行病学研究现状. 医学综述, 2014, 20 (6)：972-975.

8. 张明主编. 远离痛风并不难 [M]. 上海：复旦大学出版社, 2010.

9. 尹雪瑶, 周嘉强, 余丹, 等. 尿酸与腹型肥胖及代谢综合征相关性研究. 中华内科杂志, 2014, 53：13-18.

10. 李霖, 李红. 对高尿酸血症合并症及并发症的再认识. 中华糖尿病杂志, 2015, 7 (9)：532-534.

11. 陈灏珠, 林果为. 实用内科学. 第 13 版 [M]. 北京：人民卫生出版社, 2009.

12. 赵水平. 血脂博士谈健康 [M]. 北京：人民卫生出版社, 2009.

13. 宁方远. 高脂血症. 第 2 版 [M]. 北京：中国医药科技出版社, 2013.

14. 王玉新, 玄先法. 专家解答高脂血症 [M]. 西安：第四军医大学出版社, 2011.

15. 国家体育总局. 血脂异常人群健身指南 [M]. 北京：人民体育出版社, 2011.

16. 胡大一. 高脂血症. 第 2 版 ［M］. 北京：化学工业出版社，2011.

17. 2014 年中国胆固醇教育计划血脂异常防治建议专家组. 2014 年中国胆固醇教育计划血脂异常防治专家建议. 中华心血管病杂志，2014，42（8），633-636.

18. 中国成人血脂异常防治指南制订联合委员会. 中国成人血脂异常防治指南. 中华心血管病杂志，2007，35（5），390-419.

19. 王学美. 带你读懂《中国成人血脂异常防治指南》［M］. 北京：中国医药科技出版社，2013.

20. 赵水平. 血脂异常临床防治 ［M］. 北京：人民军医出版社，2011.

21. Stone NJ, Robinson J, Lichtenstein AH, et al. 2013 ACC/AHA Guideline on the treatment of blood cholesterol to reduce atheroselerotic cardiovascular risk in adults: a report of the American College of Cardiology/American Heart Association task force on practice guidelines ［J］. Circulation, 2013, pii: 80735—1097 (13) 06028-2.

第十三章

心血管疾病的个性化管理

一、心血管疾病个性化管理的意义

据最新数据显示，我国心血管病患者约有 2.9 亿人次，基本上每 10 个人就有 2 个人患有心血管疾病，每年约有 350 万人死于心血管病，基本上每 10 秒钟就有一个死于心血管疾病，心血管病对生命构成的威胁无法估量。传统观念都认为，心血管疾病的患者应该是 60 岁以上的老年人，但随着社会的发展，不健康的生活方式，不合理饮食结构，紧张的工作强度及越来越重的工作压力，使得心血管疾病日益呈现出年轻化的趋势。心血管疾病种类多，尤其老年患者的特点是多种疾病共存、多脏器受损，病变常常极为复杂。因此，心血管疾病健康服务的发展方向就是做"个性化医疗"。

"个性化医疗"是健康产业未来发展的趋势。通俗来说，就是考虑个体的差异，对于不同的患者，或是同一患者的不同阶段，采取最合适的治疗方案，以达到治疗效果最大化和副作用最小的一门定制医疗模式。心血管疾病是目前我国发病居于首位、严重威胁人类健康的最常见的一系列疾病，主要包括心脏、血管为主的循环系统疾病。致死率最高的心血管疾病尤其需要及早诊断、及早治疗，以个体为目标，优化医疗。

二、心血管疾病个性化管理的内容

心血管疾病是严重威胁人类健康的疾病，心血管疾病的危险性主要以由各种病因（包括高血压、糖尿病、高脂血症等）引起的一系列的靶器官的损坏为主。而恰恰是这种慢性病因的长久存在及人们对疾病的认识程度、重视程度的欠缺导致心血管疾病的多发及死亡率的增高。

一项有关亚洲心血管疾病治疗的研究结果显示，一半以上的心血管疾病患者，因不能按时定量服药而未达到疗效。泛亚高胆固醇血症治疗情况研究（CEPHEUS）是由亚洲顶级心血管专家进行的一项科学研究，旨在调查高胆固醇血症（血液胆固醇含量高）的治疗情况。而血液胆固醇含量升高是导致心血管疾病的主要危险因素。研究人员对逾 7 千名心血管疾病患者和医生进行调查，结果显示患者当中 44.1% 偶有忘记吃药的情况，四分之一的患者认为忘记吃药并不会影响治疗。而参与研究的医学教授则表示，治疗心血管疾病最好的方法就是遵医嘱服药，而患者没有认识到这一点。

心血管疾病还包括很多危险因素，对危险因素的预防也是疾病治疗的重要部分。同时，心血管疾病有许多早期症状，重视心脏病常见症状：心悸、心前区疼痛、胸闷、呼吸困难、头晕头痛等，对疾病的诊断与治疗至关重要。所以，心血管疾病的个性化健康服务，将从心血管疾病常见的症状入手，让患者了解症状相关的心血管疾病，做到早期发现、早期诊断，并规范治疗，同时在疾病确诊后详细地给患者介绍，如何对疾病进行自我管理的方法。

第一节　高血压及动脉硬化的个性化管理

小潘是一名 IT 工程师，刚过 40 岁，入行多年，熬夜加班早已习以为常。近半年来，他偶尔早上起床会感觉头痛，而且工作也越来越力不从心，整天晕乎乎的好像梦游一般，记忆也大不如前。"难道真的是我老了吗？"他烦躁地又点起一支烟。在家人的劝说下，他终于决定去医院检查。医生给他做了全面的血液化验，并测量了血压，血压达到 160/100mmHg。当他看到高血压、高脂血症的诊断结果时，大吃一惊："怎么可能？我才 40 岁，而且也不胖，不就头晕么，怎么会得了这些病？"

然而，生活中反复出现头痛、头晕的症状，常常可能是高血压（hypertension）、高脂血症（hyperlipidemia）、动脉粥样硬化（atherosclerosis，AS）的临床表现，需要及早发现，及时治疗。

一、头晕、头痛的常见疾病

（一）高血压

高血压是最常见的一种慢性病，也是对人类健康威胁最大的疾病之一。基于目前医学发展水平和检查手段，能够发现导致血压升高的确切病因的，称之为继发性高血压；反之，不能发现导致血压升高的确切病因的，则称为原发性高血压。高血压人群中多数为原发性高血压，但明确诊断原发性高血压，需首先排除继发性高血压。目前，继发性高血压占高血压人群的 5%～10%。原发性高血压是由遗传和环境因素综合造成的，是一个由多种病因引起的处于不断进展状态的心血管综合征。大多数原发性高血压起病隐匿，进展缓慢，病程长。随着病情进展，会出现诸如头晕、头痛、头胀、耳鸣、多梦等。

目前，世界卫生组织/国际高血压联盟/中国高血压联盟，均将高血压定义为：在未使用降压药物的情况下，非同日 3 次测量上臂血压，收缩压（SBP）≥140mmHg 和（或）舒张压（DBP）≥90mmHg。若 SBP≥140mmHg 和 DBP＜90mmHg，则为单纯性收缩期高血压。

根据收缩压与舒张压的升高程度，又将高血压分为 3 级：1 级高血压是指收缩压在 140～159mmHg 或舒张压在 90～99mmHg；2 级高血压是指收缩压在 160～179mmHg 或舒张压在 100～109mmHg；3 级高血压指收缩压≥180mmHg 或舒张压在≥110mmHg。当收缩压与舒张压属于不同级别时，则按照二者中较高的级别分级。分级可以让患者了解高血压的程度和今后内脏受损害的危险性。

根据高血压脑、心、肾等重要器官受损害的程度，高血压又可分为三期：Ⅰ期高血压，高血压患者临床上无脑、心、肾等重要器官损害的表现；Ⅱ期高血压，高血压患者出现下列一项者——左心室肥厚或劳损，视网膜动脉出现狭窄，蛋白尿或血肌酐水平升高；Ⅲ期高血压，高血压患者出现下列一项者——左心衰竭、肾衰竭、脑血管意外、视网膜出血、渗出，合并或不合并视乳头水肿。高血压的分期可以让患者了解高血压对身体各脏器造成的损害情况。

因此，高血压患者需进行诊断性评估，包括三个方面：①确定血压水平及其他心血管危险因素；②判断高血压的原因，明确有无继发性高血压；③寻找靶器官损害以及相关临床情况。只有排除继发性高血压，才能明确诊断原发性高血压。常见继发性高血压的病因有：肾实质性、内分泌性、肾血管性和睡眠呼吸暂停综合征等。由精神心理问题而引发的高血压也时常可以见到。

（二）高脂血症

高脂血症包括高胆固醇血症、高甘油三酯血症、高低密度脂蛋白血症和混合型高脂血症 4 类。中国成人血脂异常防治指南建议：血中总胆固醇（TC）浓度 ≥6.22mmol/L（240mg/dl）和低密度脂蛋白胆固醇（LDL-C）≥4.14mmol/L（160mg/dl）为高胆固醇血症；单纯低密度脂蛋白胆固醇（LDL-C）≥4.14mmol/L 为高低密度脂蛋白血症；血中甘油三酯（TG）≥2.26mmol/L（200mg/dl）为高甘油三酯血症；同时存在高胆固醇血症和高甘油三酯血症则称为混合型高脂血症。

低密度脂蛋白胆固醇通俗地被称为"坏"胆固醇，因为 LDL-C 水平升高，它将沉积于心脑等部位血管的动脉壁内，逐渐形成动脉粥样硬化性斑块，阻塞相应的血管，最后可引起冠心病、脑卒中和外周动脉疾病等。高密度脂蛋白（HDL）则可促进胆固醇从外周组织转运至肝脏或其他组织再分布，具有明显的抗动脉硬化作用，因此，报告单上高密度脂蛋白胆固醇（HDL-C）偏低亦可提示血脂异常。甘油三酯浓度高的血液呈乳白色，血的表面会形成厚厚一层奶油状物质，这也是我们常说的"脂血"。高甘油三酯血症的患者体型大多偏胖，常引起脂肪肝，重度 TG 升高（TG≥5.65mmol/L 或 500mg/dl）容易导致急性胰腺炎，而与动脉硬化的关系并不密切。

高血脂可分为原发性和继发性两类。原发性与先天性和遗传有关，是由于单基因缺陷或多基因缺陷，使参与脂蛋白转运和代谢的受体、酶或载脂蛋白异常所致，或由于环境因素（饮食、营养、药物）和通过未知的机制而致。继发性多发生于代谢性紊乱疾病（糖尿病、甲状腺功能低下、肝肾疾病、肾上腺皮质功能亢进等），或与饮酒、饮食、体力活动、季节等相关。

多数高脂血症患者无明显症状和异常体征，通常是由于其他原因进行血液生化检验发现；然而血脂升高，脂质在真皮内沉积引起黄色瘤及在血管内皮沉积引起动脉粥样硬化、冠心病、脑血管和周围血管病，继而出现头晕、头痛、胸闷乏力、易疲劳、嗜睡、体重大幅超标等相关症状。

（三）动脉粥样硬化性血管病

健康的动脉具有弹性、内壁光滑，血液可以通畅流动，给器官提供充足的血液。然而随着年龄增大，动脉逐渐失去弹性而变硬，管壁增厚，管腔狭窄，这就是我们常说的动脉硬化。动脉硬化常常伴随着一些其他疾病，比如：高血压。血压升高，动脉壁承受的压力增大，同时动脉硬化又进一步促进高血压，两者相互促进，陷入恶性循环。高血脂会促进胆固醇等物质附着和侵入到血管壁的内膜，形成黏稠的粥样物质，这就是粥样硬化，多发生在主动脉、冠状动脉、脑动脉等粗大的动脉。动脉粥样硬化进而使血管腔变窄，从而导致器官血流不足；而血管腔重度狭窄或血管内膜上斑块破碎诱发血栓形成，引起血管堵塞，导致血流中断，可出现全身性并发症。当发生在脑，会出现脑卒中；若堵塞眼底血管将导致视力下降甚至失明；发生在颈动脉，就出现脑供血不足，反复出现头晕、头痛等症状；发生在心脏，就引起冠心病心绞痛；若发生在肾脏，会引起肾动脉硬化、肾衰竭；当发生在下肢，导致肢体坏死、溃烂等。

二、早发现，早预防

多数高血压病患者通常无自觉症状，因此高血压病被称为"无声杀手"。因此尽早发现高血压的办法就是定期检查身体，尤其要常常测量血压。当生活中突然出现头晕、头痛、心悸、紧张烦燥、疲乏、记忆下降、头皮麻木等症状时，可能提示高血压。有条件者可先家庭自测血压，但由于自测血压存在不准确性，建议尽早就诊当地社区医院，以明确是否存在高血压。

高血压有一定遗传基础。直系亲属（尤其是父母与子女）之间血压明显相关。步入中年后，体重超标，父母有高血压的朋友，要注意自己的生活细节，尤其要控制体重，多运动。高血压一旦确诊是没有治愈的办法的，因此特别需要早期及时发现先期症状，延缓疾病的发生、发展。

当出现夜间入睡困难，思维比较兴奋，要较长时间才能平静入睡，如果持续出现这种现象，就一定要引起注意。高血压病患者情绪波动较大，和人交谈容易出现急躁，莫名头痛，特别是晚上休息不好的情况下，如果是吸烟的朋友，头痛后吸烟会疼痛加剧。

研究发现，血压与饮食习惯有关，人均钠盐和饱和脂肪摄入量越高，平均血压水平越高；经常大量饮酒者血压水平高于不饮酒者；经济文化越发达，人均血压水平越高。所以，预防高血压的发生，要尽量低盐饮食，少饮酒，保持情绪平和。

血压在一天中是波动的，正常人的收缩压及舒张压呈明显的昼夜节律。也就是，人体由睡眠状态转为清醒并开始日常活动后，血压就从相对较低的水平迅速上升至较高水平，这个高峰发生在上午的 6~10 点，就是"血压晨峰现象"。目前研究已明确，血压晨峰过高是心血管病发生的独立危险因素。所以，建议在清晨起床后用家庭血压计测量血压，有助于发现早期高血压，一旦发现血压升高，需进一步去医院明确诊断。

成年人以及肥胖的儿童、青少年，尤其是有高血压家族史者，不管有无高血压症状，至少每年测量 1 次血压。正常收缩压应不超过 140mmHg，舒张压不超过 90mmHg。如发现血压轻度增高，可先采取非药物治疗的措施。如戒烟酒，限制钠盐的摄入，加强运动，保持良好的睡眠等，同时监测血压的变化。同时，要注意血压有季节差异，冬季患病率高于夏季，因此，冬季尤其要多测量血压。

与高血压不同，高血脂一般早期不会有异常感觉，当血液中的血脂水平比较高时，由于血液黏稠度增高，会出现一些相关症状，如头晕、头痛、肢体麻木等。头晕是各种高脂血症最常见的早期症状，主要原因是长期的脑动脉硬化及血液黏稠度增高导致脑缺血、缺氧。在血脂升高的早期，患者可有肢体乏力麻木感，这与脂肪代谢紊乱及循环障碍有关。高血脂可以引起脂肪肝，从而导致肝脏肿大，到一定程度会出现食欲不振，血中转氨酶升高，进而出现头晕、乏力等症状。众所周知，肥胖的人不仅体内脂肪组织增加，而且血液总脂质也明显增加，尤其是甘油三酯、游离脂肪酸和胆固醇水平多高出正常水平。国外大规模人群调查研究发现，"眼袋"是人体脂肪代谢障碍的一种表现。"眼袋"显著的人大多患有家族性高脂血症，其中51%的人同时存在动脉粥样硬化症。因此，肥胖及有"眼袋"的人，建议去医院检查一下，包括测血压、化验血脂。反复发作的饱餐后短暂的腹痛也可见于高脂血症，这是高脂血症导致的肠系膜动脉硬化性胃肠缺血所致。

为了及时发现血脂异常，建议20岁以上成年人至少每5年测量1次空腹血脂，包括TC、LDL-C、HDL-C和TG测定；缺血性心血管病及其高危人群（见表13-1-1），应每3~6个月测定1次血脂；因缺血性心血管病住院治疗的患者应在入院时或24小时内测定血脂。而由于年龄增大或雌激素减少均可抑制LDL受体活性，导致血中LDL水平升高，故40岁以上男性和绝经期后女性亦需每年检查血脂。

表 13-1-1 血脂检查重点对象

血脂检查重点对象
已有冠心病、脑血管病或周围动脉粥样硬化病；
有高血压、糖尿病、肥胖、吸烟；
有冠心病或动脉粥样硬化病家族史，尤其是直系亲属中有早发冠心病或其他动脉粥样硬化性疾病；
有皮肤黄色瘤；
家族性高脂血症；

高脂血症的直接损害是加速全身动脉粥样硬化，而全身的重要器官都要依靠动脉供血、供氧，一旦动脉被粥样硬化斑块堵塞，就会导致一系列严重后果。大量研究表明，高脂血症是脑中风、冠心病、肾衰竭等疾病的重要危险因素。因此要警惕与高脂血症及动脉粥样硬化相关的临床症状，尽早接受检查及治疗。

三、如何就诊与治疗

当患者出现头晕、头痛等不适症状时，建议先就诊社区医院或当地的综合性医院，进行常规的体检与化验，可通过相关辅助检查评估血管狭窄程度——如超声多普勒彩色血流成像有助于判断四肢动脉、颈动脉、肾动脉等血流通畅情况；动脉造影或磁共振血管成像（MRA）可显示四肢动脉、肾动脉与冠状动脉因粥样硬化导致的管腔狭窄、病变部位及范围；X线检查显示主动脉伸长、扩张和扭曲，或有钙质沉着，也可能提示动脉硬化。疾病一旦确诊，就应按专科医生的建议，进行治疗。若社区医院仍不能控制的患者，建议及时就诊大型的综合性医院。

（一）高血压的治疗

大多数高血压患者在改善生活方式的同时，必须长期坚持规范服用降压药，不可陷入"尽量不用药"的误区。常用的降压药包括二氢吡啶钙离子拮抗剂（CCB）、血管紧张素转化酶抑制剂（ACEI）、血管紧张素Ⅱ受体拮抗剂（ARB）、利尿剂、β受体阻滞剂五类，均可用于高血压的初始治疗和维持治疗。一般高盐饮食和老年患者、单纯收缩期高血压对CCB、噻嗪类利尿剂的降压反应较好；中青年患者则对ACEI或ARB、β受体阻滞剂反应较好。目前国际高血压联盟及中国高血压联盟均推荐联合用药方案，常见有CCB和ACEI或ARB；ACEI或ARB和利尿剂；CCB和β受体阻滞剂；CCB和利尿剂；CCB、ACEI或ARB和利尿剂，以使高血压药物治疗的达标率更理想，患者能减少高血压并发症的发生。

一般高血压患者，应将血压降至 140/90mmHg 以下；65 岁及以上的老年人往往脉压差较大，收缩压高、舒张压低，建议尽量将收缩压应控制在 160mmHg 以下，但舒张压不能低于 60mmHg；伴有慢性肾脏疾病、糖尿病，或病情稳定的冠心病或脑血管病的高血压患者，一般可以将血压降至 130/80mmHg 以下；舒张压低于 60mmHg 的患者，应在密切监测血压的情况用药，原则上舒张压勿低于 60mmHg。

（二）高脂血症和动脉粥样硬化性血管病的治疗

多数轻度或低危的高脂血症患者，长期坚持有效的生活干预，可将血脂水平控制在理想范围内。而控制血脂不理想或高危的高脂血症患者，需在医师指导下，使用药物治疗。目前临床常用的调脂药物主要有他汀类、贝特类、烟酸类及胆固醇吸收抑制剂等。其中他汀类药物具有最充分的随机临床研究（RCT）证据，可有效地降低胆固醇水平，显著改善患者预后；贝特类对降低甘油三酯水平具有较好的效果，但是长期服用他汀类和贝特类药物均需定期检测肝功能及肌酸激酶，若出现异常，必须及时就诊。

四、自我健康管理

（一）高血压

高血压持续发展会损伤心、脑、肾等靶器官，致使左心室肥厚、冠心病、肾脏功能衰竭、脑卒中（即中风），这也是导致高血压病人死亡的直接原因。因此，高血压病一旦确诊，需要终身管理。

初次发现高血压的患者、血压不稳定的患者以及刚开始服用一种降压药初期的患者，都应一日两次测量血压，以监测用药后的反应，并及时调整药物剂量或种类，以达到较好地控制血压的目的。若有条件，可进行 24 小时动态血压监测。一般高血压患者，在能耐受的情况下，应逐步将血压控制到 140/90mmHg 以下。老年患者，降压目标为 150/90mmHg。严重冠脉狭窄或高龄老年患者更应根据个人的耐受性谨慎逐步降压，舒张压一般不宜低于 60mmHg。在强调血压达标的同时，要避免血压下降速度太快及降得过低，以免引起心脑肾等重要脏器灌注不足而导致缺血事件。一般患者应经过 4~12 周的治疗使血压达标，老年患者、病程长、冠脉或双侧颈动脉严重狭窄及耐受性差的患者，血压达标时间应适当延长。

此外，不少高血压患者也存在"血压正常就停药"的误区。这是极不可取的——停药后会导致血压再次升高，不规律服药引起血压经常波动，对人体危害很大，甚至比轻、中度高血压的危害还要大。因此科学的做法是，严格坚持健康生活方式，长期血压控制达标后，在医务人员的指导下坚持药物治疗。

人体血压昼夜波动较明显，大多数人血压具有两个高峰：即上午 6~10 点及傍晚 4~8 点，晚上 8 点后血压缓慢下降。目前研究已证实，心脏性猝死、心肌梗死、出血性、缺血性脑卒中等心脑血管事件特别容易发生在清晨，这与凌晨血压增高密切相关。一日之"峰"在于晨，因此，有效控制血压晨峰，有助于减少心脑血管事件的发生。建议患者起床后立即服用高血压药物，使用作用较强、持续时间长又平稳的降压药物，是目前最佳的控制血压晨峰的治疗途径。

高血压患者药物治疗方案稳定后，至少每个月监测一次血压，有条件者可家庭自测血压并记录在血压记录本上；同时，定期去相关医疗机构随访，至少每个月到门诊测量一次血压。自我监测血压对高血压患者的自我管理非常重要，那么究竟怎样给自己量血压呢？

首先，上臂位置应放置在心脏水平，如果高于心脏水平，可使测得血压偏低，相反低于心脏水平则测得血压偏高。其次，袖带宽窄要合适、松紧要适度，缠绕太紧测得血压偏低，太松则偏高。血压计要定期检查，以保持准确性，并应放置平稳，水银柱血压计切勿倒置或震动。

高血压的发生有许多危险因素，主要包括：高盐低钾饮食、超重/肥胖、吸烟、过量饮酒、体力活动不足、长期精神紧张等。因此，坚持健康的生活方式，是预防和控制高血压的基础。

1. 合理膳食

（1）限制钠盐摄入：适当减少钠盐摄入有助于降低血压，减少体内的水钠潴留。因此，中国营养学会推荐健康成人每日钠盐摄入量不宜超过6g，高血压患者不超过3g。此外，饮食中钠钾比值与血压水平亦成正比，适当增加钾的摄入量而不增加钠摄入量也可降低血压。故生活中可选择富钾低钠盐代替普通钠盐，但注意伴肾功能不全患者应慎用，避免血钾升高。

（2）营养均衡：适量补充蛋白质，可改善血管弹性和通透性，增加尿钠排出，有利于控制血压。但应注意高血压合并肾功能不全患者，应严格限制蛋白质的摄入。多吃蔬菜和水果也很重要，一方面因为蔬菜和水果含钾高，促进排钠；水溶性维生素（尤其是维生素C）及膳食纤维摄入增加，均有助于控制血压。此外，低钙饮食易导致血压升高，钙摄入量 <500mg/d 的人群，其收缩压随年龄增加而上升最高。我国营养学会推荐钙摄入量为800mg/d。而目前我国居民人均膳食钙摄入量仅为390.6mg/d。

因此，高血压饮食治疗宜遵循低盐、低脂、低糖、高维生素、高纤维素、高钙的原则。具体可参考表13-1-2。

表13-1-2 高血压患者推荐饮食

推荐的食物	1. 富含钾、钙、维生素和微量元素的食物：新鲜蔬菜（8两至1斤/天）、水果（1~2个/天）、土豆、蘑菇等
	2. 植物油
	3. 富含膳食纤维的食物：燕麦、薯类、粗粮、杂粮等
	4. 富含优质蛋白、低脂肪、低胆固醇食物：无脂牛奶（250~500ml/d）、鸡蛋清、鱼类、去皮禽肉、瘦肉、豆制品等
少吃/不吃的食物	1. 高钠食物：腌制食品、烟熏食品、火腿、含钠高的调味料酱料等
	2. 高脂肪、高胆固醇食物：动物内脏、肥肉、禽皮、蛋黄、鱼子、油炸食品
	3. 高反式脂肪酸食物：人造奶油、糕点和方便食品等
	4. 糖类、辛辣刺激的调味品、浓咖啡、浓茶等

2. 控制体重　减轻体重有利于防治高血压，可明显降低患者的心血管病风险。研究证明，体重每减少1kg，收缩压可降低4mmHg。因此，在保证每天必须的热量基础上，应辅以一定的有氧运动使体内脂肪燃烧分解。健康减肥需循序渐进，一般每周减重0.5~1kg，在6个月至1年内减轻原体重5%~10%为宜。不提倡快速减重，容易反弹，此外摄入能量过低有损健康，尤其是极端控制饮食会导致营养不良、电解质紊乱等副作用。减慢进食速度有利于减少进食量。对于非药物措施减重效果不理想的肥胖患者，可选择减肥药物作为控制体重的辅助措施。

3. 戒烟限酒　吸烟的高血压患者，降压药的疗效降低，常需加大用药剂量；长期吸烟的高血压患者，远期预后差。戒烟可显著降低心血管病、癌症等疾病的风险。长期过量饮酒也是高血压、心血管病发生的危险因素。高血压患者应不饮酒。不得不饮酒时，要尽量放慢饮酒速度，需伴餐，减缓酒精的吸收速度，不饮高度烈酒。

4. 适量运动　研究表明：运动可调整大脑皮质的兴奋与抑制过程，改善机体主要系统的神经调节功能；降低毛细血管、微动脉及小动脉的张力，调节血液循环，降低血压；减轻应激反应，稳定情绪，抑制身心紧张，消除焦虑状态。所以，提倡高血压患者进行适量的运动，如：慢跑与快走，速度为 120 步/分钟（约 7km/h）。运动强度：建议运动时心率控制在 120 次/分。运动时间：每次 60 分钟左右。运动频率：每周三次。高血压病人运动时间应该避免在清晨和晚间，锻炼不能代替药物，应该药物治疗和合理的运动相结合。

5. 心理平衡　预防和缓解心理压力也有利于防止高血压和心血管病。研究证明，睡眠差者 24 小时动态血压监测发现夜间血压不低于白天，夜间血压高使全身不能充分休息，靶器官容易受到影响。因此，良好的睡眠有助于降压。

（二）高脂血症和动脉粥样硬化性血管病

我国血脂治疗指南根据有无危险因素与 ASCVD 对血脂异常患者进行分层，制定了相应的降胆固醇治疗的目标值（见表 13-1-3）。

表 13-1-3　降胆固醇治疗的目标值

临床疾患和/或危险因素	目标 LDL-C（mmol/L）
ASCVD	<1.8
糖尿病 + 高血压或其他危险因素*	<1.8
糖尿病	<2.6
慢性肾病（3 或 4 期）	<2.6
高血压 +1 项其他危险因素*	<2.6
高血压或 3 项其他危险因素*	<3.4

注：ASCVD：动脉粥样硬化性心血管疾病

* 其他危险因素：年龄（男≥45 岁，女≥55 岁），吸烟，HDL-C <1.04mmol/L，BMI≥28，早发缺血性心血管病家族史

在治疗过程中，需根据目标值随时监测患者血脂水平，及时调整方案。一般建议饮食与非调脂药物治疗 3 ~ 6 个月后，复查血脂水平，若达标，则继续治疗，但仍须每 6 ~ 12 个月复查，若持续达标，则每年复查 1 次；若开始药物治疗，需 4 ~ 8 周内复查血脂及转氨酶和肌酸激酶，若达标则逐步改为每 6 ~ 12 个月复查 1 次；若药物治疗后 3 ~ 6 个月复查血脂仍未达标，则需调整剂量或药物种类，或联合用药，再经 4 ~ 8 周复查，达标后为每 6 ~ 12 个月复查 1 次。此外应注意的是，由于老年人常患多种慢性疾病，往往服用多种药物治疗，同时老年人有不同程度的肝肾功能减退，易发生药物相互作用和不良反应，故降脂药物的选择需个体化，起始剂量不宜过大，需定期检测肝肾功能和肌酶，在医务人员的指导下，合理调整用药方案。

人体血脂水平是通过遗传因素和环境因素相互作用的，因此，纠正不良饮食、生活和

行为习惯，有助于预防和控制高脂血症。

1. 合理饮食　任何类型的高脂血症，合理饮食是防治的基础措施，应长期坚持。

（1）控制热量摄入：当人体摄入油脂、蛋白质和糖类过多，高于人体的消耗量，超过的部分会转化成脂肪蓄积，导致肥胖，是高血脂常见的危险因素。油脂分为饱和脂肪和不饱和脂肪，分别含饱和脂肪酸和不饱和脂肪酸。其中不饱和脂肪酸能使胆固醇氧化，从而降低血浆胆固醇，还可延长血小板的凝聚，抑制血栓形成，防止中风，有益健康，因此需严格限制动物食品和动物油摄入。

值得注意的是，不饱和脂肪酸高温或反复加热后会形成反式脂肪酸，有害健康；故炒菜时油温不宜过高，应控制在150℃以下。生活中反式脂肪酸主要来源于含人造奶油食品等，因此亦需鼓励减少此类食物的摄入。

（2）高纤维素饮食：研究表明，富含蔬菜、豆类、粗粮的低脂饮食，较单纯低脂饮食，可更好地降低 TC 和 LDL-C。

2. 适量运动　长期静坐的人血中胆固醇浓度较长期锻炼者高。这是由于运动时，人体肾上腺素、去甲肾上腺素分泌增加，可提高脂蛋白酯酶的活性，从而降低 TG 及 LDL-C 水平，增加 HDL-C 水平；此外运动也可改善更年期妇女卵巢分泌雌激素功能，可调节脂质代谢及抗氧化。因此，建议尽量每日坚持 30~60 分钟的中等强度有氧运动，如快走、慢跑或广场舞等。

3. 控制体重　肥胖促进肝脏输出含载脂蛋白的脂蛋白，提高 LDL 水平；同时，全身胆固醇合成增加，又引起肝内胆固醇池扩大，使 LDL 受体合成受到抑制。因此，控制体重，循序渐进地健康减肥，可有效降低血浆胆固醇水平。

4. 戒烟限酒　吸烟及饮酒均可增加血中 TG 水平。由于酒精可增加体内脂质的合成率，同时降低脂蛋白酯酶的活性，从而引起血中胆固醇升高；吸烟则可导致 ASCVD 危险水平升高。因此需绝对戒烟，少量饮酒，每日红葡萄糖 <50ml。

5. 心理平衡　保证充足睡眠，减轻工作压力；切忌急躁易怒，多参加健康的社交活动，保持心情舒畅。

由于动脉粥样硬化患者往往合并高血压、高血脂、高血糖等，因此一般诊断为动脉粥样硬化的患者，在降压药物或调脂药物控制原发疾病的同时，亦需使用抗血小板药物，如阿司匹林、氯吡格雷等以预防心脑血管并发症的发生。对于有症状的中度以上狭窄或无症状的严重狭窄的动脉硬化患者，建议至心血管内科或血管外科进一步评估手术指征。

第二节　冠心病的个性化管理

钱总最近一年来常常在疲劳时有胸闷、胸痛感，但每次休息后都能够缓解，因为工作太忙，所以他没时间去医院检查。"来，干杯！"酒桌上的觥筹交错，对钱总来说，早已是家常便饭。这不，今天刚送走这拨客户，疲惫的他又得赶去另一场应酬。突然，他感到胸口发闷，像是有石头压在胸前，全身一个劲地冒冷汗。"老钱你没事吧？脸色怎么这么苍白？"同事明显察觉到了他的异常。"没什么，估计有点累，休息一会儿就好"。同事们把钱总搀扶到沙发上坐下。又一阵剧痛传来，钱总同时感到左侧肩背部明显麻木感，他开始大口大口地喘气。不行，还是马上叫120！二十分钟左右"120"将钱总他送往附近的医院。急诊医生简单询问病情后，立刻给钱总做了心电图检查及血液检测。心电图提示：胸前导联（$V_1 \sim V_5$）ST 段呈弓背向上抬高。心肌酶谱显示：肌钙蛋白-T 升高。考虑"急性ST 抬高心肌梗死"。一小时左右，钱总被送至心脏导管室行急诊 PCI 治疗。冠状动脉造影显示：冠状动脉前降支近段 99% 狭窄。植入一枚支架，手术非常顺利，钱总 PCI 术后胸痛明显缓解。

当生活中反复出现胸闷、胸痛的症状，通常提示可能存在冠状动脉硬化性心脏病（coronary heart disease，CHD）、肥厚型心肌病（Hypertrophic cardiomyopathy，HCM）及主动脉夹层（aortic dissection，AD），必须尽早发现，及时治疗，否则极易导致严重的并发症，甚至危及生命。

一、胸闷、胸痛的常见疾病

（一）冠状动脉性心脏病

冠状动脉性心脏病（coronary heart disease，CHD）简称冠心病，是指由于冠状动脉粥样硬化（最主要病因，占 95% ~99%）、炎症（风湿性、梅毒性、川崎病和血管闭塞性脉管炎等）、栓塞、痉挛、结缔组织疾病、创伤和先天性畸形等使冠状动脉管腔狭窄或阻塞，导致心肌缺血、缺氧而引起的心脏病。世界卫生组织将冠心病分为 5 大类：无症状型（latent coronary heart disease）、心绞痛型（angina pectoris）、心肌梗死型（myocardial infarction）、缺血性心肌病型（ischemic cardiomyopathy）、猝死型（sudden death）。

冠心病是由遗传和环境因素综合造成的，是一个由多种病因引起的处于不断进展状态的心血管综合征。其中心绞痛是冠心病最典型的临床表现，多表现为阵发性的前胸部压榨性或窒息样疼痛，疼痛常放射至颈、咽或下颌部，或至左肩、左臂内侧至无名指和小指，劳力或情绪激动常可诱发——这是因为运动、心动过速、情绪激动等均会造成心肌需氧量增加，当冠状动脉管腔狭窄达 50% ~75% 之间时，冠状动脉血流受阻，不能满足心肌代谢的需要，导致心肌急剧的、短暂的缺血缺氧，从而产生心绞痛。

临床上根据心肌缺血的发生机制、发展速度及预后的差异，进一步分为慢性稳定型心绞痛（stable angina pectoris）、不稳定型心绞痛（unstable angina pectoris，UAP）、非 ST 段抬高型心肌梗死（non-ST-segment elevation myocardial infarction，NSTEMI）和 ST 段抬高型心肌梗死（segment elevation myocardial infarction，STEMI）。稳定型心绞痛是指每次胸痛发生的诱因、疼痛时间、疼痛程度、疼痛部位都基本相同，通常只持续数分钟，休息或舌下含服硝酸甘油后症状迅速消失；然而当冠脉中粥样硬化斑块破裂或出血、表面溃疡或糜烂，引起血小板聚集及不同程度的血栓形成和远端血管栓塞，或血管应激性痉挛导致管腔急剧狭窄，甚至阻塞，此时心肌因代谢障碍而严重缺氧，则导致了不稳定型心绞痛（UAP）——因此 UAP 胸痛部位和性质虽与稳定型心绞痛相似，但程度更重，持续时间可长达 30 分钟，休息时或夜间亦可出现症状；且服用硝酸甘油缓解心绞痛的措施变得无效或不完全有效。

不稳定型心绞痛（UAP）是介于稳定型心绞痛与急性心肌梗死之间的临床状态；若伴有血清心肌标志物如肌钙蛋白 T（cTnT）或 I（cTnI）超过正常值 3 倍时，可确诊非 ST 段抬高型心肌梗死（NSTEMI）。若进一步发展，严重持续的心肌缺血，将导致所供区域心室壁心肌透壁性坏死，即表现为 ST 段抬高型心肌梗死（STEMI）——常出现程度较重的胸痛，可持续数小时甚至几天，休息和含服硝酸甘油多不能缓解；亦可出现全身症状如发热、心动过速等，或恶心、呕吐等胃肠道症状，甚至出现烦躁不安、面色苍白、大汗淋漓与意识模糊等休克表现。STEMI 通常会导致严重并发症包括心室游离壁破裂、室间隔穿孔、栓塞甚至猝死。

及时的心电图及心肌酶谱检查是诊断心绞痛和心肌梗死的关键。早期的冠状动脉 CTA 检查也有助于发现冠脉狭窄程度，心脏超声检查对冠脉病变严重，已经影响心脏功能的患者可辅助诊断。

（二）肥厚型心肌病

肥厚型心肌病（Hypertrophic cardiomyopathy，HCM）是以左心室不对称肥厚，左心室容积变小，进而导致左心室舒张充盈受限为特征的遗传性心肌病，通常为常染色体显性遗传。根据左心室流出道有无梗阻又可分为梗阻性（hypertrophic obstructive cardiomyopathy，HOCM）和非梗阻性（hypertrophic non-obstructive cardiomyopathy，HNCM）2 种。2014 年的欧洲指南建议：成人的任何影像学包括超声心动图、心脏磁共振（CMR）或 CT 显示左心室心肌某节段或多个节段室壁厚度≥15mm，同时可排除长期高血压、缺血性心肌病及其他可能引起心肌肥厚的心血管疾病和全身疾病，即可诊断为成人 HCM；儿童 HCM 患者则表现为左心室厚度≥相应年龄、性别或体重的正常儿童平均左心室厚度的 2 个标准差；对于 HCM 患者的一级亲属，若影像学检查发现非异常原因引起的左心室壁某节段或多个节段厚度≥13mm 即可诊断 HCM。

目前全球人群的 HCM 发病率约为 0.2% ~ 0.5%，其中高达60% 的青少年和成人 HCM 患者是由心脏肌球蛋白基因突变引起的常染色体遗传；5% ~ 10% 的成人 HCM 由其他遗传疾病引起，如代谢和神经肌肉遗传病、染色体异常和遗传综合征；极少数患者由类似于遗传疾病的非遗传疾病引起，包括老年淀粉样变性。

多数 HCM 患者一开始并无明显症状，通常在心电图检查发现异常 Q 波，或心超提示心肌肥厚后才会就诊。HCM 的早期临床表现主要为活动后感胸闷、胸痛、心悸等，症状的发生大多与剧烈运动有关。

（三）主动脉夹层

正常人体的动脉血管由 3 层结构组成，内膜、中膜和外膜，3 层结构紧密贴合，共同承载血流的通过。当动脉受到强有力的血液冲击，内膜逐步剥离、扩展，在动脉内形成真、假两腔即动脉夹层。主动脉夹层（aortic dissection，AD）是指血液通过主动脉内膜裂口，进入主动脉壁，形成瘤样扩张，即夹层动脉瘤。主动脉夹层动脉瘤并非真正肿瘤，而是有病变处主动脉外膜向外扩张增粗，像瘤子一样。是一种起病急、进展快、病情凶险的急性致死性主动脉疾病。由于主动脉中层的退行病变或囊性坏死，引起主动脉壁内膜和中膜撕裂，将内膜与中层和外膜之间形成假腔；假腔顺向、逆向或双向形成夹层动脉瘤，若不及时诊治，48 小时内死亡率可高达 50%。

AD 临床表现复杂多变，但多数患者表现为突发的、剧烈的、胸背部、撕裂样疼痛。疼痛部位常与夹层累及范围相关，严重的可以出现晕厥、甚至突然死亡。若夹层剥离过程中进一步累及分支血管，可导致相应脏器供血障碍——肋间动脉、腰动脉损伤可引起脊髓缺血，表现为轻瘫或截瘫；累及主动脉瓣引起主动脉瓣大量反流，导致呼吸困难；累及冠状动脉开口引起急性心肌梗死；累及腹腔干、肠系膜上动脉可出现腹痛腹胀、恶心呕吐等消化道症状；肾动脉损伤导致少尿或无尿；下肢动脉损伤可出现下肢发凉、麻木无力等。同时，夹层假腔亦可压迫临近器官，引起相应症状如压迫气管出现呼吸困难，压迫食管出现吞咽困难等。

大多数遗传性结缔组织疾病，包括马方综合征（marfan syndrome，MFS）、ED 综合征（ehlers- danlos syndrome，EDS）、主动脉瓣二叶畸形（Bicuspid aortic valve，BAV）等，会通过影响主动脉壁，导致 AD。此外，高血压、动脉粥样硬化、吸食成瘾性药物、感染、自身免疫性疾病、外伤、医源性损伤等也被证明是 AD 的高危因素。

根据主动脉病变发生的起始部位与累及范围，目前国际上主要有 2 种不同的 AD 分型方法（见表 13-2-1）。

表 13-2-1　主动脉夹层分型

Stanford 分型	DeBakey 分型
A 型，累及升主动脉，无论起源部位 B 型，不累及升主动脉；累及左锁骨动脉下动脉开口远的降主动脉	Ⅰ 型，起始于升主动脉，并累及到主动脉弓及主动脉弓以下腹主动脉 Ⅱ 型，仅局限于升主动脉 ⅢA 型，起始于左锁骨下动脉远端的胸降主动脉，未累及腹主动脉 ⅢB 型，累及腹主动脉

确诊主动脉夹层的主要检查手段是：CT 血管造影，磁共振检查（MRA）或是直接的数字剪影血管造影（DSA）。

二、早发现，早预防

冠状动脉粥样硬化通常是冠心病最主要的病因，因此发病率随年龄增长而增高，程度也随之加重；高血压、糖尿病、高血脂等伴随疾病均是冠心的独立危险因素。此外，冠心病亦有一定遗传基础。因此，步入中年后，特别是体重超标，嗜烟嗜酒，父母有冠心病的朋友，一定要注意自己的生活细节，尤其要控制体重，多运动，戒烟，同时应尽量避免各种诱发因素，如剧烈活动、情绪激动、饱餐、大量饮酒等。多数冠心病患者早期通常表现为心绞痛。当生活中特别是活动后或情绪激动时反复出现胸闷、胸痛等症状，建议尽早就诊当地医院。早期及时发现先期症状，及时防治，以延缓疾病的发生、发展。

诊断出心肌缺血或梗死，主要依靠发作时和缓解后的症状特点、心电图的特征性改变和心肌酶或心肌损伤标志物的异常升高；若错过了发作时的诊断机会，则需要通过一些检查方法来诊断。冠心病常用的检查方法包括静息心电图、运动心电图、负荷超声心动图、负荷同位素心肌显像、冠状动脉 CTA、冠状动脉造影术。冠状动脉造影尽管仍是公认诊断冠心病的金标准，但临床上应结合患者的具体情况，合理优化检查，若过度应用不仅造成医疗资源浪费，也会给患者带来不必要的创伤。

值得注意的是，虽说心肌梗死发病突然，但有 50% 以上的病人在心梗发生前几周或前几天会出现一些先兆症状。及早识别这些症状，可有效地预防心肌梗死的发生和发展。心肌梗死的常见先兆症状主要有以下几种常见情况：近期心绞痛发作频繁，含服硝酸甘油类药物无效；近期内常在睡眠中发生心绞痛；突然感到胸闷不适，并在活动后心悸、气短、呼吸困难的表现；胸痛剧烈，并伴有恶心呕吐、出汗、胸闷等症状。患者一旦出现上述症状，都应立即到医院诊治，可有效地降低心肌梗死的发生率。

患有高血脂、高血压、糖尿病的患者如能积极进行降血脂、控制血压、降血糖的治疗，也可降低心肌梗死的发生率。情绪波动会引起血管收缩，心率加快，从而使心肌发生缺血、缺氧，容易诱发心肌梗死。因此，冠心病患者应尽力避免过度紧张、激动、焦虑、抑郁等不良刺激。同时，气候急剧的变化是发生心肌梗死的重要诱因，所以，要注意根据气候变化，加减衣服。便秘患者在用来排便时，腹腔内压力突然升高，可影响心肌的血液供应，诱发心肌梗死。因此，平时应多吃些蔬菜、水果，少吃油腻食物，多吃些糙米，以保持大便通畅。香烟中的尼古丁等物质可促进冠状动脉发生痉挛，戒烟可降低心肌梗死的发生率。规律的生活，劳逸结合，保证充足的睡眠，也能预防心梗的发生。

与冠心病不同，由于 HCM 是一种遗传性心肌病，高达 60% 的青少年与成人 HCM 患者的病因是心脏肌球蛋白基因突变引起的常染色体显性遗传。故需积极对 HCM 患者的一级亲属实施家族筛查，并随访疾病进程，从而减少严重并发症的发生——2014 年欧洲指南建议，青少年（12～21 岁）每年筛查 1 次，成人每 5 年筛查 1 次；若出现相应症状，应缩短筛查间期；若有家族早发疾病史者，于儿童期即开始早期筛查。

筛查检查包括，

心电图：由于心脏缺血，心肌复极异常，出现 ST-T 改变，异常 Q 波，左心室肥厚及左束支传导阻滞较多见。特别是年轻患者，如出现类似冠心病的心电图表现，但无冠心病的危险因素，要考虑肥厚性心肌病可能。

超声心动图：可直观地判断心肌肥厚的部位及程度，左室心肌某节段或多个节段室壁异常增厚，舒张末期厚度 > 15mm；室间隔厚度/左室后壁厚度 > 1.5；左室收缩末内径比正常人小；二尖瓣收缩期前向运动，向室间隔靠近。都是肥厚性心肌病的特征表现。

心导管检查及心血管造影，可直接测量左心室与左室流出道的压力阶差，并可见左心室呈狭长裂缝样改变，对诊断有特异性。

HCM 发展缓慢，一般早期不会有异常感觉，日常生活和工作大多未受影响。但长期发展可能会出现一些相关症状，如呼吸困难、胸痛、心悸甚至晕厥等。因此 HCM 患者生活中应避免过度劳累，戒烟戒酒，不可参加剧烈运动，保持规律健康的生活作息。

主动脉夹层作为起病急、进展快的极其凶险的疾病，是通过先天因素和多种后天因素共同作用的结果。因此对于高血压、马方综合征、伴有自身免疫性疾病等 AD 高危患者，必须认真治疗原发疾病，合理的应用药物控制血压在正常范围，生活中需要严格低脂饮食，戒烟限酒，适当限制体力运动，保持健康平静的心态。并需定期至医疗机构作全面检查。

胸片：普通胸片就可以提供诊断线索，对于急性胸背部撕裂样疼痛，伴有高血压的患者，如果发现胸片中上纵膈影增宽，或主动脉影增宽，一定要进一步 CTA 检查，以明确诊断。

主动脉 CTA：诊断的敏感性达 90% 以上，特异性接近 100%。CTA 断层扫描可观察到夹层隔膜将主动脉分割成真假两腔，主要缺点是要注射造影剂，可能会出现相应的副反应。

主动脉 MRA：对主动脉夹层患者的诊断敏感性和特异性与 CTA 接近，核磁所使用的增强剂无肾脏毒性，缺点是扫描时间较长，不适合全身情况不稳定的急诊患者，而且也不适合体内有磁性金属植入的患者。

数字剪影血管造影（DSA）：尽管主动脉血管造影仍然保留着诊断主动脉夹层"黄金标准"的地位，但目前已基本被主动脉 CTA 取代。因为 DSA 是有创检查，且需使用含碘造影剂，故一般不作为常规诊断手段。

超声检查：有点是无创，无需造影剂，可定位内膜裂口，显示真、假腔的状态及血流情况，同时了解心脏瓣膜、心包受累情况。但其诊断的敏感性和特异性均不如前几项检查，同时受患者肥胖等情况限定。

三、如何就诊与治疗

当患者出现胸闷、胸痛等不适症状时，建议先就诊社区医院或当地的综合性医院，进行常规的体检与检查。血液学检查，通常需要采血测定血脂、血糖等指标，评估是否存在冠心病的危险因素。心肌损伤标志物也是重要指标之一。辅助检查包括：心电图与运动心电图、动态心电图、核素心肌显像、超声心动图、冠状动脉 CTA 及心导管检查等以明确诊断。疾病一旦确诊，就应按专科医生的建议，进行治疗。若社区医院仍不能控制的患者，建议及时就诊大型的综合性医院。

（一）冠心病的治疗

一旦确定冠脉病变，需尽早进行内科干预防治，包括：

1. 生活习惯改变　戒烟限酒，低脂低盐饮食，适当体育锻炼，控制体重等。

2. 药物治疗　抗血栓（抗血小板、抗凝），减轻心肌氧耗（β 受体阻滞剂），缓解心绞痛（硝酸酯类），调脂稳定斑块（汀类调脂药物）。

3. 血运重建治疗　包括介入治疗，血管内球囊扩张成形术、支架植入术（percutaneous coronary intervention，PCI）和外科冠状动脉旁路手术（coronary artery bypass surgery，CABG）。药物治疗是所有治疗的基础。当单用药物治疗效果不理想时，需要将药物和介入治疗或外科手术联合治疗。

（二）肥厚性心肌病的治疗

肥厚性心肌病的患者一旦确诊，生活上应注意避免过度劳累，防止精神过度紧张，β 受体阻断剂可降低心肌收缩力，减轻左心室流出道梗阻改善左心室壁顺应性及左室充盈，同时具有防止心动过速、抗心律失常作用。对于存在梗阻的心肌病患者，室间隔化学消融术，或通过外科行室间隔部分切除术，可以改善流出道梗阻。此外，每个 HCM 患者均应综合评估 SCD 风险（见表 13-2-2），并建议高危 HCM 患者进行植入性心律转变除颤器 ICD（implanted cardiac defibrillator，ICD）植入，可有效预防 SCD 的发生。而对于药物难治性进行性进展的左室收缩或舒张功能障碍的患者，应考虑心脏移植。

表 13-2-2　心源性猝死高危因素

SCD 高危因素
运动时血压反应异常（运动时收缩压升高 <20mmHg）；
家族早发 SCD 史（<45 岁）；
原因不明的晕厥；
非持续性心动过速（non-sustained ventficular tachycardia，NSVT）；
室壁极度肥厚（>30mm）

（三）主动脉夹层的治疗

确诊的主动脉夹层患者，保守治疗首要的措施是减轻疼痛、控制血压和心率。对于 AD 的幸存者，长期维持血压在较低状态至关重要。一旦确定需要外科手术治疗，则必须由经验丰富、技术成熟的血管外科专家来施行。对于高龄、结缔组织紊乱、主动脉病变扩大、内脏或脑缺血等情况会使外科手术风险增加。介入治疗包括内脏血管支架和血管内支架种植、开窗术，可以改善患者的生理状态，但治疗效果的耐久性仍存在争议。

四、自我健康管理

（一）冠心病患者的自我管理

冠心病是一种慢性疾病，药物治疗是基础，所以患者一旦确诊患有冠心病，应该在专科医生的指导下，坚持长期的药物治疗，稳定和逆转血管内斑块，改善冠状动脉狭窄程度，并定期至冠心病门诊随访复查，切忌随意停药。

冠心病患者会发生心绞痛，严重地影响了患者的生活质量和日常生活。因此，患者家中应常备且随身携带硝酸甘油片、速效救心丸等急救药品，当胸闷、胸痛症状发作时即刻舌下含服这类药物；若症状仍然不能缓解或加重者，应立即拨打急救电话，就诊当地综合性医院。冠心病的发生与发展有许多危险因素，包括可改变的危险因素和不可改变的危险因素。管理和干预可改变的危险因素，有助于冠心病的防治。可改变的危险因素有：不良生活方式包括吸烟、不合理膳食（高脂肪、高胆固醇、高热量等）、缺乏体力活动、过量饮酒、高血压、血脂异常（总胆固醇过高或低密度脂蛋白胆固醇过高、甘油三酯过高、高密度脂蛋白胆固醇过低）、超重/肥胖、高血糖/糖尿病，以及社会心理因素。不可改变的危险因素有：性别、年龄、家族史。因此，坚持健康的生活方式，同时积极防治高血压、高血脂、高血糖等可改变的危险因素，是预防和控制冠心病的基础。

1. 吸烟　吸烟是心血管病的独立危险因素——通过促进肾上腺素、去甲肾上腺素和儿茶酚胺的分泌，引起末梢血管收缩，血压上升；同时损伤血管内皮，使血中胆固醇水平增高，导致动脉硬化形成。故冠心病患者必须戒烟。

2. 饮酒　大量喝酒可刺激脂肪组织分解，形成大量脂肪酸，加重高脂血症；同时可导致冠脉痉挛诱发心绞痛及心肌梗死。然而有研究发现，少量饮酒对心脏具保护作用；因此，建议每日饮酒不超过 1 两。

3. 运动　适当的体育锻炼可扩张冠状血管，促进侧支循环形成，改善心肌供血；同时也可有效控制血脂、血压。参加运动应从小运动量开始，遵循缓慢柔和的原则，逐步增加运动量，不可剧烈运动。值得注意的是，伴不稳定型心绞痛、急性心肌梗死早期、恶性室性心律失常、缺血性心脏病及冠心病合并高血压Ⅲ级以上（≥180/110mmHg）且血压未得到控制的患者，切忌进行运动，否则将会加重病情。

4. 情绪　过度激动可使交感神经处于高度兴奋，儿茶酚胺增多，导致心率加快、血压升高、耗氧量增大或冠脉痉挛，从而诱发心绞痛或急性心梗。故冠心病患者需要保持心情舒畅，避免过分激动或兴奋。

5. 睡眠　最好选择右侧面屈膝睡姿；冠心病中重度心绞痛患者，或冠心病心功能不全患者，宜选择头高脚低位，减少回心血量，从而减轻心脏负荷，缓解症状。此外起床不可过急、过快。若合并高血压患者，切忌在睡眠服用降压药，否则可能睡时血压下降，使脏器供血不足，同时血小板黏附与血管壁，形成血栓，导致缺血性脑卒中。

6. 膳食：饮食均衡（见表13-2-3），注意低盐低脂低糖，避免饱餐。

表13-2-3　冠心病患者膳食建议

推荐的食物	1. 含维生素E丰富的食物（如酸奶、蛋清、鱼）及高蛋白低脂肪食物（如瘦肉、牛肉）
	2. 含丰富维生素C、B族维生素和适量膳食纤维的新鲜蔬菜（如洋葱、白菜）及水果（如苹果、香蕉）
	3. 豆类及豆制品
	4. 含碘丰富的海产品（如海带、紫菜）
	5. 水产鱼类
	6. 其他：蜂蜜、山楂等食品
少吃/不吃的食物	1. 脂肪含量高的食物（如动物肝、鱼子）及含饱和脂肪酸高的食品（如肥肉、黄油）
	2. 胆固醇含量高的食物（如动物内脏、猪皮）
	3. 含糖量高和热量高的食物（如冰激凌、巧克力）
	4. 刺激性的食物（如辣椒、浓茶）
	5. 其他：人参，菜籽油，咖啡等

7. 饮水　夜间睡眠由于呼吸、出汗、排尿丧失了大量的水分，使血液浓缩；且早晨人体血压生理性升高，血小板活性增加，易形成血栓，使血管闭塞导致心肌缺血。因此可于睡前半小时、深夜醒来及清晨醒来后喝1杯水。

8. 洗澡　水温太热可使皮肤血管明显扩张，大量血液流向体表，造成心脑缺血；水温过低则会刺激血管收缩，导致肌肉痉挛，容易导致心绞痛或诱发心肌梗死；因此，洗澡水温最好在35～40℃之间，且不宜时间过长。同时亦不宜在空腹或饱餐后进行。

9. 排便　冠心病患者过分用力或勉强排便极易发生心力衰竭、心脏骤停等意外情况。故需通过饮食调养等生活方式，保持大便通畅，养成良好的排便习惯。

10. 性生活　性生活可使心率、呼吸加速，血压升高，耗氧量增加；故严重高血压、心绞痛、心肌梗死、心功能不全和脑血管病的患者均应节制性欲。此外，可在性交前10分钟含服硝酸甘油片预防心绞痛发作；若过程中出现不适症状，应及时停止，服用硝酸甘油片。

11. 环境　有研究发现，噪声环境下发生心肌梗死的风险显著升高。因此，患有心梗的患者住所不宜靠近闹市和公路，看电视时音量不宜太大。

12. 气候　持续低温、大风、阴雨天气可能引起冠状动脉发生痉挛，继发血栓导致急性心肌梗死；而持续高温则会使人排汗量增大，体内含水量减少，血管内血液黏稠，极易诱发心梗。此时，应尽量减少外出，适当加服硝酸甘油片保护心脏。

13. 乘飞机　空中治疗与急救的条件有限，同时飞机起飞与降落时可能会导致心脏病急性发作；故患有急性心肌梗死及严重心律失常、心力衰竭、频发心绞痛、血压过高的冠心病患者均不宜乘飞机。

（二）肥厚性心肌病患者的自我管理

肥厚性心肌病是一种遗传相关的慢性疾病，一旦确定诊断，药物治疗是基础，坚持长期的药物治疗，定期复查是减少心律失常及猝死的有效手段。

无症状 HCM 患者日常生活和工作大多未受影响，但应避免过度劳累，戒烟戒酒，不可参加剧烈运动，保持规律健康的生活作息；有症状的患者，建议避免一切可能加重心脏负荷的因素，如用力排便、情绪激动和暴饮暴食等。及时有效的干预，通常可显著改善 HCM 患者的预后和生活质量。那么，HCM 患者该如何更好地自我管理？2014 年欧洲指南建议，病情稳定的患者，建议每 1~2 年评估 1 次心电图和经食道超声心动图（TTE），每 2~3 年行 1 次心肺运动功能试验，每 5 年可考虑检查 1 次心脏 MR（CMR）检查；期间若出现病情进展者，应缩短复查间期。

同时，由于 HCM 是一种遗传性心肌病，故所有合并 HCM 的男性和女性在生育前均至医疗机构应咨询疾病遗传的风险；合并 HCM 的女性还应在妊娠前进行风险评估和咨询；妊娠期间开始出现症状的 HCM 者，应开始服用 β 受体阻滞剂，同时监测胎儿生长和新生儿的状态；建议患有 HCM 的产妇在专科医生的指导下选择分娩方式。

（三）主动脉夹层患者的自我管理

主动脉夹层往往发病凶险，危及生命，因此值得人们生活中的重视。对于先天性遗传性结缔组织疾病的患者及其亲属，应该定期实施家族筛查和疾病随访，此外 AD 患者应严格控制自身血压。凡有高血压病史的患者，若突然出现剧烈的胸痛和血压异常变化，或腹部剧烈疼痛，都要考虑主动脉夹层，应尽早就诊。

2014 年的欧洲指南建议，慢性主动脉病变患者的血压宜控制在 140/90mmHg 以下；尤其对慢性 AD 患者，必须严格控制其血压 < 130/80mmHg——可通过服用 β 受体阻滞剂，减慢心率及血压；而部分患者往往合并糖尿病、冠心病、高脂血症等疾病的，因此在治疗过程中应对症治疗相应合并疾病。此外，接受外科手术治疗的 AD 患者，可每 5 年行彩超或 CT 复查；接受介入治疗的 AD 患者，首选 CT 复查，宜术后 1 个月、6 个月、12 个月进行，此后可每年复查心脏彩色超声，及每 5 年复查一次 CT；若期间出现异常，应随时复查。

第三节 心律失常的个性化管理

一、心慌、乏力的常见疾病

患者自觉心脏跳动的不适感或心慌感，医学上通常称为心悸。正常人在经历过剧烈运动、精神紧张或饮酒时，因心率加快、心脏搏动增强，可出现生理性心悸；同时，甲状腺功能亢进、贫血、发热、低血糖症等疾病亦可导致心率加快，引起心悸；自主神经功能紊乱常见于青壮年女性，通常亦会出现心悸；而高血压心脏病、心脏瓣膜病等因心脏的高动力状态，及伴发心律不齐、心动过速，亦常有心悸的感觉。心悸时心率可快可慢——当心率加快时感到心脏跳动不适，而当心率减慢时，舒张期延长，心室充盈度增加，则感到心脏搏动有力；亦可因心脏跳动不规则或有一段间歇出现心悸不适。因此，任何类型的心律失常，引起心动过速、心动过缓或心律不规则，均可出现心悸。

正常人的心脏由特殊心肌（窦房结、结间束、房室结、希氏束、左右束支、浦肯耶纤维网）和普通心肌（心房肌、心室肌）组成，临床上将特殊心肌称为传导系统——其中窦房结是心脏电活动和机械活动的"司令部"，正常心脏激动均起源于窦房结，随后产生电指令传至心房，使心房收缩；同时传给结间束，经房室结、希氏束、左右束支、蒲肯野纤维网传至心室，使室收缩。一旦激动的起源异常或传导异常，称为心律失常。

（一）窦性心律失常

正常心肌分工明确，保证心律起源于窦房结，称为窦性心律。正常人窦性心律的频率常有生理性波动，静息心率的正常范围一般为 60～100 次/分。若窦性心律的频率大于 100 次/分，称为窦性心动过速，常由运动、精神紧张、发热、甲亢、贫血和某些药物如阿托品和肾上腺素等引起，患者除心悸外无其他明显症状；若窦性心律的频率小于 60 次/分，称为窦性心动过缓，常见于老年人及运动员、颅内压增高、甲状腺功能低下、某些药物如β受体阻滞剂等引起。心动过缓和过速都可能出现心悸、乏力、头晕、胸闷等症状。

"窦性心律不齐"是一种最常见的心律失常，是一种正常的生理现象，不是病。是由于来自窦房结的信号并不完全规整所致，大多数是"呼吸性窦性心律不齐"。它的特点是心率随着呼吸的变化而变换，吸气时心率增快，呼气时又减慢，其快慢周期恰好等于一个呼吸周期。窦性心律不齐多见于儿童和青少年，一般无临床意义。然而当窦房结"偷懒"，不产生冲动，以致不能激动心房和整个心脏，称为"窦性停搏"，若停搏持续时间较长（>2 秒），会出现眩晕、晕厥等供血不足症状，严重者甚至猝死。常见于咽部受刺激、气管插管、按压颈动脉窦或眼球、高钾血症及洋地黄等药物中毒。当炎症（心肌炎）、缺血（冠心病）、心肌纤维化（心肌病）、退行性变（病态窦房结综合征）等各种因素，损伤了窦房结的自律细胞，也会造成"窦性停搏"。窦性停搏又称窦性静止，频发的窦性停搏是一种严重的心律失常。

当"司令部"的指挥工作受到严重干扰时，窦房结附件的其他心肌细胞可能"取而代之"负责发放指令，于是形成了异位起搏点，然而"新官上任"兴奋性增高，容易引起快速异位心律，因此病态窦房结综合征（SSS）常可与快速型房性心律失常交替出现，称为"慢-快综合征"。

（二）过早搏动

过早搏动也可以叫"期前收缩"，简称"早搏"。实际上早搏就是在正常心律中提前发生的异位心脏搏动。早搏可以发生于正常人，早搏通常与情绪紧张和吸烟有关，但有器质性心脏病的患者更易发生。患者常自觉有心跳间歇和停顿感，频发的过早搏动可导致乏力、头晕等症状，原有心脏病者可因此而诱发或加重原发疾病。心脏听诊可发现心律不规则，早搏后有较长的代偿间歇。过早搏动的共同心电图特征，为较基本心律提早的一次或多次 P-QRS 波群。根据异位起搏发生部位的不同，可分为房性过早搏动、房室交界处过早搏动和室性过早搏动。

过早搏动的诊断首先要结合病史和症状，由于患者的敏感性不同，可无明显不适或仅感心悸、心前区不适或心脏停跳感。高血压、冠心病、心肌病、风湿性心脏病等病史的询问有助于了解早搏原因指导治疗。注意询问近期有无感冒、发热、腹泻病史有助于是否患急性病毒性心肌炎的判断。其次，心脏听诊可发现在规则的心律中出现提早的心跳，其后有一较长的间歇（代偿间歇），提早出现的第一心音增强，第二心音减弱，可伴有该次脉搏的减弱或消失。心电图检查对早搏的诊断具有重要的意义。房性早搏为提早出现的 QRS 波其前有一异形 P 波，其后有一不完全代偿期，QRS 波形多与正常 QRS 波相一致，其前无 P 波，代偿间歇完全。室性早搏提早出现的 QRS 波宽大畸形，代偿间歇完全。24 小时动态心电图可详细记录早搏发生的多少，发生的规律。对怀疑心肌炎者可行血心肌酶学检测。心脏超声检查可发现心肌病、高血压心脏病和心瓣膜病等原发疾病。

（三）阵发性室上性心动过速

阵发性室上性心动过速（PSVT）是一种临床常见的由于折返运动导致的快速型心律失常，它的特点是阵发性突然发作和突然停止的心悸感，发作时心率一般在 150～250 次/分，每次发作可持续数秒钟、数分、数小时、甚至数天，自动或经治疗后终止，部分患者反复发作，常可由运动或情绪激动诱发，但发作间歇期如常人。发作时心电图检查可确诊，QRS 波呈室上性，快而整齐，房室折返（含显性和隐性预激综合征）者多在 QRS 波后见到逆行的 P′波，而房室结折返性者 QRS 波后无 P′波。当预激综合征旁道前传或室上速伴有束支传导阻滞时心动过速的 QRS 波宽大畸形。食道调搏在多数病人能诱发室上速，有助于明确诊断，并可对室上速做初步的分型。

（四）心房扑动与心房颤动

心房扑动与心房颤动都是发生于心房内的，冲动频率较房性心动过速更快的心律失常。当心房异位起搏点的频率达 250～350 次/分，心房收缩快而协调为心房扑动（atrial flutter，AF）。若频率在 350～600 次/分且不规则时，则为心房颤动（atrial fibrillation，AF）。两者均有阵发型和持续型两种类型，多发生在器质性心脏病基础上，如风湿性心脏病、心肌病、冠心病等，引起心房扩大、心肌受损，阵发型或持续型初发时心室率较快，患者心悸、胸闷与乏力等症状较显著。心房颤动发生后还易引起心房内血栓形成，部分血栓脱落可引起体循环栓塞。

心房扑动时心律可规则或不规则，根据心房与心室传导比例而定，若规则地按比例传导，则心室律规则。心房颤动的主要体征是心律绝对不规则，心音强弱不等，患者脉搏次数显著少于心跳次数，称为脉搏短绌。心电图室是诊断心房扑动和心房颤动的最方便准确的手段。

心房扑动心电图表现为：①P 波消失、代以形态、间距及振幅绝对规则，呈锯齿样的 F 波。频率每分钟 250～350 次/分。②最常见的房室传导比例为 2∶1，产生每分钟 150 次左右的心室率，其次是 4∶1，形成每分钟 70～80 次的心室率。如房室传导不恒定，产生不规则的心室律。③QRS 波形态多与窦性心律相同。

心房颤动心电图表现为：①P 波消失、代以形态、间距及振幅绝对不规则的 f 波。频率每分钟 350～600 次/分。②QRS 波群间距、形态和振幅绝对不规则。

24 小时动态心电图检查对阵发性房扑、房颤的诊断有帮助，同时能了解发作时最高和最低的心室率。心脏彩色超声检查除能发现心脏结构的变化外，还能了解左心房内有无附壁血栓存在。

二、早发现、早预防

我们知道，心慌（心悸）、乏力是比较司空见惯的症状，同时，心悸的发生与情绪波动、过度劳累有关，因此常常会被很多患者忽略，其实，心悸是心脏病最多见的早期征兆，应加以重视。

心悸是许多疾病的一个共同表现，其中有一部分心悸的患者并无器质性病变，因而病史对于心悸的诊断尤为重要。首先要排除心悸的发生是否与体力活动、精神状态以及服用药物因素有关。如果心悸常在轻度体力活动后产生，则病变多为器质性的，要进一步完善检查；若心悸发生自剧烈运动之后，或在应用阿托品类药物之后，则为机体的一种生理反应；如突然发生的心悸在短时间内很快消失，但易反复发作，则多与心律失常有关。

　　了解病史后，就要针对性地进行体格检查。比如，心脏有无杂音、增大以及心律改变等，有无血压增高、脉压增大等心脏以外的心脏病体征。同时，患者的全身情况如精神状态、体温、有无贫血、多汗及甲状腺肿大等也应该仔细检查，避免遗漏。辅助检查中最重要的是心电图检查，且方便、快捷，患者无痛苦。心电图检查不仅可以发现有无心律失常，还可以发现心律失常的性质。若静息时心电图未发现异常，可嘱患者适当运动，或进行 24 动态心电图检查。同时进行心脏彩色超声检查，以了解心脏病变的性质及严重程度。

　　因此，当生活中突然出现心悸、疲乏、记忆下降、头昏、眼花、等症状时，提示可能有心律失常。有条件者可血压计自测心率或数脉搏，但由于自测存在不准确性，建议尽早就诊当地社区医院，行心电图或 24 小时动态心电图检查，以明确是否存在心律失常。高血压、冠心病、体内电解质紊乱均是诱发心律失常的诱因，因此，积极治疗引起心律失常的心源性或非心源性基础疾病均有利于预防心律失常的发生。同时，生活中不少因素亦可诱发心律失常，如吸烟、酗酒、过劳、情绪激动、暴饮暴食、发热、摄盐过多等。在由立位到卧位或由卧位到立位时体位的突然改变，使得迷走神经张力发生变化，血液动力学也会有一定的改变，可出现短暂的心律失常。因此特别是不明原因的心律失常患者，更应该注重生活方式，可根据以往发生心悸的实际情况，避免可能的诱因。

　　心悸患者应保持精神乐观，情绪稳定，坚持治疗。避免惊恐刺激及忧思恼怒，生活作息要有规律。饮食有节制，宜进食营养丰富而易消化吸收的食物，宜低脂、低盐饮食，忌烟酒、浓茶。症状轻者可从事适当的体力活动，以不感觉劳累、不加重症状为度，避免剧烈活动。重症心悸应卧床休息，并及时诊治。

三、如何就诊与治疗

　　当患者出现心悸、疲乏、头昏眼花等不适症状时，建议先就诊社区医院或当地的综合性医院，进行常规的体检与化验，评估体内有无电解质紊乱及全身性疾病，若怀疑患者有甲状腺功能亢进、低血糖或嗜铬细胞瘤等疾病时可进行相关的实验室检查，如测定血清甲状腺功能、血糖、血尿儿茶酚胺等。

　　亦可通过相关辅助检查进一步评估病情——如心电图检查、动态心电图或食管调搏等电生理检查评估有无心律失常发作及其类型；X 线检查或心超可显示心脏有无心脏结构和功能异常。疾病一旦确诊，就应按专科医生的建议进行治疗。若社区医院不能诊治的患者，建议及时就诊大型的综合性医院。

　　对于心律失常的患者，除对病因和诱因的治疗外，重点是尽量减轻患者的症状，减少和防止复发。过早搏动、阵发性室上性心动过速——偶发无症状者，可随访观察暂不治疗；频发或有不适症状的早搏患者，可口服抗心律失常药物，有射频消融指征的可予射频消融治疗。频繁发作的阵发性室上性心动过速患者，射频消融术是安全有效的方法，可有效治疗大多数患者。

　　房扑或房颤患者，减轻症状是有效控制发作时的心室率，首先洋地黄类药物，亦可选用心律平、胺碘酮，控制心室率在 60 ~ 70 次/分。预防房扑房颤复发可服用心律平、胺碘酮。房颤射频消融术、冷冻消融术及外科迷宫手术亦适用于房颤患者。此外，房颤患者往往容易导致心房内血栓脱落，导致体循环栓塞，尤其是脑栓塞（中风），预后效果极差；因此，指南建议，房颤患者应预防性使用抗血小板或抗凝药物，如阿司匹林、华法林、达比加群等，可显著降低血栓形成和栓塞的风险；而由于心房血栓主要在左心耳形成，因此左心耳封堵术也可减少房颤患者心房栓子的形成，降低卒中发生率。

四、自我健康管理

心律失常可能会影响心肌正常收缩，心脏射血功能下降，引起相应脏器供血不足，出现心悸、乏力等缺血症状，若持续发展亦将累及心脏导致心衰。此外，房颤会导致心房内血栓脱落，导致体循环栓塞，尤其是脑栓塞（中风），预后效果较差。因此，心律失常一旦确诊，必须加以重视，长期管理。

心律失常有许多诱发因素，主要包括：吸烟、酗酒、过劳、发热、情绪激动、暴饮暴食、摄盐过多等。因此，在积极预防和治疗引起心律失常的基础疾病，包括高血压、高脂血症、糖尿病、冠心病、心瓣膜病等原发病的同时，坚持健康的生活方式，亦是预防和控制心律失常的基础。

1. 戒烟限酒　香烟中含尼古丁等多种有害物质，可直接刺激植物神经，暂时加快心跳，引起心律失常；长期过量饮酒可能使交感神经兴奋，同时提高体内激素水平，增加心脏兴奋性，心肌耗氧量增加。若合并房颤的患者，抽烟喝酒均可能诱发房颤。因此，节假日医院就诊的房颤患者达到高峰，可能与节假日生活方式相关。

2. 饮食习惯　健康饮食，多吃新鲜水果蔬菜及易消化的食物，避免咖啡、浓茶及辛辣刺激——这是由于咖啡因摄入过量可能会引起心跳加快。而过量食用辛辣刺激食物可能会刺激心血管系统，引起短暂的血压下降及心跳减慢，此时心肌细胞自律性和心肌血液供应均发生改变，导致心律失常；同时血液负荷增加，提高了循环阻力，导致发病风险增加。此外，部分患者在吞咽食物时可突发心悸、头昏，出现心动过速、频发早搏，"狼吞虎咽"时更明显，此类心律失常大多可自行消失，因此，在饮食时仍需细嚼慢咽，少食多餐，忌暴饮暴食。

3. 适量运动　人体运动时，副交感神经张力降低，交感神经张力增加，此时心率加快，房室传导发生改变，心肌耗氧量增加，容易诱发心律失常。因此，特别是心律失常患者，运动需注意适量，不可勉强运动或过劳。中老年人可适当进行散步、打太极拳等较缓和的运动。

4. 心理平衡　情绪激动，特别是紧张的情绪，会影响大脑中枢神经系统，引起心脏神经功能和内分泌激素释放紊乱，诱发心律失常。因此，心律失常患者需保持平和的心态，精神放松，避免压力过大，不看紧张刺激的电视比赛。另外，良好的睡眠也有助于控制和预防心律失常的发生。

5. 控制体重　身体超重或肥胖会使心脏负荷增加，同时随着体重增加，心脏大小亦有可能逐渐肥大，增加了房颤等心律失常的风险。此外，肥胖往往伴随着动脉硬化、高胆固醇血症等疾病发生发展，心律失常及脑卒中风险大幅增加。

6. 排便习惯　便秘患者往往在屏息排便时，心脏负荷增加，心肌血液供应发生改变，可诱发严重的心律失常。因此，心律失常患者平时应以易消化的清淡饮食为主，通过饮食调养等生活方式，保持大便通畅，养成良好的排便习惯。

7. 适应天气　寒冷刺激可通过神经系统，引起血管突然收缩，血压升高，可能会诱发或加重心律失常。因此，心律失常的患者应注意寒冷、闷热的天气，提前做好相应的保暖、通风、降温工作。

8. 合理用药　心律失常需要个性化制定用药方案，不可听从病友的"经验之谈"而擅自改药或更改剂量。部分心律失常药物可能会导致心律失常，因此，必须严格按照医生要求服药，在医生的指导下，根据自身症状，适当增减剂量。此外，某些营养补充剂、感冒药或过敏药等非处方药物，可能由于含某些刺激成分，会诱发心律失常；或某些药物相互作用亦可能引起心律失常，因此药物治疗应在医生的指导下服用。

9. 自我监测　部分心律失常的发生往往有先兆症状，若尽早察觉，及时采取措施，可减少甚至避免严重的后果。日常生活中应积极摸索有效的急救方法，如房颤患者常有心悸，自测脉搏有"短绌脉"等前驱症状，应立即休息并致电家庭医生，给予即刻药物治疗的指导。对于某些阵发性室上速的患者，采用深呼吸动作，或刺激咽喉部引起恶心、呕吐，或用手指在眼眶下压迫眼球上部，可刺激迷走神经，减慢心率，缓解症状。

10. 定期复查　服用抗心律失常药可能会引起电解质紊乱，影响脏器功能，因此，用药后需定期复查心电图、肝肾功能、电解质常规、甲状腺功能等检查，及时调整用药方案及剂量，可减少不良反应及减少心律失常的复发。

而对于长期服用华法林的房颤患者，应警惕抗凝药物导致的出血事件的发生，同时需定期监测凝血功能，使 INR 控制在 1.5～2.5 之间，低 INR 可增加卒中风险。若服华法林期间需接受有创操作如拔牙、外科手术时，常规应术前停华法林 3～5 天避免出血，手术当天复查凝血指标确认 INR < 1.5，术后 2 天再恢复既往剂量，或在专科医生的指导下调整华法林剂量。

对于接受过射频消融手术治疗的患者，术后应遵照医嘱，有些患者需要继续服抗心率失常药物一段时间，并定期复查。尤其房颤射频消融术后的患者，由于导管消融损伤的心房面积较广泛，术后心肌出现明显水肿，交感、迷走神经亦可出现暂时性的紊乱，从而心肌细胞的电生理特性受到影响，术后早期（3 个月内）可发作频发房性早搏、房性心动过速、房颤等多种心律失常，部分患者症状甚至较前更严重，生活质量受到显著影响。因此，房颤射频消融术后的患者在术后 3 个月内需给予抗心律失常药物，包括可达龙、索他洛尔和心律平等，在保证疗效的基础上选用最低维持剂量。该种类型的心律失常大多可随着心房激惹平息后逐渐好转，直至长期维持窦性心律，并不一定代表手术失败。此外，由于术后心肌顿抑，心房功能不能立即恢复，同时射频能量损伤心房内膜，仍有形成血栓的可能，因此仍需服用抗凝药物华法林，至停用抗心律失常药物后 1 个月经动态心电图和自觉症状证实无房颤后停用。而对于首次消融术后 6 个月仍有发作房颤的患者，建议再次消融；若拒绝再次消融，则应继续药物维持治疗。值得注意的是，因胺碘酮可能会导致甲状腺功能异常，或罕见肺纤维化，故长期服用胺碘酮的患者应定期复查甲状腺功能和胸片等。指南建议，射频消融术后的房颤患者宜分别于术后 1、3、6 个月随访，病情稳定后每半年随访 1 次，定期前往医院完成超声心动图、24 小时动态心电图等检查。

第四节　先天性心脏病的个性管理

王军今年刚满 40 岁，他从小体质一般，经常容易"感冒"，因此他非常注意生活细节，不吸烟不喝酒，坚持锻炼，但却从不愿意去医院检查身体。近半年来，他总是反反复复"感冒"不见好，而且稍微活动一下就"呼哧呼哧"地喘气。他认为是自己年纪大了，加上工作比较累引起的，仍然没有在意。王军的爱人发现了他的异常，王军的嘴唇颜色越来越紫；仔细看他的手指，上指节变粗，就和槌子一样。于是在爱人的劝说下，他终于去了医院。医生仔细对王军进行了体格检查，告诉他这在医学上称为"发绀"和"杵状指"，通常是慢性缺氧的表现。在详细询问病史后，医生给他安排了心脏超声等检查。心超结果提示"先天性心脏病：房间隔缺损，中度肺动脉高压"。王军看到诊断非常惊讶，为什么先天性心脏病从小没有感觉呢？医生告诉他，多数继发孔房间隔缺损早期除了易患感冒外，可以没有任何症状，一般到40岁以后临床症状才会加重，并出现房性心律失常的情况，严重的出现重度肺动脉高压和心功能衰竭。于是在医生建议下，王军进行了房间隔缺损封堵术。手术很成功，术后心超复查，肺动脉压力也较前下降了，口唇紫绀也逐步改善。

因此，日常生活中反复出现气促、发绀的症状，一定不能忽视，常常可能是成人先天性心脏病（grown-up congenital heart，GUCH）、肺动脉高压（pulmonary hypertension，PH）及慢性阻塞性肺疾病（chronic obstructive pulmonary disease，COPD）的临床表现，需要及早发现，及时治疗。

一、气促、发绀的常见疾病

发绀（cyanosis）是指血液中还原性血红蛋白增多（＞50g/L），使皮肤、黏膜呈现青紫色的现象；一般多见于皮肤较薄、色素较少和毛细血管丰富的部位，如舌、口唇、鼻尖、颊部及指（趾）甲床等，亦可出现全身性发绀。当出现呼吸系统疾病如慢性阻塞性肺疾病（COPD）、肺动脉高压（PH）时，肺内气体交换障碍，肺氧合作用不足，导致体循环血中还原血红蛋白增多；或伴有先天性心脏病如房间隔缺损（atrial septal defect，ASD），室间隔缺损（ventricular septal defect，VSD），动脉导管未闭（patent ductus arteriosus，PDA）等，通常心脏与大血管之间存在异常通道，部分静脉血通过异常通道进入动脉血中，若分流量超过左心搏出量的1/3时，即可引起发绀。

（一）成人先天性心脏病（grown-up congenital heart，GUCH）

人体血液循环分为体循环和肺循环。体循环由左心室射出动脉血至主动脉，通过全身动脉输送至全身各器官，经毛细血管网交换变成静脉血经各级静脉回流至右心房；肺循环为右心室将静脉血射入肺动脉，通过肺部毛细血管气体交换成含氧丰富的动脉血，最后经肺静脉进入左心房。正常情况下，体循环压力高于肺循环，血液从左向右分流；但是当出现病理情况时，引起肺动脉或右心室压力增高并超过左心压力时，可导致血液自右向左分流，而出现发绀，常见于房间隔缺损、室间隔缺损、动脉导管未闭等。

1. 房间隔缺损（ASD） ASD是指原始房间隔在胚胎发育过程中出现异常，导致左、右心房之间遗留空隙。根据解剖病变的不同可分为原发孔型和继发孔型ASD和静脉窦型缺损。其中以继发孔型ASD多见，缺损多位于卵圆窝区域及其附近。ASD时左向右分量取决于左右心室的相对顺应性、缺损的大小和左右心房的压力。正常人右心室顺应性高于左心室，因此ASD一开始常引起左向右分流，增加了右心室容量，肺部循环增加。小型ASD，分流量小；大型ASD，特别是合并高血压、心肌病等导致左房压力增加或左室顺应性减少的基础疾病，此时左心房大量含氧量高的血液向右心房分流，此时右心室容量超负荷，肺循环过度，当超出肺血管床容量的限度时，可产生肺动脉高压。长期发展，可最终导致右向左分流，出现发绀。

因此，ASD患者在成人之前除易患感冒等呼吸道感染外常无明显症状，活动不受限制；40 岁以后多数患者可出现明显症状，包括活动后气促、乏力等，同时可有室上性快速性心律失常（心房扑动、心房颤动），严重者可发展至充血性心力衰竭。

由于 ASD 时肺动脉瓣血流增加，肺动脉瓣关闭延迟，因此 ASD 患者的主要体征包括胸骨左缘第 2、3 间隙闻及 Ⅱ ~ Ⅲ 级收缩期吹风样杂音，伴有第二心音亢进和固定分裂。当分流量大时，三尖瓣血流量增多，可在胸骨左缘下方闻及舒张期隆隆样杂音；心电图通常提示电轴右偏（右心室肥大），及不完全性右束支传导阻滞（rsR' 型）。部分原发孔型 ASD 患者心电图亦可出现电轴左偏。胸部 X 线片常见肺血管影增粗，搏动强烈，透视下可见肺动脉随心脏搏动呈忽明忽暗的"肺门舞蹈"征。超声心动图通常可直接探测的部位及大小。心脏磁共振 MRI 和 CT 也有助于进一步评估缺损信息。当心超提示肺动脉压增高时，亦可使用心脏导管确定肺血管阻力。

2. 室间隔缺损（VSD）　VSD 是出生时最常见的先天性心脏病，约占 30.4%，是由于室间隔在胚胎时期发育不良或发育障碍所致。室间隔上任何部位均有可能发生缺损，如膜部、流出道、心内膜垫和肌部，其中以膜部最常见。由于左心室收缩压显著高于右心室，因此 VSD 可产生左心室向右心室分流。VSD 的血流动力学改变取决于缺损大小及肺血管阻力。当缺损小于 0.5cm 时，左向右分流量小，一般无功能紊乱；缺损大小在 0.5 ~ 1.0cm 时，可出现明显的左向右分流，肺循坏流量增加，此时肺动脉压可轻度升高；当缺损 >1cm，面积超过 1/2 主动脉内径时，分流量进一步增加，肺循环血流量可为体循环的 3 ~ 5 倍；肺循环量持续增加，引起肺小动脉痉挛，产生动力型肺动脉高压，后逐渐引起继发性肺小动脉内膜增厚及硬化，出现阻力型肺动脉高压。此时，左向右分流量显著减少，呈现双向反流甚至右向左反向分流，出现发绀，发展成为艾森曼格（Eisenmenger）综合征。

VSD 患者的典型体征主要有胸骨第左缘 3、4 肋间收缩期杂音和心前区震颤。若分流量较大，肺动脉瓣 P2 亢进及分裂，提示肺动脉高压。而发绀病人通常已出现艾森曼格综合征，此时心脏杂音反而减轻，P2 显著亢进。心超是诊断 VSD 的主要手段，可准确探查 VSD 的部位、大小、数目，以及明确分流方向和速度。心脏 MRI 可作为备选检查，评估左心室容量和量化分流。若心超提示肺动脉高压，亦可行心导管术评估肺血管阻力。

3. 动脉导管未闭（PDA）　动脉导管原本是胎儿时期近端左肺动脉与降主动脉之间的正常血流通道。出生后随着呼吸运动，动脉氧分压增高、肺循环阻力降低，动脉导管逐渐关闭，经过数月至 1 年，解剖学上完全关闭。若持续联通，并产生病理性改变，即 PDA。PDA 一般分为管型、漏斗型、窗型 3 型。由于主动脉收缩期和舒张期的压力均高于肺动脉，故可产生连续的左向右分流，使肺循环及左心房、左心室、升主动脉的血流量明显增加导致左心房扩大，左心室肥厚扩大，甚至出现充血性心力衰竭；长期大量血流冲向肺循环，亦会引起肺小动脉痉挛，产生动力型肺动脉高压，继之肺小动脉内膜增厚及硬化，出现梗阻型肺动脉高压，造成右心室收缩期负荷加重，导致右心室肥厚甚至衰竭。而当肺动脉压力超过主动脉压时，可产生肺动脉血流右向左逆流入主动脉，可出现差异性发绀，表现为下半身青紫，左上肢轻度青紫，右上肢正常。

PDA 的临床表现主要取决于分流量的多少以及是否继发肺动脉高压。轻者可无症状，严重可出现心力衰竭，表现为劳累后心悸、气急、易患呼吸道感染等。典型体征为胸骨左缘第 2 肋间闻及持续性"机器"样杂音，但出现差异性紫绀时杂音消失。心超是关键的诊断手段，可直接探查到未闭合的动脉导管。心脏 MRI 和 CT 可进一步评估左室容量及肺动脉解剖。当肺血管阻力增加或怀疑合并其他畸形时，可行心导管检查。

（二）**肺动脉高压**（PH）

PH 是一大类以动脉压进行性增高，伴或不伴有小肺动脉病变为特征的恶性肺血管疾病，往往可引起右心功能衰竭甚至危及生命。欧洲指南建议：静息状态下右心导管测得的肺动脉平均压≥25mmHg（1mmHg = 0.133kPa）即可诊断为 PH。根据病理特点、病理生理学的不同，目前国际统一将 PH 分为五大类：

1. 动脉性肺动脉高压（pulmonary arterial hypertension，PAH） 包括特发性肺动脉高压（IPAH），遗传性肺动脉高压（FPAH），药物或毒物诱导的肺动脉高压，新生儿持续性肺动脉高压，以及某些疾病如结缔组织病、HIV 感染、血吸虫病等引起的肺动脉高压（APAH）。

2. 左心疾病引起的 PH：由于左心收缩和（或）舒张功能不全，或瓣膜病导致的 PH。

3. 肺部疾病和（或）缺氧引起的 PH：由 COPD、睡眠呼吸障碍、间质性肺病等慢性肺部疾病引起的 PH。

4. 慢性血栓栓塞性 PH（chronic thromboembolic pulmonary hypertension，CTEPH）。

5. 原因不明或多种机制所致的 PH。

PH 患者的临床表现缺乏特异性，一般表现为呼吸困难、乏力、心绞痛和晕厥等；典型体征为肺动脉听诊区第二心音增强、三尖瓣关闭不全产生的全收缩期杂音以及肺动脉瓣关闭不全导致的舒张期杂音等。病情严重者可出现颈静脉怒张、发绀、肝脾肿大、外周水肿、腹水等。世界卫生组织（WHO）根据临床表现的严重程度将 PH 分为 4 级——Ⅰ级，日常体力活动不受限，不引起呼吸困难、疲乏、胸痛或近乎晕厥；Ⅱ级，体力活动轻度受限，休息时无不适，但日常体力活动会引起呼吸困难、疲乏、胸痛或近乎晕厥；Ⅲ级，体力活动明显受限，休息时没有不适，但低于日常的体力活动即会引起呼吸困难、疲乏、胸痛或近乎晕厥；Ⅳ级，不能承受任何体力活动，有右心衰竭体征，休息时可能有呼吸困难和（或）疲乏，任何体力活动都会使症状加重。

因此，PH 患者需要通过一系列辅助检查以明确诊断病因。心电图可提示电轴右偏（右心室肥大），但特异性和敏感性不高，不能用于筛选 PH 患者；肺功能检查可用于诊断引起 PH 的气道或肺实质疾病，如 COPD 和肺间质疾病等；心超可显示心脏功能和结构的异常，并可估算肺动脉收缩压，但准确性不高；肺通气/灌注显像和 CT 肺动脉造影均可用于诊断 CTEPH，特异性和敏感性分别高达 94% ~ 100% 和 90% ~ 100%；高分辨率 CT 可清晰显示肺部结构，可评估有无间质性肺病和肺气肿；心脏 MRI 可准确测量右心室容量和血流动力学指标，适合患者的随诊；右心导管检查可明确量化肺动脉压力，用于确诊病因。此外，所有 PH 患者均应进行常规生化、血液学和甲状腺功能检测，排除血液、甲状腺及感染性疾病。

（三）**慢性阻塞性肺疾病**（COPD）

COPD 是一种以进行性发展的不完全可逆的气流受限为特征的疾病。COPD 的确切病因仍无定论，环境因素如吸入颗粒物的总量是 COPD 的高危因素；此外，COPD 的易患性可能与基因有关，如遗传性抗胰蛋白酶 α-1 缺乏可增加 COPD 的发病率。COPD 除了出现肺气肿等肺部表现外，长期发展可出现肺泡低氧和动脉血低氧血症，引起局部肺血管收缩和支气管扩张以保证肺静脉血的氧合作用；长期缺氧导致肺血管持续收缩，可导致肺动脉高压，进而引起右心室肥厚、扩大，甚至发生右心衰竭的心脏病，称为慢性肺源性心脏病（chronic pulmonary heart disease，chronic cor pulmonale）。

COPD患者多表现为呼吸困难，慢性咳嗽，慢性咳痰，口唇紫绀，可随着环境及气候变化呈急性加重。肺功能检查是诊断 COPD 的金标准——当吸入支气管舒张剂后，FEV1/FVC<0.70，即为持续性气流受限。亦可通过胸部 X 线片、CT、心超等综合评估患者心肺功能。

二、早发现、早预防

当生活中出现气促症状时，发作时可适当休息，并及时前往当地医院进行全面的临床评估，寻找病因。首先需要详细地询问患者病史，评估患者日常生活中的进展性改变及有无家族遗传因素。同时通过一系列辅助检查评估患者病情——心电图和血气分析可作为常规检查，评估患者的基本情况；胸部 X 线片可提供心脏大小和形态结构改变，以及肺动脉扩张情况及其他可能的肺部疾病；超声心动图是诊断的主要手段，可准确探查心脏功能和结构的异常，以及明确分流方向和速度；心脏 MRI 和 CT 可作为备选检查，可准确测量心脏容量和血流动力学指标；Holter 监测、电生理检查等可评价患者心律失常状况；肺部 CT 可清晰显示肺部结构，可评估有无间质性肺病和肺气肿；亦可通过肺功能检查，排除可能引起 PH 的气道或肺实质疾病，如 COPD 和肺间质疾病等；酌情可行 6 分钟步行试验评估患者心肺功能；同时进行常规生化、血液学和甲状腺功能检测，排除血液、甲状腺及感染性疾病。

出现发绀者，大多提示存在肺动脉高压；此时应使患者采取端坐位（双下肢下垂）或半卧位，可缓解呼吸困难及减轻发绀。同时尽早去医院检查确诊，及时治疗。右心导管是诊断 PH 的金标准，可明确肺动脉收缩压、舒张压、平均压、肺血管阻力、心输出量等。急性肺血管扩张试验亦可用于筛查 PH 患者，试验阳性的患者——吸入扩血管药物（如前列环素、腺苷等）后，肺动脉平均压下降>10mmHg，且绝对值下降至 40mmHg 以下，且心输出量保持不变或增加即为阳性，提示肺循环内有较多的肺小动脉处于痉挛状态；此类患者使用钙离子阻滞剂（CCB）效果可显著改善。

先天性心脏病多具有遗传性，子代再发率约为 2%～50%。因此先心病患者需进行遗传咨询，并推荐在妊娠 16～18 周时对胎儿进行心超检查；对高龄产妇、有先心病家族史、夫妇一方有严重疾病或缺陷者，也应重点监测胎儿发育。严重的肺动脉高压和艾森曼格综合征通常是怀孕的禁忌证。

三、如何就诊与治疗

当患者出现气促、发绀等不适症状时，必须及时就诊当地的综合性医院，进行常规的体检与检查。血液学检查，评估血氧浓度及是否存在感染性疾病。辅助检查包括：心电图、超声心动图、胸部 CT 及心导管检查等以明确诊断。疾病一旦确诊，就应按专科医生的建议进行治疗。

成人先天性心脏病（房间隔缺损、室间隔缺损、动脉导管未闭）的患者，一旦确诊应尽早进行外科手术修复或介入治疗。介入治疗为近几年发展起来的一种新型治疗方法，主要适用于动脉导管未闭、房间隔缺损及部分室间隔缺损不合并其他需手术矫正的患者。两者的区别主要在于，手术治疗适用范围较广，能根治各种简单、复杂先天性心脏病，但有一定的创伤，术后恢复时间较长，少数病人可能出现心律失常、胸腔、心腔积液等并发症，还会留下手术疤痕影响美观。而介入治疗适用范围较窄，价格较高，但创伤小，术后恢复快，无手术瘢痕等。

重度肺动脉高压或心功能不全的患者长期处于低氧血症，发绀，往往出现红细胞增多症，容易发生肺动脉原位血栓，进一步加重肺动脉高压。WHO 肺动脉高压临床分级为Ⅲ、Ⅳ级以及动脉血氧分压持续低于 60mmHg 的患者，应长期持续吸氧。伴右心衰竭和水肿的患者，可予利尿剂，同时控制液体入量，适当限制钠盐摄入。并发肺栓塞的患者可行肺动脉血栓内膜剥脱术（PTE），同时应终生接受抗凝治疗，维持 INR 在 2.0~3.0 之间。前列环素类似物、内皮素-1 受体拮抗剂（波生坦）是治疗肺动脉高压的有效药物。继发肺动脉高压患者多与 GUCH 和 COPD 等疾病有关，积极治疗原发疾病有助于缓解症状。

欧美肺动脉高压治疗指南均强调钙离子拮抗剂仅适用于急性肺血管扩张试验呈阳性应答的患者。对于急性肺血管扩张试验阴性患者，则根据肺动脉高压的危险度评估决定患者的治疗策略。低危患者首选内皮素-1 受体拮抗剂或磷酸二酯酶抑制剂，高危患者推荐静脉使用前列环素类似物。单药治疗疗效不佳，可以联合治疗。

四、自我健康管理

反复发绀和气促的患者一定要定期要医院检查。无症状的成人先天性心脏病患者日常生活和工作大多不受影响；若无肺动脉高压者，无需限制活动，但应避免过度劳累，戒烟戒酒，保持规律健康的生活作息；

1. 生活要有规律　先心病病人身体比较虚弱，要注意休息，不要过度疲劳，要保证足够的睡眠，要保持适宜的温度和湿度，家人及外人不要在患者居住的卧室吸烟，为保持空气新鲜，每天上午可开窗通风半小时，开窗时要注意保暖，时间不宜过长。若无条件洗澡，可用湿水擦洗，保持皮肤清洁。不宜到公共场所活动，防止感染疾病。

2. 注意饮食平衡　要注意补充营养，一般没什么特殊禁忌，但应食用价值高易消化的食品，如瘦肉、鱼、鸡蛋、水果和种种蔬菜等。一般不必限制盐量，复杂畸形，心功能低下，有充血心力衰竭者要严格控制盐的摄入，成人每天控制在 4~8g，小儿 2~4g，并给予易消化的软食，如混饨、面条、稀饭等。先心病患者宜少食多餐，食量不可过饱，更不能暴食，以免加重心脏负担。饮食要新鲜，符合卫生学要求，以防腹泻加重病情。要控制零食、饮料，不要食用不清洁、过期或含色素及仪器添加剂加剂较多的零食。

严格控制盐的摄入，盐的主要成分是钠和氯，而钠在人体内具有"水化"组织的作用，体内的钠和氯大部分都是从尿中排出的。而血液中钠离子浓度过高会引起体内大量水分的潴留，造成患者全身水肿、肝脏肿大、增加心脏的负担，严重的还会导致心力衰竭。同时，饮食过咸也是造成高血压的重要原因之一。所以先天性心脏病手术后的患者的饮食一定要偏淡些，腌腊制品、咸蛋、咸鱼等含盐量过高的食品尽量不要食用。

不宜盲目进补。医生特别提醒，人参确有强心壮体、补气生津的功能，但不同的人参具有不同的性能，服用不当反会引起胃口减退、鼻子出血、烦躁不安等症状。

3. 注意适当的活动　一般不限制活动，心功能在Ⅰ、Ⅱ级者，可根据情况适当做些日常生活中力所能及的体力活动，活动量以不引起疲劳为度。活动范围应先室内后室外。如感到劳累或心慌短应停止工作，继续休息。随病情适当活动量，但不要感到疲劳，以免加重心脏负担。有症状特别是合并肺动脉高压的患者，建议避免一切可能加重心脏负荷的因素，如用力排便、情绪激动和暴饮暴食等。

先天性心脏病患者手术后的调理和治疗是很重要的，患者切勿认为做手术后就万事大吉了，专家建议先心病患者术后要定期检查，以免复发。

简单的先天性心脏病人，术后恢复较好，心功能正常，一般不需要使用强心利尿剂，复杂畸形及重度肺高压或心功能较差的病人要根据畸形矫正情况，在医生指导下使用强心利尿药或血管扩张药，病人应严格按照医生的嘱咐用药，不可随意乱服用，以免发生危险。定期去医院心脏专科门诊随访，严格遵照医嘱服药，尤其是强心、利尿药，必须绝对控制剂量，按时、按疗程服用，以确保疗效。同时定期心电图复查，心超评估三尖瓣反流和肺动脉压力，心脏大小和功能，必要时可行 Holter 监测评价心律失常。若心率过慢，应立即停服，并医院复查。先天性心脏病外科修补术后无残存异常的患者，可每 1～2 年随访 1 次。封堵术后前 1 年内应常规每 1～3 个月随访，之后推荐每 2～3 年随访 1 次。

肺动脉高压通常严重威胁生命，需要严格的生活管理：戒烟限酒，同时避免去海拔高的地方，因为缺氧会导致肺血管进一步收缩，加重肺动脉高压；若伴有 COPD 导致呼吸衰竭者，建议长期低流量吸氧，并积极预防和治疗呼吸道感染。需要注意的是，出现紫绀的患者应终生随访，建议每 6～12 个月至成人先心病专科随访 1 次。

第五节　心力衰竭的个性化管理

吴老师退休后一直在家带孙子，可是近几个月发现体力明显不如以前，提点重的东西爬上二楼就感觉气上不来，要停下大口喘气。开始吴老师以为是年纪大了体力肯定越来越差，并没有在意。最近半个月吴老师出现双下肢浮肿，晚上睡觉需要将枕头垫得很高才能入睡，而且急促越来越厉害，日常家务都无法坚持下来，她不得不到医院检查。检查后医生告诉吴老师必须立即住院治疗，原来胸部 X 线发现吴老师的心脏显著扩大，肺水肿；心脏超声提示：全心扩大，左室射血分数减低，心功能不全。如果不及时治疗，随时可能有生命危险。

心脏是人体正常工作的发动机，当出现胸闷、呼吸困难甚至脚肿的时候就应警惕发动机功能是否出现问题。无论是先天性的心脏病，还是冠心病、高血压、心肌病、风湿性心脏病等心血管疾病发展到晚期都可能出现心力衰竭。因此，出现浮肿、活动后呼吸困难等症状时，需要加以重视，及时诊治。

一、水肿、呼吸困难的常见疾病

水肿是指血管外的组织间隙有过多的体液积聚，是临床常见的症状之一。水肿发生的常见原因有心源性水肿、肾性水肿、肝性水肿、营养不良性水肿和特发性水肿。各种心脏疾病发生右心衰竭时可出现水肿，心源性水肿首先出现在身体最低部位，如下肢、背部、臀部等，严重时可引起全身水肿。

呼吸困难是患者主观上有空气不足或呼吸费力的感觉，客观上表现为呼吸频率、深度、和节律的改变，严重时出现鼻翼扇动、紫绀、端坐呼吸。患者出现呼吸困难常常见于呼吸系统和循环系统疾病，即肺源性呼吸困难、心源性呼吸困难。肺源性呼吸困难由呼吸器官病变所致，心源性呼吸困难常见于左心功能不全所致的心源性肺水肿。

水肿和呼吸困难是心功能不全的最常见临床表现，心功能不全临床上又称为"心力衰竭"，是由于各种原因造成心肌的收缩功能下降，使心脏前向性排血量减少，造成血液淤滞在体循环或肺循环产生的症状。心功能不全有多种分类标准，按其发展进程可分为急性心功能不全和慢性心功能不全；按发生的部位可分为左心功能不全、右心功能不全和全心功能不全；按发生的基本原理可分为收缩功能不全性心功能不全和舒张功能不全性心功能不全。本节按心功能不全的发生进程进行讲述。

（一）慢性心力衰竭

心力衰竭是各种心脏病的严重阶段和终末阶段，当出现胸闷、呼吸困难、乏力以及体液潴留（水肿）等症状时，就需要考虑是否出现心力衰竭。心力衰竭是由于心肌梗死、心肌病、血流动力学负荷过重、炎症等任何原因引起的心悸损伤，造成心肌结构和功能的变化，最后导致心室泵血或充盈功能低下。慢性心力衰竭是指持续存在的心力衰竭状态，可以稳定、恶化或失代偿。所以，心力衰竭的早期发现，从而针对原发疾病和心肌重构机制，延缓和防止心肌重构的发展，可以降低心衰的住院率和死亡率。

冠心病、高血压和老年性退行性心瓣膜病是老年心衰患者的主要病因，风湿性心瓣膜病、扩张型心肌病、急性重症心肌炎等病是年轻患者心衰的主要原因。根据患者有无冠心病、高血压病等基础心血管病的病史，出现休息或运动时呼吸困难、乏力、下肢水肿的临床症状，有心动过速、呼吸急促、肺部啰音、胸腔积液、颈静脉压力增高、外周水肿、肝脏肿大等体征，有心腔扩大、第三心音、心脏杂音、超声心动图异常、利钠肽（BNP/NT-pro BNP）水平升高等心脏结构或功能异常的客观证据，同时有收缩性心力衰竭或舒张性心力衰竭的特征，可作出诊断。

慢性心力衰竭的严重程度常以纽约心脏病协会（NYHA）心功能分级表示，即根据心衰患者症状的严重程度进行分级（详见表13-5-1）。Ⅰ级为日常活动无心衰症状，Ⅱ级为日常活动出现心衰症状（乏力、呼吸困难），Ⅲ级为低于日常活动出现心衰症状，Ⅳ级为在休息时出现心衰症状。

表13-5-1　NYHA心功能分级

分级	症状
Ⅰ	活动不受限。日常体力活动不引起明显的气促、疲乏或心悸
Ⅱ	活动轻度受限。休息时无症状，日常活动可引起明显的气促、疲乏或心悸
Ⅲ	活动明显受限。休息时可无症状，轻于日常活动即引起显著气促、疲乏或心悸
Ⅳ	休息时也有症状，稍有体力活动症状即加重。任何体力活动均会引起不适。如无需静脉给药，可在室内或床边活动者为Ⅳa级，不能下床并需静脉给药支持者为Ⅳb级

NYHA心功能分级反映了医务人员对心衰患者的主观判断，不能识别早期的心衰患者及客观评估心衰的严重程度，同时，NYHA心功能分级可以在短期内频发变化。因此，心衰的分期可以弥补NYHA心功能分级的不足，利用早期发现及预防心衰（详见表13-5-2）。例如，当患者NYHA心功能在Ⅰ级时，临床客观检查患者的心功能在C期，并且随着病情的进展，NYHA心功能可以出现较大的变化，但患者已不能回到B期。心衰的分期正是体现了重在预防的概念，其中预防患者从A期进展至B期，即预防发生结构性心脏病，以及预防从B期进展至C期，即预防出现心衰的症状和体征尤为重要。

表 13-5-2　心功能分期

阶段	定义	患病人群
A（前心衰阶段）	患者为心衰的高发危险人群，尚无心脏结构或功能异常，也无心衰的症状和（或）体征	高血压、冠心病、糖尿病患者；肥胖、代谢综合征患者；有应用心脏毒性药物史、酗酒史、风湿热史，或心肌病家族史者等
B（前临床心衰阶段）	患者从无心衰的症状和（或）体征，但已发展成结构性心脏病	左心室肥厚、无症状性心脏瓣膜病、以往有心肌梗死史的患者等
C（临床心衰阶段）	患者已有基础的结构性心脏病，以往或目前有心衰的症状和（或）体征	有结构性心脏病伴气短、乏力、运动耐量下降者等
D（难治性终末期心衰阶段）	患者有进行性结构性心脏病，虽经积极的内科治疗，休息时仍有症状，且需特殊干预	因心衰需反复住院，且不能安全出院者；需长期静脉用药者；等待心脏移植者；应用心脏机械辅助装置者

1. 缺血性心肌病　缺血性心肌病是冠心病的一种特殊类型和晚期阶段，是指由冠状动脉粥样硬化性引起长期心肌缺血，导致心肌弥漫性纤维化，产生心脏扩大和收缩功能损害。冠心病的确诊除临床症状、心电图改变、心超检查外，冠状动脉造影检查是冠心病诊断的金标准。目前采用冠状动脉 CT 血管造影也可对冠心病进行诊断及筛查。

2. 高血压性心脏病　高血压是心衰的主要危险因素，大约 2/3 的心衰患者有高血压病史。长期血压控制不佳可引起心脏结构和功能发生一系列改变，从而导致高血压性心脏病。若高血压病史较长且长期血压控制不佳，当出现劳累后呼吸困难、气急，甚至出现下肢浮肿时，需要考虑高血压性心脏病，明确诊断需要结合临床症状、体格检查、BNP/NT-proBNP、胸部 X 线和心脏超声结果综合判断。

3. 扩张型心肌病　扩张型心肌病目前病因不明，可能与病毒感染引起的心肌炎、家族基因遗传和自身免疫功能异常相关。临床表现为全心扩大，伴有心室收缩功能减退引起的活动后胸闷、气急，反复双下肢浮肿等。扩张型心肌病病程可长达 10 年以上，但出现心室扩大及收缩功能减退后，往往合并室性或房性心律失常，病情进行性加重，在疾病的任何阶段均可出现心源性猝死，病死率较高。扩张型心肌病的诊断为排除性诊断。

4. 瓣膜性心肌病　瓣膜性心肌病是指由于心脏瓣膜本身有器质性病变引起长期心脏血流动力学改变从而导致的心肌病变。心脏瓣膜病可以由多种原因引起，如炎症、退行性改变、先天性畸形、缺血性坏死等，其中二尖瓣最常受累，其次为主动脉瓣。瓣膜性心肌病的诊断主要依赖于病史、体格检查的心脏杂音和超声心动图的表现。例如：二尖瓣狭窄会因为肺淤血、水肿，患者出现呼吸困难，咳出带血的泡沫痰，右心衰竭时，因体循环淤血而出现颈静脉怒张、肝脾肿大，下肢水肿，以及体腔积液等表现。

（二）急性心力衰竭

急性心衰是指心衰症状和体征迅速发生或恶化。临床上以急性左心衰最为常见。急性左心衰是指急性发作或加重的左心功能异常所致的心肌收缩力明显降低、心脏负荷加重，造成急性心排血量骤降、肺循环压力突然升高、周围循环阻力增加，从而引起肺循环充血

544

而出现急性肺水肿，以及伴组织器官灌注不足的心源性休克的一种临床综合征。急性心衰综合征大部分是在原有慢性心衰基础上的急性加重，即急性失代偿性心衰，急性肺水肿是最主要的表现，可发生心源性休克或心跳骤停。

临床上有许多因素可能诱发急性心衰，急性弥漫性心肌损害、急性机械系梗阻、急性容量负荷过重、急性左室舒张受限、快速心律失常，急性冠状动脉综合征及其机械并发症，如室间隔穿孔、二尖瓣腱索断裂、右心室梗死等；急性肺栓塞；高血压危象；心脏压塞；主动脉夹层；感染；围产期心肌病等都可能引起。发病急、突然出现呼吸困难、烦躁不安、口唇发绀、大汗淋漓、心率加快、两肺广泛湿啰音及哮鸣音、心尖部奔马律片。

二、早发现、早预防

呼吸困难是心衰较早出现的主要症状，因此当出现活动后明显呼吸困难症状时，一定要加以重视。呼吸困难最先仅仅发生在重体力活动时，休息时可自行缓解，称为"劳力性呼吸困难"。正常人和心衰病人劳力性呼吸困难之间主要差别在于后者在正常活动量时也会出现呼吸困难的加重。随着心功能不全的加重，会导致呼吸困难的劳力强度逐步下降。病情进一步发展，会出现"夜间阵发性呼吸困难"。"夜间阵发性呼吸困难"常常在夜间发作，病人会在夜间突然醒来，感到严重的窒息感和恐怖感，并迅速坐起，常常需30分钟或更长时间才能缓解。通常伴有两肺哮鸣音，称为心源性哮喘。阵发性呼吸困难发生的原因是睡眠1~2小时后，身体水肿液被逐渐吸收，夜间睡眠时呼吸中枢不敏感，待肺部淤血和缺血达到一定程度时才出现急促的呼吸。

"端坐呼吸"是左心衰竭的特有体征，表现为患者卧位时很快出现呼吸困难，常在1~2分钟出现，需用枕头抬高头部才能改善。因为卧位时回心血量增加，左心衰竭使左室舒张末期压力增加，从而肺静脉和肺毛细血管压进一步升高，引起间质性肺水肿，从而增加呼吸阻力而加重呼吸困难。严重时，患者被迫采取半坐位或坐位，故称"端坐呼吸"。

心源性水肿是右心衰竭的早期症状，先从身体的下垂部位开始，一般首先出现下肢凹陷性水肿，以踝部最为明显，同时患者体重增加，尿量减少，随着右心衰的加重，逐渐发展为全身性水肿。同时患者会伴有其他右心衰竭和静脉压升高的体征，如颈静脉怒张，肝肿大，甚至胸腹水等。

心力衰竭的诊断是综合病因、病史、症状、体征及客观检查而作出的。心力衰竭的诊断依据：①原因基础心脏病的证据，如高血压、冠心病、心肌病等；②呼吸困难、乏力等心力衰竭的临床表现；③实验室检查，如心电图、X线、超声心动图改变等。符合上述三条标准，心衰诊断即可成立。

因此要提高对心衰早期症状的识别，同时从心衰早期阶段开始积极预防心衰的发生。首先，要积极治疗各种原发心脏疾病，如积极控制血压，治疗冠心病，控制血脂、血糖等。其次，预防感冒：感冒流行季节或气候骤变情况下，患者要减少外出，出门应戴口罩并适当添加衣服，应少去人群密集处。若发生呼吸的感染，要及时治疗，否则非常容易使心衰病情急剧恶化。第三，适量活动：做一些力所能及的体力活动，切忌活动过多、过猛，更不能参加剧烈活动，以免心力衰竭突然加重。第四，饮食宜清淡少盐，少油腻，多食蔬菜水果。对于已经出现心力衰竭的患者，一定要控制盐的摄入量。盐摄入过多会加重体液潴留，加重水肿，但不必完全忌盐。第五，要有健康的生活方式，一定要戒烟、戒酒，保持心态平衡，不让情绪过于兴奋波动，同时还有保证充足的睡眠。

心衰是可以预防的，定期的心脏检查往往可以早期发现问题并积极防止病情进展，但是一旦发生了心衰就为时已晚，年病死率达50%以上。因此，要建立良好的生活方式，日常生活中要严密观察，定期测量血压、心率、体重的变化。控制高血压、高血糖、高血脂等可能引起心衰的危险因素，做到血压达标、血糖达标、血脂达标，防止心衰从 A 期向 B 期发展。对已有结构性心脏病的患者，要积极治疗，选择对心脏有保护作用的药物，延缓和预防患者出现劳累性呼吸困难和双下肢浮肿等有临床心衰表现的 C 期。

三、如何就诊与治疗

若患者出现劳累后的呼吸困难、胸闷或双下肢轻度浮肿时，建议先至社区医院或当地的综合性医院就诊，进行常规的体检与辅助检查。如心电图或 24 小时心电图可判断是否存在广泛心肌损害及心律失常；X 线胸片可提示是否心脏增大、肺淤血、肺水肿等心衰征象。超声心动图是目前最常用的评估心室收缩和舒张功能的检查方法。能准确评价心包、心肌或心瓣膜疾病，分析心脏结构及功能；生物学标志物如 B 型利钠肽、N 末端 B 型利钠肽原可用于心衰患者的诊断和鉴别诊断。

慢性心衰的一般治疗首先要去除诱发因素，如控制感染、纠正电解质紊乱和酸碱失衡、控制静脉补液量等。调整生活方式也很重要，限钠、限水、加强营养支持，但勿高脂饮食，注意休息和适度运动，氧气治疗。

中国心力衰竭 2014 药物治疗指南推荐心衰治疗首选利尿剂，对于有液体潴留的心衰患者，利尿剂是唯一能充分控制和有效消除液体潴留的药物，是心衰标准治疗中必不可少的组成部分。合理使用利尿剂是其他治疗心衰药物取得成功的关键。血管紧张素转化酶抑制剂（ACEI）/血管紧张素 II 受体拮抗剂（ARB）是被证实能降低心衰患者死亡率的药物，ACEI 也是循证医学证据积累最多的药物，是公认的治疗心衰的基石。由于长期持续性交感神经系统的过度激活和刺激，慢性心衰患者的心肌 β_1 受体下调和功能受损，β 受体阻滞剂治疗可恢复 β_1 受体的正常功能，使之上调。研究表明，长期应用 β 受体阻滞剂可改善心功能，提高 LVEF，还能延缓或逆转心肌重构。心衰患者心室醛固酮生成及活化增加，且与心衰严重程度成正比。长期应用 ACEI 或 ARB 时，起初醛固酮降低，随后出现"逃逸现象"。因此，心衰患者加用醛固酮受体拮抗剂可抑制醛固酮的有害作用，对心衰患者有益。ACEI、β 受体阻滞剂及醛固酮受体拮抗剂三者联用治疗，可产生相加或协同的有益效应，被称为心衰治疗的"黄金搭档"。洋地黄类药物通过抑制衰竭心肌细胞膜 ATP 酶，发挥正性肌力作用。

心衰的非药物治疗则主要包括心脏再同步化治疗（CRT）和植入性心脏除颤仪（ICD）。CRT 治疗用于左右心室显著不同步的心衰患者，可增加心输出量，改善心功能。ICD 治疗则可防治严重室性心律失常所致心脏性猝死。

四、自我健康管理

诊断明确的心衰患者的自我管理包括：预防感染、饮食及体液摄入量的控制、体重的监测、运动量的控制、随访的安排、家庭成员进行心肺复苏训练、寻求社区支持及心衰的家庭护理等。强调坚持服用有临床研究证据、能改善患者预后药物的重要性，依从医嘱及加强随访可最大程限地使患者获益，提高生活质量，降低因心衰再住院率，降低死亡率。

（一）避免诱发因素

各种感染（尤其上呼吸道和肺部感染）、心律失常（尤其伴快速心室率的心房颤动）、电解质紊乱和酸碱失衡（如呕吐、腹泻等）、贫血、肾功能损害、过量摄盐、过度静脉补液以及应用损害心肌或心功能的药物等均可引起心衰恶化，应及时治疗及纠正。

（二）监测体重

慢性心功能不全患者，每日测定体重变化以早期发现液体潴留非常重要。如在 3 天内体重突然增加 2kg 以上，应考虑患者已有钠、水潴留（隐性水肿），须就诊临床医生，及时调整利尿剂的剂量。

（三）调整生活方式

1. 限钠　对控制 NYHA Ⅲ～Ⅳ级心衰患者的充血症状和体征有帮助。心衰急性发作伴有容量负荷过重的患者，要限制钠摄入 <2g/d。一般不主张严格限制钠摄入和将限钠扩大到轻度或稳定期心衰患者，因其对肾功能和神经体液机制具有不利作用，并可能与慢性代偿性心衰患者预后较差相关。

2. 限水　严重低钠血症（血钠 <130mmol/L）患者液体摄入量应 <2L/d。严重心衰患者液量摄入量限制在 1.5～2.0L/d 有助于减轻症状和充血。

3. 营养和饮食　宜低脂饮食，戒烟，肥胖患者应减轻体质量。严重心衰伴明显消瘦（心脏恶病质）者，应给予营养支持。

4. 休息和适度运动　失代偿期需卧床休息，多做被动运动以预防深部静脉血栓形成。临床情况改善后在不引起症状的情况下，鼓励体力活动，以防止肌肉"去适应状态"（废用性萎缩）。NYHA Ⅱ～Ⅲ级患者可在康复专业人员指导下进行运动训练，能改善症状、提高生活质量。

心衰患者应规律的进行有氧运动，以改善心功能和症状。一些研究和荟萃分析显示，运动训练和体育锻炼可改善运动耐力、提高健康相关的生活质量和降低心衰住院率。HF-ACTION 试验表明，运动训练对相对年轻、NYHA Ⅱ～Ⅲ级、LVEF≤35% 的稳定性心衰患者是有益和安全的，但病死率未见显著降低。

临床稳定的心衰患者进行心脏康复治疗是有益的。心脏康复治疗包括专门为心衰患者设计的以运动为基础的康复治疗计划，要有仔细的监察，以保证患者病情稳定，安全进行，预防和及时处理可能发生的情况，如未控制的高血压、伴快速心室率的房颤等。

（四）心理和精神治疗

抑郁、焦虑和孤独在心衰恶化中发挥重要作用，也是心衰患者死亡的重要预后因素。综合性情感干预包括心理疏导可改善心功能，必要时酌情应用抗焦虑或抗抑郁药物。

（五）氧气治疗

氧气治疗可用于急性心衰，对慢性心衰并无指征。无肺水肿的心衰患者，给氧可导致血液动力学恶化，但对心衰伴睡眠呼吸障碍者，无创通气加低流量给氧可改善睡眠时低氧血症。

心衰患者应每 1～2 个月一次一般性的常规随访，了解患者的基本状况：日常生活和运动能力，容量负荷及体重变化，饮酒、膳食和钠摄入状况，以及药物应用的剂量、依从性和不良反应。同时，进行常规体检，评估肺部啰音、水肿程度、心率和节律变化等。重点随访每 3～6 个月一次，除一般性随访中的内容外，应做心电图、生化检查、BNP/NT-proBNP 检测，必要时做胸部 X 线和超声心动图检查。

第六节　晕厥的个性化管理

许老师是当地重点高中的金牌教师，培养出了一届又一届的高材生。在当护士的妻子的监督下，儒雅的他既不抽烟也不喝酒，三餐合理搭配，除了经常熬夜备课，生活一直挺规律的。高考已经进入倒计时，他也开始替这群孩子紧张，更加投入地准备资料，恨不得将平生所学都灌输给他们。也不知这一段时间压力太大还是休息不足，许老师经常觉得全身没力气，工作效率也不如从前。这天深夜，他突然觉得心慌，于是准备去洗把脸；刚走进浴室，突然眼前一黑，没有了意识……等他清醒过来，发现自己躺在医院。医生过来告诉他：“多亏了你太太，才能把你从鬼门关拉回来。”他这才知道，原来他当时已经心脏骤停，还好妻子及时发现并当场进行胸外按压等急救。“这种情况不是第一次发生吧？”这么一问，他才回忆起有次匆匆忙忙赶去上课，突然感到眼前发黑，整个人瘫倒在地上。大概过了 1 分钟才恢复意识站起来，因为当时没摔伤，也没放在心上。没想到因为疏忽，差点丢了自己的命。住院后经心电监护，发现许老师出现“间歇性高度房室传导阻滞”，晕厥的原因找到了！第 2 天医生给许老师进行了永久性心脏起搏器植入术……1 周后，许老师终于康复出院，重新回到了工作岗位。

当生活中反复出现黑矇、晕厥的症状，通常提示可能存在严重的心脑血管疾病，必须积极寻找病因，及时干预治疗，否则极易导致严重的并发症，甚至危及生命。

一、黑矇、晕厥的常见疾病

人体是一个复杂的整体，大脑是“发动机”，具备控制运动、产生感觉、调配机体功能的特性；心脏则发挥“压力泵”的作用，负责将血流输送至大脑，保障大脑的正常工作。任何原因导致脑血流突然中断 6 ~ 8 秒，或收缩压突然降至 60mmHg 以下，引起一过性脑缺血，此时脑组织毛细血管内氧浓度降低 20% 以上，会出现短暂意识丧失，即可发生晕厥；若仅出现眼前发黑而无意识丧失，称为黑矇。黑矇、晕厥通常发生突然，持续数秒至数分钟不等，往往提示可能存在心脑血管疾病，因此需积极诊断治疗。

（一）短暂性脑缺血发作

短暂性脑缺血发作（transient ischemic attack，TIA）是由颅内动脉发生动脉粥样硬化、血栓栓塞等病变引起的短暂性或一过性、局灶性脑或视网膜功能障碍，表现为反复发作的一过性黑矇、偏身感觉障碍等，每次发作持续数分钟，多于 60 分钟内恢复，24 小时内完全恢复。TIA 是脑梗死的先兆，一般累及颈内动脉系统和椎-基底动脉系统，临床上也由受累脑血管的不同而出现相应的表现，可出现精神症状、意识障碍等。多数患者就诊时症状已消失，此时头部 CT 和 MRI 检查可无异常发现。因此，TIA 的诊断主要根据病史，是否有高血压、高血脂、糖尿病等基础疾病；同时进行血液检测，了解是否有影响血液黏稠度的因素；也可通过多普勒超声检查颈动脉和椎-基底动脉病变，评估颈部动脉硬化和狭窄程度。此外数字剪影血管造影（DSA）、彩色经颅多普勒（TCD）等检查亦可评估脑部血液循环及颅内外血管病变。

（二）神经介导性晕厥

神经介导性晕厥（neutrally-mediated syncope）是指在某些因素如情绪、体位或排尿等的刺激下，调控循环的神经系统产生了过度反应，引起血管扩张和（或）心动过缓，导致动脉血压和全脑灌注降低。因此，亦可称为反射性晕厥。当血管扩张为主要机制时，即为血管抑制型；心动过缓或心脏收缩力减弱为主要机制称心脏抑制型；两者均存在为混合型。而根据触发因素不同，又可分为：①血管迷走性晕厥（Vasovagal syncope，VVS），是最常见的晕厥类型，常由情绪（如恐惧、疼痛、晕血）或长时间站立诱发，晕厥前通常伴有典型的自主神经症状如大汗、面色苍白、恶心呕吐等，通常无心脏病史；②情境性晕厥，常在特殊情境时出现，如咳嗽、排尿、餐后、胃肠刺激及运动后等；③颈动脉窦性晕厥（Carotid sinus syncope，CSS），晕厥常伴随转头动作，或衣领过紧、局部肿瘤等导致颈动脉窦受压。通过颈动脉窦按摩可确诊；④不典型晕厥，通常无明显诱因，主要通过排除已知晕厥的病因。

　　详细的问诊包括诱因及发作前、后症状等均有助于诊断反射性晕厥。在此基础上，可行直立倾斜试验协助诊断——出现低血压或心动过缓伴晕厥者为反射性晕厥；若仅有低血压或心动过缓而无晕厥者，为可疑反射性晕厥；若意识丧失，不伴有低血压和心动过缓者，很可能为心理性假性晕厥。对于40岁以上不明原因的晕厥患者，若3个月内无卒中史，且已证明颈动脉无斑块，建议行颈动脉窦按摩（CSM）检查：分别在卧位和立位依次按摩右侧和左侧颈动脉窦，10秒内出现晕厥者即可诊断为CSS；若出现心脏停搏时间 >3秒和/或收缩压下降 >50mmHg，为颈动脉窦高敏感（CSH）。

（三）直立性低血压及直立不耐受综合征

　　当出现自主神经功能衰竭（Autonomic nervous failure，ANF）时，交感神经反射通路慢性受损，引起血管收缩减弱；因此，此类患者起立时通常收缩压异常降低，出现晕厥症状，称为直立性低血压（orthostatic hypotension，OH），多见于单纯自主神经功能衰竭或病变如帕金森病、路易体痴呆的老年患者。当直立倾斜试验或卧立位测血压试验诱发出现进行性体位性低血压时即可诊断。根据临床特征主要分为：①初始 OH，站立时血压立即降低 >40mmHg，后迅速地自行恢复正常，低血压和症状持续时间常 <30秒；②典型 OH，表现为站立时3分钟内血压下降≥20mmHg和（或）舒张压下降≥10mmHg；③延迟（进行性）OH，多由于老年人自主神经功能衰竭以及血管硬化，使直立后收缩压进展性缓慢下降，可出现头晕、全身乏力、心慌、多汗等先兆症状，后迅速出现晕厥；④直立位心动过速综合征，主要表现为严重的直立性不耐受，伴有明显的心率增加及血压不稳定，但无晕厥，多见于年轻女性，具体机制不详。

（四）心源性晕厥

　　心源性晕厥（cardiac syncope）主要包括心律失常性晕厥和器质性心血管病性晕厥，通常预后较差，严重者甚至猝死。

　　1. 心律失常性晕厥　正常心脏激动均起源于窦房结，由心脏的特殊心肌组成了一套传导系统，任何环节的病变均可影响激动下传。当传导系统出现器质性损害，均会导致传导减慢或阻滞——当炎症（心肌炎）、缺血（冠心病）、心肌纤维化（心肌病）、退行性变等各种因素，损伤了窦房结及周围组织，导致窦房结起搏和（或）窦房传导功能障碍，即为病态窦房结综合征（sick sinus syndrome，SSS），可产生窦性停搏、窦房传导阻滞和慢-快综合征等多种心律失常——窦性停搏或窦房阻滞可出现长间歇，或慢-快综合征患者房性快速心律失常发作突然终止后亦会出现长间歇；若持续性窦性心动过缓 <40次/分，或反复窦房传导阻滞，或窦性停搏≥3秒，可诱发晕厥。当病变位于心房内时为房内阻滞；发生在心房与心室之间，称为房室传导阻滞；位于心室内为室内阻滞。房室传导阻滞根据

传导阻滞的严重程度，又可分为三种程度——一度房室传导阻滞表现为房室传导时间延长，但能传导全部心房冲动；二度房室传导阻滞可分为Ⅰ型和Ⅱ型，Ⅰ型房室传导阻滞表现为房室传导时间进行性延长，直至1次心房冲动不能下传，而Ⅱ型房室传导阻滞表现为房室传导时间不进行性延长，但间歇性地出现心房冲动不能下传；三度房室传导阻滞表现为，所有来自心房的激动都不能下传至心室而引起完全性房室分离。故又称为完全性传导阻滞。一度和二度Ⅰ型房室传导阻滞患者一般仅有心悸症状或无症状，严重的传导阻滞患者包括二度Ⅱ型或三度房室传导阻滞等均可引起心排量骤降，全脑血流灌注下降，发生晕厥，必须通过植入永久心脏起搏器治疗。

包括房性心动过速、房室结折返性心动过速、心房颤动及心房扑动等在内的多种室上性快速心律失常亦可引起头晕晕厥。可能机制除了心律失常导致血流动力学异常，血管迷走因素亦可能参与其中。而室性心律失常如心室扑动和心室颤动，通常是心脏停搏前的短暂征象，此时由于心脏多灶性局部兴奋，排血功能完全丧失。因此，室扑和室颤是极严重的致死性心律失常，多见于急性心肌梗死、不稳定性心绞痛、严重低钾血症及洋地黄中毒等；患者通常突然出现意识丧失、抽搐，脉搏消失，血压下降为0，心音消失继而呼吸停止。

目前已发现具有明显家族聚集性的遗传性心律失常，包括以细胞膜离子通道的结构或功能异常为特点的遗传性心电疾病如长QT综合征、Brugada综合征、儿茶酚胺敏感性多形性室速、家族性病窦综合征、家族性房室传导阻滞、家族性房颤、预激综合征等，以及以心脏结构异常为特点的遗传性结构性心脏病伴心律失常，如肥厚型心肌病、扩张型心肌病等，常表现为恶性快速型心律失常及缓慢型心律失常。电解质紊乱或药物亦会引起心律失常。比如抗心律失常药物通常由于通过抑制窦房结功能或房室传导，引起心动过缓；而奎尼丁、胺碘酮等药物或低血钾、低血钙等可能会在心动过缓或早搏后的长间歇，即延长QT间期，诱发尖端扭转型室性心动过速，表现为发作性晕厥甚至心源性猝死。

当晕厥患者心电图出现如下表现之一：

（1）清醒状态下持续性窦性心动过缓＜40次/分，或反复窦房传导阻滞，或窦性停搏≥3秒。

（2）莫氏二度Ⅱ型或三度AVB。

（3）交替性左束支和右束支阻滞。

（4）室性心动过速或快速型阵发性室上性心动过速。

（5）非持续性多形性室性心动过速、长QT或短QT间期综合征、Brugada综合征等——即可诊断为心律失常性晕厥。24小时动态心电图和心电监测可详细记录心律失常的发作。超声心动图和心脏CT、MRI等影像学技术可发现心肌病等原发疾病；心脏导管检查有助于诊断心肌缺血相关的心律失常。

恶性心律失常是心源性晕厥最常见的病因。心律失常会影响心肌正常收缩，使心脏射血功能下降，引起全脑血液灌注不足，长期持续心律失常亦将累及心脏导致心衰。

2. 器质性心血管病性晕厥　器质性心血管病的患者通常心脏代偿能力下降，当血液循环需求增加时，心输出量不能相应增加甚至减少，或主动脉瓣狭窄导致左心室排血受阻，体循环血压下降，脑血流量减少，发生晕厥。常见的疾病有心脏瓣膜病、急性心肌梗死/缺血、梗阻型心肌病、心脏肿物（心房黏液瘤、肿瘤等）、人工瓣膜异常、肺栓塞、肺动脉高压等。不明原因的晕厥患者，可通过超声心动图诊断主动脉瓣狭窄、心房黏液瘤、心脏压塞等；或经食管超声心动图、CT 和 MRI 检查明确肺栓塞、心脏肿瘤、冠脉先天畸形等。

各种因素诱发的恶性心律失常通常会引起一过性血流动力学异常，从而出现黑朦、晕厥的症状；但若血流动力学异常持续存在，意识不能恢复，则发展为心源性猝死（sudden cardiac death，SCD）。国际上将心源性猝死定义为：因为心脏原因，在急性症状出现后 1 小时内突然出现意识丧失，引起意外的自然死亡。遗传性离子通道病、心脏瓣膜病、电解质紊乱或药物诱发的心律失常等均可导致 SCD；目前我国 SCD 的最主要病因是冠心病，其次是缺血性心肌病、扩张性心肌病、肥厚型心肌病（HCM）——冠心病所致 SCD 的发病机制可能为冠状动脉急性缺血或严重痉挛，或陈旧性心梗瘢痕、室壁瘤及室壁运动障碍，诱发具有血流动力学障碍的室性心动过速或室颤，导致死亡；而 HCM 是导致青少年猝死的最常见原因。HCM 患者大多有 3 类相对独立存在的心脏事件，包括心源性猝死（SCD）、心力衰竭（HF）、房颤（AF），可单独或联合发生。其中 SCD 是 HCM 最严重的结局，却往往成为许多青壮年 HCM 患者的首发症状；其大多与剧烈运动有关，导致室性心动过速或心室颤动等恶性室性心律失常，因此成为运动员猝死的首位原因。此外，不少 HCM 患者可发展至阵发性或持续性房颤，伴程度不等的心力衰竭，有一定的血栓栓塞及致死性和非致死性卒中的风险。

二、早发现、早预防

晕厥是许多疾病的共同表现，其中有一部分晕厥的患者并无器质性病变，因而病史对于晕厥的诊断尤为重要。首先要评估晕厥的发生是否与体位、精神状态以及特定情境因素有关。若晕厥常由情绪、特定情境中或直立体位诱发，则多为反射性晕厥或体位性低血压；若无明显诱因下突然发作，后自行恢复，且已排除器质性病变，多为 TIA；如不明原因的晕厥反复发作，则多与心律失常或合并器质性心血管病有关。

了解病史后，就要针对性地进行体格检查，如心脏有无杂音、增大以及心律改变等，以及卧立位血压试验、颈动脉窦按摩等。同时，患者的全身情况如精神状态、体温、有无贫血、多汗及甲状腺肿大等也应该仔细检查，避免遗漏。辅助检查中最重要的是心电图检查，可确定有无心律失常及心律失常的性质。若静息时心电图未发现异常，可嘱患者适当运动，或进行 24 小时动态心电图检查。同时进行超声心动图和 CT、MRI 等影像检查，可发现心肌病、高血压心脏病和心瓣膜病等原发疾病；心脏导管检查可用于排除心肌缺血导致的心律失常。

某些晕厥患者可能存在前驱症状，包括上消化道不适、恶心、上腹部痉挛，有的可感觉到强烈的便意等；此时可采取某些动作如仰卧、下肢交叉和蹲坐，保持肌肉紧绷等，可显著升高血压，避免或延迟患者意识丧失。同时应根据以往发生晕厥的实际情况，尽量避免诱因，如闷热、拥挤的环境，或情绪激动等。无高血压史的患者建议每日摄入足够的盐（10g 氯化钠）和水（2~3L），睡眠时床头抬高，可预防夜间多尿，维持体液分布，改善夜间血压；老年患者可使用腹带或弹力袜防止重力性静脉淤滞，引起直立性低血压。高度敏感的反射性晕厥的年轻患者，通常直立位时血管迷走神经兴奋，可通过"倾斜训练"，强迫直立，逐渐延长时间，可减少晕厥发生。

心源性晕厥的患者多合并遗传性（长 QT 综合征）、炎症（心肌炎）、缺血（冠心病）、心肌纤维化（心肌病）、退行性变（病态窦房结综合症）等各种因素，造成严重的恶性心律失常，影响血流动力学，诱发晕厥；若持续血流动力学障碍可能导致 SCD。因此，此类患者需积极进行相关辅助检查以明确病因，并采取措施预防 SCD 发生——首先是积极防治基础疾病，不仅需通过戒烟限酒、适量运动、控制血压和血糖、降脂治疗、保持情绪稳定等，同时已有冠心病的患者应行血运重建，有先天性心脏病、风湿性瓣膜病史应尽早就诊专科医生，进行介入或外科手术治疗，对缓慢心律失常患者明确诊断后，如有抗心动过速起搏治疗适应症，则需植入心脏起搏器，对快速性心律失常患者应服药物或行射频消融术治疗等。若心超提示左室射血分数（LVEF）≤30%~35%，且接受最佳药物无效者，建议植入心律转复除颤器（implantable cardioverter defibrillator，ICD）预防心脏性猝死；同时合并左束支传导阻滞的心衰患者，可植入心脏再同步化治疗（cardiac resynchronization therapy，CRT）起搏器改善心脏功能，同时预防 SCD。

此外，遗传性心律失常患者亦需进行家族筛查，识别尚未察觉的亲属，早期干预，延缓疾病的发生、发展；若家庭成员中有不明原因的心脏性猝死，应及时前往专科医院检查，通过心电图，必要时可行心内电生理检查或基因检查，评估疾病风险。

三、如何就诊与治疗

晕厥是日常生活中比较常见的突发状况，如果能掌握一些最基础的紧急处理方法，对于病人的预后起着关键的作用。当患者出现突然头晕、眼黑、站立不稳时，应立即上前扶住他，并帮助就近平躺下来。将病人衣领扣子解开，如果有领带的先松开，腰带也要松开；如果是女性，应将内衣扣松开，这样可以帮助呼吸顺畅。如病人在晕厥时伴有呕吐，应使其头歪向一侧，防止呕吐物被误吸入气管引起窒息，老年人有义齿应该取出。如果病人的神志恢复，不应立即让他起身坐着或是站立，以免再发晕厥。要在第一时间拨打 120，尽快获得专业急救。

精神性晕厥多由过度焦虑或癔病发作引起过度换气，血氧降低而导致意识丧失。发作初期患者可有心前区压迫感，气闷，头晕，四肢麻木，发冷，手足抽搐，意识模糊等。精神性晕厥发作与体位无关，平卧也不能缓解，没有面色苍白。一旦发作可给予镇静剂，患者安静后晕厥即可缓解。

对于反射性晕厥或直立性低血压的患者，一般药物治疗效果不佳，主要通过避免诱因，并通过"倾斜训练"、下肢交叉和蹲坐等特殊体位升高血压，防止或延迟意识丧失。心源性晕厥患者应立即终止可能引起心律失常的药物，同时根据患者的具体情况进行个体化治疗——合并窦房结功能异常、房室传导系统疾病者，如有永久性抗心动过缓起搏治疗指征，应植入心脏起搏器；以快-慢综合征为主要表现的病窦综合征患者，首选导管消融治疗；心功能正常或轻度受损的室性心动过速患者，可选择导管消融或药物治疗；而心功能受损的室性心动过速或室颤的患者，应植入 ICD 进行一级和二级预防，可减少猝死的发生；长 QT 综合征患者可考虑植入 ICD 和 β 受体阻滞剂联合治疗。此外，应积极治疗各种心律失常的原发疾病——出现晕厥的严重主动脉瓣狭窄和心房黏液瘤患者，宜行外科手术；肥厚型心肌病所致晕厥，不管有无左室流出道梗阻，均应尽早植入 ICD 防止心源性猝死，同时左室流出道梗阻的患者可行外科手术或化学消融治疗。而部分不明原因的晕厥患者，可能伴有心脏性猝死的高危因素，如心超提示 LVEF≤35% 或心力衰竭，植入 ICD 可有效预防心脏性猝死；若同时合并左束支阻滞的心衰患者，可植入 CRT-D 以改善心脏收缩运动的同步性和预防心源性猝死。

四、黑矇晕厥的自我管理

当脑部供血不足时，均会诱发黑矇、晕厥；因此在生活中晕厥很可能反复发生。晕厥患者应根据以往发生晕厥的实际情况，尽量避免诱因，如闷热、拥挤的环境，或情绪激动等；颈动脉窦性晕厥的患者不宜衣领过紧。同时不少患者可能会出现前驱症状，包括上消化道不适、恶心、上腹部痉挛，有的可感觉到强烈的便意等；此时及时采取某些动作如头低脚高位仰卧、下肢交叉和蹲坐，保持肌肉紧绷等，可避免或延迟患者意识丧失。生活中很多因素如吸烟、酗酒、过劳、发热、情绪激动、暴饮暴食、摄盐过多等均会诱发心律失常，严重者可能会出现晕厥；因此，在积极预防和治疗可能诱发晕厥的基础疾病，包括冠心病、心瓣膜病等原发病的同时，坚持健康的生活方式，亦是避免晕厥的基础——晕厥高危患者应坚持戒烟限酒、健康饮食、适量运动，保持良好的排便习惯和作息时间，建立科学的生活规律。同时，应定期至医院随访复查原发疾病。

神经介导性晕厥常在特定情况下发作，要尽量避免触发因素，尽量停用引起体位性低血压的药物。一旦发生晕厥前症状，要立即平躺，既可避免外伤也能防止晕厥发生。有研究报道，反复发生神经介导性晕厥的患者，在前驱症状时，进行手臂和腿部的屈伸运动，有助于防止晕厥发生，这可能与骨骼肌泵作用增加静脉血液回流有关。增加液体和钠盐的摄入，也可能有助于预防晕厥的发生。β受体阻滞剂用于治疗神经介导性晕厥已经有很多年，可能是通过降低左室机械感受器的敏感性，阻滞肾上腺素的作用。但只对一部分病人有效。直立倾斜试验中，约有1/3的病人晕厥是有窦性心动过缓或停搏，因此，对于其他治疗无效的患者可以植入永久性起搏器，防止晕厥发生。应用频率应答性双腔起搏器比较理想，但由于目前缺乏充分的证据，因此起搏器治疗不作为首选。但有以下情况的患者可以考虑安装：没有或很少有前驱症状；其他治疗无效；晕厥时又明显窦性心动过缓或停搏。对于这些患者，心脏起搏器可以延长从前驱症状到意识丧失之间的时间，从而让患者能采取有效措施来防止晕厥发生。

对于植入CIED的患者，需要定期前往专科门诊随访，随访时应携带器械植入卡，以便其他医师了解患者器械相关信息。我国术后随访指南建议，CIED植入早期即4~12周内必须对器械进行1次评估，同时器械程控以优化CIED功能及器械寿命；部分植入CRT的患者，应进行CRT的参数优化；植入中期则根据患者临床情况和CIED类型，其中起搏器/CRT-P患者应每6~12月进行1次随访，ICD/CRT-D患者每3~6个月随访1次，保证器械最佳的工作状态；植入后期可能面临CIED电池耗竭，应每1~3个月随访1次，若疑似存在导线或CIED功能障碍，应进一步提高随访频度。此外，器械植入患者在生活中还需注意经常自测脉搏，若脉搏整齐，但低于起搏器预设的频率，可能说明起搏器出现故障，应及时前往医院就诊。此外，目前大多数起搏器（抗磁起搏器除外）的正常工作均可能被电磁波或磁场干扰，从而影响心脏的跳动，因此此类患者切忌做磁共振等检查，尽可能远离加重的微波炉、电磁灶等，使用手机也应尽量在植入起搏器的对侧使用。而在操作电器时，或某些情况下出现心慌、头昏、眼前发黑等症状，应立即远离该环境，并及时至心内科咨询、检查。此外，植入起搏器的同侧肢体应尽量避免受力及提重物，以免导线移位或断裂等。

当突然有人晕倒了，身边的你该如何进行急救呢？在确认现场安全的情况下，将患者平卧，并检查有无呼吸。若患者呼吸消失或非正常呼吸，则心脏骤停可能性较大，应立即拨打 120，同时对患者以"CAB"的循环顺序实施心肺复苏（cardiopulmonary resuscitation，CPR）。

1. 胸外按压（circulation，C） 确保患者平卧，急救者采用跪式，将一只手的掌根置于患者胸部中央，胸骨下半部上，将另一只手的掌根放在第一只手上，注意手指不可接触到胸壁；按压时双肘伸直，垂直向下用力按压，保证按压深度至少为 5cm 或胸廓前后径的 1/3，按压频率不少于 100 次/分钟，每次按压之后需让胸廓完全回复，持续按压 30 次。

2. 开放气道（Airway，A）：将一只手放在患者前额，用手掌推动使头部后仰；将另一只手置于颏骨附近的下颌下方，提起下颌，使颏骨上抬。在开放气道同时应用手指清理患者口中异物或呕吐物，有假牙者应取出假牙。

3. 人工呼吸（breathing，B）：通气 2 次；若给予口对口人工呼吸前无需深吸气，正常吸气即可；持续吹起 1 秒，使足够的气体进入使胸腔起伏。

非专业急救者应持续 CPR 至"120"医护人员接替为止，或患者开始出现活动，不宜为了检查反应恢复与否而随意终止 CPR；尽可能将按压中断控制在 10 秒以内。

参考文献

1. 王吉耀. 内科学. 北京：人民卫生出版社，2012：251.

2. 吴江. 神经病学. 北京：人民卫生出版社，2012：155.

3. 刘文玲，胡大一，郭继鸿等. 晕厥诊断与治疗中国专家共识（2014 年更新版）［J］. 中华内科杂志，2014，53（11）：916-925.

4. Task Force for the Diagnosis and Management of Syncope，European Society of Cardiology（ESC），European Heart Rhythm Association（EHRA），et al. Guidelines for the diagnosis and management of syncope（version 2009）［J］. Eur Heart J，2009，30：2631-2671.

5. Priori SG，Wilde AA，Horie M. Executive summary：HRS /EHRA /APHRS Expert consensus statement on the diagnosis and management of patients with Inherited primary arrhythmia syndromes［J］. Heart Rhythm，2013.

6. Maron BJ，Hypertrophic cardiomyopathy and other causes of sudden cardiac death in young competitive athletes，with considerations for preparticipation screening and criteria for disqualification［J］. Cardiol Clin，2010，25（3）：399-414.

7. Hua W，Zhang LF，Wu YF，et al. Incidence of sudden cardiac death in China：analysis of 4 regional populations. J Am Coll Cardiol，2009，54：1110-1118.

8. Maron BJ. Contemporary insights and strategies for risk stratification and prevention of sudden death in hypertrophic cardiomyopathy［J］. Circulation，2010，121（3）：445-456.

9. Epstein AE，DiMarco JP，Ellenbogen KA，et al. 2012 ACCF/AHA/HRS focused update incorporated into the ACCF/AHA/HRS 2008 guidelines for device-based therapy of cardiac rhythm abnormalities：a report of the American College of Cardiology Foundation/ American Heart Association Task Force on Practice Guidelines and the Heart Rhythm Society. J Am Coll Cardiol，2013，61：e6-e75.

10. 张澍，陈柯萍，黄德嘉，等. 心血管植入型电子器械术后随访的专家共识［J］. 中华心律失常学杂志，2012，16（5）：325-329.

11. 李海燕，张红峰，苗云波，等. 永久性心脏起搏器植入术后的并发症与自我管理［J］. 医学信息，2015（2）：322-323.

12. 心肺复苏 2011 中国专家共识组. 心肺复苏 2011 中国专家共识. 中国心血管病研究，2011（12）：881-887

13. 中国高血压防治指南修订委员会，中国高血压防治指南 2010. 中华心血管病杂志. 2011；39（7）：579-615.

14. 中国成人血脂异常防治指南制定联合委员会. 中国成人血脂异常防治指南. 中华心血管病杂志，2007，35（5）：390-413.

15. 刘静，赵冬，吴兆苏，等. 低密度脂蛋白胆固醇与心血管病发病关系的前瞻性研究［J］. 中华心血管杂志，2001，29（9）：561-565.

16. Mancia G, Fagard R, Narkiewicz K, et al. 2013 ESH/ESC guidelines for the management of arterial hypertension: the Task Force for the Management of Arterial Hypertension of the European Society of Hypertension (ESH) and of the European Society of Cardiology (ESC). Eur Heart J. 2013；34（28）：2159-2219.

17. Paul A, Suzanne O, Barry L, et al. 2014 Evidence-Based Guideline for the Management of High Blood Pressure in Adults Report From the Panel Members Appointed to the Eighth Joint National Committee (JNC 8). JAMA. 2013，12：E1-E14.

18. 中华医学院会心血管病学分会，中华心血管病杂志编辑委员会. 中国心血管病预防指南. 中华心血管病杂志，2011，39：3-22.

19. DREVENHORN E, KJILLGREN K I, BENGTSON A. Outcomes following a programme for lifestyle changes with people with hypertension. J Clin Nutr, 2007, 30 2012-5-15 16（7B）：144-151.

20. 2014 年中国胆固醇教育计划血脂异常防治建议专家组，中华心血管病杂志编辑委员会，血脂与动脉粥样硬化循证工作组等. 2014 年中国胆固醇教育计划血脂异常防治专家建议［J］. 中华心血管病杂志，2014，42（8）：633-636.

21. 黎旭，赵冬，刘静，等. 北京自然人群载脂蛋白 E 基因多态性频率分布及血脂关系研究［J］. 心肺血管病杂志，2002，4（2）：193.

22. Gardner CD, Coulston A, Chatterjee L, et al. The effect of a plant-based diet on plasma lipids in hypercholesterolemic adults: a randomized trial［J］. Ann Intern Med, 2005, 142（9）：725-733.

23. Stone NJ, Robinson J, Lichtenstein AH. 2013 ACC/AHA Guideline on the Treatment of Blood Cholesterol to Reduce Atherosclerotic Cardiovascular Risk in Adults: A Report of the American College of Cardiology/American Heart Association Task Force on Practice Guidelines［J］. Journal of the America College of Cardiology, 2013. S0735-1097（13）06028-2.

第十四章

血液系统疾病的个性化管理

第一节 基本概念

血液系统由血液和造血器官组成。血液由血浆及悬浮在其中的血细胞（红细胞、白细胞及血小板）组成。出生后主要造血器官是骨髓，胸腺，脾和淋巴结。

一、血液的成分

血液（blood）是细胞成分与非细胞成分两部分组成的流体组织，在心血管系统内循环流动，起着运输物质的作用。细胞成分包括红细胞（erythrocyte，或 red blood cell，RBC）、白细胞（leukocyte，或 white blood cell，WBC）、血小板（platelet，或 thrombocyte）三类，其中红细胞数的数量最多，约占血细胞总数的99%，白细胞数最少。非细胞成分称为血浆（blood plasma），其中又包括胶体成分和晶体成分。

（一）细胞成分

血细胞分为三类：红细胞、白细胞、血小板。光镜下，根据白细胞胞质有无特殊颗粒，可将其分为有粒白细胞和无粒白细胞两类。有粒白细胞又根据颗粒的嗜色性，分为中性粒细胞、嗜酸性粒细胞和嗜碱性粒细胞。无粒白细胞有单核细胞和淋巴细胞两种。

血细胞及血小板的产生来自造血器官，红血细胞、有粒白细胞及血小板由红骨髓产生，无粒白细胞则由淋巴结和脾脏产生。在机体的生命过程中，血细胞不断地新陈代谢。红细胞的平均寿命约120天，有粒白细胞和血小板的生存期限一般不超过10天。淋巴细胞的生存期长短不等，从几个小时直到几年。

（二）非细胞成分

血浆为非细胞成分，相当于结缔组织的细胞间质，约占血液总量的55%，为浅黄色半透明液体，其中除含有大量水分以外，还有无机盐、纤维蛋白原、白蛋白、球蛋白、酶、激素、各种营养物质、代谢产物等。这些物质无一定的形态，但具有重要的生理功能。血浆的主要功能是运载血细胞，运送营养物质和废物。

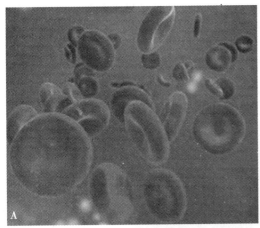
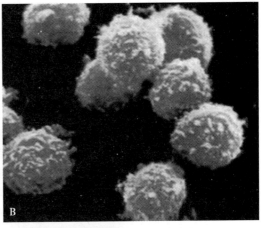
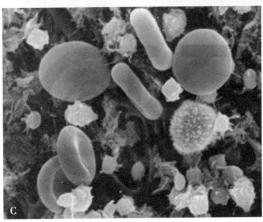

图 14-1-1　血细胞形态
A. 红细胞　B. 白细胞　C. 血小板

二、血液的功能

血液在人体生命活动中主要具有四方面的功能：运输，参与体液调节，保持内环境稳态，防御功能与调节体温。

血液功能和血浆中蛋白的功能密切相关，血浆蛋白种类繁多，其主要生理功能：维持血浆胶体渗透压，参与维持正常血浆 PH，运输作用，营养作用，凝血-抗凝与纤溶-抗纤溶作用，催化作用，免疫作用。

第二节　血液系统疾病的个性化管理

一、血液系统疾病的定义

血液系统疾病指原发于造血系统（如白血病原发于骨髓组织）或者主要累及造血系统（如缺铁性贫血）的疾病。血液病可以是原发的，其中大多数是先天性造血功能缺陷或骨髓成分的恶性改变，也可以是继发的，其他系统的疾病如营养缺乏、代谢异常及物理化学因素等也可以对骨髓系统造成不良反应，血液或者骨髓成分有较明显改变者，亦属于血液病的范畴。

二、血液系统疾病的分类

传统上，血液系统疾病可以分成红细胞疾病、白细胞疾病、出凝血疾病三大类。这种编排分类是建立在形态学、临床生化基础上的，以疾病的主要临床表现为依据，对血液学的初期发展起到了重要作用。

随着科技进步，对血液系统疾病发病机理的研究和认识不断深入，尤其是免疫组织化学、遗传生物学和分子化学的进展，按照疾病发病机制对血液系统疾病进行分类已经有了客观基础。按照发病机制进行分类，疾病实体间的界限清晰，诊断的可重复性好。血液系统疾病，按照发病机制可分成遗传性疾病、获得性克隆性疾病、自身免疫性疾病、血液系统临床综合征四大类。

（一）遗传性血液疾病

血液系统遗传性疾病具有明确遗传特点，已经发现了遗传缺陷的具体位点。血液系统的遗传性疾病包括遗传性球形细胞增多症、遗传性 G6PD 缺乏症、海洋性贫血、血友病等。

（二）克隆性血液疾病

获得性克隆性疾病，发病机理是血液相关细胞增殖周期异常，出现克隆性增生，引发一系列临床表现。获得性克隆性疾病包括夜间阵发性血红蛋白尿、髓系肿瘤、淋巴瘤。

（三）免疫性血液疾病

发病机制是机体免疫系统功能紊乱，自身免疫系统攻击自身机体正常组织/细胞，引起一系列病态临床表现。获得性免疫性疾病包括自身免疫性溶血性贫血、再生障碍性贫血、原发性血小板减少性紫癜、过敏性紫癜。

1. 自身免疫性溶血性贫血（AIHA），系免疫功能调节紊乱、自身抗体吸附于红细胞表面而引起临床上的溶血性贫血表现。

2. 再生障碍性贫血（AA），目前认为 AA 的主要发病机制是免疫异常，造血微环境异常和造血干祖细胞"量"的改变是异常免疫所致。

3. 原发性血小板减少性紫癜（ITP），是因血小板免疫性破坏导致外周血中血小板减少的出血性疾病。

4. 过敏性紫癜（HSP），为一种常见的血管变态反应性疾病，发病机制为机体对某些致敏物质发生变态反应，导致毛细血管脆性及通透性增加，产生皮肤、黏膜、脏器出血。

（四）血液相关临床综合征

血液系统临床综合征包括 DIC、易栓症、缺铁性贫血、巨幼细胞性贫血、维生素 K 缺乏症。

1. 弥散性血管内凝血（DIC）是一组发生在许多疾病基础上，由致病因素激活凝血及纤溶系统，导致全身微血栓形成，凝血因子大量消耗并继发纤溶亢进，引起全身出血及微循环衰竭的临床综合征。

2. 易栓症是指多种致血栓因素的累积，从而引起机体致病性血栓形成概率明显增加的一种病理状态。由于人体凝血纤溶系统是一个复杂的多因素的平衡体，单一的致栓因素会受到其他调节因素的代偿调节，不足以形成临床上的病理性血栓形成（栓塞），当同时存在多种致栓因素时，机体形成临床血栓的可能性就显著增加了。

3. 缺铁性贫血（IDA）是机体对铁的需求和供给失衡，导致体内贮存铁耗尽（ID），继之红细胞内铁缺乏（IDE），最终引起缺铁性贫血（IDA），临床上以小细胞低色素性贫血为主要表现亦有其他组织缺铁表现（皮肤黏膜、精神行为等）。

4. 巨幼细胞性贫血（MA）是叶酸或维生素 B_{12} 缺乏或某些影响核苷酸代谢的药物导致细胞核脱氧核糖核酸（DNA）合成障碍所致的贫血。病因包括叶酸维生素 B_{12} 摄入不足、吸收不良、代谢障碍、需要增加、利用障碍。临床主要表现包括三方面：大细胞性贫血，重者全血细胞减少；口腔和胃肠道、黏膜萎缩引起的"牛肉舌"、舌痛、食欲不振、恶心、腹胀、腹泻、便秘；肢体麻木、共济失调、等神经症状和易怒、抑郁、失眠、妄想等精神症状。

5. 维生素 K 缺乏症是由于维生素 K 缺乏，肝脏合成维生素 K_1 依赖性凝血因子（F X、F IX、F VII、凝血酶原及其调节蛋白 PC、PS 等）时不能正常进行加羧基化反应（维生素 K1 是此酶促反应的关键性辅酶），合成的相应凝血因子无活性或活性低下（未羧基化），导致凝血障碍的一种获得性、复合、性出血性疾病。

三、常见血液系统疾病表现

以下十种情况需高度警惕血液系统疾病：
1. 身体日渐虚弱，精神倦怠，肢体酸沉，少气无力，嗜卧懒动。
2. 弱不禁风，经常感冒，或感冒经久不愈；常有低热，甚或高热。
3. 头晕、头痛、头昏、眼花、耳鸣、心悸、气短，甚则晕厥。
4. 面色苍白，萎黄，虚浮，唇色淡无血色，结膜色淡；或见眼窝暗黑（即黑眼圈），或面色赤红紫黯而无光泽。
5. 毛发枯槁不泽，脱发；指甲平塌凹陷，易折易裂；皮肤干燥皱缩，弹性较差；口腔糜烂，牙龈肿胀，舌面光剥无苔。
6. 肌肤常见出血瘀点或青紫斑块，轻微刺伤、划伤即出血不止，碰撞挤压，皮下即见大片青紫瘀斑。
7. 经常鼻出血，牙龈出血，口腔及舌面紫黯血泡；女子月经过多如崩如注，或不分周期淋漓不断。
8. 胸骨、胫骨压痛，四肢关节疼痛或骨痛。
9. 腹胀，肝、脾、淋巴结肿大。
10. 血液及骨髓检查异常。

第三节　贫血的个性化管理

一、贫血的定义

贫血（anemia）是指人体外周血红细胞容量减少，低于正常范围下限的一种常见的临床症状，临床上常以血红蛋白（Hb）浓度来代替。我国血液病学专家认为在我国海平面地区，成年男性 Hb < 120g/l，成年女性（非妊娠）Hb < 110g/l，孕妇 Hb < 100g/l 就有

贫血。

二、贫血的分类

（一）红细胞生成减少性贫血

1. 造血干祖细胞异常所致贫血：再生障碍性贫血、纯红细胞再生障碍性贫血、先天性红细胞生成障碍性贫血、造血系统恶性克隆性疾病。

2. 造血微环境异常所致的贫血：骨髓基质和基质细胞受损所致贫血、造血调节因子异常所致贫血。

3. 造血原料不足或利用障碍性所致：叶酸或维生素 B_{12} 缺乏或利用障碍所致贫血；缺铁和铁利用障碍性贫血。

（二）溶血性贫血（HA）

即红细胞破坏过多性贫血。

（三）失血性贫血

根据失血速度分急性和慢性，慢性失血性贫血往往合并缺铁性贫血。可分为出凝血性疾病（如特发性血小板减少性紫癜、血友病和严重肝病等）和非出凝血性疾病（如外伤、肿瘤、结核、支气管扩张、消化性溃疡、痔疮和妇科疾病等）所致两类。

三、贫血的临床表现

贫血的病因，血液携氧能力下降的程度，血容量下降的程度，发生贫血的速度和血液、循环、呼吸等系统的代偿和耐受能力均会影响贫血的临床表现。

（一）神经系统

头晕、耳鸣、头痛、失眠、多梦、记忆减退、注意力不集中等，仍是贫血缺氧导致神经组织损害所致常见的症状。小儿贫血时可哭闹不安、躁动甚至影响智力发育。

（二）皮肤黏膜

苍白是贫血时皮肤、黏膜的主要表现。粗糙、缺少光泽甚至形成溃疡是贫血时皮肤、黏膜的另一类表现，可能还与贫血的原发病有关。溶血性贫血，特别是血管外溶血性贫血，可引起皮肤、黏膜黄染。

（三）呼吸循环系统

轻度贫血无明显表现，仅活动后引起呼吸加快加深并有心悸、心率加快。贫血愈重，活动量愈大，症状愈明显。重度贫血时，即使平静状态也可能有气短甚至端坐呼吸。长期贫血，心脏超负荷工作且供氧不足，会导致贫血性心脏病，此时不仅有心率变化，还可有心律失常和心功能不全。

（四）消化系统

贫血时可出现腹部胀满、食欲减退、大便规律和性状的改变等。长期慢性溶血可合并胆道结石和脾大、缺铁性贫血可有吞咽异物感或异嗜症，如吃泥土、石头等。巨幼细胞贫血或恶性贫血可引起舌炎、舌萎缩、牛肉样舌、镜面舌等。

（五）泌尿生殖内分泌系统

血管内溶血严重者可引起少尿、无尿、急性肾衰竭。长期贫血影响睾酮的分泌，减弱男性特征；对女性，因影响女性的分泌而导致月经异常。

四、实验室检查

1. 血常规检查。
2. 骨髓检查。
3. 贫血的发病机制检查。

第四节　缺铁性贫血的个性化管理

案例：

男，38岁，面色苍白半年，加重伴心悸1周。

患者半年来无明显诱因逐渐出现乏力，家人和同事发现面色逐渐苍白，但能照常上班，曾到医院检查，化验有轻度贫血（具体不详），未予治疗。近1周来乏力加重伴心悸，活动后明显，遂来诊。发病以来进食不多，但食欲正常，睡眠好，尿色无改变，无便血和黑便，体重无明显变化。既往史：十二指肠溃疡史5年，3年前行胃大部切除，毕Ⅱ式吻合术。无肝、肾疾病及痔疮史。无药物过敏史，无烟酒嗜好，常饮浓茶，家族史中无类似患者。

查体：T 36℃，P 92次/分，R 18次/分，BP 120/75mmHg。贫血貌，无皮疹和出血点，浅表淋巴结未触及肿大。巩膜无黄染，眼结膜和口唇苍白，舌面正常。甲状腺不大，双肺呼吸音清晰，未闻及啰音。心率92次/分，律齐，各瓣膜区未闻及病理性杂音，腹软，无压痛，肝脾肋下未触及，双下肢无水肿。

实验室检查：血常规：Hb 68g/l，RBC $3.2 \times 10^{12}/L$，MCV 65fl，MCH 23pg，MCHC 28%，WBC $5.4 \times 10^9/L$，分类：N 0.7，L 0.26，M 0.04，PLT $290 \times 10^9/L$，Ret0.015。尿常规（-）。粪常规（-）。

该患者的诊断及治疗？

缺铁性贫血是最常见的贫血。

一、病　因

（一）摄入不足

多见于婴幼儿、青少年、妊娠和哺乳期妇女。婴幼儿需铁量较大，若不补充蛋类、肉类等含铁量较高的辅食，易造成缺铁。青少年偏食易缺铁。女性月经过多、妊娠或哺乳，需铁量增加，若不补充高铁食物，易造成缺铁性贫血。

（二）吸收障碍

胃大部分切除术后，胃和十二指肠为铁的主要吸收部位，使铁吸收减少。多种原因造成的胃肠功能紊乱均可因铁吸收障碍而发生缺铁性贫血。转运障碍（无转铁蛋白血症、肝病）也是引起IDA的少见病因。

（三）丢失过多

见于各种失血，如慢性胃肠道失血，胃或十二指肠溃疡、消化道肿瘤、寄生虫感染和痔疮等；咯血和肺泡出血，如肺结核、支气管扩张和肺癌等；月经过多，如子宫肌瘤及月经失调等。

二、临床表现

（一）贫血表现

常见乏力、易倦、头昏、头痛、耳鸣、心悸、气促、纳差等，伴苍白、心率增快。

（二）组织缺铁表现

精神行为异常，如烦躁、易怒、注意力不集中、异食癖；体力、耐力下降；易感染；儿童生长发育迟缓、智力低下；口腔炎、舌炎、舌乳头萎缩、口角炎、缺铁性吞咽困难（称 Plummer-Vinson 征）；毛发干枯、脱落；皮肤干燥、皱缩；指（趾）甲缺乏光泽、脆薄易裂。重者指（趾）甲变平，甚至凹下呈勺状（匙状甲）。

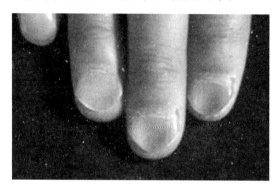

图 14-4-1　匙状甲

（三）缺铁原发病表现

如消化性溃疡、肿瘤或痔疮导致的黑便、血便或腹部不适，肠道寄生虫感染导致的腹痛或大便性状改变，妇女月经过多，肿瘤性疾病的消瘦等。

三、诊　　断

包括以下三个方面

1. 贫血为小细胞低色素性：成年男性 Hb < 120g/L，成年女性（非妊娠）Hb < 110g/L，孕妇 Hb < 100g/L，MCV < 80fl，MCH < 27pg，MCHC < 32%。

2. 有缺铁的依据，符合贮存铁耗尽（ID）或缺铁性红细胞生成（IDE）的诊断。

ID 符合骨髓铁染色显示骨髓小粒可染铁消失，铁粒红细胞少于 15%。

IDE①符合 ID 诊断标准；②血清铁低于 8.95μmol/L，转铁蛋白饱和度 < 15%；③FEP/Hb > 4.5μg/gHb。

3. 存在铁缺乏的病因，铁剂治疗有效。

四、治　　疗

（一）病因治疗

病因治疗为最重要最根本的治疗。消化道溃疡患者至消化科治疗溃疡；消化道肿瘤患者手术切除病灶，如无法切除，予以对症止血治疗；痔疮至肛肠外科治疗。肠道寄生虫至感染科就诊，予以驱虫、止血等对症。妇女月经过多为女性缺铁性贫血的主要原因，需至妇科治疗，调理月经。肿瘤性疾病，如能手术切除病灶可行手术治疗，如无法手术，予以止血、加强营养等对症支持治疗。

（二）补铁治疗

首选口服铁剂，餐后服用胃肠道反应小且易耐受。应注意，进食谷类、乳类和茶等会抑制铁剂的吸收，鱼、肉类、维生素 C 可加强铁剂的吸收。

五、预　　防

对婴幼儿及时添加富含铁的食品，如蛋类、肝等；对青少年纠正偏食，定期查、治寄生虫感染；对孕妇、哺乳期妇女可补充铁剂；对月经期妇女防治月经过多。做好肿瘤性疾病和慢性出血性疾病的人群防治。

六、预　　后

单纯营养不足者，易恢复正常。继发于其他疾病者，取决于原发病能否根治。

第五节　巨幼细胞贫血的个性化管理

案例：

男，61 岁，因面色苍白、乏力、消瘦 4 个月入院。

患者 4 月前无诱因出现面色苍白、乏力伴头晕、食欲减退、消瘦、活动后感症状加重，服中药效果欠佳，3 天前在当地医院检查血象示全血细胞减少，4 个月来体重下降 10 公斤。既往史、个人史、家族史无特殊。

查体：T36℃，P94 次/分，R19 次/分，BP105/60mmHg。发育正常，营养中等，中度贫血貌，全身浅表淋巴结未触及肿大。结膜苍白，巩膜无黄染，镜面舌，颈软，气管居中，甲状腺不大，胸骨无压痛，双肺呼吸音清晰，未闻及啰音。心界不大，心率 94 次/分，律齐，各瓣膜区未闻及病理性杂音，腹软，无压痛，肝脾肋下未触及，无病理反射，双下肢无水肿。

实验室检查：血常规：Hb 68g/l，RBC 1.54×10^{12}/L，MCV 138.2fl，MCH 44.2pg，MCHC 34.2%；，WBC 2.6×10^9/L，PLT 41×10^9/L，Ret 0.018，血细胞压积（HCT），铁蛋白 572.60μg/L，维生素 B_{12} 为 0，叶酸 5.5pg/L；钡剂灌肠：未见器质性病变结肠；胃镜：慢性胃炎，HP（－）。B 超：前列腺增大，肝、脾、胆、双肾无异常。骨髓：增生减低，粒系、红系比例为 2.1/1，粒系占 40%，见核右移现象，大量中毒颗粒，红系占 19%，可见类巨幼变现象、豪-周小体。巨核细胞 4 个，余未见异常。尿常规（－）。粪常规（－）。

患者的诊断及治疗？

叶酸、维生素 B_{12} 缺乏或某些药物影响核苷酸代谢导致细胞核脱氧核核糖核酸（DNA）合成障碍所致的贫血称巨幼细胞贫血（megaloblastic anemia，MA）。

一、临　床　表　现

（一）血液系统表现

起病缓慢，常有面色苍白、乏力、耐力下降、头昏、心悸等贫血症状。重者全血细胞减少，反复感染和出血。少数可出现轻度黄染。

（二）消化系统表现

口腔黏膜、舌乳头萎缩，舌面呈"牛肉样舌"，可伴舌痛。胃肠道黏膜萎缩可引起食欲不振、恶心、腹胀、腹泻或便秘。

（三）神经系统表现和精神症状

患者味觉、嗅觉降低、视力下降、黑矇征；重者可有大、小便失禁。叶酸缺乏者有易怒、妄想等精神症状。VitB$_{12}$缺乏者有抑郁、失眠、记忆力下降、谵妄、幻觉、妄想甚至精神错乱、人格变态等。

二、诊　　断

根据营养史或特殊用药史、贫血表现、消化道及神经系统症状、体征。结合特征性血象和骨髓象，血清维生素 B$_{12}$ 及叶酸水平测定等可作出诊断。若无条件测血清维生素 B$_{12}$ 和叶酸水平，可予以针诊断性治疗，叶酸或维生素 B$_{12}$ 治疗一周左右网织红细胞上升者，应考虑叶酸或维生素 B$_{12}$ 缺乏。

三、治　　疗

（一）原发病的治疗

有原发病（如胃肠道疾病、自身免疫疾病等）的 MA，应积极治疗原发病；用药后继发的 MA，应酌情停药。

（二）补充缺乏的营养物质

1. 叶酸缺乏　口服叶酸，用至贫血完全消失。如同时有维生素 B$_{12}$ 缺乏，则需同时注射维生素 B$_{12}$，否则可加重神经系统损伤。

2. 维生素 B$_{12}$ 缺乏　肌注维生素 B$_{12}$；无维生素 B$_{12}$ 吸收障碍者可口服维生素 B$_{12}$ 片剂；若有神经系统表现，治疗维持半年至 1 年；恶性贫血患者，治疗维持终生。

四、预　　防

纠正偏食及不良烹调习惯。对高危人群可予适当干预措施，如婴幼儿及时添加辅食；青少年和妊娠妇女多补充新鲜蔬菜，亦可口服小剂量叶酸或维生素 B$_{12}$ 预防；应用干扰核苷酸合成药物治疗的患者，应同时补充叶酸和维生素 B$_{12}$。

第六节　再生障碍性贫血的个性化管理

案例：

女性，16 岁，发现皮肤出血点、瘀斑 1 月，发热 4 天。

1 月前患者无明显诱因发现皮肤出血点、瘀斑、无乏力、发热、关节肿痛、口腔溃疡等，未就诊。10 天前来月经，经量较前明显增多，淋漓不尽，患者感头晕、乏力，耳鸣，活动后明显、4 天前出现发热、咳嗽，咳黄色黏痰，咽部疼痛不适，体温 38-39℃，当地医院就诊，查血常规示："全血细胞减少"，予以输液治疗后头晕、乏力有所好转，但仍发热，急诊收入院。患病以来精神、食欲差，睡眠可，体重无明显变化。既往体健，否认肝炎、结核病史，家族史无特殊。

查体：T 38.9℃，P 102 次/分，R 24 次/分，BP 100/60mmHg。重度贫血貌，四肢散在出血点和数处瘀斑，浅表淋巴结未触及肿大。巩膜无黄染。胸骨无压痛，右肺底可及少量细湿啰音。心界不大，心率 102 次/分，率齐，心尖部可闻及 2/6 级收缩期吹风样杂音，腹软，肝脾肋下未触及。

实验室检查：血常规：Hb 50g/L，RBC 1.63×10^{12}/L，WBC 1.3×10^{9}/L，N 0.36，L 0.63，PLT 28×10^{9}/L，网织红细胞计数 15.6×10^{9}/L，肝肾功能正常。

患者的诊断及治疗？

再生障碍性贫血（aplastic anemia，AA，简称再障）通常指原发性骨髓造血功能衰竭综合征，病因不明。主要表现为骨髓造血功能低下、全血细胞减少和贫血、出血、感染。免疫抑制治疗有效。

一、病　　因

发病原因不明确，可能为：

1. 病毒感染，特别是肝炎病毒、微小病毒 B19 等。

2. 化学因素，氯霉素类抗生素、磺胺类药物及杀虫剂引起的再障与剂量关系不大，但与个人敏感有关。

二、临　床　表　现

（一）重型再生障碍性贫血（SAA）

起病急，进展快，病情重，少数可由非重型再障进展而来。

1. 贫血　苍白、乏力、头晕、心悸和气短等症状进行性加重。

2. 感染　多数患者有发热，体温 39℃ 以上，个别患者自发病到死亡均处于难以控制的高热之中。以呼吸道感染最常见，其次为消化道、泌尿生殖道及皮肤、黏膜感染等。感染菌种以革兰阴性杆菌、金黄色葡萄球菌和真菌为主，常合并败血症。

3. 出血　皮肤可有出血点或大片瘀斑，口腔黏膜有血泡，有鼻出血、牙龈出血、眼结膜出血等。深部脏器出血时可见呕血、咯血、便血、血尿、阴道出血、眼底出血和颅内出血，后者常危及患者的生命。

（二）非重型再障

起病和进展较缓慢，贫血、感染和出血的程度较重型轻，也较易控制。久治无效者可发生颅内出血。

三、实验室检查

1. 血象　呈全血细胞减少。

2. 骨髓象　骨髓常规多部位增生减低；骨髓活检提示造血组织均匀减少，脂肪组织增加。

四、诊　　断

1. AA 诊断标准　①全血细胞减少，网织红细胞百分数 <0.01，淋巴细胞比例增高；②一般无肝、脾肿大；③骨髓多部位增生减低，造血细胞减少，非造血细胞比例增高，骨

髓小粒空虚。有条件者做骨髓活检,可见造血组织均匀减少;④除外引起全血细胞减少的其他疾病;⑤一般抗贫血治疗无效。

2. AA 的分型诊断标准　SAA 发病急,贫血进行性加重,严重感染和出血。血象具备下述三项中的两项:①网织红细胞绝对值 $< 15 \times 10^9/L$;②中性粒细胞 $< 0.5 \times 10^9/L$;③血小板 $< 20 \times 10^9/L$。骨髓增生广泛重度减低。NSAA 指达不到 SAA 诊断标准的 AA。

五、治　　疗

(一) 支持治疗

1. 保护措施　预防感染;避免出血;必要时的心理护理。
2. 对症治疗　纠正贫血、控制出血、控制感染、护肝治疗等。

(二) 针对发病机制的治疗

1. 免疫抑制剂治疗。
2. 促造血治疗。
3. 造血干细胞移植。

六、预　　防

加强劳动和生活环境保护,避免接触放射线及有害有毒物质。

第七节　骨髓增生异常综合征的个性化管理

案例:

患者,男,63 岁,因面色苍白 3 个月,皮肤瘀斑 10 天入院。

患者于 3 月前无明显诱因开始渐觉面色苍白,伴头晕心悸、逐渐加重,不伴腹痛黑便,无排酱油样小便,亦无发热骨痛。曾在当地就诊,查血红蛋白 76g/L,红细胞 $2.28 \times 10^{12}/L$,白细胞 $3.0 \times 10^9/L$,血小板 $24 \times 10^9/L$,拟诊慢性再生障碍性贫血,给予康利隆、利血升、维生素 B_6、碳酸锂,治疗 3 个月,面色苍白无改善,且渐觉体力不支,活动后气促。近 10 天来,四肢皮肤出现瘀斑,不伴牙齿出血及鼻出血。曾服止血药(安络血),效果不明显,为进一步诊治转入我院。

患者病来胃纳尚好,无腹泻,小便清,量一般,睡眠尚可,体重无减轻。

既往史无殊,个人史有吸烟 20 多年,少量饮酒。家族史:父亲 10 年前死于高血压脑出血。母仍健在,兄弟姐妹身体健康。

查体:T 36.9℃,P 84 次/分,R 20 次/分,BP 140/90mmHg。神清,发育正常,营养中等,面色苍白,四肢散在出血点瘀斑、瘀点,压之不褪色。浅表淋巴结未触及肿大。巩膜无黄染,眼结膜苍白,牙龈无增生,口腔无溃疡,颈软、颈静脉无怒张,肝颈反流征阴性,甲状腺不大,。胸骨无压痛,双肺无异常体征。心界不大,心率 84 次/分,率齐,各瓣膜区未闻及明显病理性杂音,腹软,全腹无压痛及反跳痛,肝未触及,脾肋下 1cm,质中无压痛,移动性浊音阴性,肠鸣音无亢进,无病理征,双下肢无浮肿。

实验室检查:血常规:Hb 70g/L,RBC $2.2 \times 10^{12}/L$,WBC $3.1 \times 10^9/L$,淋巴 24%,单核 4%,分叶 67%,杆状 3%,原始粒细胞 2%,网织红细胞 0.6%。肝肾功能正常。维生素 B_{12} 及叶酸测定正常。抗核抗体系列阴性。尿粪常规正常。腹部 B 超:肝内无占位病变，脾轻度肿大，腹膜后无肿大淋巴结。骨髓象：有核细胞增生明显活跃，红系细胞增生占 39%，可见幼红细胞核碎裂、核畸形改变，并有类巨核细胞变。粒系细胞增生，成熟粒细胞嗜碱并有空泡，部分细胞核分叶过少，不分叶呈假性 Pelger-Huet 畸形，原始粒细胞 + 早幼粒细胞占 17%，未见 Auer 小体，全片巨核细胞 45 个，可见淋巴样小巨核细胞，部分巨核细胞核分叶过多。未见寄生虫及转移癌细胞。骨髓活检：①未见纤维组织增生；②可见原始细胞分布异常。

该患者的诊断及治疗？

骨髓增生异常综合征（myelodysplastic syndrome，MDS）是一组异质性疾病，起源于造血干细胞，以病态造血、高风险向急性白血病转化为特征，表现为难治性一系或多系细胞减少的血液病。任何年龄男、女可发病，约 80% 患者大于 60 岁。

一、病　因

原发性 MDS 的病因尚不明确，继发性 MDS 见于烷化剂、放射线、有机毒物等密切接触者。

二、分　型

FAB 协作组主要根据 MDS 患者外周血、骨髓中的原始细胞比例、形态学改变及单核细胞数量，将 MDS 分为 5 型：难治性贫血（refractory anemia，RA）、环形铁粒幼细胞性难治性贫血（RA with ringed sideroblasts，RAS）、难治性贫血伴原始细胞增多（RA with excess blasts，RAEB）、难治性贫血伴多系病态造血（MDS-RCMD）、5q⁻综合征。

三、临床表现

几乎所有的 MDS 患者有贫血症状，如乏力、疲倦，约 60% 的 MDS 患者有中性粒细胞减少，由于同时存在中性粒细胞功能低下，使得 MDS 患者容易发生感染，约有 20% 的 MDS 死于感染。40%～60% 的 MDS 患者有血小板减少，随着基本进展可出现进行性血小板减少。

RA 和 RAS 患者多以贫血为主，临床进展缓慢，中位生存期 3～6 年，白血病转化率约为 5%～15%。RAEB 和 RCMD 多以全血细胞减少为主，贫血、出血和感染易见，可有脾肿大，MDS-RAEB 病情进展快，白血病转化率高。

四、诊　断

根据患者血细胞减少和相应的症状，及病态造血、细胞遗传学异常、病理学改变、体外造血祖细胞集落培养的结果，MDS 的诊断不难确立。虽然病态造血是 MDS 的特征，但有病态造血不等于就是 MDS。

五、治　疗

1. 支持治疗　对于严重贫血和有出现症状者可输注红细胞和血小板。
2. 促造血治疗　能使部分患者改善造血功能。
3. 诱导分化治疗　可使用全反式维 A 酸和 1, 25-(OH)-D₃，少数部分患者血象改善。
4. 生物反应调节剂　沙利度胺及其衍生物对 5 号染色体短臂缺失（5q-）综合征有较

好疗效。

　　5. 去甲基化药物

　　6. 联合化疗

　　7. 异基因造血干细胞移植　目前唯一能治愈 MDS 的疗法。

六、预　　防

　　对于原发性 MDS 病因不明，目前尚无预防方法。平时日常生活中，正常人因尽量避免使用烷化剂，接触放射线及有机毒物等，防止继发性 MDS 的发生。

第八节　白血病的个性化管理

案例：

案例 1：男性，30 岁，发热伴全身酸痛 10 天，加重伴出血倾向 5 天。

10 天前无明显诱因开始低热，伴全身酸痛，轻度咳嗽，无痰，二便正常。曾在当地医院诊治，自诉化验异常（具体不详），给予一般感冒药治疗无效，5 天来上述症状加重，刷牙时牙龈出血来诊。病后进食减少，睡眠差。既往体健，无药物过敏史。

查体：T 38℃，P 96 次/分，R 20 次/分，BP 120/80mmHg。前胸和下肢皮肤有数个出血点，浅表淋巴结未触及肿大。巩膜无黄染，咽充血，扁桃体不大，甲状腺未触及，胸骨轻压痛，肺叩诊清音，右下肺少许湿啰音。心率 96 次/分，律齐，各瓣膜区未闻及杂。腹软，无压痛及反跳痛，肝脾肋下未触及，双下肢不肿。

实验室检查：血常规：Hb 82g/L，WBC 5.4×10^9/L，PLT 29×10^9/L，网织红细胞 0.5，原幼细胞占 45%。尿、粪常规（－）。

该患者诊断及治疗？

案例 2：男性，40 岁，发现脾大、白细胞增多 1 天。

患者 1 天前进食凉拌菜后出现腹泻，解水样便 3 次，无脓血。在单位卫生所就诊发现脾大，白细胞 53.4×10^9/L，故门诊就医。自诉无发热，腹泻症状经口服"黄连素片"已好转。近 3 月有时夜间盗汗。食欲尚佳，睡眠可，体重无明显减轻，大小便正常。既往体健，无药物过敏史及手术史。

查体：T 36.5℃，P 84 次/分，R 20 次/分，BP 110/80mmHg。神志清楚，皮肤黏膜未见出血点，浅表淋巴结未触及肿大。巩膜无黄染，胸骨下段压痛，双肺呼吸音清晰，未闻及啰音，心界不大。心率 84 次/分，律齐，各瓣膜区未闻及杂音。腹软，无压痛及反跳痛，肝肋下未触及，脾肋下Ⅰ线 6.0cm，Ⅱ线 8.0cm，Ⅲ线 +1.0cm，质中。双下肢不肿。

实验室检查：血常规：WBC 56.5×10^9/L，分类见中幼粒细胞 0.04，晚幼粒细胞 0.08，杆状核粒细胞 0.12，分叶核粒细胞 0.44，L 0.16，M 0.02，E 0.08，B 0.06，Hb 146g/L，PLT 230×10^9/L。尿、粪常规（－）。

该患者诊断及治疗？

　　白血病（Leukemia）是一类造血干细胞的恶性克隆性疾病，因白血病细胞自我更新增强、增殖失控、分化障碍、凋亡受阻，而停滞在细胞发育的不同阶段。在骨髓和其他造血组织中，白血病细胞大量增生累积，使正常造血受抑制并浸润其他器官和组织。

根据白血病细胞的成熟程度和自然病程，将白血病分为急性和慢性两大类。急性白血病（AL）的细胞分化停滞在较早阶段，多为原始细胞及早期幼稚细胞，病情发展迅速，自然病程仅几个月。慢性白血病（CL）的细胞分化停滞在较晚的阶段，多为较成熟幼稚细胞和成熟细胞，病情发展缓慢，自然病程为数年。其次，根据主要受累的细胞系列可将AL分为急性淋巴细胞白血病，（简称急淋白血病或急淋，acute lymphoblastic leukemia，ALL）和急性髓细胞白血病（简称急粒白血病或急粒，acute myeloid leukemia，AML）。CL则分为慢性髓细胞白血病（简称慢粒白血病或慢粒，chronic myeloid leukemia，CML），慢性淋巴细胞白血病（简称慢淋白血病或慢淋，chronic lymphoblastic leukemia，CLL）及少见类型的白血病，如毛细胞白血病（hairy cell leukemia，HCL）、幼淋巴细胞白血病（prolymphocyte leukemia，PLL）等。

一、病　　因

人类白血病的病因尚不完全清楚。

1. 生物因素　主要是病毒和免疫功能异常。成人T细胞白血病/淋巴瘤（ALT）可由人类T淋巴细胞病毒Ⅰ型所致。

2. 物理因素　包括X射线、γ射线等电离辐射。研究表明，大面积和大剂量照射可使骨髓抑制和机体免疫力下降，DNA突变、断裂和重组，导致白血病的发生。

3. 化学因素　多年接触苯以及含有苯的有机溶剂与白血病发生有关。早年制鞋工人（接触含苯胶水）的发病率高于正常人群的3～20倍。

4. 遗传因素　家族性白血病约占白血病的千分之七。单卵孪生子，如果一个人发生白血病，另一个人的发病率为1/5，比双卵孪生者高12倍。

5. 其他血液病　某些血液病最终可能发展为白血病，如骨髓异常综合征、淋巴瘤、多发性骨髓瘤、阵发性睡眠性血红蛋白尿症等。

二、急性白血病

急性白血病（AL）是造血干细胞的恶性克隆性疾病，发病时骨髓中异常的原始细胞及幼稚细胞（白血病细胞）大量增殖并抑制正常造血，广泛浸润肝、脾、淋巴结等各种脏器。表现为贫血、出血、感染和浸润等征象。

（一）分类

国际上常用的法美英FAB分类法将AL分为ALL及AML两大类。

AML共分为8型。

M_0（急性髓细胞白血病微分化型）骨髓原始细胞>30%，无嗜天青颗粒及Auer小体，核仁明显。

M_1（急性粒细胞白血病未分化型）原粒细胞（Ⅰ型+Ⅱ型，原粒细胞浆中无颗粒为Ⅰ型，出现少数颗粒为Ⅱ型）占骨髓非红系有核细胞（NEC）的90%以上，其中至少于3%以上细胞为MPO阳性。

M_2（急性粒细胞白血病部分分化型）原粒细胞占骨髓NEC的30%～89%，其他粒细胞>10%，单核细胞<20%。

M_3（急性早幼粒细胞白血病，APL）骨髓中以颗粒增多的早幼粒细胞为主，此类细胞在NEC中>30%。

M_4（急性粒-单核细胞白血病）骨髓中原始细胞占 NEC 的 30%，各阶段粒细胞占 30% ~ 80%，各阶段单核细胞 > 20%。

M_4E_0 除上述 M_4 型各特点外，嗜酸性粒细胞在 NEC 中 ≥ 5%。

M_5（急性单核细胞白血病）骨髓 NEC 中原单核、幼稚单核及单核细胞 ≥ 80%。如果原单核细胞 ≥ 80% 为 M5a，< 80% 为 M5b。

M_6（红白血病）骨髓中幼红细胞 ≥ 50%，NEC 中原始细胞（I + II型）≥ 30%。

M_7（急性巨核细胞白血病）骨髓中原始巨核细胞 ≥ 30%。血小板抗原阳性，血小板过氧化物酶阳性。

ALL 共分 3 型。

L1：原始和幼淋巴细胞以小细胞（直径 ≤ 12μm）为主。

L2：原始核幼淋巴细胞以大细胞（直径 > 12μm）为主。

L3（Burkitt 型）：原始和幼淋巴细胞以大细胞为主，大小较一致，细胞内有明显空泡，胞浆嗜碱性，染色深。

目前常用的 WHO 分类方法将形态学、免疫分型、细胞遗传学和分子生物学、临床等结合起来。

（二）临床表现

AL 起病急缓不一。急者可以是突然高热。类似"感冒"，也可以是严重的出血。缓慢者常为脸色苍白、皮肤紫癜，月经过多或拔牙后出血难止而就医时被发现。

1. 正常骨髓造血功能受抑制表现

（1）贫血：部分患者因病程短，可无贫血。半数患者就诊时已有重度贫血，尤其继发 MDS 者。

（2）发热：半数患者以发热为早期表现。可低热，亦可高达 39 ~ 40℃ 以上，伴有畏寒、出汗等。虽然白血病本身可以发热，但高热往往提示有继发感染。感染可发生在各个部位，以口腔炎、牙龈炎、咽峡炎最常见，可发生溃疡或坏死；肺部感染、肛周炎、肛旁脓肿亦常见，严重时可致败血症。常见的致病菌为革兰阴性杆菌；长期应用抗生素者，可出现真菌感染。因患者伴有免疫功能缺陷，可发生病毒感染。

（3）出血：以出血为早期表现者近 40%。出血可发生在全身各部位，以皮肤瘀点、瘀斑、鼻出血、牙龈出血、月经过多为多见。眼底出血可致视力障碍。APL 易并发凝血异常而出现全身广泛出血。颅内出血是会发生头痛、呕吐、瞳孔大小不对称，甚至昏迷而死亡。

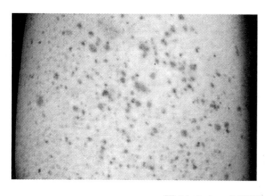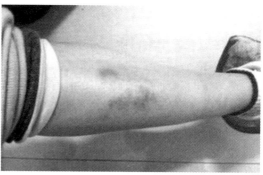

图 14-8-1　皮肤淤点（左）、瘀斑（右）

2. 白血病细胞增殖浸润的表现

（1）淋巴结和肝脾肿大：淋巴结肿大以 ALL 较多见。纵隔淋巴结肿大常见于 T 细胞 ALL。白血病患者可有轻至中度肝脾肿大，除 CML 急性变外，巨脾罕见。

（2）骨骼和关节：常有胸骨下段局部压痛。可出现关节、骨骼疼痛，尤以儿童多见。发生骨髓坏死时，可引起骨骼剧痛。

（3）眼部：粒细胞白血病形成的粒细胞肉瘤或绿色瘤常累及骨膜，以眼眶部位最常见，可引起眼球突出、复视或失明。

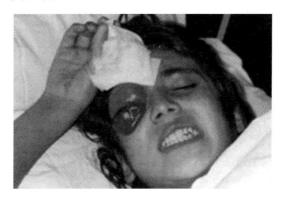

图 14-8-2　白血病绿色瘤

（4）口腔和皮肤：AL 尤其是 M_1 和 M_5，由于白血病细胞浸润可使牙龈增生、肿胀；皮肤可出现蓝灰色斑丘疹，局部皮肤隆起、变硬，呈紫蓝色结节。

（5）中枢神经系统白血病（CNSL）：CNSL 可发生在疾病各个时期，但常发生在治疗后缓解期。以 ALL 最常见，儿童尤甚。临床上轻者表现头痛、头晕，重者有呕吐、颈项强直、甚至抽搐、昏迷。

（6）睾丸：睾丸出现无痛性肿大，多为一侧性，另一侧性虽无肿大，但活检时往往也发现有白血病细胞浸润。睾丸白血病多见于 ALL 化疗缓解后的幼儿和青年，是仅次于 CNSL 的白血病髓外复发的根源。

此外，白血病可浸润其他组织器官。肺、心、消化道、泌尿生殖系统等均可受累。

（三）实验室检查

1. 血象　大多数患者白细胞增多，超过 $10 \times 10^9/L$ 以上者，称为白细胞增多性白血病。也有白细胞计数正常或减少，低者可 $< 1.0 \times 10^9/L$，称为白细胞不增多性白血病。

2. 骨髓象　是诊断 AL 主要依据和必做检查。FAB 协作组提出原始细胞≥骨髓有核细胞（ANC）的 30% 为 AL 的诊断标准，WHO 分类将骨髓原始细胞≥20% 定为 AL 的诊断标准。

3. 细胞化学　主要用于协助形态鉴别各类白血病。

4. 免疫学检查　根据白血病细胞表达的系列相关抗原，确定其系列来源。

5. 染色体和基因改变　白血病常伴有特异的染色体和基因改变。

6. 血液生化改变　血清尿酸浓度增高，特别在化疗期间。尿酸排泄量增加，甚至出现尿酸结晶。患者发生弥散性血管内凝血（DIC）可出现凝血象异常。M4 和 M5 血清和尿溶菌酶活性增高，其他类型 AL 不增高。

出现 CNSL 时，脑脊液压力升高，白细胞数增加，蛋白质含量增多，而糖定量减少。

涂片可找到白血病细胞。

（四）诊断

根据临床表现、血象和骨髓象特点，诊断白血病一般不难。但因白血病细胞类型、染色体改变、免疫表型和融合基因的不同，治疗方案及预后亦随之改变，故初诊患者应尽力获得全面的 MICM 资料，以便评价预后，指导治疗。

（五）治疗

1. 一般治疗

（1）紧急处理高白细胞血症：当循环血液中白细胞数 $> 200 \times 10^9/L$，患者可产生白细胞淤滞，表现为呼吸困难，低氧血症，呼吸窘迫，反应迟钝、言语不清、颅内出血等。因此当血中白细胞 $> 100 \times 10^9/L$ 时，就应紧急使用血细胞分离机，单采清除过高的白细胞（M3 型不首选），同时给以化疗和水化。

（2）防治感染：白血病患者常伴有粒细胞减少，特别在化疗、放疗后粒缺将持续相当长时间。粒缺期间，患者宜在层流病房或消毒隔离病房。

（3）成分输血：支持严重贫血可吸氧、输浓缩红细胞维持 Hb $> 80g/l$，白细胞淤滞时，不宜马上输红细胞以免进一步增加血黏度。如果因血小板过低而引起出血，最好输注单采血小板悬液。

（4）防治高尿酸血症：肾病化疗时鼓励患者多饮水，最好 24 小时补液，使每小时尿量 $> 150ml/m^2$ 并保持碱性尿。

（5）维持营养：白血病系严重消耗性疾病，特别是化疗、放疗的副作用引起患者消化道黏膜炎及功能紊乱。应注意补充营养。维持水、电解质平衡，给患者高蛋白、高热量，易消化食物，必要时经静脉补充营养。

2. 抗白血病治疗　抗白血病治疗的第一阶段是诱导缓解治疗，化疗治疗是此阶段白血病治疗的主要方法目标是使患者迅速获得完全缓解（complete remission，CR），所谓 CR，即白血病的症状和体征消失，外周血中性粒细胞绝对值 $\geq 1.5 \times 10^9/L$，血小板 $\geq 100 \times 10^9/L$，白细胞分类中无白血病细胞；骨髓中原始粒 I + II 型（原单 + 幼单或原淋 + 幼淋）$\leq 5\%$，M$_3$ 原粒 + 早幼粒 $\leq 5\%$，无 Auer 小体，红细胞及巨核细胞系列正常，无髓外白血病。

达到 CR 后进入抗白血病治疗的第二阶段，即缓解后治疗，主要方法为化疗和造血干细胞移植（HSCT）。诱导缓解获 CR 后，体内仍有残留的白血病细胞，称之为微小残留病灶（MRD）。为争取长期无病生存（DFS）和痊愈，必须对 MRD 进行 CR 后治疗，以清除这些复发和难治的根源。

（六）预后

急性白血病若不经特殊治疗，平均生存期仅 3 个月左右，短者甚至在诊断数天后即死亡。经过现代治疗，已有不少患者获得病情缓解以至长期存活。继发性 AL、复发及有多药耐药者以及需较长时间化疗才能缓解者，预后均较差。合并髓外白血病预后也较差。

三、慢性髓细胞白血病

慢性髓细胞白血病（chronic myelocytic leukemia，CML），又称慢粒，是一种发生在多能造血干细胞上的恶性骨髓增生性疾病（获得性造血干细胞恶性克隆性疾病），主要涉及髓系。外周血粒细胞显著增多并有不成熟性，在受累的细胞系中，可找到 Ph 染色体核

BCR-ABL 融合基因。病程发展缓慢，脾脏肿大。由慢性期、加速期、最终急变期。

（一）临床表现

CML 在各年龄组均可发病，以中年最多见，中位发病年龄 53 岁，男性多于女性。起病缓慢，早期常无自觉症状。患者可因健康检查或因其他疾病就医时发现血象异常或脾大而被确诊。

1. 慢性期（CP）　CP 一般持续 1～4 年。患者有乏力、低热、多汗或盗汗、体重减轻等代谢亢进的症状，由于脾大而自觉左上腹坠胀感。常以脾脏肿大为最显著体征，往往就医时已达脐或脐以下，质地坚实，平滑，无压痛。肝脏明显肿大较少见。部分患者胸骨中下段压痛。当白细胞显著增高时，可有眼底充血及出血。

2，加速期（AP）　常有发热、虚弱、进行性体重下降、骨骼疼痛，逐渐出现贫血和出血。脾持续性或进行性肿大。对原来治疗有效的药物无效。AP 持续几个月到数年。

3. 急变期（BP/BC）　为 CML 的终末期，临床与 AL 类似。多数急粒变，少数为急淋变或急单变，偶有巨核细胞及红细胞等类型的急性变。急性变预后极差，往往在数月内死亡。

（二）诊断

凡有不明原因的持续性白细胞增高，根据典型的血象、骨髓象改变，脾肿大，Ph 染色体阳性，BCR-ABL 融合基因即可作出诊断。Ph 染色体尚可见于 2% AML、5% 儿童 ALL 及 25% 成人 ALL，应注意鉴别。

（三）治疗

CML 治疗应着重于慢性期早期，避免疾病转化，力争细胞遗传学和分子生物学水平的缓解，一旦进入加速期或急变期则预后很差。

1. 细胞淤滞症紧急处理

2. 化学治疗：羟基脲、白消安。

3. 干扰素-α。

4. 甲磺酸伊马替尼或其他 TKI。

5. 异基因造血干细胞移植。

6. CML 晚期的治疗。

（四）预后

CML 化疗后中位生存期约 39～47 个月，5 年生存率 25%～35%，8 年生存率 8%～17%，个别可生存 10～20 年。

四、慢性淋巴细胞白血病

慢性淋巴细胞白血病（CLL）是一种单克隆性小淋巴细胞疾病，细胞以正常或高于正常的速率复制增殖，大量积聚在骨髓、血液、淋巴结和其他器官，最终导致正常造血功能衰竭的低度恶性疾病。

（一）临床表现

患者多系老年，90% 的患者在 50 岁以上发病，中位年龄 65 岁，男女比例 2∶1。起病缓慢，多无自觉症状。许多患者因其他疾病就诊时才被发现。早期症状可能乏力疲倦，而后出现食欲减退、消瘦、发热、盗汗等症状。60%～80% 患者有淋巴结肿大，多见于颈部、锁骨上、腋窝、腹股沟。肿大的淋巴结较硬，无压痛，可移动。偶有肿大的淋巴结压迫胆道或输尿管而出现阻塞症状。50%～70%患者有轻至中度脾大，轻度肝大，但胸骨压痛少见。晚期患者骨髓造血功能受损，可出现贫血、血小板减少和粒细胞减少。由于免疫功能减退，常易并发感染。也常出现自身免疫现象。

（二）诊断

结合临床表现，外周血中持续单克隆淋巴细胞大于 $5 \times 10^9 / L$，骨髓中小淋巴细胞大于或等于40%，以及免疫学表面标志，可以作出诊断和分类。

（三）治疗

根据临床分期、症状和疾病活动情况而定。CLL 为一慢性惰性病程，随访结果表明早期治疗并不能延长患者生存期，早期患者无需治疗，定期复查即可。出现下列情况说明疾病高度活动，应开始化疗：①体重减少≥10%、极度疲乏、发热（38℃）＞2周、盗汗；②进行性脾肿大或脾区疼痛；③淋巴结进行性肿大或直径＞10cm；④进行性淋巴细胞增生，2个月内增加＞50%，或倍增时间＜6个月；⑤激素治疗后，自身免疫性贫血或血小板减少反应较差；⑥骨髓进行性衰竭：贫血或血小板减少出现或加重。在疾病进展期，却无疾病进展表现者，有时也可"观察和等待"。

1. 化学治疗。

2. 免疫治疗。

3. 化学免疫治疗。

4. 造血干细胞移植（HSCT）。

5. 并发症治疗。

（四）预后

CLL 是一种异质性疾病，病程长短不一，有的长达10余年，有的仅2～3年，多死于骨髓衰竭导致严重贫血、出血或感染。

五、营养与血液病的关系

血液病患者（尤其是白血病患者）由于体内分解代谢增加，蛋白质、脂肪与糖元合成减少，再加上特殊治疗如化疗等使患者出现呕吐、食欲下降等不良反应，导致各种营养素摄入不足，蛋白质的代谢处于负氮平衡状态。营养状况是疾病预后好坏的重要变量，全身状况良好，机体抵抗力较强，可以促进血液病患者骨髓造血功能恢复，缩短疗程间歇，使患者骨髓尽快缓解，取得长期生存的机会。因此，早期发现营养不良，并改善患者营养状况，是改善远期预后的重要组成部分。目前对于血液病患者的营养素摄入量尚无一个公认的标准，因此，我们以中国营养学会制定的 RNI/AI 作为参考标准进行评价。

（一）能量和蛋白质

血液病患者为了恢复由于化疗损伤的正常细胞，其热量需要量要高于正常人，摄入不足将会对其康复过程产生影响。足量的蛋白质是保证机体正常的代谢需要、增强机体免疫功能的物质基础。本调查结果显示，大部分患者的能量摄入水平与参考的摄入标准相距较远，总平均摄入量仅占 RNI 的69%，各病种的平均摄入量占 RNI 的百分比最高为78%，最低为59%；某些病种蛋白质的摄入量低于 RNI 的80%，这对于患者的临床治疗效果及预后均会产生不同程度的影响。

（二）维生素

很多研究表明，维生素在抗癌、促进患者康复方面起到很大作用，其中，维生素 A

（VA）、B 族维生素对放射损伤有防治作用；维生素 C（VC）能够阻止致癌性亚硝基化合物的合成；维生素 E（VE）可抑制机体游离自由基的形成，保护细胞的正常分化，减轻化疗的毒性反应；VC、VE 等的缺乏与儿童急性白血病患者的化疗副作用增加有关联。此次调查结果显示，除了 VE 的摄入水平能达到参考标准外，其他维生素的摄入水平普遍比参考标准低，VA、VC、硫胺素（VB$_1$）和核黄素（VB$_2$）的平均摄入水平分别为参考标准的 58%、50%、60%、61%。并且半数或半数以上患者 VA、VC、VB$_1$ 和 VB$_2$ 的摄入量均在 RNI/AI 的60% 以下。患者蔬菜、水果、乳类及肉鱼禽的平均摄入量较少（分别为 130g、103g、13g和 76g），与平衡膳食宝塔的推荐量相比差距较大。此外，有些血液病患者的食物需要经过高压灭菌，使维生素的损耗增加，因此患者维生素的实际摄入量比调查的结果还要低。蔬菜水果摄入不足，不仅可以影响患者维生素、矿物质的摄入，还会损失大量的植物化学物。经常食用蔬菜和水果可以预防癌症和慢性病的发生，降低人们患癌症的风险。

（三）矿物质

1. 钙　目前关于钙与血液病患者健康的关系还不清楚。血液病患者作为一个特殊人群，在医院接受化疗等的时间较长，接受阳光照射的机会也比较少。所以从维持机体正常功能方面考虑，血液病患者仍需注意钙的摄入。调查结果显示，患者钙平均摄入量为321.0mg/d，仅为参考标准（每天 800mg）的 40% 左右，缺乏较为严重，这与患者的牛奶等乳类的摄入量较少有关。

2. 铁、锌、硒等微量元素　研究报道，铁、锌、硒等微量元素可以纠正白血病患者白细胞内 DNA、RNA 合成的异常，它们在防护自由基损伤及保护细胞正常结构和代谢方面起重要作用。如锌可调节控制 RNA 的合成速度，对白细胞的吞噬及免疫能力也有着重要作用，几乎所有的免疫应答都依赖于适量锌元素才能正常进行。硒能从多种途径参与抗癌过程，抑制白血病细胞的生长，对急、慢性白血病有治疗作用。本次调查结果显示，锌与硒的平均摄入水平相对不足，分别为参考标准的 62%、74%，并且分别有 45%、27%的患者锌、硒的摄入水平在参考标准的 60% 以下。所以，应提倡患者多食用动物内脏、海产品等食物，以提高铁、锌、硒的摄入。

（参考文献：205 例成年血液病患者的膳食营养调查许子亮，吴蕴棠，李睿等；Journal of Clinical Hematology，2011，24（1））

六、白血病的预防

1. 避免接触过多的 X 射线及其他有害的放射线。在日常生活中尽量避开放射线的辐射。对从事放射工作的人员需做好个人防护，加强预防措施。孕妇及婴幼儿对放射线敏感，易受伤害，妇女在怀孕期间要避免接触过多的放射线，否则胎儿的白血病发病率较高。不过，偶尔的、医疗上的 X 线检查，剂量较小，基本上不会对身体造成影响。另外，高压线、微波炉也会产生对身体有害的电磁波辐射。避免辐射是我们预防白血病在日常生活中最应该注意到。

2. 防治各种感染，特别是病毒感染。如 C 型 RNA 病毒。

3. 慎重使用某些药物。如氯霉素、保泰松、某些抗病毒药物、某些抗肿瘤药物及免疫抑制剂等，应避免长期使用或滥用。还有尽量少用或不用染发剂，长期或大量使用染色剂的人。患白血病的概率就会比一般人高，有潜在危害的人还有理发师、美容师等，经常接触化学物品，对皮肤有很大的伤害。必须要使用氯霉素、细胞毒类抗癌药、免疫抑制剂等药物时要小心谨慎，必须有医生指导。尤其儿童生病时用药更要特别注意安全，家属不应擅自滥用药，以免造成不必要的麻烦。

4. 避免接触某些致癌物质，做好职业防护及监测工作。如在生产酚、氯苯、硝基苯、香料、药品、农药、合成纤维、合成橡胶、塑料、染料等的过程中，注意避免接触有害、有毒物质。慢性苯中毒主要损害人体的造血系统，引起白细胞、血小板减少，严重者可诱发白血病，所以说我们减少与苯的接触；例如一些家庭的装修造成的污染是很严重的，因为装修中常用的涂料、地板砖、黏合剂等材料释放甲醛、苯、铅等有毒物质，会对人体的血液系统造成很大的损害，如果抵抗力较弱的人就容易诱发白血病，而且刚装修的房子浓度很高，一定要注意开窗通风。从事以苯为化生原料生产的工人一定要注意加强劳动保护，做好防护工作。

5. 对白血病高危人群应做好定期普查工作，特别注意白血病警号及早期症状。有条件者可服用天仙活力源做预防性治疗。

6. 大家日常生活中在饮食方面要做到饮食搭配合理，要多吃新鲜的蔬菜、五谷杂粮等，益于身体健康的食物，多吃天然食物及经过卫生检验的正规生产食品。含有农药、化肥的蔬菜和水果等食物，食用后经消化吸收进入血液，容易破坏骨髓的正常造血功能，从而发病。日常生活中还要多吃一些含高蛋白的食物，多补充蛋白质，才能维持组织器官的功能，而且蛋白质具有保护机体免受细菌和病毒的侵害，提高机体抵抗力的作用，例如多吃一些豆制品等。另外还要多吃含维生素和含铁丰富的食物，缺失了这些身体免疫力降低，抵抗力就会减弱，容易被病毒侵害，适量的补充，调动机体抗癌的积极性、抵抗致病物侵入机体，对有效的预防白血病可起到很大的作用。

第九节　淋巴瘤的个性化管理

案例：

男，33 岁，因发热，颈部、腹股沟淋巴结进行性肿大 3 月余入院。

患者 3 月余前无明显诱因发现颈部两侧及腹股沟两侧有数个如花生米大小的肿块，无自觉痛，压之不痛，未引起注意。此后上述部位的肿块逐渐增大，伴发热、乏力、头晕，自服退烧药或泼尼松片可暂时退热。曾在当地医院就诊，予抗生素、皮质激素、退热药等治疗，但肿块继续增大、发热不退，为进一步诊治收住院。起病来，无咳嗽咳痰胸痛，无鼻塞、鼻出血、耳鸣，无腹痛、腹泻、呕吐，无浓茶尿、黑便，无尿频尿急尿痛，食欲尚可，但体重减少 5kg。既往史、个人史、家族史无特殊。

查体：T 38.2℃，P 90 次 / 分，R 23 次 / 分，BP 120/70mmHg。神清，发育正常，营养中等，轻度贫血貌，无皮疹，无紫癜。左颈后可触及 3 个肿大的淋巴结，最大者如鸽蛋，最小者如花生米大，质地硬实且弹性好，无压痛，表面光滑，移动性好，右颈后可触及多个肿大（自黄豆大至龙眼大）的淋巴结，性质同上。巩膜无黄染，颈软、颈静脉无怒张，肝颈反流征阴性，甲状腺不大。胸骨无压痛，双肺无异常体征。心界不大，心率 90 次 / 分，律齐，各瓣膜区未闻及明显病理性杂音，腹软，全腹无压痛及反跳痛，肝未触及，脾肋下仅及，质中，无压痛，移动性浊音阴性，肠鸣音无亢进，无病理反射，双下肢无浮肿。

实验室检查：血常规：Hb 100g/L，RBC 3.4×10^{12}/L，WBC 5.2×10^{9}/L，分类正常，Plt 180×10^{9}/L。肝肾功能正常，肝炎系列全部阴性。维生素 B_{12} 及叶酸测定正常。抗核抗

体系列阴性。尿粪常规正常。腹部 B 超：脾肿大（长轴 13.8cm，内部回声均质），肝胆胰未见异常，腹膜后无肿大淋巴结。骨髓检查示正常骨髓象。维生素 B_{12} 及叶酸正常。血清铁蛋白 653.83μg/L，乳酸脱氢酶 2275U/L。

该患者的诊断与治疗？

淋巴瘤（lymphoma）起源于淋巴结和淋巴组织，其发生大多与免疫应答过程中淋巴细胞增殖分化产生的某种免疫细胞恶变有关，是免疫系统的恶性肿瘤。

按组织病理学改变，淋巴瘤可分为霍奇金淋巴瘤（Hodgkin lymphoma，HL）和非霍奇金淋巴瘤（non-Hodgkin lymphoma，NHL）两大类。

<h2 style="text-align:center">一、病因及分型</h2>

（一）病因

不完全清楚，但病毒学说颇受重视。

研究表明 EB 病毒与 HL 的关系极为密切。EB 病毒可能是 Burkitt 淋巴瘤的病因。

日本的成人 T 细胞白血病/淋巴瘤有明显的家族集中趋势，且呈地区性流行。20 世纪 70 年代后期，一种逆转录病毒人类 T 淋巴细胞病毒 I 型（HTLV-I），被证明是成人 T 细胞白血病/淋巴瘤的病因。另一种逆转录病毒 HTLV-II 近来被认为与 T 细胞皮肤淋巴瘤（蕈样肉芽肿）的发病有关。

幽门螺杆菌抗原的存在与黏膜相关性淋巴样组织结外边缘区淋巴瘤（胃 MALT 淋巴瘤）发病有密切的关系，抗幽门螺杆菌治疗可改善其病情，幽门螺杆菌可能是该类淋巴瘤的病因。

免疫功能低下也与淋巴瘤的发病有关。遗传性或获得性免疫缺陷患者伴发淋巴瘤者较正常人为多，器官移植后长期应用免疫抑制剂而发生恶性肿瘤者，其中 1/3 为淋巴瘤。干燥综合征患者中淋巴瘤的发病率比一般人高。

（二）分型

1. 霍奇金淋巴瘤分型

霍奇金淋巴瘤分为四型：淋巴细胞为主型、结节硬化型、混合细胞型、淋巴细胞减少型，其中混合细胞型为最常见，结节硬化型次之，其他各型均较少见。

2. 非霍奇金淋巴瘤分型

（1）边缘区淋巴瘤

（2）滤泡细胞淋巴瘤

（3）套细胞淋巴瘤

（4）弥漫大 B 细胞淋巴瘤

（5）Burkitt 淋巴瘤/白血病

（6）血管原始免疫细胞性 T 细胞淋巴瘤

（7）间变性大细胞淋巴瘤

（8）周围性 T 细胞淋巴瘤

（9）蕈样肉芽肿/赛塞里综合征

淋巴瘤的分型较为复杂，随着分子生物学等的进展，淋巴瘤分型也在不断更新。

二、临床表现

无痛性进行性的淋巴结肿大或局部肿块是淋巴瘤共同的临床表现。具有以下两个特点：①全身性。淋巴结和淋巴组织遍布全身且与单核-巨噬细胞系统、血液系统相互沟通，故淋巴瘤可发生在身体的任何部位。其中淋巴结、扁桃体、脾及骨髓是最易受到累及的部位。此外，常伴全身症状：发热、消瘦、盗汗，最后出现恶病质。②多样性。组织器官不同，受压迫或浸润的范围和程度不同，引起的症状也不同。当淋巴瘤浸润血液和骨髓时可形成淋巴细胞白血病，如浸润皮肤时则表现为蕈样肉芽肿或红皮病等。

1. 霍奇金淋巴瘤　多见于青年，儿童少见。首发症状常是无痛性颈部或锁骨上淋巴结进行性肿大（占60%～80%），其次为腋下淋巴结肿大。肿大的淋巴结可以活动，也可互相粘连，融化成块，触诊有软骨样感觉。少数HL可浸润器官组织或因深部淋巴结肿大压迫，引起各种相应症状。5%～16%的HL患者发生带状疱疹。饮酒后引起的淋巴结疼痛时HL所特有，但并非每一个HL患者都是如此。

发热、盗汗、瘙痒及消瘦等全身症状较多见。30%～40%的HL患者以原因不明的持续性发热为起病症状。这类患者一般年龄稍大，男性较多，常有腹膜后淋巴结累及。周期性发热约见于1/6的患者。可有局部及全身皮肤瘙痒，多为年轻女性。瘙痒可为HL的唯一全身症状。

2. 非霍奇金淋巴瘤　相对于HL，NHL的临床表现有如下二个特点：①随年龄增长而发病增多，男较女为多，除惰性淋巴瘤外，一般发展迅速。②NHL有远处扩散和结外侵犯倾向，无痛性颈和锁骨上淋巴结进行性肿大为首发表现较HL少。

NHL对各器官的压迫和浸润较HL多见，常以高热或各器官、系统症状为主要临床表现。咽淋巴环病变临床有吞咽困难、鼻塞、鼻出血及颌下淋巴结肿大。胸部以肺门及纵隔受累最多，半数有肺部浸润或胸腔积液。可致咳嗽、胸闷、气促、肺不张及上腔静脉压迫综合征等。累及胃肠道的部位以回肠为多，其次为胃，结肠很少受累。临床表现有腹痛、腹泻和腹块，症状可类似消化性溃疡、肠结核或脂肪泻等，常因肠梗阻或大量出血施行手术而确诊。肝大，黄疸仅见于较后期的病例。原发于脾的NHL较少见。腹膜后淋巴结肿大可压迫输尿管，引起肾盂积水。肾损害主要为肾肿大、高血压、肾功能不全及肾病综合征。中枢神经系统病变累及脑膜及脊髓为主。硬膜外肿块可导致脊髓压迫症。骨骼损害以胸椎及腰椎最常见，表现为骨痛。腰椎或胸椎破外，脊髓压迫症等。约20%的NHL患者晚期累及骨髓，发展为急性淋巴细胞白血病、皮肤受累表现为肿块、皮下结节、浸润性斑块、溃疡等。

三、诊　　断

进行性、无痛性淋巴结肿大者，应做淋巴结印片或淋巴结穿刺物涂片检查。疑皮肤淋巴瘤时可做皮肤活检及印片。伴有血细胞数量异常、血清碱性磷酸酶增高或有骨骼病变时，可做骨髓活检和涂片寻找R-S细胞或NHL细胞，了解骨髓受累情况。根据组织病理学检查结果，作出淋巴瘤的诊断和分类分型诊断。

根据组织病理学作出淋巴瘤的诊断和分类诊断后，还需根据淋巴瘤的分布范围，按照Ann Arbor提出的HL临床分期方案分期：

Ⅰ期　病变仅限于1个淋巴结区（Ⅰ）或单个结外器官受累（IE）。

Ⅱ期　病变累及横膈同侧两个或更多淋巴结区（Ⅱ），或病变局限侵犯淋巴结以外器官及横膈同侧 1 个以上淋巴结区（ⅡE）。

Ⅲ期　横膈上下均有淋巴结病变（Ⅲ）。可伴脾累及（ⅢS）、结外器官局限受累（ⅢE），或脾与局限性结外器官受累（ⅢSE）。

Ⅳ期　1 个或多个结外器官受到广泛或播散性侵犯，伴或不伴淋巴结肿大。肝或骨髓只要受到累及均属Ⅳ期。

累及的部位可采用下列记录符号：E，结外；X，直径 10cm 以上的巨块；M，骨髓；S，脾；H，肝；O，骨骼；D 皮肤；P，胸膜；L，肺。

每个临床分期按全身症状的有无分为 A、B 期。无症状者为 A，有症状者为 B。全身症状包括三个方面：①发热 38℃以上，连续 3 天以上，且无感染原因；②6 个月体重减轻 10% 以上；③盗汗，即入睡后出汗。

四、治　　疗

1. 以化疗为主的化、放疗结合的综合治疗
2. 生物治疗
3. 骨髓或造血干细胞移植
4. 手术治疗

五、预　　后

淋巴瘤预后已取得很大进步，HL 已成为化疗可治愈的肿瘤之一。淋巴细胞为主型的预后最好，5 年生存率为 94.3%；其次是结节硬化型，混合细胞型较差，而淋巴细胞消减型最差，5 年生存率仅为 27.4%。HL Ⅰ期与Ⅱ期 5 年生存率在 90% 以上，Ⅳ期为 31.9%；有全身症状者较无全身症状者为差；儿童及老年人的预后一般比中青年为差；女性治疗的预后较男性为好。

六、预　　防

1. 注意气候变化，预防和积极治疗病毒感染。
2. 密切注意浅表肿大的淋巴结的变化，对于家族成员中有类似疾病患者，更应高度警惕。
3. 加强身体锻炼，提高机体的免疫力与抗病能力。
4. 积极治疗与本病发生可能相关的其他慢性疾病，医．学教育网搜集整理如慢性淋巴结炎、自体免疫性疾病等。
5. 对于浅表的病变，应注意皮肤清洁，避免不必要的损伤或刺激。

第十节　多发性骨髓瘤的个性化管理

案例：

男，61 岁，因腰背痛、面色苍白 3 个月伴双下肢活动障碍 1 周入院。

患者于 3 月前无明显诱因出现腰背疼痛，呈持续性，针刺样，体位变动时疼痛加剧，疼痛无放射到双下肢，近 3 个月逐渐出现面色苍白，伴气促乏力，头晕及四肢麻木感，晨起时有颜面浮肿，间歇鼻塞，流涕发热 2 次，每次持续 7 天左右，用丙种球蛋白及先锋 V

后发热消退，偶有鼻出血 1 次，出血量约 20ml，可自止。起病以来无排酱油样小便，无其他部位骨骼关节疼痛，胃纳一般，大便无异常，睡眠尚可。既往史、个人史、婚育史、家族史无殊。

查体：T 37℃，P 86 次/分，R 20 次/分，BP 130/80mmHg。神清，发育正常，营养稍差，体位受限，呈平卧位，全身皮肤中度苍白，无黄染，未见出血点。全身浅表淋巴结无肿大，头颅无异常，鼻腔无出血，牙龈无肿胀，咽充血+，扁桃体不大。巩膜无黄染，颈软、颈静脉无怒张，肝颈反流征阴性，甲状腺不大。胸骨无压痛，双肺无异常体征。心界不大，心率 86 次/分，律齐，各瓣膜区未闻及明显病理性杂音，腹软，全腹无压痛及反跳痛，肝肋下 1.5cm，脾肋下未触及，质中，无压痛，肠鸣音 5 次/分，脊柱未见畸形，第 4、5 腰椎椎体有压痛，各关节未见红肿畸形，生理反射存在，未引出病理反射，双下肢肌力均为 5 级。双下肢无浮肿。

实验室检查：血常规：Hb 86g/L，RBC 2.8×10^{12}/L，WBC 3.6×10^{9}/L，分类正常，Plt 108×10^{9}/L。尿常规：尿蛋白+，余未见异常。大便常规未见异常。生化检查：尿素氮 14.1mmol/l，肌酐 187umol/l，总钙 3.0mmol/l，血清钾、钠、氯正常。肝功能检查：总蛋白 87g/l，白蛋白 30g/l，球蛋白 54g/l，转氨酶及胆红素正常。免疫球蛋白检查：IgG 29.4g/l，IgM 0.26g/l，IgA 0.40g/l，Kappa 轻链 26.90g/l，Lambda 轻链 0.67g/l。血清蛋白电泳可见一窄高峰带；血清免疫固定蛋白电泳，发现有一种单克隆蛋白 IgG-Kappa 型；尿本周蛋白电泳，有单克隆蛋白成分出现。全身扁骨拍片：头颅、肋骨多处虫蚀溶骨样改变，第 4、5 腰椎椎体压缩性骨折。骨髓穿刺涂片：骨髓增生活跃，粒系、巨核系增生正常，形态未见异常，红系增生稍差，红细胞呈串钱状排列，可见骨髓瘤细胞 30%。腹部 B 超：肝稍大，脾不大，双肾无萎缩，双输尿管未见扩张，管内未见异常回声，胆囊、胰腺、脾脏未见异常，腹主动脉旁、淋巴结未见肿大。

患者的诊断及治疗？

多发性骨髓瘤（multiple myeloma，MM）是浆细胞的恶性肿瘤。骨髓细胞在骨髓内克隆性增殖，引起溶骨性骨骼破坏；骨髓瘤细胞分泌单株免疫球蛋白，正常的多株免疫球蛋白合成受抑，本周蛋白随尿液排出；常伴贫血，肾衰竭和骨髓瘤细胞髓外浸润所致的各种损害。

一、病　　因

病因不明。有学者认为人类 8 型疱疹病毒（HHV-8）参与了 MM 的发生。

二、临床表现

（一）骨髓瘤细胞对骨骼和其他组织器官的浸润与破坏

1. 骨骼破坏　骨痛为常见症状，随病情发展而加重，疼痛部位多在骶部，其次为胸廓和肢体。活动或扭伤后剧痛者有自发性骨折的可能，多发生在肋骨、锁骨、下胸椎和上腰椎。多处肋骨或脊柱骨折可引起胸廓或脊柱畸形。骨髓瘤细胞浸润引起胸、肋、锁骨连接处发生串珠样结节者为本病的特征之一，如浸润骨髓可引起骨髓病性贫血。单个骨骼损害称为孤立性骨髓瘤。

2. 髓外浸润　①器官肿大　如淋巴结、肾和肝脾肿大。②神经损害　胸、腰椎破坏压迫脊髓所致截瘫较常见，其次为神经根受累。脑神经瘫痪较少见。多发性神经病变，呈双侧性远端感觉和运动障碍。如同时有多发性神经病变、器官肿大、内分泌病、单株免疫球蛋白血症和皮肤改变者，称为 POEMS 综合征。③髓外骨髓瘤 孤立性病变位于口腔及呼吸道等软组织中。④浆细胞白血病 系骨髓瘤细胞浸润外周血所致，浆细胞超过 $2.0 \times 10^9/L$ 时即可诊断，大多属 IgA 型，其症状和治疗同其他急性白血病。

（二）骨髓瘤细胞分泌单株免疫球蛋白（monoclonal immunoglonbulin，M 蛋白）引起的全身紊乱

1. 感染 是导致死亡的第一位的原因。因正常多株免疫球蛋白产生受抑及中性粒细胞减少，免疫力低下，容易发生各种感染，如细菌性肺炎和尿路感染，甚至败血症。病毒感染以带状疱疹多见。

2. 高黏滞综合征 血清中 M 蛋白增多，尤以 IgA 易聚合成多聚体，可使血液黏滞性过高，引起血流缓慢。组织淤血和缺氧。在视网膜、中枢神经和心血管系统优为显著。症状有头晕、眩晕、眼花、耳鸣、手指麻木、冠状动脉供血不足、慢性心力衰竭等患者可发生意识障碍。

3. 出血倾向 鼻出血、牙龈出血和皮肤紫癜多见。

4，淀粉样变和雷诺现象 少数患者，尤其是 IgD 型，可发生淀粉样变性，常见舌头肥大、腮腺肿大、心脏扩大、腹泻便秘、皮肤苔藓样变、外周神经病变以及肝肾功能损害等。如 M 蛋白为冷球蛋白，则引起雷诺现象。

（三）肾功能损害

为仅次于感染的致死原因。临床表现有蛋白尿、管型尿和急、慢性肾衰竭，急性肾衰竭多因脱水、感染、静脉肾盂造影等引起。

三、诊 断

诊断 MM 主要指标为：①骨髓中浆细胞 >30%；②活组织检查证实为骨髓瘤；③血清中有 M 蛋白：IgG > 35g/l，IgA > 20g/l 或尿中本-周蛋白 > 1g/24h。次要诊断标准为：①骨髓中浆细胞 10%-30%；②血清中有 M 蛋白，但未达到上述标准；③出现溶骨性病变；④其他正常的免疫球蛋白低于正常值的 50%。诊断 MM 至少一个主要指标和一个次要指标，或者至少包括次要指标①和②的三条次要指标。明确 MM 诊断后根据固定免疫电泳的结果按 M 蛋白的种类行 MM 分型诊断。

四、治 疗

对于无症状或无进展的骨髓瘤的患者，如冒烟性骨髓瘤即其骨髓中瘤细胞的数量颁 M 蛋白已达骨髓瘤诊断标准，但无溶骨性损害、贫血、肾衰竭和高钙血症等临床表现者，或惰性骨髓瘤虽然有三个以下的溶骨病变，M 蛋白达到中等水平，但并无临床症状和进展者，均可不治疗，但如果疾病进展及有症状的患者则需要治疗。

1. 化学治疗

2. 骨质破坏的治疗

3. 自身造血干细胞移植

五、预 后

国际分期系统与生存有密切关系。

表 14-10-1　国际分期系统

分期	分期的依据	中位生存时间
Ⅰ期	血清 β_2 微球蛋白 <3.5mg/L，白蛋白 >3.5g/dl	62 个月
Ⅱ期	介于Ⅰ期和Ⅲ期之间	44 个月
Ⅲ期	血清 β_2 微球蛋白 >5.5mg/L，白蛋白 <3.5g/dl	29 个月

六、家 庭 护 理

1. 休息　一般病人可适当活动，过度限制身体能促进病人继发感染和骨质疏松，但绝不可剧烈活动，应避免负载过重，防止跌、碰伤，视具体情况使用腰围、夹板，但要防止由此引起血液循环不良。如病人因久病消耗，机体免疫功能降低，易发生合并症时，应卧床休息，减少活动。有骨质破坏时，应绝对卧床休息，以防止引起病理性骨折。为防止病理性骨折应给病人睡硬板床，忌用弹性床。保持病人有舒适的卧位，避免受伤，特别是坠床受伤。

2. 饮食　给予高热量、高蛋白、富含维生素、易消化的饮食。肾功能不全的患者，应给予低钠、低蛋白或麦淀粉饮食，以减轻肾脏负担。如有高尿酸血症及高钙血症时，应鼓励病人多饮水，每日尿量保持在 2000ml 以上，以预防或减轻高钙血症和高尿酸血症。

3. 对肢体活动不便的老年卧床病人，应定时协助翻身，动作要轻柔，以免造成骨折。受压处皮肤应给予温热毛巾按摩或理疗，保持床铺干燥平整，防止压疮发生。

4. 口腔护理　肾功能损害的病人，因代谢物积累过多，部分废物进呼吸道排出而产生口臭，影响病人食欲，应做好口腔护理，并给予 0.05% 洗必泰液和 4% 碳酸氢钠液交替漱口，预防细菌和真菌感染。

5. 疼痛护理　随着病情进展，骨痛症状难以缓解，骨痛程度轻重不一，主要发生于富含红骨髓的骨骼，如肋骨、胸骨等。神经根可因受压而出现神经痛。要关心体贴病人，尽量减轻病人痛苦。尤其对病人因身体活动时引起的疼痛，应密切观察，细心护理。按医嘱给予适量的镇静止痛药，必要时可给予哌替啶、吗啡等镇痛药。也可进行局部放射治疗，以减轻症状。神经性疼痛的病人可给予相应的局部封闭或理疗。

6. 贫血护理　观察贫血的症状和判断贫血程度，给予相应的护理。

7. 预防感染本病以呼吸道感染和肺炎为多见，其次是泌尿道感染，故应保持病室清洁空气，温湿度适宜，避免受凉和防止交叉感染，协助病人经常更换体位，及时排痰；鼓励水化利尿。

8. 化疗护理　化疗期间病人应多饮水，每日入液量不少于 3000ml，并碱化尿液，准确记录液量，维持水电解质平衡。

9. 心理护理　疏导病人说出自己的忧虑，加倍地给予关爱和照顾，尽力缓和病人的精神压力，帮助病人正视现实，摆脱平稳情绪平稳。

七、预　　　防

本病的发生与环境、饮食等因素有关。故预防本病发生。增强病人的体质。积极治疗慢性疾患。避免射线及化学毒物的接触。对于疾病的防治具有重要的意义。

首先应避免与致癌因素接触。若有接触史或病状可疑者。应定期体检。争取早期发现及时治疗。患者宜参加适当的经常性活动。以减少脱钙。注意个人卫生。防止感染。尤其要注意口腔黏膜和皮肤的清洁。防止感冒。

中医方法宜注意调理情志，防止七情太过，从而保持气血和畅、阴阳平衡，预防疾病的发生。患病之后保持乐观情绪，性情勿大怒，勿大悲伤。树立战胜疾病的信心是战胜疾病的重要一环。注意身体锻炼，顺四时而调形体，可采取气功、太极拳等方法，以增强体质，预防疾病发生，或配合本病治疗。注意起居有常，劳逸有度，适寒温，避虚邪，宜禁烟酒，注意饮食调养，忌暴饮暴食、饮食偏嗜，避免辛辣肥甘厚味之品。既病之后，可对症选用补血、壮骨和减轻脾肿大的食品。

第十一节　骨髓增生性疾病的个性化管理

案例：

男，59岁，头晕、视蒙、四肢麻木5年余，加重伴心悸、胸闷半年入院。

患者于5年前始无明显诱因出现头晕，起初症状较轻，持续约数分钟，休息后可缓解，伴视蒙、四肢麻木感，无天旋地转、耳鸣。自以为劳累所致，未予以重视，之后症状发作愈趋频繁且持续时间增长，渐觉全身乏力、疲倦，视力渐下降、视物模糊，偶有双下肢足端刺痛感，到当地医院检查示"红细胞、血红蛋白增多超过正常范围，血液黏稠性增高"，予潘生丁、阿司匹林、血栓通等治疗，病情无明显好转。近半年来，患者自觉头晕、四肢麻木等症状加重，伴活动后心悸、胸闷，登三楼或步行20分钟即气促明显，家人发现其脸色渐转紫红色并有加深之势，来我院检查白细胞（WBC）$20 \times 10^9/L$，RBC $6.5 \times 10^{12}/L$，Hb 206g/L，PLT $500 \times 10^9/L$，骨髓穿刺涂片示"结合临床，符合真性红细胞增多症骨髓象"，为进一步治疗而收入院。起病以来，无发热畏寒，无鼻出血或牙龈出血，无全身骨痛，精神欠佳，食欲一般，体重下降约3kg。

既往史：有高血压25年，服用心痛定、开博通治疗，血压波动于150～180/75～105mmHg，无其他疾病史。无过敏史，有阑尾切除术及颅脑外伤史。

个人史及家族史无殊。

查体：T 36.7℃，P 102次/分，R 20次/分，BP 150/80mmHg。神清，发育正常，营养中等，颜面及肢端皮肤紫红色，全身皮肤和黏膜无黄染。全身浅表淋巴结无肿大，颈软、颈静脉无怒张，甲状腺不大。胸骨无压痛，双肺无异常体征。心界不大，心率102次/分，律齐，各瓣膜区未闻及明显病理性杂音，腹软，全腹无压痛及反跳痛，肝肋下2cm，质软，边缘清楚，无压痛；脾肋下1线7cm，2线8cm，3线4cm，质偏硬，边缘清楚，表面光滑，无压痛，肝肾区无叩击痛，肠鸣音正常。四肢关节无畸形，未引出病理反射，脑膜刺激征，双下肢无浮肿。

实验室检查：血常规：Hb 216g/L，RBC $8.43 \times 10^{12}/L$，WBC $14.0 \times 10^9/L$，分类正常，Plt $415 \times 10^9/L$。大、小便常规未见异常。肝肾功能正常。铁蛋白1282μg/L。叶酸、维生素 B_{12} 正常。血气分析：pH 7.40，PCO_2 36mmHg，PO_2 95mmHg，血氧饱和度96%。腹部B超：肝囊肿，脾肿大，脾长轴17cm，厚轴9.5cm，内部回声均匀。胸部X线：主动脉型心、双肺未见异常。心电图：心肌劳损，左房负荷大。骨髓穿刺涂片：骨髓增生明显，红系比例增多，占28%，粒：红系比例为2:1。意见：结合临床，符合真性红细胞增多症骨髓象。骨髓活检：造血细胞明显增生，可见较多巨核细胞，脂肪细胞减少。

　　患者的诊断及治疗？

　　骨髓增生性疾病（myeloproliferative diseases，MPD）指分化相对成熟的一系或多系骨髓细胞不断地克隆性增殖的一组肿瘤性疾病。临床有一种或多种血细胞增生，伴肝、脾或淋巴结肿大。包括：①真性红细胞增多症；②慢性粒细胞白血病、慢性中性粒细胞白血病、慢性嗜酸性粒细胞白血病等；③原发性血小板增多症；④原发性骨髓纤维化症等，系造血干细胞的疾患，故各病间可以转化。

一、真性红细胞增多症

（一）发病机制和临床表现

　　本症是一种以克隆性红细胞增多为主的骨髓增生性疾病，90%～95%患者都可发现JAK2V617F基因突变。中老年发病，男性多见。起病隐匿，偶然查血时发现。血液黏滞度增高可致血流缓慢和组织缺氧，表现为头痛、眩晕、多汗、疲乏、健忘、耳鸣、眼花、视力障碍、肢端麻木与刺痛等症状。伴血小板增多时，可有血栓形成和梗死。常见于四肢、肠系膜、脑及冠状血管；严重时瘫痪。嗜碱性粒细胞增多，其嗜碱颗粒富有组胺，大量释放刺激胃腺壁细胞，可致消化性溃疡；刺激皮肤有明显瘙痒症。血管内膜损伤、血小板第3因子减少、血块回缩不良等，可致出现倾向。高尿酸血症可产生继发性痛风、肾结石及肾功能损害。

　　患者皮肤和黏膜显著红紫，尤以面颊、唇、舌、耳、鼻尖、颈部和四肢末端（指趾及大小鱼际）为甚。眼结合膜显著充血。患者后期可合并肝硬化，称为 Mosse 综合征。患者多有脾大，可发生脾梗死，引起脾周围炎。约半数病例有高血压。Gaisbock 综合征指本症合并高血压而脾大。

　　病程分为：①红细胞及血红蛋白增多期：可持续数年；②骨髓纤维化期：通常在诊断后 5～13 年发生；③贫血期：有巨脾、髓外化生和全血细胞减少。

（二）诊断

　　主要诊断指标：①红细胞量大于正常值的 25%，或血红蛋白量男 >185g/L，女 >165g/L；②无继发性红细胞增多的原因存在，动脉血 PO_2 ≥92%；③脾大；④骨髓细胞有非 ph 染色体或非 BCR-ABL 融合基因的克隆性遗传异常；⑤有内源性 CFU-E，即不加入 EPO，CFU-E 自发生。次要诊断指标：①血小板 $>400 \times 10^9/L$；②白细胞 $>12 \times 10^9/L$；③骨髓活检示全髓细胞增生，以红系和巨核系增生为主；④血清 EPO 偏低。当存在主要诊断标准①＋②＋任一条其他主要诊断标准或主要诊断标准①＋②＋任两条次要诊断指标时即可诊断真性红细胞增多症。目前对 JAK_2 基因突变较关注。

（三）治疗

　　1. 静脉放血　每隔 2～3 天放血 200～300ml，直至红细胞数在 $6.0 \times 10^{12}/L$ 以下，血细胞比容在 0.50 以下。较年轻的患者可仅采用放血治疗。

　　2. 化学治疗

　　3. α-干扰素

　　4. JAK_2 抑制剂芦可替尼等

（四）预后

可生存 10～15 年以上、出血、血栓形成和栓塞是主要死因。个别可演变为急性白血病，大多 2～3 年内死亡。

二、原发性血小板增多症

为造血干细胞克隆性疾病，约 50%～70% 患者有 JAK2V617F 基因突变。也称为出血性血小板增多症。

（一）临床表现

起病缓慢，可有疲劳、乏力。以血小板增多，脾大，出血或血栓性形成为主要临床表现。

（二）诊断

血小板持续大于 $600 \times 10^9/L$，骨髓以巨核系增生为主。能除外继发性血小板增多症，骨髓增生异常综合征与其他骨髓增生性疾病者，即可诊断本病。

（三）治疗

1. 血小板单采术　可迅速减少血小板量，常用于妊娠、手术前准备以及骨髓抑制药不能奏效时。每次循环血量约为患者的 1.5 倍血容量，连续 3 天，每天一次。

2. 骨髓抑制药　年轻无血栓及出血者，不一定需用骨髓抑制药。血小板 $>1000 \times 10^9/L$，有反复血栓及出血的老年患者应积极治疗。

3. α-干扰素

4. 抗凝治疗阿司匹林等对抗血小板自发凝集的作用。

（四）预后

进展缓慢，多年保持良性过程。约 10% 的患者有可能转化为其他类型的骨髓增生性疾病。

三、原发性骨髓纤维化症

本病病因不明，巨脾，幼粒幼红细胞性贫血，出现泪滴形红细胞。骨髓常干抽，活检证实骨髓纤维组织增生，在脾、肝、淋巴结等部位有髓样化生。

（一）临床表现

中位发病年龄为 60 岁，起病隐匿，偶然发现脾大而就诊。症状包括乏力、体重下降、食欲减退、左上腹疼痛、贫血、巨脾引起的压迫症状以及代谢增高所致的低热、出汗、心动过速等。严重贫血和出血为本症的晚期表现。少数病例可因高尿酸血症并发痛风及肾结石。也可有合并肝硬化，因肝及门静脉血栓形成，而致门静脉高压症。

（二）治疗

1. 小剂量反应停和激素治疗

2. 纠正贫血

3. 羟基脲和活性维生素 D_3（骨化三醇）

4. 脾切除指征　①脾大引起压迫和（或）脾梗死疼痛难以忍受；②无法控制的溶血；③并发食管静脉曲张破裂出血。但是，脾切除后可使肝迅速增大，肝功能衰竭或血小板增多，有形成血栓的可能，因而应慎重考虑。

5. 异体造血干细胞移植　可根治本病，但相关失败率高。

6. JAK_2 抑制剂芦可替尼等目前正应用于临床。

（三）诊断

中老年，巨脾，外周血象有泪滴形红细胞及幼粒红细胞性贫血，Ph 染色体阴性，多次骨髓"干抽"。骨髓活检发现胶原纤维增生，则可诊断。肝、脾及淋巴结穿刺可发现造血灶，提示髓样化生。

（四）预后

肯定诊断后中位生存期为 5 年。近 20% 的患者最后演变为急性白血病。死因多为严重贫血、心力衰竭、出血或反复感染。

四、骨髓增殖性疾病的护理

1. 注意适当休息，勿过劳掌握动静结合，休息好，有利于疲劳的恢复；运动可以增强体力，增强抗病能力，两者相结合，可更好的恢复。

2. 继续服用药物，做好护理。

3. 保持良好的心态非常重要，保持心情舒畅，有乐观、豁达的精神、坚强战胜疾病的信心。不要恐惧，只有这样，才能调动人的主观能动性，提高机体的免疫功能。

4. 适当的营养供给，在如今的生活条件下，不宜过多强调高糖、高蛋白、高维生素及低脂肪饮食。但营养的搭配要平衡，荤素搭配，多吃蔬菜、水果、肉类、蛋奶类等，其摄入量依人的胖瘦来决定，严禁烟酒。

5. 适当进行一些锻炼，增强体质。

第十二节 紫癜性疾病的个性化管理

案例：

男性，16 岁，学生，因皮肤瘀点、瘀斑 10 天，腹痛 2 天入院。

患者 10 天前开始无明显诱因双下肢反复出现瘀点、瘀斑，呈对称性分布。瘀点为紫红色，大小不一，逐渐增多，延及躯干和上肢，部分融合成片，高出皮肤，伴轻微瘙痒。2 天前出现腹部剧痛，以脐周明显，伴恶心、呕吐及腹泻，大便暗红色，每天 3 次，无里急后重。今为求进一步诊治来医院，起病以来，无畏寒、发热、无面色苍白、头晕乏力，无骨关节痛、腰痛、浮肿等，精神、胃纳、睡眠欠佳，体重无明显改变。

既往史：起病前 1 周曾患感冒，已愈。对虾、蟹过敏，无药物过敏史。余既往史无殊。个人史及家族史无殊。

查体：T 37.4℃，P 100 次/分，R 21 次/分，BP 120/60mmHg。神清，发育正常，营养中等，急性病容，自主体位，检查合作。全身皮肤和黏膜未见苍白、黄染，躯干及四肢皮肤见散在分布的出血点，两侧对称分布，稍隆起，红色，压之不退色，尤以四肢远端为多，部分融合成片。全身浅表淋巴结无肿大，头颅无异常。巩膜无黄染，颈软、颈静脉无怒张，肝颈反流征阴性，甲状腺不大。胸骨无压痛，心肺未见异常。腹软，脐周压痛，无反跳痛，未触及包块，肝脾肋下未触及，无移动性浊音，肝肾区无叩痛，肠鸣音活跃。四肢关节无红肿畸形，下肢无浮肿。生理反射存在，无病理反射和脑膜刺激征。

实验室检查：血常规：RBC 4.5×10^{12}/L，Hb 126g/L，WBC 4.8×10^9/L，分类正常，Plt 170×10^9/L。尿常规：尿蛋白＋，RBC＋＋，余未见异常。粪潜血＋＋＋＋。束臂试验阳性。血小板功能正常。凝血酶原时间、部分凝血活酶时间、纤维蛋白原定量均正常。肝肾功能检查正常。抗核抗体系列阴性。骨髓象增生活跃，粒：红＝5：1粒红系统形态和比例正常，全片见巨核细胞10个，形态正常，血小板不少。

患者的诊断及治疗？

紫癜（purpura）性疾病约占出血性疾病总数的1/3，包括血管性紫癜（vascular purpura）和血小板减少性紫癜（thrombocytic purpura）。前者由血管壁结构或功能异常所致，多见于内皮细胞或内皮下基底膜及胶原纤维等内皮下组织的病变。血小板性紫癜由血小板疾病所致。临床上以皮肤、黏膜出血为主要表现。

一、过敏性紫癜

过敏性紫癜（allergic purpura）为一种常见的血管变态形反应性疾病，因机体对某些致敏物质产生变态反应，导致毛细血管脆性及通透性增加，血液外渗，产生紫癜、黏膜及某些器官出血。可同时伴发血管神经性水肿、荨麻疹等其他过敏表现。

本病多见于青少年，男性发病略多于女性，春、秋季发病较多。

（一）病因

致敏因素甚多，与本病发生密切相关的主要有：

1. 感染

（1）细菌：主要为β溶血性链球菌。以呼吸道感染最为多见。

（2）病毒：多见于发疹性病毒感染，如麻疹、水痘、风疹等。

（3）其他：寄生虫感染。

2. 食物　是人体对异性蛋白过敏所致。如鱼、虾、蟹、蛋、鸡、牛奶等。

3. 药物

（1）抗生素类：青霉素（包括半合成青霉素如氨苄青霉素等）及头孢菌素类抗生素等。

（2）解热镇痛药：水杨酸类、保泰松、吲哚美辛及奎宁类等。

（3）其他药物：磺胺类、阿托品、异烟肼及噻嗪类利尿药等。

4. 其他　花粉、尘埃、菌苗或疫苗接种、虫咬、受凉及寒冷刺激等。

（二）临床表现

多数患者发病前1~3周有全身不适、低热、乏力及上呼吸道感染等前驱症状，随之出现典型临床表现。

1. 单纯型（紫癜型）　为最常见的类型。主要表现为皮肤紫癜，局限于四肢，尤其是下肢及臀部，躯干极少累及。紫癜常成批反复发生、对称分布，可同时伴有皮肤水肿、荨麻疹、紫癜大小不等，初呈深红色，按之不褪色，可融化成片形成瘀斑，数日内渐变成紫色、黄褐色、淡黄色，经7~14日逐渐消退。

2. 腹型（Henoch型）　除皮肤紫癜外，因消化道黏膜及腹膜脏层毛细血管受累而产生一系列消化道症状及体征，如恶心、呕吐、呕血、腹泻及黏液便、便血等。其中腹痛最为常见，常为阵发性绞痛，多位于脐周、下腹或全腹，发作时可因腹肌紧张及明显压痛、肠鸣音亢进而误诊为外科急腹症。在幼儿可因肠壁水肿、蠕动增强等而致肠套叠。腹部症状、体征多与皮肤紫癜同时出现，偶可发生于紫癜之前。

3. 关节型　除皮肤紫癜外，因关节部位血管受累出现关节肿胀、疼痛、压痛及功能障碍等表现。多发生于膝、踝、肘、腕等大关节，呈游走性、反复性发作，经数日而愈，不遗留关节畸形。

4. 肾型　过敏性紫癜肾炎的病情较为严重，发生率12%～40%。在皮肤紫癜的基础上，因肾小球毛细血管祥炎症反应而出现血尿、蛋白尿及管型尿，偶见水肿、高血压及肾衰竭等表现。肾损害常发生于紫癜出现后1周，亦可延迟出现。多在3～4周内恢复，少数病例因反复发作而演变为慢性肾炎或肾病综合征。

5. 混合型　皮肤紫癜合并上述两种以上临床表现。

6. 其他　少数本病患者还可因病变累及眼部、脑及脑膜血管而出现视神经萎缩、虹膜炎、视网膜出血及水肿，及神经系统相关症状、体征。

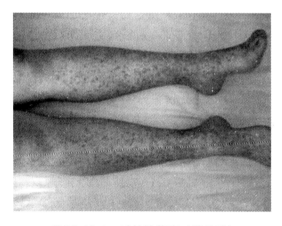

图 14-12-1　过敏性紫癜（单纯型）

（三）诊断

诊断要点：

1. 发病前1～3周有低热、咽痛、全身乏力或上呼吸道感染史．

2. 典型四肢皮肤紫癜，可伴腹痛、关节肿痛及血尿。

3. 血小板计数、功能及凝血相关检查正常。

4. 排除其他原因所致的血管炎及紫癜。

（四）防治

1. 消除致病因素　防治感染，清除局部病灶（如扁桃体炎等），驱除肠道寄生虫，避免可能致敏的食物及药物等。

2. 一般治疗

（1）抗组胺药

（2）改善血管通透性药物

3. 糖皮质激素

4. 对症治疗

5. 其他

（1）免疫抑制剂

（2）抗凝疗法

（3）中医中药

（五）病程及预后

本病病程一般在2周左右。多数预后良好，少数肾型患者预后较差，可转为慢性肾炎或肾病综合征。

二、特发性血小板减少性紫癜

特发性血小板减少性紫癜（idiopathic thrombocytopenic purpura，ITP）是一组免疫介导的血小板过度破坏所致的出血性疾病。以广泛皮肤黏膜及内脏出血、血小板减少、骨髓巨核细胞发育成熟障碍、血小板生存时间缩短及血小板膜糖蛋白特异性自身抗体出现等为特征。

ITP 是最常见的血小板减少性紫癜。发病率约为 5 ~ 10/10 万人口，65 岁以上老年发病率有升高趋势。临床可分为急性型和慢性型，前者好发于儿童，后者多见于成人。男女发病率相近，育龄期女性发病率高于同年龄段男性。

（一）病因与发病机制

1. 感染　细菌或病毒感染与 ITP 的发病有密切关系：①急性 ITP 患者，在发病前 2 周左右常有上呼吸道感染史；②慢性 ITP 患者，常因感染而致病情加重。

2. 免疫因素　将 ITP 患者血浆输给健康受试者可造成后者一过性血小板减少。50% ~ 70% 的 ITP 患者血浆和血小板表面可检测到血小板膜糖蛋白特异性自身抗体。目前认为自身抗体致敏的血小板被单核细胞系统过度吞噬破坏是 ITP 发病的主要机制。

3. 脾　是自身抗体产生的主要部位，也是血小板破坏的重要场所。

4. 其他因素　鉴于 ITP 在女性多见，且多发于 40 岁以前，推测本病可能与雌激素有关。现已发现，雌激素可能有抑制血小板生成和（或）增强单核-巨噬细胞系统对与抗体结合之血小板吞噬的作用。

（二）临床表现

1. 急性型　半数以上发生于儿童。

（1）发病方式　多数患者发病前 1 ~ 2 周有上呼吸道感染史，特别是病毒感染史，起病急骤，部分患者可有畏寒、寒战、发热。

（2）出血

1）皮肤、黏膜出血：全身皮肤淤点、紫癜、瘀斑，严重者可有血泡及血肿形成。鼻出血、牙龈出血、口腔黏膜及舌出血常见，损伤及注射部位可渗血不止或形成大小不等的瘀斑。

2）内脏出血：当血小板低于 $20 \times 10^9/L$ 时，可出现内脏出血，如呕血、黑粪、咯血、尿血、阴道出血等，颅内出血（含蛛网膜下腔出血）可致剧烈头痛、意识障碍、瘫痪及抽搐，是本病致死的主要原因。

3）其他：出血量大，可出现程度不等的贫血、血压降低甚至失血性休克。

2. 慢性型　主要见于成人。

（1）起病方式起病隐匿，多在常规查血时偶然发现。

（2）出血倾向多数较轻而局限，但易反复发生。可表现为皮肤、黏膜出血，如淤点、紫癜、瘀斑及外伤后出现不易等，鼻出血、牙龈出血亦很常见。严重内脏出血较少见，但月经过多较常见，在部分患者可为唯一的临床症状。患者病情可因感染等而骤然加重，出现广泛、严重的皮肤黏膜及内脏出血。

（3）其他长期月经过多可出现失血性贫血。病程半年以上者，部分可出现轻度脾肿大。

（三）诊断

诊断要点：

1. 广泛出血累及皮肤、黏膜及内脏。

2. 多次检验血小板计数减少。

3. 脾脏不大。

4. 骨髓巨核细胞增多或正常，有成熟障碍。

5. 泼尼松或脾切除治疗有效。

6. 排除继发性血小板减少症。

（四）治疗

1. 一般治疗　出血严重者应注意休息。血小板低于 $20 \times 10^9/L$ 者，应严格卧床，避免外伤，止血药的应用及局部止血。

2. 糖皮质激素　一般情况下为首选治疗。，近期有效率约为 80% 。

3. 脾切除

（1）适应证：①正规糖皮质激素治疗无效，病程迁延 3~6 个月；②糖皮质激素维持量大于 30mg/d；③有糖皮质激素使用禁忌症；④^{51}Cr 扫描脾区放射指数增高。

（2）禁忌证：①年龄小丁 2 岁；②妊娠期；③因其他疾病不能耐受手术。脾切除治疗的有效率约为 70%~90% 。无效者对糖皮质激素的需要量亦可减少。

4. 免疫抑制剂治疗　不宜作为首选。

（1）适应证：①糖皮质激素或脾切除疗效不佳者；②有使用糖皮质激素或脾切除禁忌证；③与糖皮质激素合用以提高疗效及减少糖皮质激素的用量。

（2）主要药物：长春新碱（最常用）、环磷酰胺、硫唑嘌呤、环孢素、霉酚酸酯（骁悉）、利妥昔单克隆抗体。

5. 其他　①达那唑；②氨肽素。

6. 急症的处理　适用于：①血小板低于 $20 \times 10^9/L$ 者；②出血严重、广泛者；③疑有或已发生颅内出血者；④近期将实施手术或分娩者。

（1）血小板输注。

（2）静脉注射免疫球蛋白。

（3）大剂量甲泼尼龙。

（4）血浆置换。

三、血栓性血小板减少性紫癜

血栓性血小板减少性紫癜（thrombotic thrombocytopenic purpura，TTP）是一种较少见的弥散性微血管血栓-出血综合征。临床以血小板减少性紫癜、微血管病性溶血、神经精神症状、肾损害和发热典型五联征表现为特征。

（一）病因

多数获得性 TTP 病因不明，少数继发于妊娠、药物、自身免疫性疾病、严重感染、肿瘤、造血干细胞移植等。

（二）临床表现

TTP 可发生于任何年龄，多为 15~50 岁，女性多见。出血和神经精神症状为该病最常见的表现。以皮肤黏膜和视网膜出血为主，严重者可发生内脏及颅内出血。神经精神症状可表现为头痛、意识紊乱、淡漠、失语、惊厥、视力障碍、谵妄和偏瘫等，变化多端。微血管病性溶血表现为皮肤、巩膜黄染，尿色加深。肾脏表现有蛋白尿、血尿颌不同程度的肾功能损害。发热见于半数患者。并非所有患者均具有五联征表现。

TTP 可根据有无明确的病因分为原发性 TTP 和继发性 TTP；根据有无遗传背景分为遗传性 TTP 和获得性 TTP；也可根据起病急缓和病程分为急性和慢性。

（三）诊断

临床主要根据特征性的五联征表现为诊断依据。血小板减少伴神经精神症状时应高度怀疑本病。血涂片镜检发现破碎红细胞、vWF 多聚体分析发现 UL-vWF，vWF-cp 活性降低均有助于诊断。

（四）治疗

1. 血浆置换和输注新鲜冷冻血浆 血浆置换为首选治疗，置换液应选用新鲜血浆或冰冻血浆（FFP）。

2. 其他疗法 糖皮质激素，大剂量静脉免疫球蛋白，长春新碱等。

（五）病程及预后

80% 以上的患者通过血浆置换治疗可以长期存活。

第十三节 凝血障碍性疾病的个性化管理

案例：

患者，女，23 岁，因反复血肿 9 年，右下肢肿胀疼痛 6 天入院。

患者在 14 岁时起无明显诱因出现四肢皮疹，为散在暗红色丘疹，伴瘙痒，无水疱或溃疡，疑过敏性皮炎，予苯海拉明、胶性钙等对症治疗后好转。但 2 个月后右手臂发生血肿，以后右臂与右腿反复发生血肿，每年发作 2~4 次，每次发作前或发作时均有皮疹加剧，无发热畏寒，无关节肿痛、腹痛腹泻或黑便，无腰酸腰痛或血尿，在当地医院检查血小板计数、凝血酶原时间及纤维蛋白原均正常，未能明确诊断，但予糖皮质激素治疗病情可缓解，停药后则易反复。近 1 年来患者不规则服用地塞米松及环磷酰胺，已自行停药 1 个月余。6 天前患者又出现右腿肿胀疼痛并逐渐加剧，不能活动，伴四肢皮疹增多，为进一步诊治而入院。自起病以来，无发热畏寒、关节肿痛，无鼻出血或牙龈出血，无口腔溃疡、全身骨痛，精神欠佳，食欲一般，体重下降约 5kg。

既往史：平素体健，14 岁以前无出血倾向或贫血史。其他既往史无殊，无食物、药物过敏史。

个人史无殊。月经、婚育史：14 岁月经初潮，月经不规则，月经周期 20~45 天不等，经期 3~10 天，月经量时多时少，LMP1996-06-15，白带不多，无痛经。未婚未育。

家族史：患者父母为姨表兄妹，但无出血现象。患者的妹妹及家族史中其他成员也无出血倾向，否认有家族性或遗传性疾病。

查体：T 36.8℃，P 96 次/分，R 22 次/分，BP 100/60mmHg。神清，发育正常，营养中等，轻度贫血貌。四肢皮肤均见较大面积的暗红色丘疹，伴脱屑与结痂，未见出血点或瘀斑。全身浅表淋巴结无肿大，头颅无异常。巩膜无黄染，颈软、颈静脉无怒张，甲状腺不大，气管居中。胸骨无压痛，双肺呼吸音清，未闻及干湿啰音，心率 96 次/分，心律齐，心尖部可闻及 II/6 级收缩期杂音。腹软，脐周压痛，无反跳痛，未触及包块，肝脾肋下未触及，无移动性浊音。右大腿明显肿胀并见有大片瘀斑。右大腿下 1/4 处周径为 44cm（左侧 39cm），右腓肠肌处周径为 33cm（左侧 27cm），触痛明显。四肢关节无红肿畸形，下肢无浮肿。生理反射存在，无病理反射和脑膜刺激征。

实验室检查：血常规：RBC $3.36 \times 10^{12}/L$，Hb 101g/L，WBC $3.24 \times 10^9/L$，分类正常，Plt $370 \times 10^9/L$。大、小便常规正常。肝肾功能正常。凝血功能：部分凝血酶原时间 98.5 秒，凝血酶原时间 15 秒，凝血酶时间 13 秒，凝血时间 10 分 25 秒。纤维蛋白原 3.0g/L。凝血活酶生成不能被正常吸附血浆或血清纠正。因子 VIII 活性为 2.9%，von Willebrand 因子抗原浓度 125.7%。抗 Sm 抗体（＋）、抗核抗体（＋）、抗双链 DNA 抗体（＋）。血沉 38mm/h。IgG 16.84g/L、IgA 2.69g/L、IgM 1.12g/L、补体 C_3 0.44g/L、补体 C_4 0.32g/L。患者抗心磷脂抗体阴性，类风湿因子阴性，血液中未找到 LE 细胞。皮肤活检的病理诊断为亚急性皮炎，不排除红斑狼疮。心电图、胸片及腹部 B 超均无明显异常。

患者的诊断及治疗？

凝血功能障碍性疾病是凝血因子缺乏或功能异常所致的出血性疾病。凝血障碍性疾病大致可分为先天性和获得性两类。前者与生俱来，多为单一凝血因子缺损，如血友病等；后者发病于出生后，常存在明显的基础疾病，多为复合性凝血因子减少，如肝病性出血等。

一、血　友　病

血友病（hemophilia）是一组因遗传性凝血活酶生成障碍引起的出血性疾病，包括血友病 A、血友病 B 及遗传性 FXI 缺乏症，其中以血友病 A 最为常见。血友病以阳性家族史、幼年发病、自发或轻度外伤后出血不止、血肿形成及关节出血为特征。我国血友病 A 约占 80%，血友病 B 约占 15%，遗传性 FXI 缺乏症则极少见。

（一）病因

血友病 A 又称遗传性抗血友病球蛋白缺乏症或 FVIII：C 缺乏症。

血友病 B 又称遗传性 FIX 缺乏症。

（二）遗传规律

血友病 A、B 均属于 X 连锁遗传性疾病。遗传性 FIX 缺乏症为常染色体隐性遗传性疾病，双亲都可遗传，子女均能发病。

（三）临床表现

1. 出血　出血的轻重与血友病类型及相关因子缺乏程度有关。血友病 A 出血较重，血友病 B 则较轻。按血浆 FVIII：C 的活性，可将血友病 A 分为 3 型：①重型：FVIII：C 活性低于健康人的 1%；②中型：FVIII：C 活性相当于健康人的 1%～5%；③轻型：FVIII：C 相当于健康人的 5%～25%。

血友病的出血多为自发性或轻度外伤、小手术后（如拔牙、扁桃体切除）出血不止，且具备以下特征：①生来俱有，伴随终身，但罕有出生时脐带出血；②常表现为软组织或深部肌肉血肿；③负重关节如膝、踝关节等反复出血甚为突出，最终可致关节肿胀、僵硬、畸形，可伴骨质疏松、关节骨化及相应肌肉萎缩（血友病关节）。

重症患者可发生呕血、咯血，甚至颅内出血，但皮肤紫癜罕见。

2. 血肿压迫症状及体征　血肿压迫周围神经可致局部疼痛、麻木及肌肉萎缩；压迫血管可致相应供血部位缺血性坏死或淤血、水肿；口腔底部、咽后壁、喉及颈部出血可导致呼吸困难甚至窒息；压迫输尿管致排尿障碍。

（四）诊断

1. 血友病 A

（1）临床表现：男性患者，有或无家族史，有家族史者符合 X 连锁隐性遗传规律；关节、肌肉、深部组织出血，可呈自发性，或发生于轻度损伤、小型手术后，易引起血肿及关节畸形。

（2）实验室检查：CT 正常或延长；APTT 多数延长，PCT、STGT 多数异常；TGT 异常，并能被钡吸附正常血浆纠正；FVIII：C 水平明显低下；vWFAg 正常，FVIII：C/vW-FAg 比值降低。

2. 血友病 B

（1）临床表现：基本同血友病 S，但程度较轻。

（2）实验室检查：APTT 延长，PCT 缩短；TGT 延长，不能被钡吸附正常血浆纠正；FIX 抗原及活性明显减低。

（五）治疗

1. 一般治疗止血处理。

2. 替代治疗　目前血友病的治疗仍以替代疗法为主，即补充缺失的凝血因子，它是防治血友病出血最重要的措施。主要制剂有新鲜冷冻、冷沉淀物、凝血酶原复合物、FVIII 浓缩制剂，或基因重组的纯化 FVIII 等。

3. 药物治疗　去甲加压素、达那唑、糖皮质激素、抗纤溶药物等。

4. 外科治疗　有关节出血应在替代治疗的同时，进行固定及理疗等处理。对反复关节出血致关节强直及畸形的患者，可在补充足量 FVIII：C 或 FIX 的前提下，行关节成型或人工关节置换术。

5. 基因疗法。

（六）预防

由于本病目前尚无根治方法，因此预防更为重要。血友病的出血多数与损伤有关，预防损伤时防止出血的重要措施之一，医务人员应向患者家属、学校、工作单位及本人介绍有关血友病出血的预防知识。对活动性出血的患者，应限制其活动范围和活动强度。一般血友病患者，应避免剧烈或易致损伤的活动、运动及工作，减少出血的危险，建立遗传咨询，严格婚前检查，加强产前诊断，是减少血友病发生的重要方法。

二、维生素 K 缺乏症

人体内生成的与维生素 K 密切相关的凝血因子，主要有 FX、FIX、FVII、凝血酶原及其调节蛋白 PC、PS 等，称为维生素 K 依赖性凝血因子。

维生素 K 缺乏症是一种获得性、复合性出血性疾病。存在引起维生素 K 缺乏的基础疾病、出血倾向、维生素 K 依赖性凝血因子缺乏或减少为其特征。

（一）病因

1. 摄入不足　食物特别是绿色蔬菜富含维生素 K，且肠道细菌又可以纤维素为主要原料合成内源性维生素 K。下列条件下可致摄取不足：①长期进食过少或不能进食；②长期低脂饮食，维生素 K 为脂溶性，其吸收有赖于适量脂质；③胆道疾病；④肠瘘、广泛小肠切除、慢性腹泻等所致的吸收不良综合征；⑤长期使用（口服）抗生素，导致肠道菌群失调，内源性合成减少。

2. 肝脏疾病　重症肝炎、失代偿肝硬化及晚期肝癌等，由于肝功能受损，加之维生素 K 的摄取、吸收、代谢及利用障碍，肝不能合成正常量的维生素 K 依赖性凝血因子。

3. 口服维生素 K 拮抗剂　如香豆素类等。

4. 新生儿　出生后 2 ~ 7 日的新生儿，可因体内维生素 K 贮存消耗、摄入不足及内生障碍等，致维生素 K 缺乏而引起的合成。

（二）临床表现

除原发病的症状、体征外，本病的主要表现为出血。

1. 皮肤、黏膜出血如皮肤紫癜、瘀斑、鼻出血、牙龈出血等。

2. 内脏出血如呕血、黑粪、血尿及月经过多等，严重者可致颅内出血。

3. 外伤或手术后伤口出血。

4. 新生儿出血症多见于出生后 2 ~ 3 天，常表现为脐带出血、消化道出血等。本病出血一般较轻，罕有肌肉、关节及其他深部组织出血的发生。

（三）诊断

诊断参考标准：

1. 存在引起维生素 K_1 缺乏的基础疾病。

2. 皮肤、黏膜及内脏轻、中度出血。

3. PT、APTT 延长，FX、FIX、Ⅶ及凝血酶原抗原及活性降低。

4. 维生素 K 治疗有效。

（四）治疗

1. 治疗相关基础疾病。

2. 饮食治疗　多食富含维生素 K 的食物，如新鲜蔬菜等绿色食品。

3. 补充维生素 K。

4. 凝血因子补充　本病如出血严重，维生素 K_1 难以快速止血。

三、严重肝病与出血

除 Ca^{2+} 及 TF 外，其他凝血因子几乎都在肝内合成。多种抗凝因子、纤溶酶原及其抑制剂也由肝合成，肝还是上述多种因子的主要灭活器官。重症肝病时，血小板减少、DIC 等也甚常见。因此，严重肝病时可产生复杂的出血、凝血功能紊乱，出血也成为其常见而重要的临床表现。

（一）临床表现

除肝病本身的表现外，主要有皮肤、黏膜出血，如紫癜、瘀斑、鼻出血、牙龈出血等。严重者可因食管静脉曲张破裂而出现呕血、黑粪，少数患者可有月经过多及血尿等。

（二）治疗

1. 肝病治疗。

2. 一般止血治疗　维生素 K_1 静脉滴注等。

3. 止、凝血因子的补充　由于肝病出血涉及血小板及多种凝血因子缺乏，故补充新鲜冷冻血浆为最佳。

4. 其他治疗

（1）有纤溶亢进者，进行纤溶抑制剂治疗。

（2）有肝素样物质过多者，可用鱼精蛋白静脉注射。

（3）并发 DIC，应行相关治疗，但肝素抗凝治疗需慎用。

第十四节 弥散性血管内凝血的个性化管理

案例：

患者，女，25 岁，因妊娠 39$^+$ 周，伴下腹痛作产 3 小时入院。

患者妊娠约 3 月时有晨起恶心、作呕、胃纳欠佳，经检查确诊为妊娠，于妊娠 6 个月开始在我院作产前检查，据称均为正常。于妊娠 8 个月在产前检查时，据说血压偏高，达 150/105mmHg。下肢有轻度浮肿，尿常规检查偶有蛋白（＋）。医生说"有轻度妊娠高血压综合征"，以后一直服药并作产前检查，其余无不适。3 小时前开始下腹部有阵发性痛而即来就诊入院。

既往史、个人史、家族史无殊。

查体：T 36.8℃，P 88 次/分，R 20 次/分，BP 150/105mmHg。神清，发育正常，营养中等。皮肤均无出血点或，浅表淋巴结不大，颜面部无浮肿，头颅五官无异常。巩膜无黄染、颈软、颈静脉无怒张，甲状腺不大，气管居中。胸骨无压痛，心肺无异常体征。腹软，无反跳痛，未触及包块，肝脾肋下未触及，无移动性浊音。四肢关节无红肿畸形，下肢无浮肿。生理反射存在，无病理反射和脑膜刺激征。

产科情况：宫底在剑突下 3 横指，有阵发性子宫收缩，每小时发作 1 次，持续约 30 秒至 1 分钟。胎儿呈头先露部位，胎位正常。胎心音 110 次/分。查阅在门诊产检时血常规正常。

分娩经过：孕妇在产房候产，进入第二产程不久，孕妇在用力分娩时觉有气促，随后不久分娩出一正常男婴。产妇即时感觉气促加重，呼吸达 28 次/分，觉心跳、心悸，心率达 130 次/分，血压下降至 90/60mmHg，且产道发生大出血，约达 1200ml 以上，且流出血不凝固。患者呻吟、头晕、烦躁不安，即予患者吸氧镇静、补液等处理。并作一些实验室必要检查，约 1 小时后检验报告如下：

实验室检查：血常规：RBC 1.5×10^{12}/L，Hb 50g/L，WBC 11.0×10^9/L，分类正常，Plt 45×10^9/L。尿常规：蛋白（＋＋＋），RBC（＋），WBC（＋），颗粒管型（＋）。大便常规正常。肝肾功能正常。凝血功能：活性部分凝血酶原时间 85 秒，凝血酶原时间 25 秒，凝血酶时间 21 秒，纤维蛋白原定量 0.98g/L。血浆鱼精蛋白副凝试验（3P）阳性（＋＋＋）、乙醇胶试验阳性（＋＋）、外周血红细胞碎片 >6%、D-二聚体试验（乳胶法）阳性（＋＋）。

心电图检查：窦性心动过速。

床边 B 超检查：宫内未见明显残留物。

在产后观察见补液处有血肿，臀部肌内注射部位有瘀斑。1 周后当时抽血作病理活体检查报告：血中有羊水成分及胎盘组织细胞。

患者诊断及治疗？

弥散性血管内凝血（disseminated intravascular coagulation，DIC）是在许多基础上，凝血及纤溶系统被激素，导致全身微血栓形成，凝血因子大量消耗并继发纤溶亢进。

一、病　　因

（一）感染性疾病

占 DIC 发病数 31%～43%。

1. 细菌感染　革兰阴性菌感染如脑膜炎球菌、大肠杆菌、铜绿假单胞菌感染等，革兰阳性菌如金黄色普通球菌感染等。

2. 病毒感染　流行性出血热、重症肝炎等。

3. 立克次体感染　斑疹、伤寒等。

4. 其他感染　脑型疟疾、钩端螺旋体病、组织胞浆菌病等。

（二）恶性肿瘤

占 DIC 患者的 24%～34%。常见者如急性早幼粒细胞白血病、淋巴瘤、前列腺癌、胰腺癌及其他实体瘤。

（三）病理产科

占 DIC 的 4%～12%。见于羊水栓塞、感染性流产、死胎滞留重症妊娠高血压综合征、子宫破裂、胎盘早剥、前置胎盘等。

（四）手术及创伤

占 DIC 的 4%～5%。富含组织因子的器官如脑、前列腺、胰腺、子宫及胎盘等，可因手术及创伤等释放组织因子，诱发 DIC。大面积烧伤、严重挤压伤、骨折及蛇咬伤也易致 DIC。

（五）医源性疾病

占 DIC 的 4%～8%，其发病率日趋增高。主要与药物、手术、放疗及化疗及不正常的医疗操作有关。

（六）全身各系统疾病

如：恶性高血压、肺心病、巨大血管瘤、ARDS、急性胰腺炎、重症肝炎、溶血性贫血、血型不合输血、急进型肾炎、糖尿病酮症酸中毒、系统性红斑狼疮、中暑、移植物抗宿主病等。

二、临　床　表　现

DIC 的临床表现可因原发病、DIC 类型、分期不同而有较大差异。

（一）出血倾向

发生率为 84%～95%。特点为自发性、多发性出血，部位可遍及全身，多见于皮肤、黏膜、伤口及穿刺部位，其次为某些内脏出血，如咯血、呕血、尿血、便血、阴道出血，严重者可发生颅内出血。

（二）休克或微循环衰竭

发生率约为 30%～80%。为一过性或持续性血压下降，早期即出现肾、肺、大脑等器官功能不全，表现为肢体湿冷、少尿、呼吸困难、发绀及神志改变等。休克程度与出血量常不成比例。顽固性休克是 DIC 病情严重、预后不良的征兆。

（三）微血管栓塞

微血管栓塞分布广泛，发生率 40%～70%，可为浅层栓塞，多见于眼睑、四肢、胸背及会阴部，黏膜损伤易发生于口腔、消化道、肛门等部位。表现为皮肤发绀，进而发生灶性坏死，斑块坏死或溃疡形成。栓塞也常发生于深部器官，多见于肾脏、肺、脑等脏器，可表现为急性肾衰竭，呼吸衰竭，意识障碍，颅内高压综合症等。虽然出血是 DIC 患者最典型的临床表现，但器官功能衰竭在临床上却更为常见。

（四）微血管病性溶血

约见于 25% 的患者。可表现为进行性贫血，贫血程度与出血量不成比例，偶见皮肤、巩膜黄染。

（五）原发病临床表现

三、诊　　断

诊断标准：

1. 临床表现

（1）存在易引起 DIC 的基础疾病。

（2）有下列两项以上临床表现：①多发性出血倾向；②不易用原发病解释的微循环衰竭或休克；③多发性微血管栓塞的症状、体征；抗凝治疗有效。

2. 实验室检查　同时有下列三项以上异常：①血小板 $<100 \times 10^9/L$ 或进行性下降，肝病、白血病患者血小板 $<50 \times 10^9/L$。②血浆纤维蛋白原含量 $<1.5g/L$ 或进行性下降，或 $>4g/L$，白血病及其他恶性肿瘤 $<1.8g/L$，肝病 $<1.0g/L$。③3P 试验阳性或血浆 FDP $>20mg/L$，肝病 DP $>60mg/L$，或 D-二聚体水平升高或阳性。④PT 缩短或延长 3 秒以上，肝病延长 5 秒，或 APTT 缩短或延长 10 秒以上。

四、治　　疗

（一）治疗基础疾病及消除诱因

如控制感染，治疗肿瘤，产科及外伤，纠正缺氧、缺血及酸中毒等。

（二）抗凝治疗

抗凝治疗是终止 DIC 病理过程、减轻器官损伤，重建凝血-抗凝平衡的重要措施。一般认为，DIC 的抗凝治疗应在处理基础疾病的前提下，与凝血因子补充同步进行。

1. 肝素治疗　肝素钠、低分子肝素。

2. 其他抗凝及抗血小板药物　复方丹参注射液、右旋糖酐 40、噻氯匹啶、双嘧达莫、重组人活化蛋白 C。

（三）血小板及凝血因子补充

适用于有明显血小板或凝血因子减少证据和已进行病因及抗凝治疗，DIC 未能得到良好控制者。

1. 新鲜全血

2. 新鲜冷冻血浆

3. 血小板悬液

4. 纤维蛋白原

5. FⅧ及凝血酶原复合物

（四）纤溶抑制药物

一般与抗凝剂同时应用。适用于 DIC 的基础病因及诱发因素已经去除或控制，并有明显纤溶亢进的临床及实验数据或 DIC 晚期，继发性纤溶亢进已成为迟发性出血主要原因的患者。

（五）溶栓疗法

主要用于 DIC 后期、脏器功能衰竭明显及经上述治疗无效者。

（六）其他治疗

糖皮质激素不作常规应用，但下列情况可予以考虑：①基础疾病需糖皮质激素治疗者；②感染-中毒休克并 DIC 已经有效抗感染治疗者；③并发肾皮质功能不全。山莨菪碱有助于改善微循环及纠正休克，DIC 早、中期可应用。

第十五章

眼科系统疾病的个性化管理

第一节　视力障碍的个性化管理

徐老师最近觉得在备课的时候，眼前的字有些模糊，反而拿掉眼镜看得好些。她想，估计是老花眼了。为了重新配镜，她来到眼镜店，可是怎么矫正，总没有她想要的清晰的感觉。不得已徐老师只有上医院检查。经过检查，医生告诉她，她不仅有近视、老花眼，而且有初期白内障。

眼睛是个复杂的结构，从前到后，只要一个环节出了问题，就会成像不清。眼球主要分为两个部分，靠前段的屈光传导系统和眼底的感光成像系统。屈光系统包括角膜、晶体和玻璃体。感光系统是视网膜，是眼球最重要的组织。视网膜感光后产生的神经冲动沿视神经、视路传导到视中枢，经大脑皮质整合完成视觉行为。关于视网膜疾病引起的视力障碍，我们在《影响视力的常见眼底疾病》这章讨论。那么，眼前段有哪些原因会引起成年人视力下降？

一、白　内　障

白内障是指晶体的透明性和位置及形态的异常。晶体能将光线准确聚焦于视网膜，并通过调节作用看清远、近物体，这都是在晶体保持高度透明性的基础上实现的。任何先天或后天性的因素，如遗传、年龄、代谢异常、外伤、辐射、营养障碍等，引起晶体混浊使其透明性下降，即白内障。无痛无觉的进行性视力减退。由开始的视物模糊，逐渐发展到视物不见。此外还可表现为近视度数加深，需要经常频繁更换眼镜；单眼视物重影，眼前固定黑影，视物发灰发暗及怕光等症状。经常为双眼发病，发病时间和程度可有不同。白内障是老年人常见的疾病，属于生理性退化的表现。白内障发生的确切病因尚不清楚，可能与年龄老化、遗传因素、紫外线过度照射、过量饮酒吸烟、高血压、糖尿病、高度近视、外伤及眼内某些炎症性疾病等有关。

世界卫生组织（WHO）从群体防盲致盲的角度出发，将晶体混浊且矫正视力低于0.5者称为临床意义的白内障。

　　白内障是全球第一位的致盲眼病。在白内障初期，全身或局部使用药物可能会减缓白内障的发展，但是目前没有任何一种口服药及眼药水能有效地治疗白内障，治疗白内障唯一有效的手段是手术。随着科技的发展，白内障手术的安全性和手术效果越来越高，手术也越来越简单。从晶体的囊内摘除、囊外摘除、超声乳化到目前的准分子激光联合超声乳化，手术切口从 $10 \sim 12mm$ 控制在 $1.8mm$ 左右。手术切口小了，患者术后散光减少，并且恢复时间缩短，术后视力提高明显。

　　什么时候需要行白内障手术？这个问题因人而异。一般说来，白内障影响到患者的生活质量，就可以手术。医院视力表检查的视力只是代表了我们视觉功能的一部分，一个完美的视觉还包括良好的色觉，对比敏感度和像差。什么是对比敏感度呢？简单来说就是分辨灰度的能力。因为我们的世界不是单纯的黑与白，还存在很多介于二者之间的灰度，分辨存在这些不同程度的"灰色"的能力就是我们的对比敏感度。而医院检查的视力表上只有纯黑和纯白的对比，所以有很多白内障患者会有良好的视力表"视力"，可以在 $0.6 \sim 0.8$，甚至 1.0，但是却总感觉模糊，总是生活在严重的雾霾之中，眼前若有塑料薄膜或者擦不干净的眼屎。其实这些都是对比敏感度下降的表现。对比敏感度的下降，在日常生活中最明显的影响就是对台阶的分辨能力下降。这也是老人常常摔跤的一个重要原因，无法清晰地分辨大片平地中的少量台阶，容易导致踏空摔倒，甚至导致骨折。曾经有位老人因白内障准备来手术，结果在走楼梯看不清台阶而踏空导致骨折，结果到了医院没来眼科直接去了骨科住院治疗了。因此不能仅仅因为视力表"视力"还不错就放弃白内障手术，要综合考虑对比敏感度、色觉、像差等因素。特别是对于一些精细视力要求高的人群，例如建筑师、画家、教师等。所以"视力"只是其中评价的一个因素。医生根据综合视功能的评价，以及对患者日常生活影响程度，患者对视觉质量的满意度，来确定是否需要白内障手术。

　　白内障手术目的在于复明，但是有些患者术后视力恢复不够理想。这和以下因素有关：

　　1. 患者眼部情况，若是存在角膜混浊、高散光、玻璃体混浊变性、视网膜视神经尤其黄斑病变的，术后视力恢复不佳。

　　2. 手术原因，手术过程是否顺利，有无手术并发症，如切口位置选择，有无切口灼伤和缝线，角膜内皮有无损伤，植入的人工晶体位置是否在囊袋内，后囊膜是否完整。

　　3. 人工晶体的度数是否符合患眼实际度数，因为人工晶体的计算只能在术前通过角膜曲率，眼球长度，前房深度等生物学测量，通过特定的公式计算出预期的效果，虽然随着科技的发展，我们的计算公式已经进步了很多，各种第三代甚至第四代人工晶体计算公式都开始应用于临床，但是作为一种经验公式，所有的计算都有一定的偏差，所以植入晶体的度数是否正好是所需度数也会影响术后视力。

　　白内障手术发展到21世纪，已经从单纯的复明手术升级到屈光手术，更多的患者对术后的视觉质量提出来更高的要求。人工晶体已经从硬性的 PMMA 发展到各种材质的软性折叠人工晶体，从球面人工晶体到非球面人工晶体，从单焦点到多焦点，近年来还出现了矫正散光的晶体。人工晶体价格从百元到万元均有，满足了不同层次的需求。患者要根据自己眼睛的情况，经济状况和日常生活需求而定。硬晶体价格便宜，能基本满足白内障手术后复明提高视力的需求，缺点是切口大，恢复时间长，在大规模的防盲复明手术中基本都采用这种人工晶体，可以为绝大多数患者提供基本满意的视觉质量。普通折叠晶体因为切口小，手术恢复快而在大中型城市或者经济发达地区广受欢迎，价格一般在千余元到三千之间。非球面折叠人工晶体明显改善了成像质量，特别是提高了夜间暗光和周边视野的成像质量，价格一般在三千到四千余元。价格更高的我们常常称之为高端晶体，通常是因为它们的某点特殊改进而导致价格翻倍增长，例如多焦点/矫正散光/矫正散光同时多焦点/可调节人工晶体等。价格在七千到一万五左右。但是人工晶体的价格不是术后视力的决定因素。但是贵一点的人工晶体常常意味着更小的伤口，术后更小的散光，更好的视觉质量。高端晶体价格很贵，常常是为了满足一些特殊的需求。比如多焦点/可调节人工晶体是为了提高白内障手术后看近看远都不需要眼镜的病例，散光晶体是为了矫正角膜散光，三合一晶体是同时矫正角膜散光和多焦点。但是作为这些特殊用途的高端晶体，不是每个人的眼睛情况都适合。比如多焦点晶体就不合适眼底有基础疾病的，角膜散光超过100度的。因此人工晶体的选择通常是由医生根据患者的眼部情况作出一个初步的建议范围，患者根据自己的需求和经济情况量力而行，当然手术最终植入什么晶体只有手术当中医生根据术中情况才能最后确定，之前的选择和建议都只是一个初步的意向。

随着白内障手术技术的进步和效果的提高，手术时机提前，目前选择白内障手术的患者增加，且白内障术后视力改善，降低了患者出现跌倒等意外的发生，提高了患者的生活质量，降低死亡率。老年患者有全身疾病者，在全身情况稳定时可行手术。高血压、糖尿病、心脏病患者，应按时、按量服用降血压、降血糖等药物，保持血压、血糖稳定，以防术后出血、感染。如有其他全身疾病不适宜手术者应先到综合医院诊治。服用抗凝剂患者在内科情况稳定时术前酌情停药1~3天。术前1~3天遵医嘱点消炎眼药水，以预防感染，每天4~6次。

白内障术后要保持情绪稳定，门诊手术患者坐车回家，避免颠簸、提拉重物、剧烈运动。术后应戒烟忌酒，避免吃过热、过硬的食物，不吃辛辣有刺激性的食物，多吃蔬菜水果，保持大便畅通，不要用力屏气，多吃香蕉、木瓜等润肠通便之物。术后尽量避免用力咳嗽，如果实在忍不住，可以在感到要咳嗽的时候，先做一下深呼吸，以减轻或避免咳嗽发生。手术眼严禁外力碰撞、按压、低头、揉眼，午睡和夜间睡眠要平卧或向非手术眼侧卧，以防伤眼。要按时滴眼药，点药前要洗净双手，眼药瓶口不要接触眼睛和手，以防污染，不要共用眼药水。如需使用两种以上眼药，间隔5~10分钟。手术后一个月内洗脸、洗头注意不要让污水进入手术眼内，防止感染。外出时防风沙，可佩戴眼镜等，防止异物进入眼内。在光线较强的环境最好佩戴太阳眼镜，以防止紫外线对黄斑的损伤。恢复期避免长时间用眼看书报，以防术眼疲劳。术后一个月左右可以验光配镜以达到远、近视力最佳矫正。术后按医嘱到医院复查，如有视力突然改变，红肿、疼痛等症状，应立即就诊。

随着社会老龄化，白内障患者的人数也在增加，虽然没有药物有效治疗白内障，但在生活中，我们可以从有些方面来预防白内障的发展：

1. 防紫外线。太阳光中紫外线是形成老年性白内障的主要原因，特别是夏天或海边等地方收紫外线的伤害会更大。戴上太阳镜后，就可减少紫外线对眼睛造成的伤害。

2. 适当补充水分。体内长期缺水时，体液代谢紊乱，会产生一些有害化学物质损害眼睛的晶状体而产生白内障。若已患白内障者，缺水更会使病情加重。此外，还要预防腹泻、呕吐和大量出汗，以免脱水。多补充水分，可以减少有害物质在晶体内的沉淀。

3. 适量补充维生素。维生素C有抗氧化的作用，人眼中维生素C的含量约比血液中高出30倍。随着年龄的增大，营养的吸收功能和代谢功能下降，晶状体营养不良，维生素 C 含量明显下降，久之引起晶状体变性，形成白内障。为了预防白内障，可每天服用 $100 \sim 200mg$ 维生素 C，也可多吃些含维生素比较丰富的蔬菜和水果，如菠菜、四季豆、白菜、空心菜等绿叶蔬菜和苹果、橙、柑橘、柚子等水果。补充 B 族维生素。B 族维生素缺乏时，眼睛易干涩、结膜充血、眼睑发炎、视物模糊等。建议人们多吃富含 B 族维生素的食物，如花生、豆类、小米、动物内脏、肉类等。另外还可适当补充谷胱甘肽、维生素 E 和其他微量元素（如硒）等，以及多吃些含以上物质多的蔬菜、水果、鱼、动物肝脏、蛋类等。

4. 清淡饮食，不抽烟不喝酒。

5. 补钙。血清钙过低，可影响晶状体代谢，形成白内障。可补充足量的维生素 D、钙剂，纠正低血钙，有利于控制白内障发展。

6. 及时治疗眼病。青光眼、高度近视、葡萄膜炎、视网膜色素变性、视网膜脱离等眼部疾病可导致白内障。应及时治疗原发眼病，预防和控制白内障发展。

7. 避免接触毒性药物或化学物。长期接触，容易引起晶状体混浊的有糖皮质激素、氯丙嗪、缩瞳剂等药物，三硝基甲苯、二硝基酚、萘和汞等化学物。微波辐射也会加速白内障发展。

8. 控制血糖。糖尿病患者血糖升高，进入晶体的葡萄糖增加，几糖激酶饱和，醛糖还原酶活化，将葡萄糖转化为山梨醇在晶体内积聚，细胞内渗透压升高，晶体纤维吸收水分而混浊。真性糖尿病性白内障在血糖升高时晶体变厚造成近视，在血糖下降后又恢复正常。但是往往晶体混浊和增厚同时存在造成视力下降。

二、屈 光 不 正

屈光不正是指眼在不使用调节时，平行光线通过眼的屈光系统在视网膜前或后方成像，不能在视网膜上形成清晰的物像，包括远视、近视及散光。近视眼：看不清远处物体；远视眼：看不清近处的物体；散光：因角膜（覆盖眼球的一层透明膜）不规则弯曲而引起的影象变形。老视眼是指与年龄相关的睫状肌调节能力下降，晶体逐渐硬化，弹性下降，几乎人人会发生，大约在 $40 \sim 45$ 岁开始，出现阅读等近距离工作困难，后来逐渐发展为看近和看远能力均下降。

（一）临床表现

1. 近视　轻度或中度近视，除视远物模糊外，并无其他症状，在近距离工作时，不需调节或少用调节即可看清细小目标，反而感到方便。但在高度近视眼，工作时目标距离很近，两眼过于向内集合，这就会造成内直肌使用过多而出现视力疲劳症状。

2. 远视　远视眼的视力，由其远视屈光度的高低与调节力的强弱而决定。轻度远视，用少部分调节力即可克服，远、近视力都可以正常，一般无症状。这样的远视称为隐性远视。稍重的远视或调节力稍不足的，因而远、近视力均不好。这些不能完全被调节作用所代偿的剩余部分称为显性远视，隐性远视与显性远视之总合称为总合性远视。远视眼由于长期处于调节紧张状态，很容易发生视力疲劳症状。

3. 散光　屈光度数低者可无症状，稍高的散光可有视力减退，看远、近都不清楚，似有重影，且常有视力疲劳症状。

4. 视力疲劳症状　是指阅读、写字或作近距离工作稍久后，可以出现字迹或目标模糊，眼部干涩，眼睑沉重，有疲劳感，以及眼部疼痛与头痛，休息片刻后，症状明显减轻或消失。此种症状一般以下午和晚上为最常见。严重时甚至恶心、呕吐。有时尚可并发慢性结膜炎、睑缘炎或麦粒肿反复发作。

（二）治疗

1. 配镜

（1）近视眼

1）假性近视随着电子产品的普及，人们使用手机、电脑等时间久后会出现视物模糊。这是人们在利用智能手机、IPAD 等阅读或游戏的时候，人眼需要不停地自我调节才能准确跟进屏幕上的图像变化。统计结果证实，有 90% 的使用者在长时间面对手机以后感到视物模糊、眼睛干涩、酸疼。这种长时间视近的行为正是近视产生与发展。但是，这种近视在及时、充分休息后会减少，称假性近视，或调节性近视，不需要配镜。假性近视散瞳后，近视消失或减少，其消失或减少的屈光部分不能处方配镜。

2）真性近视以佩戴框架式眼镜为最安全有效、简便可行，应用为普遍。隐形眼镜（角膜接触镜）具有较高的视光学质量和较好的美容效果，虽然保养护理和摘戴比较麻烦，但是对于一些特殊人群，如单眼高度近视、早期圆锥角膜患者，很好地解决视力问题。

框架眼镜一直是矫正屈光不正的主要方式。近年来在镜片的材料方面有了较大发展，主要表现在树脂镜片的普及，高折射率的树脂镜片材料、镀膜工艺的发展，以及三维割边技术的科学应用等。这些发展和改进，提高了眼镜的安全性、光学性能以及美观性。但是框架眼镜存在视野小、像差大的缺点。

隐形眼镜分为软镜和硬镜两种。

软性隐形眼镜在 1961 年由捷克化学家 Otto Wichterle 发明，由于佩戴较为舒适，时至今日已成为最普及的镜片种类之一。软镜采用亲水性强的物料，一般是一种亲水性合成高分子化合物，由水凝胶或硅水凝胶聚合物制造而成。根据含水量的多少又分为低含水（<30%）、中含水（30% ~60%）、高含水（>60%）。含水量高使得镜片柔软，富有弹性，容许氧气透过镜片进入角膜，令佩戴更舒适，最初使用时无明显异物感。但是，因为它是一种含水性的柔软材质，容易被污染或发霉，所以必须进行严格的消毒。戴用舒适是软镜最大的特征。镜片较大（12.5 ~14.5mm），全面覆盖住角膜，灰尘异物不易进入眼内，也不容易移位、脱落，非常适合参加体育活动时佩戴。价格低廉方便舒适易更换。它的缺点在于软镜全面覆盖住角膜，易吸附污垢，阻挡角膜呼吸，易引起缺氧、感染、干眼，导致角膜变薄、感觉迟钝、长新生血管等并发症。戴软性隐形眼镜 10 年，20 岁的眼睛可衰老至 60 岁，软性隐形眼镜的危害是潜在的。软性隐形眼镜以传统型或频繁更换型为主要佩戴方式，近年来出现逐步向更短时间更换即抛弃型过渡的趋势；与此同时，随着人们对角膜的认知和镜片材料的改进，长戴软镜亦开始出现。

硬性隐形眼镜又称 RGP，人的眼睛需要氧气来保持健康，眼睛直接从空气中摄取氧气，如果眼睛缺氧，会导致角膜水肿，角膜新生血管等眼部疾病。高透氧透气性硬镜材料 PAMBA 所含的硅、氟等聚合物，能够大大增加氧气的通过量。它与软性隐形眼镜相比，既提高了透氧性，又保证材料的牢固性，并且具有良好的湿润性和抗沉淀性。

RGP 镜片具有良好的生理相溶性，使长期佩戴 RGP 镜片不易引起角膜肥厚与水肿。透氧性高，不易引起缺氧及干眼症，不会造成角膜内皮细胞数的改变。可防止近视或散光的加深，视力矫正效果优于软性隐形眼镜。保养简单，使用寿命长；在正确护理的情况下，镜片的使用寿命长达 2～3 年。长期使用镜片花费便宜。长期使用可维护角膜的生理健康，安全性高。因佩戴软性隐形眼镜而长期缺氧、眼睛充血或导致新生血管、干眼、视力矫正不良者，眼睛恢复健康后可以改配 RGP 镜片。另据国内外的数据显示：RGP 镜片能有效控制青少年近视的增长。它的缺点在于眼配比较复杂，需测量角膜曲率、A 超等取得配镜参数；早期适配感差、适应期比软镜稍长，在 1～2 个星期左右。价格及维持费用相对较高。硬镜具有软镜无法比拟的优点，它针对角膜表面曲率定制，个性化验配，对角膜有安全的保障、护理更简便，能矫正高度近视、远视、散光及轻度圆锥角膜。需要长戴者和日戴时间较长者、由于顽固的镜片沉淀或炎症不适合佩戴软性隐形眼镜者，尤其适合佩戴 RGP。

　　3）轴性近视由于眼轴过长而引起的近视，即轴性近视，建议佩戴 RGP 为主。轴性近视尤其是青少年轴性高度近视，戴框架眼镜时，视网膜周边部会产生像散，这种远视性离焦会使巩膜出现适应性增长，使眼轴加长、近视增长。佩戴 RGP，使外界物体在视网膜上的成像品质提高，可以保持更持久清晰的像。正是利用 RGP 在眼底产生的清晰持久的物像，抑制了巩膜适应性增长，控制了眼轴的增长，从而控制近视的发展。

　　角膜塑形镜，简称 OK 镜，它是采用一种特殊逆几何形态设计的 OK 镜片，其内表面由多个弧段组成。镜片与泪液层分布不均，由此产生的流体力学效应改变角膜几何形态，在睡觉时戴在角膜前部，逐步使角膜弯曲度变平、眼轴缩短，从而有效地阻止了近视的发展，被誉为"睡觉就能控制和矫治近视的技术"。适合近视 600 度、散光 1.5D 以下。在短期内提高裸眼视力，使用方便、安全性好、可逆，对近视有一定抑制作用。缺点在于验配严格、更换复杂，价格及维持费用较高；若佩戴不合适，镜片偏离中心，会出现如重影、散光增加、角膜出现中心岛及压痕。

　　出现下列情况的，不宜戴隐形眼镜：

　　①发烧感冒者。发烧感冒时眼睛的局部抵抗力下降，泪液分泌减小，角膜代谢不好，进而影响视力。

　　②有过敏症的人。过敏的人佩戴隐形眼镜易引起并发炎症如眼睛瘙痒、红肿，如这些病症不及时治疗，将可能危及视力。

　　③有眼部疾病的人。如角膜炎、结膜炎、青光眼、干眼症、沙眼等眼病患者不适合佩戴。

　　④孕期及月经期妇女。这时的妇女荷尔蒙分泌发生变化，眼压、体内的含水量也发生变化，佩戴隐形眼镜会对眼球产生不良影响。

　　⑤40 岁以上的人。应该逐渐告别隐形眼镜，因为此时人的眼部组织会发生比较明显的退行性变化，眼局部的抵抗力下降，特别是眼球耐受缺氧的能力下降。所以，40～60 岁的人可短时间佩戴，60 岁以上则最好不戴。

　　⑥骑车长途旅行者。长距离骑车，空气加速对流，会使软性隐形眼镜的水分减少，镜片逐渐干燥变硬，会损伤角膜，引起眼睛疼痛或细菌感染。

　　⑦工作环境不良的人。如工作场所有挥发性酸碱物、油烟灰尘多。环境不好，异物进入眼睛，会引起眼部不适，很容易造成眼部炎症。

　　⑧处于生长发育期的中小学生。青少年在生长发育期，眼球视轴尚未定形，近视散光度数不稳定、变化较快，并且青少年自理能力差，不注意卫生，对于隐形眼镜严格要求的清洗消毒和佩戴程序不便于很好地掌握和坚持，极易造成眼部感染和伤害角膜。因而，青少年佩戴隐形眼镜应慎之又慎。

⑨极度敏感者。

（2）远视眼：单纯远视性屈光不正，应根据被检者的屈光度、年龄、视疲劳症状给予处方。无症状的轻度远视可不处方，但有视疲劳症状者应进行屈光矫正。

远视伴有弱视的配镜原则是充分矫正。

①屈光不正性弱视多为双眼远视，给予全屈光矫正处方。

②屈光参差性弱视多为屈光度相对较高的眼发生单眼弱视，在进行充分的屈光矫正后进行弱视治疗，并对健眼进行遮盖。

调节性内斜

①调节性内斜视应全屈光处方配镜。

②高 AC/A 型调节性内斜视可戴双光或渐进多焦点眼镜，全屈光矫正下加 + 1.50 ~ 3.00D。

（3）散光眼：单纯散光性屈光不正，应根据被检者的屈光度、裸眼视力、视觉干扰和视疲劳症状给予配镜。如不影响视力，无视疲劳及视觉干扰，可不矫正。散光眼伴有弱视，应全屈光矫正。不规则散光采用 RGP 来矫正。

（4）屈光参差的配镜原则

1）应兼顾视力、双眼视和物像不等所带来的不适 3 方面的因素。

2）有双眼视的，应尽量全矫正；无双眼视的，只需扩大视野。

3）屈光参差较高眼伴有弱视，年龄小于 12 岁，应全矫正，并遮盖健眼，治疗弱视眼。

（5）老视：为了能够把眼镜配得合适，首先要了解患者的工作种类及其习惯阅读距离，并且要测定眼的屈光度和调节程度。根据这些情况给予适当的矫正镜片，不但要补足近距工作所需要的调节力，还要有足够的保存力量。如果一个正视眼，工作距离为 25cm，需要经常保持 4.0D 的调节。由于年龄增长，其近点退到 50cm 处，这时只有 2.0D 的调节。为了工作起来不会过于紧张，还应保存 1/3 的调节力，所以只有 1.3D 的调节能够经常持久地使用。从理论上说，需要配 2.7D 的老视眼镜。若是一个非正视眼，必须首先测定屈光情况和近点距离，使之在戴了矫正镜片之后，其远点在无限远，其近点在近距工作范围之内。

老视眼的矫正，必须以每个人的调节力为基础。在任何年龄，调节范围变化的个体差异很大，所以每名患者都要分别测定两眼的近点。所戴镜片的深浅，应根据近点距离而不是根据年龄。个别的病例，两眼之间的调节程度也有差别，例如一眼为 1.5D，而另一眼为 2.5D。在这种例子，就不能按常规的办法，而要两眼分别处理，把调节力较弱的一侧配较强的阅读眼镜。再者，为使一副眼镜既可看远，又可看近，应配双焦眼镜。但因双焦镜的像跳作用，戴着这种眼镜从事户外活动时会有不适感觉和可能发生危险，因而近年来又有渐进多焦镜片（progressive multifocal lens）的产生。它由双焦和多焦镜片发展而来。即镜片的上半部分用来矫正眼固有的屈光不正，下半部分根据患者近工作习惯距离加上相应度数的凸透镜，在上下两部分之间即所谓过渡区或由看近转为看远再由看远转为看近时的视线通道上，其屈光度由上向下逐渐增加凸透镜度或逐渐减少凹透镜度，这样就可避免双焦镜片交界处的像跳现象，因而戴着这眼镜可以从事各种活动。由于这类眼镜均由树脂材料制成，重量轻又不易破碎，并能一副眼镜从起床到睡眠整日佩戴，所以它将成为老年人佩戴的理想眼镜。

2. 手术

（1）激光治疗近视：激光治疗近视一直是时尚人士关注的问题，它经历了激光光学角膜切削术（PRK）、准分子激光原位角膜磨镶术（Lasik）、准分子激光上皮下角膜磨镶术（LASEK）、波前像差引导准分子激光手术（Torsion Lasik）、飞秒、全飞秒6个发展阶段。准分子激光通过光化学作用使角膜分子间化学键断裂产生角膜组织气化，每一脉冲激光切削0.2微米的角膜厚度。而飞秒激光脉冲聚焦到角膜组织中，每一个微爆破产生的一个微离子蒸发约1微米的角膜组织，后者产生水和CO_2，使角膜组织形成相应的分离面。

目前开展的激光治疗近视的手术方法有：

1）常规LASIK手术：具有恢复快、安全、稳定、预测性好、费用经济等特点。但受到角膜厚度的限制。

2）波前像差引导的个体化切削（WG-LASIK）手术：改善夜间视力、视觉质量更佳。全手术区采用波前像差引导切削，可最大限度地保持角膜的正常形态，使角膜更平整光滑，减少不规则散光及手术产生的球差，有利于提高视觉质量，改善夜间视力。

3）表层切削手术（LASEK & EPI-LASIK）：对于术前检查发现角膜厚度低于500微米，或者虽然角膜厚度正常但近视度数较高的，您就应该选择角膜表面切削技术。另外对于对抗性运动较强的特殊职业建议选择表面切削手术。

4）全飞秒激光（SMILE）：无需制作角膜瓣，在角膜基质层用激光制作一个透镜，然后做一个2~4mm的切口，取出透镜。手术全过程实现了真正意义上的微创，术后干眼、散光少，有利于保护角膜结构，效果稳定，手术时间短，因而更精确、安全，术后恢复更快。

每种手术方式都有自身特点和最佳适应人群和范围，所以术前详细全面的眼部检查十分必要，医生将根据检查结果进行综合评估，选择最适合的手术方式。

激光手术治疗近视取得良好效果。术后当天可能会出现轻度的流泪、畏光、眼内异物感等症状，此时应待眼泪流出在脸上才擦眼泪，千万不要用纸巾或毛巾直接接触眼球。同时应尽量闭目休息，不要转动眼球和揉眼。眼部不适1天内即可缓解（ALSK等表层屈光手术持续的时间稍长，但一般2~3天后即可缓解），极个别患者术后可能感到轻度眼痛或术眼结膜下出血（白眼球上片状出血），这是术后可能碰到的情况，其轻重程度和时间长短因人而异，结膜下出血一般2~3周即可自然吸收消散，对眼球无不良影响。术后根据患者情况滴用抗生素和糖皮质激素眼药水，①托百士眼液或可乐必妥眼液，每次1滴，每天3~4次，连用7天后停药或遵医嘱。双氯芬酸钠眼液每次1滴，每天3~4次，直到滴完（ALSK等表层屈光手术后停用双氯芬酸钠眼液或遵医嘱）。②艾氟龙眼液：一般情况，术后1天后开始滴药（ALSK等表层屈光手术待上皮愈合后开始滴用），第1个月每日4次，第2个月每日3次，第3个月每日2次，第4个月每日滴1次。或根据复查情况遵医嘱，以防激素性高眼压。③医生会根据不同患者，不同手术方式，制定个性化的术后用药方案，为了达到更好的术后效果，请务必按照医嘱用药。术后早期不要揉眼，以防角膜瓣移位。术后三月内晚上睡觉要戴硬性眼罩，以防揉眼。术后1天，2天，2周，1个月，2个月，3个月，4个月，6个月，9个月，1年复查，以后每半年复查。也可根据具体情况按大夫约定时间复查。如眼睛疼痛或有其他异常情况及时就诊，以免延误诊疗时机，影响手术效果。

术后初期，少数患者视远或视近有一定困难，可能有双眼视力不均匀等症状，为了预防疲劳，可能需要戴低度的老视眼镜帮助看近。这些都是恢复过程中可能出现的情况，并且每个人的症状各不相同，症状出现的早迟和持续的时间长短也各不相同。术后5天内戴上挡风眼镜或太阳镜，术后 3 个月睡觉时戴上眼罩保护术眼以免外力导致角膜瓣移位。术后 1 周内不进夜总会及舞厅，不进食刺激食物，以免加重眼部不适，1 周后饮食无特殊要求。术后 2 周内洗头洗脸时不宜将水溅入眼内，不宜揉眼。术后 1 个月内勿游泳，不在眼部使用化妆品并避免异物进入眼内。屈光术后仍需防止过度用眼，近视屈光手术使近视者解除了近视，摘掉了眼镜、提高了生活质量，术后可以正常地看书、看电视、用电脑。但请注意正确用眼，保护视力，如连续近距离用眼 1 小时需休息或远眺片刻，以缓解眼疲劳。养成良好的用眼卫生习惯，做到"三要三不要"（姿势要端正、阅读距离要 30 厘米、用眼要间隔休息；不要光线太强或太弱、不要躺卧看书、不要在晃动下阅读），避免长时间近距离使用眼睛精细工作，避免长时间阅读、看电视、上网、玩游戏等等，以免引起视力疲劳，影响手术效果。

（2）有晶体眼人工晶体植入：适合高度及超高度近视。

有晶体眼人工晶体植入术是通过一个微小的切口向眼内植入 ICL 人工镜片，是目前矫正超高度近视和远视最理想的方法。尤其适合 1200 度以上的高度近视眼。该手术优点：手术安全，视力恢复快，视觉质量好，是可逆的手术，可随时取出，不改变眼球组织结构和形状。优点在于能明显改善视力、视觉质量，安全性好、可逆，对近视有一定抑制作用。它的缺点也很明显，因为毕竟是内眼手术，手术可能出现的出血、感染等风险都会存在，而且手术费用较高，待自身晶体老化、白内障发展严重时面临取出人工晶体和自身晶体两次手术过程。

（3）透明晶体摘除 + 人工晶体植入：适合年龄较大或伴有白内障者。

即患者接受一次白内障手术过程，相对于有晶体眼人工晶体植入，人工晶体价格相对较低，且双晶体植入可解决极高度数的近视。虽然现在高端人工晶体发展较快，出现多焦点人工晶体、非球面人工晶体、可调节人工晶体等，目前还是没有很好解决术后调节力差、矫正视力不精确的问题。同样，也存在着内眼手术的风险。

（三）屈光不正的预防保健法

1. 应经常做眼保健操，按压太阳穴，或是闭目养神，闭目养神既能使眼睛得到充分的休息，又能休息大脑。

2. 不要躺着看书，不要边走边看，坐车时也不要看书，看书时一般每小时要起来活动一下，并用双手掌捂住双眼轻轻按摩，然后往远处眺望，望得越远越好，最好是看绿色植物，因为绿色植物能吸收强光中的紫外线，减少或消除紫外线对人眼睛的有害作用，给眼睛一种舒适的感受。

3. 加强体育锻炼，多参加室外活动；加强饮食营养，多吃富含维生素 A、钙、锌的食物。

第二节　红眼的个性化管理

盛夏时节，最爽的事情莫过于游泳。趁着周末，小吴约上三两好友，相约去水库度假。白天在清澈碧绿的水中遨游，晚上，围着篝火吃烧烤，小吴享受了美好的一天。不幸的是，第二天起来的时候，小吴发现左眼红了，又酸又痛，看东西也有些模糊。是不是红眼病？眼睛生病可不是小事情，他匆匆赶到了医院。

让小吴大跌眼镜的是，他得的，居然是"葡萄膜炎"！眼睛红，说明是有充血；引起充血的原因，有感染性的，炎症性的，反应性的。下面我们就引起眼红表现的常见眼部疾病予以分析。

一、红眼病（急性细菌性结膜炎/急性病毒性角膜炎）

结膜是一层半透明的黏膜组织，覆盖于眼睑内面和"眼白"表面，富含神经和血管。结膜与外界环境直接接触，虽有一定的预防感染和使感染局限的能力，但防御能力减弱、外界致病因素加强时，引起结膜血管扩张、渗出、细胞浸润的炎症反应，即结膜炎，是眼科最常见的疾病。根据致病因素，可以分为微生物性和非微生物性。最常见的是微生物感染，致病微生物有细菌、病毒、衣原体、真菌、寄生虫等；非微生物性包括物理性刺激（风沙、烟尘、紫外线等）和化学性损伤（医用药品、有毒气体、酸碱等），还有过敏性病变（花粉、螨虫等），邻近组织炎症蔓延（角膜、泪器、巩膜等）。多数情况下，结膜炎可能由不止一种因素引起。一般而言，病程小于 3 周者称急性结膜炎。超过 3 周为慢性结膜炎。

红眼病可由细菌（肺炎双球菌、金黄色葡萄球菌、流感嗜血杆菌），8、19、29、37 型腺病毒（人腺病毒 D 组亚型）病毒引起。

红眼病传染性极强。多是双眼先后发病，患病早期，病人感到双眼发烫、烧灼、畏光、眼红，自觉眼睛磨痛，像进入沙子般地滚痛难忍，紧接着眼皮红肿、眼眵多、怕光、流泪，早晨起床时，眼皮常被分泌物粘住，不易睁开。有的病人结膜上出现小出血点或出血斑，分泌物呈黏液脓性，有时在睑结膜表面形成一层灰白色假膜，角膜边缘可有灰白色浸润点，严重的可伴有头痛、发热、疲劳、耳前淋巴结肿大等全身症状。一般不影响视力，如果大量黏液脓性分泌物黏附在角膜表面时，可有暂时性视物模糊或虹视（眼前有彩虹样光圈），一旦将分泌物擦去，视物即可清晰。如果细菌或病毒感染影响到角膜时，则畏光、流泪、疼痛加重，视力也会有一定程度的下降。检查时可见眼睑肿胀，结膜充血呈鲜红色，严重的结膜表面可覆盖一层假膜；球结膜不同程度充血水肿，失去透明度。角膜与结膜表面、睑缘等部位有黏液性或脓性分泌物覆盖。如果是流感嗜血杆菌或肺炎双球菌感染，可出现结膜高度充血水肿并伴有散在性小点片状出血。角膜并发症主要是由流感嗜血杆菌引起，表现为卡他性角膜边缘浸润或溃疡，病变开始呈浅层点状角膜浸润，位于角膜缘内侧，以后浸润互相融合，形成弓形浅层溃疡。痊愈后可遗留云翳。腺病毒引起在 48 小时内出现滤泡和结膜下出血，假膜形成（有时真膜）；发病数天后，角膜出现弥散的斑点状上皮损害，后逐渐融合，2 周左右浸润至上皮下，主要散布在角膜中央，影响视力。患者常出现耳前淋巴结肿大和压痛。红眼病发病急，一般在感染细菌 1～2 天内开始发病，且多数为双眼发病。发病 3～4 日，病情即达高潮，随即逐渐减轻，约 10～14 日即可痊愈，严重者需 1 个月左右。根据临床表现，分泌物涂片、培养、结膜刮片等检查，可以诊断。

因红眼病是由于感染引起的。因此，要抗感染治疗。细菌性感染可使用抗生素眼药水进行治疗，如左氧氟沙星、妥布霉素、磺胺醋酰钠、金霉素等。病毒性感染可点更昔洛韦、阿西洛韦、吗啉胍等。同时适量用抗生素眼药水，以预防混合感染。患眼分泌物较多时，可用生理盐水或 2% 硼酸水冲洗结膜囊。出现全身症状时要全身治疗，亦可加用中药辅助治疗。

患了红眼病以后，由于"红眼病"会造成眼睛结膜红肿充血分泌物增多，而分泌物含有大量致病菌，应细心清除，保持眼睛清洁。方法是用人工泪液或生理盐水先清洗眼睛，再点滴眼液治疗红眼病。清洗眼部时不要用硬性的布去擦眼，不要碰及黑眼珠（角膜）。须用柔软的经过消毒的纱布（家庭里可用煮沸消毒—煮沸半小时即可）蘸生理盐水，或凉开水湿润眼部擦去眼睫毛上的分泌物。不要给患儿热敷，相反要保持凉爽。切忌戴眼罩。红眼病有较高的传染性，因此孩子得病后要在家隔离，家里人也要分开洗脸水、脸盆、毛巾、手帕。病人的用具、玩具、毛巾要消毒。给孩子洗眼后，家长的手要用肥皂清洗 2～3 次，才能接触其他物品。孩子不要到他人家里串门做客、或到公共场所去。不要带孩子去游泳池：红眼病患儿如果到游泳池游泳，不仅可能把病毒传播给别人，而且也会使自己的病情加重，因为游泳池不可能随时消毒，池水中有病毒，会造成重复感染。

在饮食方面：

1. 忌酒。本病属风热邪毒或兼胃肠积热侵犯肝经，上攻于目所致。饮酒（包括各种烈酒、黄酒、果子酒、米酒、啤酒等）可助邪热毒气，犹如煽风点火；同时饮酒还能损及肝阴，使肝经空虚，风热邪毒更易侵袭，以致本病病程延长。

2. 忌辛辣之品。京葱、洋葱、韭菜、蓼蒿、芥末等辛辣之品，能温阳而助风热时邪，并可耗损肺胃之阴，使肺胃积热加重，使风热时邪与肺胃积热搏结难去，而不利于本病的早期康复。

3. 忌腥膻发物。红眼病患者应忌黄鱼、鳗鱼、橡皮鱼、桂鱼、鳝鱼、黑鱼、鳊鱼、蟹、虾之类腥膻发物，否则导致风热之邪更盛、热毒愈益内盛，给治疗、康复带来不必要的麻烦。

4. 忌食生姜。眼部炎症者不宜食用生姜。眼部炎症宜食用清凉散热之品，忌食温热辛散食物，生姜温热，且味辛走窜行散，既助火热，又伤阴液，眼部炎症者食用，将会加重病情。在红眼病治疗中，患者饮食宜清淡，凡是寒性与清热解毒性能的食物都有消炎作用，都可食用，如鲜藕、柿子、甘蔗、香蕉、西瓜、茶叶、蚌肉、茭白、冬瓜、苦瓜、丝瓜、绿豆、菊花等均起辅助治疗作用。在红眼病治疗中也可适当补充一些维生素。

红眼病主要是通过接触传播，最常见为"眼—手—眼"的传播，光看不接触是不会被传染的。红眼病的传播途径主要有四大点：

1. 直接接触病人眼睛或上呼吸道的分泌物，与患者握手、拥抱等身体上的接触都有可能被传染上红眼病。

2. 接触患者的生活用具如毛巾、穿过的衣服、脸盆等，或患者摸过的东西，如门把、公共汽车扶手、各种工具等。

3. 接触被污染的水。如池塘水、游泳池水等。

4. 接触病人用过的眼药水等。

预防红眼病要远离传染源，发病季节尽量不去或少去易传播红眼病的公共场所，尽量避免接触病人，一旦发现患上红眼病，就必须马上到医院就诊。

（1）注意手的卫生：养成勤洗手、勤剪指甲的好习惯，最好用流动水和肥皂洗手。

（2）养成良好的个人卫生习惯：日常生活不共用毛巾、手帕，常剪指甲，不用脏手揉眼睛。

（3）保持环境卫生：定期对学习生活环境内的公共物品进行清洁和消毒。

（4）消毒、隔离：一旦发现红眼病病人，要立即就医并回家隔离治疗、休息（时间一般为一周）。家中如有红眼病人，脸盆和毛巾都应严格分开，对被病人眼分泌物污染的物品，应随时进行消毒，特别是脸盘、毛巾、手帕等。

（5）其他：游泳前后最好点一、二滴抗生素眼药水，可以有效预防红眼病。在红眼病流行期间，要尽量少去或不去游泳池、浴室、理发店、旅馆等公共场所。

二、葡　萄　膜　炎

葡萄膜炎指的是虹膜、睫状体、脉络膜的炎症；虹膜和睫状体的血液供给同为虹膜大环，故二者经常同时发炎，而总称为虹膜睫状体炎。如果脉络膜也同时发炎，则称为葡萄膜炎。急性虹膜睫状体炎又称急性前葡萄膜炎，病情发展比较快，出现眼痛、眼红、畏光、流泪，但其严重程度可有很大不同。在非肉芽肿性炎症，患者往往诉有严重的眼痛、畏光和眼红；而在肉芽肿性炎症，这些表现往往较轻或缺如，患者可有视物模糊，一般无明显的视力下降，但前房出现大量纤维素性渗出或出现反应性视盘水肿、黄斑水肿时可导致严重的视力下降。

临床检查可见明显的睫状充血，在严重前葡萄膜炎患者可出现混合性充血，一般来说，急性炎症时，前房炎症细胞往往较前房闪辉显著，KP 在发病初期可能不明显甚或缺如，但在发病 2 天后往往出现大量的尘状 KP；严重的患者可出现前房积脓、房水大量纤维素性渗出甚至凝固性房水。数天后，在肉芽肿性炎症则逐渐显示出肉芽肿炎症的体征，如羊脂状 KP、Busacca 结节等。不管是肉芽肿性还是非肉芽肿性前葡萄膜炎，均可引起虹膜后粘连。完全性虹膜后粘连可引起虹膜膨隆、继发性青光眼等并发症，可导致视力下降或丧失。急性虹膜睫状体炎往往伴有轻微眼压降低，但眼压也可不受影响。在某些类型如单纯疱疹病毒、带状疱疹病毒引起的前葡萄膜炎和急性视网膜坏死综合征，往往有眼压的升高。急性前葡萄膜炎一般不引起眼后段改变，但在少数患者可出现反应性视盘水肿和（或）黄斑囊样水肿，这些眼底改变一般随炎症的消退而消退。

目前，治疗葡萄膜炎的方法并不多，主要是针对病因、激素治疗、免疫治疗。最常用的是糖皮质激素。在激素治疗葡萄膜炎时，特别是长期使用时，应定期检查血压、尿糖和体重，应采用低盐、高蛋白饮食，减少碳水化合物，注意防止电解质紊乱，尤其是发生低血钾，长期使用者应口服氯化钾，每次 1g，每日 3 次，或 10% 枸橼酸钾 10ml，每日 3 次。因激素可诱发精神症状，常引起失眠、精神紊乱，轻者可减少皮质激素的用量，并给镇静剂，严重者停药。激素可诱发或加剧胃溃疡出血，所以消化道溃疡者禁用皮质激素，为防止溃疡病，应服用制酸剂。长期大量使用广谱抗生素，要避免菌群失调所致的严重的霉菌感染。对长期用药的病人特别是老年人，要防止骨质疏松，应补充钙盐和维生素 D，以免引起病理性骨折。局部应用激素，包括眼部、眼睑皮肤、鼻腔吸入，也要注意引起继发感染、青光眼、白内障等局部并发症。

三、青　光　眼

青光眼也会出现红眼的症状，不仅眼红，往往伴随眼胀、头痛、视物模糊或出现虹视（看亮光时出现亮光周围像彩虹一样的晕圈）。临床上通常将青光眼分为原发性、继发性、发育性三大类，原发性为主要类型，又分为开角型和闭角型，二者的发病机制不同，但最终都表现为青光眼的视神经病变。

眼球的房水由睫状肌分泌，从后房通过瞳孔区进入前房，再从前房角流经小梁网排出，维持眼球的压力。任何一个环节出现问题，都会引起眼压异常。当眼球的压力升高至眼底视神经不能耐受，就会出现视神经病变。青光眼的临床表现为：

1. 视力下降。视力下降一般发生在急性高眼压时，视力下降初期是由于高眼压使角膜内皮不能将角膜内的水分正常排出，结果发生角膜上皮水肿，急性持续高眼压，可使视力降至光感，这是因为很高的眼压严重影响了视细胞的代谢。

2. 视野缺损。慢性高眼压及持续高眼压后期造成视神经萎缩，导致视野缺损。青光眼性视神经萎缩是多因素的，但最主要的原因是机械压迫和视盘缺血。很高的眼内压迫使巩膜筛板向后膨隆，通过筛板的视神经纤维受到挤压和牵拉，阻断了视神经纤维的轴浆流，高眼压可能引起视盘缺血，加重了视神经纤维的损伤，最终导致了视神经萎缩而失明。和血压一样，每个人的眼压不同，正常范围为 $10 \sim 21$ mmHg。但是有些人眼压在这个范围，也会出现视神经损害，称"正常眼压性青光眼"，机制不明，目前我国青光眼学者提出"眼颅压梯度"的概念，认为患者颅内压和球后脑脊液压力偏低，虽然眼压正常但依旧会减少视神经的血供而产生病变。

3. 眼红痛。急性闭角型青光眼发作时由于房角的关闭引起眼压急剧上升，出现明显的头痛、眼痛、眼红，多为一眼，亦有双眼同时发作，严重时出现恶心、呕吐。眼部检查可有结膜水肿、充血，角膜雾状水肿，瞳孔扩大，多呈竖椭圆形或偏向一侧，对光反应消失，前房浅，眼底因角膜水肿而难以看清，眼球坚硬如石。慢性闭角型青光眼和开角型青光眼患者在早期几乎没有症状，只有到病变发展到一定程度，患者方有视物模糊、眼胀、头痛等感觉。

对急性闭角型青光眼发作时所表现的典型症状，诊断不困难。但是症状不够典型，检查不仔细，有时会将急性青光眼误诊为急性虹膜睫状体炎，尤其伴有前房纤维素性渗出并且眼压降低时，通过相反的扩瞳治疗反而使病情恶化。鉴别点在于：闭角型青光眼发作后瞳孔常扩大，前房浅，房角窄，还可以通过另一只眼存在的闭角型青光眼解剖特征来鉴别。另外，急性发作者因剧烈的头痛、恶心、呕吐等全身症状忽略了眼部的检查，以至于误诊为偏头痛、胃肠炎等疾病。

慢性闭角型青光眼除了视物模糊、视野缺损外，常缺乏自觉症状，需认真的眼部检查，尤其前房角的检查非常必要。开角型青光眼的诊断是一个综合眼压、眼底、视野、房角等多因素的分析判断过程，有时还需一段时间的随访观察对比，才能做出结论。

青光眼的治疗目的在于控制眼压，尽可能减少视神经的损害，阻止青光眼的病程进展，以保持视觉功能的生理需要。闭角型青光眼一旦诊断确立，就因根据不同阶段采用相应的治疗。急性发作期首先降低眼压，常常是促进房水引流、减少房水生成、高渗脱水三种手段联合应用。常用药物有：缩瞳剂（毛果芸香碱）、抑制房水生成（β受体阻滞剂、碳酸酐酶抑制剂）、高渗脱水剂（甘油、甘露醇）。对于药物不能控制眼压的患者，则需手术降低眼压。对于缓解期和临床前期患眼，因房角功能大部分存在，可行激光周边虹膜贯穿以解除瞳孔阻滞。开角型青光眼治疗策略应以青光眼患者全面检查为基础，包括准确掌握眼压的波动规律，视野的定量阈值变化，视神经乳头形态的细致改变以及视神经血供状况是否异常，并结合全身心血管系统、呼吸系统等综合因素来考虑，治疗手段为降低眼压到靶眼压、改善视网膜视神经血循环，保护视网膜神经节细胞，主要方法有药物治疗、激光治疗、手术治疗，可以联合应用。

一般来说，青光眼不能被治愈，对视神经的损害几乎不可逆。因此需早期发现、早期治疗。一旦确诊，就需要经常的、终生的护理。

出现以下情况，就要警惕青光眼：

（1）情绪激动或在暗处停留过久（如看电影、电视或在暗室工作），便有眼胀、头痛、视物模糊，眼前如同有一层云雾，这是闭角型青光眼的早期症状。多次反复出现后，有可能突然进入急性大发作期。

（2）平时饮水较多。青光眼患者在一次性喝水超过 300 毫升的时候就会出现了头痛。出现这样的原因是以为在饮水的过程中速度快量也多，这就导致了血液稀释引起的渗透压降低，进入眼内的眼压的房水也会增多，就从而引起了眼压升高。另外，如一只眼已确诊为青光眼，对另一只眼必须密切观察。

（3）晚间看灯光出现五彩缤纷的晕圈，好比雨后天空出现彩虹一样，医学上称为虹视。这是由于眼压上升，角膜水肿而造成角膜折光改变所致。视力逐渐下降，验光配镜视力矫正不到 1.0（对数视力表为 5.0），尤其高度近视者，戴适度的眼镜后仍常有头痛眼胀感。

（4）早晨起床后看书报较吃力，易出现鼻梁根部酸胀和眼眶前额胀痛。因为正常人的眼压有昼夜波动的规律，一般清晨偏高，夜间较低。青光眼患者 24 小时的眼压波动幅度更大，故早晨眼压就更高，就会出现症状。

青光眼用药是个长期过程，除了要注意所用眼药水的名称、浓度、有效期，眼药水内有无絮状物或者混浊变色外，也不能忽略以下几点：

1. 点药前要先洗手，以免手上细菌带入眼内。

2. 凡是混悬液剂型使用前要先摇晃，使药液均匀、药效稳定，如布林佐胺滴眼液。眼药水一回仅点 1 滴，如果不慎没有滴入结膜囊，可补点 1 滴。因 1 滴眼药水约 30 微升，而结膜囊内可存容量仅约 7 微升，所以，一回点几滴不但浪费也不增加药效。

3. 点眼药后需要闭眼 3~5 分钟，可增加药效。一定要记住不同类别眼药水不要同时点，要至少间隔 5 分钟后，再点另外一种，要不然泪液与后点的眼药水会将先点的眼药水排泄、稀释，徒劳无效。

4. 如果需要一起使用眼药水和药膏，要先点眼药水，5 分钟后再涂眼膏。

5. 点眼药后马上用棉球加食指压住内眼角 3 分钟，能够防止药水从内眼角的泪小点流入鼻腔被吸收，进而减少药物副作用。

青光眼手术后要注意：

1. 若感到手术眼有疼痛不适，可以向护士要止痛剂服用，避免憋气、揉眼、压迫眼球。躺卧时避免睡向手术眼侧，并防止压到手术眼。

2. 青光眼手术后便可下床走动、如厕。避免进食过热、过硬的食物。

3. 如有恶心、呕吐的现象，可服用止吐剂，并请医师检查眼压。

4. 青光眼术后次日，开始按医师指示使用眼药或相关口服药，控制眼压的眼药要继续使用。所使用的眼药，需要了解它们的药性，并学会正确的点眼药技术。

5. 青光眼手术后两周内禁止俯身洗头（而要改为仰头洗发），避免揉擦眼睛。淋浴、洗头时要防污水溅入眼内。

6. 若突发眼睛疼痛、畏光、流泪、视力减退、眼睛红肿，应立即请眼科专科医师诊疗。一青光眼发作后，另一眼有 70% 的发作可能，所以最好做预防性手术。

7. 手术眼会有少量血性渗出液。以眼垫覆盖，可保持眼睛之清洁舒适。外加胶制眼罩可防止碰撞到手术眼。眼垫于手术后一至二天可除去。眼罩则继续使用二周左右。

8. 伤口缝线不须拆除，可让它自行溶解吸收。

9. 青光眼术后两个月内，避免引起眼压升高的活动，如：用力排便、劳力工作、举重物、咳嗽等。青光眼术后护理很重要，关系到手术的成败以及术后的恢复，因而要引起重视。

青光眼预防主要有以下几点：

1. 保持愉快的情绪 生气和着急以及精神受刺激，很容易使眼压升高，引起青光眼，所以平时要保持愉快的情绪，不要生气和着急，更不要为家务琐事焦虑不安。

2. 保持良好的睡眠 睡眠不安和失眠，容易引起眼压升高，诱发青光眼，老年人睡前要洗脚、喝牛奶，帮助入睡，必要时服催眠药，尤其是眼压较高的人，更要睡好觉。

3. 少在光线暗的环境中工作或娱乐 在暗室工作的人，每 1～2 小时要走出暗室或适当开灯照明。情绪易激动的人，要少看电影，看电视时也要在电视机旁开小灯照明。

4. 避免过劳 不管是体力劳动还是脑力劳动，身体过度劳累后都易使眼压波动，所以要注意生活规律，劳逸结合，避免过劳。

5. 不要暴饮暴食 暴饮暴食大吃大喝，都会使眼压升高，诱发青光眼。老年人要"饭吃八分饱，不吸烟，不喝酒，不喝咖啡，不喝浓茶，不吃辛辣及有刺激性的食物。

6. 多吃蜂蜜及其他利水的食物 蜂蜜属于高渗剂，口服蜂蜜后，血液中的渗透压就会升高，于是把眼内多余的水分吸收到血液中来，从而降低眼压。除此以外，西瓜、冬瓜、红小豆也有利水降压的作用，老年人适当多吃些，对身体大有好处。

7. 常摸自己的眼球、看灯光 青光眼的特点是眼球发硬，看灯光有虹圈，发现后及早治疗。

8. 防止便秘 便秘的人大便时，常有眼压增高的现象，要养成定时大便的习惯，并多吃蔬菜、水果。

9. 坚持体育锻炼 体育锻炼能使血流加快，眼底瘀血减少，房水循环畅通，眼压降低。但不宜做倒立，以免使眼压升高。

10. 主动检查 老年人每年要量一次眼压，尤其是高血压病人。发现白内障、虹膜炎也要及早治疗，以免引起继发性青光眼。

11. 有青光眼的患者，禁用以下三类药物 ①散瞳药。散瞳药是闭角型青光眼禁用药之一。散瞳药具有散大瞳孔的作用，可维持两周左右，目前尚无其他药物可对抗其作用。但是，其在散大瞳孔的同时还可引起眼内一些结构的变化，促使眼压升高，导致青光眼发作。因此，在选用散瞳药之前，医生大多会了解患者有无青光眼家族史及青光眼病史，检查眼部有无可能发生青光眼的结构因素，并测量眼压后再滴用。②皮质类固醇眼液。激素性青光眼（又称皮质类固醇性青光眼）属于药物引起的一种开角型青光眼，其表现与散瞳药引起的青光眼不同，鲜有自觉症状，若不及时发现，拖延时间过长，有可能引起难以逆转的视神经乳头损害、视野缺损等。因此，及早发现很重要。一般来说，有开角型青光眼家族史及糖尿病患者使用皮质类固醇眼液后，发生高眼压者较多。因此，这类青光眼患者咨询眼科医生后使用。③胃肠道解痉药。胃肠道解痉药也是青光眼禁用药之一。胃肠道解痉药对胃肠道有很好的止痛作用。但是其副作用则是会诱发青光眼发作。这类药物包括颠茄、山莨菪碱、奥替各溴铵、溴丙胺太林等。因此，有青光眼家族史或青光眼病史者应及时主动向医生说明，以免误用，损害健康。

12. 日本一项调查表明，长期每天面对电脑荧光幕 9 小时或以上的人士，患上青光眼的机会是低中量使用者的两倍，而且近视患者更是高危人士。如何预防：

（1）荧光幕必须干净，并把光度及颜色对比调校至最舒适的度数，摆放荧光幕的位置要适中，光线必须来自两边，而不是来自前后面。

（2）大约每 20 分钟让眼睛定时休息，荧光幕背后必须有足够的空间让眼睛放远视野。

（3）定期验眼，但现时的检验程序中只有一项强制性青光眼测试，测试只可以发现 25% 的青光眼问题。

（4）如果在晚上躺着看手机，可以开一盏台灯。尽量使用大屏幕手机。

（5）选用手机的夜间模式阅读。如今不少智能手机，都会有夜间模式。采取这一模式，会使手机的光线与夜间环境更匹配。

（6）使用手机一段时间，要及时休息，同时配合做一些眼部按摩。及时休息可以有效缓解视疲劳，如 40 分钟休息 10 分钟左右。同时，可以通过闭眼按摩眼部穴位和点一些保健眼药水来缓解视疲劳。

（7）尽量少趴在桌子上睡觉。因为趴在桌上睡觉，胳膊会压住眼睛，醒后就会出现短暂视力模糊。这是因为压迫到了眼球，造成眼压过高。如果长此以往，还有可能形成青光眼。对于戴隐形眼镜者危害更大，在眼睛压迫的情况下，隐形眼镜会磨损角膜引起眼病建议，午睡最好躺着睡。

（8）如果眼睛不适，注意不要自己随便购买含激素的眼药水使用。自己买来滴，量不好控制，长期使用对眼睛会造成损害，引起青光眼、白内障甚至视力丧失得不偿失。

第三节　干眼症的个性化管理

小王是一名建筑设计师，为了赶工期，他连续在电脑前加班了一星期，工作完成了，却发现不仅视物模糊，而且出现双眼干涩、怕光，就像机器的齿轮少了润滑油运转不灵，连眼球转动都觉得发涩费力。小王来到医院眼科就诊，医生详细询问了他的发病情况，并做了相关检查，确诊他得了"干眼症"。顾名思义，就是眼球表面缺乏水分，眼睛干燥。由于泪液的量或质或流体动力学异常导致的泪膜不稳定和眼球表面的组织发生异常，产生眼干、眼痒、异物感，甚至眼球疼痛、视物模糊，影响患者生活和工作。又称为干眼症、干眼病、干眼综合征，在 2013 年中华医学会眼科学分会角膜病学组讨论后统一称为干眼。

泪液在眼球的表面，像润滑剂一样，分为 3 层：最表面的脂质层，由睑板细胞分泌，锁住水分；中间大量的水液层，由结膜杯状细胞分泌；与角膜表面相黏的黏液层，由角膜上皮细胞分泌。只要这三层里的任何一个出现问题，就会出现干眼。干眼的发病因素复杂，老龄、女性、使用视频终端、空气污染、滥使用眼药水、高海拔、过敏、角膜激光手术以及部分全身性疾病，均可引起干眼。根据发病机制，分为 5 大类；①水液缺乏性干眼，水液性泪液分泌不足和/或质的异常，如干燥综合症和一些风湿免疫系统疾病引起的干眼。②蒸发过强性干眼，由于脂质层质或量的异常引起，如睑板腺功能异常、视频终端综合征、眼睑缺损等。③黏蛋白缺乏引起的干眼，由眼表上皮细胞受损引起，如化学伤、药物毒性、热烧伤。④泪液动力学异常型干眼，由泪液动力学异常引起，如瞬目异常、泪液排除延缓、结膜松弛。⑤混合型。临床上最常见，由以上 2 种或 2 种以上原因引起。

根据干眼的严重程度可以分为轻度、中度、重度。轻度干眼主观症状较轻，无角膜染色阳性；中度干眼有中重度干眼，角膜表面染色阳性，经过治疗后体征消失；重度干眼有中重度干眼，角膜表面染色阳性，经过治疗后体征不能完全消失。不同的严重程度选择不同的治疗方法。

干眼的常见症状有眼睛干涩、异物感、烧灼感、针刺感、眼痒、畏光、视糊、视力波动等。干眼的常见检查方法为裂隙灯下观察泪膜的破裂时间（BUT）和泪河的高度，角膜荧光素染色以及泪液分泌试验（Schiemer Ⅰ、Ⅱ试验），相关的检查包括泪液渗透压测定、睑板腺成像检查、泪液清除率测定等。干眼的临床检查顺序：病史询问→症状询问→裂隙灯显微镜检查→BUT→荧光素染色→泪液分泌试验→睑板腺形态功能检查→其他检查。

干眼目前没有国际统一公认的诊断标准。结合我国和国际学者提出的标准，角膜病学组提出我国目前的诊断标准：①有干燥、异物感、疲劳感、烧灼感、不适感、视力波动等主观症状和 BUT≤5s 或 Schiemer Ⅰ试验（无表面麻醉）≤5mm/5min，可诊断干眼。②有干燥、异物感、疲劳感、烧灼感、不适感、视力波动等主观症状和 5s≤BUT≤10s 或 5mm/5min≤Schiemer Ⅰ试验（无表面麻醉）≤10mm/5min，伴有角膜表面荧光素染色阳性，可诊断干眼。

干眼的治疗目标为缓解眼部不适症状和保护患者的视功能。引起干眼的原因十分复杂，如全身性疾病、局部和全身用药、环境污染、患者眼部炎症、眼板位置异常、年龄等。寻找原因，针对病因治疗是提高患者治疗干眼效果的关键。如由全身性疾病引起者，协同相应专科治疗原发疾病；由于生活和环境因素造成者，如长期在空调环境和经常使用电子产品、夜间驾车者，应积极改善工作和生活环境；应及时停用可引起干眼的局部和全身用药及眼部化妆品。

非药物治疗可以减轻干眼的症状。湿房镜和硅胶眼罩通过提供密闭环境，减少眼表面的空气流通和泪液的蒸发，达到保存泪液的目的。干眼伴有角膜损伤的患者，尤其表面有丝状物时，适合佩戴软性角膜接触镜，也可选择高透氧的治疗性角膜接触镜，但要保持接触镜的湿润状态。药物治疗效果不好或者使用频率过频繁的患者也可选择泪道栓塞。由于睑板腺功能障碍引起的干眼患者除了治疗睑板腺炎症外，还要学会睑板腺的按摩和清理，热敷。对于有心理问题的干眼患者要及时心理疏通，必要时与心理科医师合作治疗。

药物治疗主要是人工泪液和润滑剂，局部抗炎和免疫抑制剂。临床医师应根据患者的干眼类型和程度、经济条件进行个体化选择。轻度干眼宜选择黏度低的人工泪液。对中重度干眼，有蒸发过强的选择黏度高的人工泪液。对于眼表面炎症严重，泪液动力学异常的患者有限选用不含防腐剂或防腐剂毒性较少的人工泪液。对于脂质层异常的患者选用含有脂质的人工泪液。中重度干眼合并炎症可低浓度、短时间使用糖皮质激素，糖皮质激素敏感易引起眼压升高者可替用非甾体类抗炎药物。严重干眼其他药物无效亦可考虑免疫抑制剂。

除了治疗原发性疾病，干眼最主要在于预防。干眼症的预防，在日常生活中要做到以下几点：①正常的生活型态，睡眠要充足，不熬夜。②均衡的饮食，少吃刺激性食物，多吃富含维生素 A、维生素 C、维生素 E 的水果及食物。

生活中存在不少"隐患"会导致干眼。空调在带来舒适温度的同时，也把室内的水分抽走了。同时，开空调时门窗紧闭，室内空气变得干燥、污浊，易诱发干眼症。对付这种情况，家中或办公室可摆放一个湿度计，控制房间的湿度不要低于40%。空调使用一两个小时后关闭，开窗通风一段时间。开空调时，可在正对着空调风口的地方放盆水或者加湿器，增加湿度。尽量不要坐在空调的出风口处。

眼睛在正常情况下，每分钟眨眼 15~20 次，但当紧盯着电脑或手机屏幕时，眼睛的眨眼次数会在无形中减少，眨眼次数只及平时的三分之一，因而减少了眼内润滑剂和酶的分泌。从而减少了眼内润滑剂和泪液的分泌。使得眼球长时间暴露在空气中，使水分蒸发过快，造成眼睛干涩不适，长期如此就容易造成干眼症，严重的甚至会损伤角膜。另外，电脑荧光屏产生的高能蓝光也会刺激眼睛，加重干眼。为减轻干眼的发生，最好的办法是养成多眨眼的习惯，适当休息，切忌连续操作。如果是眼镜族，那么配一副合适的眼镜。40 岁以上的人，最好采用双焦点镜片，或者在打字时，佩戴度数较低的眼镜。工作的姿势和距离也是很重要的，要双眼平视或轻度向下注视荧光屏约 30 度，这样可使颈部肌肉轻松，并使眼球暴露于空气中的面积减小到最低。眼睛和电脑荧光屏的距离要保持在 60cm 以上。周围环境的光线要柔和，电脑荧光屏的亮度要适当，桌椅的高度要和电脑高度匹配。为了避免荧光屏反光或不清晰，电脑不应放置在窗户的对面或背面，环境照明要柔和，如果操作者身后有窗户应拉上窗帘，避免亮光直接照射到屏幕上反射出明亮的影像造成眼部的疲劳。避免长时间连续操作电脑、手机，注意中间休息。通常连续操作 40 分钟至 1 小时，休息 10~20 分钟。

长期从事电脑操作者，应多吃一些新鲜的蔬菜和水果，同时增加维生素 A、B_1、维生素 C、维生素 E 的摄入。为预防角膜干燥、眼干涩、视力下降、甚至出现夜盲等，电脑操作者应多吃富含维生素 A 的食物，如豆制品、鱼、牛奶、核桃、青菜、大白菜、空心菜、西红柿及新鲜水果等。维生素 C 可以有效地抑制细胞氧化。维生素 E 主要作用是：降低胆固醇，清除身体内垃圾，预防白内障。核桃和花生中含有丰富的维生素 E，维生素 B_1 可以营养神经，绿叶蔬菜里就含有大量的维生素 B_1，每天可适当饮绿茶，因为茶叶中的脂多糖，可以改善肌体造血功能，茶叶还有防辐射损害的功能。

为减少眼部的干燥，可以适当在眼部点用角膜营养液及一些人工泪液。另外眼保健操也可以起到放松眼的调节，减少视疲劳的作用。眼保健操的本质是自我按摩，就是通过自我按摩眼部周围的穴位和皮肤肌肉，增加眼窝内血液循环，改善神经营养，能消除大脑和眼球内过度充血；长时间使用电脑、看电视、所戴眼镜不合适都是造成用眼疲劳的因素，从而引起干眼症。使用电脑一段时间后，做 5 分钟眨眼运动，可以改善睫状肌的调节作用；或者再做一下眼部按摩，眼睛周围有很多穴位，许多经脉由此而过，通过按摩刺激这些穴位可以明显改善视疲劳状态。可以泡茶，比如菊花绿茶，在绿茶中加一些菊花；有糖尿病的患者可以泡菊花，加枸杞、决明子，可滋阴、养肝、明目。每天热水冲泡两次代茶饮，早上、下午各一杯。在水温不很烫的时候，把眼睛贴在杯子口，用代茶饮的热气熏眼睛，茶稍凉之后喝掉，这样，一次代茶饮起到了两次保护眼睛的作用，内外兼用。由于眼部血液循环畅通，眼内调节肌可以排除积聚的代谢产物，达到消除眼疲劳的目的。菊花富含维生素 A，是保护眼睛健康的重要物质，也是中医治疗各种眼疾的良药。菊花茶能让人头脑清醒、双目明亮，特别对肝火旺、用眼过度导致的双眼干涩有较好的疗效。经常觉得眼睛干涩的人，尤其是常使用电脑的人，不妨多喝些菊花茶。枸杞子养肝明目，富含胡萝卜素（维生素 A 原）、维生素 B_1、维生素 B_2、维生素 C 及钙、铁等，是养眼佳品。

第四节 影响视力的常见眼底疾病的个性化管理

老罗退休后一直喜欢摆花弄草，看到阳台上的姹紫嫣红，还有累累硕果，老罗对园艺也越来越有兴趣。就在他准备扩大规模、再开辟新领域的时候，他觉得那些花儿看上去没有像以前那么鲜艳，而且眼前总有固定的黑影遮挡，开始以为是老花镜上的污渍，结果检查来检查去也没有发现；对着镜子检查自己的眼睛，也没有发现异常。想到自己曾患高血压和糖尿病，会不会眼睛内部出了问题？

我们一直把眼睛比喻成"照相机"，要拍出精美的图片，必须要有完整和高质量的照相机的镜头和胶卷。眼前段，就是镜头，而眼底部分，即视网膜，就是照相机的胶卷。胶卷出了问题，可以替换；而视网膜一旦出了问题，目前无法替换，只有减轻损伤，造成的损害是无法挽回的。因此，需要及早发现，及时治疗。

视网膜是眼球壁的最内层，结构和功能非常复杂和精密，共有10层，分为内面的神经上皮层（9层）和靠外侧的色素上皮层（1层）。通过视网膜的光感受器（视锥细胞、视杆细胞）将接受的光刺激转换为神经冲动，经过水平细胞、双极细胞、节细胞传导至节细胞轴突组成的神经纤维层，后者汇合成视神经，最终传到视觉中枢（枕叶视皮质），形成视觉。在眼底的中心，每一个视锥细胞与一个节细胞相对应，视觉最敏锐，称为黄斑中心凹，形成人的视力和色觉。视网膜也是全身唯一可在活体观察血管及其分布的组织，是了解眼病和某些全身病情的重要窗口。

视网膜是敏感且脆弱的，需保持干燥和透明，维持其正常的生理环境。这里要提到两种屏障：①脉络膜-视网膜屏障（外屏障），视网膜外层是富含血管的脉络膜层，脉络膜毛细血管的成分不会进入视网膜，因为存在视网膜色素上皮之间的紧密连接。②血-视网膜屏障（内屏障），视网膜毛细血管管壁的内皮细胞间有闭锁小带和壁内周细胞，锁住了血管内成分进入视网膜。各种原因，包括局部和全身因素，造成视网膜屏障的破坏，就会发生不同程度、深度、范围的出血、渗出、水肿，影响视功能。

一、视网膜血管性疾病

视网膜的血管供应来自视网膜中央动脉和睫状动脉系统，前者供应视网膜内5层，后者供应视网膜外5层。均源于眼动脉。动脉系统的血经视网膜毛细血管层后到达视网膜中央静脉，再汇入眼上静脉。视网膜中央动脉和它的分支属于末梢动脉，正常情况下无交通支相连，一旦发生阻塞，其供应的视网膜即出现缺血缺氧，视力下降。

"脑中风"人们比较熟悉，但对于眼部视网膜血管阻塞、缺血，也就是俗称的"眼中风"发生，很多人却不知道是什么原因。"眼中风"其实也是因为血管硬化、血管内皮损害形成的血栓，或血管壁上的粥样硬化斑块脱落，造成视网膜中央动脉阻塞；或是视网膜动脉痉挛、断流；或是由于外部压迫血管，致使视网膜神经组织急性缺血、缺氧，视网膜水肿、坏死甚至萎缩，严重的可致盲。此病多发于老年人，特别是本身有"三高"（高血压、高血糖、高血脂）并伴有心脑血管疾病的老人，遇到天气寒冷、情绪波动等情况下容易发生。

视网膜血管阻塞又分为动脉阻塞和静脉阻塞。其中动脉阻塞最为凶险，在几分钟内甚至是突然间眼前一片黑暗，就跟关了灯似的。有的患者阻塞时间极短，数秒钟、数分钟后会自行缓解；有些会眼前发黑反复发作后亮不起来了，但有的一旦发生就一直"黑下去"。这和阻塞的部位和程度、血管直径的大小有关系。视网膜对缺血非常敏感，有专家建议，动脉阻塞要第一时间打"120"，如果在6小时内没有得到有效的治疗，那么相关组织就会不可逆转地受到破坏，导致永久性的失明。而视网膜静脉阻塞则是比较常见的眼底血管病，较视网膜动脉阻塞多见，多因素致病。病程发展远远没有动脉阻塞那么快速和严重，感觉是突然发生的视力下降。静脉阻塞分为缺血型和非缺血型。非缺血型自觉症状轻微，若是黄斑未累及视力可以轻度减退；缺血型静脉阻塞若没经过及时治疗，眼底缺血加重，伴有新生血管形成，导致玻璃体出血、纤维增殖牵拉性视网膜脱离，甚至可能会出现虹膜新生血管，并继发血管性青光眼。

视网膜动脉阻塞的治疗目的在于恢复视网膜血循环及功能，对于发病时间较短的患者按照急诊处理，以尽量减少受损的视网膜。采用扩张血管、吸氧、降低眼压、溶栓、以及其他的病因治疗。绝大多数视网膜中央动脉阻塞的患者预后差，有睫状视网膜动脉的根据其供应的黄斑的范围，中心视力可以有不同程度的保留。分支动脉阻塞因阻塞的部位和程度不同有不同的预后。视网膜静脉阻塞的预后与类型、阻塞程度和部位有关，如黄斑受损严重，预后不良；非缺血型较缺血型预后好。治疗目的在于减少其严重的并发症，并防止对侧眼的发生。

视网膜血管性疾病的发生与患者的全身情况有关。因此，需作仔细地全身检查并予适当的治疗，尤其是老年人，要定期检查有无高血压、动脉硬化、高脂血症、糖尿病、血黏度等，有无心瓣膜疾病、颈动脉血流是否通畅等。对有"三高"的患者，为防止病情加重和对侧眼、其他器官发生血管阻塞性疾病，要针对病因治疗和防止血栓形成，降低血液黏稠度，长期口服阿司匹林等抗凝剂；中药活血化瘀，改善微循环。

如果老年人出现突然的、无痛性视力下降或者视物模糊，必须重视，尽快就诊。预防方面，只有控制好血压、血糖、血脂等危险因素，推迟全身血管动脉硬化的出现，改善身体体质，才能从根本上减少"眼中风"的发生。

二、糖尿病性视网膜病变

糖尿病，中医称"消渴"，是一种从古至今严重困扰人类生活的代谢性疾病。据世界卫生组织最新公布数据显示，糖尿病已成为除心脑血管疾病、恶性肿瘤外的第三大疾病。而最新全国调查显示，我国20岁以上人群中DM患病率达9.7%，中国成人DM总数达到近9240万，其中2型糖尿病（T2DM）占90%以上。糖尿病本身并不可怕，可怕的是由此引起的一系列并发症。如心脑血管疾病、眼底病变、周围神经病变引起的四肢溃烂等。从糖尿病到并发症是一个缓慢发展的过程，大多数患者都无法躲过去，并发的发生率可能超过80%。但是，如果能尽早发现并确诊糖尿病，提前干预，是可以阻止病程发展的。是否发生糖尿病视网膜病变取决于患糖尿病时间的长短，血糖、血压、血脂的控制情况和个体的差异性。随着患病时间的增长，一般7~8年以后，就慢慢开始出现糖尿病视网膜病变了。随着时间延长，病变会越来越严重。而肥胖、吸烟、高血脂、妊娠、高血压、肾病等可加重糖网的病情。另外，1型糖尿病患者发生糖尿病视网膜病变早且严重，更应提高警惕。糖尿病的并发症多样，糖尿病引起的眼底病变（尤其是视网膜病变）而致盲很常见。病程大于10年以上发生糖尿病性视网膜病变的概率大于50%。糖尿病视网膜病变是一个渐变的过程，患者往往容易忽视，直至出现视力严重下降才去医院就诊时，大多已处于病变的中后期，治疗效果较差。

在糖尿病性视网膜病变早期，患者一般无眼部自觉症状；随着病情发展，可引起不同程度的视力障碍；若累及黄斑，可有中心视力下降、视物变形。若病情发展，可有新生血管出血至玻璃体，视力急剧下降，甚至出现纤维增殖膜牵拉视网膜脱离、新生血管性青光眼，导致视力丧失和眼球疼痛。

根据患者的糖尿病病史，结合眼底检查，糖尿病性视网膜病变一般情况下诊断不难，但是在合并高血压、肾病等情况下，要结合几方面来诊断：

（1）病史：详细询问病史至关重要，除了有无多饮，多食，多尿及消瘦等典型的糖尿病表现外，还应注意了解糖尿病的病程，病程越长，其糖尿病性视网膜病变的发病率越高，程度越重，特别是有些糖尿病的发现时间并不代表真正的患病时间，因为全身症状不明显，发现糖尿病时往往实际病程已久，血糖及尿糖检查是了解糖尿病控制程度的重要依据。

（2）眼底检查：眼底检查是诊断糖尿病性视网膜病变的主要手段，微动脉瘤和（或）小出血总是最早出现并比较确切的视网膜病变的体征，带黄白色的蜡样硬性渗出斑，说明血管系统功能异常，通透性增大，血液成分逸出，而白色软性渗出则表示微循环重度紊乱，血管破坏严重，这阶段没有新生血管形成，故称为单纯型病变，随着病情的发展，在这个阶段上并发多处灶性或广泛的视网膜无灌注，则预示不久将出现新生血管，从发生新生血管开始，即进入增殖期，说明视网膜循环对组织缺氧已不能代偿。

（3）特殊检查：糖尿病性视网膜病变在眼底未出现病变以前，已有某些亚临床改变，如异常荧光形态，视网膜电生理及视觉对比敏感度等变化，均对其早期诊断有参考价值，在病变进展过程中，眼底荧光血管造影的各种特殊表现对该病的诊断和分期有重要意义。糖尿病视网膜病变的临床征候，绝大多数在荧光血管造影之前人们已经认识，但是荧光血管造影大大增加了对糖尿病眼底所发生病变的知识，这不仅为了进一步了解糖尿病眼底微循环的早期病变，证明病情是否发展，对预后的判断，还可以对光凝治疗选择合适病例并观察治疗效果。

根据有无出现新生血管，糖尿病性视网膜病变可以分为单纯型和增殖型。在单纯期，糖尿病性视网膜病变以预防为主，注意控制血糖，密切观察眼底病变进展。单纯型的第四期，也就是重度非增殖期，即符合421法则：眼底检查4个象限每个象限都有超过20个的视网膜内出血；2个象限以上静脉串珠样改变；1个象限以上明显的视网膜内微血管异常（IRMA）。对于第四期病变，要采取有效的视网膜激光以控制病情发展。激光治疗被认为是治疗糖尿病性视网膜病变的有效方法。临床实验证明光凝治疗在2个方面对该病的发病过程有有益的作用：一是导致新生血管退化并阻止它们再生；二是减少黄斑水肿。前者是针对增殖性病变而言，后者是针对非增殖性病变而言。对增殖性糖尿病性视网膜病变，一旦眼底出现新生血管，即使只有1PD范围大小，也应做全视网膜光凝（panretinal photocoagulation，PRP）。已发生玻璃体出血及严重的增殖性病变，则需要进行玻璃体手术。一般认为，广泛玻璃体出血3个月以上不能自发吸收者需行玻璃体切割术。手术目的在于使屈光间质清晰，恢复视网膜的正常解剖位置，利于后续的激光治疗。对于持续的黄斑水肿和已经出现的新生血管，建议眼内注射抗血管内皮生长因子（VEGF），抗血管内皮细胞生长因子为PDR治疗的有效药物，抗VEGF的药物作用机制为结合并阻断VEGF的异构体，降低新生血管生成、血管渗出，减轻水肿以改善和稳定视力。治疗PDR的金标准为眼底激光光凝，抗 VEGF 药物可用作眼底激光光凝的联合用药。

糖尿病眼部病变越早治疗效果越好。由于病变损害的不可逆性，预防是最重要的一环，而且早期预防的花费要远远低于晚期治疗的费用，疗效也更佳。预防糖尿病性视网膜病变最有效的方法是控制糖尿病，原则上应当首先并经常将血糖控制到正常或接近正常水平。严格控制血糖是防治糖尿病眼病的根本措施。有人进行过长达 20 余年的观察，发现 80% 以上血糖控制不好的糖尿病人在 20 年后会发生视网膜病变，而控制良好的病人只有 10% 左右出现视网膜病变，差别非常巨大。虽然糖尿病性视网膜病变能否随糖尿病的控制而好转或退行尚有争议，但有较高血糖水平的病人，即严重的或控制不好的糖尿病患者，其视网膜病变更为严重，这一点已很少被怀疑。控制糖尿病对于防治其视网膜病变的积极意义在于长期持续的积累作用，短期控制血糖对眼底的疗效不易看出。若在较短时间内快速降低血糖，反而可加重视网膜病变，因血糖下降后，视网膜血流量减少，而视网膜血管自动调节能力改善较慢，视网膜缺血加重。还有一些进展很快的糖尿病性视网膜病变，即使控制血糖，也对病情的影响很小。血糖水平控制程度没有固定标准，应根据病程、血糖基数水平等因素因人而定。传统方法的目的在于使血糖不超过 14mmol/L（250mg/100ml），但血糖水平低于 8.3mmol/L（150mg/100ml）或更低将会更有益。当然，能将血糖始终控制在正常范围内无疑是最好的。HbA1C 是评价血糖水平长期状况的一个合适指标，有人称若从开始就控制很好，HbA1C 一般在 7% 左右（正常 <6%），从不超过 8%，则很少出现糖尿病性视网膜病变。控制糖尿病的方法除合理应用胰岛素等药物治疗外，控制饮食，加强锻炼等也是十分重要的。对于合并有高血压、高血脂的患者，应兼顾治疗，血压、血脂、血糖对预防糖尿病眼病都很重要。有人曾研究过两组糖尿病患者，一组是高血压，一组是正常血压，观察血压对眼底病变的影响，结果发现：高血压组的糖尿病视网膜病变发生率高了 34%，每个人的视力主要是靠黄斑区的光反射，黄斑区出现水肿即影响视力，有人认为糖尿病最影响视力的是黄斑区的水肿。有人做了实验，一组高血压，一组正常血压，结果是高血压组的视力明显低于正常血压组，也就是说，平常控制血压很重要，血压不控制好，很容易出现糖尿病眼病。有些病友现阶段血压不好，但暂时没有任何反应，但如长此以往，10 年后出现糖尿病视网膜病变的几率非常大，还会导致失明。血脂也很重要，当病人有严重高脂血症时，血液中含有大量甘油三酯的脂蛋白可使视网膜血管颜色变淡而近乳白色。这些脂蛋白有可能进一步从毛细血管中漏出，这就是视网膜脂质渗出，在视网膜上呈现出黄色斑片。如果脂质渗出侵犯到黄斑则可严重影响视力。

糖尿病视网膜病变是不可逆转的，必须早发现、早治疗，因此糖尿病患者一定要定期检查双眼的视力及眼底。1 型糖尿病患者应在发病 5 年后每年检查一次；2 型糖尿病患者则应从发现糖尿病起，每年检查一次。如有眼部异常感觉，则应缩短眼科随诊时间。糖尿病患者一旦发生眼部不适，请及时到医院就诊，这样可早期发现视网膜病变并早期给予治疗，使视力得以保存。

糖尿病患者必须戒烟；饮食要清淡，少吃辛辣、刺激和高脂肪的食品适当锻炼，但避免剧烈运动；脑力劳动者要注意用眼卫生，避免长时间阅读、使用电脑等造成的视疲劳，从而尽量延缓糖尿病视网膜病变的出现。另外，糖尿病患者和家属对糖尿病及其引起的多种并发症都要加强重视。在多年临床工作中我们发现，加强糖尿病患者的教育，在患者和医生的共同努力下，很多种糖尿病眼部病变都能够得到较好的控制，患者的生活质量也能得到很大提高。许多人都需要使用电脑工作，所以最近几年门诊病人中，干眼症的比例具有明显的上升趋势，糖尿病病友更容易出现干眼症。长时间使用电脑、看电视、所戴眼镜不合适都是造成用眼疲劳的因素，从而引起干眼症。使用电脑一段时间后，做5分钟眨眼运动，可以改善睫状肌的调节作用；或者再做一下眼部按摩，眼睛周围有很多穴位，许多经脉由此而过，通过按摩刺激这些穴位可以明显改善视疲劳状态。没有糖尿病的眼病患者可以泡茶，比如菊花绿茶，在绿茶中加一些菊花；有糖尿病的患者可以泡菊花，加枸杞、决明子，可滋阴、养肝、明目。每天热水冲泡两次代茶饮，早上、下午各一杯。在水温不很烫的时候，把眼睛贴在杯子口，用代茶饮的热气熏眼睛，茶稍凉之后喝掉，这样，一次代茶饮起到了两次保护眼睛的作用，内外兼用。

三、年龄相关性黄斑变性

老年性黄斑变性是引起50岁及以上人群重度视力丧失的主要原因之一，也是成年人致盲的首要疾病之一。病因尚未确定，可能与遗传、慢性光损害、营养障碍、中毒、免疫性疾病、心血管系统及呼吸系统等全身性疾病等有关。也可能是多种因素复合作用的结果。黄斑病变的症状主要有视力下降、视物变形、中心暗点和色觉异常等。而黄斑变性的早期症状并不明显，容易与白内障等其他眼部疾病混淆，具有隐蔽性强、危害严重等特点。

老年黄斑变性可分为干性和湿性两个类型。

1. 干性老年黄斑变性　双眼常同期发病，程度接近一致。本型的特点为进行性色素上皮萎缩，早期（萎缩前期）中心视力轻度损害，甚至在相当长时间内保持正常或接近正常。晚期（萎缩期）中心视力严重损害，有中央暗点。萎缩性变性发病缓慢，病程冗长。早期与晚期之间渐次移行，很难截然分开。加之个体差异较大，所以自早期进入晚期时间长短不一，但双眼眼底的病变程度基本对称。干性最常见的症状为轻度视力模糊、视物变形，严重的视野中出现中心暗点，若不加控制便会发展为更严重的类型，即湿性老年黄斑变性。湿性老年黄斑变性急性进展期可在短短两三个月内就造成失明的严重后果。

2. 湿性老年性黄斑变性　本型的特点是色素上皮层下有活跃的新生血管，从而引起一系列渗出、出血、瘢痕改变。黄斑部由于新生血管渗漏，形成色素上皮层和（或）神经上皮层浆液或（和）出血性脱离。视力急剧下降。渗出和出血逐渐吸收并为瘢痕组织所替代。此时视力进一步损害。在部分病例，当出血及渗出被瘢痕所替代之后，病变并不就此结束，而在瘢痕边缘处出现新的新生血管，再度经历渗出、出血、吸收、瘢痕的过程。如此反复，使瘢痕进一步扩大，严重影响视力。

以前，全球对湿性老年黄斑变性的治疗几乎束手无策，临床上主要依赖光动力疗法和激光等治疗手段稳定病情，但难以改善视力且容易复发。近几年，随着抗血管内皮生长因子药物的问世，湿性老年黄斑变性的治疗有了新突破，随之而形成的抗VEGF疗法也被多个国际临床指南推荐为老年黄斑变性的一线治疗方案。

黄斑变性的病理机制主要为黄斑区结构的衰老性改变。表现为视网膜色素上皮细胞对视细胞外界盘膜吞噬消化功能下降，使未被消化的盘膜残余小体滞留于基底部细胞原浆中，并向细胞外排出，形成玻璃膜疣，因此继发病理改变后，导致黄斑变性发生。遗传、慢性光损害、营养障碍、中毒、免疫性疾病、心血管系统及呼吸系统等全身性疾病等有关。在《Ophthalmology》上发表一项研究指出，经常使用阿司匹林与早期老年性黄斑变性（AMD）以及湿性晚期AMD密切相关，而且发生这些病变的风险与阿司匹林的使用频率也显示出相关性。但我国学者经过 META 分析 177863 篇文章后得出：阿司匹林不会诱发 AMD，但是会增加 AMD 发生 CNV 的风险。目前对于老年性黄斑变性无确切治疗方法，治疗目的在于预防和控制疾病发展。在早期有人认为服用锌、镁等微量元素可以防止黄斑变性的进展；抗氧化剂如维生素 C、维生素 E，叶黄素可防止自由基对细胞的损害，保护视细胞，起到视网膜组织营养剂的作用；中成药有活血、改善微循环，保护黄斑血供的作用。对渗出型者，多数学者主张消除新生血管，方法有激光、眼内注射抗 VEGF、眼内注射糖皮质激素、光动力疗法，以避免病情恶化。基因治疗的不断发展为治疗干性和湿性 AMD 开辟了一条新路，日益受到了眼科医师的重视。建议超过 50 岁，每年检查眼底，及时处理。早检查、早发现和早治疗可最大限度地维持和提升老年黄斑变性患者的现有视力。

四、视网膜脱离

视网膜脱离（retinal detachment）是视网膜神经上皮层与色素上皮层之间积聚液体而发生分离，通常由视网膜裂孔、牵拉、渗出等因素引起。存在视网膜裂孔的视网膜脱离称为原发性视网膜脱离，为临床常见病，多数为成年人，10 岁以下的儿童少见，左右眼之间无差异，双眼发病率约为患者总数的 15%。好发于近视眼，特别是高度近视、老年人以及眼球曾受过外伤的人群。

为什么高度近视人群容易发生"网脱"？这是因为他们的眼轴比普通人要长很多，因此视网膜相应就会薄很多，在一些剧烈运动或高速运转的过程中，原本很薄的视网膜很容易受到前方玻璃体组织的牵拉而出现裂孔，导致视网膜发生脱落。此外，从外因来说，如果受到外力的突然冲击，通过玻璃体的传导，促使视网膜撕裂，造成视网膜脱离。如打篮球等运动时候不可避免的身体碰撞，较容易出现这类情况。出现视网膜裂孔，玻璃体腔内的液体通过裂孔进入视网膜下，造成视网膜脱离。

一般来说，当高度近视患者突然出现视力减退、眼前有"闪电"感，或自觉眼前有固定黑影遮盖，或出现运动后视力有所下降，应尽快到医院进行检查，这有可能是视网膜脱离的症状。视网膜脱离治疗越早，效果会比较好。如果拖延治疗，视网膜神经细胞受损的概率增加，而且出现玻璃体增殖，治疗难度将会增加不少。

视网膜脱离的治疗是通过手术将裂孔封闭，使脱离的视网膜重新复位以恢复部分视力。手术方式主要包括外路（巩膜外加压术）和内路（玻璃体切除术）。前者适合于新鲜且单纯的视网膜脱离患者，后者则适用于相对复杂的视网膜脱离患者，而且术后往往需要填充气体或硅油以代替被切除的玻璃体，临时支撑眼球。"网脱"容易复发，因此手术后要密切复查，尤其是术后早期，一旦发现有复发迹象，应立即接受相应的补救措施，如视网膜光凝、眼内注气等，否则只有再次手术。

孔源性视网膜脱离双眼发病率约 15%，所以当一眼已发生脱离时，另眼必须充分扩瞳后仔细检查眼底，如果发现有视网膜变性，特别是已存在裂孔与浅脱离，就要及时采取视网膜激光将病变封闭，以防止脱离进一步扩展。一旦发生视网膜脱离，患者应该尽量卧床休息，减少活动及转动眼球，防止视网膜脱离的范围扩大。如果还未伴有黄斑未脱离者更应尽早手术，以防脱离累及到黄斑引起视力严重下降。术后患者者应该卧床休息一周左右，减少活动和眼球转动，有利于视网膜神经上皮与色素上皮紧贴复位，防止视网膜再次脱离。若视网膜已平复，病人可以进行适度活动。患者可以补充粗纤维、多喝水以及适度活动避免卧床时间久后可能的便秘。术后应根据手术方式及裂孔部位不同而要求病人采取不同的体位。眼内注气或注油的患者需要低头俯卧位或侧睡等特殊体位，使裂孔部位处于最高方向，眼内填充的气体或硅油能填压裂孔。

出院以后，半年内视网膜脱离患者应该避免体力劳动和剧烈运动，防止复位的视网膜再次脱离。还要注意定期复查。出现眼前黑影、复视、闪光感、视力下降、视物变形，及时到医院就诊。

视网膜脱离手术复位的目的不仅是为了保存和提高患眼视力，而更重要的是为了防止视网膜全脱离所致的继发性青光眼、眼球萎缩等并发症而导致失明，病人必须抛开思想顾虑，主动配合手术。保持乐观的心态。同时注意在生活中避免用眼过度，尤其是不要长时间使用电子产品，少提重物、屏气，少做剧烈活动，避免头部和眼部的撞伤，如跳水、打球。术中眼内填充气体的患者，在气体消失之前（眼内有气泡会看到眼前有一个球形气泡）避免坐飞机，以防止气压突然变化导致气体膨胀眼压急剧升高。

视网膜脱离前兆有助于早期发现视网膜脱离，采取措施。

我们会注意到眼前有黑影飘动，或者在某一个方位经常出现闪光感，虽然没有明显的视力下降，但是出现次数频繁，还是建议去医院进行散瞳检查眼底情况。眼球运动时出现闪光是视网膜脱离前兆常见症状。视野内有黑影飘动，在白色背景下特别明显。这是由于玻璃体混浊造成，即"飞蚊症"。但是，若像墨汁滴入水中慢慢散开的表现，或者大量的黑色小斑点出现，往往提示视网膜撕裂时小血管破裂出血，也是视网膜脱落的前兆。发生部分脱离时，患者在脱离对侧的视野中出现云雾状阴影。如果发生黄斑区脱离时突出，中心视力大为下降。

视力下降也是视网膜脱落前兆症状表现之一，但其视力减退的程度取决于脱离的部位、范围、玻璃体混浊程度和变性等因素。如果视网膜全脱离，视力减至光感或丧失。在视力减退前也常有视物变形，眼球运动时有物象震颤的感觉。以上就是视网膜脱落前兆的症状表现。视网膜脱落越早治疗越好，因此，一旦出现这些症状，应及时到医院进行检查治疗，以免耽误治疗最佳时期。

另外，近视的度数越大，出现视网膜脱离的可能性也越大，特别是在剧烈运动之后。过山车，跳水、蹦极等运动也容易造成高度近视者出现视网膜裂孔以及"网脱"。我国不少跳水名将以及拳击手都曾有过"网脱"病史，因此这些运动员必须定期进行视网膜健康检查。

由于近视眼患者的眼球不知不觉中会渐渐变长，视网膜逐渐变薄。视网膜的周边抗牵拉能力越来越弱，当遭遇到冲击、加压时，高度近视者的视网膜就容易加速脱离。女性高度近视准妈妈尽量选择剖宫产，因为顺产时体内巨大的压力会导致眼压骤然升高，容易造成视网膜脱落。高度近视是指超过600度的近视，常见的并发症有青光眼、白内障、后巩膜葡萄肿、玻璃体混浊、视网膜脱离等。其中视网膜脱离是高度近视非常严重的并发症，特别要引起重视，最好每年去医院进行一次视网膜健康状态的检查，及早发现，及早治疗。

除了高度近视的年轻人外，老年人因为玻璃体的退化和视网膜退行性改变，也成为"网脱"容易侵袭的对象。因为老年人的玻璃体从胶冻状向液体状退化，从而造成裂孔和视网膜脱落的可能性增大。因此老年人也要特别小心避免眼部受外力冲撞和眼球的过度转动，不要长时间屏气、提拉重物。

第五节　儿童常见眼病的个性化管理

刘奶奶的孙子今年5岁，刚上幼儿园。开学不久，刘奶奶就发现孩子经常用手揉眼，有时候眼睛还会发红。正好幼儿园体检单反馈说孩子的视力未达到正常，于是刘奶奶带着孙子来医院检查了。

来到医院，刘奶奶发现来看眼病的小朋友真不少，有眼红、流泪、分泌物多的、看东西不清楚、眼睛斜掉的……原来小朋友的眼睛也会出现这么多问题！而且，这个阶段的孩子，尤其10岁以前，眼部疾病的发生对儿童视力发育危害极大，如果不能得到及时的发现，错过最佳的治疗期，将可能导致不可逆的视力障碍。好在就诊的医师比较耐心，在给朋朋检查完之后，给刘奶奶普及了儿童眼睛常见的疾病和注意事项。

一、流　　泪

我们都知道，在生活中哭、打哈欠都会从眼睛流出眼泪，但是过多的流眼泪那就是病了。流眼泪是很多人常见的症状，尤其是儿童和老年人。在儿童，要考虑到以下几方面原因：

1. 倒睫　由于先天遗传或后天疾病、外伤等原因，引起眼皮内翻或睫毛朝向眼睛生长，尤其在鼻根靠内眦部的地方，由于存在内眦赘皮，睫毛向内生长。睫毛摩擦角膜，从而引起孩子眼痒、流泪、怕光、疼痛。对于没有明显症状和引起角膜并发症的倒睫，尤其是内眦赘皮引起的先天性睑内翻，可以先观察、按摩，松解内眦赘皮，比较轻的有些孩子等长大了就会好转。若是出现角膜并发症，且用药物不能好转的需及时拔除倒睫或手术治疗。

2. 角膜（"黑眼仁"）病变常由细菌、病毒感染引起。有时会有外伤，起病急，主要有眼痛、怕光、流泪等角膜刺激症状。角膜病严重时会影响视力，甚至失明。所以家长对于孩子急起的流泪、眼痛一定要重视，千万不要延误诊治，及时发现并取出异物，使用抗生素滴眼液和促进角膜修复的滴眼液。

3. 泪道狭窄炎症正常人出生后鼻泪管下端仍有一黏膜皱襞部分或全部遮盖鼻泪管开口，一般数月内自行开通。婴儿出现的泪溢，常常是因为鼻泪管下端发育不完全，没有完全"管道化"，或留有膜状物阻塞引起的。泪道狭窄使泪液长期滞留泪囊里，细菌就会大量繁殖，常常可引起泪囊继发感染，形成慢性泪囊炎。出生后不久的婴儿出现流泪、分泌物多，在排除产道感染的情况下，首先考虑鼻泪管阻塞。需要定期冲洗泪道，6个月后泪道仍没有通畅的需行泪道探通解除阻塞。

4. 有的孩子在患有感冒、肺炎或流行性腮腺炎时，眼睛也会出现红肿、结膜充血，同时伴有流泪。如果孩子眼睛健康，这种情形是短暂性的，一旦原发病恢复，流泪也会改善。

二、频　繁　眨　眼

我们经常会看到3岁至8、9岁（再大一点的孩子好像就没有了）频繁眨眼，有时像做怪相，批评了会好一阵子，但是不久又会出现。这可能是以下几方面原因。

1. 病菌感染　结膜炎、沙眼。眼睛受细菌、病毒、衣原体等病菌的感染，出现结膜炎、沙眼、角膜炎等，特别是滤泡性结膜炎，是临床上导致宝宝频繁眨眼的常见原因之一。这种眼病单纯从眼白看不出充血症状，眼屎也不多，不易发现异常，但若翻开宝宝的上眼皮或下眼睑，便可觉察到有充血，还伴有像荔枝外壳状的细小颗粒。患有感染性眼病的宝宝，日常除了会频频眨眼之外，还可能有眼睛红痒、分泌物增多、易流泪等表现。如果宝宝是患上结膜炎、沙眼等病毒感染的眼睛疾病，一定要及早到医院进行检查治疗。沙眼的治疗要坚持3~6个月才能奏效，所以家长一定要持之以恒。针对不同的病原体，妈妈可选择抗菌、抗病毒眼药水，如氧氟沙星、无环鸟苷、鱼腥草、熊胆眼药水等；如果症状比较严重，还需考虑全身用药治疗。日常护理中，家长一定要注意孩子的用眼卫生，告诉孩子不能用脏手揉眼睛，外出游玩时，也要尽量用流动的水洗脸。在幼儿园，不要和别人共用手帕等。家长还要注意宝宝的脸盘和毛巾要和自己的分开使用，并定期消毒。

2. 眼部疾病　眼睑内翻和倒睫。有的家长发现宝宝的两只眼睛总是泪汪汪的，仔细观察一下会发现，宝宝的下眼皮靠近内侧眼角的地方，眼睫毛是向里长着的。由于这些小睫毛的刺激，宝宝就会经常眼泪汪汪了。这种情况称作先天性睑内翻。宝宝倒睫时，由于其小睫毛很柔软，一般不会损伤角膜，所以不需要做处理，随着年龄的增长，就会自己好转痊愈。但是，如果刺激症状严重，宝宝不但容易流泪，还会频繁眨眼睛，用手揉眼，这时就应该治疗了。发现孩子倒睫，不要随便使用镊子拔睫毛，这是很危险的，因为这样做并不能破坏毛囊，睫毛拔掉后还会重新长出，有时还可能因细菌感染造成毛囊炎或眼边疖。如果是沙眼引起的内翻倒睫，就得积极治疗沙眼。

除滴眼药水治疗外，对症状轻的孩子，家长可不时地将其下眼睑轻轻牵拉外翻至正常位置。眼睑内翻的情况，很多会随着孩子慢慢长大逐渐减轻，至4~5岁左右自愈，但严重的引起角膜并发症、影响视力的则需要通过手术矫正。

3. 用眼过度　眼疲劳性眨眼。现在很多孩子很小的时候就开始接触电子产品，长期使用会出现不同程度的眼部不适症状，主要表现为眼干、眼痒、眼部烧灼异物感、视物模糊、视力下降、眼部胀痛、眼眶痛等症状。孩子通过不断眨眼使疲劳的眼睛变得视觉清晰，这其实是一种保护性动作。

不过，有些学龄前的孩子看电视后总眨眼睛，家长认为其可能是因为看电视时间长，视觉疲劳造成的，只是让其停止看电视，休息休息。专家说，其实当孩子看电视后总眨眼睛可能是视力出现了问题，这时家长最好带其到医院检查一下视力、验光或检查一下眼底。

如果孩子是因为用眼过度出现疲劳性眨眼，家长就应该督促他们多注意劳逸结合，尽量减少电子产品的使用（每天总的时间不宜超过1小时），日常多做眼保健操，多参加户外活动，放风筝、打乒乓球是不错的选择。做这些活动时眼睛不停地看远、看近，调节视力的睫状肌也不停地收缩、放松，训练了睫状肌的功能，预防近视的发生和发展。也可在医生的指导下适当滴一些抗疲劳或者含睫状肌麻痹剂的眼药水，如珍珠眼药水、玻璃酸钠眼药水、山莨菪碱眼药水。

如果你发现，宝宝即使不长期使用电子产品或者看电视，仍然出现经常眨眼睛的情况，就建议家长带宝宝去检查一下视力，要考虑验光配眼镜戴了。

4. 经常挤眉弄眼。在排除眼部疾病，有些孩子会模仿性地眨眼睛，这可能与精神因素，如精神紧张、情绪不稳定等有关，这就需要家长从从宝宝心理入手，及时提醒并帮助孩子自我控制，切忌操之过急，切勿训斥打骂宝宝，以免造成他心理紧张而加重病情。若是孩子频繁瞬目或不自主瞬目，伴有皱额、歪嘴、耸肩，以及注意力不集中和多动行为，有的孩子还会发出怪声，甚至骂人、说脏话等。这些常常被家长老师认为是孩子调皮的行为，在儿科医生看来却可能是抽动症的表现。如果家长发现宝宝有类似表现，一定要及时到正规医院就诊治。

<h2 style="text-align:center">三、弱　　视</h2>

弱视是指视觉发育期内由于异常视觉经验引起的单眼或双眼最佳矫正视力下降，低于同年龄组的正常水平，又称为"懒眼（lazy eye）"。2010 年弱视诊断标准被重新定义为：在视觉发育期由于单眼斜视、未矫正的屈光参差、高度屈光不正及形觉剥夺引起的，单眼或双眼最佳矫正视力低于相应的年龄视力或双眼视力相差两行及以上。

一般来说：3 岁儿童正常视力参考值下限为 0.5，4～5 岁为 0.6，6 岁以上为 0.8 及以上。我国弱视儿童发病率约为 0.81%～2.80%，约有 1000 万余弱视患儿。造成弱视的原因是什么呢？一类是眼部检查无器质性病变，临床分为屈光不正性弱视、屈光参差性弱视、斜视性弱视；一类为有器质性病变即形觉剥夺性弱视，例如先天性白内障、角膜白斑、上睑下垂等。

一般认为儿童在 12 岁左右视觉功能发育成熟，3 岁以前视觉发育最为重要，称为关键期，3～10 岁为敏感期。之所以称之为关键期和敏感期，是因为在这两个时期中视觉的发育有很大的可塑性，年龄越小，可塑性就越大，关键期的可塑性要比敏感性大，一旦视觉发育成熟，就无可塑性可谈了。3 岁以前，因双眼视觉功能还未发育完全，外界不良因素极易影响到双眼视觉功能的形成，而使双眼视觉功能的发育受到障碍，但如果能及时发现原因，并给予纠正，就能使双眼单视功能重新得以形成，受损害的视觉发育也能恢复。在 3～10 岁期间，正常的双眼单视功能虽然已经建立，但仍未完善，此时如果发现不良因素，影响到双眼视觉功能的建立，并及时给予纠正，双眼单视功能仍能建立，甚至完全发育正常，但不会像在 3 岁之前治疗时恢复得那么快，效果那么好了，但如果过了视觉发育的关键期和敏感期，才发现问题或进行治疗，此时再想恢复视力，重建双眼视功能就相当困难了。

患了弱视怎么治疗呢？原则就是让"懒眼"变成"勤快眼"。而且对已发生的弱视儿童早期发现、早期治疗至关重要。目前儿童弱视治疗方法包括屈光不正的矫正（佩戴合适的眼镜，角膜接触镜等）、遮盖（视力好的眼睛）治疗、压抑（视力好的眼睛）治疗、药物治疗、综合治疗及手术（矫正斜视）治疗等。

治疗疾病首先是要去除病因。所以弱视治疗的第一步就是去除病因：高度近视、高度远视、高度散光、屈光参差病因通过配镜（框架镜、RGP、软性角膜接触镜等）解决视网膜成像的问题。

其次，在解决病因后还需要辅助治疗，如遮盖、训练。

1. 遮盖，比较专业，方法也很多。一般适用于屈光参差性弱视，遮盖好眼。遮盖的时间可按："几岁就遮几天放一天"，如 3 岁就遮 3 天放一天；4 岁就 4 天放一天；5 岁就遮 5 天放一天；6 岁就遮 6 天放一天等。斜视的问题，一般外斜视和非调节性内斜视需要手术矫正；调节性内斜视和部分调节性内斜通过光学矫正（配镜）来解决。（根据足矫正后还有没有内斜存在，区分调节性、部分调节性和非调节性内斜）形觉遮盖性弱视需要手术解除形觉遮盖的因素后再做屈光矫正。

2. 训练，很安全，原则就是通过精细化的视觉刺激来训练弱视眼，以弱视眼能看清楚的最小视标作为刺激物进行，方式多种多样。以前没有电脑等视频时通过穿珠子、描红、描画等进行，现在则可以通过专门设计的电脑游戏进行，提高患儿的兴趣。

配好镜是弱视治疗的第一步。很多家长没有配镜（不想给孩子戴镜）就盲目做弱视训练、按摩等，当然效果很差了。弱视的治疗越早越好，屈光方面病因的弱视发现就要马上配镜，而且眼镜的屈光度还要随着弱视的病情变化经常变换。弱视更要持之以恒，视力提高稳定后都还要坚持戴镜一段时间，防止弱视反复。

四、屈 光 不 正

屈光不正是指当眼球调节松弛状态下，来自 5m 以外的平行光线，经过眼的屈光系统屈折后，不能在视网膜上清晰成像者。最常见的屈光不正主要有近视、远视及散光。

近视眼症状表现为看不清远处物体；远视眼症状表现为轻度远视远近视力均好，但中高度远视远近视力都不好；散光是眼睛屈光不正的一种状态，造成散光的原因是角膜或晶状体表面弯曲度不一致，如橄榄球状，导致相互垂直的两条子午线的屈光力不同无法聚焦一点，形成不清晰或重叠的影像，看远看近都不清楚。

儿童屈光不正一般需要用镜片矫正，包括框架镜和角膜接触镜，成人后也可用激光手术治疗。

儿童配镜首先需要散瞳验光，这是因为儿童存在比较强的调节因素，不散瞳会因调节的存在而影响验光的准确性。除个别人会对某种散瞳药有过敏外，一般散瞳不会对儿童眼球造成伤害，而且还可以消除假性近视。儿童配镜不是一劳永逸的。随着生长发育，儿童的屈光状态会不断变化，因此戴镜一年左右应重新验光。镜架的选择也很重要，不能只注意美观，更要注意镜架的大小，形状是否适合自己的脸型，能否使双眼从镜片中心注视，否则会影响矫正的效果。

硬性隐形眼镜又称 RGP，人的眼睛需要氧气来保持健康，眼睛直接从空气中摄取氧气，如果眼睛缺氧，会导致角膜水肿，角膜新生血管等眼部疾病。高透氧透气性硬镜材料 PAMBA 所含的硅、氟等聚合物，能够大大增加氧气的通过量。RGP 镜片具有良好的生理相溶性，使长期佩戴 RGP 镜片不易引起角膜肥厚与水肿。透氧性高，不易引起缺氧及干眼症，不会造成角膜内皮细胞数的改变。可防止近视或散光的加深，视力矫正效果优于软性隐形眼镜。保养简单，使用寿命长；在正确护理的情况下，镜片的使用寿命长达 2~3 年。正是利用 RGP 在眼底产生的清晰持久的物像，抑制了巩膜适应性增长，控制了眼轴的增长，从而控制近视的发展。据国内外的数据显示：RGP 镜片能有效控制青少年近视的增长。轴性近视尤其是青少年轴性高度近视，戴框架眼镜时，视网膜周边部会产生像散，这种远视性离焦会使巩膜出现适应性增长，使眼轴加长、近视增长。佩戴 RGP，使外界物体在视网膜上的成像品质提高，可以保持更持久清晰的像。它的缺点在于眼配比较复杂，需测量角膜曲率、A 超等取得配镜参数；早期适配感差、适应期比软镜稍长，在 1~2 个星期左右。价格及维持费用相对较高。硬镜具有软镜无法比拟的优点，它针对角膜表面曲率定制，个性化验配，对角膜有安全的保障、护理更简便，能矫正高度近视、远视、散光及轻度圆锥角膜。

角膜塑形镜，简称 OK 镜，是一种特殊的硬镜。它是采用一种特殊逆几何形态设计的角膜塑形镜片，其内表面由多个弧段组成。镜片与泪液层分布不均，由此产生的流体力学效应改变角膜几何形态，在睡觉时戴在角膜前部，逐步使角膜弯曲度变平、眼轴缩短，从而有效地阻止了近视的发展，被誉为"睡觉就能控制和矫治近视的技术"。适合近视600度、散光1.5D以下。在短期内提高裸眼视力，使用方便、安全性好、可逆，对近视有一定抑制作用。缺点在于验配严格、更换复杂，价格及维持费用较高；若佩戴不合适，镜片偏离中心，会出现如重影、散光增加、角膜出现中心岛及压痕。角膜上皮点染是角膜塑形镜最常见的并发症，原因主要有配适不良及护理不当。对于配适不良者应予以及时调整或修片。角膜塑形镜在使用的过程中会被泪液中的蛋白质、油脂及粉尘等物质污染，对眼睛造成不良刺激，影响镜片的光学性能，降低镜片矫正效果。

远视眼的配镜需保留生理性远视，为眼球正视化发育留出空间。

单纯远视性屈光不正，应根据被检者的屈光度、年龄、视疲劳症状给予处方。无症状的轻度远视可不处方，但有视疲劳症状者应进行屈光矫正。

远视伴有弱视的配镜原则是充分矫正。

屈光不正性弱视多为双眼远视，给予全屈光矫正处方。

屈光参差性弱视多为屈光度相对较高的眼发生单眼弱视，在进行充分的屈光矫正后进行弱视治疗，并对健眼进行遮盖。

调节性内斜

调节性内斜视应全屈光处方配镜。

高AC/A型调节性内斜视可戴双光或渐进多焦点眼镜，全屈光矫正下加+1.50~3.00D。

单纯散光性屈光不正，应根据被检者的屈光度、裸眼视力、视觉干扰和视疲劳症状给予配镜。如不影响视力，无视疲劳及视觉干扰，可不矫正。伴有其中一种情况，原则上应全矫正。散光眼伴有弱视，应全屈光矫正。不规则散光采用RGP来矫正。

屈光参差应兼顾视力、双眼视和物像不等所带来的不适3方面的因素。有双眼视的，应尽量全矫正；无双眼视的，只需扩大视野。屈光参差较高眼伴有弱视，年龄小于12岁，应全矫正，并遮盖健眼，治疗弱视眼。

预防儿童屈光不正需要培养孩子养成良好的用眼习惯，注意用眼卫生。预防儿童屈光不正需要防止眼肌疲劳，看书写字时姿势要正确，桌椅高度要合适，眼与书本保持一尺的距离。学习时间不要过长，一次40分钟为宜，休息10分钟，看看远处物体或做眼睛保健操。平时阅读或写字时，不要看字迹模糊的书，写字不宜大小，不要用颜色太淡的铅笔写字。光线要充足、柔和，不要在阳光直射下学习，光源应在左前方。在灯光下看书要有灯罩，灯光要照在书上，不要照在孩子帧脸上或眼睛上，光线应从左前方射来，以免手的阴影妨碍视线。看书、写字姿势要端正，不要养成趴在桌子上学习的习惯，也不要躺着或坐车时看书，吃饭时看书，在强光下或在暗淡的灯光下看书等。孩子要定期检查视力，及时发现屈光不正，及时治疗，不使发展严重。已发生屈光不正最好的治疗还是配用合适的眼镜。不少家长对戴眼镜有顾虑，怕越戴越厉害。这是一种错误的看法。眼镜的目的是使眼睛不再疲劳，只能减轻屈光不正，不会加重屈光不正。相反，如果不及时佩戴眼镜，则会加重眼的疲劳，从而使原有的眼病进一步加重。

另外，饮食不当也会影响视力。过量的甜食因为摄入糖分增加会导致眼球巩膜组织的弹性降低。在眼内压的影响下，眼壁扩张，使眼球的前后径过长，就很容易引起近视。同时，糖分代谢需要大量维生素 B_1，如果糖分摄入太多，维生素 B_1 会被大量消耗，而且过多糖分也会降低体内的钙质，同样会使眼球壁弹性降低，助长近视的发展趋势。有资料表明，近视眼的形成与机体缺钙、铬等无机盐有关。无机盐钙、铬对维持眼压、眼球壁硬度以及防止眼睛近视起着重要的作用。如果摄入过多烧烤、熏烧的蛋白质类食物会造成体内缺钙，巩膜强度会降低，韧性也随之下降，不能对抗正常的眼压，从而形成初期的近视。精细加工的淀粉类食物，如薯条、蛋糕，会促使胰腺分泌较多的胰岛素，过多的胰岛素会引起一种重要的生长因子"蛋白质-3"迅速减少。研究人员认为，在发育期出现"蛋白质-3"紊乱现象会造成儿童眼球长得太长，眼晶状体发育不协调。而近视正是眼球过长，使影像不能聚焦在视网膜的前面，造成人们看到的影像模糊不清。

此外，让孩子多食一些健脾养胃和补益气血的食物，如龙眼肉、山药、胡萝卜、山芋、芋头、菠菜、小米、玉米等。也可多食用一些桑椹、黑豆、红枣、核桃仁等食品，能养心安神明目。补充锌和铬等元素也很重要，黄豆、杏仁、紫菜、海带、羊肉、黄鱼、奶粉等含锌量较高，牛肉、谷物、肉类、肝类等食物中含铬也较丰富。另外适当吃一些富含胶原蛋白的食物，如猪蹄、鸡爪等，有利于减少轴性近视的发生。为了防止近视眼的发生发展，最好控制甜食，经常吃碱性食品，如萝卜、胡萝卜、白菜、大葱、莴苣、黄瓜、豆芽菜等。

近年，美国、澳大利亚、我国台湾地区等地学者调查分析统计显示那些花在户外的时间越少的孩子，患上近视的几率更高。他们分析认为，孩子到户外后可能活动更多，体育锻炼带来的好处可能减小了近视发病率，但分析显示，在室内的锻炼并不能起到防止近视的效果，说明关键不在锻炼，而在地方。分析还显示，孩子在户外干什么不重要，无论运动、野餐，或甚至是在海滩上看书，只要在户外的时间多，超过80分钟，近视发病率就低。打羽毛球、乒乓球等小球，在打球过程中眼睛须快速追随羽毛球的来去，这对5~9岁的孩子的眼球功能完善有意想不到的好处。5~9岁是孩子眼球发育最关键的时期，而这一阶段的城市孩子弱视率约达8%，近视率达到14%。以打羽毛球为例，当羽毛球高速飞行时，人的睫状肌收缩、眼球内的晶状体悬韧带松弛，晶状体依靠自身弹性曲度变大，折光度增大，看清来球方向；当回球远去时，则刚好相反，睫状肌放松，连接晶状体的悬韧带紧张，晶状体变得扁平，保证看清远处的羽毛球。在连续不断的击球回球中，孩子眼球中的关键部分如睫状肌、晶状体和悬韧带都得到锻炼，可以减缓弱视及近视的发展，甚至对治疗眼内斜（对眼），都有一定的辅助疗效。

但是如果发现已经儿童有屈光不正，应及时佩戴合适度数的眼镜。在常规验光的基础上进行双眼调节平衡，或结合眼位情况、双眼单视功能、调节状况、屈光度状况、集合功能等，作出综合判断，配一副舒适的眼镜。另外，由于小孩子眼睛发育，近视度数变化快，建议每半年到眼科医院复查，看度数是否加深，瞳距是否增加，需不需要更换眼镜。

五、"白瞳症"

"白瞳症"是指瞳孔区出现黄白色反光，暗光瞳孔自然散大时，较易发现。儿童"白瞳症"是多种眼病引起的一种常见临床体征。由于产生白瞳症的病因繁多，治疗方法和预后也不同，故临床对白瞳症的诊断和鉴别极为重视。家长们在日常生活中应多观察孩子的瞳孔、视力、有无斜视等情况，及时发现问题及早治疗。

下面就几种常见的"白瞳症"病因作简单的介绍。

1. 视网膜母细胞瘤（RB）　在婴幼儿眼病中，视网膜母细胞瘤是性质最严重、危害性最大的一种恶性肿瘤，具有家族遗传倾向，90% 患儿在 3 岁前发病，可单眼，双眼先后或同时罹患，本病易发生颅内及远处转移，常危及患儿生命，因此早期发现、早期诊断及早期治疗是提高治愈率、降低死亡率的关键。约 40% 属于遗传型，为常染色体显性遗传，发病早，多为双眼。60% 属于非遗传型，为视网膜母细胞突变所致，发病晚，多为单眼。主要症状包括白瞳症、视力降低、斜视，继发青光眼时，出现眼睛胀痛、患儿哭闹，少数伴有轻度眼红痛、角膜混浊、无菌性眼眶蜂窝织炎。根据肿瘤的大小、位置与发展程度，可采用保守治疗（激光、冷凝术、外部放疗、化疗等）和手术治疗（眼球摘除术、眼眶内容摘除术）。选择治疗方法时首先考虑保存患儿的生命，其次考虑保存患眼和视力。

2. 先天性白内障　先天性白内障多在出生前后即已存在，其发生率在我国为 0.05%。白内障能导致婴幼儿失明或弱视，失明儿童中有 22%～30% 为白内障所致，已成为儿童失明的第二位原因。先天性白内障大约有 1/3 的病人有遗传因素，非遗传因素包括孕期胎儿宫内病毒感染、营养不良及代谢障碍、出生后因各种危重疾病长时间吸入高压氧、接触射线等。婴幼儿白内障主要症状为白瞳症、视力低下、斜视、眼球震颤等。完全性白内障或位于视轴中央、混浊明显的白内障，由于视网膜得不到正常的刺激，严重影响视功能发育，一般出生后 1～2 个月内手术，最迟不超过 6 个月。另一眼应在第一眼手术后 1 周内进行手术，术后单眼遮盖不能超过 1 周，以防手术后单眼遮盖而发生形觉剥夺性弱视。双眼视力在 0.3 以上者，可酌情决定手术与否以及手术时机。同时，术后应积极治疗弱视。对单眼先天性白内障，晶状体混浊位于瞳孔区，或双眼视力低于 0.3 者，应在 2～3 岁时尽早进行手术治疗。对局限性晶状体混浊，平时不影响玩耍，视力在 0.3 以上者手术可推迟到 4～5 岁进行，但不能晚于 6 岁，否则可能造成不可逆性弱视。

3. Coats 病又称视网膜毛细血管扩张症，病因尚不清楚。好发于健康男童，多在 10 岁前发病，多单眼患病。常常表现为视力低下、斜视、白瞳症。早期病变可行激光光凝或冷冻治疗。已发生渗出性视网膜脱离者行玻璃体切除、视网膜复位及眼内激光光凝，可挽救部分视力。

4. 转移性眼内炎多见于儿童高烧后，病原体经血循环到达眼内。患眼前房、玻璃体内大量渗出，前房积脓、玻璃体脓肿形成，瞳孔呈黄白色，眼压多低于正常。一旦怀疑眼内炎，应及早给予有效治疗，主要治疗手段包括药物治疗和手术治疗。

5. 早产儿视网膜病变早产儿视网膜病变是指在孕 36 周以下、低出生体重、长时间吸氧的早产儿。由于周边视网膜血管发育不全导致缺血缺氧，双眼发生增殖性病变，重者发生牵拉性视网膜脱离和失明，增殖病变收缩至晶状体后，呈白瞳症表现。该病一旦发生，进展很快，可有效治疗的时间窗口很窄，因此应对 36 周以下低体重早产儿出生后及时检查，对高危者应每周检查。早期可行激光或冷冻治疗，凝固无血管区。中晚期，行玻璃体手术切除增殖的纤维血管组织，同时做光凝，以挽救视力。

◆ 参考文献 ◆

1. Seddon JM. Genetic and environmental underpinnings to age-related ocular diseases. Invest Ophthalmol Vis Sci, 2013, 54 (14): 28-30.

2. 黄雪琴, 宋丽华. 白内障形成的相关危险因素研究. 国际眼科杂志: 2010, 10 (6): 1128-1130.

3. Fong CS, mitchell P, Rochitchina, et al. Visual impairment corrected via cataract surgery and 5-year survival in a prospective cohort. Am J Ophthalmol, 2014, 157 (1): 163-170.

4. Ranka M，Donnenfeld ED．Femtosecond laser will be the standard method for cataract extraction ten years from now．SurvOphthalmol，2015，19．

5. McHugh SM1，Collins CJ，Corrigan MA，et al．The role of topical antibiotics used as prophylaxis in surgical site infection prevention．J Antimicrob Chemother，2011，66（4）：693-701．

6. 王道光，毕宏升，郭大东．紫外线辐射致白内障发生的研究现状．中国国际眼科杂志，2011，（12）：2125-2127．

7. Murthy KR，Goel R，subbannayya Y，et al．Proteomic analysis of human vitrous water．Clin proteomics，2014，14，11（1）：29．

8. 菲琳．长期补充维生素 C 可降低白内障危险性．国外医学情报，1998，6：44．

9. Yu Y，Yao K．Non-thermal cellular effects of lowpower microwave radiation on the lens and lens epithelial cells．J Int Med Res，2010，38（3）：729-736．

10. Hong X，Himebaugh N，Thibos LN．On-eye evaluation of optical performance of rigid and soft contact lenses．J Optom Vis Sci，2001，78：872-880．

11. Wu Y，Tan Q，Zhang W，et al．Rigid gas-permeable contact lens related life quality in keratoconic patients with different grades of severity．ClinExpOptom，2015，98（2）：150-154．

12. 褚仁远，谢培英．现代角膜塑形镜学［M］．北京：北京大学医学出版社，2006：62-78．

13. 匡敬群．屈光参差眼验配镜的几点注意事项．中国眼镜科技杂志，2011（1）：118-120．

14. Zhang J，Zhou YH，Li R，et al．Visual performance after conventional LASIK and wavefront-guided LASIK with iris-registration：results at 1 year．Int J Ophthalmol，2013，6（4）：498-504．

15. Zhao LQ，Zhu H，Li LM．Laser-Assisted Subepithelial Keratectomy versus Laser In Situ Keratomileusis in Myopia：A Systematic Review and Meta-Analysis．Ophthalmol，2014：672146．

16. 丁新如儿童频繁眨眼病因分析．中国社区医师，2013，15（22）：63．

17. 常燕飞农村儿童多瞬症的分析．山西医药杂志，2015，44（2）：205-207．

18. 葛坚．眼科学．第 3 版．北京：人民卫生出版社，2008：400-402．

19. 邱志芳综合疗法治疗儿童弱视疗效分析．现代诊断与治疗，2014，25（21）：4837-4839

20. Hong X，Himebaugh N，Thibos LN．On-eye evaluation of optical performance of rigid and soft contact lenses．J Optom Vis Sci，2001，78：872-880．

21. 钟兴武，龚向明，杨晓，等．Rose K 硬透气性接触镜矫治圆锥角膜的临床观察．中国实用眼科杂志，2005，23（2）：182-184．

22. Lum E，Golebiowski B，Swarbrick H A．Mapping the corneal sub-basal nerve plexus in orthokeratology lens wear usingin vivo laser scanning confocal microscopy［J］．Invest Ophthalmol Vis Sci，2012，53（4）：1803-1809．

第十六章

精神疾病的个性化管理

第一节　精神疾病个性化管理概述

早在 1947 年，世界卫生组织就提出了健康的概念：健康不仅仅是没有疾病或虚弱，而是一种生理、心理和社会适应的完好状态。精神健康是健康不可缺少的一部分。

精神健康又称心理健康，是指个体能够恰当地评价自己、应对日常生活中的压力、有效率地工作和学习、对家庭和社会有所贡献的一种良好状态。主要包括以下特征：智力正常；情绪稳定、心情愉快；自我意识良好；思维与行为协调统一；人际关系融洽；适应能力良好。

精神障碍，是指精神活动出现异常，出现认知、情感、行为和意志等的障碍，生活能力受到损害，造成主观痛苦的一种疾病状态。

精神病患者因为患病不能正常工作、学习，行使自己的社会责任；也可能由于社会歧视而丧失工作、学习机会。精神病患者对家庭的影响不仅仅是治疗、照顾的负担，还包括诸如家庭成员的精神付出、重新适应、忍受社会歧视等等。精神分裂症，情感性精神障碍等重性精神疾病对社会、家庭造成了沉重的负担。据统计，非感染性疾病占全球疾病负担的比重日益增加，精神障碍占整个疾病负担的 15% 以上，其中，中低收入国家为 10.5%，高收入国家为 23.5%。研究预测，到 2010 年，抑郁症将在世界范围内成为致残的第二大疾病。

精神健康和精神疾病与躯体健康和躯体疾病一样，是由多个相互作用的生物、心理和社会因素决定的。由于历史的原因，普通民众对于精神疾病的认识少，对精神疾病患者有歧视和排斥，精神疾病医疗资源的匮乏，使大量的精神疾病患者未诊、迟诊、漏诊；由于现代社会的飞速进步，高压力快节奏带来越来越多的心理问题。随着健康服务理念的变迁，如何更好地个性化地认识、治疗精神疾病，使这类患者更好地早期得到个性化诊治，使他们更加阳光地回归社会，是我们亟待解决的问题。

本章通过典型病例的引入，让读者能自我早期识别常见精神疾病，如精神分裂症、心境障碍、阿尔茨海默病、焦虑障碍、强迫障碍、分离转换障碍、躯体形式障碍、神经性厌食、失眠症等，了解这些疾病的治疗对策。精神疾病往往需要长期治疗，个性化的家庭监护是保证疾病的全面康复，回归社会，并预防复发的关键，本章对每个疾病都提出了相应详尽实用的个性化管理策略。

第二节　精神分裂症的个性化管理

一、典型病例

患者，女性，38岁，高中文化，服装厂工人。

主诉：猜疑、耳边语，行为紊乱1个月余。

现病史：患者于1个月余前，无明显诱因下逐渐出现猜疑，怀疑同事在说她坏话，常侧耳倾听，为此烦躁，不开心，与同事关系变得紧张。半月前开始停止工作，症状加重，感到邻居、父亲以及村里有些人要对她不利，想要陷害她，怀疑被人监视，自己内心的想法已被别人知道。感觉家里已被"布控"，有人在她家中的电话及天花板上装了微型监视器，并反复查找浴霸、灯泡和衣角。以致患者紧张、恐惧，感到家里要出事，要去公安局报案，与丈夫小声说话，有时说到一半就打住，并称耳边经常可以听到有人在议论她，男女都有，有时还称听到"他们正在计划陷害我们家呢！"有时会自言自语，无故发脾气，有时哭泣，夜眠差，常和衣而睡，入睡困难，有时半夜惊醒，莫名哭笑。

既往史、个人史无殊。家族史阴性。

体格检查：无阳性体征。

精神检查：意识清，定向力完整，衣着整洁，接触良好。存在言语性幻听，思维鸣响，存在关系、被害妄想和物理影响妄想，有思维被洞悉感，被控制体验，思维内容荒谬，脱离现实，注意力能集中，记忆、智能初测可。情绪偏低，谈及不愉快的症状时有哭泣，烦躁，紧张，恐惧，情感反应有时欠协调。意志活动减退，不能坚持上班，有时有病理性意志增强，哭笑无常现象。自知力丧失，不认为自己有病，认为那些事情都是真的。

辅助检查：三大常规，生化全套，甲状腺常规，心电图，脑电图，胸片等均无阳性发现，头颅MR未见明显异常。

二、精神分裂症的识别和治疗

（一）认识精神分裂症

精神分裂症是一种常见的精神疾病。在中国精神分裂症防治指南中，将精神分裂症定义为"一种常见的病因尚未完全阐明的精神疾病，常表现为感知、思维、情感和行为等方面的障碍"。它以精神活动和环境不协调为特征。多起病于青壮年，常缓慢起病，患者通常意识清晰，智能正常，部分病人可出现认知功能损害。病程迁延，有慢性化倾向和衰退的可能，但部分病人可保持痊愈或基本痊愈状态。

在日常生活中，人们往往会将精神分裂症与所有的精神障碍等同起来，以为出现了一些精神问题就是得了精神分裂症，这是一种错误的观念。精神分裂症不一定表现得疯疯癫癫，而表现得疯疯癫癫的疾病也未必是精神分裂症，像上面这个病例就是典型的精神分裂症。我们可以通过以下几个方面的异常来识别精神分裂症：

1. 感知觉障碍　精神分裂症最突出的感知觉障碍是幻觉，所谓幻觉，就是一种虚幻的知觉体验，以幻听最为常见。精神分裂症的幻听内容多半是争论性的，如两个声音议论患者的好坏；或评论性的，声音常对患者的所作所为评头论足，如一位 20 多岁的女患者换上一条新裙子，声音就马上说"长得这么丑还穿什么裙子"；幻听也可以是命令性的，如在医生询问患者的姓名时，声音告诉患者"别说你的真名"，患者就随口编了一个假名；幻听还可以以思维鸣响的方式表现出来，即患者所进行的思考，都被自己的声音读了出来。精神分裂症的幻听有时可以不是用耳朵听到的，而是"感到"体内某个部位有声音，如"感到脑子内或肚子内有人说话"，这叫假性幻觉，假性幻觉不是假的幻觉，是更具有诊断意义的幻觉。患者有无幻听可以通过询问发现，也可以通过观察患者有无喃喃自语或侧耳倾听等行为来判断。

其他类型的幻觉如视幻觉、触幻觉、味幻觉、嗅幻觉等虽然少见，但也可在精神分裂症患者身上见到。如一位患者拒绝进食，因为她看到盘子里装有碎玻璃（幻视）；又如一患者在睡觉时感到有鬼在抚摸她的身体幻触而极度恐惧等。

精神分裂症的幻觉体验可以非常具体、生动，也可以是朦胧模糊，但多会给患者的思维、行动带来显著的影响，患者会在幻觉的支配下做出违背本性、不合常理的举动。如有的患者在幻听的影响下发脾气甚至殴打亲人，有的患者为了躲避幻听的"骚扰"而频频上访，要求有关部门拆除安装在自己脑子里的"播音器"。曾有一位老年妇女，因为总是听到声音讲水里有毒，为了喝上"干净"的水，提着暖瓶走了二十多里，路上花了 4 个小时。

2. 思维及思维联想障碍　在精神分裂症的众多症状中，思维障碍是最主要、最本质的症状。

（1）妄想：是思维内容的障碍，是一种病理性的歪曲信念。是病态推理和判断，有以下特征：①信念的内容与事实不符，没有客观现实基础，但患者坚信不移；②妄想内容均涉及患者本人，总是与个人利害有关；③妄想具有个人独特性；④妄想内容因文化背景和个人经历而有所差异，但常有浓厚的时代色彩。

精神分裂症最多见的妄想是被害妄想与关系妄想，据统计被害妄想在精神分裂症的出现率为 80% 左右，关系妄想为 50% 左右，可见于各个年龄层。涉及的对象从最初与患者有过矛盾的某个人渐渐扩展到同事、朋友、亲人，直至陌生人。患者觉得他人的一颦一笑、一举一动都暗有所指，寒暄问候、家常聊天都别有深意。严重者甚至连报纸、电视和网络里的内容都认为与己有关。总是对食物、水不放心，认为有人下毒要害自己。还可出现钟情妄想（坚信自己被异性钟情），嫉妒妄想（坚信配偶有外遇），非血统妄想（认为父母不是亲生的）等。

妄想的内容与患者的生活经历、教育背景有一定程度的联系。如一位在化工行业工作的工程师认为自己喝水的杯子被人做了手脚，每天都会释放出定量的毒药，造成自己慢性中毒；一位老护士认为自己在上次住院时被人注射了艾滋病病毒；一位没有文化的家庭妇女称自己丢了 1 块价值"5 万元"的罗马表，是被邻居偷走送给了国家领导人。

（2）被动体验：在精神分裂症患者中，常常会出现精神与躯体活动自主性方面的问题。患者感到自己的躯体运动、思维活动、情感活动、冲动都是受人控制的，有一种被强加的被动体验，常常描述思考和行动身不由己。

一位病人这样表述自己的被动体验："我觉得自己变成了一个木偶，一举一动都受人操纵。想什么事，说什么话，做什么表情，都是被安排好的。最让人难受的是，我说的话，我做的事，跟我平常没什么两样，外人根本看不出来我有什么变化。只有我自己知道我已经不是我，是完全受人摆布的。"

被动体验常常会与被害妄想联系起来。患者对这种完全陌生的被动体验赋予种种妄想性的解释，如"受到某种射线影响"、"身上被安装了先进仪器"等等，我们称这种症状为物理影响妄想。有位患者睡觉时都用一铁碗顶在头部，解释是有人用红外线照射使其身体产生各种麻、胀、痛等不适，铁碗能吸收这种红外线。

（3）思维联想障碍：精神分裂症患者的思维联想过程常常存在明显的异常。

同精神分裂症患者交谈常常会感到"费劲"。为了收集一般资料，也需要较多的耐心和较高的技巧；而要想同患者做深入的交谈，往往会十分困难。患者在交谈时经常游移于主题之外，尤其是在回答医生的问题时，句句说不到点子上，但句句似乎又都沾点儿边，令听者抓不住要点，称为思维散漫。病情严重者言语支离破碎，根本无法交谈，称为思维破裂。

患者言谈令人难以理解的另一个原因是逻辑关系混乱。如一位患者说："我脑子里乱轰轰的，都是因为我太聪明了。我的血液里全是聪明，又浓又稠。我必须生个孩子，把我的聪明分给他一半，我才能好。要不然我就得喝美年达汽水，把我的聪明冲淡一点……，我想喝美年达汽水。"这里也有概念含义上的混乱，如患者把抽象的"聪明"视为可被"汽水稀释"的具体物质。

有的患者使用某些符号、公式、自造的字（词语新作）、示意图表达十分简单的含义。如一位女患者画了一大张图，有不相交的曲线、带泪珠的英文"love"等，只为了表示"男友与我分手了"；又如另一位患者经常反穿衣服，以表示自己"表里合一、心地坦白"，这类症状称为病理性象征性思维。

（4）思维贫乏：在一些慢性精神分裂症的患者中常表现为思维贫乏，患者自己体验到脑子里空空的，没有什么东西可想。大部分时间沉默少语，交谈时表现为语量少，内容单调，词穷句短，对一般性询问往往没有流利、明确的应答，或以"不知道"、"没什么"应答。

3. 情感障碍　情感障碍也是精神分裂症的常见症状。主要表现为情感淡漠及情感不协调。

情感淡漠的早期表现是情感迟钝及平淡，受损的是细腻情感及高级情感，如亲情及友谊，随后对生活要求减退，兴趣减少，最终患者的情感体验日益贫乏，面部缺乏表情，对一切显得无动于衷。如一位住院的精神分裂症患者，每到探视日，只关心七旬老母给自己带来什么零食。一次老母在来院途中跌了一跤，待老母到后，患者接过零食便大吃起来，对母亲脸上、身上的伤痕不闻不问。有些患者可存在情感不协调，如时哭时笑，情绪极不稳定，可从一种情感（如哭）快速变换成另一种情感（如笑），和当时的环境不协调，也可出现无原因的发笑。

此外，约有 25%～30% 的精神分裂症患者可出现抑郁症状。精神分裂症出现抑郁症状可能的原因有三种：

（1）抑郁症状是精神分裂症本身症状之一。

（2）抑郁症状为抗精神病药物的不良反应之一。

（3）社会心理因素（病耻感）所导致的抑郁症状。

4. 意志与行为障碍　意志减退是常见的，尤其是那些慢性或以阴性症状为主要表现的精神分裂症患者。表现为缺乏主动性，生活、社交及学习的要求减退，随着病情的发展，患者对自己的前途毫不关心、没有任何打算，或者虽有计划，却从不施行。活动减少，可以连续坐几个小时而没有任何自发活动。忽视自己的仪表，不知料理个人卫生。一位青年男性患者连续3年从来没有换过衣服，入院后给病人洗澡，头几盆水都是黑的。

有些患者在妄想或幻觉影响下，出现病理性意志增强，如自认为受到迫害的精神分裂症患者反复上访及上告。有些患者吃一些不能吃的东西，如肥皂、昆虫等，或伤害自己的身体（意向倒错）。也有患者对同一事物同时产生对立的相互矛盾的意志活动，患者对此毫无自觉，也不能意识到它们之间的矛盾性（矛盾意向）。

在精神分裂症患者中可出现紧张综合征，它是以病人全身肌张力增高而得名，包括紧张性木僵和紧张性兴奋两种状态，两者可交替出现。紧张性兴奋时患者的行为动作显得单调杂乱冲动，无明确的动机和目的，有时显得愚蠢幼稚，使人难以理解，与外界环境不协调。紧张性木僵时病人保持一个固定姿势，不语不动、不进饮食、不自动排便，对任何刺激均不起反应。在木僵病人中，可出现蜡样屈曲，特征是病人的肢体可任人摆布，即使被摆成不舒服的姿势，也能较长时间似蜡塑一样维持不变。如将病人的头部抬高，好像枕着枕头，病人也能保持这样的姿势一段时间，称之为"空气枕头"。

5. 自知力缺乏　自知力缺乏是精神分裂症常见症状。患者不相信自己有任何反常，认为幻觉、妄想从内容到形式都是真实的。在其他精神症状治疗有效以后，许多患者的自知力仍久久不能恢复。

（二）精神分裂症的诊断

因为没有客观的阳性检查和检验结果作为诊断依据，做出精神分裂症的诊断绝非易事。复杂而多变的临床相，跌宕起伏的病程，混杂其中的社会、心理因素，加上有时缺乏知情者提供可靠的病史，都造成了诊断上的困难。详细的病史收集、细致的观察、全面的精神检查，辅以必要的专业量表评定、体格检查和实验室检查排除器质性疾病，加上严谨的临床思考，构成精神分裂症临床诊断的基础。

常用的标准化诊断系统有国际疾病分类诊断标准（ICD-10）、美国的精神障碍诊断标准（DSM-5）、中国精神障碍诊断标准（CCMD-3）。现将ICD-10关于精神分裂症的诊断标准介绍如下：

1. 症状标准　在并非继发于意识障碍、智能障碍、情感高涨或低落等情况下，至少应该符合以下各项症状群1、2、3中的一项，或4、5、6中的两项，并持续1个月以上：

（1）思维化声、思维插入或思维被夺取、思维被播散、被害妄想；

（2）被控制妄想、影响妄想或被动妄想，或其他形式的怪异妄想；

（3）第二人称、第三人称幻听或持续数周、数月以至于更长时间的其他形式的言语性幻听；

（4）除以上所列举的具有特征性的妄想以外，存在任何其他形式的妄想，并伴有任何形式的幻觉；

（5）情感反应不协调、情感淡漠、言语缺乏；

（6）思维散漫、思维破裂。

2. 排除标准　若同时存在明显的抑郁或躁狂症状，假如不能够证实精神分裂症的症状先于情感症状出现，不能作出精神分裂症的诊断；如果精神分裂症的症状出现在躯体疾病或中枢神经系统疾病中，诊断应参照中枢神经系统疾病或躯体疾病所致精神障碍。

（三）精神分裂症的病程与预后

精神分裂症在初次发病缓解后可有不同的病程变化。大约 1/3 的病人可获临床痊愈，即不再存有精神病理症状。但即使在这些"康复者"中，由于精神分裂症深刻地影响了患者的正常生活和体验，病人在病愈后也会发现自我感受与过去有所改变。

另一些病人可呈发作性病程，其发作期与间歇期长短不一，复发的次数也不尽相同，复发可与社会心理因素有关。一些病人在反复发作后可出现人格改变、社会功能下降，临床上呈现为不同程度的精神残疾状态。残疾状态较轻时，病人尚保留一定的社会适应能力和工作能力。

另有一小部分病人病程为渐进性发展，或每次发作都造成人格的进一步衰退和瓦解。病情的不断加重最终导致患者长期住院或反复入院治疗。

总体上讲，在第一次发作的精神分裂症患者中，有 75% 可以治愈，约 20% 可保持终生健康。因此精神分裂症的预后并不像人们所想象的那样悲观。由于现代治疗学的不断进步，大约 60% 的病人可以达到社会性缓解，即具备一定的社会功能。

由于近代治疗的进展、社会环境的改善，改变了精神分裂症的自然病程，因而预后已有很大改善。有许多因素与预后有关，详见表 16-2-1。

表 16-2-1 与精神分裂症预后相关的因素

表现	预后较好	预后较差
起病	急性	潜隐
病程	短	慢性
既往精神病史	无	有
情感症状	有	无
强迫思维（或行为）	无	有
攻击性	无	有
病前功能	较好	较差
婚姻	已婚	未婚
性心理功能	较好	较差
神经系统软体征	无	有
脑结构异常	无	有
社会地位	高	低
家族精神分裂症史	无	有

（四）精神分裂症的治疗与康复

精神分裂症目前的治疗手段大致可归纳为三类：药物治疗、心理治疗及其他治疗。以药物治疗为主。精神分裂症的治疗阶段分为急性期、巩固期（恢复期）和维持期（稳定期）三个相互联系的过程。

1. 药物治疗 这里主要是指使用抗精神病药物治疗，一般以单一治疗为原则。抗精神病药物治疗可以使绝大多数急性初发患者症状得到改善，使多数慢性患者症状保持相对稳定。

（1）药物分类：近年来，随着临床精神药理学研究的深入，抗精神病药物按作用机制可分为典型药物与非典型药物两类。

1）典型抗精神病药物，又称传统抗精神病药物或神经阻滞剂，主要通过阻断中枢神经元细胞的突触后多巴胺 D2 受体起到抗幻觉妄想的作用，按临床特点分为低效价和高效价两类。前者以吩噻嗪类的氯丙嗪为代表，镇静作用强，抗胆碱能作用明显，对心血管和肝功能影响较大，锥体外系副作用较小，治疗剂量比较大；后者以丁酰苯类的氟哌啶醇为代表，抗幻觉妄想作用突出，镇静作用很弱，心血管及肝脏毒性小，但锥体外系副作用较大。

2）非典型抗精神病药物，又称第二代抗精神病药物，20 世纪 80 年代末 90 年代初开始问世的非经典抗精神病药物通过平衡阻滞 5-HT 与 D_2 受体，不但对幻觉妄想等阳性症状有效，对情感平淡、意志减退等阴性症状和认知缺陷也有一定疗效。这类药物有氯氮平、利培酮、奥氮平、喹硫平、齐拉西酮、阿立哌唑等。一般认为，典型抗精神病药物对阳性症状具有肯定疗效，但对其他症状疗效欠佳；而非典型抗精神病药物具有广谱疗效，在有效控制阳性症状的同时，对认知缺陷症状及阴性症状也具有疗效。并因副反应较小，提高了治疗依从性，对患者的预后具有重要价值。

（2）剂量及用法：非典型抗精神病药物因为疗效相对较好，不良反应小，国内外的有关治疗指南，一般都推荐作为一线药物首先使用。靶剂量一般为：奥氮平 10～20mg/d，利培酮 4～6mg/天，喹硫平 400～750mg/天。有些患者可能需要更高剂量，当然不良反应的风险随之增加。氯氮平因可引起过度镇静、心动过速、药源性抽搐、白细胞减少、肠麻痹等严重不良反应，特别是大约有 1% 服用氯氮平的患者发生粒细胞缺乏症（主要发生在治疗第一年），故一般不作为首选，而是用于难治性患者，常用治疗剂量范围为 300～450mg/d，使用同时须密切检测白细胞数目（开始半年每周一次）。

（3）全病程治疗：精神分裂症药物治疗应系统而规范，强调"早期、足量、足疗程"的"全病程治疗"。处于精神分裂状态的患者，脑中多巴胺系统和谷氨酰胺系统亢进，会对大脑神经细胞产生毒性作用，最终导致神经细胞功能的丧失甚至细胞本身的凋亡。大量神经细胞的功能衰退或者丢失，是慢性患者表现出社会功能丧失和精神功能缺损的主要原因。因此，精神科临床工作者目前十分看重对首次发作精神分裂症的治疗。精神分裂症的早期干预一般指在病人出现精神病性症状后立即予以干预。

在急性期，病人对治疗效果与副作用均较敏感，抗精神病药物宜从小剂量开始，2 周内逐渐加大至治疗量，直至症状控制，一般急性期治疗 2～3 个月。有些患者、家属甚至医生过分担心药物不良反应往往采取低剂量用药，症状长期得不到全面控制，达不到应有的治疗效果，反而错失最佳治疗时机。因此针对每一个不同的精神分裂症患者，由专业医生决定个体化的足量治疗非常重要。

急性期治疗后以原剂量巩固治疗至少半年。维持治疗对于减少复发或再住院具有肯定的作用。第一次发作维持治疗 1～2 年，第二次或多次复发者维持治疗时间应更长一些，一般发作 3 次及以上要求终生服药。维持治疗的剂量应根据患者的情况个体化，一般为急性治疗期剂量的 1/2～2/3。

不管是急性期还是维持治疗，原则上单一用药，作用机制相似的药物原则上不宜合用。对于出现抑郁情绪、躁狂状态、睡眠障碍的患者可酌情选用抗抑郁剂、心境稳定剂、镇静催眠药等，有锥体外系反应可合用盐酸苯海索（安坦）。

2. 心理治疗 精神分裂症的症状缓解后，就可以进行心理治疗。心理治疗不但可以进一步改善病人的精神症状、提高自知力、增强治疗的依从性，也可改善家庭成员间的关系，促进患者与社会的接触。

行为治疗有助于纠正病人的某些功能缺陷，提高人际交往技巧。家庭治疗使家庭成员发现存在已久的沟通方面的问题，有助于宣泄不良情绪，简化交流方式。

3. 心理与社会康复 仅仅让病人消除精神症状是不够的。临床症状消失，自知力恢复，仅达到临床痊愈的标准。理想状态是，病人恢复了由于疾病所致的精力与体力下降，达到并保持良好的健康状态，恢复原有的工作或学习能力，重建恰当稳定的人际关系，这样才算达到全面的社会康复。

对临床痊愈的病人，应当鼓励其参加社会活动和从事力所能及的工作。对慢性精神分裂症有退缩表现的患者，可进行日常生活能力、人际交往技能的训练和职业劳动训练，使患者尽可能保留一部分社会生活功能，减轻残疾程度。

应对病人的亲属进行健康教育，让其了解有关精神分裂症的基本知识，以期增加对患者的理解、支持，减少可能为患者带来的压力如过多的指责、过高的期望。

应当向社会公众普及精神卫生知识，使社会对精神病患者多一些宽容和关怀，少一些歧视和孤立。

三、精神分裂症的个性化管理策略

（一）早期识别精神分裂症

精神分裂症在出现典型症状之前，大多数病人存在一些非特异性、非精神病性症状的早期症状，可能持续几个月甚至几年，如果能够早期发现，早期干预，对改善预后有重要的意义。那怎么在早期识别呢？如果发现身边的朋友或亲人有类似下列异常迹象，而又无合情合理的解释，就要警惕或及早到医院找精神科医生检查确认，切莫疏忽大意，以免延误了治疗的最好时机。

1. 类神经衰弱状态 头痛、失眠、多梦易醒、做事丢三落四、注意力不集中、遗精、月经紊乱、倦怠乏力，虽有诸多不适，但无痛苦体验，且又不主动就医。

2. 性格改变 一向温和沉静的人，突然变得蛮不讲理，为一点微不足道的小事就发脾气，或疑心重重，认为周围的人都跟他过不去，见到有人讲话，就怀疑在议论自己、针对自己。

3. 情绪反常 无故发笑，对亲人和朋友变得淡漠，疏远不理，既不关心别人，也不理会别人对他的关心，或无缘无故的紧张、焦虑、害怕。

4. 意志减退 一反原来积极、上进的状态，变得工作马虎，不负责任，甚至旷工，学习成绩下降，甚至逃学；或生活变得懒散，仪态不修，没有进取心，得过且过，常日高三竿而拥被不起。

5. 行为动作异常 一反往日热情乐观的神情为沉默不语，动作迟疑，面无表情，或呆立、呆坐、呆视，独处不爱交往，或对空叫骂，喃喃自语，或做些莫名其妙的动作，令人费解。如一位年轻的大学生，在本次住院前半年，每天5点起床，背贴墙站立1个半小时，自称这样可以纠正自己的驼背。

（二）精神分裂症的全病程管理

首发精神分裂症的干预绝不仅限于急性期治疗阶段，也不仅限于医务人员与患者及其家属在门诊或病房的短暂接触，应该进行"全程干预"，包含了两方面的含义：在纵向上保持精神卫生工作者与患者和家属的联系；在横向上联络相应机构、部门、人员为患者及其家庭提供多方位的支持。为了实施"全程干预"，精神卫生工作者需要做出观念上的转变，精神卫生机构也要相应做出管理上的调整。精神卫生工作者不单要对患者的精神病症状的治疗负责，更要对纠正心理功能缺陷、减少精神残疾、促进社会整合、维持精神状态稳定积极努力。精神科医生应当成为全程干预工作的领导者，但必须有精神科护士、心理学家、社会工作者、职业治疗师或承担相应职能的人参加。精神卫生机构应打破条块分割，使病人在各部门如门诊、住院部、康复基地等之间的游移更为顺畅。同时，鼓励精神卫生机构建立或强化与初级卫生保健系统及综合医院的联系，为病人提供更为便捷的健康服务。

（三）精神分裂症的个性化家庭护理

精神分裂症患者出院了，不是治疗的结束，治疗的目标是回归社会，因此个性化的家庭护理尤为重要，家庭护理不是找个阿姨，而是一门学问！家庭护理能够增加患者最终获得康复的几率，降低精神分裂症的复发风险，减轻残留症状，提高生活质量，减少住院次数，降低经济负担。

1. 家庭监护该做哪些事？

听：倾听患者的诉说，不时表现出对患者想法的理解，以舒缓压力，并获取患者症状的第一手资料；获得关于疾病、药物不良反应的信息。

看：观察患者行为，有无发病的早期症状；观察服药后有无不良反应；关注患者有无自杀先兆。

说：和患者讨论疾病的治疗，谈论人生的规划等等。

管：重点就管三件事——服药，饮食和睡眠。

2. 如何管理服药？

精神分裂症患者常常需要长期服药，甚至终生服药，这对于控制症状，防止复发，最大限度恢复社会功能，回归社会有举足轻重的意义，因此家人监管督促患者按时按嘱服药很重要。

（1）在制定治疗方案前告诉医生：患者对先前服用的药物曾发生过的过敏反应，目前正在服用或准备服用的药物，是否正在妊娠或准备妊娠，是否处于哺乳期，是否饮酒或使用毒品，是否有糖尿病或具有糖尿病家族史，是否有肝脏、心脏或肾脏病史等。

（2）在管理服药过程中要监督患者：服药前确认处方的药物种类、剂量，遵医嘱每日服药，不随意停药或者改变剂量，勿随意将药物给予其他人使用。

（3）服药期间不要饮用酒类、咖啡、浓茶等有兴奋作用的饮料。

（4）了解所服药物可能引起的副作用，如便秘，口干，体重增加，肝功能异常，月经紊乱，血糖、血脂等代谢紊乱，肌肉僵硬、肢体抖动和脸部、舌头的运动异常等。并了解对抗这些可能发生的副反应的方法，必要时及时取得医生的指导和帮助。

（5）防止漏服药物：将服药时间与日常生活时间联系起来，可使用药盒将一周的用药进行分装，服药后注明服药日期和时间，镜子或冰箱上粘贴提醒服药的便条等。

3. 如何管理体重？

目前的抗精神病药，很多会有增加食欲，进而造成体重增加，甚至代谢紊乱，因此家庭监管中，体重的管理也很重要，控制体重的最好方法，简言之就是六个字：管住嘴，迈开腿。

（1）建立健康平衡的饮食习惯：定时进食，控制总量，不吃零食，多样化饮食，多吃蔬果、谷物，选择低脂、低胞和脂肪、低胆固醇饮食，吃含糖量适中的食物，选择盐分和钠适中的食物，多喝水。

（2）怎么控制饥饿感？感到饥饿就去散步，喝水或其他无糖饮料，吃一块米糕/饼干或半碗生菜，咀嚼无糖口香糖或含服无糖薄荷糖，区分"口腔饥饿"（用进食来抚慰无聊、紧张、愤怒和焦虑等）和"胃饥饿"（因身体需要而进食）。

（3）坚持运动：制订适合自己的个性化运动计划，选择自己喜欢又易于长期进行的运动，如快走、慢跑，跳绳，游泳，爬山等，坚持每天运动。

4. 如何判断和处理精神分裂症的紧急情况？

精神分裂症患者经常会听到耳朵里有人命令他去做一些事情，会感觉到家人甚至是陌生人对他不利，会有惶惶不可终日的感觉。由于这些症状只有患者本人能够感知，如果患者不表达出来的话，外人无法知道患者耳朵里的声音究竟在命令患者做什么，无法了解患者内心的紧张不安达到什么程度，有时患者在这些症状的支配下会出现自杀、自伤或者伤人的行为，这些都属于紧急情况，不及时处理会有生命危险。

（1）如何预防紧急情况？

1）将有关告急的电话号码及联系对象的姓名放在随手可取的地方或身边。

2）保管好家中一切可以用作凶器的器具，使病人无法轻易得到它们。

3）平时病人较为尊重的人，可请来予以适当的劝说，有时会有一定效果。

4）必要的时候用武力控制住患者并进行一定的约束，然后送到专业机构治疗。

（2）兴奋烦躁时该怎么办？

1）可用笔谈替代语言沟通。

2）要耐心等待患者的回答，切忌急躁与嘲笑患者。

3）可引导患者做一些平日较喜欢的活动，如唱歌、绘画等。

4）保持环境的安静，减少外部刺激，避免暴怒冲动。

（3）出现攻击行为时该怎么办？

1）了解引起病人攻击和暴力行为的原因，尝试解除原因。

2）不要与患者争辩，即便他是错的也不必明指，不要随便打断患者的谈话。

3）努力控制自己的情绪，尊重、认可患者的感受，不要对抗和批评，也不要流露紧张和畏惧的表情。

4）立即减少其他使人分心的事情，最大限度地对患者的行为表示理解，以取得患者的信任。

5）交谈中与对方保持一定的距离，避免直接的目光对视，要有安全的逃离通道。

6）如果已经发生伤人毁物，应立即报警，必要时应立即在约束下送往医院处理。

7）如果面对手持棍棒或利器的病人，应设法取下。

（4）如何应对严重的幻听？

1）不要与病人争论其所听到的真实性，这反而会引起病人的反感甚至敌意。

2）陪伴及安慰病人，劝导他冷静地对待这不寻常的感受。

3）耐心倾听病人的诉说并针对性地作些中性的解释。

4）有意识地在病人幻听容易出现时，安排些有趣的活动分散其注意，减少减弱幻听的影响。

（5）如何判断可能发生自杀自伤行为？

仔细观察，若患者出现下列一条或数条，要警惕自杀自伤的发生，若判断患者具有严重的自杀倾向，应该首先掌管患者药物，不能让患者一次性取得所有的药物；收走利器或可能造成威胁的物品；避免患者独处；尽可能做思想工作；必要时保护并送专业机构处理。

1）既往有过自杀企图。

2）有命令性幻听，能否拒绝这些命令？

3）是否嫉妒、抑郁或表达自杀念头？

4）抑郁的病人是否突然出现病情好转的假象？

5）病人的行为态度与过去相比有异样；

6）无缘无故向亲友赠送纪念品，处理财产和债务，对别人早已忘记的事道歉；

7）疾病虽好转，但仍对能否彻底根治疾病深表担忧，对病后工作/学习感到焦虑；

8）对自己的疾病感到羞耻。

（四）识别与处理常见的抗精神病药相关的副作用

抗精神病药副作用较多，处理和预防药物的不良反应与治疗原发病同等重要。

1. 锥体外系反应：锥体外系反应为传统抗精神病药最常见的副作用，主要包括 4 种表现：

（1）急性肌张力障碍：呈现不由自主的、奇特的表现，包括眼上翻、斜颈、颈后倾、面部怪相和扭曲、吐舌、张口困难、角弓反张和脊柱侧弯等。常去急诊就诊，易误诊为破伤风、癫痫、癔病等，服抗精神病药物史常有助于明确诊断。处理：肌注东莨菪碱0.3mg 可即时缓解。有时需减少药物剂量，加服抗胆碱能药盐酸苯海索（安坦）（2mg/次，2~3 次/日）。

（2）静坐不能：在治疗 1~2 周后最为常见，发生率约为 20%。表现为无法控制的激越不安、不能静坐、反复走动或原地踏步。易误诊为精神病性激越或精神病加剧，故而错误地增加抗精神病药的剂量，使症状进一步恶化。处理：苯二氮䓬类药（如阿普唑仑0.4mg/次，2~3 次/日）和 β 受体阻滞剂如普萘洛尔（10mg/次，2~3 次/日）等，而抗胆碱能药通常无效。有时需减少抗精神病药的剂量。

（3）帕金森综合征：最为常见。治疗的最初 1~2 月发生，发生率可高达 56%。女性比男性更常见，老年患者常见，并因淡漠、抑郁或痴呆而误诊。主要表现为：运动不能、肌张力高、震颤和自主神经功能紊乱。最初始的形式是运动过缓，体征上主要为手足震颤和肌张力增高，严重者有协调运动的障碍、僵硬、佝偻姿势、慌张步态、面具脸、粗大震颤、流涎和皮脂溢出。处理：服用抗胆碱能药物盐酸苯海索（2mg/次，2~3 次/日）。使用抗精神病药时，应缓慢加量或使用最低有效量。

（4）迟发性运动障碍：此症状多在长期使用抗精神病药后出现。典型的表现为颊肌、舌肌及咀嚼肌的不自主运动，产生吸吮、咂嘴、弄舌等动作，称为"口—舌—颊"三联症。处理：迟发性运动障碍一旦出现，应及时停用引起该反应的药物，对仍需应用抗精神病药物治疗的病人可改用锥体外系反应较轻的药物如氯氮平、奥氮平、喹硫平等。目前尚无治疗迟发性运动障碍的有效药物，有人报道 73% 的患者用普萘洛尔（心得安）可以见效；氯硝西泮治疗迟发性运动障碍中有 41% 患者有效；氯氮平可以使 40% 的迟发性运动障碍症状有所减轻。可试用脑代谢药及维生素 E 健康搜索促进大脑功能恢复。严重运动障碍可试用下列药物对抗：①碳酸锂，0.25～0.5g，3 次/日。②氟哌啶醇，4～6mg，2 次/日。③异丙嗪，25～50mg，3 次/日。④安定，5mg，3 次/日。⑤毒扁豆碱，1mg，肌注或静注。但需注意这些药物本身的毒副作用。

2. 口干便秘等抗胆碱能副反应　对于口干，应该少量多次饮水，常漱口，或咀嚼泡泡糖；对于便秘，应该增加活动，多吃含纤维的食物，如蔬菜水果，避免不必要的使用抗胆碱能药，必要时使用缓泻剂。

3. 体位性低血压　体位性低血压在治疗的头几天最为常见，氯丙嗪肌内注射时最容易出现。患者在突然体位变化（站立或起床）时可以出现头晕、晕厥（无力）、摔倒或跌伤。嘱咐患者起床或起立时动作要缓慢。有心血管疾病的患者，剂量增加应缓慢。处理：让患者头低脚高位卧床；严重病例应输液并给予去甲肾上腺素、阿拉明等升压药，禁用肾上腺素。

4. 药源性肝功能损害　大部分抗精神病药都要通过肝脏代谢，有可能引起肝功能的损害，因此要定期复查肝功能。肝功能的损害一般出现在治疗的早期，多为一过性的轻度肝药酶升高，通过护肝治疗都能很快恢复。少见发生中毒性肝损害，应立即停药，并进行保肝治疗，换用对肝损可能性小的抗精神病药。

5. 白细胞减少及粒细胞缺乏症　许多抗精神病药物都可引起白细胞减少，一般预后良好。但也有引起急性粒细胞缺乏症的，以氯氮平为常见。临床表现为发热、咽喉炎、淋巴结肿大等防御机能减弱症状。一般病程较短，可能为变态一免疫反应所致，严重者可因并发症而死亡。因此抗精神病药使用过程中，定期监测血常规也非常重要。

6. 代谢及内分泌方面副反应　包括体重增加，血糖、血脂升高，性功能障碍、月经紊乱等。一般属可逆的，控制饮食，增加运动，适当调整药量或对症处理可恢复。

7. 恶性综合征　恶性综合征是一种少见的、严重的不良反应。临床特征是：意识障碍（波动）、肌肉强直、高热和自主神经功能紊乱。最常见于氟哌啶醇、氯丙嗪和氟奋乃静等药物治疗时。药物加量过快、用量过大、脱水、营养不足、合并躯体疾病以及气候炎热等因素，可能与恶性综合征的发生、发展有关。可以发现肌酸磷酸激酶（CPK）浓度升高，但不是确诊的指标。处理：停用抗精神病药，予支持性治疗。可使用肌肉松弛剂硝苯呋海因和多巴胺激动剂溴隐亭。

8. 药物过量中毒　精神分裂症患者常常企图服过量的传统抗精神病药自杀。意外过量见于儿童。需要转诊至专科医院或综合性医院处理。过量的最早征象是激越或意识混浊。可见肌张力障碍、抽搐和癫痫发作。脑电图显示突出的慢波。常有严重低血压以及心律失常、低体温。

药物过量中毒的急救措施包括：早发现、早诊断、洗胃及支持治疗和对症治疗。由于多数抗精神病药的蛋白结合率较高，血液透析用处不大。抗胆碱能作用使胃排空延迟，所以服过量药数小时后都应洗胃。由于低血压是 α 和 β 肾上腺素能受体的同时阻断，只能用作用于 α 受体的升压药如阿拉明和去甲肾上腺素等升压药，禁用肾上腺素。

（五）精神分裂症复发的预兆

精神分裂症是一种常见的慢性病，复发率高，恢复期治疗痊愈的患者如果停药，1 年内 54% 的患者病情复发；2 年内，75% 的患者病情复发；3 年内，77% 的患者病情复发；5 年内，88% 的患者病情复发；而坚持维持治疗的患者仅有 17% 病情复发。那么在家庭监护的过程中，哪些变化提示可能精神分裂症要复发了呢？

1. 对自身疾病的态度改变　在疾病缓解期，患者对自己的疾病有认识，愿意看病，配合医生治疗。但是，当疾病即将复发时，患者会变得坚信自己没有病，拒绝继续看病、吃药。对医生、护士、家属持敌对态度，将大家对他的关心，当成对他的攻击和迫害。

2. 患者的表情变化　在精神分裂症的缓解期，患者的面部表情比较自然，眼神比较灵活，别人可以从其面部看到正常喜、怒、哀、乐的表情变化。在即将犯病时，患者往往表现为目光呆滞、双眼发直，外界刺激难以引起其表情变化，甚至遇到相应的外界刺激，表现出与平时相反的面部表情等。

3. 对周围人的态度变化　一般来说，精神分裂症患者在疾病的缓解期，与家人、同事、朋友及其他与之有接触的人，相处得都比较融洽，谈吐自然，回答问题切题，让人感到与他交往没有隔阂。如果患者忽然变得孤僻、不合群、不与人交往、独处一隅、低头沉思，或者对人态度蛮横，脾气暴躁易怒，不愿和别人进行正常沟通和交流，则疾病有可能要复发。

4. 学习和工作状况变化　缓解期的患者，一般能坚持学习和工作。学习成绩一般尚好，工作任务也多能完成。要复发时，则表现为学习成绩下降，工作能力降低，经常迟到、早退，或与同学、同事发生争执。

5. 患者的日常生活情况有变化　病情稳定时，患者的生活一般有规律，有的患者甚至可以上街买菜，操持家务，照顾家人。在即将复发时，患者表现为生活没规律，夜间睡眠不佳，白天不起，甚至长时间不脱衣服、鞋袜就上床睡觉，也很少刷牙洗脸、换洗衣物等等。

如果监护人在发现患者有上述一条或几条的变化时，一定要提高警惕，密切观察，并及时带患者至医生处进一步评估。

第三节　心境障碍的个性化管理

一、典型病例

女性，23岁，大四学生。

主诉：反复情绪低落和高涨1年，再发情绪低落1个月。

现病史：患者于一年前因学习压力大，渐觉心情郁闷，凡事缺乏兴趣，感记忆力减退，脑子反应慢，如同生锈的机器，对前途悲观，感到人生没有目标，缺乏动力。持续一月后患者一反常态，整天兴高采烈，讲话滔滔不绝，风趣幽默；忙东忙西，不知疲倦；自命不凡，吹嘘自己上知天文，下知地理，有掌管世界之才能；认为睡眠是浪费时间，自己每天只要睡1~2小时便足够。喜欢逛街购物，买些根本用不上的东西，如有人阻止则大发脾气，打车付钱100元不要找零。曾在当地精神病院短期治疗过，情绪稳定后即停药。

近1个月来，可能由于面临毕业实习，想到以后的就业，又出现情绪低落，感到精力不济，思维迟钝，有时很长时间脑子一片空白，无法思考，对什么事情都没有兴趣，没有动力，连自己最爱听的音乐也懒得放，没有食欲，睡眠差，常凌晨三四点即醒来，体重下降5斤左右，整日感到很累，感到人生没有意义，度日如年，常想模仿张国荣，从文华酒店顶上飘下来结束生命，但因为感到如果她突然死了，父母肯定无法承受这个刺激，因此告知父母，陪来就诊。

既往无重大疾病史。个性偏内向，家庭条件优越，家庭关系融洽，成长经历一帆风顺。家族史阴性。

体格检查：无阳性体征。

精神检查：意识清，定向力完整，衣着整洁，接触良好。语音偏低，语速偏慢。无感知觉障碍，未引出幻觉、妄想，思维反应显迟钝，注意力尚能集中，但无法长久思考，记忆、智能粗测可。情绪低落，无明显焦虑，情感反应适切，悲观自责，有强烈的消极意念。兴趣丧失，意志活动减退，无明显怪异冲动行为，尚未发生消极行为。自知力存在。

辅助检查：三大常规，生化全套，甲状腺常规，心电图，脑电图，胸片等均无阳性发现，头颅 MR 未见明显异常。

二、心境障碍的识别和治疗

（一）识别心境障碍

有一位患者说：我曾经经历过这样的心理变化——生命就像一条大河，时而宁静，时而疯狂……情绪就像坐过山车，时而沉郁，时而狂暴……这生动地描述了心境障碍患者的临床特征。

心境障碍是以显著而持久的情感或心境改变为主要特征的一组疾病，又称双相情感障碍。据 WHO 统计，1990 年抑郁症和双相障碍分别排在全球疾病总负担的第五位和第十八位；预计到 2020 年抑郁症的疾病负担将上升到第二位，仅列在冠心病之后。在我国，1990 年抑郁症和双相障碍分别排在第二位和第十二位。

临床上主要表现为情感高涨或低落，伴有相应的认知和行为改变，可有精神病性症状，如幻觉、妄想。大多数病人有反复发作的倾向，部分可有残留症状或转为慢性。心境障碍包括双相障碍、躁狂发作、抑郁发作和心境恶劣等几个类型。

1. 躁狂发作　躁狂发作的典型临床症状是情感高涨、思维奔逸和活动增多。

（1）情感高涨：患者主观体验特别愉快，自我感觉良好，整天兴高采烈，得意洋洋，笑逐颜开，洋溢着欢乐的风趣和神态，甚至感到天空格外晴朗，周围事物的色彩格外绚丽，自己亦感到无比快乐和幸福。患者这种高涨的心境具有一定的感染力，常博得周围人的共鸣，引起阵阵欢笑。有的患者尽管情感高涨，但情绪不稳、变幻莫测，时而欢乐愉悦，时而激动暴怒。部分患者临床上是以愤怒、易激惹、敌意为特征，并不表现为情感高涨，动辄暴跳如雷、怒不可遏，甚至可出现破坏及攻击行为，但常常很快转怒为喜或赔礼道歉。

患者情感高涨时，自我评价过高，表现为高傲自大，目空一切，自命不凡，盛气凌人，不可一世。可出现夸大观念，认为自己是最伟大的，能力是最强的，是世界上最富有的。甚至可达到夸大或富贵妄想，但内容并不荒谬。有时也可出现关系妄想、被害妄想等，多继发于情感高涨，且一般持续时间不长。

（2）思维奔逸：表现为联想过程明显加快，自觉思维非常敏捷，思维内容丰富多变，头脑中的概念接踵而至，有时感到自己的舌头在和思想赛跑，言语跟不上思维的速度，常表现为言语增多、滔滔不绝、手舞足蹈、眉飞色舞，即使口干舌燥、声音嘶哑，仍要讲个不停。但讲话的内容较肤浅，且凌乱不切实际，常给人以信口开河之感。由于患者注意力随境转移，思维活动常受周围环境变化的影响致使话题突然改变，讲话的内容常从一个主题很快转到另一个主题，即表现为意念飘忽，有的患者可出现音联和意联。

（3）活动增多：表现精力旺盛，兴趣范围广，动作快速敏捷，活动明显增多，且忍耐不住，整天忙忙碌碌，但做任何事常常是虎头蛇尾，有始无终，一事无成。爱管闲事，对自己的行为缺乏正确判断，常常是随心所欲，不考虑后果，如任意挥霍钱财，十分慷慨，随意将礼物赠送同事或路人。注重打扮装饰，但并不得体，招引周围人的注意，甚至当众表演，乱开玩笑。在工作上，自认为有过人的才智，可解决所有的问题，乱指挥别人，训斥同事，专横跋扈，狂妄自大，但毫无收获。社交活动多，随便请客，经常去娱乐场所，行为轻浮，且好接近异性。自觉精力充沛，有使不完的劲，不知疲倦，睡眠亦明显减少。病情严重时，自我控制能力下降，举止粗鲁，甚至有冲动毁物行为。

（4）精神病性症状：在心境高涨的背景上，患者常出现夸大观念，自我评价过高，自命不凡，盛气凌人。临床所见夸大观念常涉及健康、容貌、能力、地位和财富等。严重时可发展为夸大妄想，但内容多与现实接近。患者在极度的兴奋状态下，亦可出现短暂、片段的幻听。多数患者在疾病的早期即丧失自知力。

（5）躯体症状：由于患者自我感觉良好，精力充沛，故很少有躯体不适主诉，常表现为面色红润，两眼有神，体格检查可发现瞳孔轻度扩大，心率加快，且有交感神经亢进的症状如便秘。因患者极度兴奋，体力过度消耗，容易引起失水，体重减轻等。患者食欲增加，性欲亢进，睡眠需要减少。

躁狂发作临床表现较轻者称为轻躁狂。患者可存在持续至少数天的情感高涨、精力充沛、活动增多，有显著的自我感觉良好，注意力不集中、也不能持久，轻度挥霍，社交活动增多，性欲增强，睡眠需要减少。有时表现为易激惹，自负自傲，行为较莽撞，但不伴有幻觉、妄想等精神病性症状。对患者社会功能有轻度的影响。部分患者有时达不到影响社会功能的程度，一般人常不易觉察。

2. 抑郁发作　抑郁发作临床上是以情感低落、思维迟缓、意志活动减退和躯体症状为主。

（1）情感低落：患者自觉情绪低沉、兴趣索然、痛苦难熬，有度日如年、生不如死之感。患者终日忧心忡忡、郁郁寡欢、愁眉苦脸、唉声叹气。程度较轻的患者感到闷闷不乐，无愉快感，感到"心里有压抑感"、"高兴不起来"，与欢乐不能共鸣；程度重的可痛不欲生，悲观绝望，患者常诉说"活着没有意思"。在情感低落的影响下，患者自我评价低，自感一切都不如人，将所有的过错归咎于自己，常产生无用感、无希望感、无助感和无价值感。无望感患者表现为悲观失望，认为前途渺茫，严重者感到绝望，认为一切都糟透了，无可挽回。无助感是指患者感到自己处于孤立无援的境地，无力自拔，任何人都救不了他。无用感是指患者失去自信心，认为自己能力差，不会对任何人有用，甚至是别人的累赘。部分患者可伴有焦虑、激越症状，特别是更年期和老年抑郁症患者更明显。典型的病例其抑郁心境具有晨重暮轻的特点，即情绪低落在早晨较为严重，而傍晚时可有所减轻，如出现则有助于诊断。

有些患者在悲观失望的基础上，自责自罪，严重时可出现罪恶妄想，认为自己犯了很大的错误甚至是罪恶深重，主动要求受到惩罚甚至入狱；亦可在躯体不适的基础上产生疑病观念，怀疑自己身患绝症等；还可能出现有关系、被害妄想等。部分患者亦可出现幻觉，以听幻觉较常见。幻觉妄想的内容往往与其心境一致，是负性的。

（2）思维迟缓：患者思维联想速度缓慢，自觉反应迟钝，思路闭塞，感到"脑子好像是生了锈的机器"、"脑子像涂了一层浆糊一样开不动了"。临床表现为主动言语减少，语速明显减慢，声音低沉，患者感到脑子不能用了，思考和回答问题困难，工作和学习能力下降。

（3）意志活动减退：患者对以前喜爱的各种活动兴趣显著减退甚至丧失。对任何事缺乏兴趣，提不起劲，平时非常爱好的活动如看足球比赛、打牌、逛街买东西、种花草等也觉乏味，患者意志活动呈显著持久的抑制。如果患者原来是兴趣广泛的人，这个症状往往很明显。对于那些原来就生活单调的人，这个症状也许难以确定。不过，和患者细谈有关日常生活，还是可以有所发现的。如家庭妇女患抑郁症时往往体验不到操持家务和带孩子的任何乐趣，甚至感到成了一种负担。

患者可表现为行动缓慢，生活被动、疏懒，不想做事，不愿和周围人接触交往，常独坐一旁，或整日卧床，不想去上班，不愿外出，不愿参加平常喜欢的活动和业余爱好，常闭门独居、疏远亲友、回避社交。严重时，连吃、喝、个人卫生都不顾，甚至发展为不语、不动、不食，可达木僵状态，称为"抑郁性木僵"，但仔细精神检查，患者仍流露痛苦抑郁情绪。伴有焦虑的患者，可有坐立不安、手指抓握、搓手顿足或来回走动等症状。

严重抑郁发作的患者常伴有消极自杀的观念或行为。消极悲观的思想及自责自罪的念头会萌发绝望的念头，认为"应该结束自己的生命，那才是解脱"，"自己活在世上是多余的人"，并可能实施自杀计划，发展成自杀行为。这是抑郁症最危险的症状，应提高警惕。自杀行为在临床上被认为是严重抑郁的一个标志，抑郁症中至少有25%的人有自杀企图或自杀行为。有的患者会出现"扩大性自杀"。长期追踪发现，约15%的抑郁症患者最终死于自杀。自杀观念通常逐渐产生，轻者仅感到生活没意思，不值得留恋，逐渐产生突然死去的念头，随抑郁加重，自杀观念日趋强烈，千方百计试图了结自己。

（4）躯体症状：很常见，主要有睡眠障碍、食欲减退、体重下降、性欲减退、便秘、身体任何部位的疼痛、阳痿、闭经、乏力等。躯体不适主诉可涉及各脏器。自主神经功能失调的症状也较常见。睡眠障碍主要表现为早醒，一般比平时早醒2~3小时，醒后不能再入睡，这对抑郁发作诊断具有特征性意义；有的表现为入睡困难，睡眠不深；少数患者表现为睡眠过多。体重减轻与食欲减退不一定成比例，少数患者可出现为食欲增强、体重增加。

儿童和老年患者的抑郁症状常不典型。儿童患者多表现兴趣减退，不愿参加游戏，社会性退缩，学习成绩下降等。老年抑郁症患者除有抑郁心境外，常表现为突出的自我评价过低，突出的焦虑烦躁情绪，也可表现为易激惹和敌意。精神运动性迟缓和躯体不适主诉较年轻患者更为明显。因思维联想明显迟缓以及记忆力减退，可出现较明显的认知功能损害症状，类似痴呆表现，如计算力、记忆力、理解和判断能力下降，国内外学者将此种表现称之为抑郁性假性痴呆。

3. 混合发作 混合发作指躁狂症状和抑郁症状在一次发作中同时出现，临床上较为少见。通常是在躁狂与抑郁快转相时发生，持续时间较短，多数较快转入躁狂相或抑郁相。例如，一个躁狂发作的患者突然转为抑郁，几小时后又再复躁狂，使人得到"混合"的印象。患者既有躁狂，又有抑郁的表现，如一个活动明显增多、讲话滔滔不绝的患者，同时有严重的消极抑郁的想法；又如有抑郁心境的患者可有言语和动作的增多。

4. 双相障碍 双相障碍的临床特点是反复（至少两次）出现心境和活动水平明显紊乱的发作，有时表现为心境高涨、精力充沛和活动增加（躁狂或轻躁狂），有时表现为心境低落、精力减退和活动减少（抑郁）。发作间期通常以完全缓解为特征。快速循环发作是指过去 12 个月中，至少有 4 次心境障碍发作，不管发作形式如何，但符合轻躁狂或躁狂发作、抑郁发作、或混合性发作标准。

（二）心境障碍的诊断

心境障碍的诊断主要根据临床表现及病程特点，目前尚无可靠的实验室诊断指标。为了统一诊断，国内、国外都制定了详细标准，如 ICD-10、DSM-Ⅳ、CCMD-3 等，目前在临床上被普遍采用。以下介绍 ICD-10 的诊断标准。

1. 躁狂发作

（1）症状标准：情绪高涨或易激惹，伴有至少下列 3 项症状：

1）注意力不能集中，或随境转移。

2）言语比平时显著增多。

3）联想加快或意念飘忽或思维赛跑感。

4）自我评价过高或夸大。

5）精力充沛、活动增多，或精神运动性兴奋。

6）轻率、鲁莽行为（如挥霍、冒险等）不计后果。

7）睡眠需要减少，且不感疲乏。

8）性欲亢进。

（2）严重标准：严重损害社会功能或造成危险、不良后果。

（3）病程标准：症状至少已持续 1 周。

（4）排除标准：排除标准排除器质性或药物所致躁狂。

2. 轻躁狂 心境高涨或易激惹，对个体来讲已达到肯定异常程度，且至少持续 4 天。必须具备以下 3 条，且对个人日常的工作及生活有一定的影响：①活动增加或坐卧不宁；②语量增多；③注意集中困难或随境转移；④睡眠需要减少；⑤性功能增强；⑥轻度挥霍或行为轻率、不负责任；⑦社交活动增多或过分亲昵。

3. 抑郁发作 在 ICD-10 中，抑郁发作是指首次发作的抑郁症和复发的抑郁症，不包括双相抑郁。

（1）症状学标准

典型症状（核心症状）：①心境低落；②兴趣和愉快感丧失；③精力不济或疲劳感。

常见症状：①注意力集中困难；②自我评价过；③自罪观念和无价值感；④前途悲观感；⑤反复出现想死之念，或有自杀行为；⑥睡眠障碍；⑦食欲下降。

（2）严重标准：社会功能受损，或造成痛苦，不良后果。

（3）病程标准：症状至少已持续 2 周。

（4）排除标准：排除器质性或物质所致抑郁。

程度分类：

轻度：至少 2 条典型症状 + 至少 2 条常见症状。

中度：至少 2 条典型症状 + 至少 3 条常见症状。

重度：3 条典型症状 + 至少 4 条常见症状。

根据其临床特征，可将心境障碍分为若干亚型，详见表 16-3-1。

表 16-3-1　心境障碍的临床分型及各型的临床特征

分型	临床特征
轻躁狂	情绪高涨或易激惹;言语增多,活动增多,精力充沛;性欲增强,睡眠需要量减少。社会功能轻度受损,但无精神病性症状,一般不需要住院治疗
躁狂症	症状较轻躁狂明显严重,常有明显的精神运动性兴奋,原有的易激惹可发展成为敌意、愤怒,并因此产生暴力和破坏行为。认知功能受损,可产生各种幻觉、妄想和怪异行为等。社会功能明显受损,需住院治疗。如伴有意识障碍称"谵妄性躁狂"
双相障碍	病史中有躁狂、抑郁发作史。无论是躁狂发作或抑郁发作,其发病期间的临床表现均十分典型,躁狂可见"三高"症状,抑郁可见"三低"症状;两种临床相多交替出现,发作间歇期精神活动基本正常。可伴有精神病性症状。整个病程若包括至少1次抑郁发作和1次躁狂发作,则为双相障碍 I 型,包括至少1次抑郁发作和1次轻躁狂发作,而从未达到躁狂发作,则为双相障碍 II 型
轻抑郁	抑郁症状较轻,一般无生物性症状,其睡眠障碍往往不是早醒,而是难以入睡和夜间醒转。情绪在一天内可有波动,可晨重晚轻,也可晨轻晚重。无幻觉和妄想,社会功能无明显受损。病程较短
抑郁症	包括中、重度抑郁。抑郁症状明显,且达一定的严重程度,可伴有妄想、幻觉、木僵等精神病性症状。常有晨重晚轻、体重下降、性欲减退等生物学症状,部分患者可出现自杀行为
环性心境障碍	持续性心境不稳,心境高涨和低落多次反复交替出现,但程度均较轻,达不到躁狂发作或抑郁发作的诊断标准,可有长达数月的间歇期。这种轻度躁狂和抑郁发作,一般与生活事件无关,而与性格基础有密切关系,因此过去有人称做"情感性人格障碍"或"环性人格"
恶劣心境	患者在大于2年的病程中,大多数时间里感到心情沉重,郁郁寡欢,但程度较轻,社会功能受损多不明显,患者自己也知情绪不好,要求治疗。每次发作可为数月或更久,也可有间歇期,但为时较短,一般不超过两个月

（三）心境障碍的病程和预后

心境障碍是一个容易复发的疾病,但多次发作后,预后仍较好,间歇期基本能保持社会功能的完好。但慢性迁延、老年、有心境障碍家族史、病前为适应不良人格、有慢性躯体疾病、缺乏社会支持系统、未经治疗和治疗不充分者,预后往往较差。

（四）心境障碍的治疗

1. 抑郁症的治疗:这里的抑郁症指单相抑郁,不包括双相障碍的抑郁发作。

（1）治疗原则:抗抑郁药物是当前治疗各种抑郁障碍的主要药物,能有效解除抑郁心境及伴随的焦虑、紧张和躯体症状,有效率约60%~80%。抗抑郁药的治疗原则是:①诊断要确切。②因人而异地个体化合理用药。③剂量逐步递增,尽可能采用最小有效量。④足量足疗程治疗。⑤如仍无效,可考虑换药,换用同类另一种药物或作用机制不同的另一类药。⑥尽可能单一用药,当换药治疗无效时,可考虑二种作用机制不同的抗抑郁药联合使用。⑦争取患者及家人的主动配合,能遵嘱按时按量服药。⑧治疗期间密切观察病情变化和不良反应并及时处理。⑨在药物治疗基础上辅以心理治疗,可望取得更佳效果。⑩积极治疗与抑郁共病的其他躯体疾病、物质依赖、焦虑障碍等。

（2）治疗策略:抑郁症为高复发性疾病,目前倡导全程治疗。首次发作的抑郁症,

50%～85%会有第 2 次发作，因此常需维持治疗以防止复发。根据国外抑郁障碍药物治疗规则，一般推荐选择性 5- 羟色胺再摄取抑制剂（SSRIs）、选择性 5- 羟色胺和去甲肾上腺素再摄取抑制剂（SNRIs）、去甲肾上腺素和特异性 5- 羟色胺能抗抑郁药（NaSSA）作为一线药物选用。急性期治疗时，一般药物治疗 2～4 周开始起效。如果患者用药治疗 6～8 周无效，改用同类另一种药物或作用机制不同的另一类药物可能有效。巩固治疗至少 4～6 个月，在此期间患者病情不稳，复燃风险较大。首次抑郁发作维持治疗至少 3～4 个月；有 2 次以上的复发，特别是起病于青少年、伴有精神病性症状、病情严重、自杀风险大、并有家族遗传史的患者，维持治疗时间至少 2～3 年；多次复发者主张长期维持治疗。

虽然抗抑郁药的维持用药在一定程度上预防抑郁症的复发，但不能防止转向躁狂发作，甚至可能促使躁狂的发作。有研究表明，抑郁症中有 20%～50% 的患者会发展为双相障碍。一旦转为双相障碍，应采用心境稳定剂维持治疗，预防复发。

（3）常用的抗抑郁药

1）三环类及四环类抗抑郁药物：米帕明、氯米帕明、阿米替林及多塞平（多虑平）是常用的三环类抗抑郁药物，麦普替林为四环抗抑郁药，主要用于治疗抑郁发作，总有效率约为 70%。这类药物不良反应较多，均有抗胆碱能、心血管和镇静等不良反应，常见有口干、便秘、视力模糊、排尿困难、心动过速、直立性低血压和嗜睡等，偶可引起癫痫发作。近年使用已逐渐减少。

2）单胺氧化酶抑制剂（MAOIs）：主要有异丙肼、苯乙肼、吗氯贝胺等药，过去曾用来治疗非典型抑郁症，由于肝实质损害等严重不良反应，药物相互作用所致的高血压危象等原因，目前已极少使用。

3）选择性 5- 羟色胺再摄取抑制剂（SSRIs）：随机双盲研究表明，目前已在临床应用的 5 种 SSRIs（氟西汀、帕罗西汀、舍曲林、氟伏沙明、西酞普兰）对抑郁症的疗效优于安慰剂，与米帕明或阿米替林的疗效相当，而不良反应少，患者耐受性好，使用方便和安全。有效治疗剂量氟西汀 20mg/d、帕罗西汀 20mg/d、舍曲林 50mg/d、氟伏沙明 100mg/d、西酞普兰 20mg/d。常见不良反应有恶心、呕吐、厌食、便秘、腹泻、口干、震颤、失眠、焦虑及性功能障碍，偶尔出现皮疹。不能与 MAOIs 合用。

4）选择性 5- 羟色胺和去甲肾上腺素再摄取抑制剂（SNRIs）：主要有文拉法辛和度洛西汀。前者有效剂量为 75mg，后者 60mg。常见不良反应为恶心、盗汗、嗜睡、失眠及头昏等，偶见血压升高。不能与 MAOIs 合用。

5）去甲肾上腺素和特异性 5- 羟色胺能抗抑郁药（NaSSA）：主要有米氮平。常用治疗剂量 15～45mg/d。常见不良反应有嗜睡、口干、食欲增加及体重增加，少见有心悸、低血压、皮疹。偶见有粒细胞减少及血小板减少。

6）其他抗抑郁药：曲唑酮是 5- HT 受体拮抗剂，噻奈普汀是 5- HT 受体激动剂，均对抑郁有一定的疗效。

（4）电抽搐治疗：对于有严重消极自杀言行或抑郁性木僵的患者，电抽搐治疗应是首选的治疗；对使用抗抑郁药治疗无效的患者也可采用电抽搐治疗。电抽搐治疗见效快，疗效好。6～10 次为一疗程。电抽搐治疗后仍需用药物维持治疗。

改良电抽搐治疗（无抽搐电休克治疗）适用范围较广，除可用于有严重消极自杀、抑郁性木僵等患者外，还可适用于患有躯体疾病又不适于抗抑郁药的患者、有骨折史和骨质疏松者、年老体弱患者，甚至部分心血管疾病者也可适用。

（5）心理治疗：对有明显心理社会因素作用的抑郁症患者，在药物治疗的同时常需合并心理治疗。支持性心理治疗，通过倾听、解释、指导、鼓励和安慰等帮助患者正确认识和对待自身疾病，主动配合治疗。认知治疗、行为治疗、人际心理治疗、婚姻及家庭治疗等一系列的治疗技术，能帮助患者识别和改变认知歪曲，矫正患者适应不良性行为，改善患者人际交往能力和心理适应功能，提高患者家庭和婚姻生活的满意度，从而能减轻或缓解患者的抑郁症状，调动患者的积极性，纠正其不良人格，提高患者解决问题的能力和应对处理应激的能力，节省患者的医疗费用，促进康复，预防复发。

2. 双相障碍的治疗

（1）治疗原则

1）综合治疗原则：应采取精神药物治疗、物理治疗、心理治疗（包括家庭治疗）和危机干预等措施的综合运用，其目的在于提高疗效、改善依从性、预防复发和自杀，改善社会功能和更好提高患者生活质量。

2）长期治疗原则：由于双相障碍几乎终生以循环方式反复发作，因此应坚持长期治疗原则以阻断反复发作。急性期治疗一般6~8周可控制症状，巩固治疗抑郁发作为4~6个月，躁狂或混合性发作为2~3个月。在维持期治疗中，可逐渐减少或停用联合治疗中的非心境稳定剂。使用接近治疗剂量心境稳定剂者预防复发效果比低于治疗剂量者好。维持治疗的时间因人而异。如有2次以上的发作者，其维持治疗的时间至少2~3年。停药期间如有复发迹象应及时恢复原治疗方案，缓解后应给予更长维持治疗期。

（2）躁狂发作药物治疗：躁狂发作药物治疗主要使用心境稳定剂及抗精神病药物治疗。

1）心境稳定剂

锂盐：临床上常用碳酸锂，是治疗躁狂发作的首选药，它既可用于躁狂的急性发作，也可用于缓解期的维持治疗，有效率约80%。急性躁狂发作时碳酸锂的剂量为600~2000mg/d，维持治疗剂量为500~1500mg/d。一般起效时间为7~10天。由于锂盐的治疗剂量与中毒剂量比较接近，在治疗中应对血锂浓度进行监测，并根据病情、治疗反应和血锂浓度调整剂量。急性期治疗血锂浓度应维持在0.8~1.2mmol/L，维持治疗时为0.6~0.8mmol/L。锂盐的不良反应主要有：恶心、呕吐、腹泻、多尿、多饮、手抖、乏力、心电图的改变等。锂盐中毒则可有意识障碍、共济失调、高热、昏迷、反射亢进、心率失常、血压下降、少尿或无尿等，必须立即停药，并及时抢救。

抗惊厥药：此类药物主要有酰胺咪嗪（卡马西平）和丙戊酸盐（钠盐或镁盐），广泛用于治疗躁狂发作、双相障碍维持治疗及用锂盐治疗无效的快速循环型及混合性发作。酰胺咪嗪应从小剂量开始，逐渐增加至600~1200mg/d，分2~3次口服。也可与碳酸锂联用，但剂量应适当减小。常见不良反应有镇静、恶心、视物模糊、皮疹、再生障碍性贫血、肝功能异常等。丙戊酸盐也应从小剂量开始，每次200mg，每日2~3次。逐渐增加至800~1200mg/d。最大剂量不超过1.8g/日。可参考血药浓度调整剂量，有效血药浓度为50~100μg/ml。丙戊酸盐较为安全，常见不良反应为胃肠道症状、震颤、体重增加等。肝、肾功能不全者应减量。白细胞减少及严重肝脏疾病者禁用。在常规心境稳定剂疗效不好时，有研究表明换用或加用拉莫三嗪、托吡酯、加巴喷丁等抗癫痫药可能有效。

2）抗精神病药物：对部分伴有突出行为紊乱的患者，有时需要合并抗精神病药，如氯丙嗪、氟哌啶醇、奥氮平、喹硫平、利培酮及氯氮平等均能有效地控制躁狂发作的兴奋症状，且疗效较好。病情严重者可肌肉注射氯丙嗪50~100mg/d，或氟哌啶醇5~10mg/d，每日 2~3 次。病情较轻的患者宜口服抗精神病药物。第二代抗精神病药如奥氮平、喹硫平均有治疗躁狂发作的适应证,与锂盐和并使用,能有效控制躁狂发作,且起效较快。抗精神病药物剂量视病情严重程度及药物不良反应而定。

(3) 抑郁发作药物治疗

1) 单用心境稳定剂治疗:由于心境稳定剂具有抗抑郁作用,并极少引起转躁或转为快速循环,故双相抑郁的急性期治疗应单独使用心境稳定剂。有关双相抑郁的随机对照研究显示,锂盐的有效率为 79%。与安慰剂的随机对照研究证实,拉莫三嗪(Lamotrigine)能有效治疗急性双相抑郁,并能有效预防抑郁复发。常用剂量为 200~400mg/d。起始剂量为 25mg/d,该药易出现皮疹,故加药速度应缓慢,严格按规定逐渐加大剂量。

2) 心境稳定剂与抗抑郁药物联合治疗:单独用心境稳定剂治疗无效的患者,可考虑心境稳定剂与抗抑郁药物联合治疗。但应注意预防转躁。

(4) 电抽搐治疗:电抽搐治疗对急性重症躁狂发作、严重消极自杀企图的抑郁发作者或对锂盐治疗无效的患者有一定治疗效果。可单独应用或合并药物治疗,一般隔日一次,4~10 次为一疗程。合并药物治疗的患者应适当减少药物剂量。电抽搐治疗后仍需用药物维持治疗。

3. 预防复发　若第一次抑郁发作且经药物治疗临床缓解的患者,药物的维持治疗时间多数学者认为需 6 个月至 1 年;若为第二次发作,主张维持治疗 3~5 年;若为第三次发作,应长期维持治疗。维持治疗的药物剂量多数学者认为应与治疗剂量相同,亦有学者认为可略低于治疗剂量,但应嘱患者定期随访。

双相障碍的复发率明显高于单相抑郁障碍,若在过去的两年中,双相患者每年均有一次以上的发作者,主张应长期服用锂盐预防性治疗。服用锂盐预防性治疗,可有效防止躁狂或抑郁的复发,且预防躁狂发作更有效,有效率达 80% 以上。预防性治疗时锂盐的剂量需因人而异,但一般服药期间血锂浓度保持在 0.4~0.8mmol/L 的范围之内即可获得满意的效果。

心理治疗和社会支持系统对预防心境障碍的复发也有非常重要的作用,应尽可能解除或减轻患者过重的心理负担和压力,帮助患者解决生活和工作中的实际困难及问题,提高患者应对能力,并积极为其创造良好的环境,以防复发。

三、心境障碍的个性化管理策略

(一) 早期识别双相障碍

双相障碍患者多以抑郁发作起病,可经多次抑郁发作后才出现躁狂或轻躁狂发作,少数患者甚至长达数年之后才显示其双相本质。另外轻躁狂发作往往持续时间较短、症状程度较轻、对社会功能影响较小,有时难以与正常心境的境遇性变化明确分开,容易造成漏诊,从而导致误诊为单相抑郁。从抑郁症(单相抑郁)中识别双相障碍、从首发抑郁发作中尽早预测双相障碍,对避免误诊尤其重要。有以下 10 条线索可以帮助早期识别双相的风险:

1. 早年发病:通常是指 <25 岁起病。Burke 等的研究显示,双相障碍 I 型平均起病年龄为 18.0 岁,双相障碍 II 型为 21.7 岁,而单相抑郁为 26.5 岁。

2. 发作性心境不稳定:指心境波动很大,抑郁、焦虑、欣快、烦躁不安、紧张、激越、易激惹、冲动、愤怒等病理情绪呈短暂发作,持续数小时或 1~2 天。

3. 抑郁发作伴不典型特征:包括食欲亢进,体重增加,睡眠过多,灌铅样肢体麻痹体验,短暂欣快发作,伴精神病性特征,伴各类焦虑如恐惧、强迫、惊恐发作等,伴经前期烦躁、癔症样烦躁，抑郁发作具有季节性等。

4. 抑郁频繁发作：指 1 年内抑郁发作 >4 次。抑郁如果发病急骤、频繁发作、缓解时间短暂，往往提示为双相抑郁。

5. 抗抑郁药治疗引起转躁：多数学者赞成单相患者在抗抑郁药治疗过程中出现转相，应视为双相。

6. 双相障碍家族史阳性：双相障碍患者一级亲属中双相障碍的患病率远高于一般人群。

7. 病前情感气质：Akiskal 认为，情感旺盛气质、心境恶劣气质、环性情感气质与易于激惹气质等 4 种情感气质与心境障碍关系最为密切，是病前最主要、最核心的情绪与行为类型。并强调应特别重视抑郁伴情感旺盛气质或循环气质者，因为这类患者很容易自然转躁或在接受抗抑郁药治疗后转躁。

8. 边缘性人格障碍：有研究显示，在全部边缘性人格障碍患者中，曾有双相障碍者占 44%，加上抗抑郁药所致轻躁狂发作者，该比例上升到 69%。

9. 轻躁狂发作的病期标准：ICD-10 规定的轻躁狂发作的病期标准为至少 4 天。近年来有学者认为这一规定过于严格。Benazzi 提出，轻躁狂状态只要持续 2~3 天就对双相障碍具有诊断意义。

10. 烦闷性躁狂：与欣快性躁狂相比，临床上烦闷性躁狂更常见，其主要表现为烦躁、焦虑、沮丧、易于激惹、冲动、自控下降、缺乏理智、活动性增高、思维过分活跃等，这些表现可以在抑郁相中间插或交替出现，易被误诊为激越性抑郁。

双相障碍的临床现象复杂，我们要谨记该病是以情绪不稳定和摇摆为病程特征，不为当前表象（躁狂发作/抑郁发作）所迷惑，更要重视隐藏在现象"冰山"下的本质演变规律；尽早识别、诊断和治疗潜在的双相障碍患者，以促进其摆脱困境、恢复健康、重返社会、幸福生活。

（二）心境障碍的个性化家庭护理

心境障碍同样是一个需要长期治疗的疾病，从医院回到家里后，家庭护理尤为重要，那么家庭护理应该做些什么呢？

1. 重塑家庭关系　家庭是一个集体，而病人只不过是集体中的一部分。一个不和睦的家庭，或某些成员的不良倾向、不良行为可以构成某些不良刺激因素，促使疾病的形成。而双相障碍病人同时又会给家庭带来巨大压力，主要的压力来源于：和情绪不稳定、多变的人一起生活；全天候照顾患者，以及为患者担心不已；担心患者自杀等。在对双相障碍病人的治疗及护理上，应该让家庭成员一起分析、寻找病人发病根源，共同去除不良刺激因素，改善家庭成员间的关系，让家庭成员相互支持、减压，创造一个和睦的家庭环境，这是双相障碍病人家庭治疗及护理的关键。

家属应尽力营造一个良好的家庭生活氛围。双相障碍病人在躁狂发作时往往会有不计后果的冒险行为，包括乱花钱、危险驾驶、危险性行为等，此时需要家人对患者予以足够的关注，预防和制止危险行为的出现，有技巧地鼓励和支持患者接受治疗；抑郁发作时常表现为焦虑、紧张、不安、恐惧，认为自己是家人的负担，家属需要为其营造一个良好的家庭生活气氛，多尊重、关心体贴病人，并尽量满足病人的需要，使病人感到家庭的温暖，减少焦虑，树立生活的信心。

2. 加强心理护理　家庭是患者最重要的支持，家庭成员对双相障碍患者的理解、关心能让患者获得面对疾病的勇气。

　　患者躁狂发作期间，家人和他们接触、交谈时，态度要和蔼、亲切、耐心；对话多的病人尽量不要与病人过多地交谈或争论，更不能因病人有夸大言语而讽刺、嘲笑他。病人话特别多时，可采用引导、转移注意力的方法，若病人与客人一直说个不停时，家人可在言语中提醒他时间不早了，该休息或吃饭了，或说客人还有其他工作，改天再谈等等，这样病人一般都会乐于接受的。家人要避免激惹病人，因躁狂病人大多表现为好管闲事，好打抱不平，小题大做，平时看不惯的事情此时更看不惯，非要周围或家人按他的意愿办，尽量满足他的相对合理的要求，以免引起冲动、伤人行为。另一方面尽量不让病人外出，因病人在越是人多的地方，越是喜欢表现自己，兴奋程度就越高，对病情更不利。同时因兴奋症状常引起外人围观，易导致打人或被人打等伤害事故。

　　患者抑郁发作期间，家人应重视患者的感受应鼓励患者讲出自己的想法和感受，使之感到被尊重，并学习自我表达，提升自我价值感。家人热情、耐心和循序渐进的护理将会成功地帮助患者积极地表达自己的感受。由于双相障碍抑郁发作病人情绪差、悲观自责明显，对一些事物缺乏信心，非常希望获得他人的心理支持。家属应多与病人接触交谈、给予鼓励支持，帮助他们树立信心，积极疏导其消极情绪；对其病态言行，家属要耐心加以解释说服，尽量满足其合理要求。

　　3. 做好生活护理　双相障碍病人躁狂发作时，因为兴奋、躁动病人常因"忙忙碌碌"而"废寝忘食"，过后又会出现暴食暴饮，所以尤其要做好病人的饮食护理。督促病人按时进餐。用餐时最好让其单独用餐，以免因多说话精神不集中而影响进餐。若病人不肯按时进餐，可以将做好的饭菜送至正在忙碌的地方，病人常会自行进食。这段时间因病人体力消耗大，说话滔滔不绝，可造成口干舌燥，极度兴奋时还会发生脱水，因而饮食量一般要比平时多，注意鼓励多饮水。在个人卫生方面，如协助洗漱、洗澡、洗头等，督促换洗衣服，保持床铺干净，女病人月经期应协助护理。

　　抑郁发作时饮食睡眠差，而反复发作的患者往往存在情感或认知残留症状，会有一定的社会退缩和功能受损。应注意调整饮食，多做一些患者平时喜欢吃的食物，保证患者有一个安静、舒适的休息环境。同时，抑郁发作病人生活被动，丧失主动性，懒于梳洗，护士应指导病人家属帮助病人定时洗澡、更衣、理发及修剪指甲，保持病人衣着清洁及身体舒适，督促病人定时定量进食。对于一些病情轻的人，可鼓励其参加愉快轻松的活动，培养生活情趣，如看书报、电视，听音乐，种花养鸟等，鼓励病人参加体育活动，分散其对疾病的注意力，提高生活兴趣，有利于康复。

　　4. 监督继续用药　双相障碍的规范、长期治疗很重要，双相障碍病人常需长期维持用药，以巩固疗效，防止复发，若无特殊情况，决不可自行停药或随意删减。因此，家属要督促患者服药并保证患者坚持服药。尤其是病情好转处于康复期的病人，千万不可病刚好就停药，这会增加复发机会，给家庭和个人带来不必要的麻烦，所以停药与否应在医生指导下进行，家属应该予以认真和仔细的监督。注意药物不良反应。家属不但要督促患者坚持服药，更要通过交流和开导，教育患者养成自觉服药的好习惯，这样一方面有利于达到坚持用药的目的，一方面也可以适当减轻护理负担。家属和患者共同了解疾病的相关知识，通过对患者的支持，提高患者用药的依从性。

　　5. 观察病情变化　双相障碍患者最危险的是自杀，被认为是精神疾病中的第一杀手，防范病人自杀行为的发生是家庭护理的重点。自杀观念或企图往往发生在抑郁发作期。首先，家属应熟悉抑郁发作的临床特征———抑郁的症状往往晨重夜轻，故自杀行为多发生于清晨。其次，要了解哪些人易发生自杀，在疾病的发作期，由于病人情绪低落，易产生无能或无用感，以及生不如死的念头，在疾病恢复期，因病人自感得了精神病，而无脸见人，甚至绝望。对这两类病人均应严密观察，注意防范。由于抑郁病人的自杀手段往往很隐蔽，多有预谋，常给人某种假象，即微笑型自杀，而伺机采取自杀行为，故当发现抑郁发作病人情绪突然好转时，要注意这很可能是一种危险信号，应严加防范。抑郁症患者还会出现扩大性自杀或曲线自杀，应注意，加强护理者的自我保护。

另外，抑郁发作在最严重时，可能没精力去执行自杀行为，而最有可能付诸行动的是在恢复期，即患者的抑郁开始减轻时，因为精神运动迟滞的恢复较自杀意念恢复快，当患者的精神运动迟滞得到缓解后，就可能把自杀意念变成行动。或者是当患者有混合发作时，往往会体验到典型的激越，精力充沛，坐立不安；同时又感到无价值和自卑，由于他们有采取行动的能力，自杀危险也很高。所以，在恢复期或混合发作期，家属应更加注意患者的安全。多数患者在自杀前都有一些先兆，如行为突然改变，将自己的财物送人，流露出自杀意图或情绪突然好转等。因此，要加强对患者的监控，让患者感到被关心、被尊重。

以下几点可以帮助家属判断患者近期有无自杀风险：

（1）对自己关系亲近的人，表达想死的念头，或在日记、绘画、信函中流露出来。

（2）情绪明显不同于往常，焦躁不安、常常哭泣、行为怪异粗鲁。

（3）陷入抑郁状态，食欲不良、沉默少语、失眠。

（4）回避与他人接触，不愿见人。

（5）性格行为突然改变，像变了一个人似的。

（6）无缘无故收拾东西，向人道谢、告别、归还所借物品、赠送纪念品。

（7）收集储藏与自杀有关的物品，如绳子、刀具、药品等。

（8）有的病人为了掩盖自杀行为突然表现配合治疗，按时就餐服药、情绪变得活跃，这样的情绪反常得尤其注意。

（三）家庭护理的误区

误区之一：患者自己配药、自己保管药品，应该家人专门管理，定时清点存药。

误区之二：患者不应从事任何劳动，应该鼓励生活自理，适当参加劳动。

误区之三：隔离患者，应该躁狂期适当减少患者去人多的场合，抑郁期鼓励多与人交往，适当参加社会活动。

误区之四：过于溺爱或者放任不管，应该关心而不溺爱，鼓励而不放纵。

误区之五：指责和强行要求，应该鼓励为主，支持和理解。

（四）心境障碍复发的预警症状

1. 躁狂复发的预警症状　睡眠少，情绪高涨，躁动，说话语速快，活动增加，易怒或攻击性。

2. 抑郁复发的预警症状　疲劳、嗜睡，睡眠变差，注意力集中困难，活动兴趣减退，回避，食欲改变。

（五）预防心境障碍的发生和复发

现代社会变化快，压力大，人际关系复杂，我们需要运用各种科学可行的方法，自我调节心理因素，促进心理平衡，达到心理健康，预防心境障碍的发生和复发。

1. 早睡早起、饮食均衡和热爱运动。

2. 表达自我，疏泄苦恼。在平时的生活中要学会正确、及时的疏泄自己的不良情绪，尽量不要将它们压抑在心中。当然，这里指的是健康、合理的宣泄，不是歇斯底里地胡乱发泄。可以和家人朋友谈心交流、进行一些体力活动或自己感兴趣的事。甚至可以大哭一场。

3. 生活中少和别人攀比。看到别人日子比自己好，工资比自己高，地位比自己高，心里不舒服。这种思想要不得。"退一步海阔天空"，"人比人，气死人"。欲望和目标定得低一点，有利于心理健康。

4. 将欢乐带入生活。无论工作怎么忙，你也必须找时间来让自己轻松一下，做一点你觉得能使自己高兴的事情。眼前的欢乐能帮助你预防未来的抑郁。

5. 明确你的价值和目标。反复出现低落情绪的一个重要原因是你实际做的事情同你真正看重的事情不相称。

6. 不要孤注一掷。经营生活的多个方面：朋友，家庭，工作，爱好和兴趣，家庭内和家庭外的，社会和个人的。当生活的某一个方面进展不太顺利的时候，你还可以从其他的方面获得安慰和支持。

7. 平时多看一点医学科普书，了解心理健康知识。如果出现心理或躯体不适，可以找心理医生或医生诊治，有助于早发现疾病。

第四节　阿尔茨海默病的个性化管理

一、典型病例

女性，73 岁，某国内顶尖大学物理系退休教授。

主诉：进行性记忆力下降、性格改变 2 年。

现病史：患者于 2 年前开始出现记忆力问题，开始表现为记不住客人的名字，记不住看过的新闻等。记忆力下降逐渐明显，烧菜常忘放盐，时有烧焦食物，常重复购买相同的物品，常找不到贵重物品和存折，以致怀疑家人偷她东西，和丈夫及子女关系紧张。2 个月前的一天早上去买菜，找不到回家的路，以至家人四处寻找 8 小时才在离家 6 公里的地方找到。过去非常注意仪表，是个特别有风度气质的教授，近 1 年来却懒于洗澡换衣，常有头发蓬乱，衣服纽扣上下扣错，裤子拉链不拉的情况出现，最近连吃饭也要家人督促。

既往无重大疾病史。家族史：患者母亲高龄时也有类似症状，但未经诊断和治疗。

体格检查：无阳性体征。

精神检查：意识清楚，时间、地点定向力不准确，衣貌欠整洁，衣服皱巴巴，上有污迹，有纽扣扣错。对答欠合作，多问少答，回答简单或错误。近记忆检查提示很差，如不能回忆早餐内容，不知道是坐什么交通工具来医院的等。未引出明显幻觉和妄想，无抑郁、焦虑情绪，情感平淡，有时有欣快表现，自知力无。

各项实验室检查指标无阳性发现。头颅磁共振提示：广泛皮质性脑萎缩，脑室扩大。

二、阿尔茨海默病的识别和治疗

（一）认识阿尔茨海默病

阿尔茨海默病（简称为 AD）是一组病因未明的原发性退行性脑变性疾病。多起病于老年期,潜隐起病,病程缓慢持续且不可逆。临床上以进行性智能损害为主,并逐渐出现性格和情感的变化,最终严重影响日常生活能力。由发病至死亡平均病程约 8～10 年,但也有些患者病程可持续 15 年或以上。患者的脑细胞萎缩退化,但并不是正常的衰老过程。病理改变主要为皮质弥漫性萎缩,沟回增宽,脑室扩大,神经元大量减少,并可见老年斑和神经原纤维缠结等病变。

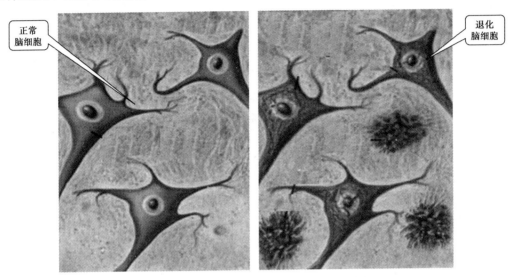

图 16-4-1　正常脑细胞和退化脑细胞

AD 的发病率与年龄呈正相关,女性多于男性。20 世纪 80 年代以来世界各国有关痴呆患病率的流行病学调查数据比较接近,65 岁以上的老年人中痴呆的患病率约为 5%。患病率随着年龄增加而增加,80 岁以上的患病率可达 20% 以上。起病在 65 岁以前者称早老性痴呆,多有同病家族史。

(二) 阿尔茨海默病的临床表现

AD 的临床症状根据疾病的发展和认知功能缺损的严重程度,可分为轻度、中度和重度。

1. 轻度　近记忆障碍常为首发及最明显症状,如经常失落物品,忘记重要的约会及已许诺的事,记不住新来同事的姓名,学习新事物困难,看书读报后不能回忆其中的内容。常有时间定向障碍,患者记不清具体的年月日。计算能力减退,很难完成简单的计算,如 100 减 7、再减 7 的连续运算。思维迟缓,思考问题困难,特别是对新的事物表现出茫然难解。早期患者对自己记忆问题有一定的自知力,并力求弥补和掩饰,例如经常作记录,避免因记忆缺陷对工作和生活带来不良影响,可伴有轻度的焦虑和抑郁。随着记忆力和判断力减退,患者对较复杂的工作不能胜任,例如管理钱财和为家人准备膳食。尚能完成已熟悉的日常事务或家务。患者的个人生活基本能自理。

人格改变往往出现在疾病的早期,病人变得缺乏主动性,活动减少,孤僻,自私,对周围环境兴趣减少,对周围人较为冷淡,甚至对亲人漠不关心,情绪不稳,易激惹。

2. 中度　到此阶段,患者不能独自生活。表现为日益严重的记忆障碍,用过的物品随手即忘,日常用品丢三落四,甚至遗失贵重物品。刚发生的事情也遗忘。忘记自己的家庭住址及亲友的姓名,但尚能记住自己的名字。有时因记忆减退而出现错构和虚构。远记忆力也受损,不能回忆自己的工作经历,甚至不知道自己的出生年月。除有时间定向障碍外，地点定向也出现障碍，容易迷路走失。甚至不能分辨地点，如学校或医院。言语功能障碍明显，讲话无序，内容空洞，不能列出同类物品的名称，逐渐出现命名不能，在命名测验中对少见物品的命名能力丧失，随后对常见物品的命名亦困难。失认以面容认识不能最常见，不认识自己的亲人和朋友，甚至不认识镜子中自己的影像。失用表现为不能正确地以手势表达，无法做出连续的动作，如刷牙动作。患者已不能工作、难以完成家务劳动，甚至洗漱、穿衣等基本的生活料理也需家人督促或帮助。

患者的精神和行为障碍也比较突出，或因找不到自己放置的物品，而怀疑被他人偷窃，或因强烈的嫉妒心而怀疑配偶不贞。可伴有片段的幻觉。睡眠障碍，部分患者白天思睡、夜间不眠，烦躁，反复起床走动。行为紊乱，常捡破烂、藏污纳垢，乱拿他人之物，亦可表现本能活动亢进，当众裸体，有时出现攻击行为。

3. 重度　记忆力、思维及其他认知功能都严重受损。忘记自己的姓名和年龄，不认识亲人。语言表达能力进一步退化，患者只有自发言语，内容单调或反复发出不可理解的声音，最终丧失语言功能。患者活动逐渐减少，并逐渐丧失行走能力，甚至不能站立，最终只能终日卧床，大、小便失禁。晚期患者可出现原始反射如强握、吸吮反射等。最明显的神经系统体征是肌张力增高，肢体屈曲。

病程呈进行性，一般经历 8~10 年左右，常因压疮、骨折、肺炎、营养不良等继发躯体疾病或衰竭而死亡。

（三）阿尔茨海默病的诊断

AD 病因未明，目前诊断首先主要根据临床表现做出痴呆的诊断，然后对病史、病程的特点、体格检查及神经系统检查、心理测查与辅助检查的资料进行综合分析，排除其他原因引起的痴呆，才能诊断为 AD。确诊 AD 有赖于脑组织病理检查。

ICD-10 中有关 AD 的诊断标准：

1. 存在如上所述的痴呆。

2. 潜隐起病，缓慢退化，通常难以指明起病的时间，但他人会突然察觉到症状的存在。

3. 无临床依据或特殊检查的结果能提示精神障碍是由其他可引起痴呆的全身性疾病或脑的疾病所致（如甲状腺功能低下、高血钙、维生素 B_{12} 缺乏、烟酸缺乏、神经梅毒、正常压力性脑积水或硬膜下血肿）。

4. 缺乏突然性、卒中样发作，在疾病早期无局灶性神经系统损害的体征。

（四）阿尔茨海默病的治疗

本病病因不明，目前尚无特效治疗。目前证实有效的治疗方法基本上都属于对症治疗，主要针对患者的认知功能减退和精神行为症状。因此治疗的原则是：改善认知功能和行为障碍，提高日常生活能力，延缓疾病进展。治疗方法包括是药物治疗和社会心理治疗。

药物治疗目的是希望减轻认知功能障碍，减缓或阻止认知功能的恶化。石杉碱甲、多奈哌齐、卡巴拉汀等胆碱酯酶抑制剂是目前研究和使用得最多的一类药物，也是到目前为止临床证实疗效较好的药物。其他药物如维生素 E、美金刚等也被认为对 AD 起一定的作用。

当 AD 病人出现精神行为症状时，如果痛苦和危险程度很小，常常只需心理支持和合理引导，因为精神类药物的使用可能进一步加重认知功能的损害。如果症状使病人很痛苦或伴随的激越、冲动攻击行为，使病人或他人处于危险之中，则可以短时间、小剂量对症药物治疗。根据精神行为症状可分别选用抗精神病药、抗抑郁药、抗焦虑药等。当症状改善后，宜及时停药。

社会心理治疗的目的主要是尽可能维持病人的认知和社会生活功能，同时保证病人的安全和舒适。社会治疗的主要内容是帮助病人家属决定病人是住院治疗还是家庭治疗或日间护理等；帮助家属采取适当的措施以防止病人自杀、冲动攻击等，以保证病人的安全；帮助家属解决有关法律问题如立遗嘱能力及其他行为能力问题。社会治疗很重要的方面是告知有关疾病的知识，包括临床表现、治疗方法、疗效、病情的发展和预后转归等，使家属心中有数。同时要告诉家属或照料者基本的护理原则，这些原则有：

1. 对病人提问和回答病人的问题要尽可能简单明了，以免使病人迷惑。

2. 病人生气和发怒时不必争执。

3. 如果病人吵闹应冷静坚定地予以劝阻。

4. 不要经常变换对待病人的方式。

5. 功能明显减退或出现新症状时应及时找医生诊治。

6. 尽可能提供有利于病人定向和记忆的提示或线索，如日历，使用物品标注名称，厕所、卧室给予适当的图示。此外，医生还可向家属或照料者讲解一些处理行为问题的心理学方法和技巧。

三、阿尔茨海默病的个性化管理策略

很多阿尔茨海默病被发现时，已经至少到了中期，社会功能已经受到了极大影响，而且目前尚没有方法来逆转已经发生的脑皮质萎缩，所以了解易患因素、预防和早期发现疾病很重要，一旦诊断明确后，针对患者的症状和受损的功能，进行个性化的护理和管理是该疾病目前主要的干预手段。

（一）阿尔茨海默病的易患人群

1. 痴呆家族史者：家里上代或同代有患 AD 的。

2. 受教育程度低的人群。

3. 不良生活习惯者：饱食、营养过剩、营养不均衡等。

4. 头部有过外伤者。

5. 环境因素：如长期在有毒的环境中工作等。

6. 吸烟、过量饮酒。

7. 年龄的增加。

（二）早期识别阿尔茨海默病

AD 起病隐匿，常不容易早期发现，以下阿尔茨海默病十大危险信号，可帮助你及你的家人及时发现 AD：

1. 记忆力日渐衰退，影响日常起居活动，如：炒菜放两次盐，做完饭忘记关煤气。

2. 处理熟悉事情出现困难，如：难以胜任日常家务，不知道穿衣服的次序、做饭菜的步骤。

3. 语言表达出现困难，如：忘记简单的词语，说的话或写的句子让人无法理解。

4. 对时间、地点及人物日渐感到混淆，如：不记得今天几号、星期几，自己在哪个省份。

5. 判断力日渐减退，如：烈日下穿着棉袄，寒冬时却穿薄衣。

6. 理解力或安排事物的能力下降，如：跟不上他人交谈的思路，或不能按时支付各种账单。

7. 常把东西乱放在不适当的地方，如：将熨斗放进洗衣机。

8. 情绪表现不稳及行为较前显得异常，如：情绪快速涨落，变得喜怒无常。

9. 性格出现转变，如：可变得多疑、淡漠、焦虑或粗暴等。

10. 失去做事的主动性，如：终日消磨时日，对以前的爱好也没有兴趣。

（三）得了阿尔茨海默病，该怎么办

1. 保持乐观的心态：您应该接受患病现实，正视疾病带来的不便，保持积极心态，乐观面对疾患，存有希望。

2. 保持与环境的接触：多与他人一起出去散步，与能和您分享快乐的人在一起；加入患者之家，与其他患者多交流，不要封闭、隔离自己，要出去多活动。

3. 及早就诊：不要讳疾忌医，尽早接受药物治疗和康复训练。

4. 定期复诊：定期接受医生的评估，长期按医嘱规范服药。

5. 活好每一天：做自己喜欢的事，记住在您一生中重要的、有意义的事情。

6. 享受每一刻：从大自然中感受到生活的快乐，从与人的交往中感受生命的温暖。

7. 继续保持爱好：如烹调、园艺、钓鱼或运动。

8. 您可以通过患者日志来记录每天的变化：每个点滴变化无论是欢欣的还是令人沮丧的都应该记录下来，为医生正确判断病情提供非常详尽的资料（若你已无法自己记录，请你的照料着帮助记录）

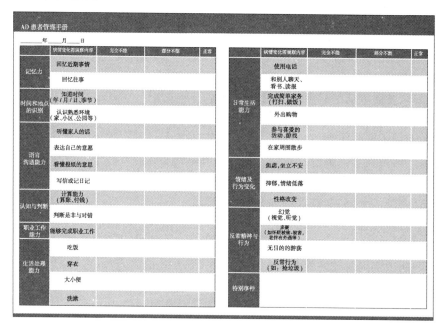

图 16-4-2　AD 患者日志

（四）阿尔茨海默病患者的家庭护理

1. 护理原则

（1）轻度患者

1）早期患者往往只有性格的改变和记忆力衰退。

2）注意患者的饮食、营养和日常的清洁卫生。

3）督促患者自己料理好生活，参加多种社会活动，多接触周围环境，减缓神经衰退。

4）不要让患者单独外出，以免迷失方向。

（2）中度患者

1）中度患者需要在看护者的协助下进行简单的生活自理。

2）让老人按自己的速度来做一件事，不要责怪他，适当的鼓励和安慰他。

3）老人做错了要耐心地和他一起更正。

4）与老人一起做一些简单的游戏，让他体会到参与的乐趣。

（3）重度患者

1）重度患者丧失了生活自理能力。

2）看护者需要照顾老人吃饭、穿衣、清洁等。

3）长期卧床的患者要预防压疮发生。

4）要勤翻身，勤擦洗。

5）多吃富含纤维素的事物。

6）帮助患者主动活动，进行轻柔的运动锻炼。

2. 家居环境

（1）尽量避免改变家庭的布置。

（2）居室内的设施要便于老人活动，利于通风和采光。

（3）厕所选用坐式马桶，并设有扶手架。

（4）地面要平坦干燥，地砖要防滑。

（5）地面通道无障碍物。

（6）房间色彩应明快、安宁，使室内富于欢乐和温暖感，床铺干净舒适、经常换洗晾晒，在走道安装小夜灯。

（7）家具要避免用玻璃或镜面玻璃家具。

（8）床的高度宜偏低，方便老人上下，床的两边设有护栏。

（9）家中环境应当安全和封闭。

（10）安装信号系统以防止病人外出游荡。

3. 饮食

（1）营养搭配合理，应多吃些清淡的食物。

（2）防止吃得太少或吃得太多。

（3）避免吃容易造成身体伤害的食物，如太烫的食物。

（4）视力不好的患者，餐具最好放在比较明亮的地方，餐具最好颜色比较鲜明，一次提供太多种类的食物患者会不知所措。

（5）不使用锐利的刀叉进食。

（6）不吃粘性的食物，固体和液体的食物分开给。

（7）吃饭时患者会弄脏衣服，这时不要责备他。

（8）喂食患者注意扶起卧床者，避免呛噎。

4. 服药管理

（1）老人服药时要有人在旁，帮助老人将药全部服下，以免遗忘或错服。

（2）管理好药品：伴有抑郁症、幻觉或自杀倾向的痴呆患者，看护者一定要将药品管理好，放到老人拿不到或找不到的地方。

（3）遇到老人不愿服药时，应耐心说服，药吃下后，让老人张开嘴，看是否咽下，也可将药物混入米饭、糕点、甜品中在患者不察觉之下服药。

（4）卧床患者应将药碾碎后溶于水中服用。

5. 特殊情况的防范

（1）出门时带卡片、手链：写有名字、住址、联系人及联系方式，告知邻居及管理员留意行踪。

（2）避免单独生活并使用危险物品如煤气等。

（3）防跌倒、烫伤。

（4）防止不慎坠楼：对于居住高层的患者，要防止坠楼发生。

（5）提高警惕：对于有冲动、伤人、自伤、逃跑等病态行为，要注意防范。

（6）放好危险物品：家中剪刀、绳子、火柴、灭鼠药等要收藏好，以免发生意外

（7）避免外出：对有严重特殊行为或病情不稳的患者，尽量避免其外出活动，必要时可住院治。

6. 认知训练

（1）在室内：可以与患者一起做简单的家务，如做饭、扫地、晾衣服、收衣服，可以和患者一起看老照片，回忆以前的事情，利用各种小工具帮助患者训练认知能力、防止记忆退化。

（2）可以进行手指操的练习。

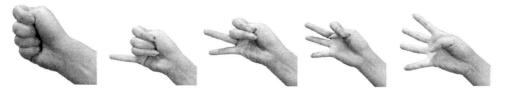

吸足气用力握拳。握拳时将拇指握在掌心。用力吐气同时急速依次伸开小指、无名指、中指、食指。双手均若干次

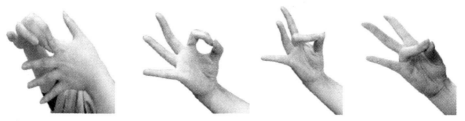

用食指和拇指揉捏另一手指，从大拇指开始，每指做 10 秒

用其余各指依次按压拇指，以刺激指端穴位

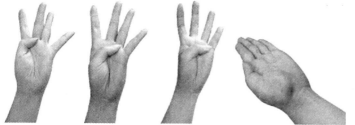

用拇指按压各指指根

双手手腕伸直，使五指靠拢，然后张开，反复做若干次

图 16-4-3　手指操

（3）还可以陪老人外出，如让老人在公园里观察各种花鸟树木，说出他们的名称，过一会儿再回忆看到的东西的名字；让老人数一数路边有多少棵玉兰树，看看湖面有多少只小船，它们是什么颜色的？……

大多数阿尔茨海默病患者是在家中接受护理的，患者的日常生活直接关系到生活质量，良好的看护者不仅要求细致耐心、有技巧地照顾患者的日常生活，而且需要帮助患者进行认知能力的锻炼，有了良好的个性化管理和护理，阿尔茨海默病患者也可以有更美好的生活！

第五节　神经症的个性化管理

旧称神经官能症，是一组主要表现为焦虑、抑郁、恐惧、强迫、疑病症状或神经衰弱症状的精神障碍。本障碍患者病前多有一定的易患素质基础和个性特征；疾病的发生与发展常受心理社会（环境）因素的影响；症状没有可以证实的器质性病变作为基础，与病人的现实处境不相称；病人对存在的症状感到痛苦和无能为力，自知力完整或基本完整，有求治要求；病程大多持续迁延。

一、恐　惧　症

（一）典型病例

男性，33岁，高中文化，电工，已婚，汉族。

主诉：不敢与人对视十年，加剧伴回避社交半年。

现病史：10年前因母亲病危住院，日夜伺候操劳数日，身体极度疲乏。自感面容一定十分憔悴，不敢抬头，总觉得别人在注视自己。此后与熟人邂逅时顿觉脸红，在公共场合下更不敢抛头露面，但尚可正常学习。半年前，妻子人工流产（因上环避孕失败）后改用避孕套，此后更羞于见人。恐惧对象日渐增多，症状加重，尤其不敢见熟人，多次因恐惧见人而违心地拒绝朋友们的邀请，自知毫无道理，也知推辞有失交情，但无勇气应邀。目前上电大，上课时低头学习，目不斜视。与人讲话时总是眼望别处，以免眼睛对视。与异性相处更觉心跳、脸红、发颤，被同学讥笑为"黄花闺女"。家中来客，常托词走开，自知无礼，会引起客人误会，但不避不行。近来因不敢去见岳父母，不敢面对妻子，以至于与妻子讲话要熄灯，自觉问题严重，担心患了精神病而来就诊。

既往无重大疾病史。个性内向，细致谨慎。家族史阴性。

体格检查：无阳性体征。

精神状检查：神清，接触合作，与医生讲话不太恐惧，但仍是低头多，抬头少。说自觉苦恼，上课注意力不集中，又不敢问同学。一再声明自己是结了婚的人，以前并不胆小，思想亦不封建，还曾做过共青团的组织工作，但苦于不知何故如今却不敢见人，尤其是年轻女性。情绪偏焦虑，否认情绪低落，自知力存在，求治欲望强烈。

（二）认识和治疗恐惧症

1. 认识恐惧症　是一种以过分和不合理地惧怕外界某种客观事物或情境为主要表现的神经症。病人明知这种恐惧反应是过分的或不合理的，但在相同场合下仍反复出现，难以控制。恐惧发作时常常伴有明显的焦虑和自主神经症状。病人极力回避恐惧的客观事物或情境，或是带着畏惧去忍受，因而影响其正常活动。恐惧症患者所恐惧的对象达数百种之多。通常将其归纳为三大类。

（1）场所恐惧症：又称广场恐惧症。是恐惧症中最常见的一种，约占 60%。多起病于 25 岁左右，35 岁左右是另一发病高峰年龄，女性多于男性。主要表现为对某些特定环境的恐惧，如高处、广场、密闭的环境和拥挤的公共场所等。患者害怕离家或独处，害怕进入商店、剧场、车站或乘坐公共交通工具，因为患者担心在这些场所出现恐惧感，得不到帮助，无法逃避，因而回避这些环境，甚至根本不敢出门，对配偶和亲属的依赖突出。恐惧发作时还常伴有抑郁、强迫、人格解体等症状。

（2）社交恐惧症：社交恐惧症主要表现在社交时害怕被人注视，感到局促不安、尴尬、笨拙，怕成为人们耻笑的对象。他们不敢在人们的注视下操作、书写或进食；害怕与人近距离地相处，更害怕组织以自己为中心的活动；不敢当众演讲，不敢与重要人物谈话，担心届时会脸红，此称赤面恐惧。有的患者不敢看别人的眼睛，害怕并回避与别人的视线相遇，此称对视恐惧。患者恐惧的对象可以是生人，也可以是熟人，甚至是自己的亲属、配偶。较常见的恐惧对象是异性、严厉的上司和未婚（夫）妻的父亲等。多在 17 ~ 30 岁发病，男女发病率相近。患者平常回避社交，当被迫进入社交场合时，便产生严重的焦虑反应，惶然不知所措。

（3）单一恐惧症：指患者对某一具体的物件、动物等有一种不合理的恐惧。最常见的为对某种动物或昆虫的恐惧，如蛇、狗、猫、鼠、鸟、蜘蛛、青蛙、毛毛虫等，有些患者害怕鲜血或尖锐锋利的物品，还有些对自然现象产生恐惧，如黑暗、风、雷电等。单一恐惧症的症状较恒定，多只限于某一特殊对象。但在部分患者却可能在消除了对某一物体的恐惧之后，又出现新的恐惧对象。单一恐惧症常起始于童年，以女性多见。

2. 恐惧症的诊断　这是以恐惧症状为主要临床相的神经症。患者恐惧害怕的对象可能是单一的或多种的，常见有高处、广场、闭室、动物和社交活动等，伴有对害怕对象或处境的回避反应，明知不合理，但难以控制。

（1）符合神经症的诊断标准。

（2）以恐惧症状为主要临床相，符合以下各条：①对某些客体或处境有强烈恐惧，恐惧的程度与实际危险不相称；②发作时有焦虑和自主神经症状；③有反复或持续的回避行为；④知道恐惧过分或不必要，但无法控制。

（3）对恐惧情境和事物的回避必须是或曾经是突出的症状。

（4）排除焦虑症、疑病症和精神分裂症。

3. 恐惧症的治疗

（1）行为治疗：行为疗法是治疗恐惧症的首选方法。系统脱敏疗法、暴露冲击疗法对恐惧症效果良好。基本原则：一是消除恐惧对象与焦虑恐惧反应的条件性联系；二是对抗回避反应。

系统脱敏治疗可以分为实景脱敏和想象脱敏。一般系统脱敏治疗按以下几个步骤进行：①建立焦虑程度的梯度，即根据来访者的自我感受，将所能引起来访者焦虑或恐惧等心理的情境按照引起的情绪反应强烈程度由弱到强排序；②放松练习，让来访者学会按一定顺序逐步放松身体各部位的肌肉群；③系统脱敏，使用之前建立梯度中的情境引起来访者的情绪反应，而后进行放松训练，每一步骤做到病人适应，感到彻底放松为止，然后再接着做下一个较令人紧张的情境，直至最强程度的情境也不引起焦虑为止。并按照建立的梯度逐级提升，将强弱不同的不良情绪反应逐个消除，建立一种不再敏感的正常行为。

暴露冲击治疗是指让来访者暴露在使其感到强烈恐惧的刺激情景中，让他对这一情景逐渐产生耐受并能够适应的一种治疗方法。行为主义心理学家认为，恐惧是经过条件作用学习而来的，因此，恐惧这一行为是条件反应。当恐怖的事物和恐惧心理建立了条件反射，这一事物或情境在他身上就会引起恐惧的体验，并激发他产生逃避的行为，而不管此事此物是否真的对其构成了威胁。而这种逃避的行为则会影响到恐惧体验的强弱，对恐惧起着强化作用，即越逃避越恐惧。暴露冲击疗法就是建立在这一理论基础上，认为来访者一旦能够正视恐惧而不逃避，就是对恐惧心理的一种削弱，起到治疗效果。冲击疗法引起的干预变化较为剧烈、急骤，直接将患者暴露于引起最强焦虑反应的情境之中（情境可以是想象的或是实际的），让其体验最大限度的紧张焦虑，随着强烈的心理-生理反应自然减退、耗竭，或主动调节、控制而达到适应，而治疗师并不给予安慰支持。相对于系统脱敏治疗，冲击治疗将来访者全然暴露于应激性场景之下，故也称为"满贯疗法"，如果安排得当，患者适合，疗效可能相当理想，但若前期工作如解释、协议等不充分，或患者不能耐受刺激，可能导致半途而废，甚至加重患者对相关场景的恐惧焦虑与回避。

（2）药物治疗：严格地说，并无一种消除恐惧情绪的药物。三环类抗抑郁剂丙咪嗪和氯米帕明对恐惧症有一定的疗效，并能减轻焦虑和抑郁症状。SSRIs 类的氟西汀、帕罗西汀等也可部分缓解恐惧症状。苯二氮䓬类和普萘洛尔为代表的 β 受体阻滞剂对恐惧症的躯体症状效果很好，能减轻或消除植物神经反应，降低警醒水平。

（三）恐惧症的个性化管理策略

1. 恐惧症的自我治疗

（1）不要对自己要求过高。过于追求完美，对自己要求过高，就容易患得患失，太在意别人对自己的看法，一心想要得到别人的承认，就会迷失自己。接受自己的现况，不要去管别人怎么看，你越害怕出错，就越会感到手足无措。

（2）悦纳自己，树立自信。很多社交恐惧者就是因为不悦纳自己、对自己不自信造成的，所以，要改变首先得在心里接受和悦纳自己，树立起对自我的信心。

（3）不要把恐惧症想得那么严重。恐惧症其实只是一种心理作用，并不是器质性病变。所以摆正心态，从潜意识里强调自己，不要把自己当成病人。如果你给自己贴上有病的标签以后，就会认为自己有病，就会认为自己在很多事情上都是做不好的，从而产生焦虑，烦躁。

（4）勇敢地面对，勇于尝试。恐惧症的患者往往会对恐惧对象表现出逃避心理，害怕自己会出丑而不去面对。其实，逃避并不能消除紧张，相反，它会使你感到自己的懦弱，使你责备自己，以致下次会更加紧张。如果每次遇到害怕的事情都退缩的话，这种恐惧症就永远都无法治好。

（5）别太在意自己的身体反应。紧张总是伴随着一系列的身体上的不适，如果紧张时我们太在意自己的身体某些部位的紧张反应，就相当于在强化自己的紧张行为。使其一步一步地加重。

（6）积极的自我暗示。每天晚上睡觉前和早上起床后，对自己说 20 遍我接纳自己，我相信自己！通过这种积极的自我心理暗示，逐步改变我们心里以前对自己的否定观念，学会悦纳自己，培养自己的信心。

（7）放松训练。可以找一个安静没有人打扰的地方，舒适地坐下来，闭上眼睛，想象自己来到一个青山环绕、绿树成荫的幽静地方，心境变得平和起来。现在开始放松，从头部、颈部、手臂、胸部、腹部、背部、臀部、大腿、小腿、脚部依次想象变松变软……每天至少一次，通过经常这样的练习，能帮助我们控制自己的身体，有助于克服紧张的反应。

（8）系统脱敏训练。改变是不可能一步就到位的，它是一个渐进的过程，我们需要一步一步地来战胜自己的紧张心理。先为自己设立一系列的行为目标，比如说10个自己以往紧张的物体或场景，然后再根据自己的情况，将其按由易到难的顺序来排列。这样由易到难地去进行一项一项地训练，每一项练到很轻松自如了，就可以进入下一项的练习。脱敏治疗贵在坚持，坚持完成了第一项，才有可能继续第二项；效果不可能马上出现，必须通过反复的训练，才有质的改变。

2. 恐惧症患者的家属应该做什么？

（1）帮助患者树立正确的理念：恐惧症是可以克服的，经过治疗症状消失后还需要一段时间的巩固治疗，为杜绝复发打下基础。

（2）一旦发现家人有恐惧症症状，要督促其尽早到精神专科就诊，对于拒绝求医的患者，家属要耐心解释劝说，晓以利弊，不要避讳就医，更不要被疾病所吓倒，让患者树立信心，配合医生选择恰当的治疗方法，正规治疗，大部分患者是可以治愈的。

（3）监督患者注意日常保健，我们都知道如果患者经常睡眠不规律，生活没有秩序，饮食不讲究，这会对患者的病情影响是很大的。因此，家属要监督患者注意日常保健，加强锻炼，提高免疫能力，避免精神刺激等诸多不利因素。

（4）治疗期间，家人要对患者关心爱护，创造一个好的环境，减少他们精神上的压力。同时注意要尽量分散患者的注意力，不要让患者老盯着他的病，应尽可能挖掘他们的潜力，多注意他们正常的方面，哪怕是微小的进步，也要给予鼓励和肯定。

（5）治疗期间，家属要监督患者进行行为治疗，要鼓励和协助治疗计划的落实，减少对恐惧对象的回避。督促患者按医嘱服药，做好治疗笔记，定期复诊。

二、焦 虑 障 碍

（一）典型病例

女性，42岁，高中文化，已婚，小学教师。

主诉：头痛、心烦、坐卧不宁10多年，阵发性心悸、气促、惊恐1年余。

现病史：患者10多年前开始出现心烦意乱，头痛头昏。等公共汽车时不停地走下人行道翘首张望，即使没有急事也难做到像旁人那样悠闲自在地静等。拨电话、调收音机时心急手抖，极无耐性，恨不得砸烂机器。热心工作，爱护学生，但却常为一点儿小事大发雷霆，事后自己后悔，学生和家长也有意见。患者经常担心有什么不幸将要来临，上课时担心家中被盗；学生放学回家，担心途中出车祸；学校评比，担心自己落后（实际上经常是先进）。经常失眠、多梦，月经也不规则，一遇事便要上厕所小便。近2年来患者脾气更大，整日双眉紧锁、坐立不安。常感胸痛，反复到医院检查未发现异常。一年余前，患者途经某菜场时突发心慌心悸、呼吸困难，患者极度恐惧，好像"周围没有空气"，"天要塌下来了"，大声尖叫，死死抱住一根电线杆不放，浑身战栗，大汗淋漓。持续约半小时后瘫软下来。患者事后回忆起来也莫名其妙，不知为何如此惊慌和恐惧。此后上述症状反复发作，有时1月发作2次，每次发作十多分钟，程度较首次轻，多为突然心慌、胸闷，出现濒死感，抓住亲人的手惊叫："不得了！不得了！"发作后疲乏无力，脸色苍白。

　　既往无重大疾病史。病前性情耿直、急躁，好胜心强，急于求成。结婚 17 年，夫妻关系一般，育有一儿一女均体健。家族史阴性。

　　体格检查：体温 37.1℃，脉搏 90 次/分，呼吸 20 次/分，血压 120/84mmHg。心肺听诊阴性。神经系统未见特殊异常。

　　精神检查：神清，接触合作，年貌相符，略显憔悴。讲话急切，偶有口吃。否认幻觉，未引出妄想，情绪明显焦虑紧张，坐立不安，一再询问："我会不会疯?""会不会死?"不断长吁短叹、搓手顿脚，否认情绪低落和消极意念，自知力存在。

　　实验室检查无特殊发现。头颅 MRI 和脑电图无殊。

　　（二）识别和治疗焦虑障碍

　　1. 认识焦虑障碍　焦虑症是一种以焦虑情绪为主的神经症，以广泛和持续性焦虑或反复发作的惊恐不安为主要特征，常伴有自主神经紊乱、肌肉紧张与运动性不安，临床分为广泛性焦虑障碍与惊恐障碍两种主要形式。

　　（1）广泛性焦虑症：又称慢性焦虑症，是焦虑症最常见的表现形式。常缓慢起病，以经常或持续存在的焦虑为主要临床相。具有以下表现：

　　1）精神性焦虑：精神上的过度担心是焦虑症状的核心。表现为对未来可能发生的、难以预料的某种危险或不幸事件的经常担心。有的患者不能明确意识到他担心的对象或内容，而只是一种提心吊胆、惶恐不安的强烈的内心体验，称为自由浮动性焦虑。有的患者担心的也许是现实生活中可能发生的事情，但其担心、焦虑和烦恼的程度与现实很不相称，称为预期焦虑。患者常有恐慌的预感，终日心烦意乱、忧心忡忡，坐卧不宁，似有大祸临头之感。

　　2）躯体焦虑：表现为运动不安与多种躯体症状。运动不安：可表现搓手顿足，不能静坐，不停地来回走动，无目的的小动作增多。有的病人表现舌、唇、指肌的震颤或肢体震颤。躯体症状：胸骨后的压缩感是焦虑的一个常见表现，常伴有气短。肌肉紧张：表现为主观上的一组或多组肌肉不舒服的紧张感，严重时有肌肉酸痛，多见于胸部、颈部及肩背部肌肉，紧张性头痛也很常见。自主神经功能紊乱：表现为心动过速、皮肤潮红或苍白、口干，便秘或腹泻，出汗，尿意频繁等症状。有的患者可出现早泄、阳痿、月经紊乱等症状。

　　3）警觉性提高：表现为过分的警觉，对外界刺激敏感，易于出现惊跳反应；注意力难于集中，易受干扰；难以入睡、睡中易惊醒；情绪易激惹；感觉过敏，有的病人能体会到自身肌肉的跳动、血管的搏动、胃肠道的蠕动等。

　　4）其他症状：广泛性焦虑障碍患者常合并疲劳、抑郁、强迫、恐惧、惊恐发作及人格解体等症状，但这些症状常不是疾病的主要临床相。

　　（2）惊恐障碍：惊恐障碍又称急性焦虑障碍。其特点是发作的不可预测性和突然性，反应程度强烈，病人常体会到濒临灾难性结局的害怕和恐惧，而终止亦迅速。

　　患者常在无特殊的恐惧性处境时，突然感到一种突如其来的惊恐体验，伴濒死感或失控感以及严重的自主神经功能紊乱症状。患者好像觉得死亡将至、灾难将至，或奔走、惊叫、四处呼救，伴胸闷、心动过速、心跳不规则、呼吸困难或过度换气、头痛、头昏、眩晕、四肢麻木和感觉异常、出汗、肉跳、全身发抖或全身无力等自主神经症状。惊恐发作通常起病急骤，终止也迅速，一般历时 5～20 分钟，很少超过 1 个小时，但不久又可突然再发。发作期间始终意识清晰，高度警觉，发作后仍心有余悸，担心再发，不过此时焦虑的体验不再突出，而代之以虚弱无力，需数小时到数天才能恢复。60%的患者由于担心发病时得不到帮助而产生回避行为，如不敢单独出门，不敢到人多热闹的场所，发展为场所恐惧症。

2. 焦虑障碍的诊断

（1）广泛性焦虑

1）符合神经症的诊断标准。

2）以持续性的原发性焦虑症状为主，并符合以下两项：①经常或持续的无明确对象和固定内容的恐惧或提心吊胆；②伴有自主神经症状和运动性不安。

3）社会功能受损，病人因难以忍受却又无法解脱而感到痛苦。

4）符合症状标准至少6个月。

5）排除：甲状腺功能亢进、高血压、冠心病等躯体疾病继发的焦虑；兴奋药物过量和药物依赖戒断后伴发的焦虑；其他类型精神疾病或神经症伴发的焦虑。

（2）惊恐障碍

1）符合神经症的诊断标准。

2）惊恐发作需符合以下四项：①发作无明显诱因、无相关的特定情境，发作不可预测；②在发作间歇期，除害怕再发作外，无明显症状；③发作时表现强烈的恐惧、焦虑及明显的自主神经症状，并常有人格解体、现实解体、濒死恐惧，或失控感等痛苦体验；④发作突然，迅速达到高峰，发作时意识清晰，事后能回忆。

3）病人因难以忍受却又无法解脱，因而感到痛苦。

4）一个月内至少有3次惊恐发作，或首次发作后继发害怕再发的焦虑持续1个月。

5）排除：其他精神障碍继发的惊恐发作；躯体疾病如癫痫、心脏病发作、嗜铬细胞瘤、甲亢或自发性低血糖等继发的惊恐发作。

3. 焦虑障碍的治疗

（1）心理治疗

1）健康教育：焦虑症患者一般容易接受新的信息，尤其是一些有助于解释或减轻焦虑程度的信息。因此，对这类患者进行健康教育是必要的。健康教育的内容应包括对疾病性质的讲解，如焦虑的本质，为何会产生焦虑等，让病人明白疾病的性质，消除某些顾虑。同时要了解患者自身对疾病的理解，及时洞悉患者的某些不良认知。指导患者进行一些简单实用的应付焦虑的方法，改变某些不良的生活方式等。

2）认知治疗：焦虑症病人容易出现两类逻辑错误：其一是过高地估计负性事件出现的可能性，尤其是与自己有关的事件；其二是过分戏剧化或灾难化地想象事件的结果。焦虑症病人对事物的一些歪曲的认知，是造成疾病迁延不愈的原因之一。对病人进行全面的评估后，治疗者就要帮助病人改变不良认知或进行认知重建。

3）行为治疗：焦虑症患者往往有焦虑引起的肌肉紧张、自主神经功能紊乱引起的心血管系统与消化系统症状。运用呼吸训练、放松训练、分散注意技术等行为治疗方法常常有效。对于因焦虑或惊恐发作而回避社交的患者，可以应用系统脱敏（暴露）治疗。

（2）药物治疗

1）苯二氮䓬类：这类药物见效快，多在30～60分钟内起效；抗焦虑效果肯定；价格较便宜。但效果持续时间短，不适合长期大量使用；有可能产生依赖。常用药物有劳拉西泮（罗拉）、阿普唑仑和氯硝西泮。使用原则：间断服药原则，焦虑严重时临时口服，不宜长期大量服用；小剂量原则，小剂量管用就不用大剂量；定期换药的原则，如果病情需要长期服用，3~4周就更换另一种安定类药物，可以有效避免依赖的产生。服用苯二氮䓬类药物期间，因降低警觉性，不宜驾驶机动车辆或操纵大型机械，以免发生意外事故。

2）抗抑郁剂：三环类抗抑郁剂如丙咪嗪、阿米替林等对广泛性焦虑有较好疗效，治疗剂量一般为75~150mg/d，对低剂量无效的患者可适当增加剂量到150~200mg/d。三环类药物有较强的抗胆碱能副作用和心脏毒性作用，限制了他们的应用。选择性5-HT再摄取抑制剂（SSRIs）类如氟西汀、帕罗西汀、艾司西酞普兰以及选择性5-羟色胺和去甲肾上腺素再摄取抑制剂（SNRIs）文拉法辛和度洛西汀等抗抑郁剂对焦虑病人有较好的效果。此类药物因服用方便，副作用较少，已在临床上广泛使用。

根据抗抑郁药起效较慢，但无成瘾性，而苯二氮䓬类起效快，但长期使用有成瘾性的特点，临床上多采用在早期将苯二氮䓬类与抗抑郁药合用，然后逐渐停用苯二氮䓬类药物。而很少单独应用苯二氮䓬类药物作为一种长期的治疗手段。

3）β肾上腺素能受体阻滞剂：普萘洛尔（心得安）常用。这类药物对于减轻焦虑症患者自主神经功能亢进所致的躯体症状如心悸、心动过速、震颤、多汗、气促等有较好疗效。常用量10~30mg/次，每天3次。有哮喘、充血性心衰、正在服用降糖药的糖尿病患者或容易出现低血糖者使用要小心。

4）其他药物：丁螺环酮、坦度螺酮属于无镇静作用的、非苯二氮类的抗焦虑药物，对广泛性焦虑症或惊恐发作均有疗效。缺点是起效慢。

（3）其他治疗：如脑电图生物反馈，用于再训练思维方式，对那些同时有躯体和精神症状的患者有帮助。在治疗师的一系列治疗过程中，病人观看自己的脑电图的波形并逐渐学会控制波形。医师预计经过十二次练习后，病人可以在没有治疗师或监测仪器的情况下控制自己的精神活动。

（三）焦虑障碍的个性化管理策略

1. 焦虑障碍的自我治疗　要克服焦虑症，除了在医生指导下规律治疗外，要想康复少不了患者自己的努力。焦虑症到底应该如何自我治疗呢？以下一些建议可供参考。

（1）保证充足的睡眠。多休息及睡眠充足是减轻焦虑的一剂良方。紧张常使人难以入眠，但睡眠愈少，情绪将愈紧绷，更有可能发病，因为此时免疫系统已变弱。

（2）保持乐观的心态。当你缺乏信心时，不妨想想过去的辉煌成就，或者想象你成功的景象。你将很快地化解焦虑与不安，恢复自信。

（3）适度的幻想。这是舒解紧张与焦虑的好方法。当人处于焦虑紧张不能放松时，试着找个可以躺下来的床或者一张舒适的椅子，闭上眼睛，幻想自己躺在阳光普照的柔软的沙滩上，海风徐徐吹过，暖暖的，湿湿的。试试看，也许会有意想不到的效果。

（4）深呼吸。当你面临情绪紧张时，不妨作深慢呼吸，有助于舒解压力，消除焦虑与紧张。当你感到焦虑时，你的脉搏加速，呼吸也加快。而深呼吸可以迫使你减缓呼吸速率，使身体相信焦虑已过去。正确的腹部呼吸是，当你一吸一呼时，腹部将随之一起一伏。

（5）活动你的下颚和四肢。当一个人面临压力时，容易咬紧牙关。此时不妨放松下颚，左右摆动一会儿，以松弛肌肉，舒解压力。你还可以做扩胸运动，因为许多人在焦虑时会出现肌肉紧绷的现象，引起呼吸困难。而呼吸不顺可能使原有的焦虑更严重。欲恢复舒坦的呼吸，不妨上下转动双肩，并配合深呼吸。举肩时，吸气。松肩时，呼气。如此反复数回。

（6）自我鼓励，学会放松。当焦虑袭来时，可以反复地告诉自己，"没有问题"，"我可以对付"，"我比别人行"。这样可使你渐渐消除呼吸加快及手冒冷汗的本能反应，使你的智能反应逐渐表现出来。结果，你果真平静下来了。

（7）放声大喊。在公共场所，这方法或许不宜。但当你在某些地方，例如私人办公室或自己的车内，放声大喊是发泄情绪的好方法。不论是大吼或尖叫，都可适时地宣泄焦躁。

（8）转移注意力。假使眼前的工作让你心烦紧张，你可以暂时转移注意力，把视线转向窗外，使眼睛及身体其他部位适时地获得松弛，从而暂时缓解眼前的压力。你甚至可以起身走动，暂时避开低潮的工作气氛。

（9）多运动。运动非常重要。运动可消除烦恼及控制紧张与焦虑的情绪。一来，它能消耗一些紧张时所分泌的化学物质。二来，它让肌肉疲劳，也就是让肌肉放松。你可以跑步、走路、打球等等。任何形式的运动都有益，但要能定时定量。十天半个月才运动一次，是不会有效果的。周末假日，还可以开车兜风或到海边逛逛。尽量作一些有益身心的活动，抛开工作的烦恼。

（10）按摩。大部分人在处于焦虑时，会发生某部位肌肉紧绷的现象。这有点类似恶性循环：焦虑产生肾上腺素，使肌肉紧缩，结果导致更多肾上腺素生成，使肌肉更收缩。改变之道是找出受害的肌肉——通常是颈背肌肉及上半部背肌，然后按摩数分钟，按摩太阳穴也可疏解疼痛及治疗各种疾病（间接地）。按摩太阳穴里的神经，将松弛其他部位的肌肉——主要是颈部。

（11）洗热水澡。热水可消除焦虑反应。当我们紧张与焦虑时，流到四肢末梢的血液减少。热水可使身体恢复血液循环，帮助身体放松。冷水的作用恰好相反。它模拟焦虑反应，使血液远离四肢，结果徒增焦虑与紧张。

（12）听音乐。音乐是对抗焦虑的好帮手。它不仅使肌肉松弛，也使精神放松，心情愉悦，使你积聚的压力得到释放。

（13）培养个人爱好。从事业余爱好是疏解心情的极佳方式。不妨花些钱和时间去作自己喜爱的事，比如养花、钓鱼、画画、下棋等。

（14）注意营养与饮食。保持健康平衡的膳食有助于缓解焦虑症症状。焦虑症患者应该尽量避免食用可乐、油炸的食物，糖类不要摄入的过多。饮食需要结合50%～75%的新鲜蔬菜。要注意补充体内的 B 族维生素。B 族维生素对神经系统有着相当重要的作用，能够有效的改善患者的大脑功能、减轻其出现的焦虑、保护患者的免疫系统。还要尽量避免摄入咖啡因、香烟、酒精等类似物品。美国《赫芬顿邮报》刊出"最缓解焦虑的 5 种食物"：

1）肥鱼。美国俄亥俄州立大学一项研究发现，补充 ω-3 脂肪酸可以使焦虑减轻20%。新研究负责人马萨贝鲁里博士表示，经常食用富含 ω-3 脂肪酸的三文鱼、金枪鱼、鲭鱼等深海肥鱼，有助于缓解焦虑情绪。

2）菊花茶。2009 年一项研究发现，经常喝花茶可有效舒缓神经，广泛性焦虑症患者经常喝甘菊茶，可缓解压力和改善焦虑症状。

3）鸡蛋。美国《今日心理学》杂志载文称，大脑需要大量的 B 族维生素。否则容易出现易怒、焦虑等症状。鸡蛋、牛肉、猪肉、柑橘属水果等食物都含有丰富的 B 族维生素。

4）酸奶。《美国国家科学院院刊》刊登爱尔兰科克大学学院和加拿大麦克马斯特大学的研究人员共同完成的一项研究证实，服用益生菌可以减少与压力、焦虑和抑郁有关的行为。

5）绿茶。美国《健康》杂志刊登日本滋贺县立大学与太阳化学株式会社一项研究发现，绿茶富含独特的游离氨基酸 L-茶氨酸。L-茶氨酸是一种镇静剂，可直接或间接影响神经化学物质的水平，每天摄入 200mg 的 L-茶氨酸有助于焦虑症较重者专注日常事务。

2. 焦虑障碍的家庭护理　焦虑障碍患者的康复，也同样离不开家庭的恰当护理。作为焦虑症患者的亲属朋友，你应该做些什么？

（1）对焦虑症病人的关心保持在正常范围内，也就是说不要过度关心：焦虑症家属要保持良好的判断力，根据病人的实际情况和以往的习惯在生活中给病人以适度的关心和照顾，最好不要让病人的疾病成为家庭日常生活的中心，让焦虑症病人做些力所能及的或病人感兴趣的事情，可以很好地转移病人的注意力，有效地减低焦虑的程度。

（2）要让焦虑症病人感受到家属对治疗的信心：焦虑症的治疗需要一段时间，有些焦虑症病人的病情会有反复，家属在这个过程中难免会有疑虑，但应该注意的是：不要在焦虑症病人面前表现出这些疑虑和困惑，家属可私下找医生咨询有关问题，在焦虑症病人面前应表现出积极、有信心、配合治疗的态度。

（3）为焦虑症患者营造一个安静、平和、自信、协调的家庭氛围，这对焦虑症患者的治疗同样是非常重要的。可以想象，一个充满埋怨、争吵、敌意的家庭只会让患者更加焦虑。

（4）督促焦虑症病人服药治疗，抗焦虑药若大量服用会有一定的危险性，因此药物由家属保管会更安全。不过如病人很敏感的话，家属对药物的监管可做得隐蔽些，以免加重病人的心理压力。督促和帮助患者做些放松训练等自我治疗。督促患者定期复诊。

（5）加强心理护理，以支持和疏导为主要内容。帮助病人了解疾病，认识疾病的性质，消除疑虑。对病人要有耐心，做一个最好的聆听者，允许病人有哭泣、纠缠等情绪的发泄行为。

三、强　迫　症

（一）典型病例

患者，男性，19岁，在校高中生。

主诉：反复思考，犹豫不决，焦虑不安三年。

现病史：患者家居农村，家境贫苦但成绩优良。因为学习勤奋、遵守纪律、小心谨慎、严肃认真，年年担任班长。15岁首次遗精，偶有手淫，因此常常自责。高中时学习紧张，担心任班干部会影响学习，曾向老师提出辞呈，被严厉批评。以后常为此苦思冥想，进退两难。有时辗转通宵、权衡利害，下决心要辞职，但次日起床，又犹豫不决了。如是多日，烦、失眠。自己觉得脑子里有两个人打架，难解难分。学习成绩日渐下降，做事六神无主。此后做事便十分小心和仔细，锁门后要反复开关几次，验证是否锁紧。吐痰时需瞻前顾后、左右巡视，待周围无人时才轻轻吐出，以防溅污他人，吐过之后还要审视良久，确信无误才宽心。某日借别人的桶挑水，送还时向对方致意："麻烦您了。"事后一想，此话不准确，应该说"谢谢您了"，便想再回去更正一番，但又想，区区小事竟如此认真，岂不荒唐，终究未去更正。但此事一直耿耿于怀，常常困扰患者，每每碰见那个当事人，便想慎重说明："我上次说错了，应该说谢谢您，而不是麻烦您。"与别人交谈，偶有几句话未听清楚，事后便于心不安，唯恐这几句话至关重要，事后只想去要别人重新述说一遍。该校领导病故，向遗体告别时，患者想去按死者的人中穴（因患者听说按压此穴可以起死回生）。患者知道已经医院抢救，病人已死去几天，此法肯定无效，但按穴的冲动不止。灵柩入葬后，患者仍多次徘徊于墓前，只想挖开黄土、掀开棺盖、按一下死者人中，以了心愿。

既往无重大疾病史。家族史阴性。

体格检查无殊。

精神检查：意识清晰，接触合作，否认幻觉，未引出妄想，自称头脑中思绪很多，尽是些日常琐事，本无需多虑却欲罢不能。称天天都处在矛盾、紧张、痛苦之中。情绪焦虑紧张，轻度坐立不安，否认情绪低落和消极意念，自知力存在，求医迫切。

实验室检查无殊，头颅 MRI 未见明显异常。

（二）强迫症的识别和治疗

1. 认识强迫症　强迫症是以强迫症状为主要临床相的一类神经症。其特点是有意识的自我强迫和反强迫并存，两者强烈冲突使病人感到焦虑和痛苦；病人体验到观念和冲动系来源于自我，但违反自己的意愿，需极力抵抗，但无法控制；病人也意识到强迫症状的异常性，但无法摆脱。病程迁延者可表现仪式动作为主而精神痛苦减轻，但社会功能严重受损。

此病平均发病年龄为 20 岁左右，患病率为 0.3‰（1982），国外有资料显示，估计普通人群患病率为 0.5‰（Nemiah，1985）。男女患病率相近。部分患者能在一年内缓解。病情超过一年者通常是持续波动的病程，可达数年。症状严重或伴有强迫人格特征及持续遭遇较多生活事件的患者预后较差。

2. 强迫症的临床表现　多在无明显诱因下缓慢起病。其基本症状为强迫观念、强迫意向、强迫行为。可以一种为主，也可为几种症状兼而有之。常见的表现形式如下：

（1）强迫观念

1）强迫思想：患者脑中常反复地想一些词或短句，而这些词或句子常是病人所厌恶的。如一个笃信宗教的人，脑中反复想着一些淫猥或渎神的词句。

2）强迫性穷思竭虑：患者对一些常见的事情、概念或现象反复思考，刨根究底，自知毫无现实意义，但不能自控。如反复思考"究竟是先有鸡还是先有蛋？""人为什么要吃饭而不吃草？"

3）强迫怀疑：患者对自己所做过的事的可靠性表示怀疑，需要反复检查、核对。如门窗是否关好，钱物是否点清等，而病人自己能意识到事情已做好，只是不放心而已。

4）强迫联想：病人脑子里出现一个观念或看到一句话，便不由自主地联想起另一个观念或词句，而大多是对立性质的，此时叫强迫性对立思维。如想起"和平"，马上就联想到战争。

5）强迫回忆：病人意识中不由自主地反复呈现出经历过的事情，无法摆脱，感到苦恼。

6）强迫意向：病人体会到一种强烈的内在冲动要去做某种违背自己意愿的事情，但一般不会转变为行动，因患者知道这种冲动是非理性的、荒谬的，故努力克制，但内心冲动无法摆脱。如看到电插头就想去碰触，看到异性就想拥抱，站在阳台上就想往下跳，抱着自己的孩子就想往地上摔等。

（2）强迫动作和行为

1）强迫检查：多为减轻强迫怀疑引起的焦虑而采取的措施。常表现为反复检查门窗、煤气是否关好，电插头是否拔掉，账目是否搞错等，严重者检查数十遍还不放心。

2）强迫洗涤：多源于怕受污染这一强迫观念而表现反复洗手、洗衣物、消毒家具等。往往花费大量的精力和时间，自知没有必要，但控制不住。

3）强迫性仪式动作：通常是为了对抗某种强迫观念所引起的焦虑而逐渐发展起来的。如一位学生开始出现强迫观念时便摇头对抗，果然有效，但好景不长，摇头不能抵抗强迫观念，于是就增加一项手拍桌子的动作，此法开始有效，但效力逐渐下降，于是病人又增加一项跺脚的动作以加强对抗作用。久而久之，病人即发展了一套复杂的仪式化程序：先摇几下头，接着拍几下桌子，然后跺脚……

4）强迫计数：反复数高楼大厦的门窗、数楼梯、数电杆、数路面砖。如嗜好清点门牌号码，逛街时常因某个门牌未点到而不安，于是走街串巷，直到如愿方才罢休，为此常常误了正事。

5）强迫询问：强迫症患者常常不相信自己，为了消除疑虑或穷思竭虑给自己带来的焦虑，常反复询问他人（尤其是家人），以获得解释与保证。

3. 强迫症的诊断标准

（1）症状学标准

1）符合神经症的诊断标准，并以强迫症状为主，至少有下列一项：①以强迫思想为主，包括强迫观念、回忆或表象，强迫性对立观念、穷思竭虑、害怕失去自控能力等；②以强迫行为（动作）为主，包括反复洗涤、核对、检查，或询问等；③上述的混合形式。

2）病人称强迫症状起源于自己内心，不是被别人或外界影响强加的。

3）强迫症状反复出现，病人认为没有意义，并感到不快，甚至痛苦，因此试图抵抗，但不能奏效。

（2）严重程度标准社会功能受损。

（3）病程标准符合症状标准至少已 3 个月。

（4）排除标准①排除其他精神障碍继发的强迫症状；②排除脑器质性疾病，尤其是基底节病变所继发的强迫症状。

4. 强迫症的治疗

（1）心理治疗：目的是使患者对自己的个性特点和所患疾病有正确客观的认识，对现实状况有正确客观的判断，丢掉精神包袱以减轻不安全感；学习合理的应激处理方法，增强自信，以减轻其不确定感；不好高骛远，不过分精益求精，以减轻其不完美感。同时要教育其亲属同事，对患者既不姑息迁就，也不矫枉过正，鼓励患者积极从事有益的文体活动，使其逐渐从强迫的境地中解脱出来。

行为治疗、认知治疗、精神分析治疗均可用于强迫症。系统脱敏疗法可逐渐减少患者重复行为的次数和时间。对药物治疗无效者也可试用厌恶疗法。

厌恶疗法是将不愉快的刺激与需要进行矫正或消除的目标行为相结合，具有极强的针对性。厌恶刺激必须是强烈的，但是要安全的、无害的。常用的厌恶刺激有三种类型：一是物理性刺激，如电刺激和橡圈致痛刺激等；二是药物刺激即化学性刺激物；三是想象中的厌恶刺激。厌恶疗法不作为首选的治疗方法，在其他方法不成功或不能用其他方法时方可采用此种方法。由于巩固性差，因而要结合其他心理治疗方法，以提高其疗效。

（2）药物治疗

1）氯米帕明疗效比较确切，可达70%左右。治疗剂量为150～250mg/d，分2次服。宜从小剂量开始，一般在达到治疗量2～3周后才开始显效，整个疗程不宜短于6个月，过早减药或停药易致症状复燃。如果剂量达250mg/d治疗6周仍未见效，可改用或合用其他药物。因有较明显的不良反应如嗜睡、口干、心动过速、低血压等，故近年已逐渐不作为首选。

2）选择性5-羟色胺再摄取抑制剂（SSRI）　氟西汀：治疗量为40～80mg/d，氟伏沙明：治疗量为100～300mg/d，舍曲林：治疗量为100～200mg/d，对强迫症都有效，一般在达到治疗量2～3周后才开始显效，整个疗程不宜短于6个月。此类对心脏毒性小，抗胆碱能不良反应少。但可引起胃肠道症状、性功能障碍和睡眠障碍。

3）其他对伴有严重焦虑情绪者可合并苯二氮䓬类药物；对难治性强迫症，可合用卡马西平或丙戊酸钠等心境稳定剂或小剂量抗精神病药物，可能会取得一定疗效。

（3）精神外科治疗：用手术的方法破坏大脑的某些神经核团如扣带回。目前主要采用扣带回切除术、内囊切开术、边缘白质切断术、尾核下神经束切断术，总体疗效不理想，只对少数病人有较好的疗效，因此目前很少开展精神外科治疗。

（三）强迫症的个性化管理策略

1. 强迫症的自我筛查　对照以下10条，如果有一条或一条以上症状持续存在，并困扰了您的生活，使您感到痛苦，请您咨询专业的医生，让医生帮助您一同战胜强迫症。

（1）你是否有愚蠢的、肮脏的或可怕的不必要的念头、想法或冲动？

（2）你是否有过度怕脏、怕细菌或怕化学物质？

（3）你是否总是担忧忘记某些重要的事情，如房门没有锁、阀门没有关而出事？

（4）你是否担忧自己会做出或说出自己并不想做的攻击性行为或攻击性言语？

（5）你是否总是担忧自己会丢失重要的东西？

（6）你是否有什么事必须重复做，或者有什么想法必须反复想从而获得轻松？

（7）你是否会过度洗澡或过度洗东西？

（8）你是否做一件事必须重复检查多次方才放心？

（9）你是否为了担忧攻击性语言或行为伤害别人而回避某些场合或个人？

（10）你是否保留了许多你认为不能扔掉的没有用的东西？

2. 强迫症的自我治疗　强迫症患者一定要在专业的精神科医师或心理治疗师的指导下进行自我治疗。最终还得靠患者自己去体会、去领悟，才能走出痛苦。

（1）相信自己的治疗医师。如果你选择了他们就应该去信任他们，按照医生给你的治疗方案坚持下去。由于意志力比较薄弱，在经不住强迫症状带来的痛苦时，容易产生挫折感和失落感，甚至想放弃治疗，这个时候，你必须去找你的治疗医生，他（她）会给你建议和方法，会给你信心和勇气，记住你的治疗医生是你战胜疾病最好的同盟。

（2）用心去感悟生活。强迫症患者总是在用脑生活，却忘记了用心生活。用脑生活是让我们理性地对待自己，对待别人。但是，用心生活是让我们学会爱自己，学会爱别人。爱的力量是强大的，爱可以战胜任何困难。

（3）不怕它。很多人对强迫症抱有一种恐惧的心态，总"怕"强迫症状出现。而其实强迫症患者需明白一点：这些强迫症状其实在正常人身上偶尔也会出现，只是未被过分注意罢了。但对强迫症患者来说，就开始害怕这种思维的再现，越是害怕就越会出现，越出现情绪就越紧张，并且不断地强化和巩固这种意识。所以强迫症患者首先要克服"怕"。

（4）不刻意注意它。一些强迫症的症状在经过初步治疗后会得到缓解，此时，患者会思考自己的症状，想症状好久没出现了，会不会再出现？这么一想，强迫症状真的就再次出现了，同时带来新一轮恐惧强迫思维的"浪潮"。因此，做好强迫症的自我调节，应让自己不刻意去注意它。

（5）不理它。"凡是你抗拒的，你都无法战胜。"这句话对强迫症尤其适用，很多强迫症患者一直与症状做斗争，从内心和行动上抗拒它，结果却导致病症越来越严重。而做好强迫症的自我调节，最好的方法是做到"顺其自然"，接纳症状，将其看作是正常的情绪流露或行为表现。越是不把症状当回事，症状越可能消失。

强迫症的原因并不是外界施加给你的，而是你自身的原因，所以对于强迫症患者一定要时刻寻找自身的原因，努力从自身跳出来，才能真正摆脱强迫症的困扰。

3. 强迫症的家庭护理　强迫症患者非常痛苦，又非常敏感，亲人的理解与支持非常重要。家属在对对强迫症患者护理时，一定要注意方式方法，以免因为护理不当给患者的病情造成严重的不利影响。

一般，强迫症的护理要注意以下几点：

（1）作为强迫症患者的家属，要努力了解病人的内心体验、感受，了解病人的情绪反应类型，有助于及时、准确地掌握病人的情绪变化，并采取必要的防范措施，预防问题的发生。

（2）注意沟通技巧，讲究语言的使用。防止运用中伤性的语言和使用粗暴的行为去阻止患者的强迫动作和行动。如强迫将病人保护起来而不做任何的解释，或斥责病人："烦死了"、"假干净"等。要防止伤害病人的自尊心，考虑病人的心理承受能力。

（3）做好病人的心理护理，是强迫症的家庭护理的重要方面。以支持性心理治疗为主要内容，家属不能厌弃和轻视患者，要协助其树立打败疾病的决心。在病人的病情有所改善时，及时予以肯定，鼓励病人，让病人看到希望和光明，让患者坚定治疗的信心。

（4）协助患者体会快乐的情绪，改变消沉的情绪。为患者拟定每日的活动方案，协助和督促患者进行行为治疗，当患者进行行为治疗被强迫症状困扰而产生退缩回避念头时，要及时地指出，并给予坚持的力量。陪伴患者多参加体育运动。

（5）注意患者的情绪变化，强迫症患者受强迫症状的困扰，会非常痛苦，有很大比例的患者会产生消极厌世的念头，作为随时陪伴的家属，要及时发现这种苗头，防范意外发生。

（6）最好由家属保管药物，并督促患者按时按医嘱服药，提醒患者定期去医生处复诊。

四、分离（转换）性障碍

（一）典型病例

患者，女性，29 岁，初小文化，汉族，已婚。

主诉：反复发作性言行紊乱九年。

现病史：患者病前系某缝纫厂临时工，能干会说，热心助人，主持公道。同事邻居或亲朋好友若遇红白喜丧之事，皆可见她活跃其间。里里外外来回张罗，俨然东道主一般，常喧宾夺主。喜说三道四，人们讨厌其贫嘴饶舌，虽获其益仍贬其人。故患者人际关系颇为紧张，以至于 9 年前自己孩子呱呱坠地之时竟无好友探望。患者辗转床榻、左思右想，觉万分委屈伤心，继而愤恨不满。恰恰此时又接到下岗通知。正值产褥期间，患者贫病交加，闻讯后沉默不语、双眼凝视、表情茫然，片刻之后开始抽泣。然后骤停，掀开被子、扔下婴儿，从床上一跃而起，狂呼乱叫，往门外冲去。家人阻之，患者一反弱不禁风之常态，怒发冲冠、拳脚并用、碰撞撕咬，一两人不能敌。众人拥上，七手八脚，方才逼之就范，锁于房中。患者在房里捶胸撕衣、打门击窗、以头碰墙、哭天喊地。众人多方劝慰，几经折腾之后，患者伏床痛哭，渐声嘶力竭、昏昏入睡。次日清醒如常，洗漱梳装、收拾整理，能回忆发病时的大致过程。以后常诉头痛、失眠、心烦，但生活、劳动如常。半年后重新就业，因告发同事违纪与当事人发生争吵。众人围观时，患者怒不可遏、顿足叉腰，继而老病发作，症状与第一次基本相似。此后发作渐频，每次发作均事出有因，但多属鸡毛蒜皮之事。

既往无重大疾病史。早年丧双亲，随伯父长大。平素心直口快，心慈手软，但易激惹。19 岁结婚，夫妻关系一般，孕 3 流 2 存 1。家族史不详。

体格检查：神经系统检查无特殊发现。

精神检查：意识清楚，接触好。讲话时眉飞色舞、指手画脚。对主治医师称从来未遇到这样好的医生，并声泪俱下地说来日定当厚报。讲到厂里×××、×××（均系厂里同事）专门与之作对时，咬牙切齿地说："恨不得用机关枪通通扫死他们……"否认幻觉，未引出妄想，情绪不稳定，时而兴高采烈，时而痛哭流涕，自知有病，诉"一阵阵糊涂。被他们气糊涂的……"

实验室检查无殊，脑电图报告正常。

（二）识别和治疗分离（转换）性障碍

1. 认识分离（转换）性障碍　分离（转换）障碍，曾称癔症或歇斯底里。是一类由精神因素作用于易感个体引起的精神障碍。一部分患者表现为分离性症状，另一部分患者表现为各种形式的躯体症状，其症状和体征不符合神经系统生理解剖特点，缺乏相应的器质性损害的病理基础。这些症状被认为是患者无法解决的内心冲突和愿望的象征性转换。

（1）常见的临床表现形式

1）分离性遗忘：表现为突然出现不能回忆自己重要的事情，特点是丧失近期的阶段记忆，可为部分性和选择性，一般围绕创伤性事件。这种遗忘不是由器质性原因所致，也不能用一般的健忘或疲劳加以解释。

2）分离性漫游：指患者在觉醒状态下突然从家中或工作场所出走，往往离开的是一个不能耐受的环境，进行无计划、无目的的漫游。此时患者意识范围缩小，但能进行日常的基本生活和简单的社交接触。有的患者忘掉了自己既往的经历，以新的身份出现。漫游可持续几十分钟到几天，有的可以更持久。这种发作突发突止，清醒后患者对病中的经历不能完全回忆。

3）分离性木僵：患者的行为符合木僵的标准，检查也不能发现躯体疾病的证据。通常在一定的生活事件之后，患者在相当长的时间内保持一个固定的姿势不动，对外界的刺激几乎或完全没有反应，完全或几乎没有言语及自发的有目的的运动。但患者的肌张力、呼吸运动均存在，有时可有睁眼及眼球的协调运动。

4）出神与附体障碍：本症表现为暂时性地同时丧失个人身份感和对周围环境的完全意识。患者的意识范围明显缩小，注意和意识仅局限于或集中在密切接触的环境的一二个方面，只对环境中的个别刺激有反应。常有局限且重复的一系列运动、姿势、发音。如果患者的身份被鬼、神、或死亡之人所代替，则被称为分离性附体障碍。发作过后患者对过程全部或部分遗忘。

5）分离性运动障碍：表现为一个或几个肢体的全部或部分运动能力丧失。常见的形式有肢体瘫痪、肢体震颤抽动或肌阵挛、起立或行走不能、失音症等。瘫痪可为部分性的，即运动减弱或运动缓慢；也可为完全性的。共济失调可为各种形式和不同程度，尤以双腿多见，引起离奇的姿势或不借扶助站立不能。也可有一个或多个肢端或全身的夸张震颤。

6）分离性抽搐：分离性抽搐（假性癫痫发作）是一种类似于癫痫发作的状态，但没有癫痫的临床特征和脑电生理改变，咬舌、严重摔伤、小便失禁等表现在分离性抽搐中很罕见，也不存在意识丧失，而代之以木僵或出神状态。两者的鉴别详见表16-5-1。

表 16-5-1　分离性抽搐发作与癫痫大发作的鉴别

	分离性痉挛发作	癫痫大发作
发作诱因	多在精神刺激之后	常无明显诱因
先兆	可以有，但内容形式多变化	内容形式固定
发作形式	翻滚、四肢乱舞、表情痛苦、保持呼吸	症状刻板，强直期、阵挛期次序分明，呼吸停止
拇指	发作握拳时常在其余四指之外	常在其余四指之内
言语	可以讲话	绝无
意识	多清楚，可有朦胧	丧失
大便失禁	无	可有
小便失禁	偶有	常有
眼球运动	躲避检查者	固定朝向
眼睑	掰开时阻抗大	松弛
咬伤	较少咬伤自己，可咬伤他人	可咬伤自己的舌、唇
摔伤	较少、较轻	较重、多伤在头面部
持续时间	数分钟到数小时	不超过数分钟（除外持续状态）
发作地点	多在人群中、安全地带	不择
睡眠中发作	无	常见
脑电图	正常	可见棘波或阵发性 θ 或 δ 波

7）分离性感觉障碍：可表现为躯体感觉麻木、丧失、过敏或异常，或其他特殊的感觉障碍。皮肤麻木区域的边界表明，它更接近病人关于躯体功能的概念，而与神经解剖不符。感觉丧失可伴感觉异常的主诉。视觉障碍多表现为丧失视觉敏锐性、整个视野模糊，或"管状视野"。常突然发生，也可经治疗突然恢复正常。病人虽有视觉丧失的主诉，却惊人地保留着整个活动能力与运动表现的完好。听觉障碍多表现为突然听力丧失，相关的听觉功能检查多示正常。"癔症球"是主观上有某种说不清楚的东西或团块，在咽底部环

状软骨水平处，引起胀满、受压或阻塞等不适感，中医称为"梅核气"。相关医学检查不能发现与症状相匹配的器质性异常。

8）其他分离转换障碍①Ganser综合征为分离转换障碍的特殊类型，多见于被拘禁的囚犯。其特征是对提问能理解，但经常给予"近似回答"，常伴有其他几种分离性症状，其发生背景提示有心理原因存在。②多重人格障碍又称分离性身份障碍，表现为同一个体具有两种或更多完全不同的人格，但在某一时间，只有其中之一明显。每种人格都是完整的，有自己的记忆、行为、偏好，可以与单一的病前人格完全对立。相对常见的形式是双重人格，通常其中一种占优势，但两种人格都不进入另一方的记忆，几乎意识不到另一方的存在。从一种人格向另一种的转变，开始时通常很突然，与创伤性事件密切相关；其后，一般仅在遇到巨大的或应激性事件、或接受放松、催眠或发泄等治疗时，才发生转换。

（2）特殊的表现形式

1）集体性分离障碍：即分离性障碍的集体发作，多发生在经济文化相对落后、封建迷信活动较多的地区。开始是一人发病，周围的人受到感应后通过自我暗示与相互暗示在短期内爆发出与首发患者相似的症状。这些患者往往具有共同的生活背景和文化观念，以女性居多。

2）赔偿性神经症：指在工伤、交通事故、医疗纠纷等存在赔偿的事件中，受害者往往显示、夸大或保留症状。症状可持续很久。但这种症状的迁延不愈可能是患者潜意识的机制在其作用，而非患者故意为之。

3）职业性神经症：指患者的症状与其职业活动密切相关，主要表现为运动协调障碍，如书写工作者的书写痉挛、舞蹈演员演出前下肢运动不能、教师上讲台前失声等。

4）分离性障碍性精神病：在应激事件后突然起病，表现为意识蒙眬、漫游、行为紊乱、反复出现的幻想性生活情节，可有片段的幻觉妄想。患者通常对自己的疾病漠不关心或不认为自己患病。病程通常持续数周，常突发突止，易反复发作。

2. 分离（转换）性障碍的诊断　确诊必须存在以下各点：

（1）存在任何一种分离性障碍的临床特征；

（2）不存在可以解释症状的躯体障碍的证据；

（3）有心理致病的证据，表现在时间上与应激性事件、问题或紊乱的关系有明确的联系（即使患者否认这一点）。

3. 分离（转换）性障碍的治疗　对分离（转换）障碍的患者应尽快完善相关必要检查以确定其无器质性损害，在治疗中建立良好的医患联盟，治疗应以心理治疗为主。

（1）心理治疗

1）个别心理治疗：几乎适用于所有分离（转换）性障碍的患者。在建立良好医患联盟的基础上了解和理解患者的个人成长史、家庭关系、人格特征等，共情患者的情绪，给予一定的支持，和患者共同探索其患病的原因与过程。切忌一味挖掘患者的童年创伤而不予以相应的共情和支持，以至于造成对患者的二次伤害。

2）暗示治疗：可用于急性发作而暗示性又高的患者。在治疗开始时向患者简单解释其疾病是一种短暂的神经功能障碍，通过即将实施的治疗即可逐渐恢复甚至痊愈。针对运动和感觉障碍的患者可以使用10%葡萄糖酸钙静脉注射配合言语暗示进行治疗。也可以运用催眠治疗使患者进入催眠状态，结合语言暗示以达到消除症状的目的。

3）系统脱敏治疗：先让患者倾诉与发病有关的精神因素，然后对患者进行放松训练，逐步让患者暴露于诱发症状的精神因素中，患者渐渐体验到能够承受这些精神因素带来的紧张不安情绪而不发病，之后逐步增加暴露剂量。

（2）药物治疗：临床中发现分离转换障碍患者常有焦虑、抑郁、失眠、疼痛等症状。药物治疗可针对这些症状进行治疗，从而改善患者的情绪，减轻患者的躯体不适感。选择性5-羟色胺再摄取抑制剂可用于改善情绪，苯二氮䓬类药物可减轻焦虑及改善睡眠。当患者出现分离性障碍性精神病，言行紊乱，片段幻觉妄想时，可短期使用抗精神病药。

（三）分离（转换）性障碍的个性化管理策略

分离（转换）性障碍的康复需要家属、患者和医护人员的相互配合，尤其是离开医院以后的治疗，更需要家属的全力介入和配合，因此家庭护理非常重要。分离（转换）性障碍是一种容易复发的疾病，因此让患者了解疾病的性质和特点、及时消除诱因、改善患者的人际关系及改变某些不利的人格特点，可有助于预防疾病的复发。

1. 分离（转换）性障碍的家庭护理

（1）作为家属，首先要消除自己心中对该病症的误解，要了解本病是由于高级神经活动失调所致的发作性症状，是暂时性的脑机能障碍，并非器质性病变，是完全能够治愈的。

（2）作为家属，要以正确的态度面对分离性障碍患者，忌以歧视、嘲讽的眼光去看待病人，而在与患者进行沟通交流时，不能使用过激的语言或者态度，否则将会导致疾病的加重或复发，给患者带来更为沉重影响。

（3）要为患者创造一个舒适、轻松的环境，多给予关心、同情、安慰，给予患者生活上必要的帮助，合理安排病人的生活及工作，要帮助患者缓解紧张情绪，因为紧张情绪是酝酿分离性障碍的温床。

（4）在患者发病进行治疗时，病人的亲属、亲友、邻居及单位领导、同事要积极与医护人员配合，不要惊慌失措或过分关注。在分离性障碍的治疗过程中，亲属应全面而客观地向医生介绍病史。在实施各种治疗方案时，亲属应放心地离开治疗现场，给治疗创造一个安静宽松的环境。否则，亲属的过分关注，紧张或惊慌情绪会影响到病人，很可能又成为一个不良暗示因素，使症状加重，给治疗带来困难。经治疗后，某些症状得到好转时，亲属应配合医生继续鼓励或暗示病人，使症状更好地缓解。

（5）要加强对患者意志品质的训练，注意培养她们开阔的心胸和脚踏实地的务实精神。

（6）家属也应正确对待精神刺激，设法消除患者的心理创伤，给病人讲解本病的性质和转归，解除病人的紧张情绪，指导患者正确对待人生，对待自己的性格缺陷。

（7）当分离性障碍患者发病时，首先要控制其言行，让患者镇静下来，以免发生意外，严重时要立即送医院。

2. 分离（转换）性障碍的预防复发

（1）正确认识疾病：患者应在医生的帮助下正确认识疾病，了解本病是由于高级神经活动失调所致的发作性症状，是暂时性的脑机能障碍，并非器质性病变，是完全能够治愈的。还要了解本病的发作与本人情感体验有关，认识到某些性格特征与发病之间的关系，从而减轻心理压力，树立战胜疾病的信心。

（2）注意生活调节：平时注意合理安排生活，保证充足的睡眠，增加体育运动，对于提高大脑皮质的工作能力，防止发作也有一定意义。

（3）减少负性刺激：分离性障碍的发作往往与负性刺激关系密切，这类病人尤其是儿童病人往往都是在负性刺激作用下发病的。常见的负性刺激很多，诸如亲人死亡或其他不幸意外遭遇、自尊心受到挫折，人格遭受侮辱，家庭不和，父母冲突，父母对孩子态度生硬，同学之间的纠纷等所引起的气愤、委屈、恐惧或其他种种内心痛苦，均可导致本病发生。某些躯体疾病、疲劳、健康状况不良等原因也容易促发本病。

（4）及时转移注意力：防止发作的措施因人而异，如有的病人在发作前常有某些症状，此时，可使其有意识地转移自己的注意力，做一些其他事，或暂时离开当时的环境，以改变心境，这样常能防止发作。

（5）在生活中要多注意缓解自己紧张的情绪，树立正确对待生活的态度，承认自己的性格缺陷并进行修正。

五、躯体形式障碍

（一）典型病例

女性，60 岁，退休小学教师，丧偶。

主诉：全身疼痛伴怕冷 5 年。

现病史：患者于 5 年前退休后逐渐出现全身不固定部位的疼痛，有时是头部的跳痛，有时是背部和腰部的刺痛，有时为腹部的胀痛，有时又是腿部的酸痛。并开始变得越来越怕冷，衣服越穿越多，开始时冬天会穿两件丝棉棉袄，三件毛线衣，外加一件羽绒服，后来发展到夏天都要穿数件毛衣。还常有头晕，胸闷，手抖，乏力等症状。曾因为这些症状反复多次辗转各大医院，就诊内科、神经科、中医科等，进行过多次各种检查，未发现相关的器质性病变，不规则对症治疗如间断服用止痛药，也曾短期用过"黛力新、帕罗西汀"等，症状一直没有缓解，患者总是认为自己得了什么病没有检查出来。抱怨医师"不是态度不好就是水平太差"；抱怨家人不理解。

既往史无殊。50 岁时丈夫因膀胱癌去世。家族史阴性。

体格检查：神经系统未发现阳性体征。

精神检查：意识清，定向力完整，接触良好，对答切题，倾述欲强，衣着较为怪异，似一个"太空人"，头戴棉帽，上身穿三件毛线衣，一件棉背心，一件羽绒服，外批一条厚厚的毛毯，下身穿了两条棉毛裤，两条毛线裤，还在整个腿部绑了厚厚一圈海绵（当时为 3 月中旬）。存在对温度觉和痛觉的感觉障碍，较多的内感性不适，未引出幻觉与妄想，思维反应无明显迟滞，无思维逻辑障碍，交谈中注意力能集中，记忆、智能粗测可，情绪焦虑明显，交谈中有一些不安的小动作，对躯体不适关注担忧多，情感反应与周围环境及内心体验协调，否认消极意念，兴趣减退，不愿意参加活动，但对看病存在病理性意志增强表现，自知力不全，认为目前的医疗水平不能诊断和治疗她的躯体疾病。

实验室检查无殊，头颅 MRI 未见明显异常。

（二）识别和治疗躯体形式障碍

1. 认识躯体形式障碍　躯体形式障碍是一种以持久的担心或相信各种躯体症状的优势观念为特征的神经症。病人因这些症状反复就医，各种医学检查阴性和医生的解释均不能打消其疑点。即使有时患者确实存在某种躯体障碍，但不能解释症状的性质、程度或病人的痛苦与先占观念。这些躯体症状被认为是心理冲突和个性倾向所致，但对病人来说，即使症状与应激性生活事件或心理冲突密切相关，他们也拒绝探讨心理病因的可能。患者常伴有焦虑或抑郁情绪。

这类病人最初多就诊于内、外各科，精神科医生所遇到的往往是具有多年就诊经历、大量临床检查资料、用过多种药物甚至外科手术后效果不佳的病例。由于目前通科医生对此类病人的识别率较低，故常常造成对此类疾病诊断和治疗的延误，并由此造成巨大的医药资源浪费。因此，提高当代各科医生对躯体形式障碍的识别能力无疑具有重要的现实意义。

2. 躯体形式障碍的分类和临床表现　躯体形式障碍包括躯体化障碍、未分化的躯体形式障碍、疑病障碍、躯体形式的自主功能紊乱、躯体形式的疼痛障碍等多种形式。

（1）躯体化障碍：躯体化障碍又称 Briquet 综合征。临床表现为多种、反复出现、经常变化的躯体不适症状为主的神经症。症状可涉及身体的任何部分或器官，各种医学检查不能证实有任何器质性病变足以解释其躯体症状，常导致患者反复就医和明显的社会功能障碍，常伴有明显的焦虑、抑郁情绪。多在 30 岁以前起病，女性多见，病程至少 2 年以上。常见症状可归纳为以下几类：

1）疼痛为常见症状。部位涉及广泛，可以是头、颈、胸、腹、四肢等，部位不固定，疼痛性质一般不很强烈，与情绪状况有关，情绪好时可能不痛或减轻。可发生于月经期、性交或排尿时。

2）胃肠道症状为常见症状。可表现嗳气、反酸、恶心、呕吐、腹胀、腹痛、便秘、腹泻等多种症状。有的病人可对某些食物感到特别不适。

3）泌尿生殖系统常见的有尿频、排尿困难；生殖器或其周围不适感；性冷淡、勃起或射精障碍；月经紊乱、经血过多；阴道分泌物异常等。

4）呼吸、循环系统如气短、胸闷、心悸等。

5）假性神经系统症状常见的有共济失调、肢体瘫痪或无力、吞咽困难或咽部梗阻感、失明、失聪、皮肤感觉缺失、抽搐等。

（2）未分化躯体形式障碍：未分化躯体形式障碍常诉述一种或多种躯体症状，症状具有多变性，其临床表现类似躯体化障碍，但构成躯体化障碍的典型性不够，其症状涉及的部位不如躯体化障碍广泛，也不那么丰富。病程在半年以上，但不足 2 年。

（3）疑病症：又称疑病障碍，主要临床表现是担心或相信自己患有某种严重的躯体疾病，其关注程度与实际健康状况很不相称。病人因为这种症状而反复就医，各种医学检查阴性的结论和医生的解释不能消除患者的顾虑。有的病人确实存在某些躯体疾病，但不能解释患者所述症状的性质、程度或病人的痛苦与优势观念。多数患者伴有焦虑与抑郁情绪。对身体畸形（虽然根据不足甚至毫无根据）的疑虑或先占观念也属于本症。

不同患者的症状表现不尽一致，有的主要表现为疑病性不适感，常伴有明显焦虑抑郁情绪；有的疑病观念突出，而躯体不适或心境变化不显著；有的怀疑的疾病较模糊或较广泛，有的则较单一或具体。不管何种情况，患者的疑病观念从未达到荒谬、妄想的程度。患者大多知道自己患病的证据不充分，因而希望通过反复的检查以明确诊断，并要求治疗。

（4）躯体形式的疼痛障碍：躯体形式的疼痛障碍是一种不能用生理过程或躯体障碍予以合理解释的、持续而严重的疼痛，患者常感到痛苦，社会功能受损。情绪冲突或心理社会问题直接导致了疼痛的发生，医学检查不能发现疼痛部位有相应的器质性变化。病程常迁延，持续 6 个月以上。常见的疼痛部位是头痛、非典型面部痛、腰背痛和慢性盆腔痛，疼痛可位于体表、深部组织或内脏器官，性质可为钝痛、胀痛、酸痛或锐痛。发病高峰年龄为 30~50 岁，女性多见。患者常以疼痛为主诉反复就医，服用多种药物，有的甚至导致镇静止痛药物依赖，并伴有焦虑、抑郁和失眠。

3. 躯体形式障碍的诊断　凡病人以一种或多种躯体不适症状为主要表现，而医学检查却不能发现相应的器质性病变的证据；或虽然有躯体疾病的存在，但与其症状的严重程度或持续的时间很不相称者，就要考虑到躯体形式障碍的可能。诊断主要根据临床特征，另外，还要考虑病前个性特征。不同的临床类型虽然各有其相应的突出症状，但在做出各不同亚型诊断时，均需要符合以下总的诊断标准：

（1）症状标准

1）符合神经症的诊断标准。

2）以躯体症状为主，至少有下列一项：①对躯体症状过分关心（严重性与实际情况明显不相称），但不是妄想；②对身体健康过分关心，如对通常出现的生理现象和异常感觉过分关心，但不是妄想。

3）反复就医或要求医学检查，但检查的阴性结果和医生的合理解释，均不能打消其顾虑。

（2）严重标准社会功能受损。

（3）病程标准符合症状标准至少已 3 个月（躯体形式障碍要求至少 2 年、未分化的躯体形式障碍和躯体形式的疼痛障碍要求至少半年以上）。

（4）排除标准排除其他神经症性障碍、抑郁症、精神分裂症及偏执性精神障碍等。

4. 躯体形式障碍的治疗

（1）躯体形式障碍治疗时应注意的问题

1）重视医患关系：治疗开始时，要重视医患关系的建立。要以耐心、同情、接纳的态度对待病人的痛苦和诉述，理解他们的确是有病，而不是"想象的问题"或"装病"。因为，多数病人有过漫长的求医经历，其症状和痛苦可能曾被其他医生否定过。

2）重视早期的医学评估：对于这类病人的处理，早期阶段应做彻底的医学评估和适当的检查，医生应对检查的结果给予清楚的报告并给予口头的补充说明。如果轻率地要求病人去看精神科医生，只可能引起病人的反感。治疗可以从药物开始，但要重视心理和社会方面的评估。

3）尽早引入心理社会因素致病的话题：一旦确诊为躯体形式障碍，医生应尽可能早地选择适当的时机向病人提出心理社会因素与躯体疾病关系问题的讨论。要鼓励病人把他们的疾病看成是涉及躯体、情绪和社会方面的疾病。

4）给予适当的解释、保证：根据医学检查结果给予解释和保证本身就具有一定的治疗作用。但保证应在适当的时机给予，不能在各项检查之前和病人未能适当诉述他们的苦恼之前就轻易做出。

5）适当控制病人的要求和处理措施：医生要避免承诺安排过多的检查，以免强化病人的疾病行为。医生可以定期约见病人，提供必要的检查但不能太频繁，这样一方面可以避免误诊，另一方面可减轻病人的焦虑。要对病人的家庭成员进行相关疾病知识的教育，因为家庭成员也可能强化病人的疾病行为。

（2）心理治疗：心理治疗是主要治疗形式，其目的在于让患者逐渐了解所患疾病之性质，改变其错误的观念，解除或减轻精神因素的影响，使患者对自己的身体情况与健康状态有一个相对正确的评估。目前常用的心理治疗方法有以下几种：

1）支持性心理治疗：建立良好的医患关系是心理治疗成败的关键。治疗过程中医生的接触技巧至关重要。患者常表现依赖性、表演性及受到伤害的疾病行为，好抱怨或感到委屈。有的患者沉湎于痛苦中，习惯于对药物的依赖，有的甚至带有敌意或威胁，使治疗者处于被动地位或缺乏信心。医生既要对患者的痛苦表示同情和理解，又要引导患者将注意力集中在既定的治疗目标和已获得的成果上，如睡眠改善、疼痛的减轻等。要勉励病人将轻微的躯体不适如同正常感知的一部分，并与之和平相处。宜逐渐增加活动量，尽量减少不必要的药物。当药物治疗无效时心理治疗更为重要。主要采取系统、个别的短程面谈的方式，每次至少20分钟，疗程约3个月。治疗的目的在于让患者认识到不良疾病行为，分析引发疾病的有关因素，共同寻找解决问题的方法，建立对生活事件及躯体病痛的正确态度。

2）认知疗法：首先要让患者认识到，虽然病痛是他真实的感受，但并不存在器质性病变，对生命、健康不会带来任何威胁，要纠正错误的认知，重建正确的疾病概念和对待疾病的态度，学会与症状共存，要转移注意，尽量忽视它，并鼓励患者参加力所能及的劳动。

3）精神动力疗法：精神动力学派认为慢性心因性疼痛是一种情绪的反应，象征着患者好斗性的升华或失去心爱物的反应，疼痛能使压抑的内心找到寄托。帮助病人探究并领悟症状背后的内在的心理冲突，对症状的缓解有效。

4）环境及家庭治疗：调整患者所处的环境对矫正疾病行为、发展健康行为至关重要。医生要协助病人增强对社会环境和家庭的适应能力，鼓励病人努力学会自我调节，尽早摆脱依赖性。其配偶和亲友对病人的疾病和痛苦要给予充分的理解和同情，改变消极、冷漠、歧视的态度，建立积极、关心、帮助的家庭氛围。有研究表明，短期或长期家庭治疗对改善患者的人际关系是十分有效的。

5）催眠暗示疗法：对某些暗示性较强的患者有短暂疗效，一般认为单用催眠治疗效果不大，疗效也不持久。

6）森田疗法：使病人了解症状实质并非严重，采取接纳和忍受症状的态度，继续工作、学习和顺其自然地生活，对于缓解疾病症状、提高生活质量有效。

（3）药物治疗：躯体形式障碍的病人常伴有焦虑、抑郁、失眠等症状，且与躯体症状互为因果，形成恶性循环，单纯的心理治疗起效缓慢，常需配合抗焦虑药、抗抑郁药，而且要尽早使用。可用苯二氮䓬类、三环抗抑郁剂、SSRIs以及对症处理的镇痛药、镇静药等。近年，在临床上发现SNRIs类药物如度洛西汀对这类病人尤其是疼痛障碍突出的患者疗效较好。另外，对确实难以治疗的病例可以使用小剂量非典型抗精神病药物，如喹硫平、奥氮平、利培酮等，以提高疗效。

（4）其他：针灸、理疗是治疗慢性疼痛行之有效的传统方法。有研究证明，针灸对4/5的慢性疼痛病人有效，经对照研究证明，皮神经刺激术不仅可起安慰、暗示效应，低频率刺激可通过内啡肽，高频率刺激通过5-HT起作用。保健气功锻炼是一种自我调节和放松训练的好方法，可用于治疗焦虑症状明显的患者。

（三）躯体形式障碍的个性化管理策略

1. 躯体形式障碍的家庭护理

（1）做最忠实的倾听者：躯体化病人的一大特点就是反复地诉说自己的躯体不适，作为家属，对于这类病人的诉说要耐心倾听，尽量不要去评论病人自我感觉的对与错，对病人要采取关心、尊重、接纳的态度，在合适的时机表达自己的理解和同情，取得病人的信任，给病人以支持，为治疗打下良好的基础。

（2）向医生了解躯体形式障碍的疾病性质和相关因素，在合适的时候给予患者合理的解释，帮助患者纠正一些不良认知，树立战胜疾病的信心。

（3）陪伴或督促患者多参加一些公娱活动，如打乒乓球、绘画、听音乐、练瑜伽等，让患者全身放松，转移患者对自身不适的注意，消除不安的情绪，同时可以唤起潜在的心理过程，使情绪得以宣泄、疏导，从而达到治疗疾病的目的。

（4）监督患者按时服药，定期复诊。

2. 躯体形式障碍的预防复发

（1）患者应在医生的帮助下正确认识疾病，知道曾经有过的许多躯体不适症状不是器质性病变，而是自己某些心理症结转化而来的，此不惧怕这个疾病。

（2）要修正自己的性格缺陷，不过分关注和计较不必要的细节，保持积极乐观的心态，培养豁达开朗、宽宏大度的性格和坚毅的品质。

（3）平时注意合理安排生活，使每日的生活充实而有意义，作息规律，保证充足的睡眠，增加体育运动。

（4）尽量减少负性刺激，注意及时调节自己的情绪，不要让气愤、委屈、恐惧等情绪压抑堆积。

第六节　心理因素相关生理障碍的个性化管理

心理因素相关生理障碍指一组在病因方面以心理社会因素为主要原因，临床方面以生理障碍为主要表现形式的一组疾病。随着社会的发展，生活、工作节律的加快，人们的生活方式、行为方式发生着变化，心理因素相关生理障碍越发引起关注，它包括进食障碍、睡眠障碍以及性功能障碍等，本章主要介绍神经性厌食和失眠症。

一、神经性厌食

（一）典型病例

女性，17 岁，身高 160cm，体重 52kg，高二学生。

主诉：节食伴体重进行性下降半年。

现病史：半年前患者因体形偏胖被同学笑话，开始节食，每餐仅进食素菜和少量米饭，并吃泻药以减肥。经过 2 个月的节食，患者体重明显减轻为 41kg，但患者仍认为自己胖，进一步减少进食量。1 个月前患者体重降至 33kg，并出现闭经，身体十分虚弱。家属有时强行喂东西给她吃，患者吃后便吐，平时仅喝少量糖水和牛奶，被家人抬送入院求治。

体格检查：T 39.5℃，P 112 次/分，R 24 次/分，BP 85/50mmHg，体重 30kg，BMI = 11.7。极度消瘦貌，营养差，呈恶病质。双肺呼吸音粗，背部有少许湿性啰音。心率 112 次/分，心律齐，未闻及杂音。神经系统检查未见异常。

精神检查：：意识清晰，精神软，接触尚合作，存在体象障碍，不觉得自己瘦，认为自己只是得肺炎了，所以来住院治疗，否认幻觉，未引出妄想，情绪焦虑紧张，偏低，否认消极意念，自知力不全。

实验室检查：白细胞 8.5×10^9/L，中性粒细胞 87%，红细胞 3.5×10^{12}/L，血红蛋白 90g/L，血小板 10×10^9/L，钾离子：2.9mmol/L，钠离子：129mmol/L，氯离子：95mmol/L，血糖：3.4mmol/L。EKG：窦性心动过速，T 波低平，出现 U 波。胸片提示：右下肺肺炎。

（二）识别和治疗神经性厌食

1. 认识神经性厌食　神经性厌食是指有意节制饮食，导致体重明显低于正常标准的一种进食障碍。据美国报道女性的终生患病率大约为 0.5%～1%，90% 以上的患病者是青少年女性，男性患者少见。随着生活水平的不断提高，物质供应的不断丰富，以及对"瘦为美"标准的追求，其发病率有增高的趋势。

其特征为病人自己故意限制饮食，甚至极端限制饮食，尤其排斥高能量饮食，致使体重降到明显低于正常的标准也仍然认为自己瘦得不够。虽已严重消瘦，病人仍强烈地认为自己太胖，害怕体重增加。为避免发胖常主动采用一些方式故意减轻体重。部分病人常常用胃胀不适，食欲下降等理由来解释其限制饮食的行为。病人常有营养不良，继发性内分泌和代谢紊乱。有的病人可有间歇发作性暴饮暴食。

病程常为慢性迁延性，有周期性缓解和复发，约 50% 的病人治疗效果较好，表现为体重增加，躯体情况改善及社会适应能力改善，20% 的病人时好时坏反复发作，25% 的病人始终达不到正常体重迁延不愈，约 5%～10% 的病人死于极度营养不良或其他并发症或心境障碍所致的自杀等。

2. 神经性厌食的诊断　符合以下几点，就可以诊断为神经性厌食：

（1）节食导致明显的体重减轻，比正常平均体重减轻 15% 以上，或者 BMI 为 17.5 或更低。

（2）自己故意造成体重减轻，至少有下列 1 项：①回避"导致发胖的食物"；②自我诱发呕吐；③自我引发排便；④过度运动；⑤服用厌食剂或利尿剂等。

（3）常可有病理性怕胖：指一种持续存在的异乎寻常地害怕发胖的超价观念。

（4）常可有下丘脑-垂体-性腺轴的广泛内分泌紊乱。女性表现为闭经，男性表现为性兴趣丧失或性功能低下。可有生长激素升高，皮质醇浓度上升，外周甲状腺素代谢异常，及胰岛素分泌异常。

（5）症状至少已 3 个月。

（6）可有间歇发作的暴饮暴食（此时只诊断为神经性厌食）。

（7）排除躯体疾病所致的体重减轻（如脑瘤、肠道疾病如 Crohn 病或吸收不良综合征等）。

3. 神经性厌食的治疗　治疗神经性厌食比较困难，患者往往不认为自己的症状是病，不配合治疗。治疗的一般原则是首先纠正营养不良，同时或稍后开展心理治疗以及辅助的药物治疗。

（1）支持治疗：目的是挽救生命，维持生命体征的稳定。主要包括纠正水、电解质代谢紊乱和酸碱平衡失常，给予足够维持生命的能量，消除水肿，解除对生命的威胁。

（2）营养治疗：目的是恢复正常的体重。营养治疗特别是饮食的摄入应从小量开始，随着生理功能的适应和恢复，有计划、有步骤地增加。初始阶段给予易消化、无刺激性的食物，根据不同的病情也可选用流质、半流质或软食等。保证足够能量、蛋白质、维生素和无机盐的摄入，促使机体功能恢复，体重逐渐增加，恢复其正常的体重水平。

（3）药物治疗：在神经性厌食疾病的不同阶段对药物的要求不同，急性治疗期主要强调快速而有效的体重增加，而维持治疗期的作用是防止疾病复发。目前的药物治疗手段主要通过缓解强迫（如氟西汀）、改善抑郁心境（各种抗抑郁药）、减轻某些躯体症状如胃排空延迟（西沙必利和甲氧氯普胺）及治疗对自身体重和体形的超价观念或近妄想性信念（选用抗精神病药）达到进食和增重的目的。近年来发现选择性 5-HT 再摄取抑制剂（SSRI），如氟西汀，可预防复发。

（4）心理治疗：此类患者大部分存在着对进食、体重和躯体形象的曲解认识，以及家庭、人际关系、社会适应方面的问题。因此在躯体情况稳定，营养状况有所改善时，必须尽早进行心理治疗。

1）支持性心理治疗：对 18 岁以上起病的慢性成年的神经性厌食患者疗效较好，具体内容包括：与患者建立良好的关系，取得患者的信任和配合；对患者进行耐心细致的解释、心理教育和营养咨询，使患者了解其疾病的性质，认识到科学、合理的饮食对身体发育和健康的重要性；鼓励其主动、积极参与治疗；培养患者的自信心和自立感，使其在治疗计划中负起个人责任，矫正患者饮食行为，最终战胜疾病。

2）精神动力性心理治疗：适合于有心理学头脑、能够体察自己的情感、能够通过领悟使症状得到缓解、能建立工作联盟的患者。对神经性厌食患者的精神动力性理解是精神动力性心理治疗的核心，是对患者进行各种心理治疗的基础，这类患者的厌食行为其实是患者无法解决的潜意识冲突的外在表现形式。

3）家庭治疗：适于起病较早、病期较短的青少年神经性厌食患者。家庭治疗的观点认为这类患者的症状并非仅仅是个体的症状，而可能是整个家庭的病理问题在其个体身上的反映，家庭治疗的工作在于，引发家庭的健康力量，将患者的进食障碍问题转化为家庭关系问题，改变失功能的家庭模式，最终改善患者的进食障碍症状。

4）认知行为治疗（CBT）：适合年龄较大的一些患者。有报道认为 CBT 治疗神经性厌食有效，且对恢复期患者有防复发作用。CBT 的治疗目标不仅仅是增加体重、规律地饮食、重建动力和恢复月经，更多的要检验其厌食症状发展的特殊生活饮食，这样可以给出治疗的建议。

5）团体治疗：可在医院的门诊和病房开展，可以让神经性厌食患者和其他类型的摄食障碍患者、肥胖者甚至其他问题的青少年一起参加，可以设定一些特定的专题让青少年一起讨论。

（三）神经性厌食的个性化管理策略

1. 神经性厌食的饮食管理

（1）在治疗早期，这类病人往往已经处于极低体重状态，身体非常虚弱，因此饮食的摄入应从小量开始，缓慢增加，治疗开始时每天给予 1200～1500kcal，以每周 500～700kcal 的能量递增，最高可达每天 3500kcal 左右。

（2）初始阶段应给予清淡、少油腻、易消化、无刺激性的食物，根据不同的病情也可选用流质、半流质或软食等，低脂肪和低乳糖饮食有助于减轻胃肠不适，早期慎用含膳食纤维的食物，避免一时增加肠道容积，不能耐受。

（3）保证每天摄入足够的能量、蛋白质、维生素和无机盐，随着生理功能的适应和恢复，有计划、有步骤地增加摄入量和品种，要多摄入蛋白质、脂肪和碳水化合物，如多吃肉类、鱼、蛋、豆制品以及新鲜的蔬菜、水果，避免选用易胀气食物如牛奶、干豆、坚果、生萝卜等。

（4）三餐定时定量进食，治疗早期由于患者长期未能正常饮食而造成胃肠蠕动减弱，消化酶活性受抑制等情况，因此可少量多餐，上下午可各加一次点心。

（5）节制零食和甜食。

（6）饭后不独处，接受家属的监督，以防催吐。

2. 神经性厌食的自我管理

（1）培养自己正确的审美观，不要盲目追求时尚，如"骨感美"，消除体象障碍。

（2）养成良好的生活规律、保持愉悦心情和积极乐观的心态。

（3）在医生和营养师的指导下，在家属的协助下，制定系统的个性化治疗计划，并坚持按计划完成各种阶段性目标，尤其是进食和体重增加目标。

（4）适度运动，增强体质，并促进肠蠕动，增加消化吸收功能，不过度运动以降低体重。

（5）遵医嘱按时服药，定期与你的治疗医生见面，汇报阶段性的治疗成果，讨论进一步的治疗计划。

（6）当出现一些情绪变化，身体反应或者又有控制不住限制饮食、催吐等情况时，一定要及时回医院就医，检测相应指标，调整治疗方案，必要时住院治疗。

3. 神经性厌食的家庭管理

（1）直接的照料者应尽力与患者建立亲密的、信任的、富于同情心的和稳固的关系，以便帮助患者解除顾虑，纠正不良的进食行为。

（2）了解患者的病史、膳食史及病人是否服过利尿剂、腹泻剂及其他药物，监测患者生长发育、营养状况及体重变化情况，并把这些信息提供给医生，以便制订使病人逐渐恢复正常的详细的个性化治疗计划。

（3）根据日摄入能量计划和体重增加计划，与患者协商制订食谱。选择病人喜好的食物，注意烹调方式及调味，使食物美观精致，味道可口，刺激病人食欲。

（4）计算并记录患者每日进食量与体重，若患者按计划进食或体重有所上升，则给予口头或物质上的奖励，不按计划执行给予适当处罚。

（5）鼓励督促患者记录营养日记。内容包括进食时间、地点、食物名称、自我感觉。根据记录帮助患者选用更适合，更富营养的食物，有利于改善病情。

（6）患者形成规律的进餐方式以后可逐渐减少对食物的强调，以减轻其心理压力。通过各种方式使病人恢复正常饮食习惯，让病人相信合理的饮食是通往健康的必由之路。

（7）定期称体重。可每周称2次体重，最好固定在晨起后称量，根据体重情况为患者制定增加体重的方案，体重增加对患者也是个鼓励。理想的体重增加为每天200～400g，直到恢复到正常体重。

（8）协助患者完成治疗计划，监督患者按时服药，定期复诊，监督患者是否有催吐、导泻、过度运动等降低体重的行为。

二、失　眠　症

（一）典型病例

男性，47岁，职员。

主诉：反复睡眠不佳 10 余年，再发 2 个月。

现病史：患者 10 余年前因工作压力大等原因开始出现睡眠不佳，入睡困难，睡眠浅易惊醒，多梦，到了早上又感到起不了床，起来后又感到特别疲劳，症状时好时坏，特别睡不好时会不规律短期服用助眠药。2 个月前，因岗位竞争，感到压力特别大，又开始出现上述失眠症状，并逐渐加重，睡前紧张焦虑，甚至胸闷心慌，越担心睡不着就越睡不着，严重时感到几乎彻夜不眠。

（二）认识和治疗失眠症

1. 引起失眠的原因

（1）环境因素：嘈杂、拥挤、灯光太亮、倒时差、夜班等。

（2）心理因素：紧张、多虑、忧愁、恐惧、易怒、持续的压力、不和谐的家庭生活等。

（3）精神疾病：焦虑症、抑郁症、精神分裂症、躁狂症、癔症等。

（4）躯体疾病：甲亢、睡眠呼吸暂停综合征、脑中风后遗症、脑外伤后遗症等。

（5）药物因素：激素、中枢神经兴奋剂、酒精和安眠药的戒断等。

2. 失眠的临床表现　失眠症是指睡眠的始发和维持发生障碍致使睡眠的质和量不能满足个体正常需要的一种状况。失眠的表现有多种形式，包括难以入睡、睡眠不深、多梦、早醒，或醒后不易再睡、醒后不适感、疲乏或白天困倦等；失眠往往引起患者白天不同程度地感到未能充分休息和恢复精力，因而躯体困乏，精神萎靡，注意力减退，思考困难，反应迟钝。由于失眠带来的上述不适以及对失眠的担心常常引起情绪沮丧，焦虑不安。使得失眠→担心→焦虑→失眠的连锁反应不断循环，反复强化迁延难愈。

3. 失眠症的诊断

（1）几乎以失眠为唯一症状。

（2）具有失眠和极度关注失眠结果的优势观念。

（3）对睡眠数量，质量不满，引起明显的苦恼或社会功能受损。

（4）至少每周发生 3 次，并至少已 1 个月。

（5）排除躯体疾病或精神障碍导致的继发性失眠。

4. 失眠症的治疗　需要医患共同努力，密切配合。主要方面有病因的解决、对失眠的正确理解、坚持治疗计划、树立治疗信心。

（1）认知疗法：不少患者对睡眠有较高期望，他们过分关注自己的睡眠，夸大地认为自己睡眠时间严重不足，致使脑力、体力无法充分恢复。许多患者常称自己通宵做梦，甚至噩梦不断，使大脑根本得不到休息，并认为失眠导致身体严重受损。大多数患者已经采用过一些防治措施，疗效欠佳，对治疗缺乏信心。施行认知疗法时，帮助患者对失眠引起的症状及苦恼有一个客观的正确的理解和认识，以减少消极情绪。

（2）行为治疗：在患者对失眠有正确认识的基础上建立一套能促进良好睡眠的行为方式，包括正常的觉醒-睡眠节律，采取增强白天的精神和体力活动，按时起床，从事一切正常的日常活动，即使瞌睡难忍也要振奋精神，这样才能使机体自然而然地在夜间处于休息状态。另外，入睡前后使身体和心理充分放松，可采用睡前温水洗脚，进食易消化的食物，避免过于兴奋的娱乐活动，也可进行放松训练，采用深呼吸、想象等方式放松自己。

（3）药物治疗：比较有效、使用最多的药物是镇静-催眠药。根据失眠的不同情况选用不同的药物，入睡困难者服用见效快、作用时间短的短效药物以避免晨醒后药物的持续效应。睡眠不深又早醒者可服用起效缓慢、作用时间持久的长效药物。入睡困难、睡眠不深和早醒兼而有之者可使用中效药物。对伴有明显焦虑或抑郁者可使用抗焦虑或抗抑郁的药物。常选用有助于催眠镇静作用的抗抑郁药。

（三）失眠的个性化管理策略

1. 失眠的预防　睡眠在相当大的程度上是一种习惯，因而保持良好的生理习惯，遵循睡眠的自然规律，是预防睡眠障碍的最好办法。同时尽量做到：

（1）养成良好的作息习惯，睡前思想放松。

（2）睡前不要过饥过饱。

（3）卧室里光线要柔和、保持合适的温度和湿度。

（4）不要在卧室工作，看电视或使用电脑和智能手机。要让我们一进卧室就能与睡眠联系起来，这样当你在床上时，你的大脑和身体就得到一个强烈的信号，我是用它来睡觉的或者是用来浪漫的。

（5）坚持每天睡前用热水洗脚。

（6）坚持体育锻炼，增强体质。

（7）饮食上可多吃些大枣，蜂蜜、小米，牛奶，葵花籽等，晚上可饮小米、莲子、红枣、百合粥。

（8）中午过后尽量不饮用茶叶、咖啡和可乐。

（9）睡前不宜饮酒。虽然酒精可能会使人很快入睡，但同时也会打乱睡眠节律。

（10）不抽烟。尼古丁妨碍人们平稳地进入睡眠和影响睡眠质量，哪怕是在睡前少量吸烟对睡眠也有影响。

2. 失眠的自我治疗　失眠其实是一种常见的问题，人的一生中都会有过失眠的体验，一过性的失眠可以通过一些简单的方法进行自我治疗。

（1）睡前听一些轻柔的音乐，或听平淡而有节律的声音，例如：火车运行声、蟋蟀叫、滴水声以及春雨淅沥淅沥声音的磁带，或音乐催眠音带，有助睡眠，还可以此建立诱导睡眠的条件反射。

（2）睡觉了，就暂时放开白天的烦恼，如果睡前还是一直想着白天的事情，就会越想越烦恼，这样大脑就会得不到有效的休息了。同时我们在睡觉的时候一定要保持良好的心情，这样有利于放松而顺利进入睡眠。

（3）自我肌肉放松首先要学会掌控身体的肌肉，可以先收缩感受紧绷的感觉，接着慢慢放松，体会相反的放松；日常练习时应保持平静、缓慢，闭上眼睛慢慢感受身体肌肉的变化，可以先试着紧绷5秒，接着放松15秒，这样对我们的睡眠很有帮助。

（4）自我暗示先闭上眼感受身体的重心，倾听自己的心跳、呼吸，将注意力慢慢推及身体其他部位，接着想像一个让自己开心、放松的景象，让大脑习惯这样的睡前仪式，就能轻松入睡。

（5）腹式呼吸腹式呼吸可以有效刺激副交感神经，帮助放松、平静心情外，这是可以让我们身体能吸入最大限度的氧气呼吸方法。先找到一个轻松的姿势，2个手轻松的放在腹部，以鼻子吸气、嘴巴吐气，感受腹部随着呼吸频率的起伏，整个过程以缓慢、平稳的步调进行，可因人而易的调整呼吸深度，让自己达到放松状态，有利于我们进入深度睡眠。

（6）冥想，瑜伽和太极拳的放松技巧也可以帮助你平静心灵，舒缓紧张情绪，以帮助你更快入睡。

（7）按摩穴位法：取涌泉、太溪、失眠三穴，用指端按掐穴位各 3～5 分钟。如果结合温水洗足后按掐效果更佳。太溪穴：位于内踝骨后缘与跟腱的中点。失眠穴：位于内踝骨与外踝骨连线，在脚底的中点。涌泉穴：位于前脚掌 1/3 之处凹陷中。

（8）若你在半夜醒来一下子无法再入睡，不要试图强迫自己睡觉，辗转反侧，你可以起床，离开卧室，并做一些放松，如读书，喝一杯水，洗澡，或听舒缓的音乐，当你困了，再回去睡觉。

当然，如果你的失眠持续存在，超过 1 周，而且不能通过自我调节而改善，或者你对失眠越来越紧张和恐惧，那还是应该尽早去医院，咨询你的医生，给你更好的建议或适当的药物治疗。

第七节　精神疾病个性化管理中常用的自评筛查量表

量表是一种测量工具，它试图确定主观的、有时是抽象的概念的定量化测量程序，对事物的特性变量可以用不同的规则分配数字，因此形成了不同测量水平的测量量表，又称为测量尺度。按评定方式，分为他评量表与自评量表。他评量表需要精神科医师或专业的心理测量师进行评估，而自评量表由患者本人根据实际情况给出评分，然后由电脑或专业人员根据评分规则进行统计，所以这里我们重点介绍几个常用的自评量表。

一、症状自评量表（SCL-90）

症状自评量表（SCL-90），又名 90 项症状清单，有时也叫做 Hopkin's 症状清单（HSCL，1973）。本量表共 90 个项目，包括较广泛的精神症状学内容，从感觉、情感、思维、意识、行为直至生活习惯、人际关系、饮食睡眠等，均有涉及。采用 5 级评分制，评定时间为最近 1 周。其总分为 90 个单项分相加之和。按全国常模结果，总分超过 160 分，或阳性项目（分值≥2）数超过 43 项，或任一因子分超过 2 分，可考虑筛选阳性，需进一步进行专科检查。该量表共包括 10 个因子，划界分为 2 分。

1. 躯体化　反映主观的躯体不适感。
2. 强迫症状　反映临床上的强迫症状群。
3. 人际关系敏感　指某些个人不自在感和自卑感，尤其是在与他人相比较时更突出。
4. 抑郁　反映与临床上抑郁症状群相联系的广泛的概念。
5. 焦虑　指在临床上明显与焦虑症状相联系的精神症状及体验。
6. 敌对　主要从思维、情感及行为三方面反映病人的敌对表现。
7. 恐怖　与传统的恐怖状态或广场恐怖所反映的内容基本一致。
8. 偏执　主要指猜疑和关系妄想等。
9. 精神病性　其中有幻听、思维播散、被洞悉感等反映精神分裂样症状项目。
10. 其他　主要反映睡眠和饮食情况。

表 16-7-1　90 项症状清单（SCL-90）

以下表格中列出了有些人可能会有的问题，请仔细地阅读每一条，然后根据最近一星期以内下述情况影响你的实际感觉，在五个答案里选择一个最适合你的答案，现在开始吧！（1. 没有　2. 很轻　3. 中等　4. 偏重　5. 严重）

项目					
1. 头痛	1	2	3	4	5
2. 神经过敏，心中不踏实	1	2	3	4	5.
3. 头脑中有不必要的想法或字句盘旋	1	2	3	4	5
4. 头昏或昏倒	1	2	3	4	5
5. 对异性的兴趣减退	1	2	3	4	5
6. 对旁人责备求全	1	2	3	4	5
7. 感到别人能控制你的思想	1	2	3	4	5
8. 责怪别人制造麻烦	1	2	3	4	5
9. 忘性大	1	2	3	4	5
10. 担心自己的衣饰整齐及仪态的端正	1	2	3	4	5
11. 容易烦恼和激动	1	2	3	4	5
12. 胸痛	1	2	3	4	5
13. 害怕空旷的场所或街道	1	2	3	4	5
14. 感到自己的精力下降，活动减慢	1	2	3	4	5
15. 想结束自己的生命	1	2	3	4	5
16. 听到旁人听不到的声音	1	2	3	4	5
17. 发抖	1	2	3	4	5
18. 感到大多数人都不可信任	1	2	3	4	5
19. 胃口不好	1	2	3	4	5
20. 容易哭泣	1	2	3	4	5
21. 同异性相处时感到害羞不自在	1	2	3	4	5
22. 感到受骗，中了圈套或有人想抓您	1	2	3	4	5
23. 无缘无故地突然感到害怕	1	2	3	4	5
24. 自己不能控制地大发脾气	1	2	3	4	5
25. 怕单独出门	1	2	3	4	5
26. 经常责怪自己	1	2	3	4	5
27. 腰痛	1	2	3	4	5
28. 感到难以完成任务	1	2	3	4	5
29. 感到孤独	1	2	3	4	5
30. 感到苦闷	1	2	3	4	5
31. 过分担忧	1	2	3	4	5

32. 对事物不感兴趣	1	2	3	4	5
33. 感到害怕	1	2	3	4	5
34. 我的感情容易受到伤害	1	2	3	4	5
35. 旁人能知道您的私下想法	1	2	3	4	5
36. 感到别人不理解您不同情您	1	2	3	4	5
37. 感到人们对你不友好，不喜欢你	1	2	3	4	5
38. 做事必须做得很慢以保证做得正确	1	2	3	4	5
39. 心跳得很厉害	1	2	3	4	5
40. 恶心或胃部不舒服	1	2	3	4	5
41. 感到比不上他人	1	2	3	4	5
42. 肌肉酸痛	1	2	3	4	5
43. 感到有人在监视您谈论您	1	2	3	4	5
44. 难以入睡	1	2	3	4	5
45. 做事必须反复检查	1	2	3	4	5
46. 难以作出决定	1	2	3	4	5
47. 怕乘电车、公共汽车、地铁或火车	1	2	3	4	5
48. 呼吸有困难	1	2	3	4	5
49. 一阵阵发冷或发热	1	2	3	4	5
50. 因为感到害怕而避开某些东西，场合或活动	1	2	3	4	5
51. 脑子变空了	1	2	3	4	5
52. 身体发麻或刺痛	1	2	3	4	5
53. 喉咙有梗塞感	1	2	3	4	5
54. 感到对前途没有希望	1	2	3	4	5
55. 不能集中注意力	1	2	3	4	5
56. 感到身体的某一部分软弱无力	1	2	3	4	5
57. 感到紧张或容易紧张	1	2	3	4	5
58. 感到手或脚发沉	1	2	3	4	5
59. 想到有关死亡的事	1	2	3	4	5
60. 吃得太多	1	2	3	4	5
61. 当别人看着您或谈论您时感到不自在	1	2	3	4	5
62. 有一些不属于您自己的想法	1	2	3	4	5
63. 有想打人或伤害他人的冲动	1	2	3	4	5
64. 醒得太早	1	2	3	4	5
65. 反复洗手、点数目或触摸些东西	1	2	3	4	5

66.	睡得不稳不深	1	2	3	4	5
67.	有想摔坏或破坏东西的冲动	1	2	3	4	5
68.	有一些别人没有的想法或念头	1	2	3	4	5
69.	感到对别人神经过敏	1	2	3	4	5
70.	在商店或电影院人多的地方不自在	1	2	3	4	5
71.	感到任何事情都很难做	1	2	3	4	5
72.	一阵阵恐惧或惊恐	1	2	3	4	5
73.	感到在公共场合吃东西很不舒服	1	2	3	4	5
74.	经常与人争论	1	2	3	4	5
75.	单独一人时神经很紧张	1	2	3	4	5
76.	别人对您的成绩没有作出恰当的评价	1	2	3	4	5
77.	即使和别人在一起也感到孤单	1	2	3	4	5
78.	感到坐立不安心神不宁	1	2	3	4	5
79.	感到自己没有什么价值	1	2	3	4	5
80.	感到熟悉的东西变陌生或不是真的	1	2	3	4	5
81.	大叫或摔东西	1	2	3	4	5
82.	害怕会在公共场合昏倒	1	2	3	4	5
83.	感到别人想占您的便宜	1	2	3	4	5
84.	为一些有关"性"的想法而很苦恼	1	2	3	4	5
85.	认为应该因为自己的过错而受到惩罚	1	2	3	4	5
86.	感到要赶快把事情做完	1	2	3	4	5
87.	感到自己的身体有严重问题	1	2	3	4	5
88.	从未感到和其他人很亲近	1	2	3	4	5
89.	感到自己有罪	1	2	3	4	5
90.	感到自己的脑子有毛病	1	2	3	4	5

二、抑郁自评量表（SDS）

抑郁自评量表（SDS）是美国杜克大学医学院华裔教授 William W·K Zung 于 1965 年编制。SDS 为一简短的自评量表，由 20 个条目组成，操作方便简捷，容易掌握。评定时间跨度为最近一周。该量表能有效地反映抑郁状态的有关症状及其严重程度和变化，有助于发现抑郁症。SDS 的评分不受年龄、性别、经济状况等因素影响。

该量表为 4 级评分，将每项得分相加，即得到原始分（亦称粗分），粗分乘以 1.25 以后取其整数部份，就得到标准总分。SDS 总粗分的分界值为 41 分，标准分为 53 分。≥53 为抑郁。其中 53-62 分为轻度抑郁，63-72 分为中度抑郁，72 分以上为重度抑郁。

表 16-7-2　抑郁自评量表（SDS）

请仔细阅读每一条，把意思弄明白，然后根据您最近一星期的实际情况，选择最适合您的答案
（1. 没有或很少时间　2. 小部分时间　3. 相当多时间　4. 绝大部分或全部时间）

1. 我觉得闷闷不乐，情绪低沉	1	2	3	4
2. 我觉得一天之中早晨最好	1	2	3	4
3. 我一阵阵哭出来或觉得想哭	1	2	3	4
4. 我晚上睡眠不好	1	2	3	4
5. 我吃得跟平常一样多	1	2	3	4
6. 我与异性密切接触时和以往一样感到愉快	1	2	3	4
7. 我发觉我的体重下降	1	2	3	4
8. 我有便秘的苦恼	1	2	3	4
9. 我心跳比平时快	1	2	3	4
10. 我无缘无故地感到疲乏	1	2	3	4
11. 我的头脑跟平常一样清楚	1	2	3	4
12. 我觉得经常做的事情并没有困难	1	2	3	4
13. 我觉得不安而平静不下来	1	2	3	4
14. 我对将来抱有希望	1	2	3	4
15. 我比平常容易生气激动	1	2	3	4
16. 我觉得作出决定是容易的	1	2	3	4
17. 我觉得自己是个有用的人，有人需要我	1	2	3	4
18. 我的生活过得很有意思	1	2	3	4
19. 我认为如果我死了别人会生活得好些	1	2	3	4
20. 我平常感兴趣的事我仍然照样感兴趣	1	2	3	4

三、焦虑自评量表（SAS）

焦虑自评量表（SAS）系 William W. K. Zung 于 1971 年编制，从量表构造的形式到具体评定方法，都与 SDS 相同，用于评定焦虑病人的主观感受，评定项目所定义的症状出现的频度。常用作焦虑症状的一种简便有效的自评工具。

该量表为 4 级评分，将每项得分相加，即得到原始分（亦称粗分），粗分乘以 1.25 以后取其整数部份，就得到标准总分。总粗分的分界值为 40 分，标准分为 50 分。≥50 分为焦虑，其中 50 ~ 59 分为轻度焦虑，60 ~ 69 分为中度焦虑，69 分以上为重度焦虑。

表 16-7-3　焦虑自评量表（SAS）

请仔细阅读每一条，把意思弄明白，然后根据您最近一星期的实际感觉，选择最适合您的答案
（1. 没有或很少时间　2. 小部分时间　3. 相当多时间　4. 绝大部分或全部时间）

1. 我觉得比平常容易紧张和着急	1	2	3	4
2. 我无缘无故地感到害怕	1	2	3	4
3. 我容易心里烦乱或觉得惊恐	1	2	3	4

4. 我觉得我可能将要发疯	1	2	3	4
5. 我觉得一切都好，也不会发生什么不幸 *	1	2	3	4
6. 我手脚发抖打颤	1	2	3	4
7. 我因为头痛、颈痛和背痛而苦恼	1	2	3	4
8. 我感觉容易衰弱和疲乏	1	2	3	4
9. 我觉得心平气和，并且容易安静坐着 *	1	2	3	4
10. 我觉得心跳得很快	1	2	3	4
11. 我因为一阵阵头晕而苦恼	1	2	3	4
12. 我有晕倒发作，或觉得要晕倒似的	1	2	3	4
13. 我吸气呼气都感到很容易 *	1	2	3	4
14. 我的手脚麻木和刺痛	1	2	3	4
15. 我因为胃痛和消化不良而苦恼	1	2	3	4
16. 我常常要小便	1	2	3	4
17. 我的手脚常常是干燥温暖的 *	1	2	3	4
18. 我脸红发热	1	2	3	4
19. 我容易入睡并且一夜睡得很好 *	1	2	3	4
20. 我做噩梦	1	2	3	4

参考文献

1. World Health Report 1999：Making a Difference，WHO，Geneva.
2. 沈渔邨. 精神病学. 北京：人民卫生出版社，2009.
3. 江开达. 精神病学. 北京：人民卫生出版社，2010.
4. 美国 springhouse 工作室. 轻松精神病护理. 北京：北京大学医学出版社，2010.
5. 张雪峰. 精神障碍护理学. 北京：高等教育出版社，2010.
6. 江开达，马弘. 中国精神疾病防治指南. 北京：北京大学医学出版社，2010.

第十七章

神经外科疾病的个性化管理

第一节 视觉障碍的个性化管理

视觉的形成离不开三个要素——接受光线的眼睛，传输信号的神经，以及位于大脑中、负责处理信号的视觉中枢。任何影响这三个部位的疾病，都会造成视觉的障碍。就好比送快递，收不到快递的原因包括快递公司倒闭了、送快递的路堵了、快递送到了但家里没人。眼科医生相当于快递公司的监管部门，如果他们没有发现问题，那么问题就出在后面两个环节上了。

对每个人而言，视觉的改变都是最敏感而直观的。同时，不同疾病视觉障碍的表现形式也不同。它的形式可以是最常见的视力下降，无法看清较远处的物体，或是看近处的物体感觉模糊；也可以是视野与以往相比变得狭窄（视野缺损），或者看什么都如同隔了一层纱；以及所有视力障碍的终点——完全看不到东西。伴随着视觉的改变，病人可以同时伴有眼睛的酸胀、刺痛，眼球转动变得吃力或迟钝，不明原因的头痛、癫痫，以及身体其他感觉或运动的异常。有一些特殊的疾病在引起视觉障碍的同时，还会有比较有特征性的伴随症状：比如有些病人在视觉障碍发生之前就有巨人症、肢端肥大、女性在没有怀孕的情况下出现停经和泌乳、男性则会阳痿及无生育能力，这些伴随症状中任何一项的发生，都提示人体中一个重要的内分泌器官——垂体，有发生了肿瘤的可能。

有一类疾病，并不表现为视力的减退，而只是眼球向上向下运动变得费力了、同时变得比过去对刺眼的光线更加敏感，这些改变对有些人来说是容易忽略的，因为并不影响他的正常生活。直到有一天，他感觉到自己耳鸣了，耳背了，站立、走路不那么稳当了，才会想到去看医生。这时候医生很可能会告诉他，得了脑肿瘤，医生还会把他几个月来不明原因的头痛和刚发作的癫痫等症状归咎于这个罪魁祸首。

此外，有高血压、糖尿病、高血脂、冠心病的中老年患者，还将面临另一种视觉障碍的可能性：一觉醒来，或者安静地坐着，突然发现自己一只眼睛看不见东西了，或是两只眼睛都失去了左半或者右半部分的视野。前者往往同时伴有对面一侧的肢体瘫痪、全身感觉的麻木；后者则可以伴有眼前出现幻觉、变形的物体，他可能认不出最亲近的人，这个现象被称作"视觉失认"。这类症状发生的原因是大脑中管理视觉的那部分区域发生了缺血，即椎-基底动脉系统（后循环）脑梗死。需要引起注意的是，当自己或家人发现了这种突然的改变后，应迅速到医院治疗，方能在最大限度上降低神经数量和功能的损失，提高脑梗死后的生活质量。

由此可见，引起视觉障碍的疾病，在神经外科中最多见的为：眶内肿瘤、鞍区肿瘤、松果体肿瘤、枕叶肿瘤、椎-基底动脉系统脑梗死等。

一、眼眶血管瘤

（一）临床表现和诊断

眼眶血管瘤是一类良性肿瘤，最常见的是海绵状血管瘤，因其组织结构形似海绵而得名。这类肿瘤本质上属于先天的发育畸形，相当于一团无用的血管。

关于血管瘤的病因，学术上众说纷纭，其中最主要的有三个学说：可溶性细胞因子学说——认为局部组织的间质中因为某种原因产生了高滴度的特殊细胞因子，这种细胞因子具有趋化血管内皮形成血管的作用，因而发生血管瘤；基因突变学说——有研究显示血管瘤是一种具有不完全外显率的显性遗传病，也就是说血管瘤是由基因突变产生的，具有血管瘤基因的人才有患血管瘤的可能；内皮祖细胞学说——认为是形成血管的内皮祖细胞在局部组织中激活后发生异常增生导致了血管瘤。

与一般意义上的肿瘤不同，血管瘤的生长比较缓慢，因此虽然是与生俱来的，但当产生症状时已经是青壮年，因为这时肿瘤的体积才足够大，向外挤压使眼球突出，向内则压迫视神经。所导致的结果是眼球突出后夜间不能很好地被眼睑覆盖，产生慢性角膜损伤；视神经受压后没有办法正常运作。两者都会导致视力下降。此外，血管瘤与眼球拥挤在眼眶那狭小的空间里，自然会对眼球的运动产生影响，表现为眼球转动受限。

病人往往以视力下降或一侧眼球突出为主诉就诊，眼科在明确角膜损伤后通常会建议患者做眼眶 CT 以明确眼球突出的原因。大部分患者具有典型的眶内占位性病变，因而 CT 或 MRI 都能轻易发现血管瘤的存在，同时还能够确定病变的位置、大小、形态、周围组织的侵犯程度，有些特征性的 CT 表现也有助于肿瘤的定性诊断，比如 CT 上肿块的边缘清楚锐利，强化时病灶快速明显强化。但 CT 和 MRI 都不能做到确诊血管瘤。

在 CT 或磁共振发现眼眶里的异常后，我们还不能立刻打出血管瘤的诊断，因为同样是在眼眶里，皮样囊肿和表皮样囊肿也是常见的良性肿瘤，而且多见于青少年；眶内畸胎瘤也是出生即有，尽管它在 CT 上有"囊肿内含呈近似脂肪的低密度"这样一个特征性表现，但是也只是在半数病例中可见到，没有这个特征的肿块也不能完全排除畸胎瘤的可能性；其他还有淋巴管瘤、视神经胶质瘤、泪腺肿瘤、炎性假瘤等。

总之，最后的确诊需要依靠手术切除后肿瘤病理分析。

（二）预防

肿瘤少有明确的病因，目前世界上也暂时没有针对此类肿瘤病因的研究。总体而言，避免和减少接触致癌的理化因素，如一些天然石材、多环芳香烃类化合物和亚硝胺类化合物等，能够在一定程度上降低肿瘤的发生率。

而对于已经存在的肿瘤，要尽可能做到早发现、早诊断、早治疗。首先，必须清楚肿瘤好发的人群。如皮样囊肿和表皮样囊肿为常见的眶内良性肿瘤，多见于青少年，畸胎瘤则出生即有，血管瘤可分为毛细血管瘤和海绵状血管瘤两类，分别多见于婴幼儿和青壮年。当肿瘤好发人群产生相应临床表现时，应及时就医，以期能够早期发现病变，有利于及早治疗，提高预后。

（三）健康管理

1. 定期随访　出院后，为了了解肿瘤的手术效果和复发情况，需要定期回到医院进行随访。内容主要是头颅磁共振检查。

2. 早期功能锻炼及康复治疗　有视力障碍、视野缺损、复视等症状的患者，因肿瘤损伤的严重程度而异在术后有望在一定程度上使症状得到缓解，但是神经功能的恢复是需要较长时间的，神经受压越严重、持续时间越长，症状的改善就越滞后，功能恢复的可能性也越小。

病人在接受肿瘤切除术出院后回到家中，应尽量卧床休息，勿下地单独活动，因为视力障碍让我们的病人有更大的几率发生跌倒，这对于一个刚刚从手术台上下来的人来说无异于第二次开刀；在生活上应给予细心照顾，可用眼罩保护角膜，要定期到医院检查视力、视野情况；家属可在平时用水果、玩具等训练患者，具体为在头颈不转动的前提下让其注视一个物体，同时家属将物体向各方向缓慢移动，这样持续的锻炼能够促进视力视野的改善。万不可用手揉眼、按压眼球，在完全恢复之前，应尽量避免看书、写字，使双眼得到充分的休息。

（四）就诊

发现眼球突出和视力障碍后，及时到三甲医院的眼科和神经外科就诊，眼科治疗着重于保护角膜避免进一步损伤影响视力，神经外科则进行根治性手术。

二、垂体腺瘤

（一）临床表现和诊断

垂体又叫"脑垂体"、"脑下垂体"，位于眼睛后方、大脑下方，是人体中一个重要的内分泌器官。它是利用激素调节身体健康平衡的总开关，控制多种对代谢、生长、发育和生殖等有重要作用激素的分泌。它分泌的生长激素促进生长发育，催乳素促进乳房发育和乳汁分泌，促甲状腺激素调控甲状腺的功能，促肾上腺皮质激素控制肾上腺皮质的功能，卵泡刺激素促进精子和卵子的产生，黄体生成素调控性激素水平，抗利尿激素调节尿量和血压，催产素促进子宫收缩。

而垂体腺瘤就是垂体细胞瘤变导致的结果。它的发病机制与其他肿瘤类似，是多种因素共同参与的复杂过程，至今没有定论。目前比较被广泛接受的假说是"垂体细胞自身缺陷机制"，说的是垂体因为局部因素导致垂体细胞功能亢进，进而形成腺瘤。

垂体腺瘤有一个突出的特点：激素亢进。肿瘤可以起源于分泌一种激素的垂体细胞，那么当它形成垂体腺瘤后，这种激素就会被过多地产生；肿瘤细胞也可以起源于原始的多潜能祖细胞，这种垂体腺瘤就具有分泌多种激素的可能，继而造成更广泛的影响。当然，因为垂体的组成并不都是内分泌细胞，同样也有作为"梁柱"的结缔组织和血管内皮等，从它们当中诞生的肿瘤就不会产生激素亢进的症状。

具体来说，泌乳素瘤主要以泌乳素增高和雌激素减少所致闭经、溢乳、不育为临床特征；生长激素腺瘤在青春期前起病表现为巨人症，成年人发病则表现为肢端肥大症；促肾上腺皮质激素腺瘤表现为库兴综合征；甲状腺刺激素细胞腺瘤可表现为甲亢；促性腺激素细胞腺瘤早期可无症状，晚期可有性功能减低、闭经、不育、阳痿、睾丸萎缩、精子数目减少。此外，各种类型的垂体腺瘤在 2/3 的病人早期即会发生头痛，主要位于眶后、前额和双颞部，程度轻，间歇性发作。垂体腺瘤早期仅个别微腺瘤病例可出现视力减退、双颞侧视野缺损，有研究认为系视交叉中下部血供受腺瘤影响所致；随着肿瘤增大，大多数病人会出现不同程度的视觉障碍，以双颞侧偏盲最为典型。根据视通路纤维排列，典型的症状为颞上象限先受累，初呈束状缺损，后连成片，先影响红视野，后影响白视野。随着肿瘤增大，依次出现颞下、鼻下、鼻上象限受累，以致全盲。如肿瘤偏向一侧，出现单眼偏盲或全盲。垂体腺瘤还可有其他神经以及脑损害，包括尿崩症、下丘脑功能障碍、颅内压增高、精神症状、癫痫、嗅觉障碍、交叉性麻痹、昏迷、鼻衄、脑脊液漏、颅内感染等。

由于垂体瘤的症状纷繁复杂，病人可能首先就诊于妇科、男科、内分泌科、眼科等，但是不论在哪个科门诊，医生一般都不会忘记给这样的病人抽血做内分泌的初步检查，一旦有阳性发现，进一步的影像学检查如 CT 和磁共振就水到渠成了。根据不同类型腺瘤的临床表现、内分泌和影像学检查，一般不难作出垂体腺瘤的分类诊断。

现在有一些较为先进的技术如内分泌放射免疫超微测量法，可以直接测定垂体和下丘脑多种内分泌激素；垂体功能试验有助于了解垂体及靶腺的亢进、正常或不足等情况。影像学检查，包括颅骨 X 线平片、气脑造影、蝶鞍多轨迹断层成像、脑池造影、DSA、CT、MRI，对垂体瘤的早期诊断有很大帮助。

此外，当垂体瘤的症状不典型时，可能需要和一些疾病进行鉴别：

1. 空泡蝶鞍　好发于中年女性，80% 以上为肥胖者，有的伴有高血压，有的合并有良性颅内压增高。多数病人常诉头痛，其部位、程度和间隔时间不一，有的有视力视野异常，视力减退和视野异常可能没有规律，眼底常有原发性视神经萎缩。颅骨平片、气脑造影、CT 检查有助于诊断。

2. 视交叉部胶质瘤　在临床上表现上，几乎每位病人都会有视力视野改变，两眼视力减退程度不同，视野改变不规则，可有双颞侧偏盲、一眼失明另一眼颞侧偏盲或同向性偏盲等改变。部分病人有斜视、眼震等。伴有额颞部头痛，呕吐。较晚出现内分泌紊乱，包括垂体前叶功能低下以及闭经、性欲减退、多饮多尿、肥胖、嗜睡、发热等。X 线、CT、MRI 可见占位性病变，有助于确诊。

3. 颅咽管瘤　为颅内最常见的先天性肿瘤，好发于儿童，成年人较少见，好发于鞍上。其主要临床特点有下丘脑-垂体功能紊乱、颅内压增高、视力及视野障碍，尿崩症以及神经和精神症状，CT 检查可明确诊断。

（二）预防

以早发现、早诊断、早治疗的二级预防为主。一旦发现身体异常改变，如视力视野改变、巨人症、停经泌乳、阳痿、体重剧增等，应及时就医，以期早期发现病变，有利于及早治疗，提高预后。

（三）健康管理

不管是经过手术、放疗，还是药物治疗的病人，都应该定期随访，跟踪肿瘤的治疗效果、复发情况等，有助于医生及时调整下一步治疗方案，提高生活质量，延长寿命。

与其他引起视力障碍、视野缺损、复视等症状的疾病相似，病人应尽量卧床休息，勿下地单独活动；在生活上，家属应给予细心照顾，可用眼罩保护角膜，要定期到医院检查视力、视野情况；坚持视物锻炼能够促进视力视野的改善。避免用手揉眼、按压眼球，在完全恢复之前尽量避免看书、写字，使双眼得到充分的休息。

（四）就诊

出现类似症状及时到三甲医院内分泌科或神经外科就诊。内分泌科的药物治疗对泌乳素瘤有非常好的疗效；神经外科可行手术、放射治疗等。

三、松果体生殖细胞瘤

（一）临床表现和诊断

松果体是一个长 5～8mm，宽为 3～5mm 的灰红色椭圆形小体，它的重量只有 120～200mg，可谓轻如鸿毛。它所处的位置相当于眉心的后方、大脑的底面。可别小瞧了这一团肉，它具有调节生物钟、合成多种激素以调控内分泌系统等重要功能。它能感受光线，如果说我们每个人都是二郎神，那么松果体就是当之无愧的第三只眼睛。

松果体生殖细胞瘤是最常见的松果体区肿瘤。占该区肿瘤的 50% 以上，高度恶性，浸润性生长，可沿脑脊液播散。多发生于青少年。

它的发病机制还不明确，在组织学上与睾丸的精原细胞瘤及卵巢的恶性胚胎瘤十分相似，而且在胚胎发育的过程中确实存在着原始生殖细胞遍布整个胚胎的阶段，所以比较一致的观点认为生殖细胞瘤是一组来源于原始生殖细胞的未分化肿瘤。

生殖细胞瘤生长较快，文献中记载有肿瘤大如拳头的病例。可以想象，它对于周围脑组织和结构压迫可以非常严重。它的症状主要包括视力减退、听力下降等，这是因为压迫到脑子里的四叠体。当肿瘤阻塞中脑导水管时，脑子就像压力阀被用力按住的高压锅，会引起颅内压增高，产生头痛、呕吐等症状。此外，肿瘤占据了松果体，导致松果体原本的功能严重减退，出现内分泌紊乱的症状，主要表现为性早熟。

病人来就诊时，通常会有典型的颅内压增高、内分泌紊乱症状，这些都一致指向颅内占位性病变，医生会开出内分泌检查、肿瘤标志物、头颅 CT 等检查单。CT 和 MRI 检查对诊断有很大帮助：松果体区异常钙化为松果体区肿瘤的特征性表现，生殖细胞瘤常长入第三脑室，可为球形，有完整包膜，亦可浸润生长，沿脑室扩散。

这个时候，住院治疗就在所难免了。在入院后，通常还需要一些进一步的检查，以达到确诊和评估肿瘤、评价病人对治疗耐受能力的目的。比较重要的是脑脊液细胞学检查，由于生殖细胞瘤具有沿脑脊液转移的特性，脑脊液中可能发现肿瘤细胞，这也是我们不愿意看到的。

（二）预防

主要是重视视力异常改变的情况，以及性早熟等合并表现，应及时就医就诊，争取早发现、早诊断、早治疗。

（三）健康管理

1. 定期随访　生殖细胞肿瘤的种植播散是影响生存质量的主要原因，因而积极定期随访十分关键，通过有规律地复查头颅和脊柱 MRI、监测特定的肿瘤标志物水平，有助于判断肿瘤治疗的情况以及提高今后的生存质量。

2. 早期功能锻炼与康复　视力的恢复性训练方法和注意事项参考前几章节。

3. 其他　饮食起居上并没有特殊的限制，但仍然主张病人坚持均衡、规律的饮食以及合理的作息，这有利于术后的恢复，也是健康生活的基础。

生殖细胞肿瘤的特殊性之一是其好发于青少年人群，由于该人群存在着心智尚未完全成熟、心理承受能力较差等特点，术后很长的一段时间里监护人需要重点关注患者的心理卫生情况，及时发现年轻患者因为疾病产生的负性情绪，予以倾听、疏导和排解，帮助其获得身体和心理双方面的康复。

（四）就诊

发现类似症状及时到三甲医院神经外科就诊，治疗方法包括手术治疗、术后辅助放化疗以及全脑全脊髓照射等。

四、枕叶胶质瘤

（一）临床表现和诊断

胶质瘤是神经系统恶性肿瘤中比较常见的一类，发生在枕叶的胶质瘤的特殊之处似乎仅仅在于影响的主要区域在于枕叶，因而以视觉障碍为主要的临床表现。

关于胶质瘤的发病机制，我们将在后续章节着重了解。

胶质瘤体积增大压迫周围脑组织，在周边脑组织中浸润生长，使得正常脑细胞被破坏。枕叶的功能包括了对视觉信号的一系列复杂处理，因而它产生的视觉障碍形式较为复杂多样，包括视觉错乱或视幻觉，如出现斑点或光环、闪光或彩色条带等，以及物体大小、形状、颜色及运动改变。其他还包括视野改变，早期为 1/4 象限盲，随后可出现对侧同向性偏盲，有"黄斑回避"，病人的盲区中会有一小片视觉较正常的区域。

除此以外，它与其他肿瘤一样也可诱发癫痫发作。

病人来到诊室，医生会有重点地询问和分析幻视的具体类型。典型的病人具有特征性的视觉障碍，很容易与其他部位疾病相鉴别。接着只需做头颅 CT 或磁共振，就可准确定位脑子里这个罪魁祸首了。胶质瘤的确诊主要依靠影像学检查所见枕叶占位性病变以及病理结果。

有时即使通过 CT 看到脑子里的肿瘤，也无法确定它究竟是胶质瘤、脑膜瘤还是来自其他器官的转移瘤。这时就要靠病理学分析一锤定音了。

（二）预防

重视身体和感官特别是视觉上的异常变化，争取早发现、早诊断、早治疗。

（三）健康管理

主要包括手术后定期随访、早期功能训练和康复治疗，随访和康复的具体内容与本章前几类疾病均大致相同。此外，还要注意饮食的合理搭配，结合老年人的自身基础疾病特点选择合适的食谱，如高血压患者应选择低盐低脂饮食。保持充足的睡眠，同时每天应保证足够的体育锻炼时间，促进身心的健康。

（四）就诊

出现视觉障碍及时到三甲医院的神经外科就诊。主要治疗方法是手术切除、放疗和化疗。

五、枕叶脑梗死

（一）临床表现和诊断

枕叶脑梗死属于缺血性脑卒中，简单地说就是供应大脑后部的血管堵塞导致枕叶部分或全部缺血以致失去功能。具体发病机制将在后续章节中作详细介绍。

枕叶脑梗死与常见脑梗死的区别在于枕叶是人的高级视觉中枢之所在，梗死后出现的症状多以视觉障碍为主，包括各种类型的视野缺损、视觉失认、光幻觉、幻视，以及头痛、轻偏瘫等其他神经系统症状和体征。

因为脑梗死起病较急，病人往往通过急诊途径就医。在了解到病人症状特点之后，医生会严格按照程序评估脑卒中风险和治疗耐受能力相关的评分，同时以最快的速度完成头颅磁共振或 CT 的扫描。中老年患者、有动脉粥样硬化及高血压等脑卒中的危险因素、安静状态下或活动中起病、病前可有反复的短暂脑缺血发作、症状常在数小时或数天内达高峰、出现局灶性的神经功能缺损、梗死的范围与某一脑动脉的供应区域一致等特征性表现使得脑梗死并不难以诊断。

还有一些检查并不用于诊断，但与后续治疗方案的确定密切相关，包括 24 小时内复查头颅磁共振、颈动脉和主动脉 B 超、数字减影血管造影、实验室检查如血脂、血同型半胱氨酸、梅毒抗体等。一方面通过评估供应血管狭窄程度判断进一步手术或介入治疗的可能性，另一方面全面获取每一个脑梗病人的病因和诱因，从根本上降低脑梗死再发的几率。

（二）预防

脑梗死的发生存在诸多危险因素，若能够尽可能控制和消除危险因素，可以在很大程度上降低脑梗死的发生几率。这些危险因素主要包括：高血压病、动脉粥样硬化、糖尿病、高血糖、房颤、心脏病、高血脂、颈动脉狭窄、肥胖、以及不良生活习惯包括缺乏运动、吸烟、饮酒等。高同型半胱氨酸血症是近年来新发现的脑梗死独立危险因素，可以通过服用叶酸、维生素 B_{12} 等降低血同型半胱氨酸水平，其治疗效果还在研究中。

对于已经发生脑梗死的患者，需要及早发现、及时诊断和治疗。

当正常人尤其是有多种脑梗死危险因素的中老年患者突然出现前述诸如视野缺损、失认等视觉障碍时，患者本人及家属要引起重视，尽量在最短的时间内拨打急救电话或将患者搬运至有脑梗死诊疗能力的正规医院进行救治。目的在于抢救缺血但尚未坏死的脑组织，若能在脑梗死发生 4.5~6 小时内开始溶栓治疗，能够在一定程度上恢复部分本已失去的功能。需要注意的是，溶栓治疗只适用于发病 4.5~6 小时内的患者，故家属第一时间的决断对治疗结果起着至关重要的作用。

（三）健康管理

1. 危险因素处理　前一部分中已经提到，高血压、动脉粥样硬化、糖尿病、心脏病、肥胖、以及不良生活方式包括运动缺乏、吸烟、饮酒等都是脑梗死的危险因素，对于脑梗死后的患者，它们更是诱发脑梗死再发和加重的重要因素。因此，患者出院后，需要对自身已经存在的各种危险因素进行积极的处理，同时对于其他还没有发生的危险因素进行预防性干预。

具体而言，即是要从生活的方方面面着手，纠正每一个不良生活习惯。饮食无节制、口味喜重、爱好甜食以及疏于锻炼均是高血压、动脉粥样硬化、糖尿病、心脏病等等重大内科疾病发生和进展的重要原因，因而必须给予强而有力的措施进行改正，建议在家人的监督下进行，相比之下改正的成功率更高。吸烟饮酒更是如此。

2. 早期功能锻炼及康复治疗　与肿瘤术后患者基本相同。脑卒中后康复的最佳时期是在发病后 3 个月以内，越早开始效果越好，并且应该持续到发病之后的 6 个月到 1 年。发病 1 年以上，康复治疗的效果和速度都会下降。

3. 其他　根据治疗的方案不同，患者在出院后还需要相应的药物辅助治疗才能达到最佳的治疗效果、最少的并发症以及最低的复发率。因而，遵医嘱按时服药也十分关键。

大多数患者需要长期甚至终身服用阿司匹林、他汀类调脂药物、降糖药等，其中有部分患者还会对一些药物发生不良反应，这些都是患者难以坚持服药的主要原因，然而从患者自身的健康角度出发，不按医嘱停药是十分危险的。最理想的做法是当服药的任务难以坚持时主动找主诊医师商议，在医师指导下改变药物治疗的方案。

（四）就诊

一旦发现症状，及时到有溶栓资质的三甲医院急诊科就诊。治疗与常规脑梗死治疗相同，实施以分型、分期为核心的个体化和整体化治疗原则。主要包括溶栓治疗、抗血小板聚集治疗、介入取栓、支架植入治疗、稳定斑块等。

第二节　面瘫及听觉障碍的个性化管理

面瘫、面部麻木与听觉障碍均为老年人常见的症状，尤其是听觉障碍，因其在老年人中广泛存在而对生活没有太大的影响，病人与其家人容易疏于就医。神经外科疾病所致的面瘫、面部麻木与听觉障碍与一般的老年退行性改变在症状的发生发展上存在一定的区别，掌握基本的解剖学知识即可以进行初步的判断。最突出的一点在于，神经外科疾病常能同时引起面瘫和听觉障碍，以及其他的感觉或运动功能障碍，这就是为什么我们将"面瘫、面部麻木与听觉障碍"归为一章来叙述。当然，根据病因的不同，症状也呈现出不同的特点。

有一部分病人，在早期表现为一侧偶尔发生耳鸣，随着病情的进展，耳鸣变得越来越频繁，这时，他们已经感觉到一侧的听力在慢慢减退。若此时没有及时就诊，听力还会继续减退，直至完全丧失。而这并不是疾病的终点，肿瘤破坏了听神经之后，邻近的三叉神经和面神经也难逃厄运，它们分别掌管了面部的感觉和运动，所以病人会出现面部的麻木，面部肌肉运动障碍和味觉改变。有些病人甚至会有其他神经受压，产生声音嘶哑、吞咽困难等症状。

另一部分病人，首发症状是单侧面部疼痛或麻木，这是三叉神经受到肿瘤的刺激或破坏所致，它所导致的疼痛与我们常说的三叉神经痛有较大的差别，具有程度轻、持续时间长的特点。虽然三叉神经痛在程度上远比肿瘤导致的神经痛剧烈，但是三叉神经瘤的诊治显然更加刻不容缓。当肿瘤继续增大，病人会出现听力减退甚至丧失、面部肌肉的运动障碍以及站立和走路不稳（共济失调）的症状。

此外，脑梗死好发于有高血压、糖尿病、高血脂、冠心病的中老年患者，当梗死的部位恰好是掌管面部感觉、运动或是听觉的区域，患者也会出现面瘫、面部麻木和听觉障碍的症状。由于脑梗死不像肿瘤那样有一个缓慢生长的过程，从症状发生、进展的速度和持续的时间上，容易与其他疾病相区分。需要引起重视的是，当自己或家人发现了这种突然的改变后，应迅速到医院治疗，方能在最大限度上降低神经数量和功能的损失，提高脑梗死后的生活质量。

一、听神经瘤

（一）临床表现和诊断

在每个人脑子的侧面，后颅窝的前外侧有一个对称的空间叫桥小脑角区，在这个区域中主要有传导听力和位置觉的听神经、传导表情动作指令的面神经、传导面部感觉的三叉神经等经过，而有一部分肿瘤也会在这片区域出现，主要包括听神经瘤、脑膜瘤、表皮样囊肿、其他神经鞘瘤、血管性病变、转移瘤、颈静脉球瘤、室管膜瘤或脉络丛乳头状瘤等。其中最常见的是听神经瘤，占 65.0% ~ 72.2%，可分为单发听神经瘤和神经纤维瘤病Ⅱ型。听神经瘤大多起源于前庭神经上支 Schwann 细胞，发生在内听道段，少数发生于蜗神经。

双侧听神经瘤属神经纤维瘤，为神经纤维瘤病Ⅱ型，有其明确的常染色体显性遗传的基因异常，而就大多数以体细胞基因突变为特征的单发性听神经瘤而言，其病因学虽未能完全阐明但多数人认为与癌基因 bcl-2 高表达及 NF_2 抑癌基因失活有关。

肿瘤压迫和侵袭破坏听神经、面神经等，导致相应的功能异常，是听神经瘤诸多症状发生的主要机制。具体来说，病人多以单侧高频耳鸣隐匿起病，缓慢进展，听力逐渐丧失；亦有双侧非对称性渐进性听力下降，以及突发性听力下降。肿瘤压迫第Ⅴ或第Ⅶ脑神经，病人面部麻木，面肌运动障碍和味觉改变。后组脑神经受压会有声音嘶哑、吞咽困难的症状。大型听神经瘤压迫脑干和小脑，构成脑脊液循环梗阻时出现脑积水及颅内压增高，可伴有复视、共济失调和锥体束征阳性。

病人来医院就诊时，多已具有典型的颅神经功能改变症状和体征，医生一般会开出头颅 MRI 的检查单以明确诊断。薄层轴位 MRI 为确诊听神经瘤的首选检查，可显示内听道圆形强化肿瘤，大肿瘤可有囊变。CT 表现为内听道扩大呈喇叭口状，伴骨质破坏，同时显示乳突气房发育情况，对选择手术方式有帮助。纯音听力测定表现为以高音损失为主的感觉性听力丧失，通常用作定性比较手术前后听力的改善情况。

桥小脑角区的其他肿瘤亦可在 MRI 或 CT 中被发现。影像学不典型的听神经瘤需要依赖手术病理结果确诊。

（二）预防

本病为良性肿瘤，目前尚无特效的预防方法，早发现、早诊断、早治疗，能够获得良好的预后。

（三）健康管理

1. 定期随访　出院后，为了观察肿瘤的手术效果和复发情况，需要定期回到医院进行随访。内容主要是头颅磁共振检查。而随访的时间与肿瘤的类型有关。

2. 早期功能锻炼及康复治疗　面瘫时，患者会出现一侧或两侧眼睛无法闭合或闭合不全。异物容易与结膜接触，使眼睛发炎及感觉不适；眼睑也无法及时遮蔽刺眼的强光，因而患者应戴太阳镜或眼罩保护，以防阳光和异物的伤害。晚上睡觉时可用干净的湿纱布覆盖，以免眼球干燥。在流眼泪时，可用干净的卫生纸或手帕擦拭，但不能用手去揉擦或触摸眼睛，否则容易引起结膜炎症。眼睛感觉干燥时，可选用眼药水。

面瘫患者在进食时会发生流口水、掉食、尝不出味、咀嚼困难、食物存积在口腔等情况，故应注意以下几点：避免食用过硬，不易咬碎的食物，最好选择半流食，如大米粥等；进食后用压舌板或汤匙掏净口中存留食物；经常漱口及饭后刷牙，以防蛀牙发生。

3. 其他　听神经瘤术后听力和面神经功能恢复的情况与肿瘤的大小和手术医师的经验有关，一般而言完全恢复的可能性很小，这会给患者的生活和精神状态造成很大的影响。作为患者，应该主动调整自身的心态，以积极的态度面对这些难以避免的缺憾。有不少术后的患者能够通过助听器的佩戴在很大程度上改善听力减退的问题，有这方面困扰的患者可以向耳鼻喉科寻求帮助。

（四）就诊

出现听力改变和面瘫等症状时及时到三甲医院的神经外科就诊。听神经瘤的治疗需根据病人年龄、肿瘤大小、听力和脑神经受损的情况而定。包括手术治疗和立体定向放射治疗等。

二、三叉神经瘤

（一）临床表现及诊断

三叉神经是我们人体十二对脑神经中的第五对，它从大脑下方一个叫脑桥的结构中发出，经卵圆孔出颅，之后两侧各分出三支，分别主要分布于前额、脸颊和下颌的皮肤和黏膜，掌管面部的痛觉、温度觉以及咀嚼肌的运动等。

所谓三叉神经瘤，其实和多数听神经瘤一样，并不是神经细胞发生的肿瘤，而是攀附在神经表面的神经鞘异常增生发生了瘤变。三叉神经瘤属于良性肿瘤，生长缓慢，之所以产生症状，是因为肿瘤体积增大后压迫三叉神经，产生三叉神经功能损伤，有时肿瘤在后颅凹生长，还会压迫面神经和听神经。

一般来说病人的首发症状均为三叉神经刺激或破坏症状，表现为三叉神经分布区疼痛、麻木等，其中三叉神经痛常不典型，持续时间长。肿瘤增大后，相继出现其他脑神经或颅高压症状。

病人来就诊时，医生一旦了解到有不典型的三叉神经痛或其他颅神经损伤表现，就会建议病人做头颅 CT 或磁共振，对于发现三叉神经瘤具有很高的敏感性。肿瘤在 CT 上表现为颅中窝和颅后窝交界处卵圆形或哑铃形肿物，等或低密度，周围一般无脑水肿，可有或无占位效应，有强化，颞骨岩部尖端破坏。MR 表现与 CT 类似。

有些疾病的症状和三叉神经瘤很类似，在没有影像学检查结果前都需要考虑：中耳炎可表现为面瘫和听觉障碍，好发于儿童，CT 检查可见中耳系统气腔不同程度密度增高而无颅内占位性病变；特发性面神经麻痹的患者常有糖尿病、妊娠或月经期等危险因素，或存在感染、寒冷等诱因；其他原因引起的面神经麻痹如中毒、心理因素等所致面瘫，影像学检查常无阳性发现；三叉神经痛是最常见的功能性三叉神经疾病，常局限于三叉神经一或两支分布区，性质为剧烈电击样、针刺样、刀割样或撕裂样疼痛，持续时间短，有扳机点，呈周期性、发作性。

（二）预防

无特效的预防方法，早发现、早诊断、早治疗是提高预后的关键。由于三叉神经瘤的症状与特发性三叉神经痛等相似，故在早期易被忽略，导致治疗延误，无法获得满意的治疗效果。因而我们在平时就应该注意身体上发生的异常症状，对于发生的听觉异常、三叉神经痛样症状，及时就医。

（三）健康管理

主要包括定期随访和早期功能锻炼及康复治疗，具体内容与听神经瘤类似。

手术后最初的恢复是很快的，但一开始不能做过多的事情。一般需要 3 个月才可恢复工作，而且应该从一些轻松的事情开始逐步增加工作强度。

饮食作息应当合理安排，除此以外并没有特殊的禁忌。多运动，保持健康的生活方式，不仅对手术后的康复，对于每个人而言都是受益终身的。

（四）就诊

发现症状及时到三甲医院的神经外科就诊。治疗以手术切除为主。

三、三叉神经痛

（一）临床表现和诊断

"三叉神经痛"这个病，老百姓也算是耳熟能详了，它是指面部反复发作的阵发性、短暂、剧烈疼痛而不伴三叉神经功能破坏的症状。

三叉神经痛分为原发性和继发性三叉神经痛，这里我们主要讨论原发性三叉神经痛。它的病因目前认为是三叉神经在脑桥被扭曲的血管压迫后局部产生脱髓鞘变化而导致疼痛发作。就像漆包线的绝缘外壳脱落了很容易发生短路一样，脱失髓鞘后的三叉神经容易将轻微的触觉刺激放大为剧烈的疼痛信号。

一般而言，三叉神经痛以中老年多见，女性略多于男性。疼痛大多位于单侧，第三支分布区（下颌附近）受累多见，第一支最少见。具体表现为突发剧烈放射样、电击样、撕裂样或刀割样疼痛，突发突止。可通过轻触口角、鼻翼、颊部和舌等部位诱发，称为"触发点"或"扳机点"。可有反射性面肌抽搐。

典型的三叉神经痛不难诊断，不需要特殊的辅助检查。有时症状不典型，不能排除继发性三叉神经痛的可能性，则需要进一步检查以明确。

需要注意的是，有些早期的三叉神经痛症状与牙痛、鼻窦炎、偏头痛、下颌关节炎等类似，病人容易误认为是这些疾病而久治不愈。而事实上它们与三叉神经痛的疼痛范围并不相同，经过医生的仔细诊查是可以鉴别的。比如，鼻窦炎在副鼻窦骨表面有压痛，牙痛多在进食冷热液体时诱发、拔牙后疼痛缓解等等。

（二）预防

由于三叉神经痛的发病环节中存在发作的触发点，故尽量避免触发是预防发作的最直接有效方法。包括选择质软易嚼、刺激性小的食物，尽量轻柔地刷牙洗脸，注意头面部保暖，以及保持心情舒畅、心境平和、睡眠充足等。

（三）健康管理

1. 按时服药　出院后一段时间内，根据病情的需要，医生可能会给患者开出一些药物以辅助治疗，包括卡马西平、营养神经的药物、非甾体类消炎药等，根据医嘱按时服药能够减少手术的并发症、提高疗效、降低复发率。

2. 积极锻炼　日常生活中应进行适度的体育运动，锻炼身体。适合三叉神经痛患者的运动有太极拳、散步、慢跑等相对缓和的项目。

3. 积极治疗原发病　继发性三叉神经痛患者多存在鼻炎、副鼻窦炎、牙齿及口腔病变等诱因，及早治疗诱因能够有效减少疼痛的发作。

4. 树立战胜疾病的信心　三叉神经痛患者应树立治疗疾病的信心，拥有战胜疾病的决心，积极配合医生治疗。在日常生活中保持心情舒畅，尽量避免冲动、发怒或情绪抑郁。

（四）就诊

出现不能忍受的面部发作性疼痛及时到正规医院就诊，治疗方法主要包括药物治疗、手术治疗、局部封闭治疗、三叉神经节射频热疗、针灸等。

四、面肌痉挛

（一）临床表现及诊断

面肌痉挛又叫做面肌抽搐。它是一种以单纯一侧面部肌肉阵发性不自主抽动为特点的周围神经病。

我们的面部肌肉由大脑发出指令控制，而肌肉和大脑之间的桥梁是我们的第七对脑神经——面神经。面神经从脑桥发出后要经过一系列狭小的通道，包括内听道和面神经管等。尽管面肌痉挛的原因并不是十分明确，但多数学者认为系面神经受到机械性刺激或压迫所致，小部分面肌痉挛也可由面神经麻痹后恢复不完全所致。会引起面神经压迫的主要包括小脑的供血动脉、回流静脉、肉芽肿、肿瘤、囊肿等。面神经受到了这些刺激和压迫后，会产生类似大脑来源的信号，一直向下传递到神经末端的肌肉，导致肌肉抽搐的发生。

面肌痉挛多见于中年，最初表现为一侧眼轮匝肌不自主抽动，以后逐渐扩散至面颊及口角肌、颈阔肌，痉挛初期为间歇性，逐渐频繁，情绪紧张、疲劳等可使症状加剧；部分病人可出现患侧轻度面肌瘫痪、面部疼痛、耳鸣、头痛等。

本病通常仅在做面神经功能检查时会有阳性结果，常用的检查项目叫做面神经诱发肌电图，但是病人来就诊时，为了排除继发原因导致的面肌痉挛，仍可能需要做其他检查以明确诊断，比如用脑电图排除癫痫等。肌电图可显示肌纤维震颤和肌束震颤波，刺激面神经后面肌可出现 10~65Hz 同步阵发性急促动作电位，阵挛抽搐可见 100~300Hz 的动作电位；而头颅 CT 或 MRI 检查均无异常。

面肌痉挛主要跟引起面肌抽搐的各种心因性、癫痫性疾病相鉴别。心因性疾病如习惯性面肌抽搐、癔症性眼睑痉挛多为双侧；癫痫发作引起的面肌抽搐可在脑电图中见到癫痫波。

（二）预防

面肌痉挛发生的诱因较多，疲劳、精神紧张、面肌运动等均可加重症状。所以在日常生活中应尽量避免接触这些诱因。除此以外，还提倡适度运动、合理饮食搭配、保持心境平和等。

（三）健康管理

1. 治疗后心态的调整 各种治疗均是通过影响面神经功能以达到治疗目的，故治疗后难免出现暂时性面神经功能障碍，并由此引发生活上的问题。当治疗后发生了不同程度的面瘫时，应以平和的心态应对，要相信这种情况是在预料之中的，而且一般会在接下来的几周内缓解。适当减少社交活动，一方面有利于保持心境稳定，另一方面能够避免因表情缺失带来的误会。

2. 复查 为了实现最佳的治疗和康复效果，需要在治疗后进行定期随访，以便随时调整治疗方案以及处理并发症等。具体复诊的时间以主治医师的建议为准。

3. 认识到复发的可能 目前的治疗方法中，肉毒杆菌素注射治疗维持时间短，需定期重复注射；射频疗法术后 1~2 年内多复发；手术治疗亦有复发的可能性。所以，需要充分认识自己所接受的治疗方法、复发的风险，对于自身在接下来几个月甚至几年内的治疗计划都会有一个宏观的掌控，掌握治疗的主动权。

（四）就诊

出现症状后及早到正规医院就诊。治疗方法较多，包括药物治疗、射频温控热凝疗法、理疗、手术治疗等。

五、硬脑膜动静脉瘘

（一）临床表现和诊断

硬脑膜动静脉瘘是发生在大脑表面硬脑膜及其附属结构上的异常动静脉短路。不同病人的瘘在部位、病变范围、引流静脉类型上有所不同，因而在临床上有不同的分类标准。

硬脑膜动静脉瘘的发病机制目前未完全阐明，主要的学说有两类，第一类认为是先天性疾病，是由于硬膜血管的发育异常造成；第二类学说出现得较晚，认为硬脑膜动静脉瘘是后天获得的，目前已有大量临床和实验资料证实其与脑静脉窦血栓形成或畸形、手术、创伤、感染、炎症甚至激素的改变等因素有关。

由于动脉与静脉直接相通，静脉长期处于被动性充血状态，逆行的静脉压增高影响到正常脑组织的静脉引流。相应区域的脑组织得不到充足的血供，功能发生萎缩。这是硬脑膜动静脉瘘发生局灶性神经症状的主要原因。当瘘的位置接近内耳道时，静脉的搏动由颅骨传导到听觉感受器，产生搏动性耳鸣。此外，动静脉瘘也是脑出血的高危因素，继发的脑出血会造成剧烈头痛、呕吐、偏瘫等，严重时危及生命。

具体来说，除了搏动性耳鸣，部分病人会出现不典型的脑缺血表现，如头痛和肌力减弱。存在搏动性耳鸣的患者中40%可查到杂音。因动静脉瘘直接或破裂出血后间接影响脑组织血供，可有失语、肌力减弱、癫痫、头痛等症状，因影响的部位而异。

动静脉瘘的早期诊断有一定难度，这是因为少有人以耳鸣为主诉到神经外科就诊，但一旦发现典型的搏动性耳鸣，就很容易诊断。这时，只需做CTA、磁共振或数字减影血管造影等影像学检查是诊断的主要手段。

（二）预防

早期认为本病为先天性疾病而无预防方法，但近年有研究显示可能有多达80%的硬脑膜动静脉瘘是由于静脉窦狭窄、血栓等引起。因而从源头上预防动静脉瘘成为了可能，即积极预防和早期治疗静脉窦血栓。

（三）自我管理

由于栓塞治疗的损伤相对较小，多数病人经过栓塞治疗后能够达到满意的疗效，出院后一段时间内需遵医嘱服用药物，并定期复诊，有助于评估手术疗效和复发情况，CT/磁共振血管造影、数字减影血管造影为主要的可选检查项目。

平时需要关注自身的异常变化，如突然出现或在轻微外伤后出现失语、肌力减退、头痛等情况，可能为治疗不彻底或治疗失败导致原动静脉瘘再次破裂出血，及时就诊能够防止更严重的并发症发生。

（四）就诊

出现搏动性耳鸣等症状及时到三甲医院神经外科就诊。治疗方法包括栓塞治疗、手术切除和放射治疗等。

第三节　偏瘫及躯体感觉障碍的个性化管理

偏瘫是神经外科疾病中常见的严重症状之一，有时会伴随同侧或对侧肢体或整个躯体的感觉障碍。

偏瘫是瘫痪中的一种类型，病人会表现为一侧手脚运动无力，最轻的可以仅仅是无法正常站立或用手抓起重物，稍微严重一点的会无法抬高手脚，更严重的会无法在床面上挪动，甚至完全观察不到肢体肌肉的收缩。除了手脚以外，偏瘫的病人常伴有同侧的面瘫和舌瘫，表现为表情呆板，眼睑下垂，口角歪斜，对比两侧可以明显发现病人脸部的不对称性；舌瘫导致发音含糊不清，舌头伸出来会不自主地向一边偏移。

偏瘫病人的躯体感觉障碍可以发生在偏瘫这一侧，也可以发生在能够正常运动的那一侧，这与病变发生的部位有关。可能发生的感觉障碍可大致分为两大类，一类是刺激性症状，另一类是抑制性症状。两类症状在出现的时间上有一定的差异。一般来说刺激性症状发生在疾病的早期，包括感觉过敏——给予轻微的刺激，就引起强烈的疼痛；感觉倒错——冷的刺激产生热的感觉；感觉过度——虽然对刺激不敏感，但是已经产生的感觉会在刺激部位扩散开来、挥之不去；感觉异常——在没有外界刺激的情况下发生麻木、虫爬的感觉、灼热感等。而抑制性症状多发生在疾病的晚期，指的是病人感觉的减退和缺失。

此外，还应当注意病人是否存在头疼、呕吐、视力改变、复视、癫痫、对侧肢体不自主的舞蹈样动作等。

从发病的缓急程度上来分，一部分病人可以是缓慢进展的肢体运动和感觉障碍，从最初感觉到自己肌肉力量下降到丧失劳动能力往往需要几个月甚至数年时间；另一部分病人则是在安静时或睡醒时突然感觉到手脚的无力和麻木，在几个小时至几天之内迅速加重。无论是哪种情况，病人及家属都需要在发现之时立即寻求医生的帮助。

引起偏瘫和躯体感觉障碍的疾病常见的有胶质瘤、脑梗死、脑膜瘤、慢性硬膜下血肿等。

一、胶　质　瘤

（一）临床表现和诊断

胶质瘤又称神经上皮组织肿瘤，是颅内最常见的恶性肿瘤，占颅内肿瘤的 40% ~ 50%，脑胶质瘤是原发性脑肿瘤中发病率最高且预后最差的肿瘤，对人类的健康构成了极大的威胁。根据肿瘤细胞类型又细分为星形细胞肿瘤、胶质母细胞瘤、少突胶质细胞瘤、髓母细胞肿瘤、室管膜肿瘤、脉络丛乳突状瘤、松果体细胞瘤、中枢神经细胞瘤、神经元肿瘤以及神经元与神经胶质混合性肿瘤等。

胶质瘤的发生机制尚未完全探明，从本质上来说它是一种基因病，当抑制癌症的基因缺失，而诱发癌症的基因激活，胶质瘤就有了发生的可能。但基因发生这样的改变与细胞受到化学制品、病毒侵袭、射线物理因素等外在环境刺激有关。所以总的来说它的发病呈现出多因素性、多条件性、多机制性。

胶质瘤的临床症状包括一般症状和局部症状。

一般症状主要是由于肿瘤不断生长占据颅腔内空间，或者肿瘤阻塞脑脊液循环通路造成脑积水、脑水肿、脑脊液回吸收障碍等引起颅内压增高。由于颅腔是一个半封闭的空间，当颅内占位病变占据 150ml 以上容积时即可能产生相应的颅高压症状，主要包括头疼、呕吐、视乳头水肿，视力视野改变，癫痫、复视，生命体征改变等。

局部症状取决于病变的部位和肿瘤的病理类型及生物学特性。比如，会导致偏瘫和躯体感觉障碍的肿瘤一般生长在中央前回、丘脑或脑干，位于小脑半球的肿瘤也可导致类似偏瘫的症状，但往往不伴感觉障碍；恶性程度高的胶质瘤如胶质母细胞瘤，在脑组织中浸润生长，对正常脑细胞的破坏更严重，产生的症状也就更加严重而广泛。

在部分胶质瘤如少突胶质细胞瘤中，癫痫为最常见症状和首发症状。在病程后期可出现颅内压增高症状。局部症状除偏瘫和偏身感觉障碍外，还可有失语等。

病人来到医院就诊时，医生会详细询问症状的类型、发病时间等情况，然后给病人进行细致的神经系统体格检查以初步判断病变的部位，最后医生会开出关键性的辅助检查，主要包括脑脊液检查、神经电生理学检查、X线、CT、MRI等。

脑脊液检查能够诊断出一些症状不典型的颅内压增高患者，但有明显颅内压增高病人属于腰椎穿刺的禁忌证，应注意防止脑疝的形成。脑脊液常规可发现一些肿瘤造成的蛋白含量增高，如星形细胞肿瘤、胶质母细胞瘤、室管膜肿瘤等。但脑脊液蛋白含量正常也不能排除肿瘤的存在。部分病例特殊染色有时可发现脱落的肿瘤细胞。髓母细胞瘤术后行脑脊液脱落细胞学检查发现肿瘤细胞是全脑及脊髓放疗的指征之一。

神经电生理学检查中，脑电图对以癫痫为首发症状者有一定的帮助，主要表现为局灶性低幅慢波，部分表现为广泛的中度或重度异常，视觉诱发电位（VEP）检查对视神经胶质瘤、颞枕叶肿瘤有帮助，脑干听觉诱发电位（BAEP）则有助于脑干、小脑等部位肿瘤的诊断。

X线检查可以发现颅内压增高。部分可见到点状或圆弧状钙化，视神经肿瘤可见视神经孔的扩大并可导致前床突及鞍结节变形成梨形蝶鞍。脑血管造影可见血管受压移位，少见肿瘤染色和病理血管。脑室造影幕上肿瘤可见脑室的移位和充盈缺损；小脑肿瘤表现为第三脑室以上的对称扩张，导水管下段前屈，第四脑室受压及向对侧移位。脑干肿瘤表现为中脑导水管及第四脑室上部向背侧移位，变狭窄或拉长。少突胶质细胞瘤可发生局部颅骨变薄，多数病例看不到病理血管。

CT检查主要根据肿块的密度、周围水肿情况、有无增强，以及肿瘤部位、大小和占位效应进行诊断。

MRI检查根据不同肿瘤成分不同，分别有相对独特的T_1和T_2信号，比如良性星形胶质细胞瘤表现T_1加权像呈低信号，T_2加权像呈高信号，信号强度均匀，瘤周水肿轻微，注射Gd-DTPA增强不明显。恶性星形细胞瘤在T_1加权像上呈混杂信号，以低信号为主，肿瘤内坏死区域信号更低，出血区域信号则较高。T_2加权像呈高信号，强度不均。

不典型的病例有时需与以下疾病进行鉴别：

1. 脑脓肿、脑结核瘤、脑寄生虫病　影像学可发现相应脑内病灶，但患者临床表现常不典型，多存在对应的感染、结核、疫区居留史等病史。

2. 慢性硬膜下血肿　多发于老年人，部分有轻微头伤病史，颅内压增高。CT表现为硬膜下新月形血肿影，可与肿瘤相鉴别。

（二）预防

国外有研究显示，哮喘及其他过敏史、水痘-带状疱疹病毒既往感染、在家中排行较大、家系庞大、更多的运动等因素、身高较高的男性等与成人胶质瘤的发病率有关。具有这些因素的人群胶质瘤的发病率显著低于无这些因素人群。

各项研究均着眼于常见的容易获得的人群资料与胶质瘤发生的关联性，并没有对其机制作出严格的实验证明，而仅仅限于假设。然而研究并非没有意义。当越来越多的致病危险因素被挖掘出来，组成一个胶质瘤发病风险量表，能够在一定程度上预测一个人发生胶质瘤的概率。此种量表的突出特点在于仅花费低廉的成本，就能使肿瘤预防的难题得到部分解决。当一个正常个体具备多项危险因素而成为胶质瘤高发人群之后，即使他没有任何的症状，没有到达需要常规筛查肿瘤的年龄，也应该及时进入定期肿瘤筛查的队列。这种分级筛查模式的建立，对于包括胶质瘤在内的各种肿瘤的早期诊断有十分重要的价值。

除上述胶质瘤特异性的危险因素和筛查模式外，还需关注非特异性的肿瘤危险因素，包括遗传因素、物理因素、化学因素、致瘤病毒等。生活中尽量避免接触危险因素，如明确存在致癌作用的食物、放疗前权衡利弊等。有不少研究显示胶质瘤存在着家族聚集性，提示胶质瘤可能存在遗传因素，只是胶质瘤因其亚型不同而在家族的聚集性上有一定的差异。对于已确诊胶质瘤的患者亲属，其患类似肿瘤的几率是否会增加，还有待更多的研究加以证实。建议根据自身经济情况决定是否对家庭成员进行针对性的筛查。

（三）健康管理

1. 早期功能锻炼及康复治疗

（1）偏瘫：患者在瘫痪的恢复期存在着肢体无力、肌力不足的现象。为了帮助瘫痪肢体进行功能锻炼，以达到日常生活自理，一些功能锻炼指导是非常必要的。

1）改善肌力：着重训练健侧肢体肌力，能够诱发患侧肌群的收缩。应有针对性，上下肢同步，多轴位、多关节、多组肌群参与，训练时间不宜过长，一旦出现肌痉挛应立即停止训练。

2）改善关节活动：对全瘫的肢体应帮助患者做被动练习，轻瘫的肢体要鼓励患者做主动运动，目的是防止关节粘连。各关节活动范围不宜过大，不要牵拉关节，否则像肩关节等很容易发生半脱位和损伤。

3）按摩：进行之前要洗净患者皮肤并涂滑石粉，家属及护理人员应剪短指甲，每日定时进行，一日3次，每次20分钟。其操作方法有三种：一是抚摩，可以帮助静脉、淋巴回流，即顺着肩向心性从末端到近端进行抚摩；二是按摩，促进皮肤与皮下组织血液循环，使皮肤营养改善，可用指擦或掌擦；三是揉捏，小范围用手指，大范围用手掌旋转，可防止肌萎缩。

4）平衡训练：需遵循循序渐进的原则。先让患者体会坐位的感觉或让其借助镜子纠正坐姿，然后从坐位过渡到有人扶持站立再到无依靠站立，注意起立时双下肢要同时着地，尤其让患者反复体会患肢支撑坐与站的感觉。当患者已恢复接近正常的站立平衡能力，同时患侧下肢肌力恢复良好，则可以进一步开始步行的训练。

5）日常生活能力：应鼓励患者早期利用健侧肢体进行日常活动，通过健手的主动练习，带动及促进患侧肢体功能的恢复。

适当利用支具和辅助用具有助于提高患者的生活能力和质量，但是过度的依赖不利于肢体的远期恢复。

在肢体功能恢复的同时可以配合理疗、体疗、功能性电刺激等方法帮助肢体早日恢复功能。

（2）偏身感觉障碍的处理：患者的躯干，尤其是肢体对冷、热、触、压、痛及位置的感觉变得迟钝或麻木，因而在无意识的情况下很难主动发现正在发生的对肢体的不良刺激，造成意外的发生，如烫伤、扭伤、压疮、冻伤等。病人及家属均需引起十分的重视和注意。如天冷了要注意保暖，使用热水袋不宜太烫，应控制在 40~50℃。

2. 定期随访　出院后，为了观察肿瘤的手术效果和复发情况，需要定期回到医院进行随访。内容主要是头颅磁共振检查。而随访的时间与肿瘤的类型有关，如星形细胞瘤和少突胶质细胞瘤为 5 年内每 3~6 个月复查 1 次，之后至少 1 年一次；间变性胶质瘤和胶质母细胞瘤放疗后 2~6 周复查一次，持续 2~3 年，之后放宽。

（四）就诊

发现症状或体检发现颅内肿块后及时到三甲医院就诊。

虽然目前各种综合治疗方法在各医疗机构已普遍应用，但迄今为止仍未找到令人满意的胶质瘤根治方法。手术治疗能够明确病理诊断、减少肿瘤体积、改善症状、延长生命，因肿瘤生长部位而异，外科手术能够切除肿瘤质量的 20%~90%；多数肿瘤患者在病程的不同时期需要接受放射治疗；随着新抗癌药物研制和应用，化疗在胶质瘤的综合治疗中也占有重要地位。

其他还包括免疫治疗、基因治疗、反义核酸治疗、诱导分化治疗、硼中子俘获治疗、微波治疗等。

二、脑 膜 瘤

（一）临床表现和诊断

在人体大脑的表面，除了充满着透明的脑脊液以外，还覆盖有三层脑膜，分别是软脑膜、蛛网膜和硬脑膜。而脑膜瘤就起源于此，它们可能来源于硬膜成纤维细胞和软脑膜细胞，但最多的还是来自于蛛网膜细胞。

脑膜瘤一般指良性脑膜瘤，因为绝大多数脑膜瘤都是良性的；与它相对的还有恶性脑膜瘤和脑膜肉瘤，具有浸润和转移的生物学特性，对生命的威胁远大于一般的脑膜瘤。

脑膜瘤的发生与很多因素有关，包括基因的突变和人体内环境的改变等。其中，有细胞分子生物学研究证实脑膜瘤的染色体是异常的，最常见的是第 22 对染色体上一段基因序列的缺失。简单地说，当人体暴露于颅脑外伤、放射性照射、病毒感染时，蛛网膜细胞的分裂速度加快，分裂的过程中发生染色体突变的可能性增大，其中一些细胞突变为分裂能力极强的肿瘤细胞，而机体又不足以消灭这些异常的细胞，最后脑膜瘤就形成了。

在脑和颅骨之间狭小的空隙中不断生长的脑膜瘤像气球一样膨胀，对周围的脑组织产生压迫，导致局灶性的刺激和破坏症状，同时还会造成整个颅腔内压力的升高。具体来说，局灶性症状中，首发症状往往是头痛或癫痫，根据肿瘤部位不同，还可出现视力、视野、嗅觉、听觉及肢体运动障碍等；颅内压增高症状不多见，不典型，常常较迟才表现出头痛等表现。

病人来就诊时，医生根据病人对症状的描述和神经系统体格检查，初步将疾病定位在"颅内占位性病变"，之后主要依据影像学检查如头颅 CT 和 MRI 平扫及增强，基于肿瘤的外形、部位、占位效应、颅骨受累情况、钙化等明确诊断。

（二）预防

目前并没有确切的方法能够预防脑膜瘤，早发现、早诊断、早治疗是提高预后的关键。

（三）健康管理

主要是早期功能锻炼和定期随访。

此外，患者应树立乐观的生活态度，具体方法包括多与家人沟通、多参与社会活动等；其次，手术后应进行适当的体育锻炼，及早恢复神经功能、增强体质；饮食宜以清淡为主，进食富含蛋白质和各种维生素的食物，营养均衡有助于术后恢复。

（四）就诊

发现症状或体检发现颅内异常信号及时到三甲医院神经外科就诊。治疗主要包括手术切除。

三、慢性硬膜下血肿

（一）临床表现和诊断

在蛛网膜和硬脑膜之间有一个狭小的腔隙，叫做硬膜下隙，平时被脑脊液充满着，是脑脊液回流的通道。在脑表面和硬脑膜之间，有脑动脉、静脉走行，当这些血管由于外力作用而发生破裂时，血液就会溢出到硬膜下隙，形成血肿。根据血肿进展的速度和持续的时间，临床上大致将其分为急性、亚急性和慢性硬膜下血肿，其中慢性硬膜下血肿进展最为缓慢，病程在数月至数年。

慢性硬膜下血肿的出血来源和发病机制尚未完全明了。病例中多数为老年人，且在发病前存在轻微头部外伤事件，而余下没有外伤史的病例可能与营养不良、维生素C缺乏、血管性疾病相关。

慢性硬膜下血肿之所以会产生症状，主要是因为血肿增大后产生的高颅压、对周围脑组织的压迫以及弥漫性的脑萎缩，此外血肿对脑膜的刺激也会产生疼痛感。相对应的，一般将它的症状划分为三类：①颅内压增高症状，包括头痛、呕吐等；②病灶症状，如偏瘫、失语等；③智力和精神症状，表现为反应迟钝、记忆力减退、精神失常等。

同为慢性硬膜下血肿，不同患者的症状差异很大，有的以头痛为主、有的则因为偏瘫来看病，这时，医生会尽可能让病人和家属仔细回想过去一两个月甚至几年内头部外伤的发生情况。当存在数周甚至数月前头部损伤病史，结合临床表现和头颅CT，就不难确诊。其中，头颅CT平扫还能够估计血肿形成时间长短，与病史相印证。

需要注意的是，以智力和精神症状为主的病人容易被误诊为神经官能症或精神病，应当引起注意，避免误诊和漏诊。

（二）预防

由于绝大多数慢性硬膜下血肿的发生均有轻微头部外伤的病史，故主要的预防方法即为尽量保护头部、避免外伤诱发硬膜下血肿。其中，老年人因血管脆性增加、脑组织萎缩后在颅腔内移动度大、行动迟缓易受伤等原因，发病率较高，故尤以老年人最应注意。

（三）健康管理

主要为早期功能训练和定期随访。

功能训练和康复训练是一个较为漫长的过程，经过数周甚至数月坚持不懈的训练，患者的偏瘫、智力下降等症状能够逐渐改善，但大都很难恢复到发病前的状态，病人和家属需要以乐观的心态去接受。

血肿手术后的一个重要问题在于血肿复发。因此，回家后需注意防范，尽量避免参与重体力活以及有受伤风险的运动。有时即使在静息状态下血肿也会复发，所以及时发现症状、及早就诊以及定期返回医院复查十分重要。复查的项目主要是头颅CT。

（四）就诊

发现类似症状及时到三甲医院就诊。治疗包括降低颅内压、手术治疗等。

四、脑 梗 死

（一）临床表现和诊断

脑梗死又称缺血性脑卒中，是指由于脑部血液循环障碍，缺血、缺氧导致的局限性脑组织的坏死或软化。分型方法很多，目前国际上广泛采用 TOAST 病因分型，将脑梗死分为大动脉粥样硬化型、心源性栓塞型、小动脉闭塞型、其他明确病因型和不明原因型等五型卒中。脑梗死的临床表现较多，因梗死的部位和范围而异。

大脑是一个高度耗能的器官。实验证明，神经细胞在完全缺血、缺氧后几十秒就会出现电位变化，20~30 秒后大脑皮质的生物电活动消失。脑血流中断 5 分钟，神经细胞就会出现不可逆的损害，也就是所谓的"脑梗死"。

人体中的每一个细胞都离不开血液的供应，而血液在正常情况下只在血管中流淌。而维系着人脑的血管尤其丰富。脑的血液供应来自颈内动脉系统和椎-基底动脉系统，两套系统在前后交通动脉的连接下构成具有强大代偿功能的 Willis 环，其中又分出大脑前动脉、大脑中动脉、大脑后动脉、小脑后下动脉、小脑前下动脉、小脑上动脉等主要的分支。它们各自负责一片特定区域的血供，同时相邻动脉之间甚至与一些颅外动脉之间又有丰富的交通支，保证了全脑都有充足的血供。即使其中一根动脉发生了闭塞，也会有其他动脉的血液通过扩张的交通支代替闭塞的血管供应这一片脑组织，前提是动脉的闭塞发生得很缓慢。

然而，当大脑的主要供血动脉突然闭塞时，来自交通支的代偿是远远不够的。缺血缺氧的脑细胞很快耗竭了能量，直接导致神经细胞无法维持正常的电位，于是细胞膜发生了去极化，这让细胞像收到了工作的命令一样大量释放出信号分子（主要是谷氨酸和天门冬氨酸），与此同时大量的钙离子涌入细胞，继而许多受钙离子调控的酶类被激活……在一片混乱中，细胞加速了自身的灭亡。这个过程称为"缺血性级联反应"。

这一切的罪魁祸首，最常见的动脉粥样硬化，其次是高血压、糖尿病、心房颤动或心脏瓣膜病等心脏疾病。以动脉粥样硬化为代表的因素就像水管内面不断增加的锈迹，让管腔逐渐变得狭窄，但它又远比水管生锈来得复杂，粥样斑块还会发生破裂、斑块下血肿、形成脑动脉血栓、诱发脑动脉血栓栓塞等，这些都会导致供血的突然中断，发生脑梗死。而以心脏疾病为代表的一类病因，则更像是巡航导弹。心房颤动、瓣膜病、感染性心内膜炎等都是容易形成心房附壁血栓的疾病。心脏中形成的血栓就像蓄势待发的导弹，一旦脱落，很有可能顺着血流直奔脑子的供血动脉，随着动脉逐渐分叉变细，血栓很快会卡在动脉的某一处。对于血管来说，这几乎是致命的。血栓几乎可以把血管赌得严丝合缝，使得下游的血流几乎完全干涸。被阻塞的血管受刺激后还很容易发生痉挛，继续加重脑组织的缺血程度。栓塞部位的血管壁在血栓的挤压下破损，又会发生出血性的脑梗死。

脑梗死的临床表现是坏死部位脑区功能的反映，也就是"损伤了什么就不能做什么，损伤的范围越大不能做的就越多"。由于每个病人血管闭塞的部位都不会完全相同，所以他们的症状组合也有相当大的变数。比如，基底节区位于大脑深部，是大脑和全身之间信息传送的交通要道，它主要由大脑中动脉的深穿支供血，当大脑中动脉狭窄导致穿支开口堵塞，基底节区就会发生脑梗死，它的表现主要包括偏瘫、偏身感觉障碍、失语、共济失调等，还可伴有头痛、呕吐、昏迷等一般症状。

有些特殊部位如生命中枢的脑梗死或大面积脑梗死会造成意识障碍，甚至会发生脑疝，导致死亡。

病人往往通过急诊途径来院就诊，根据病人多为中老年人群、有动脉粥样硬化、高血压、高血糖、高血脂等基础疾病、在安静时或睡眠中起病等特点，以及典型的局灶性神经功能缺损症状和能够定位的神经系统体征，脑梗死不难诊断。

对于不能提供全面病史的病人，则可以通过做一些血液化验和头颅磁共振及其他影像学检查来帮助诊断。血常规、血液流变学、肾功能、血电解质、血糖、血脂的结果能够让医生发现脑梗死的危险因素；在发病数小时后，磁共振检查就能够发现异常信号的病变区域，还能够指导治疗方案的选择。

（二）预防

应针对脑血管疾病的各种危险因素进行积极治疗。这些危险因素主要包括：高血压病、动脉粥样硬化、不良生活习惯、糖尿病高血糖、房颤等心脏病、高血脂、颈动脉狭窄、缺乏运动、肥胖、吸烟、饮酒等。

对于已发生的脑梗死，应尽可能早发现、早诊断、早治疗，平时关注自身异常变化，一旦出现症状立即就医，能够在最大限度上降低疾病对生活质量的影响。

（三）健康管理

前一部分中已经提到，高血压、动脉粥样硬化、不良生活方式、糖尿病、心脏病、运动缺乏、肥胖、吸烟、饮酒等都是脑梗死的危险因素，对于脑梗死后的患者，它们更是诱发脑梗死再发和加重的重要因素。因此，患者出院后，需要对自身已经存在的各种危险因素进行积极的处理。

早期功能锻炼及康复治疗与肿瘤术后患者基本相同。脑卒中后康复的最佳时期是在发病后3个月以内，越早开始效果越好，并且应该持续到发病之后的6个月到1年。发病1年以上，康复治疗的效果和速度都会下降。

定期随访：脑梗死容易反复发作，需要定期返回医院进行一些必要的检查，这有助于及早发现新发的病灶，早诊断、早处理，以改善初次发病以后的生活质量。

（四）就诊

为了在最大限度上降低脑梗死的损害，发现症状后需争分夺秒地将病人送到最近的有溶栓能力的三甲医院。根据不同的病因、发病机制、临床类型、发病时间等确定治疗方案，实施以分型、分期为核心的个体化和整体化治疗原则。

五、基底节区脑出血

（一）临床表现和诊断

说到"脑出血"，老百姓大多谈虎色变。确实，脑出血自从被发现至今，死亡率一直居高不下。是神经外科最为重要的急症之一。

我们所说的脑出血，全称"自发性脑出血"，一般又指"高血压脑出血"，因为在自发性脑出血中，存在高血压的占了绝大多数。

血压增高是脑出血的根本原因，这就是为什么脑出血通常发生在活动和情绪激动的时候。

然而脑出血也绝非一蹴而就的事。脑血管在长期高血压的作用下脆性会增大；高压的冲击还会使血管局部形成球状的动脉瘤。它们就像遥控炸弹一样，一旦血压突然达到足够的强度，就会破裂，发生脑出血。另外，高血压还可以引起小动脉痉挛，导致远端脑组织缺血坏死，继而发生出血。

大量血液从血管中涌出到脑组织周围，一方面直接产生占位效应，对周围的脑组织产生压迫和损伤，并且颅内压力会急剧升高，使脑组织受压移位形成脑疝；另一方面，血肿中的高浓度血红蛋白、凝血酶和代谢产物具有神经毒性，也会加重脑水肿和高颅压。

基底节区脑出血包括壳核出血、丘脑出血以及尾状核头出血。在本章第四节中我们提到，基底节区是大脑与全身联系的重要区域，当基底节区出血压迫和损伤了这片区域后，就会产生比较严重的运动和感觉障碍。一般来说，基底节区出血均为活动中急性起病，首先出现头痛、呕吐，随后数分钟至数小时内出现相应神经系统表现，如偏瘫、偏身感觉障碍、偏盲等，血肿较大时可造成昏迷、高热、上消化道出血、呼吸循环紊乱等，严重者可因继发脑疝，发生生命体征消失，抢救不及时很可能造成死亡。

诊断的过程有很明确的要求，那就是做到最快速地确诊和评估，以利于迅速处理、改善症状。头颅 CT 对脑出血诊断准确率达 100%，能够确定出血的部位、范围、周围组织受压及脑水肿情况，需要在救护的第一时间进行，国外的最新指南中甚至提到应该在送往医院前就进行第一次 CT 检查。因为越早的 CT 结果越有助于发现活动性出血，对治疗方案的决策具有重要意义。

（二）预防

脑出血的病因半数为高血压，其他还包括动脉瘤、脑血管畸形、脑肿瘤卒中、败血症、动脉炎、血液病以及抗凝治疗并发症等。日常生活中，若能够将血压稳定维持在安全范围内，能够显著地降低脑出血的风险。服用降压药物要规律，要勤测血压。

早发现、早诊断、早治疗同样是提高预后的关键。越早解除颅内压增高和脑疝，对正常脑组织的损伤越小，能够在很大程度上避免不可逆的损伤和后遗症。

（三）健康管理

脑出血的病死率在目前世界范围内仍较高，半数以上的死亡发生在起病 2 天内。但平安度过急性期后，若出血量不大、未波及重要脑区，还是有希望恢复正常生活的。

1. 早期功能锻炼和康复训练　针对患者偏瘫的后遗症，需要坚持长期的功能锻炼，具体方法可参考前几章节。

2. 定期随访　及时返回神经外科检查康复情况，根据情况调整治疗方案，有利于提高后期的生活质量；存在高血压病的患者，定期心内科复诊，调整降压药物剂量，不盲目降血压，而是以维持血压稳定为首要目的，能够有效降低脑出血再发的风险。

（四）就诊

发现症状后立即拨打 120 急救电话。脑出血急性期的主要死因为高颅压和脑疝，因此控制脑水肿、颅高压是降低病死率的关键。

第四节　眩晕及共济失调的个性化管理

在大脑后下方，是我们的小脑，它是我们重要的协调机构，是它确保了我们全身肌肉的协调运动，让我们能够"卧似一张弓，站似一棵松"，利用灵巧的双手顺利地完成精细的动作，比如使用筷子、数钞票、系扣子、写字等。甚至要想平稳地行走、与朋友握手这样再简单不过的动作，没有小脑的帮助，都会困难重重。

在神经外科的疾病中，有一些疾病如特殊部位的肿瘤、中风，使得小脑的功能受到损害，就有可能产生眩晕、共济失调和步态异常等一系列症状。

这时，病人突出的表现就是运动时动作笨拙而不协调。首先是站立不稳的症状，可以表现为病人为了避免站立而更多地选择坐在椅子或躺在床上，由于往往伴有眩晕，病人会自然地认为是头晕导致其站立不稳，而其实不然。走路时，病人的步幅往往是变大的，身体有明显的左右摇摆，可以想象他很难沿着一条直线前进，而且前进的速度会非常的慢，从整体来看酷似醉酒者，所以被形象地称为"醉汉步态"。此外，小脑的损害会使得病人无法完成精细的动作，病人穿衣的速度和以前比会有明显的减慢，使用餐具时也会经常发生食物洒落、夹不起菜等情况。以上种种不便会对病人的生活能力造成巨大的影响，同时还会带来意外受伤的风险，比如摔伤、使用刀具等造成的利器伤。行动能力和生活能力的限制对病人也是一种精神上的打击，有部分病人会在疾病的折磨下产生低落的情绪，甚至发展为抑郁症。

这一组疾病的发生也有缓急之分。肿瘤引起的症状一般发展得比较缓慢，而脑梗死引起的变化往往是在安静的情况下突然发生，并且在几个小时至几天之内达到症状的最高峰。无论症状的发生是急是缓，均需在发现之时及早就医。

神经外科疾病中涉及本类症状的疾病主要包括小脑肿瘤、脑干肿瘤、第四脑室肿瘤、椎-基底动脉系统脑梗死等。

一、小脑髓母细胞瘤

（一）临床表现和诊断

在前面的"胶质瘤"一节中，我们已经较为详细地介绍了胶质瘤的病因、发病机制、临床表现和诊断。而髓母细胞瘤也属于胶质瘤，而且它是目前为止恶性程度最高的胶质瘤，体现在它生长极其迅速——症状从出现到加重只需要数十天；手术难以完全切除；容易沿脑脊液播散。

髓母细胞瘤起源于人体在胚胎时期残留在髓帆的原始神经干细胞，又因为髓帆位于小脑，所以髓母细胞瘤也常见于小脑。

它的症状主要分为三个方面：肿瘤阻塞附近的第四脑室或中脑导水管，导致高颅压，这类症状出现较早，表现后头颈部剧痛、呕吐、视乳头水肿、强迫头位及枕骨大孔疝等；肿瘤压迫和侵袭小脑，造成小脑功能改变，失去协调肢体运动的能力，表现为四肢无力、走路不稳等；肿瘤细胞随着脑脊液种植转移到脑和脊髓，又会产生更多神经症状，如瘫痪、癫痫、感觉异常等。

髓母细胞瘤的患者大多是儿童，这与髓母细胞瘤的发病机制有关，医生在询问完病人症状后，会给病人做必要的神经系统体格检查，包括指鼻试验、轮替试验、闭目难立征试验等，这些试验能够让我们初步判断出病灶所处的部位就在小脑，甚至还有可能直接提示转移的病灶。接着，根据初步诊断的结果，医生会选择合适的影像学检查，如头颅磁共振，以及入院后的腰椎穿刺脑脊液细胞学检查等。头颅磁共振的结果若显示肿瘤位于小脑蚓部、突入第四脑室、边界清、均匀强化等，就应该考虑髓母细胞瘤的可能性。最后，手术标本病理结果将作为确诊的依据。

在确诊之前，髓母细胞瘤还需要与室管膜瘤、小脑星形细胞瘤、脉络丛乳头状瘤等进行鉴别。其中，室管膜瘤起源于第四脑室，早期可有呕吐症状，病程更长，钙化和囊变多见；星形细胞瘤多位于小脑半球，以颅内压增高和单侧共济失调为表现的多见，钙化亦常见；脉络丛乳头状瘤边界不规则，钙化多见。

（二）预防

目前无有效的预防方法，主要针对肿瘤的早发现、早诊断、早治疗进行二级预防，提高生活质量。

（三）健康管理

1. 针对症状　经过治疗后，患者的眩晕、步态异常等症状并非立竿见影地改善。因而患者面临的最直接的问题依然是"跌倒"。尤其是老年及手术后的患者，一旦跌倒，后果往往比一般人严重得多。患者本人以及家属需要对此有足够的重视，在症状改善之前避免患者单独站立、行走，预防跌倒的发生。

鼓励患者逐渐开始精细动作的训练。日常生活中，多让患者自己使用餐具、系纽扣等。用鼓励的方式让患者建立起恢复的信心，消除因自理能力下降引起的负面情绪。

2. 定期随访　出院后，为了观察肿瘤的手术效果和复发情况，需要定期回到医院进行随访。内容主要是头颅磁共振检查。一般而言，髓母细胞瘤在前 2 年每 3 个月需要复查一次，之后每年一次。

（四）就诊

发现症状后及时到有资质的神经外科就诊，儿童需要到有资质的儿保医院就诊；若发现儿童突然意识不清，立刻拨打 120 急救电话。髓母细胞瘤具有脑脊液播散倾向，故一般手术效果不佳而易复发；但其对放疗十分敏感。故多采用手术与放疗结合的方法，疗效确切。

二、脑干海绵状血管瘤

（一）临床表现和诊断

海绵状血管瘤属于先天性的血管畸形，它本身不具有生长、侵袭和转移等特性。但是它的问题在于容易出血，每当有促使出血的因素出现，如外伤、血压升高等，畸形的血管就容易破裂出血，尽管每次出血的量不大，但是在不断出血、包裹机化的循环中，病灶会逐渐扩大，最后形成像肿瘤一样的占位效应。而脑干作为一个沟通大脑小脑和脊髓的兵家必争之地，在受到海绵状血管瘤的长期压迫下，自然会产生较为严重的影响。

总的来说，此病多以神经功能障碍为主要表现，症状包括：以一侧为主的第 3 ~ 12 对脑神经损害症状，包括眼球、表情肌、口咽部肌肉的运动和面部皮肤的感觉、听觉、位置觉的异常；轻度并且迟发的运动和感觉传导束症状，比如不典型的交叉瘫（即一侧的面瘫和另一侧的四肢瘫）；小脑症状，如行走不稳、无法完成精细动作；其他症状如精神症状、排尿障碍、晕厥发作及发作性四肢强直等。

对于有神经症状来就诊的病人，根据典型的表现和阳性体征的引出，之后只需要进行针对性的影像学检查就可以明确诊断。其中头颅 MRI 对海绵状血管瘤非常敏感，可发现肿瘤反复出血后残留的正铁血红蛋白、含铁血黄素、血栓、钙化、反应性胶质增生等，具有特异性。同一患者肝脏中可同时存在海绵状血管瘤，具有一定的提示意义。

（二）预防

海绵状血管瘤分为散发型和遗传型，其中遗传型为常染色体显性遗传病，理论上可以通过婚前、产前诊断以及基因检测等进行早期预防。产前诊断和基因工程等针对血管瘤患者的后代，从根本上防止基因缺陷的后代出生；而针对血管瘤患者的年轻亲属，可以通过增强 CT 或 MRI 提高肿瘤的早期诊断率，同时建议患者亲属进行基因检测，以达到高效筛查肿瘤的目的。

（三）健康管理

由于肿瘤的侵犯和手术中不可避免的损伤，脑干的功能都会出现不同程度的障碍，包括各颅神经功能障碍尤其是面神经的损伤造成的眼睑闭合障碍、传导束损伤导致的共济失调和肢体无力。这些症状将在术后的数周甚至数月内成为影响患者生活质量的首要问题。但在度过这段时期后多数患者能够恢复正常工作和生活。

针对眼睑闭合困难，平时应注意保护，选择合适的滴眼液，夜间在眼部以湿巾覆盖，有利于防止角膜溃疡、视力下降。

术后仍有共济失调或肢体无力的患者，回家后应坚持每天在他人的保护下进行功能锻炼和康复训练，既有利于尽快恢复正常生活，又不至于发生跌倒、产生更多麻烦。应避免长期卧床，防止深静脉血栓、肺栓塞、坠积性肺炎等发生。

（四）就诊

发现症状及时就诊，不宜延误；最好的选择是到三甲医院的神经外科就诊。诊断明确后，治疗的方法主要是手术切除。脑干内海绵状血管瘤尽管手术难度大，但在神经导航手术下可以准确发现病灶、减少脑干损伤。

三、第四脑室室管膜瘤

（一）临床表现和诊断

第四脑室是人脑中一个充满脑脊液的腔隙，位于小脑、延髓和脑桥之间。它以中脑导水管与上方的第三脑室相沟通，并由第四脑室正中孔或侧孔与蛛网膜下腔相连。这样的结构使得它得以接纳来自第三脑室的脑脊液，并将之输送到蛛网膜下腔。因此，第四脑室的通畅是脑脊液循环正常进行的必要条件之一。

室管膜瘤来源于原始的室管膜上皮细胞，是胚胎发育过程中意外残留下来的不速之客，不难理解它多见于儿童和青年。室管膜瘤好发于第四脑室，并且可以向背侧生长侵犯小脑半球及蚓部，向上可经扩大的导水管突入脑室的后部；向下经枕大孔突入椎管压迫颈髓；或经四脑室外侧孔长入脑桥小脑角与后组脑神经粘连。肿瘤所累及的部位决定了它的主要临床表现。

一般来说，位于第四脑室的肿瘤颅内压增高症状出现得早且重，常有颈项强直及强迫头位。头部位置突然变动可引起头痛、头晕和呕吐发作，称为 Bruns 综合征，这是第四脑室肿瘤的特征性症状。肿瘤压迫侵及周围结构则可导致眩晕、耳鸣、面神经和展神经麻痹、声音嘶哑、吞咽困难、站立不稳和步态异常等症状。

病人来就诊时，医生根据病人的年龄、描述的症状以及体格检查发现的阳性体征，便能够大致推断出病灶所处的位置，再做头颅磁共振或 CT 等影像学检查，就能够对典型的室管膜瘤进行诊断。而手术病理结果是最后确诊的主要依据。

与室管膜瘤类似的疾病有小脑蚓部髓母细胞瘤、脉络丛乳头状瘤、小脑脓肿等，若为这些疾病，则并不一定适用手术治疗，因而需要进行细致的鉴别。髓母细胞瘤同样多见于儿童，但是一般无脑神经损害表现，在磁共振图像中位于中线部位，多为圆形，边界清楚，信号一致，并且均匀强化；脉络丛乳头状瘤与室管膜瘤不易鉴别，根据脑室造影显示的不规则充盈缺损有助于判断。小脑脓肿的病人会有感染病史，脑脊液化验炎症指标升高，而且脓肿壁环状增强。

（二）预防

目前尚无有效的预防方法，主要强调早发现、早诊断、早治疗的二级预防，减少并发症、降低疾病严重程度。

（三）健康管理

注意休息和营养，以利于损伤的自我修复。

功能锻炼和康复训练指导与前几章基本相同。

保持情绪稳定，相信能够获得良好的治疗效果，珍惜眼前的生活。室管膜瘤的预后与肿瘤部位、组织学类型、肿瘤切除程度、术后放疗剂量和发病年龄等有关。第四脑室室管膜瘤确诊后 5 年内死亡的患者约占 41%，术后平均 20 个月复发。

也正是因此，回家后依然需要定期返回医院检查康复状况、复发情况等，以利于及时调整治疗方案，提高今后的生活质量。

（四）就诊

发现症状后及时到三甲医院的神经外科就诊。首选手术治疗，术后辅以放射治疗。

四、小　脑　梗　死

（一）临床表现及诊断

小脑是人脑的一个重要组成部分，它位于大脑的后下方。尽管体积比不上大脑，仅占全脑体积的 1/10，但是它的神经纤维总数却超过了整个神经系统的 50%，自然它的功能也是无法取代的——它控制着人体的平衡、肌张力调节和随意运动的协调。

小脑的皮层也和大脑类似，具有躯体各部位的代表区，如小脑半球为四肢的代表区，其上半部分代表上肢，下半部分代表下肢，蚓部则是躯干的代表区。因而，当小脑组织由于缺血发生坏死后，会产生神经系统功能损害为主的表现，根据典型的症状和体征，有时可以进一步确定病灶在小脑中的具体方位。

小脑梗死属于脑梗死的范畴，具体机制在前面章节中已作详细说明，在此不再赘述。

它作为一种特殊类型的脑梗死，在临床表现上有其独特的形式：典型表现为急性小脑综合征，包括偏侧共济失调、肌张力下降、剧烈眼震、眩晕、呕吐，早期一般无意识障碍和头痛；小脑蚓部损害为主的以平衡障碍为突出表现，如站立不稳、步幅加大，形似醉汉故称作"醉汉样步态"；以小脑半球损害为主的则突出表现为病变同侧肢体的共济失调，临床上有许多检查方法能够发现其异常，如指鼻试验、跟膝胫试验、轮替动作等。

病人来到医院后，医生根据所表现出来的部分上述症状或体征、急性发病、存在高血压和动脉粥样硬化等危险因素等特点，会给病人开出重要的检查，如头颅 CT 或磁共振、血生化检查等。磁共振检查中，早期 DWI 图像上可见小脑中片状高信号，与临床症状相符；或发病亚急性期，CT 表现为小脑片状低密度影，可确诊。

（二）预防

高血压病患者应积极治疗高血压，规律服药，将血压稳定控制在目标范围内。

存在动脉粥样硬化斑块的患者必须服用他汀类药物治疗，以预防脑卒中的发生。

糖尿病患者严格控制血糖。在正确的饮食、运动疗法基础上使用口服降糖药或胰岛素，并保证血糖控制在合适的范围内。

心脏病患者在积极治疗心脏疾病的基础上采取措施以预防脑梗死，如房颤患者应长期服用华法林，维持 INR 在 2～3。

通过饮食和药物控制血脂在正常范围内有助于预防脑卒中的发生。

无症状的颈动脉狭窄患者应积极就医，查找狭窄病因，并在医生指导下早期干预（如颈动脉内膜切除术），在最大限度上减轻颈动脉狭窄、延缓狭窄进程。

保证每周有稳定的运动量并长期维持。

肥胖者要端正态度，纠正不良生活习惯，建立合理的减肥计划，积极控制体重。

戒烟。

控制饮酒量。

多吃水果和蔬菜、适当控制动物性脂肪摄入、降低烹饪时食盐的使用。

对于已经发生脑梗死的患者，需要及早发现、及时诊断和介入治疗。

当正常人尤其是有多种脑梗死危险因素的中老年患者突然出现前述诸如面瘫、听力非对称性下降等症状时，患者本人及家属要引起重视，尽量在最短的时间内拨打急救电话或将患者搬运至有脑梗死诊疗能力的正规医院进行救治。目的在于抢救缺血但尚未坏死的脑组织，若能在脑梗死发生 4.5～6 小时内开始溶栓治疗，能够在一定程度上恢复部分本已失去的功能。需要注意的是，溶栓治疗只适用于发病 4.5～6 小时内的患者，故家属第一时间的决断对治疗结果起着至关重要的作用。

（三）健康管理

前一部分中已经提到，高血压、动脉粥样硬化、不良生活方式、糖尿病、心脏病、运动缺乏、肥胖、吸烟、饮酒等都是脑梗死的危险因素，对于脑梗死后的患者，它们更是诱发脑梗死再发和加重的重要因素。因此，患者出院后，需要对自身已经存在的各种危险因素进行积极的处理。包括在医生指导下治疗高血压、糖尿病、心脏病等疾病；纠正不良生活方式，多运动，戒烟限酒。

需要定期随访的科室，根据健康状况不同，主要包括内分泌科、心内科、神经内科、脑外科等。

（四）就诊

发现类似症状，及时到有溶栓资质的三甲医院急诊。根据不同的病因、发病机制、临床类型、发病时间等确定治疗方案，实施以分型、分期为核心的个体化和整体化治疗原则。主要包括溶栓治疗、抗血小板聚集治疗、一般支持治疗等。

五、脑 干 梗 死

（一）临床表现和诊断

脑干位于大脑的后下方，由中脑、脑桥、延髓组成，它向上与大脑相连，向下与脊髓相续。脑干中有 10 对脑神经的核团，控制着五官及面部的感觉、运动功能；有连接脑与躯体的各种感觉、运动传导束，是四肢躯体运动感觉功能的保障；脑干中还有重要的网状结构，与大脑、小脑、脊髓都有着广泛的联系，参与众多与生命活动密切相关的反射活动，如心血管活动、血压、呼吸运动的调节反射等，对于正常生命活动的维持具有至关重要的作用。网状系统中还存在着上行网状激活系统，维持着人的意识状态。

因此，当脑干的供血动脉——椎基底动脉不同分支闭塞时，脑干梗死随之发生。根据梗死的部位，病人主要表现为各种临床综合征，如延髓背外侧综合征、脑桥前下部综合征、闭锁综合征等，主要症状包括眩晕、呕吐、共济失调、偏瘫和偏身感觉障碍，严重者可有意识障碍。

病人来就诊时可能病情轻重不一，但根据其症状体征、急性发病、患有高血压高血脂等特点，都不难考虑到脑干梗死的可能性。关键的头颅磁共振图像中，DWI 图像发现脑干高信号，与临床表现相符，即可建立诊断。

（二）预防

与小脑梗死基本相同，主要包括积极治疗高血压、糖尿病、心脏病、高血脂等疾病，纠正不良生活习惯，戒烟限酒等。

（三）健康管理

与小脑梗死基本相同。出院后的生活质量与许多因素有关，其中最主要的是神经功能缺损的严重程度，此外还有患者的年龄、中风的病因等。

住院期间，医生往往已经帮助患者锁定了脑梗死的病因，并在出院前制定好了个体化的病因预防方案，包括治疗高血压、心房纤颤、糖尿病、终身抗血小板治疗等。这些目标的实现，取决于患者良好的依从性，坚持按时服药和定期体检。

卒中后认知障碍的干预：卒中后痴呆和认知功能障碍的发生率较高，早期使用阿司匹林治疗有助于降低其发生率。对于已经发生痴呆和认知功能障碍的患者，可以使用改善脑功能的药物如胆碱酯酶抑制剂等或至精神科医生处寻求帮助，以增进智能水平。

卒中后抑郁的干预：卒中后抑郁在发病后 3~6 个月发生率最高。因而从发病开始，患者及家属就应该重视其心理健康状况，多沟通，保持积极向上的心态。若已经发生抑郁，则应及早进行药物治疗，必要时可辅以心理治疗。

（四）就诊

无论症状轻重，一旦出现疑似表现，都应该第一时间到有溶栓资质的三甲医院急诊就诊。根据不同的病因、发病机制、临床类型、发病时间等确定治疗方案，实施以分型、分期为核心的个体化和整体化治疗原则。内科主要包括溶栓治疗、抗血小板聚集治疗、一般支持治疗等；外科可选择颅外-颅内动脉吻合术或搭桥术。

第五节　意识障碍的个性化管理

意识障碍是指人们对于自身状态和周围环境的感知发生障碍，按程度由浅到深可分为嗜睡、意识模糊、昏睡和昏迷。

嗜睡是最轻的意识障碍，患者陷入持续的睡眠状态但可以被唤醒，唤醒后能正确回答问题和作出各种反应，但又能很快再入睡。意识模糊是指意识水平下降，不能被轻易地唤醒，强烈的刺激如摇动患者身体，压迫眼眶能唤醒，但又很快入睡，醒时答非所问，对时间、地点、人物的认知能力发生障碍。

而昏迷是严重的意识障碍，表现为自主意识的完全丧失，但可根据对刺激的反应程度分为浅昏迷和深昏迷。浅昏迷患者的意识及随意运动丧失，可偶有不自主的自发动作；对强烈刺激如掐大腿内侧或压迫眶上孔可出现痛苦表情，可有防御反射性屈曲或躲避运动，不能回答问题和执行简单的命令。各种反射及生命体征无明显改变。深昏迷患者对各种刺激均无反应，各种反射减弱或消失（这是与浅昏迷的区别），生命体征不稳定，有大小便潴留或失禁。呼吸、脉搏、血压可有改变，并可出现病理反射。

昏迷有时需要和晕厥相鉴别，后者是指由于大脑血流不足或缺氧而发生的短暂性的意识丧失状态，发作时因为肌肉无力而倒地，突然发生，能够自行恢复，恢复后一般不留后遗症。

一、脑　　疝

（一）临床表现和诊断

颅腔被大脑镰、小脑幕分为幕上左、右和幕下三部分。两侧大脑半球通过大脑镰下裂隙相交通，幕上与幕下通过小脑幕切迹相交通，幕下与椎管通过枕骨大孔相交通。脑部病变造成颅内各部分压力分布不均，可挤压脑组织使其通过交通孔道移行，离开原先的位置而形成脑疝。脑疝将使其脑组织受压形成继发性损害，根据脑组织嵌顿的位置分为小脑幕切迹疝、枕骨大孔疝。

小脑幕切迹疝又称颞叶钩回疝，是当幕上占位性病变使颅腔压力增高，由于有大脑镰的限制，向对侧移位较轻，而最常使颞叶钩回突入脚间池内，形成了小脑幕切迹疝，使患侧的动眼神经、脑干、后交通动脉及大脑后动脉受到挤压和牵拉。主要表现为意识障碍，并伴有头痛呕吐等颅内压增高症状，瞳孔散大或双侧瞳孔不对称，对侧肢体肌力减弱或瘫痪、肌张力增高、腱反射亢进、病理反射阳性，以及血压不稳定、呼吸深慢等生命体征改变。

枕骨大孔疝又称小脑扁桃体疝，当颅内压增高时，小脑扁桃体经枕骨大孔移位到颈椎管内，形成枕骨大孔疝。枕骨大孔疝多发生于后颅窝病变，也可见于小脑幕切迹疝晚期。临床上主要表现为枕下疼痛、项强或强迫头位，头痛呕吐等颅内压增高症状，以及早期出现生命体征改变。与小脑幕切迹疝相比，枕骨大孔疝生命体征变化出现较早，瞳孔改变和意识障碍出现较迟。

根据上述典型的临床表现，脑疝的诊断并不困难。关键在于早期发现瞳孔改变等特征性表现，结合颅内占位情况考虑脑疝的发生可能。

（二）预防

头痛、呕吐、视乳头水肿为颅内高压的临床表现。一旦患者有剧烈头痛和频繁呕吐等颅内压增高症状，应警惕是脑疝前驱期，及时诊治能防止脑疝的进一步发展。

脑疝为颅脑损伤与其他颅内压增高的一个严重综合病征，一旦发生往往严重威胁病人的生命。为了最有效地预防脑疝的发生，我们在临床工作中要"抢在脑疝前面"。关键在于提高对引起脑疝的原发病变的早期诊断。如在急性颅脑损伤时提高对颅内血肿的早期诊断，在颅内压增高病人中提高对颅内占位性病变（如颅内肿瘤）的早期诊断。诊断一旦确定，即应及时阻止其进一步发展，在脑疝尚未形成之前清除颅内局限性占位性病变，如清除颅内血肿、切除颅内肿瘤，并积极处理非手术所能解决的脑水肿等。

避免人为造成的诱发脑疝的因素，如不适当的腰穿、快速经腰椎穿刺或脑室引流放出大量脑脊液、快速大量补液等。实践证明，提高对引起脑疝的颅内原发性病变的早期诊断和早期治疗是实现"抢在脑疝的前面"，预防脑疝发生的关键。

（三）健康管理

脑疝发生有一定诱因，如脑出血患者避免血压剧烈波动，以免出血增加；发生颅脑外伤的病人，应及时前往医院就诊，以免颅内血肿增大导致脑疝的形成。部分脑疝由颅内肿瘤引起，肿瘤切除术后应定期随访，一般应每6个月复查，以防肿瘤复发。

严重的脑疝患者即使手术解除脑疝后，由于长时间的压迫，大多数会遗留神经功能损伤，如失语，部分肢体运动障碍甚至昏迷等，这时，患者和家属应保持良好的心态，积极地进行康复训练，并辅助高压氧、针灸、按摩等治疗。

（四）就诊

当有头痛、呕吐、视乳头水肿的颅内高压的临床表现时，应前往神经外科门诊就诊，查明病因，及时治疗。当出现了意识障碍、瞳孔改变，甚至是生命体征的变化时，马上送往急诊救治。

关键在于预防脑疝的形成。对于有颅内压增高表现的病人，应尽早明确诊断，早期处理。一旦出现典型的脑疝征象，着重解除病因。

二、高血压性脑出血

（一）临床表现和诊断

高血压性脑出血是高血压病最严重的并发症之一。脑内动脉壁薄，中层肌细胞和外膜结缔组织较少，而且无弹力层。长期高血压使脑细小动脉发生玻璃样变及纤维素性坏死，管壁弹性减弱，血压骤然升高时血管易破裂出血。在血流冲击下，血管壁病变也会导致微小动脉瘤形成，当血压剧烈波动时，微小动脉瘤破裂而导致脑出血。

脑出血常发生于 50 岁以上患者，多有高血压病史。在活动中或情绪激动时突然起病，少数在安静状态下发病。患者一般无前驱症状，少数可有头晕、头痛及肢体无力等。发病后症状在数分钟至数小时内达到高峰。血压常明显升高，并出现头痛、呕吐、肢体瘫痪、意识障碍、脑膜刺激征和痫性发作等。

临床表现的轻重主要取决于出血量和出血部位。高血压性脑出血主要发生在基底节区、脑叶、脑干、小脑和脑室。出血量大、出血位置深在尤其是脑干出血者容易发生意识障碍。对于出血位置浅者（如脑叶、小脑及外侧基底节区）而出血量较大引起的意识障碍，在脑疝发生之前手术清除血肿效果好；反之出血位置深在如丘脑出血、脑干出血引起的意识障碍则手术效果差，治疗后神经功能障碍严重。

基底节区出血由于经常累及内囊，除意识改变及头痛等症状外常有双眼向病灶侧凝视、病灶对侧偏身感觉障碍、同向性偏盲，优势半球受累可有失语。脑叶出血一般以顶叶最多见，其次为颞叶、枕叶及额叶；癫痫发作比其他部位出血常见，并根据累及脑叶的不同，出现局灶性定位症状。额叶出血可有偏瘫、运动型失语、尿便障碍，并出现摸索和强握反射等。顶叶出血可有偏身感觉障碍，非优势侧受累有体像障碍。颞叶出血表现为感觉性失语，精神症状等。枕叶出血表现为视野缺损。脑干出血患者常出现严重的意识障碍、瞳孔变化和其他脑干定位体征，以及早期出现血压呼吸等生命体征的改变。小脑出血在发生脑疝前表现为明显眩晕和共济失调，可伴有频繁呕吐及枕部疼痛等，意识障碍不明显，一旦发生枕骨大孔疝则迅速陷入深昏迷，并出现生命体征的改变。脑室出血少量出血表现为突然头痛、呕吐、颈强、Kernig 征阳性，一般意识清楚，有血性脑脊液，应与蛛网膜下腔出血鉴别，预后良好。出血量大时，很快进入昏迷或昏迷逐渐加深，双侧瞳孔缩小呈针尖样，病理反射阳性，早期出现去脑强直发作，常出现丘脑下部受损的症状及体征，如上消化道出血、中枢性高热、大汗、血糖增高、尿崩症，预后差，多迅速死亡。

50 岁以上中老年患者，有长期高血压病史，活动中或情绪激动时起病，发病突然，血压常明显升高，出现头痛、恶心、呕吐等颅内压升高的表现，有偏瘫、失语等局灶性神经功能缺损症状和脑膜刺激征，可伴有意识障碍，应高度怀疑脑出血。头部 CT 检查有助于明确诊断。

(二) 预防

对于有高血压病史并且年龄较大的患者要时刻警惕高血压性脑出血的发生，特别是在情绪波动或者剧烈运动后，出现头痛、头晕、甚至意识障碍的患者，应马上及时送医。

高血压脑出血的发病机制是明确的，积极干预和改变造成脑血管破裂的内、外危险因素，切实减少、延缓或防止脑血管动脉壁抗张能力的下降，有效地降低和控制高血压的水平，才能最大限度地降低或消除脑出血的危险性。

控制高血压是预防高血压性脑出血的外部核心环节。《中国高血压防治指南》规定的达标血压为：一般患者 <140/90mmHg，青中年、冠心病和糖尿病患者 <130/80mmHg，老年患者 <150mmHg，肾脏损害患者 <125/75mmHg。而有效控制高血压的基本方法是：长期坚持规范化药物治疗，24 小时平稳降压；低盐多菜，戒烟限酒，控制理想体重，适当体育运动和保持心情舒畅。

高血压性脑出血的危险因素还有异常脂血症和糖尿病。控制每天饮食中的食用油脂及糖类摄入量是基本措施。饮食控制不满意的，可根据异常脂血症、高血糖的特点，进行规范化治疗。治疗期间要经常进行检测，使血脂、血糖长期保持在正常范围内。

(三) 健康管理

控制血压仍是最重要的环节，要避免一些导致再出血的诱发因素，长期坚持规范化药物治疗，低盐多菜，戒烟限酒，控制理想体重，适当体育运动和保持心情舒畅。

很多高血压性脑出血治疗后的病人，仍有意识障碍或者神经功能的损伤，对于这些病人应特殊管理。对神志不清、躁动或有神经症状的病人，床应加护栏，并适当约束，以防止发生意外。注意保持呼吸道通畅，及时清除口鼻分泌物，家属应经常轻扣患者背部，以促进痰痂的脱落排出。神经功能的恢复以营养神经药物加上按摩、针灸、高压氧等辅助治疗，并加强功能锻炼；康复训练应在病情稳定后早期开始，包括肢体的被动及主动练习、语言能力及记忆力训练等。

定期复查是非常必要的，查看血压控制情况，判断是否有再出血的可能，以及神经功能恢复情况，及时调整医嘱。

(四) 就诊

高血压性脑出血一般起病较快，数分钟至数小时就能达到高峰，若不及时处理，会导致神经功能的损害，所以，一经发现应立即送往急诊处理治疗。

治疗上主要包括脱水降颅压，减轻脑水肿，调整血压，防止继续出血，减轻血肿造成的继发性损害，促进神经功能恢复以及防治并发症。

三、颅脑损伤

(一) 临床表现和诊断

颅脑损伤是因为外界暴力作用于头部而引起。可分为原发性颅脑损伤和继发性颅脑损伤。原发性颅脑损伤是指创伤暴力当时造成的颅脑损伤，如头皮伤、颅骨骨折、脑震荡、脑挫裂伤、脑干伤、丘脑下部损伤等。继发性颅脑损伤是伤后一段时间逐步形成的脑损伤，包括颅内血肿，脑水肿等。

头部外伤后绝大多数病人都有立即出现的意识丧失，谓之原发性昏迷，也是判断病人有无脑损伤的重要依据。头部外伤后意识障碍可由轻到重表现为：嗜睡、意识模糊、浅昏迷、深昏迷。外伤后头痛可因头皮，颅骨的创伤而致，也可由蛛网膜下腔出血、颅内血肿、颅内压的高低或脑血管的异常舒缩而引起。头部局限性疼痛的部位，常代表致伤的着力点，而整个头部持续性剧痛伴眼球胀痛并不断加重时，常暗示颅内有继发性血肿的可能。头伤后呕吐也是常见的症状之一，早期的呕吐多因迷走或前庭神经等结构受损而致。后期频繁呕吐，则可能是因颅内压进行性增高而引起的。头伤后头痛、呕吐不断加剧者，应警惕颅内血肿。

当病人处于昏迷状态时，眼部体征是能够客观反映病情的可靠征象。如果伤后一侧瞳孔立即散大，光反应消失，或同时伴有眼内直肌麻痹，眼球外斜，而病人意识清醒，应考虑动眼神经的直接原发性损伤；若一侧瞳孔先缩小，继而散大，光反应差，病人意识障碍加重，而对侧瞳孔早期正常，晚期亦随之散大，为典型的小脑幕切迹疝表现；若双侧瞳孔均散大固定，光反应消失，多示濒危状态。

严重颅脑损伤经常合并有局灶性的神经功能障碍，根据损伤部位不同表现为偏瘫，偏身感觉障碍，视觉障碍等；如伴有躁动和意识障碍加重者，常为颅内继发血肿的信号。脑干损伤和发生脑疝的患者合并有生命体征改变。此外，重度脑损伤患者还会出现水电解质紊乱、肺水肿等并发症，危及生命。

脑外伤患者根据外伤病史其病因诊断明确，关键在于从意识状态、生命体征、眼部征象、运动障碍、感觉障碍、小脑体征、头部检查、脑脊液漏等几个方面判断伤情。另外还要考虑影响判断的因素如酒后受伤、服用镇静药物、强力脱水、休克等。颅脑损伤早期诊断除了根据病人的致伤机制和临床征象之外，目前主要依靠 CT 检查。

（二）预防

颅脑损伤由于外界暴力作用于头部而引起，有此病史的患者应在外伤发生后立即前往医院，以便能尽早的发现颅脑损伤，阻止颅脑损伤的进一步恶化。

对于颅脑损伤的预防措施主要是提高对于高危人群的保护措施。对于已经发生颅脑损伤的患者，应迅速送往医院，避免继发性颅脑损伤的形成或加重。在运送的过程中，为防止昏迷病人因误吸呕吐物、血液、脑脊液引起窒息，应将头转向一侧，对确认无颈椎骨折者可托起颈部，另一只手压前额使之尽量后仰并保护好头部，避免二次损伤。

（三）健康管理

颅脑损伤患者的健康管理主要在于伤后或手术后的管理。

轻型脑损伤患者应尽早自理生活。对恢复过程中出现的头痛、耳鸣、记忆力减退的患者应给予适当解释和宽慰，使其树立信心。合理饮食，规律作息，戒烟戒酒，养成良好的生活习惯，选择适当的体育锻炼。

部分患者会有颅骨骨折，颅骨骨折达到骨性愈合需要一定时间，应注意骨折部位的保护。若有颅骨缺损，可在伤后半年左右作颅骨成形术。外伤性癫痫患者定期服用抗癫痫药物，症状完全控制后，坚持服药 1~2 年，逐步减量后才能停药；不可突然中断服药。不能单独外出、登高、游泳等，以防意外。

脑损伤后遗留的语言、运动或智力障碍在伤后 1~2 年内有部分恢复的可能，应提高患者自信心，协助患者制定康复计划，进行废损功能训练，如语言、记忆力等方面的训练，以提高生活自理能力以及社会适应能力。

（四）就诊

一有颅脑损伤的产生，立即送往当地医院急诊救治。

治疗原则为救治病人生命，恢复神经系统重要功能，降低死亡率和伤残率。

四、脑动脉闭塞

（一）临床表现和诊断

引起脑动脉闭塞的原因主要有脑动脉硬化、外伤、炎症、肿瘤等，而以动脉粥样硬化斑块及心脏栓子脱落最常见，也可以因为动脉硬化血管壁增厚、血栓形成逐步闭塞动脉。脑动脉闭塞最主要发生大脑中动脉，闭塞的速度与临床症状有明显关系。在缓慢闭塞的病例，交通动脉逐渐扩张，可以没有明显的神经功能改变；如果闭塞发展较快如栓子脱落造成的血管堵塞，则发生脑梗死，造成严重的神经功能障碍，具体症状根据闭塞的动脉而定。

脑组织（包括神经细胞、胶质细胞和血管）由于缺血而发生坏死称为脑梗死，又称缺血性脑卒中。中老年患者多见，病前有脑梗死的危险因素，如高血压、糖尿病、冠心病及血脂异常等。常在安静状态下或睡眠中起病，部分病例在发病前可有短暂性脑缺血发作。临床表现决定于梗死灶的大小和部位，主要为局灶性神经功能缺损的症状和体征。当较大动脉如大脑中动脉等发生闭塞时梗死面积较大，病情严重，出现意识障碍，甚至有脑疝形成，最终导致死亡。

除了意识障碍，颈内动脉系统血管闭塞引起的脑梗死以突发性偏瘫或者单肢轻瘫最常见。半球缺血经常引起对侧面部或者肢体的麻木或无力，也可以出现言语不利和认知行为改变。而椎-基底动脉系统血管闭塞主要为脑干、小脑、枕颞叶及脊髓近端缺血表现，以眩晕、呕吐、．站立或行走不稳等症状最常见。

对于中老年患者，有动脉粥样硬化及高血压等脑卒中的危险因素，安静状态下或活动中起病，出现意识障碍合并偏瘫、失语等局灶性症状，都应考虑动脉闭塞脑梗死的可能。脑部 CT 检查可排除脑出血，MRI 检查可显示梗死部位和范围，并可排除肿瘤卒中和炎症性疾病。SPECT、DWI 和 PWI 有助于早期诊断，血管造影可发现狭窄或闭塞的动脉。

（二）预防

对于有动脉粥样硬化及高血压、糖尿病等的患者，都应警惕脑动脉闭塞的发生，积极的预防可明显降低急性动脉闭塞和脑梗死的发生。

针对未发生过脑梗死但有脑梗死危险因素的人群，改变危险因素是一级预防的主要策略。可干预的危险因素主要包括高血压、心脏病、高血糖、高血脂、颈动脉狭窄、高同型半胱氨酸血症，以及不良生活习惯包括抽烟、喝酒等。

血压水平＜140/90mmHg 时可明显减少脑卒中的发生；有糖尿病和肾病的高血压患者，降压目标应更低一些，以＜130/80mmHg 为宜。对缺血性卒中而言，高血压性心脏病和冠心病者其相对危险度最高，先天性心脏病居次。糖尿病是缺血性卒中独立的危险因素，2 型糖尿病患者的动脉粥样硬化易感性明显增高。对已有卒中或冠心病危险因素（或病史）的患者以及家族型高脂血症患者应定期（3~6 个月）进行血脂检测。并且根据患者有无脑卒中或冠心病的危险因素以及血脂水平决定治疗方式。对高半胱氨酸血症患者，可考虑应用叶酸和维生素 B_6、维生素 B_{12} 予以治疗，治疗的界值以 $9\mu mol/L$ 为宜。控制肥胖、戒烟限酒、适当体育运动都对脑卒中的预防起到很好的作用。

除上述危险因素的控制干预外，对于已经发生脑梗死的患者，即脑梗死的二级预防方面，需长期服用药物，甚至手术治疗。对于动脉粥样硬化性血栓来源的 TIA 患者，抗血小板药物是预防复发性卒中的特异性药物。他汀类降脂药物可软化血管，降低卒中的发生。对房颤患者，华法林等抗凝药物能起到更好的效果。而对于重度的颈动脉狭窄（狭窄率＞70%）的患者行颈动脉内膜剥脱或支架植入等外科干预必不可少。

（三）健康管理

对于反复发作的 TIA 患者应控制好危险因素，阻止其发展为脑梗死。脑梗死属于高复发性的脑动脉闭塞性疾病，病人出院后仍需按医生嘱咐坚持服药，控制好高血压、高血脂、糖尿病等动脉硬化的基础病变，并定期到医院复查。

对发生动脉闭塞后脑梗死的患者要尽早、积极地开始康复治疗。脑梗死形成后会留下许多后遗症，如单瘫、偏瘫、失语等，药物对这些后遗症的作用非常有限，而通过积极、正规的康复治疗，大部分病人可以达到生活自理，有条件者最好能到正规的康复医院进行系统康复。康复宜及早进行，病后 3～6 个月内是康复的最佳时机，半年以后由于已发生肌肉萎缩及关节挛缩，康复的困难较大，但同样也会有一定的帮助。

家属应学会安抚病人情绪，鼓励其积极面对病情，既有利于病情的恢复，也能防止因情绪波动导致的脑梗死复发。语言不利、语言障碍的病人情绪多焦躁、痛苦。家属要多接触病人，了解病人痛苦，让病人保持心情舒畅，消除紧张心理。必须尽早地诱导和鼓励患者说话，耐心纠正发音。

肢体功能障碍多利用家用型的肢体康复治疗仪器指导和辅助其进行功能锻炼，从简单的屈伸开始，要求活动充分，合理适度，避免损伤肌肉和关节，每天 2～4 次，每次 5～30 分钟。并配合药物治疗，按摩患侧肢体。嘱病人经常用热水浸泡患侧肢体，促进其血液循环。

面瘫常表现为病侧眼睑闭合不全、口角下垂、不能皱额、闭眼、鼓腮、吹哨。病人常常产生消极情绪，失去治疗信心。家属应给予精神鼓励，以便取得信任，舒其情志。饮食上宜给易于消化、富于营养流质或半流质饮食。鼓励病人多做眼、嘴、脸部运动，并经常按摩局部。

（四）就诊

有反复 TIA 发作病史的患者应尽快前往神经外科或者神经内科门诊就诊，而突然出现有局灶性神经功能障碍，怀疑脑动脉闭塞脑梗死的患者应及时送往急诊就诊。

应根据不同的病因、发病机制、临床类型、发病时间等确定治疗方案。

五、蛛网膜下腔出血

（一）临床表现和诊断

蛛网膜下腔出血是指由各种原因引起的血液进入了颅内或者椎管内的蛛网膜下腔而引起的综合征。引起蛛网膜下腔出血的原因有：动脉瘤、脑血管畸形、高血压性动脉硬化、烟雾病、肿瘤等；其中以颅内动脉瘤破裂最常见，而情绪激动，剧烈运动引起动脉瘤破裂的常见诱发因素。

蛛网膜下腔出血表现为突然发生的剧烈头痛，可伴有恶心、呕吐、意识障碍以及烦躁、谵妄、幻觉等精神症状。发病数小时后可有脑膜刺激征阳性，主要表现为颈项强直；部分患者可见玻璃体膜下出血、视乳头水肿以及视网膜出血。

蛛网膜下腔出血常见的并发症主要为再出血、脑血管痉挛、脑积水等。再出血主要为患者出血后病情稳定或好转的情况下，突然再次发生剧烈头痛、恶心呕吐、意识障碍加深、抽搐、原有症状和体征加重或重新出现等。脑血管痉挛引起迟发性缺血性损伤，表现为意识改变、局灶性神经功能损害体征（如偏瘫）或二者均有。

突然发生的剧烈头痛、恶心、呕吐和脑膜刺激征阳性的患者，伴或不伴意识障碍，都应高度怀疑本病，结合 CT 证实脑池与蛛网膜下腔内有高密度征象可诊断为蛛网膜下腔出血。如果 CT 检查未发现异常或没有条件进行 CT 检查时，可根据临床表现结合腰穿 CSF 呈均匀一致血性、压力增高等特点作出蛛网膜下腔出血的诊断。对于明确有蛛网膜下腔出血的患者应尽早行 CTA 或 DSA 等脑血管检查，以明确是否存在颅内动脉瘤。

（二）预防

一旦出现突发的剧烈头痛、恶心、呕吐时，患者应尽量避免情绪激动或精神紧张，并及早到正规医院就医。对疑似蛛网膜下腔出血患者，首选颅脑 CT 检查，CT 扫描不能确诊者可行腰椎穿刺及脑脊液检查，以便尽早的发现和诊断疾病。

蛛网膜下腔出血大部分是在脑血管病变的基础上出血导致，特别是颅内动脉瘤的破裂。对于有存在未处理的未破裂动脉瘤的患者，控制血压是最重要措施，平时应生活规律，戒烟戒酒；避免诱因，保持大便通畅，避免情绪激动和剧烈运动。

（三）健康管理

对于蛛网膜下腔出血治疗后的患者或有未处理的未破裂动脉瘤的患者，应避免导致出血或动脉瘤复发的因素；高血压病人应特别注意气候变化，规律服药，将血压控制在适当水平，切忌血压忽高忽低。一旦发现异常时应及时就诊，避免用力、情绪激动及剧烈运动，保持大便通畅，戒烟戒酒；要有合适的饮食，避免过咸、辛辣的食物。

出血后有神经功能损害的患者，康复训练应在病情稳定后早期开始，包括肢体的被动及主动练习、语言能力及记忆力；必要时可辅助针灸、按摩、高压氧等治疗。对于意识障碍的患者要预防压疮、跌倒，保持口腔、皮肤、会阴部清洁，并活动肢体的大小关节活动能力。

（四）就诊

一经发现，立即送往急诊救治。

治疗原则是防治再出血、血管痉挛及脑积水等并发症，降低病死率和致残率。

参考文献

1. Jauch EC, Saver JL, Adams HP, Jr., et al. Guidelines for the Early Management of Patients With Acute Ischemic Stroke A Guideline for Healthcare Professionals From the American Heart Association/American Stroke Association [J]. Stroke, 2013, 44 (3): 870-947.

2. Omuro A, DeAngelis LM. Glioblastoma and Other Malignant Gliomas A Clinical Review [J]. Jama-Journal of the American Medical Association, 2013, 310 (17): 1842-1850.

3. Ono H, Shin M, Takai K, et al. Spontaneous regression of germinoma in the pineal region before endoscopic surgery: a pitfall of modern strategy for pineal germ cell tumors [J]. Journal of Neuro-Oncology, 2011, 103 (3): 755-758.

4. Roelfsema F, Biermasz NR, Pereira AM. Clinical factors involved in the recurrence of pituitary adenomas after surgical remission: a structured review and meta-analysis [J]. Pituitary, 2012, 15 (1): 71-83.

5. Arthurs BJ, Fairbanks RK, Demakas JJ, et al. A review of treatment modalities for vestibular schwannoma [J]. Neurosurgical Review, 2011, 34 (3): 265-277.

6. Dworkin RH, O'Connor AB, Kent J, et al. Interventional management of neuropathic pain: NeuPSIG recom-

mendations [J]. Pain, 2013, 154 (11): 2249-2261.

7. Zakrzewska JM, McMillan R. Trigeminal neuralgia: the diagnosis and management of this excruciating and poorly understood facial pain [J]. Postgraduate Medical Journal, 2011, 87 (1028): 410-416.

8. Nakagawa I, Takayama K, Kurokawa S, et al. Hemifacial Spasm Due to Contralateral Aneurysmal Compression of the Facial Nerve Successfully Treated With Endovascular Coil Embolization: Case Report [J]. Neurosurgery, 2011, 69 (3): E768-E771.

9. Jauch EC, Saver JL, Adams HP, et al. Guidelines for the Early Management of Patients With Acute Ischemic Stroke A Guideline for Healthcare Professionals From the American Heart Association/American Stroke Association [J]. Stroke, 2013, 44 (3): 870-947.

10. Nakagawa I, Takayama K, Kurokawa S, et al. Hemifacial Spasm Due to Contralateral Aneurysmal Compression of the Facial Nerve Successfully Treated With Endovascular Coil Embolization: Case Report [J]. Neurosurgery, 2011, 69 (3): E768-E771.

11. Omuro A, DeAngelis LM. Glioblastoma and Other Malignant Gliomas A Clinical Review [J]. Jama-Journal of the American Medical Association, 2013, 310 (17): 1842-1850.

12. Preusser M, de Ribaupierre S, Woehrer A, et al. Current Concepts and Management of Glioblastoma [J]. Annals of Neurology, 2011, 70 (1): 9-21.

13. Ricard D, Idbaih A, Ducray F, et al. Primary brain tumours in adults [J]. Lancet, 2012, 379 (9830): 1984-1996.

14. Braganza MZ, Kitahara CM, Berrington de Gonzalez A, et al. Ionizing radiation and the risk of brain and central nervous system tumors: a systematic review [J]. NeuroOncol, 2012, 14 (11): 1316-1324.

15. Goldstein LB, Bushnell CD, Adams RJ,, et al. Guidelines for the primary prevention of stroke: a guideline for healthcare professionals from the American Heart Association/American Stroke Association [J]. Stroke, 2011, 42 (2): 517-584.

16. Kitahara CM, Gamborg M, Rajaraman P, et al. A prospective study of height and body mass index in childhood, birth weight, and risk of adult glioma over 40 years of follow-up [J]. Am J Epidemiol, 2014, 180 (8): 821-829.

17. Malmer B, Henriksson R, Gronberg H. Familial brain tumours- genetics or environment? A nationwide cohort study of cancer risk in spouses and first-degree relatives of brain tumourpatients [J]. Int J Cancer, 2003, 106 (2): 260-263.

18. 王维治. 神经病学 [M]. 北京: 人民卫生出版社, 2006: 160.

19. 张华. 椎基底动脉供血不足114 例临床分析 [J]. 中国实用医药, 2013, 8 (5): 85-86.

20. 刘飞, 廖达光, 王知非, 等. 高血压性脑出血术后再出血的多因素分析及预防 [J]. 实用预防医学, 2006, 13 (2): 249-251.

21. 李嘉琦, 张秀菊, 李斌, 等. 椎基底动脉供血不足诊断和治疗的研究进展 [J]. 中外医学研究, 2011, 09 (30): 154-156.

22. Gomez CR, Orr SC. Angioplasty and stenting for primary treatment ofintracranial arterial stenosis [J]. Archives of Neurology, 2001: 1687-1690.

23. 王桂红, 王拥军, 姜卫剑, 等. 颅内大动脉狭窄及其治疗 [J]. 中华神经医学杂志, 2004, 3 (1): 75-78.

第十八章

中医药的个性化健康医疗管理服务

第一节　中医药理论的起源

中医源于阴阳，阴阳源于中国古代的哲学思想，认为万物都有阴阳两个对立面，以阴阳来解释自然界的各种现象，例如天是阳，地是阴；日是阳，月是阴。阴阳的对立和统一，是万物发展的根源。凡是旺盛、萌动、强壮、外向、功能性的，均属阳；相反，凡是宁静、寒冷、抑制、内在、物质性的，均属阴。简言之：一阴一阳为之道。阴阳，万物之始也，有了阴和阳，才有了万物之始。老子曰：一生二，二生三，三生万物，万物负阴而抱阳，冲气以为和。这就是有了阴阳还有了气才有了万物。阴阳五行是中国古人认识世界的方法论，中医正是在古老哲学的指导下，奠定了中医是在绝对性世界观和虚无轮回人生观基础上综合考虑人类生理、心理、行为、外界物理运动后对人类生理、心理、行为的非统一现象进行修正统一的综合性方法论。其世界观是深刻的、本质的；其人生观是超越生死的；其方法论是公正、公平、合天道的；而其研究的对象则是一个个鲜明的个体。

我国古代医学家，在长期医疗实践的基础上，将阴阳五行学说广泛地运用于医学领域，用以说明人类生命起源，生理现象，病理变化，指导着临床的诊断和防治，成为中医理论的重要组成部分，对中医学理论体系的形成和发展，起着极为深刻的影响。

一、阴阳学说在中医的运用

在阴阳学说的指导下，中医学认为人体和宇宙世界万物都具有阴阳的不同性质和"对立统一"的阴阳关系。如《素问·阴阳应象大论》说："阴阳者，天地之道也，万物之纲纪，变化之父母，生杀之本始，神明之府也"。在中医学里，运用阴阳学说阐述了人体的各种解剖、生理、功能现象。例如，《内经》中提出："人生有形，不离阴阳"，"生之本，本于阴阳"等。总的来说，人体功能多属阳，而形体实质多属阴，即《素问·生气通天论》中所说："阳化气，阴成形"。而生理结构中又可分阴阳，功能活动中也有阴阳。中医学在运用阴阳学说时，又在原有基础上赋予其许多新的内涵，使其内容更充实、丰富。其中较明显的不是在于如何机械地，单纯地区分事物的属阴属阳，而是在于分析对立事物的相互关系，动态可变化的提出了诸如阴阳互根、相生相长等理论。以下就此作分析：

（一）强调阴阳属性

中医学里的阴阳属性并不是简单的对立统一关系，更不是所谓的"一分为二"，而是具有非常严格的、特定含义的属性。如以自然而言，天为阳、地为阴，日为阳、月为阴，火为阳、水为阴，热为阳、寒为阴，雄（男）为阳、雌（女）为阴，等等。以人体而言，器质属阴、功能属阳，功能抑制属阴、功能亢奋属阳，等等。以药物而言，性质温热者属阳、性质寒凉属阴，作用升提者属阳、作用下降者属阴，起兴奋作用者属阳、起抑制作用者属阴，等等。这些阴阳的划分是有明显的属性区别的，是决不可以随便调换的。有人认为这是阴阳学说的局限性，实际上这是该学说的优势之一。因为对立统一的事物双方并不是对等的，往往有其属性的差别，而这种属性的差别用阴阳学说来分析是非常适合的。

（二）突出阴中有阳、阳中有阴

中医学里对阴阳的认识有一个突出的地方，即不把阴阳看做是机械的、平面的、呆板的，而是动态的、立体的、灵活的。阴阳的属性固然是有其严格性的，但在阴中有阳，阳中也有阴。

（三）展示阴阳的层次

中医学里对阴阳学说的运用是非常广泛的，其概念有时很广，有时很窄，也就是在不同层次上都可以运用阴阳学说。如脏腑学说中用阴阳进行分析，脏属阳，但背为阳，心为阳中之阳，背为阳，肺为阳中之阴。而心又有心阴、心阳之分。

（四）阴阳之间相互依存

阴阳二者是不可分割的，《内经》中提出："孤阳不生，独阴不长"，提出阴阳之间相互依存，即所谓的"阴阳互根"。如人的形体属阴，功能活动属阳，二者缺一不可。

（五）阴阳之间相互影响

阴阳之间的关系并不是简单的对立统一关系，双方是无时不在相互影响的，不断地此消彼长，保持着动态的平衡，如这一平衡被打破，就会出现病态，即《素问·阴阳应象大论》所说："阴胜则阳病"、"阳胜则阴病"。而治疗的目的就是要恢复这一动态平衡。阴阳之间这种相互依存影响的关系，突出了古人对人体整体性的认识，对形神统一、组织与功能统一、脏腑经络统一、人体内外统一等有精辟的见解。

所有这些理论与论述无不展现出人作为每一个个体之间的关联性，个体的复杂性与整体统一性之间的高度融合。

二、五行在中医学的运用

五行是古代汉族人民朴素的辩证唯物的哲学思想。多用于哲学、中医学和占卜方面。五行学说是汉族文化重要组成部分。古代汉族人民认为，天下万物皆由五类元素组成，分别是金、木、水、火、土，彼此之间存在相生相克的关系。五行是指木、火、土、金、水五种物质的运动变化。在中国，"五行"有悠久的历史渊源，《归藏易》、《连山易》中均有其记载。五行学说在中医学里主要用以说明各脏腑之间的关系。五行学说中以五脏配五行，即：肝与木、心与火、脾与土、金与肺、水与肾。五脏与五行相生相克应保持相对平衡和稳定，和谐相处。如果五脏与五行发生失调，出现太过、不及或反侮，也会致疾病的发生，这对于推断疾病的好转和恶变，治疗方法，提供了充足依据。作为一个事物，其所影响和被影响的事物可以用四个方面来概括，即"我生、生我、我克、克我"，与"我"

共同构成了五种关系，从而反映了所有事物之间存在的相互关系，这就是五行学说的精髓所在，这样，五种关系可以构成一个"稳态结构"。在医学领域里，广泛运用五行学说来分析脏腑组织之间的生理关系，如脾胃输布津液至肺，且肺阴有赖于胃阴以补充，即称之为"土生金"。并把脾胃称为"母"，肺称为"子"，二者即为"母子"关系。同时，运用五行学说还可以分析疾病过程的转变及某一脏腑病变对其他脏腑的影响。如因肝气过旺，可以横逆而犯脾胃，影响到脾胃的运化功能，称之为"木克土"。在诊断时，五行学说又往往用来分析病情。如脾病患者面色呈黄，为其本色，但如出现面色发灰黑，则为肾之色，提示水反侮土，病情较重。在治疗时，又往往用五行学说作为指导。如有"补土生金"、"扶土抑木"、"泻南补北（补肾清心）"。

三、五行的基本规律

（一）五行的相生、相克

在五行之间存在着相生、相克的联系规律，所谓相生，即相互滋生、促进、助长之意；所谓相克，即相互制约、克服、抑制之意。生克是五行学说用以概括和说明事物联系和发展变化的基本观点。

五行相生的规律是木生火、火生土、土生金、金生水、水生木；相克的规律是木克土、土克水、水克火、火克金、金克木。

在相生关系中，任何一行都具有"生我"、"我生"两方面的关系，生我者为母，我生者为子，所以，相生关系又称之为"母子关系"。"

在相克关系中，任何一行都具有"克我"、"我克"两方面关系，我克者为"我所胜"，克我者为我"所不胜"，所以，相克关系又称为"所胜"、"所不胜"的"相胜"关系。

事物内部系统结构的五个方面之间的相生、相克关系，构成了事物正常情况下的循环运动，因而经常处于运动发展之中，是不平衡的。然而就五行整体来看，相生与相克又都是在总和中表现出相对的动态平衡。而五行中的每一行，由于既生别行，又被别行所生；既克别行，又被别行所克，故在整体上也呈现动态均势。可见，五行所达到的平衡，不是绝对的静止，而是建立在运动基础上的动态平衡。

（二）五行的相乘、相侮

相乘与相侮，是五行关系在某种因素作用影响下所产生的反常现象。乘，即乘虚侵袭。侮，即恃强凌弱。相乘，即相克的太过，超过了正常制约的力量，从而使五行系统结构关系失去正常的协调。此种反常现象的产生，一般有两种情况：一是被乘者本身不足，乘袭者乘其虚而凌其弱。二是乘袭者亢极，不受它行制约，恃其强而袭其应克之行。

应当说明，"相克"与"相乘"是有区别的，相克是正常情况下的制约关系；相乘则是正常制约关系遭到破坏以后的过度克伐，是反常现象。在人体，则前者是生理状态，后者则为病理状态。

相侮，即相克的反向，又叫反克。是五行系统结构关系失去正常协调的另一种表现。同样也有两种情况：一是被克者亢极，不受制约，反而欺侮克者。如金应克木，若木气亢极，不受金制，反而侮金，即为木（亢）侮金。二是克者衰弱，被克者因其衰而反侮之。如金本克木，若金气虚衰，则木因其衰而侮金，即为木侮金（衰）。

所以说："气有余，则制己所胜而侮所不胜；其不及，则己所不胜侮而乘之，己所胜轻而侮之。"即是说,五行若某一行之气太过,则对其所胜(我克)之行过度制约,而发生相乘。而对其所不胜(克我)之行发生相侮,即反克。若某一行之气不足,则克我之行必过度制约而乘之。而己所胜者,即我克之行必因我之不足而反克相侮。例如临床所见的支气管扩张病证,病位在肺,每因肝气郁结,气急上逆,化火灼肺,而见咳血,则为木火刑金(即木旺侮金);肝郁气滞,影响脾胃消化吸收,则为木郁乘土。湿热型高血压,多因湿热困脾,引发肝失疏泄,肝阳亢逆,则为土侮木。至于金乘木(虚)证候,临床则为少见。

(三)五行的制化、胜复

五行系统结构之所以能够保持动态平衡和循环运动,主要在于其本身客观存在着两种自行调节机制和途径。一种是正常情况下的"制化"调节;一种则是在反常情况下的"胜复"调节。

制,即制约。化,是生化。所谓制化调节,主要是指五行系统结构在正常状态下,通过相生和相克的相互作用而产生的调节作用,又称为"五行制化"。

首先,从五行的整体作用可以明显看出,任何两行之间的关系并不是单向的,而是相互的。五行之中任何一行都具有生我、我生、克我、我克四方面的关系,所以才能保证"制化"关系的正常。

即是说,木能克土,土能生金,金又能克木,从而使木不亢不衰,故能滋养火,而使火能正常生化。

火能克金,金能生水,水又能克火,从而使火不亢不衰,故能滋养土,而使土能正常生化。

土能克水,水能生木,木又能克土,从而使土不亢不衰,故能滋养金,而使金能正常生化。

金能克木,木能生火,火又能克金,从而使金不亢不衰,故能滋养水,而使水能正常生化。

水能克火,火能生土,土又能克水,从而使水不亢不衰,故能滋养木,而使木能正常生化。

可以看出,正是这种相反相成的生克制化,调节并保持了事物结构的相对协调和平衡。因为相生、相克的过程,也就是事物消长的过程,在此过程中,经常出现的不平衡的消长情况,其本身就是再一次相生、相克的调节,这样就会重复出现再一次的协调平衡。而正是这种在不平衡之中求得平衡,而平衡又立刻被新的不平衡所替代的循环运动,推动着事物在不断地变化和发展。

所谓胜复调节,主要是指五行系统结构在反常情况下,即在局部出现较大不平衡的情况下,通过相克关系而产生的一种大循环的调节作用。胜复调节可使一时性偏盛偏衰的五行系统结构,经过调节,由不平衡而再次恢复平衡。

所谓"胜",即指胜气,是指因为某行之气太过所引起的对"己所胜"之行的过度克制。而胜气的一旦出现,则势必招致一种相反的力量将其压抑下去,即所谓复气。故《素问》又说:"有胜之气,其必来复也。"而且胜气重,复气亦重。胜气轻,复气亦轻。

例如火气太过,作为胜气则过分克金,而使金气偏衰,金衰不能制木,则木气偏胜而加剧制土,土气受制则减弱制水之力,于是水便旺盛起来,而把太过的火气克伐下去,使其恢复正常。若火气不足,则将受到水的过分克制,但火衰不能制金,引发金气偏盛,金气盛则加强制木，使木衰而无以制土，则必将引起土气盛以制水，水衰则制火力减弱，从而使火气相应得到逐渐恢复，以维持其正常。

如果单纯有胜而无复，也就是说当五行之中的作何一行出现有余（太过）而没有另一行的相应制约时，则五行系统结构的协调关系就被破坏，则会出现紊乱的反常状态，从而产生严重疾病。

综上所述，我们可以把五行关系看做是阴阳关系的逻辑展开和补充。受作用者，通过某些中间环节，反作用于作用者，产生反馈调节效应，从而使系统结构保持相对平衡。世上的万事万物既能以阴阳平衡，五行相生相克协调发展；同时又产生了一个个鲜活的个体，演弈各自精彩绝伦的故事。

第二节　中医药学的诊疗特征

中医具有完整的理论体系，其独特之处，在于"天人合一"、"天人相应"的整体观及辨证论治。主要特点有：认为个体的人是自然界的一个组成部分，由阴阳两大类物质构成，阴阳二气相互对立而又相互依存，并时刻都在运动与变化之中。在正常生理状态下，两者处于一种动态的平衡之中，一旦这种动态平衡受到破坏，即呈现为病理状态。而在治疗疾病，纠正阴阳失衡时并非采取孤立静止的看问题方法，多从动态的角度出发，即强调"恒动观"。认为人与自然界是一个统一的整体，即"天人合一"、"天人相应"。人的生命活动规律以及疾病的发生等都与自然界的各种变化（如季节气候、地区方域、昼夜晨昏等）息息相关，人们所处的自然环境不同及人对自然环境的适应程度不同，其体质特征和发病规律亦有所区别。因此在诊断、治疗同一种疾病时，多注重因时、因地、因人制宜，并非千篇一律。认为人体各个组织、器官共处于一个统一体中，不论在生理上还是在病理上都是互相联系、互相影响的。因而从不孤立地看待某一生理或病理现象，头痛医头，脚痛医脚，而多从整体的角度来对待疾病的治疗与预防，特别强调"整体观"。但是这个"整体"则是每一个人体的个体之"整体"。

一、整　体　观　念

整体是指人体的统一性和完整性。

中医认为人体是一个有机整体，是由若干脏器和组织、器官所组成的。各个组织、器官都有着各自不同的功能，决定了机体的整体统一性。

人与自然的统一性，自然界存在着人类赖以生存的必要条件。自然界的变化可直接或间接地影响人体，而机体则相应地产生反应。在功能上相互协调，相互为用，在病理上是相互影响。

二、辨　证　论　治

概念：所谓"证"是机体在疾病发展过程中某一阶段的病理概括。包括病变的部位、原因、性质以及邪正关系，能够反映出疾病发展过程中，某一阶段病理变化的本质，因而它比症状能更全面、更深刻、更准确地揭示出疾病的发展过程和本质。

所谓"辨证"，就是将四诊（望、闻、问、切）所收集的资料，症状和体征，通过分析综合、辨清疾病的原因、性质、部位以及邪正之间的关系，从而概括、判断为某种性质证候的过程。

　　所谓"论治"又叫施治，则是根据辨证分析的结果来确定相应的治疗原则和治疗方法。辨证是决定治疗的前提和依据。论治则是治疗疾病的手段和方法。所以辨证论治的过程，实质上是中医学认识疾病和治疗疾病的过程。

三、辨病与辨证的关系

　　疾病是具有特定的症状和体征的，而证则是疾病过程中典型的反应状态。中医临床认识和治疗疾病是既辨病又辨证，并通过辨证而进一步认识疾病。

　　例如感冒可见恶寒、发热、头身疼痛等症状，病属在表。但由于致病因素和机体反应性的不同，又常表现为风寒感冒和风热感冒两种不同的证。只有辨别清楚是风寒还是风热，才能确定选用辛温解表还是辛凉解表方法，给予恰当有效的治疗，而不是单纯的"见热退热""头痛医头"的局部对症方法。

四、相似观念类同于现代分形观——中医辨证诊治中的哲学观

　　是取象比类的现代化科学化，分形是上个世纪美国人创立的，但分形即为相似的观念中国几千年前就有，如著名的阴阳，五行就是最古老的分形观。上个世纪邓宇等的新发现了取象比类、象数学、取数比类等现代化科学化的思维判断方法，即通过类比、象征方式把握对象世界联系的思维方法，运用带有感性、形象、直观的概念、符号表达对象世界的抽象意义。

第三节　中医药学的传承与发展

一、中医药学的传承

　　一门学术或是一门实用技术的存在和发展总有自身一定的传承方式，具有有效的传承方式，才有发扬光大的可能（当然也取决于诸多其他条件）。中医药学是中国特有的医学，在中国文化的整体中有其特殊性。首先它是一门学术，有完整的理论体系，而其理论的探讨不完全依赖于技术实践；但是，它又不同于同样在中国存在了几千年的经学，它还是实用技术，需要具体的实践操作，并要有实际结果；然而它又不是纯粹的（传统的）实用技术，如传统的木工或瓦工技术一样，因为它的实践与理论有着千丝万缕的联系。因此，中医药学的传承方式也体现了一定的特殊性，并随着中国社会文化的发展而有所变化，与中医药学自身的发展也是相适应的。在上古时，人类尚未脱离蒙昧时期，所拥有的仅仅是一些经验知识，因此，医学知识的传承是通过言传身教。随着人类认知能力的发展，随着生产力的提高，人们对自然界和人体有了更多的认识，于是就试图建构某种理论模式来解释各种现象并用以指导解决实践中的各种问题。

　　因而关于人体与疾病的早期理论性认识也就出现了，只是尚未形成系统的医学理论。因为当时人们的认识还很有限，在他们的思想观念中，天地神人杂糅不分，还不能有对人体与疾病的具体而客观的认识，这一时期即是"医巫不分"的时期。中医药学的理论与实践有着复杂的关系，它的传承也包括理论与实践技术两部分，由于中医药学的发展在不同时期表现出不同特点，其传承方式也随之在不同时期而有特殊表现。早期由于不同医学流

派的存在，医学的传承以门派授受为主，无论理论与实践技术都经家传或师授且是"口传心授"方能掌握，加之早期理论的发展尚不完善，此时所传大概是"术"在"理"之先。专门授受之学的衰落与《内经》理论统治地位的日渐确立互为因果，这是一个漫长的过程，此后中医药学的主体建构于《内经》医学理论之上，而不能为《内经》理论所涵容的技术日渐边缘化甚至趋于消亡。家传与师授一直是古代中医药学传承的主要方式，无法为学校教育所取代，这在很大程度上也是源于中医药学理论与技术的特殊关系。宋代以后，读书自学的影响越来越显著，文化程度较高的医者往往更重视医学理论的探讨，这一方面有助于确立《内经》医学理论的正统地位，另一方面通过读书所得到医学知识难免与实践有一些隔膜，这也对中医药学的发展产生了一定的影响。

在医学活动中，一般地说是由"理"指导"术"，由"术"检验"理"，二者虽非"同一"，却可"统一"。唐以前的重"术"，是因为理尚不足；宋以后的重"理"，是因为随着实践的发展，迫切需要理论的概括、总结和指导，这是医学发展过程中的正常现象。一般情况下，理论应该随着实践的发展而有所更新甚至被淘汰而代之以新的理论。但是宋以后文化程度较高注重理论探讨的医生大多受儒家思想影响较深，每每移儒学研究的方法于医学研究，"尊经法古"是其对待医学经典的态度，阐释经典则是其理论研究的主要内容，因此随着《内经》理论统治地位的确立，也就消除了医学向其他方向发展的可能性。理论一旦被固化为教条，也即失去了生命力，不能随着实践发展而同步发展，反过来也限制了医学实践的发展，这正是中国传统医学实质上停留在汉晋水平的文化根源。

二、中医学的传承形式

（一）师徒传授是中医学培养人才的历史选择

历史上中医的师承教育主要是拜师学艺的传承方式，在师傅的指导下，徒弟自学中医基本理论和文献经典并跟师进行随诊学习为主，通过口传心授将中医特色、临床经验传承给徒弟，徒弟在学习过程中，逐渐理解老师的思维方式、治病用药方法，在学习中悟出新意不断创新。不少名医世家诊治绝技正是通过师承授受而得以世代相传的。师徒相授，有利于临症用药经验和传统操作技术的传授。因此，师徒传授是继承与发展中医药学的一种潜移默化的模式。

既往的中医药理论和经验主要通过师承授受的方式传承，但传统的师带徒有着一对一的局限性，受众较少，成才较慢；学术传承中。人们局限在一个狭小的圈子内，加之医家各承绝技，秘而不传，导致一些实践医学得不到继承发展和推广交流；中医许多成功的经验往往只属于个人，很难成为医学界共同掌握的技术。中医师承传承经历了"一对一"拜师学艺，现又上升到"老中医药专家学术经验继承工作"制度的方式，国家线后启动了四批师带徒工作，并且规定师从老中医可给予相应学位，解决了中医师徒传承无学历、无资质的问题。2006 年原卫生部发布了相应文件，指出从事中医临床工作 15 年以上，或者具有中医或者民族医副主任以上专业技术职务任职资格者可作为师承人员的指导老师。

"师带徒"方式对名老中医经验的传承发挥了巨大的作用，许多濒临失传的名老中医经验得到了有效的抢救与保存。然而，由于在总结名老中医经验的方法及继承者的选择、带徒的方式等方面存在弊端，使师带徒的培养效果大打折扣。师带徒多以临床随诊、抄方、总结病案的方式进行，带有一定的随意性，且老中医经验常各善于某一方，受此影响，各继承者对老中医经验的传承也存在一定的局限性，容易出现"各承家技，始终守旧"的医者，形成一家之说，部分民间则以家传师授为主。

因此，如何完整全面地继承名老中医的临床经验、总结临床诊治规律，如何变各自为战的"作坊式操作"为大规模的"生产流程"，更快培养造就更多的名医，是中医传承教育面临的最大问题。时代要求我们不断进行新的探索，寻求新的思路和方法。

（二）学校教育是中医人才培养的主要渠道

中医学校教育古已有之。公元 443 年，南北朝时期，刘宋王朝皇帝刘义隆创办中医学教育机构，这是我国最早由国家创办中医学教育的开始。唐代在公元 624 年正式设立"太医署"。北宋继承唐朝中医教育制度设置专门的中医药教育机构"太医局"。明清时代，由太医院兼管国家中医教育，主要是为太医院培养医药专门人才。近代中医学校的创办，开始于公元 1885 年，在浙江温州创办的利济堂学校。纵观古代官方医学教育，因其办学规模小、医学生数量少，始终未能在中医教育传承中占主导地位，但其改变了传统的培养模式，对中医学的发展具有规范作用，在很大程度上影响了医学的发展。进入 20 世纪以来，先后创办的中医学校多达 80 余所。中医院校教育能用最经济的办法将中医基本知识教给学生，课堂教学具有传播知识的信息量大，传授的知识标准统一、规范、受教育的普及率高等特点，无疑是师带徒传承方式的一种进步。学生在 5 年的大学时间内，不仅仅是学会看几种中医病症，掌握能够指导实践的理论，以及中医的学术观点、辨证施治观念和临床治疗方法，更重要的是学习现代医学基础知识和科研方法，架起了与西医学沟通和交流的桥梁。

中医传承教育经历了传统的家传师授和现代的学校教育两种模式，用发展的眼光研究中医教育的传承关系和传承方式的历史，才有利于探索其在人才培养的优势，变革中医人才培养的模式，因此，就如何提高中医教育质量，中医院如何培养出符合中医专业的标准人才，中医教育如何适应中医药事业发展的需求，如何创新中医药人才培养模式等问题进行深入研究，显得尤为紧迫和必要。

三、中医学的发展历程

中医有着悠久的历史。早在远古时代，我们的祖先在与大自然作斗争中就创造了原始医学。人们在寻找食物的过程中，发现某些食物能减轻或消除某些病症，这就是发现和应用中药的起源；在烘火取暖的基础上，发现用兽皮、树皮包上烧热的石块或沙土作局部取暖可消除某些病痛，通过反复实践和改进，逐渐产生了热熨法和灸法；在使用石器作为生产工具的过程中，发现人体某一部位受到刺伤后反能解除另一部位的病痛，从而创造了运用砭石、骨针治疗的方法，并在此基础上，逐渐发展为针刺疗法，进而形成了经络学说。

中医理论主要来源于对实践的总结，并在实践中不断得到充实和发展。早在两千多年前，中国现存最早的中医理论专著《黄帝内经》问世。该书系统总结了在此之前的治疗经验和医学理论，结合当时的其他自然科学成就，运用朴素的唯物论和辩证法思想，对人体的解剖、生理、病理以及疾病的诊断、治疗与预防，做了比较全面的阐述，初步奠定了中医学的理论基础。《难经》是一部与《黄帝内经》相媲美的古典医籍，成书于汉之前，相传系秦越人所著。其内容亦包括生理、病理、诊断、治疗等各方面，补充了《黄帝内经》之不足。

秦汉以来，内外交通日渐发达，少数民族地区的犀角、琥珀、羚羊角、麝香，以及南海的龙眼、荔枝核等，渐为内地医家所采用。东南亚等地的药材也不断进入中国，从而丰富人们的药材知识。《神农本草经》就是当时流传下来的、中国现存最早的药物学专著。它总结了汉以前人们的药物知识，载药 365 种，并记述了君、臣、佐、使、七情和合、四气五味等药物学理论。长期临床实践和现代科学研究证明：该书所载药效大多是正确的，如麻黄治喘，黄连治痢，海藻治瘿等。

公元三世纪，东汉著名医家张仲景在深入钻研《素问》、《针经》、《难经》等古典医籍的基础上，广泛采集众人的有效药方，并结合自己的临床经验，著成《伤寒杂病论》。该书以六经辨伤寒，以脏腑辨杂病，确立了中医学辨证施治的理论体系与治疗原则，为临床医学的发展奠定了基础。后世又将该书分为《伤寒论》和《金匮要略》。其中，《伤寒论》载方 113 首（实为 112 首，因其中的禹余粮丸有方无药），《金匮要略》载方 262 首，除去重复，两书实收剂 269 首，基本上概括了临床各科的常用方剂，被誉为"方书之祖"。

西晋医家皇甫谧（公元 215—282）将《素问》、《针经》、《明堂孔穴针灸治要》三书的基本内容，进行重新归类编排，撰成《针灸甲乙经》12 卷，128 篇。该书为中国现存最早的一部针灸专书，其内容包括脏腑、经络、腧穴、病机、诊断、针刺手法、刺禁、腧穴主治等。书中经过考查确定了当时的腧穴总数和穴位 349 个（包括单穴 49 个，双穴 300 个），论述了各部穴位的适应证与禁忌，总结了操作手法等，对世界针灸医学影响很大。公元 701 年日本政府制定医药职令时规定，本书为医学士必修书。

公元 610 年，巢元方等人集体编写的《诸病源候论》，是中国现存最早的病因证候学专著。全书共 50 卷，分 67 门，载列证候 1700 余条，分别论述了内、外、妇、儿、五官等各疾病的病因病理和症状。其中对一些疾病的病因及发病原理已描述得比较详尽而科学。例如：对某些寄生虫的感染，已明确指出与饮食有关；认为绦虫病系吃不熟的肉类所致。书中还记载了肠吻合术、人工流产、拔牙等手术，说明当时的外科手术已达到较高水平。隋唐时期，由于政治统一，经济文化繁荣，内外交通发达，外来药物日益增多，用药经验不断丰富，对药物学成就进一步总结已成为当时的客观需要。公元 657 年唐政府组织苏敬等二十余人集体编修本草，于公元 659 年完稿，名为《唐·新修本草》（又名《唐本草》）。这是中国古代由政府颁行的第一部药典，也是世界上最早的国家药典。它比欧洲纽伦堡政府公元 1542 年颁行的《纽伦堡药典》早 883 年。该书共 54 卷，包括本草、药图、图经三部分，载药 850 种，在国外影响较大。公元 713 年，日本官方就以此书的传抄本规定为学医的必读课本。

唐代医家孙思邈（公元 581—682）集毕生之精力，著成《备急千金要方》、《千金翼方》。其中，《千金要方》分为 30 卷，合方论 5，300 首；《千金翼方》亦 30 卷，载方 2，571 首。二书还对临床各科、针灸、食疗、预防、养生等均有论述。尤其在营养缺乏性疾病防治方面，成就突出。如认为瘿病（指甲状腺肿类疾病）是因人们久居山区，长期饮用一种不好的水所致，劝告人们不要久居这些地方；对夜盲病人，采用动物肝脏治疗等。公元 752 年，王焘著成《外台秘要》，全书共 40 卷，1，104 门（据今核实为 1，048 门），载方 6，000 余首，可谓集唐以前方书之大成。

宋代对中医教育比较重视。宋政府设立"太医局"，作为培养中医人材的最高机构。学生所学课程包括《素问》、《难经》、《伤寒论》和《诸病源候论》等。教学方法也有很大改进，如针灸医官王惟一曾设计铸造铜人两具（公元 1026 年），精细刻制了十二经脉和 354 个穴位，作为针灸教学和考试医师之用。考试时，试官将铜人穴位注水，外用蜡封。受试者如取穴正确，可针进水出。是这中国医学教育事业的创举。公元 1057 年，宋政府专设"校正医书局"，有计划地对历代重要医籍进行了搜集、整理、考证和校勘，历时十余年，约在 1068～1077 年陆续进行。目前我们所能读到的《素问》、《伤寒论》、《金匮要略》、《针灸甲乙经》、《诸病源候论》、《千金要方》、《千金翼方》和《外台秘要》等，都是经过此次校订、刊行后流传下来的。

公元十二至十四世纪的金元时代，中医学出现了许多各具特色的医学流派。其中有代表性的有四大家、即：刘完素（公元 1120—1200），认为伤寒（泛指发热性疾病）的各处症状多与"火热"有关，因而在治疗上多用寒凉药物，被后世称之为"寒凉派"；张从正（约公元 1156—1228），认为病由外邪侵入人体所生，一经致病，就应祛邪，故治疗多用汗、吐、下三法以攻邪，被后世称之为"攻下派"；李东垣（公元 1180—1251），提出"内伤脾胃，百病由生"，治疗时重在温补脾胃，因脾在五行学说中属"土"故被后世称之为"补土派"，朱震亨（公元 1281—1358），认为人体"阳常有余，阴常不足"（即认为人体常常阳气过盛，阴气不足），治疗疾病应以养阴降火为主，被后世称之为"养阴派"。

明代医药学家李时珍（公元 1518—1593）亲自上山采药，广泛地到各地调查，搞清了许多药用植物的生长形态，并对某些动物药进行解剖或追踪观察，对药用矿物进行比较和炼制，参考文献 800 余种，历时 27 年之久，写成了《本草纲目》，收载药物 1，892 种，附方 10，000 多个，对中国和世界药物学的发展做出了杰出的贡献。

大约在公元 11 世纪，中医即开始应用"人痘接种法"预防天花，成为世界医学免疫学的先驱。公元 17～19 世纪，由于传染病的不断流行，人们在同传染病作斗争的过程中，形成并发展了温病学派。如明代吴有性认为传染病的发生，"非风非寒，非暑非湿，乃天地间别有一种异气所感，"他称之为"戾气"。他指出"戾气"的传染途径是自口鼻而入，无论体质强弱，触之皆病。这就突破了中医学历来认为的病邪是由体表进入人体的传统理论，在细菌学尚未出现的十七世纪中叶，这无疑是一伟大创举。到了清代，中医在治疗温病（包括传染性和非传染性发热性疾病）方面成就的代表著作有叶桂的《温热论》、薛雪的《湿热条辨》、吴瑭的《温病条辨》及王士雄的《温热经纬》等。

清代医家王清任（1968—1831）根据尸体解剖和临床经验写成《医林改错》，改正了古代医书在人体解剖方面的一些错误，强调了解剖知识对医生的重要性，并发展了瘀血致病理论与治疗方法。

近百年来，随着西医在中国广泛地传播，形成中医、西医、中西医结合并存的局面。一些医家逐渐认识到中西医各有所长，因此试图把两种学术加以汇通，逐渐形成了中西医汇通学派。其代表人物及其著作是：唐宗海（1862—1918）之《中西汇通医书五种》；朱沛文约 19 世纪中叶）之《华洋脏腑图像合纂》；张锡纯（1860—1933）之《医学衷中参西录》等。

中医药学是中华民族灿烂文化的重要组成部分。几千年来为中华民族的繁荣昌盛做出了卓越的贡献，并以显著的疗效、浓郁的民族特色、独特的诊疗方法、系统的理论体系、浩瀚的文献史料，屹立于世界医学之林，成为人类医学宝库的共同财富。中医药学历数千年而不衰，显示了自身强大的生命力，它与现代医药共同构成了我国卫生事业，是中国医药卫生事业所具有的特色和优势。

第四节　中医现代化的研究及思考

中医学有着数千年的发展历史，是广大劳动人民在治疗疾病中的经验总结，在朴素唯物主义和自然辩证法的影响下，中医学逐渐形成并发展了自己独特的理论体系。然而，随着人类社会的不断进步，特别是在现代科学技术飞速发展的今天，中医何去何从，如何顺应时代寻求自身长足的发展，是关系中医前景的重大问题。中医的现代化建设成为一个势在必行然而又争议颇多的论题。有识之士对于中医进一步现代化、国际化，以及中医自身的走向问题到感任重而道远。

一、中医为何要现代化

（一）中医理论自身的不足

中医学的理论主要来源于实践，来源于人们在日常医学行为中的经验，是一门经验科学。它主要依靠人的感觉器官在医学实践中对患者的观察而得出结论，并不依靠各种仪器进行观察，它的理论主要是归纳的、定性的。这就使中医实践只能"证实"而不能"证伪"，中医医案的特点便是只有证实中医理论正确的例证，而绝少推翻理论的证伪。波普的"证伪主义"科学发展模式认为，科学的发展就是理论不断被经验反驳和证伪的反复过程。中医数千年来发展十分缓慢，除了与封建传统束缚有关外，其理论含混性和方法上的局限性，也可以说缺乏证伪性，恐怕是一个重要原因。中医学在治疗中重视辨证论治。然而中医学中的证有模糊性、不确定性的特点，主观性较强，不易为医师所把握，也是中医难以被世界公认，走向国际化的最大障碍。

（二）理论变更的必然性

任何一门学科的发展必须是在基础理论的正确指导下进行实践才能不断发展。理论来源于实践，又指导和促进实践的发展，然而理论与实践的关系如同生产力与生产关系一样，有着作用与反作用的关系。一种理论在某个历史阶段如果能够很好地指导实践，促进实践的发展，说明这种理论系统至少是在这个阶段是合理的，科学的；如果不能继续很好的促进实践的发展，甚至阻碍了实践的发展，那就说明这种理论需要改进或变更了。整个人类文明就是这样不断发展进步的。我们在肯定中医这种宝贵遗产的精华的同时，也得承认糟粕的客观存在，无论如何不应闭眼不见当前中医面临的严峻形势。没有永远不变的真理，随着历史的变更与时代的发展，中医理论也需要进一步的完善与发展，以适应中医实践发展的需要。

二、中医现代研究存在诸多问题

（一）目前中医现代研究存在的具体问题

近年来许多学者致力于中医现代研究取得了一定的成绩，尤其是中医临床及基础理论的现代研究方面。但存在问题较多：①堆砌现代客观指标，忽视指标之间及指标与中医的联系。将西医的生理、生化等指标，用于证的规范化诊断，指标是客观的，但这些指标无一有特异性，反使证的规范化诊断更为含混和模糊。②一味用西医验证中医，缺少中医自身评价标准；多数人认为现代中医理论研究在很大程度上成了一种解释、证实性研究，即对中医理论及经验，做出符合现代科学道理的证明。③理论研究的丰硕成果并未使中医学实现从自然哲学、经验科学向理论科学的转变。④理论研究的成果滞后于实践，对临床指导作用不大。⑤代表中医治疗特色的现代研究成果很少。

（二）目前中西医结合研究存在的问题

中医现代化研究局面很活跃，在诸多研究获奖项目中，包含着大量中西医结合的研究成果，很难把中西医结合研究与中医现代化研究的成果严格地区分开来。中医在其发展过程中以中西医结合的方式出现，虽然对于人类的保健事业作出了不可磨灭的贡献。但至今中西医学理论上尚没有达到完全互融，目前的中西医结合可以说是缺乏理论指导的实践，因此存在许多误区。例如："有的把临床上中西药并用或杂糅称为'中西医结合'；有的把中西医课程混合安排称为'中西医结合'；有的把用西医还原性研究方法研究中医知识体系的做法称为'中西医结合'；有的把用西医实验研究方法对中医的验证、解释、改造称为'中西医结合'。中西医无论从理论上还是实践上要实现真正的结合，还需要长期的努力。

三、如何进行中医的现代研究

（一）理论现代化，建立自身评价体系

中医基础理论研究的现代化是中医现代化的基础和前提。人们在比较中发现，中医学的理论形态在过去的数千年中并未发生根本的改变，而西医学却随着现代科学的不断进步而突飞猛进。著名物理学家杨振宁教授曾谈到现代科学有别于传统文化的一个很特殊的方面就是它的数理逻辑体系，它的推演体系。这个逻辑体系是很严密的，而且公理性很强，透明度很大，所以就有很容易趋于接受的一面。中医学理论缺乏逻辑的统一性，难以通过近代科学惯用的"科学实验"得到证实，这是目前中医科研以及中医现代化的最大障碍所在。中医理论本身就无法对自身作出规范的评价，如何得到世界的肯定与公认呢？我们要用现代语言表述抽象深奥的中医理论及客观指标，对中医理论进行符合实际的探索，建立一套规范合理的中医自身的评价体系。

（二）建立客观化交流平台

现代科学另外一个非常显著的特点就是它是一门中介性科学。中介具有储存的功用，具有复制的功用。人类的思维人类的智慧都可以聚集在这样一些中介体上，然后再由中介来认识事物，改造事物，服务人类。中医正是缺少这样一个中介，即被自然科学体系所接纳的客观化的交流平台。列宁说过："科学研究的方法，只有在反映客观现实本身的规律时，才会是正确的。"对中医学的发展来说，首先必须遵从客观性原则，然后才能具有国际性。因此，如何建立一个可以和世界交流的客观化的平台，应该可以作为中医现代化研究的一个重大突破口。

（三）与自然科学体系相融合

现在人们已经清楚地认识到，不能纳入现代科学技术体系的知识是很多很多的，一切从实践总结出来的经验，即经过整理的材料，都属于这一大类，被称之为"前科学"，即待进入科学技术体系的知识，中医也属于"前科学"。科学技术的体系绝不是一成不变的，它的发展过程就是前科学不断进入科学体系的过程。大量的经验积累无疑是可贵的，但是，如果仅仅做到了这一点，那么近代自然科学一旦兴起，古代医学的经验资料就会被迅速纳入近代医学体系，它的历史使命也就结束了。古希腊医学就是这样。中医的现代发展需要主动与现代自然科学相融合，我们完全可以采取多学科、多层次的方法，让中医成为

一个开放的体系。目前已有一些学者正在进行中医与数学、物理等自然学科的相关性交融性研究并取得了初步的成果。

（四）积极捕捉现代科技前沿新动态并合理利用

现代科学技术日新月异的发展为西医学的迅速发展提供了有利的技术支持。而科学技术是没有国界的，认为那些先进的技术手段都是属于西医的观点是极其错误的。中医不能仅拘泥于几千年来的经验传统而故步自封，中医也应该大胆积极地利用一切可以利用的先进技术手段促进自身的发展。有人提出将中医学的基本概念进行二进制数字编码，根据中医原理和规律确定算法，建立数字模型。在保持中医学本身的独立性和完整性的同时，实现用现代方法对中医理论进行合理解构和重建，形成可资检验的具有严格逻辑性的科学理论体系。用计算机数字语言研究中医理论，开创中医理论研究的新方法和领域。

四、中医现代研究应注意的问题

在中医现代研究过程中，需要重点把握以下几个方面：

（一）不抛弃中医传统理论

继承发扬中医精粹是中医现代化研究的根本目的，在合理剔除糟粕的同时，不能否认其精华所在。当今科学正在由分析时代向系统时代挺进。系统科学的兴起为中医学的发展提供了新的契机，揭示了中医学的科学价值，客观上也说明中医学具有与现代科学的最新成就相吻合并成为现代科学一部分的可能。

（二）注重基础理论的研究

中医是一门经验医学，在经验与基础理论之间我们更应重视基础理论。而从以往研究成果所反映的总体情况来看，研究的重心偏于方药领域，作为学术核心的基础理论研究相当薄弱。在以后的研究中应当把基础理论的研究作为重心，理论发展了，才更有利于推进中医现代化研究的进程。

（三）理论研究不应脱离临床

理论研究的目的是为了指导临床实践，中医的发展应当注重治疗方法、治疗理论的创新，而不是理论的诠注。目前理论研究的成果滞后于实践，对临床指导作用不大。只有密切结合临床实践，根据临床所需进行深入研究，才能使研究有价值有意义。

（四）正确把握宏观辩证与微观研究的关系

中医学偏于宏观而略与微观，而西医学则偏重于微观而略与宏观。人的生理、病理等现象有宏观的，也有微观的，它们各自有着不同的规律应当分别地予以研究和掌握。对于人的宏观与微观及相互关系的认识，还需要进一步深化和展开。中医在现代研究中应正确把握宏观辩证与微观研究的关系。

第五节 中医现代化的价值和发展

近一百多年来，面对列强的坚船利炮，国门轰然打开，国人对传统文化包括中医的信心逐步丧失，乃至达到对传统进行不遗余力地批判并欲全盘西化的地步。新文化运动中，陈独秀、胡适、鲁迅、钱玄同等在批判传统文化的同时，亦对中医颇有微词，进行了抨击，并引发了几次中西医论争；1929 年，南京国民政府第一次卫生委员会议通过了"废止旧医以扫除医事卫生之障碍案"；解放初期，中医也曾受到不公正的对待；乃至今天，近来竟有人在网上发起让中医退出医疗体制的签名活动，可见歧视、废止中医的活动在近现代中国一直未断。这一现象说明相当一部分国人还存在严重的文化自卑心理，中华民族的文化自觉、文化认同还远远没有形成共识。那么，作为仅存几项传统文化之一的中医学在今天其价值如何？究竟有无存在的必要？本文试图对此作一回答，并进而探讨中医学的未来发展前景。

一、中医在传统文化传承与复兴中的作用

作为中华文明瑰宝的中医学是中国传统文化的重要组成部分，是当今唯一的仍在发挥重要作用的传统科学技术。中医学在发展的过程中，不断汲取当时的哲学、文学、数学、历史、地理、天文、军事学等多种自然和人文学科的知识，同时又融进了中华民族优秀传统文化的血脉之中，成为传统文化不可分割的一个重要组成部分和载体，集中体现了中国传统科学文化和人文文化、科学精神和人文精神。如果从阴阳的角度来看，传统文化中儒家突出乾阳刚健、自强不息的精神，偏重于"阳"；道家强调阴柔的归藏、包容功能，以贵柔尊、自然无为、致虚守静为"道"，偏于"阴"，那么中医学则是强调"阴平阳秘，精神乃治"，是注重"阴阳和合"，阴阳并重，兼蓄儒道两家之精髓。因此，从某种程度上说，传统文化的复兴离不开中医学的振兴，而中医学的复兴无疑是推动中华民族文化复兴的一个重要途径，中医学能够重现昔日辉煌也将是中华民族文化复兴的一个重要表现。同时，中医学的复兴也是中华民族文化精神的复兴的一个引擎，能够为中华文化精神的复兴提供源源不断的动力。而中华文化精神是我们国家和民族文化的内核，是我们国家和民族凝聚力与向心力的源泉，也是中华文明绵延五千年垂续至今的重要保证。

中医药学的科学体系融会医学、天文、地理、人文、哲学等知识，较完整地保留了中国传统文化，其理论原理和方法在当今社会文化生活中具有非常重要的作用和价值。今天的中国国力增强，人民生活水平不断提高，已经可以挺直腰杆做自己的主人，有足够的自信来面对自己的历史文化。自然，我们也应有足够的勇气面对中医现实存在的问题，直面中医今天所处的困境，以足够的时间、以宽容的态度来继承和发展中医。中医也将对人类文化的发展产生积极的影响，它通过"不管白猫黑猫，逮住老鼠就是好猫"这一浅显的道理向世人证明了文化多样性的合理性，让世人看到中国传统文化的魅力所在。

二、中医为人类提供另一种科学范式

在中国古代传统科学技术中，最能充分体现传统系统思维特色的就是中医学。中医一开始就将人视为天地人大环境中的一个子系统，将人体本身视为一个有机的整体，看成是与天地自然相感应的小环境、小宇宙，这是符合人体生命实质的。西方将人看成是机器，18世纪法国唯物主义的开创者 J. O. 拉美特里即明确提出"人是机器"。西医学以原子论、还原论为思维方法，中医学以元气论、整体论为思维方法。在谈到中医的思维方式时，美国当代著名的物理学家卡普拉也认为："中医把身体作为一个不可分割的、各个部分相互联系的系统的概念，显然比古典的笛卡儿模式更加接近现代系统方法。"

从科学角度看，中医虽然不是现代科学，但却是一种传统科学。科学的形态应是多样的，有传统科学形态，也有现代科学形态。中医学不是那种建立在结构论、形态学基础之上的科学，却是一种建立在生成论、功能学基础之上的科学；中医不是公理论、原型论科学，而是模型论科学。此外，要注意的是科学的形态不等于科学性，中医学不是现代科

学，但不等于中医学不科学。

中医药能够发展延续至今，正是把握住了人与外在环境密切相联系的规律，从生理、心理、社会、环境等多因素出发，整体、全面地把握人与自然的联系，揭示人的生命价值和意义，保护生命，维护健康，防治疾病，提高生存质量。中医以人为本，尊重生命、尊重人、保护人，以德为先，治病的同时将人作为活生生的个体来看待，注重人文因素在发病过程中的影响，将治病与医人融洽地结合起来，德术并重，体现了工具理性与价值理性的巧妙结合，在西方工具理性的科学之外，为人类提供了一个具有东方特色的科学范式的典型；其迥异于西方科学的"气—阴阳—五行"思维及理论工具为科学的多样性提供一个鲜明的注脚。中医学为人类的思维方式提供了另一个不竭的源泉，丰富了人类思维的宝库，为未来世界科学发展将提供源源不断的动力。

当西方科学家积极地从中国传统思维中寻找科学创造灵感的时候，当越来越多西方学者重视中国传统文化的时候，当中医在国外掀起热潮、留学生不断来华学中医的时候，当中华民族的复兴需要强大精神动力和支柱的时候，我们对自己的传统文化不仅不应妄自菲薄、乃至全盘否定，相反，应当积极地发掘自己民族传统文化中的优秀成分。

三、中医学在人类健康事业发展中的作用

具有几千年来的中医学为中华民族的繁衍健康作出了重要贡献，至今仍是医疗实践中一门不可或缺的重要学科，是一门人本医学。中医以不伤害人体为本，不随便、任意地打开人体进行诊断和治疗。望、闻、问、切四诊，充分尊重人，不损伤人体，不给病人造成特殊的压力；中医各种治疗以给人的损伤和刺激最小为基本原则。中医治病所选用的药物均来自天然药物。从现代研究的认识来看，天然药物是对人体的损伤和毒副作用最小、最少的药物；针灸推拿也是对人体刺激和伤害最小、最轻的治疗手段。因此，中医药诊疗技术所具有的科学及文化价值在当今仍有着特殊的意义。

今天，由于卓有显著的疗效，具有简、便、验、廉的特点，中医在我国尤其在广大农村依然拥有广阔的市场。中医学是中国的特色医学，无论从服务群体、药用资源，还是从文化心理接受方面，都是我国发展自己卫生事业的特有优势，是建设和谐社会，使人人享有健康的重要保障与途径之一、也是一个人口众多的后发展国家保障国民健康所具备的先天优势，在现代卫生资源严重不足的情况下而又能保证人人享有健康的可能条件之一。因此，中医学的复兴牵连到我国卫生事业发展的前途，是衡量我国卫生事业是否实现跳跃式发展的关键因素之一，是解决未来卫生事业发展困境的一个重要选择。

今天中国正在"和平崛起"，在全球的经济和政治秩序中，开始渐渐地从边缘走向中心。中医是中国的原创医学，是当前最有可能带动我国医学科技领先世界水平的古老医学技术，也是最有可能对人类健康事业发展产生积极影响并有贡献的一门科学。中国人如果对传统中医尚不知珍惜，而一味地只知搬用西方人的逻辑分析工具去歧视它、否定它、摧毁它，那么中国人恐怕就只能在人类文化的殿堂中高唱"一无所有"的歌曲。果真如此，我们还有什么比这更可悲的事情呢？

国外悄然兴起的"中医热"已使中医未来发展的光明前景初见端倪，许多人并不再因为中医不符合他们一贯信奉的"科学标准"而拒绝中医治疗，因为无可辩驳的疗效证明了科学不是唯一的，而是多样性的。治疗形式也不再是单一平板的，而是丰富多样的。据不完全统计，到目前为止，已与我国在中医学方面建立正式官方联系的国家有 74 个，如果

再加上与我国建立民间及学术交流的国家则高达 176 个。

　　未来的世界应该是一个多样性的世界，而不是一个单一的平板的世界。文化是多元的，科学也应该是多元的。传统文化的发展应该与时俱进，与当代文化并行不悖，中医与西医应该和而不同，殊途同归，共同为人类的健康事业服务。

第六节　体质分型体现中医个性化服务

一、体质与九种体质分型

　　体质是指人体生命过程中，在先天禀赋和后天获得的基础上所形成的形态结构、生理功能和心理状态方面综合的、相对稳定的固有特质。中医对体质的论述始于《内经》，在近代三十余年得到了充分的研究与阐述，形成了完善的中医体质学理论与实践体系。

　　中医体质学的三个基本要点：①体质可分论：体质可以客观分类。《中医体质判定标准》，已被认定为中华中医药学会标准。成为对中医体质类型进行评价的标准化工具。②体质可调论：体质的特点是异病同治所依据的内在因素和物质基础。调整体质有利于治病求本和未病先防，通过干预可以使人的体质偏颇失衡状态得到改善。③体病相关论：体质类型影响疾病的倾向性。中医体质研究发现，某些疾病，甚至是一类疾病的发生与人的体质因素与类型有关。

　　北京中医药大学王琦教授历经 30 余年研究，以人体阴阳、气血津液盛衰虚实变化为依据提出《中医体质分类判定标准》，并研制了《中医体质量表》作为测评工具。通过中医体质测评，可以为疾病预测和健康指导提供依据，并提出中医体质辨识是实施个人健康管理的重要依据，以体质辨识为基础的健康计划是健康管理的重要内容；体质辨识采用填写问卷，并结合体检医生中医四诊综合辨识法，问卷形式客观规范，四诊结合可弥补填表误差，使体质辨识更加准确可靠。体质分型的建立为健康管理提供了可靠的依据与重要的评估工具，丰富了中医对人体健康状态信息收集及评估的方法，为中医健康管理系统构建工作打下了坚实的基础。体质九分法在健康管理中运用普遍，九种体质分别是：平和质、气虚质、阳虚质、阴虚质、痰湿质、湿热质、瘀血质、气郁质、特禀质（平和体质之外的八种体质均为偏颇体质）。

　　（一）平和质

　　平和质是中医认为最理想的人体体质，是和谐生命的范本，也是一份对健康的美好愿望。

　　平和质的人，阴阳气血调和，体态适中、面色红润、精力充沛、体形匀称健壮、耐受寒热、睡眠良好、患病较少，对自然环境和社会环境适应能力较强。

　　平和质的人养生，主要原则是尽量保持平和质的状态，不让其往不利体质的方向转化。最重要的养生原则就是"不伤不扰，顺其自然"。

　　（二）气虚质

　　气虚质的人元气不足，容易疲乏、气短、自汗，平素语音低弱，气短懒言，容易疲乏，精神不振，易出汗，舌淡红，舌边有齿痕，肌肉表现为松软不实，易患感冒、内脏下垂等病，病后康复缓慢。

　　气虚质的人养生应以培补元气，补气健脾为主，选用具有健脾益气、营养丰富且易于消化的食品，不可食用过于黏腻或难以消化的食物，如黄豆、白扁豆、鸡肉、香菇、大枣、桂圆、蜂蜜等。

在运动健身方面，应当根据自己的体能，选择适当的运动量，循序渐进，持之以恒。如太极拳、太极剑、保健功等传统的健身功法。不可进行强体力的运动和大出汗的运动，以免耗损元气。

（三）阳虚质

阳虚质的人总体特征是阳气不足、畏寒怕冷、手足不温"手冷过肘，足冷过膝"，肌肉松软不实、喜热饮食，精神不振，舌淡胖嫩，脉沉迟，性格多沉静、内向，易患痰饮、肿胀、泄泻等病。

调理原则是补肾温阳，益火之源。宜适当多吃温阳壮阳的食品，如羊肉、狗肉等。不适宜吃生冷黏腻的食品，即使是在盛夏也不要吃太多寒凉生冷的食品如西瓜、梨、苦瓜等。

阳虚质的人应选用春、夏季作为自己的最佳运动时间，一日之内以阳光充足的上午为好，配合天地、自然环境的阳旺之时，来强壮人体之阳，不能在阴暗潮湿寒冷的环境里长期工作和生活。运动量以微微出汗，不感劳累为度，避免运动强度过大，大汗伤阳。

（四）阴虚质

阴虚质的人，阴液亏少，口燥咽干、手足心热、体形偏瘦、鼻微干，喜冷饮，大便干燥，舌红少津，脉细数、易患虚劳、失精、失眠等病，耐冬不耐夏。

阴虚质者重在滋补肾阴，壮水之主。慎食辛辣刺激性食品、煎炒的食物及脂肪、碳水化合物含量过高的食物。由于体内津液精血等阴液亏少，阴虚质者只适合做中小强度的锻炼，如经常打太极拳、八段锦、保健功等。不宜进行剧烈运动，避免大强度、大运动量的锻炼形式，避免出汗过多，损伤阴液。

（五）痰湿质

痰湿质的人，痰湿凝聚，以形体肥胖、腹部肥满、口黏苔腻等痰湿表现为主要特征。面部皮肤油脂较多，多汗且黏，胸闷，痰多，口黏腻或甜，喜食肥甘甜黏，苔腻，脉滑。

痰湿体质如同梅雨缠绵，保健应以健脾利湿，化痰泄浊为主。饮食方面，应多食一些具有健脾利湿、化痰祛湿的食物，如萝卜、紫菜、洋葱、扁豆、白果、赤小豆等，对肥甘厚味之品，则不应多食。

痰湿质者平时应多进行户外活动，以舒展阳气，通达气机。在湿冷的气候条件下，要减少户外活动，避免受寒淋雨，保持居室干燥。另外应根据自己的具体情况循序渐进，长期坚持运动锻炼。

（六）湿热质

湿热体质的人，湿热内蕴，以面垢油光、口苦、苔黄腻等湿热表现为主要特征，易生痤疮，口苦口干，身重困倦，大便黏滞不畅或燥结，小便短黄，男性易阴囊潮湿，女性易带下增多，舌质偏红，苔黄腻，脉滑数。性格方面，容易心烦急躁。

针对这种体质，在调理方面，应当注意分消湿浊，清泄伏火。宜食用清热化湿的食品，如薏苡仁、茯苓、苦瓜等。忌食辛辣燥烈的食物，如辣椒、姜、葱等，对于牛肉、狗肉、鹿肉等温阳食物宜少食。

与上面提到的各种体质不同，湿热质的人，适合做大强度、大运动量的锻炼，如中长跑、游泳、爬山、各种球类、武术等，以消耗体内多余的热量，排泄多余的水分，达到清热除湿的目的。

（七）瘀血质

瘀血体质的总体特征是血行不畅，肤色晦暗、舌质紫黯，色素沉着，容易出现瘀斑，口唇黯淡，舌黯或有瘀点，舌下络脉紫黯或增粗，脉涩。易患症瘕及痛证、血证等。瘀血质人心情常不愉快，容易烦躁，容易生气，健忘。

日常调理以活血化瘀，行气通络为主。瘀血质的人宜选用具有活血化瘀功效的食物，如黑豆、黄豆、山楂、黑木耳、红糖等。适量地饮用葡萄酒，对促进血液循行，帮助活血化瘀有益。

瘀血质者适合采用一些有益于促进气血运行的运动项目，如保健功、按摩、太极拳、徒手健身操等，达到改善体质的目的。不宜做大强度、大负荷的体育锻炼，应采用中小负荷、多次数的锻炼。

（八）气郁质

气郁质的人，往往气机郁滞，神情抑郁、忧虑脆弱，形体瘦者为多，舌淡红，苔薄白，脉弦，易患脏躁、梅核气、百合病及郁证。

在调理方面应注重疏肝理气，开其郁结。选用具有理气解郁、调理脾胃功能的食物，如大麦、荞麦、高粱、萝卜等。可以少量饮酒，以活动血脉，提高情绪，以葡萄酒为宜。不可多食冰冷食品，如雪糕、冰淇淋、冰冻饮料等。

气郁质的人应尽量增加户外活动、团队活动。促进人际交流，提高兴趣，达到理顺气机的作用。

（九）特禀质

特禀质是先天失常，以生理缺陷、过敏反应等为主要特征。过敏体质者常见哮喘、风团、咽痒、鼻塞、喷嚏等。患遗传性疾病者有垂直遗传、先天性、家族性特征。患胎传性疾病者具有母体影响胎儿个体生长发育及相关疾病特征。过敏体质者易患哮喘、荨麻疹等。遗传性疾病包括血友病、先天愚型等。胎传性疾病包括五迟（立迟、行迟、发迟、齿迟和语迟）、五软（项软、手软、足软、肌肉软、口软）、胎惊等。

特禀体质的调理应注重益气固表，养血消风。饮食宜清淡，避免食用各种致敏食物，减少发作机会。

二、兼夹体质体现了个体人差异性

由于每个个体都是由精、气、血、津液等基本物质构成，生理上随着生命的进程必然要发生改变，加之多种病理因素的影响，因此，在实际生活与医疗实践中，除了较为典型的某种体质，多数人的体质特征是不典型的，即不可能纯粹的某一种体质，因而其体质特性必然要发生变化或出现兼夹。因此兼夹体质广泛存在于广大人群当中，且兼夹体质的种类和程度也因人而异。有研究显示：中国一般人群中约⅓属于平和质，约⅔为偏颇体质。在⅔偏颇体质中，有半数人以上同时具备两种或两种以上的偏颇体质特征。9种基本体质反映了体质的群体趋同性，不同类型、不同程度的体质兼夹则反映了体质的个体差异性。

三、体质与证候的关系

不同个体的体质特征分别具有各自不同的遗传背景，它与许多特定疾病的产生有密切关系。体质状态反映正气强弱，决定发病与否。由于受先天因素或后天因素的影响，个体体质的差异性对某些致病因素有着易感性，或对某些疾病有着易罹性、倾向性，形成某些（类）疾病发生的背景或基础。如研究发现痰湿体质与高脂血症、高血压病、冠心病、糖尿病、脑卒中密切相关，慢性前列腺炎患者的体质类型以湿热质、气郁质多见。"要知易风为病者，表气素虚；易寒为病者，阳气素弱"、"肥人多中风，瘦人易痨嗽"等观点，反映了体质与疾病的相关性；体质状态也是预测疾病发展、转归、预后的重要依据；不同地域人群的体质特点与一定的疾病谱相关，因而产生发病差异。

体质与证候既有区别，亦有联系。体质是生命、健康、疾病的载体，体质可综合反映机体整体状态特征，证候是疾病状态下的临床类型，反映疾病演进过程中的病理特征。体质与证候主要联系表现在：其一，影响证候类型。同一致病因素作用于人体，由于体质的不同能够出现不同的证候。如邪气作用于阳虚体质，可以出现寒证；而作用于阴虚体质，可以出现热证。而不同类型的体质对某些性质的致病因素有易感性。如阳虚体质、痰湿体质易感受寒湿之邪，阴虚体质、湿热体质易感受温热之邪，气郁体质易伤于七情等，故其证候各不同。其二，影响证候的性质。证候实际上是致病因子作用于人体后形成的临床类型，证之寒热与体质阴阳有关，证之虚实与体质正气强弱有关。疾病过程是邪正斗争的过程，必然会出现邪正盛衰的消长变化，产生相应的证候，因而体质是证候属性的重要因素。

四、体质辨识的重要意义

（一）中医体质是实施个人健康管理的重要依据

健康管理不是泛泛地对整个人群提供同样的服务，而是通过健康评价对个体及人群进行筛选分类，然后根据其不同的健康问题和危险因素制定健康改善目标和干预措施，最终达到有效降低危险因素的目的。

从健康到亚健康再到疾病，体质因素的影响不可忽视。各种偏颇体质是疾病发生、发展与转归的内在依据。临床上通过客观地评价个人的中医体质类型，可以更加全面地了解其健康状况，获得预测个人未来发病风险的资料；通过全面调整偏颇体质的方法，可以改善个人的健康水平，实现健康管理的目标。

（二）以中医体质辨识为基础的健康计划是健康管理的重要内容

健康计划是由健康学专家运用专业知识进行全面分析后，设计出的一整套安全、科学、有效的从治疗、保健、恢复等方面增进健康的方案。其目标是通过健康教育、预防和健康保护，帮助人们改变不良的生活方式（包括饮食、睡眠、嗜好等），以达到向理想的健康状态转移。

按照中医体质学理论，根据四诊合参所收集的全面资料，对个人进行综合分析，辨定其体质类型。在此基础上，给出相应的中医健康改善计划，主要包括：中医辨体膳食（药膳）指导、情志调节指导、锻炼指导、生活方式调整指导等。这对于改善个人健康水平，实现健康管理的目标，无疑具有重要的意义

（三）体质辨识在亚健康人群健康管理中的应用

中医体质学说的应用人群主要是健康人群和亚健康人群。体质可以分为正常体质和偏颇体质，正常体质相当于健康，偏颇体质相当于亚健康。健康人群和亚健康人群，经临床现代医学体检，一般没有异常指标，或者某些指标仅有轻微的变化，但又尚未达到临床疾

病的诊断标准。对于这部分人群，我们不可能给出疾病诊断和中医证型，只能给出其中医体质的分型以及相应的中医健康改善计划。

健康人群和亚健康人群，也是健康管理的重点服务对象。这部分人群本身没有疾病或者仅仅是亚健康，没有必要去医院接受治疗，只需结合中医体质辨识对其进行健康干预，使其少得病或不得病，从而降低个人健康风险和疾病发生率，减少医疗开支。这正符合国家中长期科技发展规划"人口与健康"领域中的"疾病防治重心前移，坚持预防为主、促进健康和防治疾病结合"的精神，对发挥中医因人制宜"治未病"的优势，提高人类健康素质具有重要的实用价值。

五、基于群体化的辨识也需要个性化的服务内容

个性化服务是根据用户的设定来实现，依据各种渠道对资源进行收集、整理和分类，向用户提供和推荐相关信息，以满足用户的需求。从整体上说，个性化服务打破了传统的以被动服务模式，能够充分利用各种资源优势，主动开展以满足用户个性化需求为目的的全方位服务。

中医体质学是以个体为研究对象，以群体性特征进行分类，同时以主体质，夹杂体质进行组合从而对个体进行描述的。王琦教授从中医体质类型内涵入手，在中医体质理论的指导下，从体质内涵包括的形体特征、心理特征、病理反应状态、发病倾向、适应能力等方面，提取出易于自评的有代表性的条目而形成的中医体质测定量表为体质测试从"养生避邪"的个体预防进入群体预防提供路径与方法。群体化的辨识同样需要群体化的干预手段，但与饮食调养，生活起居，体育锻炼，情志调摄等居民自助调理方案不同，药物调摄更反映出中医个体化治疗思想。辨体施药是中医的辨证施治在体质调理中的具体应用。在药物的选择上，必须运用辨证的方法和论治原则，采取相应的治疗方法，选药组方才能取得预期的效果。以中医体质理论结合个体化差异性的治疗思想为基础的体质药物调摄要考虑到因时施药、因人施药、因证施药多个方面。

第七节　大数据时代下的现代中医学发展

"大数据"这个新词，近两年曝光率颇高。字面意思好像谁都看得懂，却又似懂非懂。

谷歌预测流感趋势，微软预言奥斯卡奖，多次成功后，大数据被传得神乎其神。到底怎么解释？在社会生活中有哪些应用？我国核心技术研发现状如何？大数据和保护隐私间怎样平衡？

大数据（big data），或称巨量资料，指的是所涉及的资料量规模巨大到无法通过目前主流软件工具，在合理时间内达到撷取、管理、处理、并整理成为帮助企业经营决策更积极目的的资讯。

大数据技术的战略意义不在于掌握庞大的数据信息，而在于对这些含有意义的数据进行专业化处理。换言之，如果把大数据比作一种产业，那么这种产业实现盈利的关键，在于提高对数据的"加工能力"，通过"加工"实现数据的"增值"。

大数据就是互联网发展到现今阶段的一种表象或特征而已，没有必要神话它或对它保持敬畏之心，在以云计算为代表的技术创新大幕的衬托下，这些原本很难收集和使用的数据开始容易被利用起来了，通过各行各业的不断创新，大数据会逐步为人类创造更多的

价值。

中医，从古到今，历经几千年的传承、发展，成为中华文化一个重要的组成部分。中医，也像很多灿烂的传统文化遗产一样，面临着新的挑战和机遇。如何让中医的"古"和现代科学技术的"今"互相融合、彼此促进，让中医在当下焕发新的魅力？传统的中医药科学，在人类医药学史上作出很大的贡献，还曾经在世界医药学史上有很多"第一次"的创举。不过，在创造了无数辉煌和"第一"的同时，中医药也有着自身的弱点。天人相应、取类比象，具有不精确性；治病因地、因时、因人制宜，但方法单一、主观，缺乏客观性、恒定性及标准化，通俗地讲，对于同样的病，不同的中医开的药可能不一样，而西医开的药是一样的。中西医的这种差别，是医学哲学和治疗理念的差别："人的身体状态在变，环境条件在变，所以中医的治疗方法相对也在变。西医讲究群体治疗，某些病、某些药的治疗和研究采用的都是现代世界公认的研究方法。中医有所长，但也有所短。"数字化和智能化技术，也应该与中医药发展紧密相关。刘良认为，数字化是现代科学的象征，这正是中医药的弱项，但又是中医药现代化所必需的。"大数据"越来越被人们熟悉，也越来越多地被运用到不同的领域。刘良认为，在中医药这种复杂体系下采用高新技术来研究，所产生的数据其实更大，更需要引入"大数据"的科学分析方法，"数字化、智能化、个体化中医药诊疗系统的建立，将使传统中医药产生历史性变革。"

中医药学能够发展2000多年长盛不衰，是因为有确实的疗效。但是为什么大家总是对中医怀疑呢？关键在于中医疗效证据缺少科学数据的支撑。如果我们能够把中医药学所有的诊疗过程数据化，把中医诊疗的结果数据化，把中医与病人的沟通数据化，中医就真正成为以大数据支撑的令人信服的学科了。

当前，数据已经渗透到所有领域，成为重要的生产因素。大数据的特点是数据量大、数据类型多、价值密度低、商业价值高、处理速度快、潜在应用价值高。大数据时代的到来，引起人们思维的变革是多方面的，最主要有三个方面：一是从随机小样本向全样本转变，二是从精确性向混杂性转变，三是从因果关系向相关关系转变。也就是说，在小数据时代简单范式下，人们往往会将各种复杂事物简单化、静止化，通过精确的抽样小样本，追求因果关系，回答"为什么"。在大数据时代复杂范式下，人们借助各种信息手段，往往会在复杂事物的过程中，通过混杂的全样本信息，首先探求相关关系，用大数据来回答"是什么"。而且往往依据"是什么"就可以帮助我们解决非常多的临床和生活当中的一些问题。如大家熟悉的来自2000多年前《伤寒论》中的"白虎汤"、"麻杏石甘汤"等古代经典名方，临床使用只要方证对应，相关关系明确，常常可以救治危重大病。尽管到目前为止，研究其物质基础的不少，但其复杂关系中的"因果关系"却始终没能阐明，然而这丝毫不影响其临床的使用。大数据时代思维变革，将会使人们从追求因果关系的渴求当中解脱出来，开始寻找复杂数据中的相关关系，用新的视角来看待世界、看待工作、看待生活。

2000多年前，张仲景并没有做我们现在这么多的实验，但是他写出了《伤寒论》。他在序言中说自己是"勤求古训、博采众方"。其实他就是把大家已经积累的经验数据化了，在里面抽取了有关中医防治伤寒病的方法。《伤寒论》至今我们还在应用，对整个中医学界的影响是不可估量的。

大数据时代中医药的变革，还有三个关键环节。一是要有数据；二是有了这些数据怎么用，要有思维；三是从哪个地方用这些数据，要有技术。很多人跟着老中医学习，拿着本记，靠自己的脑子进行总结，这都是很有限的。

数据本身就是一种事实，它代表着对某个事件的描述，它是可以记录、分析和重组的。数据化就是把一些现象转变成可制表分析的量化形式的过程。如何把中医药每次的临床过程数据化？大数据这种高新技术能不能很好地用到中医里面来？能不能把中医自身发展规律持续健康地发展下去？这是我们面临的关键问题。如果能把这个问题解决，中医药学就成了一个真正有大数据支撑的学科。同时，我们如果能够解决海量数据处理分析的方法，中医就会插上腾飞的翅膀。

一、现代中医学的发展与互联网

中医学在 21 世纪得到了前所未有的发展机遇，目前我国建设了大量的各种类型的中医药数据库，收集了历代尤其是新中国成立以来中医药研究的成果。通过大量数据的收集整理，使用适用于中医药数据的数据挖掘技术，利用计算机技术对中医药信息数据库中的知识进行深层次挖掘，为中医药科研人员提供了新的思路。现代中医学的发展也在逐步适应当前互联网＋的时代特征，以个性化特征、个性化服务为手段，进行传承和发展。

建立基于统一标准的、结构化的数据采集、数据仓库和数据挖掘分析的中医临床个体化诊疗信息平台和相关技术体系，发挥系统全面、实时采集、在线控制处理、即时分析和数据挖掘的优势，在临床过程中结合群体化分类与个性化特征收集，全面采集患者临床信息，可以有效克服临床诊治中信息采集难以全面，观测对象和因素、数据转换等控制困难等问题，突破原有诊疗手段的瓶颈，同时实现实时保存、数据整理与分析功能。

二、中医步入大数据时代

中医最重要的研究方法之一是强调通过归纳、总结的方式，去判断事物的规律和本质。

从信息处理特征的角度而言，中医的诊疗过程就是信息数据采集的过程。当患者前来就诊时，中医强调首先要通过"望闻问切"，采集患者的各种临床症状，不同学派的中医从不同思路去判别疾病，并对疾病施以不同的干预措施。经治疗后部分疾病症状痊愈，部分症状仍然存在，针对仍存在的症状，进行下一步的诊治干预，如此实现反复循环。从始至终中医正是把信息作为诊疗的主要手段。因此中医学是基于超级复杂结构与能量相互作用的综合信息控制学。大数据、云计算等信息手段，有力地支持了中医学的发展。人们通过大数据，云计算的方法去尝试解释中医的某些古老的现象。同时大数据和云计算，给中医学的发展提供了很好的思路和手段。通过发展建立中医的健康理论，通过云平台记录医疗记录以此获得数据支持。云平台则可以为各种医生提供诊疗的工具和途径。这不仅有利于将医护人员对患者群体化分类诊疗的同时兼顾个性化服务，还是实现医疗卫生信息共享的可行路径。中医学的最高境界是"不治已病，治未病。病未成而止之。"在互联网＋，大数据挖掘的技术支撑下已经成为可能，群体化分类的基础上兼顾个性化服务已成为现实中医发展的一种主要方式，从而使中医走进一个普及与高端研究相并重的时代。

第八节 现代中医学的个性化服务理念

一、现代服务业的个性化服务与中医学的个性化服务

目前我国正从"制造大国"走向"服务大国",仅 2015 年一季度,第三产业增加值占 GDP 比重达 51.6%,高于第二产业 8.7 个百分点,可见大力发展服务业不仅让居民生活品质得到提升,更是我国经济转型升级的重要抓手。随着企业竞争的不断加剧,服务也越来越向更深更广角度发展,需要在传统周到细致服务基础上更多的考虑客户的需求。个性化服务的基础是建立健全服务对象的个性化信息库和营销网络,通过建立客户档案进行个性化柔性化的发展。

与现代服务业的个性化服务相同,中医学强调辨证治疗,强调个性化治疗,一人一方、一时一方,富于人文关怀,也体现个性化特征。中医自古秉承天人合一、形神合一的健康观,从综合角度考察疾病,同时重视个体人各要素之间的相互关系和功能活动,将整体观念,辨证论治思想贯穿认识和治疗的全过程。置人于自然、社会环境的变化之中,分析其功能状态,并结合所在的环境变化,因人因时因地制宜,强调个性化治疗,正是中医学精髓所在。

二、技术手段的共性化解决相结合时代需求和竞争优势相适应

中医体质辨识是基于中医体质学理论,运用中医辨证方法,结合现代医学体检,综合判断受检者的体质状态和易患疾病。同时根据受检者的体质分型结果,制定相应的预防、保健、中药调理等干预措施,从饮食、起居、药物、运动、心理等方面着手,为患者制定个性化养生保健方案及开具个性化处方。不同个体由于体质、生活环境不同等内外因素不同,其生理特征、病理变化也因人而异。将中医体质辨识应用于疾病诊疗及处方,根据个人体质偏颇结合临床症状,为其建立个性化管理。因此以体质辨识为基础的中医养生保健服务体现了中医个性化特征,同时也符合时代的需求,具有很强的竞争优势与发展前途。

第九节 中医发展仍需以个性化服务为宗旨

一、古代与现代中医学都以个案的病案为主要传承方式

我国有着悠久的医学发展历史。著名的《黄帝内经》奠定了中国医学的理论基础。殷商时期的甲骨档案中就已经出现了"疾首"、"疾止"、"疾舌"、"疾上"、"前疾"、"疾身"等文字记录;在《周礼》一书中也有病案史方面的记载。汉代出现了完整的病案,当时的医学家淳于意在《史记·扁鹊仓公引传》上记录了他的 25 例病案,称为"诊籍",其中 10 例死亡病历,真实地记录了有关情况,是后世病案的鼻祖,也是中国医学工作者有意识地明确记录病案的最早文献记载。

病案又称"病历档案",社会上一般称其为"病历"或"病历资料"等。我国的传统医学将其称为"诊籍"、"医案"或"脉案"。1953 年卫生部召开的医政会议,将其定名为"病案"。在国际上,一般称之为 Medical Record(医疗记录)或 Health Record(健康

记录）或 Case History（病例历史）等。目前，人们对病案的定义主要有：

病案是指医务人员在医疗活动过程中形成的文字、符号、图表、影像、切片等资料的总和，包括门（急）诊病历和住院病历。

病案是由参与病人医疗的卫生专业人员所记载的关于病人生活史和保健史的事件汇编，它包括病人过去和现在病史及治疗史。病案必须及时撰写，要有充分的资料鉴别病人，支持诊断，评判治疗并准确记录结果。

病案"就是病人诊疗记录的案卷。比较完整的概念是医务人员对病人疾病治疗过程所记录的文件。它客观地、完整地、连续地记录了病人的病情变化及诊疗经过，是临床进行科学诊断治疗的基础材料，也是医学科学的原始资料"。

这三个定义都比较好地揭示了病案的形成主体、形成领域和主要形式特征。但相对而言，第二个定义更为科学准确一些。因为它从病案的内容构成、时间跨度和编写要求等方面，较为完整地反映了病案的实际情况。同第一个和第三个定义相比，它主要具有以下优点：

首先，该定义较为全面地说明了病案的基本内容构成。病案是由参与病人医疗的卫生专业人员所记载的关于病人生活史和保健史的事件汇编，它包括病人过去和现在病史及治疗史。而第一个定义则只是描述了病案的主要形式特征。第三个定义把病案仅仅看作是医务人员对病人疾病治疗过程所记录的文件，也不能全面地反映病案的全部内容。

其次，该定义中使用了"事件汇编"的概念来说明病案的构成方式，比采用"案卷"这一概念，更为具体明确。另外，病案的内容构成确实是病人过去和现在病史和治疗史的客观历史记录，同时这些数据记录是通过卫生专业人员的有意识劳动，才汇集在一起的。而"案卷"只是能够表达病案是一组有密切联系的、保存价值和保密等级相同或相近的文件组合体，不能形象地说明病案的实际情况。另一方面，"事件汇编"比"案卷"更具有个性化色彩，避免了"千档一面"问题的出现。

最后，该定义根据病案的特殊性质，在定义中着重提出了病案的形成要求，即：及时撰写病案，为鉴别病人、支持诊断、评判治疗提供充分的资料，准确记录有关结果。虽然比其他定义显得冗长，但是它却使病案的形成者和使用者都能够较好地通过定义所提供的信息，了解病案的基本形成要求和主要作用。

随着越来越多的医院采用医院信息系统（HIS），电子病案的概念也就应运而生，并成为 HIS 的发展趋势。所谓电子病案是指计算机化的病案，它的内容包括纸质病案的所有数据和信息。电子病案不仅指静态病案数据和信息，还包括提供的相关服务信息。在实际工作中，各个医院可以利用电子病案系统，实现病人信息的采集、加工、存储、传输和服务。大力发展电子病案是医院信息管理的发展趋势。我国的电子病案发展比美国、日本、新加坡等国家晚，所以，可以通过认真研究他国的成功经验，结合自身的发展需要，逐步建立和完善我国的电子病案系统。个案源于临床，具有完整的真实性，具有经典的临床指导意义，对后人有启迪性指导作用。而个案最重要的特征是集医师毕生之所学所感，理法方药全盘设计，充分体现了个性化治疗的特点。古代与现代中医学都以个案的病案为主要传承方式，但各有侧重。古代以师带徒方式为主，心心相传。弟子跟随老师门诊抄方，抄方就是亲临第一线，医师直面病人，通过年年月月日日的抄方，面授个案。而现代中医更充分运用现代信息技术，移动互联网平台，集合患者症状采集，提供个性化治疗方案。

二、现代中医的个性化服务示范

2500 年前的春秋战国，我们的祖先记录了 40 余种疾病，多以部位命名，如：眼疾、龋齿、口疮等。在古希腊，先知们试图解释人体疾病，创建了四体液学说，认为机体内体液失衡导致疾病，并创造了放血疗法，用于治疗发热、心衰、中毒等疾患。

直到 300 余年前，西方的医生开始实施尸体解剖，将临床症状与组织病理结合起来，颠覆了对疾病病因的理解。随着医药工业的兴起及发展，医生应用更丰富的治疗手段干预疾病。大规模疫苗接种，大范围应用抗生素，轰炸式的抗肿瘤化疗，医学产生革命。

但是，在挽救众多生命的同时，新的疫情让我们措手不及：微生物快速进化而获得耐药性；三分之一的肿瘤病人因严重的不良反应死亡。在模糊的诊断前提下实施的临床试验，仅仅以统计学的差异作判断，得出许多模糊的结论，导致临床实践中出现诸多的困惑和不确定性。医生只能依据临床经验，通过再观察及再评价，实施微调并尝试个性化治疗。但这些实践多凭借感觉，被动地等待依从性良好的病人的随访，缺乏系统性和时效性。因此，一个新的概念应运而生：精确医学。

在 21 世纪之前，医生根据组织病理，将肺癌分类为鳞状细胞癌、腺癌和小细胞癌，但这些分类对临床进程判断、治疗手段选择、疗效评估及预后等意义甚小，如果病人在罹患了非小细胞肺癌（NSCLC），医生只能选择有效率在 10% 左右的治疗方案，病人要承受严重的不良反应，预后极其不佳。

进入新世纪后，同样的组织病理，不仅能提示传统的组织分型为 NSCLC，更可通过基因组学、蛋白质学、代谢组学、信号组学、临床标记物的研究，为病人做出更精确的诊断。进一步结合临床，制订特异性的精确启动方案，并在治疗过程中实时开展系统生物学评估，精确的调整治疗方案，病人有把握达到临床缓解，并避免药物的不良反应。

因此，精确医学是有效控制疾病，避免药物不良反应的保障。但是，精确医学植根于基础与临床的结合，需要有质疑传统的勇气，破坏性创新的魄力。

当今，所有治疗类风湿关节炎手段的有效率均未超过 60% ~ 70%，遗憾的是，至今还没有任何可靠的手段预判可能有效的人群。智慧的风湿科医生，采取不断评估病情，调整治疗方案的方法，追求治疗效果。尽管如此，仍然有相当比例的病人无法实现临床缓解。我们必须思考，传统概念上的类风湿关节炎不是一种疾病，可能需要根据系统生物学的理论，开展研究，将类风湿关节炎的诊断重新定义及精确分类，并在此基础上设定精确治疗方案，并动态修订，让每一个病人达到临床缓解，并免于误伤。

因此，精确医学较个性化治疗更科学，精确医学的基础是精确的科学诊断、对发病机制精确的描述、对病情变化的精确判断、对治疗方案的精确制订及精确调整、对疗效精确的评估。

现代中医学的个性化服务典范是中医体质学的发展。中医体质辨识作为对现代健康管理的最大贡献，通过对体质测评，结合心理状况评估和个人临床症状相结合，提供个性化的中医体检服务。同时根据个性化体检结果，用中医"治未病"的理念，为体检者制定个性化健康调养方案及理法方药。

因此牢牢抓住个性化的思想，以个性化服务为起点，最终再以个性化服务为目的，是现代中医发展的道路。

◆ 参考文献 ◆

1. 关晓光，郭杨志，杜娟. 从阴阳说、五行说和元气论看中医的科学性 [J]. 中医药学报，2011，(4).

2. 钱继伟，唐珍珠，刘杰书. 中医五行学说研究进展 [J]. 湖北民族学院学报（医学版），2011，28 (4).

3. 杨昆蓉，许东云，褚贵保. 浅谈五行学说与中医治病 [J]. 中国民族民间医药，2013，22 (3)

4. 周世福，浅谈中医药学的继承与发展 [J]，大家健康（下旬版），2014，(2).

5. 陆广莘，李海玉，刘理想，等. 对中医药传承问题的学习和思考 [J]，中医杂志，2014，55 (8)

6. 赵永良，王超，韩亚朋，等. 中药现代化研究关键问题与前景 [J]，2011，9 (4)

7. 王月，于海龙，郭利平. 浅谈中医药现代化的关键点 [J]. 世界中西医结合杂志，2014，(7).

8. 王济，王琦. 中医体质研究与4P医学的实施 [J]. 中国中西医结合杂志，2012，32 (5).

9. 王琦，王济，朱燕波. 中国人九种体质的发现 [M]. 北京：科学出版社，2011：87-156.

10. 张华敏，王永炎. 高概念大数据时代 中医理论研究的机遇 [J]. 中国中医基础医学杂志，2015，(1).

图书在版编目（CIP）数据

个性化健康医疗管理服务/沈剑峰主编.—北京:人民卫生出版社,2015

ISBN 978-7-117-21934-1

Ⅰ.①个… Ⅱ.①沈… Ⅲ.①卫生甩服务 Ⅳ.①R197.1

中国版本图书馆 CIP 数据核字（2015）第 306884 号

人卫智网	www. ipmph. com	医学教育、学术、考试、健康, 购书智慧智能综合服务平台
人卫官网	www. pmph. com	人卫官方资讯发布平台

个性化健康医疗管理服务

主　　编：沈剑峰

出版发行：人民卫生出版社（中继线 010-59780011）

地　　址：北京市朝阳区潘家园南里 19 号

邮　　编：100021

E - mail：pmph @ pmph. com

购书热线：010-59787592　010-59787584　010-65264830

印　　刷：北京机工印刷厂

经　　销：新华书店

开　　本：787×1092　1/16　印张：48　插页：4

字　　数：1198 千字

版　　次：2017 年 10 月第 1 版　2017 年 10 月第 1 版第 1 次印刷

标准书号：ISBN 978-7-117-21934-1/R·21935

定　　价：120.00 元

打击盗版举报电话：**010-59787491**　**E-mail：WQ @ pmph. com**

（凡属印装质量问题请与本社市场营销中心联系退换）